TRABALHO DE PARTO & PARTO
de Oxorn e Foote

Tradução:
Maria da Graça Figueiró da Silva Toledo

Revisão técnica:
Déa Suzana Miranda Gaio
Médica ginecologista e obstetra. Mestre em Medicina pela
Universidade Federal do Rio Grande do Sul (UFRGS).
Membro do Subcomitê Técnico Assessor para Recomendações de Profilaxia
da Transmissão Vertical do HIV e Terapia Antirretroviral para Gestantes,
Ministério da Saúde, Secretaria de Vigilância.

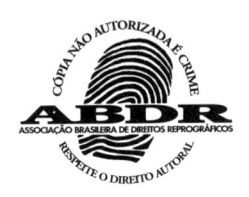

T855	Trabalho de parto & parto de Oxorn e Foote / Glenn D. Posner ... [et al.] ; [tradução: Maria da Graça Figueiró da Silva Toledo ; revisão técnica: Déa Suzana Miranda Gaio]. – 6. ed. – Porto Alegre : AMGH, 2014. xvii, 694 p. il. color. ; 23 cm. ISBN 978-85-8055-411-3 1. Ginecologia - Obstetrícia. 2. Parto. I. Posner, Glenn D. CDU 618.4

Catalogação na publicação: Poliana Sanchez de Araujo – CRB 10/2094

TRABALHO DE PARTO & PARTO
de Oxorn e Foote
6ª Edição

GLENN D. POSNER, MDCM, MEd, FRCSC
Associate Professor, The University of Ottawa
Department of Obstetrics and Gynecology
The Ottawa Hospital
Ottawa, Ontario, Canada

JESSICA DY, MD, MPH, FRCSC
Assistant Professor, The University of Ottawa
Department of Obstetrics and Gynecology
The Ottawa Hospital
Ottawa, Ontario, Canada

AMANDA BLACK, MD, MPH, FRCSC
Associate Professor, The University of Ottawa
Department of Obstetrics and Gynecology
The Ottawa Hospital
Division of Pediatric Gynecology, Children's Hospital of Eastern Ontario
Ottawa, Ontario, Canada

GRIFFITH D. JONES, MBBS, MRCOG, FRCSC
Assistant Professor, The University of Ottawa
Medical Director, Obstetrics & Gynecology Ultrasound
Division of Maternal–Fetal Medicine
Department of Obstetrics and Gynecology
The Ottawa Hospital
Ottawa, Ontario, Canada

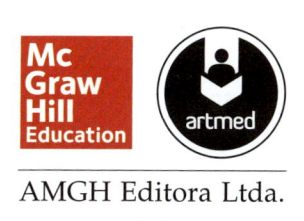

AMGH Editora Ltda.
2014

Obra originalmente publicada sob o título *Oxorn-Foote human labor and birth*, 6th Edition
ISBN 0071740287 / 9780071740289

Original edition copyright©2013, The McGraw-Hill Global Education Holdings, LLC, New York, New York 10121. All rights reserved.

Portuguese language translation copyright ©2014, AMGH Editora Ltda., a Grupo A Educação S.A. company. All rights reserved.

Gerente editorial: *Letícia Bispo de Lima*

Colaboraram nesta edição:

Editora: *Daniela de Freitas Louzada*

Preparação de originais: *Caroline Castilhos Melo*

Leitura final: *Patrícia Alves da Silva*

Arte sobre capa original: *Kaéle Finalizando Ideias*

Editoração: *Techbooks*

NOTA

A medicina é uma ciência em constante evolução. À medida que novas pesquisas e a experiência clínica ampliam o nosso conhecimento, são necessárias modificações no tratamento e na farmacoterapia. Os autores desta obra consultaram as fontes consideradas confiáveis, em um esforço para oferecer informações completas e, geralmente, de acordo com os padrões aceitos à época da publicação. Entretanto, tendo em vista a possibilidade de falha humana ou de alterações nas ciências médicas, nem os autores, nem os editores, nem qualquer outra pessoa envolvida na preparação ou publicação desta obra garantem que as informações aqui contidas sejam, em todos os aspectos, exatas ou completas, e eles abstêm-se da responsabilidade por quaisquer erros ou omissões ou pelos resultados obtidos a partir da utilização das informações contidas nesta obra. Os leitores devem confirmar estas informações com outras fontes. Por exemplo, e em particular, os leitores são aconselhados a conferir a bula de qualquer medicamento que pretendam administrar, a fim de se certificar que a informação contida neste livro está correta e de que não houve alteração na dose recomendada nem nas contraindicações para o seu uso. Essa recomendação é particularmente importante em relação a medicamentos novos ou raramente usados.

Reservados todos os direitos de publicação, em língua portuguesa, à
AMGH EDITORA LTDA., uma parceria entre GRUPO A EDUCAÇÃO S.A.
e McGRAW-HILL EDUCATION
Av. Jerônimo de Ornelas, 670 – Santana
90040-340 – Porto Alegre – RS
Fone: (51) 3027-7000   Fax: (51) 3027-7070

É proibida a duplicação ou reprodução deste volume, no todo ou em parte, sob quaisquer formas ou por quaisquer meios (eletrônico, mecânico, gravação, fotocópia, distribuição na Web e outros), sem permissão expressa da Editora.

Unidade São Paulo
Av. Embaixador Macedo Soares, 10.735 – Pavilhão 5 – Cond. Espace Center
Vila Anastácio – 05095-035 – São Paulo – SP
Fone: (11) 3665-1100   Fax: (11) 3667-1333

SAC 0800 703-3444 – www.grupoa.com.br

IMPRESSO NO BRASIL
PRINTED IN BRAZIL

Os números nos colchetes referem-se ao(s) capítulo(s) escrito(s) ou coescrito(s) pelo autor.

Alan Karovitch, MD, MEd, FRCPC
Associate Professor, The University of Ottawa
Division of General Internal Medicine
Departments of Medicine & Obstetrics and Gynecology
The Ottawa Hospital
Ottawa, Ontario, Canada [32]

Andrée Gruslin, MD, FRCSC
Professor, The University of Ottawa
Division of Maternal–Fetal Medicine
Departments of Obstetrics and Gynecology & Cellular and Molecular Medicine
The Ottawa Hospital
Ottawa, Ontario, Canada [34]

Catherine Gallant, MD, FRCPC
Assistant Professor, The University of Ottawa
Department of Anesthesiology
The Ottawa Hospital
Ottawa, Ontario, Canada [36]

Dan Boucher, MD, MSc
Clinical Fellow, The University of Ottawa
Department of Medicine
The Ottawa Hospital
Ottawa, Ontario, Canada [32]

Dante Pascali, MD, FRCSC
Assistant Professor, The University of Ottawa
Division of Urogynecology and Pelvic Reconstructive Surgery
Department of Obstetrics and Gynecology
The Ottawa Hospital
Ottawa, Ontario, Canada [1, 2, 3, 4]

Darine El-Chaar, MD, FRCSC
Clinical Fellow, The University of Toronto
Division of Maternal–Fetal Medicine
Department of Obstetrics and Gynecology
The Toronto University Health Network
Toronto, Ontario, Canada [12, 15, 22, 23, 24, 25]

Coautores

Erin Keely, MD, FRCPC
Professor, The University of Ottawa
Division of Endocrinology and Metabolism
Departments of Medicine & Obstetrics and Gynecology
The Ottawa Hospital
Ottawa, Ontario, Canada [32]

Felipe Moretti, MD
Assistant Professor, The University of Ottawa
Division of Maternal–Fetal Medicine
Department of Obstetrics and Gynecology
The Ottawa Hospital
Ottawa, Ontario, Canada [38]

George Tawagi, MD, FRCSC
Assistant Professor, The University of Ottawa
Division of Maternal–Fetal Medicine
Department of Obstetrics and Gynecology
The Ottawa Hospital
Ottawa, Ontario, Canada [26, 27]

Gihad Shabib, MD, MRCOG, FRCSC
Assistant Professor, The University of Ottawa
Department of Obstetrics and Gynecology
The Ottawa Hospital
Ottawa, Ontario, Canada [17]

Karen Fung Kee Fung, MD, FRCSC, MHPE
Associate Professor, The University of Ottawa
Division of Maternal-Fetal Medicine
Department of Obstetrics and Gynecology
The Ottawa Hospital
Ottawa, Ontario, Canada [29]

Laura M. Gaudet, MD, MSc, FRCSC
Assistant Professor, Dalhousie University
Division of Maternal–Fetal Medicine
Department of Obstetrics & Gynecology
The Moncton Hospital, Horizon Health Network
Moncton, New Brunswick, Canada [33, 35]

Lawrence Oppenheimer, MD, MA, FRCSC, FRCOG
Professor, The University of Ottawa
Division of Maternal–Fetal Medicine
Department of Obstetrics and Gynecology
The Ottawa Hospital
Ottawa, Ontario, Canada [16, 19]

Nadya Ben Fadel, MD, FAAP, FRCPC
Assistant Professor, The University of Ottawa
Division of Neonatology
Department of Pediatrics
Children's Hospital of Eastern Ontario
Ottawa, Ontario, Canada [39]

Ramadan El Sugy, MD, FRCSC
Department of Obstetrics and Gynecology
William Osler Health System
Brampton, Ontario, Canada [21]

Samantha Halman, MD
Clinical Fellow, The University of Ottawa
Department of Medicine
The Ottawa Hospital
Ottawa, Ontario, Canada [32]

Samira Samiee, MD, FRCPC
Clinical Fellow, The University of Ottawa
Division of Neonatology
Department of Pediatrics
Children's Hospital of Eastern Ontario
Ottawa, Ontario, Canada [39]

Yaa Amankwah, MBCHB, FRCSC
Assistant Professor, The University of Ottawa
Department of Obstetrics and Gynecology
The Ottawa Hospital
Ottawa, Ontario, Canada [18]

Yvonne Cargill, MD, FRCSC
Assistant Professor, The University of Ottawa
Division of Maternal–Fetal Medicine
Department of Obstetrics and Gynecology
The Ottawa Hospital
Ottawa, Ontario, Canada [28]

Ao Dr. Harry Oxorn. Esperamos que esteja orgulhoso.

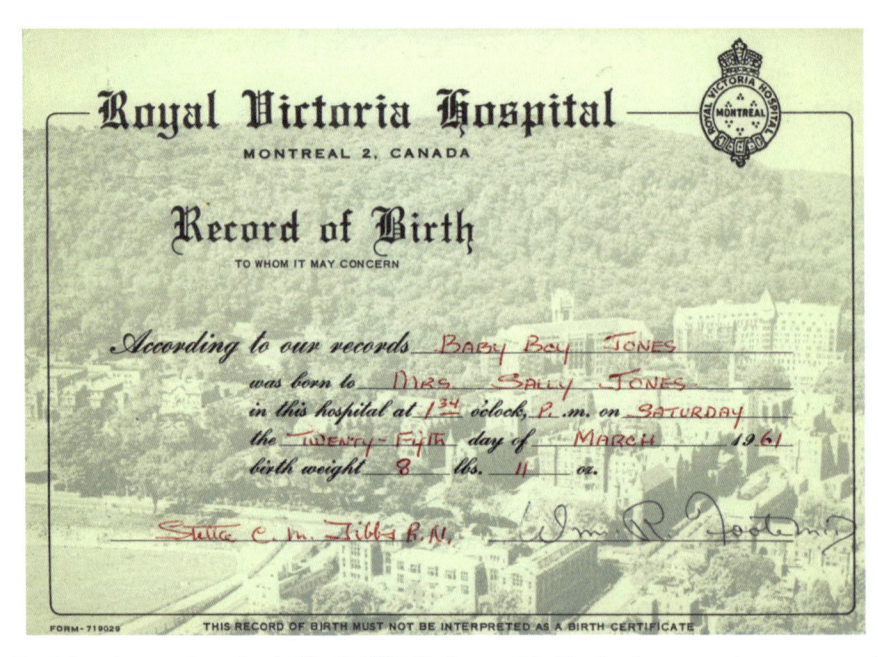

Registro de nascimento do Dr. Griffith D. Jones: Dr. Foote desempenhou um papel ainda mais importante na história dele!

AGRADECIMENTOS

Gostaríamos de agradecer à nossa gerente de projetos, Erica Phillips--Posner, por nos manter no cronograma e fazer este livro acontecer.

PREFÁCIO

Em 6ª edição, esta obra dirigida do livro do Dr. Harry Oxorn é resultado da colaboração entre vários médicos do Department of Obstetrics and Gynecology do Ottawa Hospital. Embora a medicina moderna apoie-se fortemente na ciência e na tecnologia, os obstetras mais experientes ainda praticam a arte da obstetrícia contida neste livro. Muitas mudanças aconteceram, mas muito ainda permanece igual. Embora cada capítulo tenha sido revisado e atualizado, tentamos nos manter fiéis ao espírito funcional deste livro, o qual constituiu a intenção do Dr. Oxorn. Este livro não é um tratado de obstetrícia baseado em evidências teóricas que podem ser praticadas apenas em grandes hospitais; ao contrário, ele é um manual de valiosa informação para profissionais que, na prática diária, precisam de orientações reais para resolver problemas reais. Novos acréscimos, como capítulos sobre os desafios da obesidade na gravidez, descrições de técnicas modernas para o manejo de hemorragia pós-parto e uma abordagem mais ampla das gestações múltiplas, refletem a modernização do trabalho do Dr. Oxorn.

Sempre foi nossa intenção trazer este livro para o contexto do século XXI, mas respeitando o seu passado. Assim, temos uma grande dívida com os autores das edições anteriores, por nos proporcionarem esta base sólida – seu legado reside dentro destas páginas, bem como nos corredores das alas de parto do Ottawa Hospital.

Os organizadores

Parte I: Anatomia Clínica 1

1. Pelve: Ossos, Articulações e Ligamentos 2
2. Assoalho Pélvico 8
3. Períneo 12
4. Útero e Vagina 17
5. Pelve Obstétrica 31
6. O Passageiro: Feto 46
7. Relações Fetopélvicas 57
8. Insinuação, Sinclitismo, Assinclitismo 68

Parte II: Primeiro Período do Trabalho de Parto 77

9. Exame da Paciente 78
10. Mecanismos Normais do Trabalho de Parto 89
11. Evolução Clínica do Trabalho de Parto Normal 103
12. Avaliação da Saúde Fetal no Parto 124
13. Indução do Parto 151
14. Distocia do Trabalho de Parto 169
15. Apresentações Cefálicas Anômalas 185

Parte III: Segundo Período do Trabalho de Parto 233

16 Segundo Período do Trabalho de Parto 234

17 Parto Vaginal Cirúrgico 250

18 Distocia do Ombro 296

Parte IV: Terceiro Período do Trabalho de Parto 311

19 Secundamento ou Requitação, Placenta Retida e Placenta Acreta 312

20 Hemorragia Pós-Parto 324

21 Episiotomia, Lacerações, Ruptura e Inversão Uterina 344

Parte V: Trabalho de Parto Complicado 383

22 Cesariana 384

23 Prova de Trabalho de Parto após Cesariana Prévia 405

24 Obesidade na Gravidez 410

25 Apresentação Pélvica 417

26 Situação Transversa 457

27 Apresentação Composta 464

28 Cordão Umbilical 468

29 Gravidez Múltipla 475

Parte VI: Outros Assuntos   503

30   Trabalho de Parto Pré-Termo   504

31   Hemorragia Anteparto   520

32   Complicações Maternas no Parto   531

33   Trabalho de Parto na Presença de Complicações Fetais   562

34   Infecções Intraparto   573

35   Gravidez Pós-Termo   587

36   Analgesia e Anestesia Obstétrica   595

37   Imagem Intraparto   616

38   Puerpério   628

39   Bebê Recém-Nascido   644

Índice   665

PARTE I

Anatomia Clínica

CAPÍTULO 1

Pelve: Ossos, Articulações e Ligamentos

Dante Pascali

OSSOS PÉLVICOS

A pelve é a base óssea na qual o tronco se apóia e através da qual o peso do corpo é transmitido para as extremidades inferiores. Nas mulheres, ela é adaptada para a gravidez e o parto. A pelve é composta por quatro ossos: dois ossos inominados*, o sacro e o cóccix. Eles estão unidos por quatro articulações.

Ossos inominados

O osso inominado está posicionado lateral e anteriormente na pelve. É formado pela fusão de três ossos – o ílio, o ísquio e o púbis – o ponto onde estes ossos se fundem forma o acetábulo.

Ílio

O ílio localiza-se na região mais superior: é composto pelo corpo que se funde ao ísquio e pela asa. Os pontos de referência do ílio incluem:

1. A espinha ilíaca anterossuperior, onde se insere o ligamento inguinal.
2. A espinha ilíaca posterossuperior situada no nível da segunda vértebra sacral. Sua presença é indicada por uma depressão na pele.
3. A crista ilíaca estende-se desde a espinha ilíaca anterossuperior até a espinha ilíaca posterossuperior.

Ísquio

O ísquio é composto pelo corpo do qual emergem os ramos superior e inferior.

1. O corpo forma parte do acetábulo.
2. O ramo superior é posterior e inferior ao corpo.
3. O ramo inferior funde-se com o ramo inferior do púbis.
4. A espinha isquiática separa a incisura isquiática maior da incisura isquiática menor. Ela é um ponto de referência importante. Parte do músculo levantador do ânus está inserida nela.
5. O túber isquiático é a parte inferior do ísquio e é o osso sobre o qual o corpo se apóia quando sentado.

Púbis

O púbis é composto pelo corpo e por dois ramos.

1. O corpo tem uma superfície rugosa no seu lado medial. A sínfise púbica é formada pela junção dos ossos púbicos. Os músculos elevadores do ânus estão inseridos na face pélvica do púbis.
2. A crista púbica é a borda superior do corpo.
3. O tuberosidade púbica, ou espinha, é a extremidade lateral da crista púbica. Nela se inserem o ligamento inguinal e a foice inguinal.

---

* N. de R.T. Osso inominado, também conhecido no Brasil como osso ilíaco.

4. O ramo superior encontra o corpo do púbis no túber púbico e o corpo do ílio na linha iliopectínea, onde forma parte do acetábulo.
5. O ramo inferior emerge com o ramo inferior do ísquio.

Pontos de referência:

1. A linha iliopectínea estende-se do túber púbico até a articulação sacroilíaca. Delimita a maior parte do estreito superior da pelve.
2. A incisura sacroisquiática maior situa-se entre a espinha ilíaca posteroinferior superiormente e a espinha isquiática inferiormente.
3. A incisura sacroisquiática menor é limitada pela espinha isquiática superiormente e pela tuberosidade isquiático inferiormente.
4. O forame obturado é delimitado pelo acetábulo, pelos ramos do ísquio e pelos ramos do púbis.

Sacro

O sacro é um osso triangular com a base situada superiormente e o ápice situado na parte inferior. É composto por cinco vértebras fundidas; raramente, pode haver quatro ou seis vértebras. O sacro situa-se entre os ossos inominados e está ligado a eles pelas articulações sacroilíacas.

A superfície superior da primeira vértebra sacral articula-se com a superfície inferior da quinta vértebra lombar. A superfície (pélvica) anterior do sacro é côncava e a superfície posterior é convexa.

O promontório do sacro é a borda anterossuperior da primeira vértebra sacral. Ele se projeta discretamente na cavidade pélvica, reduzindo o diâmetro anteroposterior do estreito superior da pelve.

Cóccix

O cóccix (osso da cauda) é composto por quatro vértebras rudimentares. A superfície superior da primeira vértebra coccígea articula-se com a superfície inferior da quinta vértebra sacral para formar a articulação sacrococcígea. Raramente ocorre a fusão entre o sacro e o cóccix, que pode provocar limitação da mobilidade.

O músculo isquiococcígeo, os músculos elevadores do ânus e o esfíncter anal se inserem na face anterior do cóccix. Eles são importantes para a função do diafragma pélvico.

ARTICULAÇÕES E LIGAMENTOS PÉLVICOS

O sacro, o cóccix e os dois ossos inominados são ligados por quatro articulações: a sínfise púbica, a articulação sacrococcígea e as duas sincondroses sacroilíacas (Fig. 1-1).

Articulação sacroilíaca

A articulação sacroilíaca situa-se entre as superfícies articulares do sacro e do ílio. Através dela o peso do corpo se transmite para a pelve e para os membros inferiores.

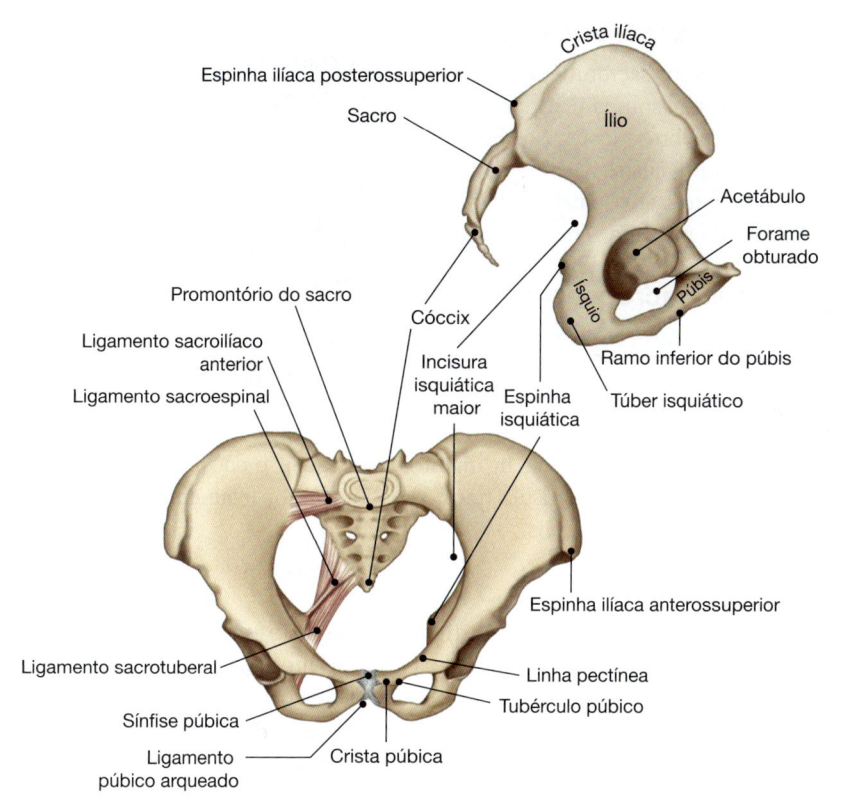

FIGURA 1-1 Ossos e articulações da pelve.

É uma articulação sinovial com um pequeno grau de mobilidade. A cápsula é fraca e a estabilidade é mantida pelos músculos que a envolvem, bem como por quatro ligamentos primários e dois ligamentos acessórios.

Ligamentos principais

1. Os ligamentos sacroilíacos anteriores são curtos e transversos, correndo desde o sulco pré-auricular no ílio até a face anterior da asa do sacro.
2. Os ligamentos sacroilíacos interósseos são bandas curtas, transversas e fortes que se estendem desde a área rugosa atrás da face auricular no ílio até a área adjacente no sacro.
3. Os ligamentos sacroilíacos posteriores são bandas transversais curtas e resistentes localizadas atrás dos ligamentos interósseos.
4. Os ligamentos sacroilíacos posteriores longos ligam-se um a um, à espinha ilíaca posterossuperior e aos tubérculos na terceira e na quarta vértebras sacrais.

Ligamentos acessórios

1. Os ligamentos sacrotuberais se inserem de um lado na espinha ilíaca posterossuperior; na espinha ilíaca posteroinferior; nos tubérculos na terceira, quarta e quinta vértebras sacrais; e na borda lateral do cóccix. Do outro lado, os ligamentos sacrotuberais se inserem na face pélvica do túber isquiático.
2. O ligamento sacroespinal é triangular. A base se insere na lateral da quinta vértebra sacral e da primeira vértebra coccígea, e o ápice se insere na espinha isquiática.

Articulação sacrococcígea

A articulação sacrococcígea é uma articulação sinovial localizada entre a quinta vértebra sacral e a primeira vértebra coccígea. Permite tanto a flexão quanto a extensão. A extensão, devido ao aumento do diâmetro anteroposterior da abertura inferior da pelve, desempenha papel importante no parto. A sua extensão excessiva durante o parto pode romper os pequenos ligamentos pelos quais o cóccix se insere no sacro. Essa articulação tem uma cápsula fraca, é reforçada por ligamentos sacrococcígeos anteriores, posteriores e laterais.

Sínfise púbica

A sínfise púbica é uma articulação cartilaginosa sem cápsula e sem membrana sinovial. Normalmente, há pouca mobilidade. Os ligamentos posteriores e superiores são fracos. Os ligamentos anteriores fortes são reforçados pelo músculo reto do abdome e pelo músculo oblíquo externo do abdome. O ligamento inferior forte no arco púbico é conhecido como ligamento púbico arqueado. Estende-se entre os ramos do púbis e deixa um pequeno espaço no ângulo subpúbico.

MOBILIDADE DA PELVE

Durante a gravidez normal, sob a influência de progesterona e relaxina, há aumento da flexibilidade das articulações sacroilíacas e da sínfise púbica. Também ocorrem hiperemia e amolecimento dos ligamentos ao redor das articulações. Os ossos púbicos podem aumentar uma separação de 1 a 12 mm. A mobilidade excessiva da sínfise púbica leva à dor e à dificuldade de caminhar. Foi demonstrada que além das mudanças locais que ocorrem nos ligamentos pélvicos, ocorre também uma alteração generalizada da mobilidade das articulações na gravidez.

PELVES MASCULINA E FEMININA

Ao nascimento, não existe diferença entre as pelves masculina e feminina. Não ocorre dismorfismo sexual até a puberdade. A pelve feminina desenvolve-se nas crianças nascidas sem gônadas. Assim, conclui-se que os ovários e o estrogênio não são necessários para a formação da pelve feminina, mas a presença de um testículo que produza androgênio é essencial para o desenvolvimento da pelve masculina.

ADOLESCÊNCIA

A pelve da menina adolescente é menor do que a da mulher adulta. O padrão de crescimento da bacia pélvica é diferente do padrão da estatura corporal. Entre as meninas, o crescimento da estatura desacelera rapidamente no primeiro ano após a menarca e cessa dentro de um ou dois anos. A bacia pélvica, por outro lado, cresce mais lentamente e de maneira mais regular durante o fim da adolescência. Ao mesmo tempo, sofre uma transformação em sua configuração antropoide adquirindo uma configuração ginecoide. Assim, a maturação do sistema reprodutor e o alcance do tamanho adulto não indicam que o crescimento e o desenvolvimento da pelve estão completos. A capacidade pélvica menor nas adolescentes pode contribuir para a maior incidência de desproporção cefalopélvica e outras distocias nas primigestas com menos de 15 anos.

CAPÍTULO 2

Assoalho Pélvico

Dante Pascali

ASSOALHO PÉLVICO

O assoalho pélvico (Fig. 2-1) é um diafragma muscular que separa a cavidade pélvica, do espaço do períneo. É formado pelo músculo levantador do ânus e pelo músculo isquiococcígeo e é recoberto pela fáscia parietal.

O assoalho pélvico apresenta um espaço anterior, o hiato urogenital, pelo qual passam a uretra e a vagina. O hiato retal é posterior, e o reto e o canal anal passam através dele.

FUNÇÕES DO ASSOALHO PÉLVICO

1. O assoalho pélvico sustenta as vísceras pélvicas.
2. Para obter pressão intra-abdominal efetiva, é necessário a contração conjunta dos músculos do diafragma, da parede abdominal e do diafragma da pelve.
3. Durante o parto, o assoalho pélvico auxilia a rotação anterior da apresentação e a impulsiona para baixo e para a frente ao longo do trajeto do parto.

MÚSCULOS DO ASSOALHO PÉLVICO

1. Elevadores do ânus, composto por dois feixes musculares:

    a. Pubococcígeo, que possui três divisões: pubovaginal, puborretal e pubococcígeo próprio.

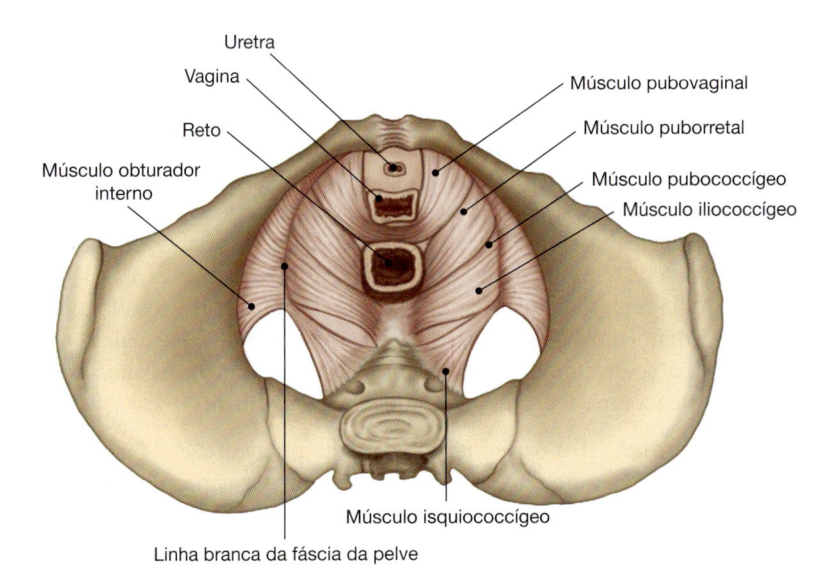

FIGURA 2-1 **Diafragma da pelve.**

b. Iliococcígeo.
2. Isquiococcígeo.

Músculo levantador do ânus

O músculo levantador do ânus tem origem lateral e inserção central, onde se une ao músculo correspondente contralateral. A direção do músculo desde a sua origem até a inserção é inferior e medial. O músculo levantador do ânus tem origem:

1. Na parede posterior do púbis.
2. No tendão arqueado da fáscia da pelve (a linha branca da fáscia).
3. Na espinha isquiática em sua face pélvica.

   A inserção, anteroposterior situa-se:

1. Nas paredes vaginais.
2. No ponto central do períneo.
3. No canal anal.
4. No corpo anococcígeo.
5. Na borda lateral do cóccix.

Músculo pubococcígeo

O músculo pubococcígeo é o mais importante, dinâmico e especializado músculo do diafragma pélvico. Situa-se na linha média, e por ele passam a uretra, a vagina e o reto e, muitas vezes, sofre lesões durante o parto. Tem origem na parede posterior do púbis e se estende desde a linha branca da fáscia, anterior até o canal obturatório. O músculo passa posterior e medialmente em três secções: (1) pubovaginal, (2) puborretal e (3) pubococcígeo próprio.

Músculo pubovaginal. É a secção mais medial do pubococcígeo, tem o formato de uma ferradura com abertura anterior. As fibras entram se entrelaçam com os músculos da parede uretral e formam uma alça ao redor da vagina. A inserção se faz nas paredes laterais e posterior da vagina e centralmente no períneo.

A função principal do pubovaginal é a suspensão de vagina. Considerando que a vagina auxilia na sustentação do útero e seus apêndices, da bexiga, da uretra, e do reto, esse músculo representa o suporte principal dos órgãos pélvicos femininos. A ruptura ou o estiramento excessivo predispõe ao prolapso uterovaginal. O músculo também funciona como um esfíncter vaginal e, quando apresenta uma contração excessiva, representa uma condição denominada de **vaginismo**.

Músculo puborretal. É a parte intermediária do pubococcígeo, forma uma alça em torno do canal anal e do reto. A inserção se localiza nas paredes lateral e posterior do canal anal, entre o músculo esfíncter interno do ânus e o músculo esfíncter externo do ânus, se entrelaçando a estas fibras. Insere-se também no corpo anococcígeo.

O puborretal suspende o reto, mas como esse órgão não tem função de sustentação de outras vísceras pélvicas, desempenha um papel menor na sustentação das estruturas pélvicas. O principal trabalho desse músculo é controlar a descida das fezes, agindo como um esfíncter auxiliar para o canal anal. Quando a junção anococcígea é tracionada anteriormente, o puborretal aumenta a flexão anorretal e torna mais lenta a descida das fezes.

Músculo pubococcígeo próprio. Esse músculo é composto pela maioria das fibras laterais do músculo pubococcígeo. Tem inserção em forma de "Y" nas margens laterais do cóccix. A sua contração traciona o cóccix anteriormente, aumentando a junção anorretal. Assim, em combinação com o músculo esfíncter externo do ânus, auxilia no controle da passagem das fezes.

Músculo iliococcígeo

Os músculos iliococcígeos têm origem na linha branca da fáscia da pelve, posteriormente ao canal obturatório. Unem-se ao músculo pubococcígeo próprio e inserem-se nas margens laterais do cóccix. São menos dinâmicos do que o músculo pubovaginal e agem mais como uma camada musculofascial.

Músculo isquiococcígeo

Os músculos isquiococcígeos originam-se nas espinhas isquiáticas e inserem-se nas bordas laterais do cóccix e na quinta vértebra sacral. Esses músculos suplementam os músculos elevadores do ânus e ocupam a maior parte da porção posterior do diafragma pélvico.

DIAFRAGMA PÉLVICO DURANTE O PARTO

Quando a apresentação desce durante o segundo estágio do trabalho de parto, a parte central do períneo torna-se fina. Ocorre o relaxamento dos músculos dos elevadores do ânus e do esfíncter anal, e os músculos do diafragma pélvico são puxados por sobre a cabeça que avança no canal de parto. A ruptura e o estiramento excessivo desses músculos enfraquece o diafragma pélvico e pode causar danos extensos.

CAPÍTULO 3

Períneo

Dante Pascali

O períneo é um espaço com a forma de um losango localizado abaixo do assoalho pélvico (Fig. 3-1). Seus limites são os seguintes:

1. Superiormente: o assoalho pélvico, composto pelo músculo levantador do ânus e pelo músculo isquiococcígeo.
2. Lateralmente: os ossos e os ligamentos que formam o canal pélvico são, da frente para trás, o ângulo subpúbico, os ramos isquiopúbicos, os túberes isquiáticos, os ligamentos sacrotuberais e o cóccix.
3. Inferiormente: a pele e a fáscia.

Essa área se divide em dois triângulos: anteriormente, o triângulo urogenital e, posteriormente, o triângulo anal. São separados por uma faixa transversal composta pelos músculos transversos do períneo e pela base do diafragma urogenital.

TRIÂNGULO UROGENITAL

O triângulo urogenital é delimitado:

1. Anteriormente: pelo ângulo subpúbico.
2. Lateralmente: pelos ramos isquiopúbicos e pela tuberosidades isquiáticas.
3. Posteriormente: pelos músculos transversos do períneo e pela base do diafragma urogenital.

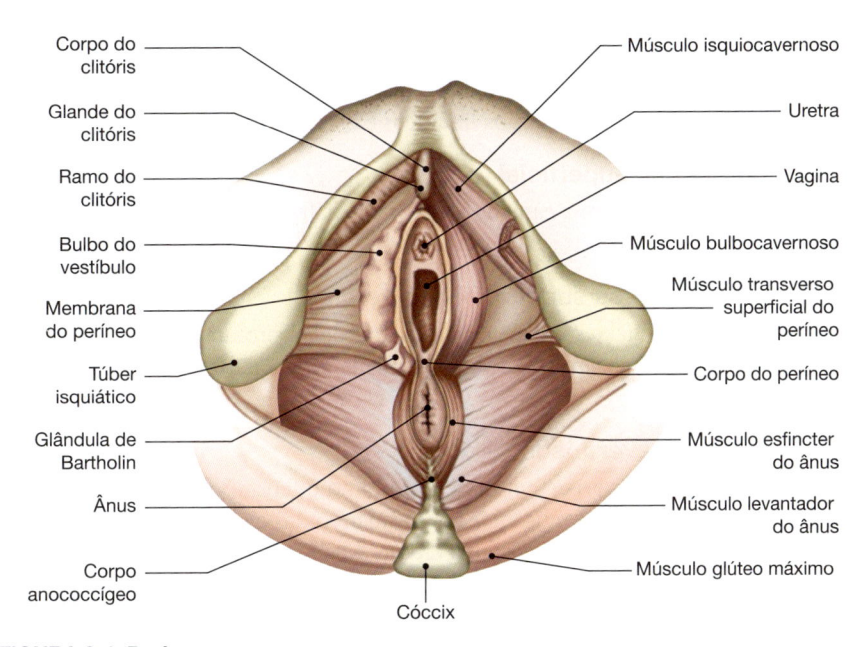

FIGURA 3-1 Períneo.

O triângulo urogenital contém:

1. Abertura da vagina.
2. Parte terminal da uretra.
3. Ramos do clitóris com os músculos isquiocavernosos.
4. Bulbos vestibulares (tecido erétil) cobertos pelos músculos bulbocavernosos.
5. Glândulas de Bartholin e seus ductos.
6. Diafragma urogenital.
7. Músculos que constituem o ponto central do períneo (corpo do períneo).
8. Espaços perineais superficial e profundo.
9. Vasos sanguíneos, nervos e linfáticos.

Diafragma urogenital

O diafragma urogenital (ligamento triangular) situa-se no triângulo anterior do períneo. É composto por tecido muscular recoberto por fáscia.

1. Os dois músculos são o músculo transverso profundo do períneo e o esfíncter da uretra membranosa.
2. A camada superior da fáscia é fina e fraca.
3. A camada inferior da fáscia é uma membrana fibrosa forte. Estende-se por um pequeno trajeto abaixo do ligamento púbico arqueado até o túber isquiático. A fáscia se funde superiormente e forma o ligamento transverso do períneo. Inferiormente, unem-se no ponto central do períneo.

A veia dorsal profunda do clitóris situa-se em um pequeno espaço entre o ápice do diafragma urogenital e o ligamento púbico arqueado. Pelo diafragma, passam a uretra, a vagina, os vasos sanguíneos, os linfáticos e os nervos.

Espaço do períneo superficial

É o espaço localizado entre a camada inferior do diafragma urogenital e a fáscia de Colles.

Músculos transversos superficiais do períneo

São compostos pelos feixes superficiais dos músculos profundos e têm a mesma origem e inserção. Localizam-se fora do diafragma urogenital. Às vezes, estão inteiramente ausentes.

Músculos isquiocavernosos

Cobrem os ramos do clitóris. Têm origem no ramo inferior do púbis e inserção na face lateral do clitóris. Esses músculos comprimem o ramo clitoriano e por meio do bloqueio do retorno venoso provocam a ereção do clitóris.

Músculo bulbocavernoso

Circunda a vagina. Com o músculo esfincter externo do ânus, forma um "8" ao redor da vagina e do reto. Ele também é chamado de **bulboesponjoso**. Origina-se do ponto central do períneo e insere-se na face dorsal do corpo do clitóris. O músculo passa ao redor do orifício vaginal e circunda o bulbo do vestíbulo.

O músculo bulbocavernoso comprime o tecido erétil ao redor do orifício vaginal (bulbo do vestíbulo) e ajuda na ereção do clitóris, ocluindo a veia dorsal. Atua como um esfincter vaginal fraco. O esfincter verdadeiro da vagina é a porção pubovaginal do elevador do ânus.

Espaço do períneo profundo

Situa-se entre as duas fáscias do diafragma urogenital.

Músculo esfincter da uretra membranosa

Situa-se entre as fásciais do diafragma urogenital. Ele também é chamado de **compressor da uretra**.

As fibras voluntárias possuem origem a partir dos ramos inferiores do ísquio e do púbis. Unem-se aos músculos transversos profundos do períneo. Sua ação é expelir as últimas gotas de urina.

As fibras involuntárias circundam a uretra e agem como esfincter.

Músculos transversos profundos do períneo

Situam-se entre as fáscias do diafragma urogenital. Unem-se ao esfincter da uretra membranosa. Tem origem no ramo isquiopúbico em cada lado da pelve, e inserem-se no ponto central do períneo (corpo do períneo).

TRIÂNGULO ANAL

O triângulo anal é delimitado:

1. Anteriormente: pelos músculos transversos do períneo e pela base do diafragma urogenital.
2. Lateralmente: pelos túberes isquiáticos e pelos ligamentos sacrotuberais.
3. Posteriormente: pelo cóccix.

A região anal contém:

1. Extremidade inferior do canal anal e seus esfincteres.
2. Corpo anococcígeo.
3. Fossa isquiorretal.
4. Vasos sanguíneos, linfáticos e nervos.

Músculo esfíncter externo do ânus

Tem duas partes:

1. A porção superficial circunda o orifício anal. Suas fibras são voluntárias e agem durante a defecação ou em uma emergência. Tem origem na extremidade do cóccix e no corpo anococcígeo. A inserção ocorre no ponto central do períneo.
2. A porção profunda é um músculo involuntário que circunda a parte inferior do canal anal e age como um esfíncter para o ânus. Une-se aos músculos elevadores do ânus e ao músculo esfíncter interno do ânus. Quando inativas, as fibras circulares profundas estão em estado tônico, ocluindo o orifício anal.

Corpo anococcígeo

É composto por tecido muscular (elevadores do ânus e músculo esfíncter externo do ânus) e tecido fibroso. Está localizado entre a ponta do cóccix e o ânus.

CORPO DO PERÍNEO

O ponto central do períneo ou corpo do períneo situa-se entre o ângulo posterior da vagina, anteriormente; e do ânus, posteriormente. Na obstetrícia, é chamado de **períneo**; muitas vezes, sofre rupturas durante o parto. É composto pelos seguintes músculos:

1. Músculo esfíncter externo do ânus.
2. Dois músculos elevadores do ânus.
3. Músculos transversos superficiais e profundos do períneo.
4. Músculo bulbocavernoso.

Útero e Vagina

Dante Pascali

CAPÍTULO 4

ÚTERO

O útero normal é um órgão pequeno, muscular localizado na pelve feminina. É composto por três camadas:

1. Uma camada peritoneal serosa, externa – o perimétrio ou peritôneo visceral.
2. Uma camada média espessa, composta por fibras musculares – o miométrio.
3. Uma camada mucosa interna composta por glândulas e estroma – o endométrio – que se dispõe diretamente no miométrio.

O **miométrio** é composto por três camadas musculares:

1. Uma camada externa composta, principalmente por fibras longitudinais.
2. Uma camada interna cujas fibras formam feixes circulares.
3. Uma camada média espessa cujas fibras estão dispostas em padrão entrelaçado e contendo vasos sanguíneos. A contração e retração destas fibras, após o parto e dequitação provoca a contração dos vasos sanguíneos provocando o miotamponamento. Desse modo, o sangramento pós-parto é controlado.

Formato uterino

Fora da gravidez, e na fase de implantação do ovo, o útero tem o formato de pera. Por volta do terceiro mês de gestação, o útero é esférico. A partir do sétimo mês até o termo, a forma é novamente piriforme.

Tamanho uterino

O útero aumenta um volume passando de cerca de 7,5 × 5 × 2,5 cm no período não gravídico para 28 × 24 × 21 cm na gravidez. O peso aumenta de 30 a 60 g no início da gravidez para 1.000 g no final da gravidez. O útero se transforma de um órgão sólido na nulípara para um órgão oco dilatado com aumento da capacidade de quase zero para 4.000 mL.

Localização uterina

Normalmente, o útero está localizado na pelve. À medida que cresce, vai gradualmente se deslocando para cima e, por volta do quarto mês de gestação, ele se encontra na região abdominal.

Divisão uterina

1. O fundo (Fig. 4-1) é a parte superior e contém os óstios tubários.
2. O corpo é a parte principal; possui parede espessa, situa-se entre os óstios tubários e o istmo, e é a principal porção contrátil. Durante o trabalho de parto, as contrações pressionam o bebê para baixo, distendendo o segmento inferior do útero e dilatando o colo do útero.

Capítulo 4 Útero e Vagina **19**

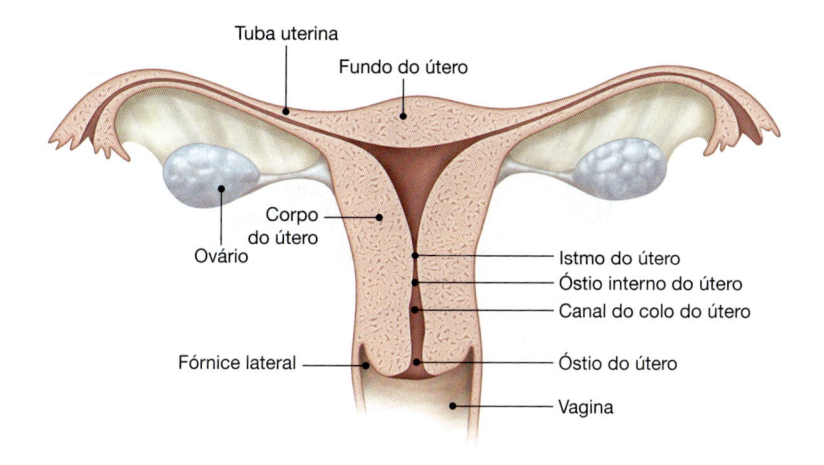

FIGURA 4-1 Útero, colo do útero e vagina.

3. O istmo é uma pequena região contraída do útero. Tem cerca de 5 a 7 mm de comprimento e situa-se superiormente ao óstio interno do colo do útero.
4. O colo do útero (Fig. 4-2) é composto por um canal com um óstio interno superiormente, separando o colo do útero da cavidade do útero, e um óstio externo inferiormente, que fecha a passagem do colo do útero para a vagina. O colo do útero tem cerca de 2,5 cm de comprimento. A parte inferior penetra na parede anterior da vagina.

MIOMÉTRIO

O crescimento uterino ocorre principalmente através do miométrio do corpo e do fundo do útero. Durante a primeira metade da gravidez, o principal mecanismo de crescimento uterino é a hiperplasia (formação de novas fibras musculares). Na segunda metade, a hipertrofia predomina (aumento das células miometriais existentes). As fibras miometriais aumentam 10 vezes durante a gravidez passando do comprimento de 50 a 100 μ para 500 a 800 μ durante a gravidez. No termo, o número estimado de células é de 200 bilhões. As fibras miometriais são compostas por quatro principais proteínas: miosina, actina, tropomiosina e troponina. O principal estímulo ao crescimento é fornecido pelo 17β-estradiol, embora ocorra alguma hipertrofia miometrial em resposta ao alongamento.

Ocorre, igualmente, aumento no número e no tamanho dos vasos sanguíneos e dos linfáticos, bem como crescimento acentuado do tecido conectivo.

No início da gravidez, as paredes uterinas são mais espessas do que no estado não gravídico. À medida que a gestação prossegue, o lúmen aumenta e as paredes ficam mais finas. No fim do quinto mês, têm 3 a 5 mm de espessura e assim per-

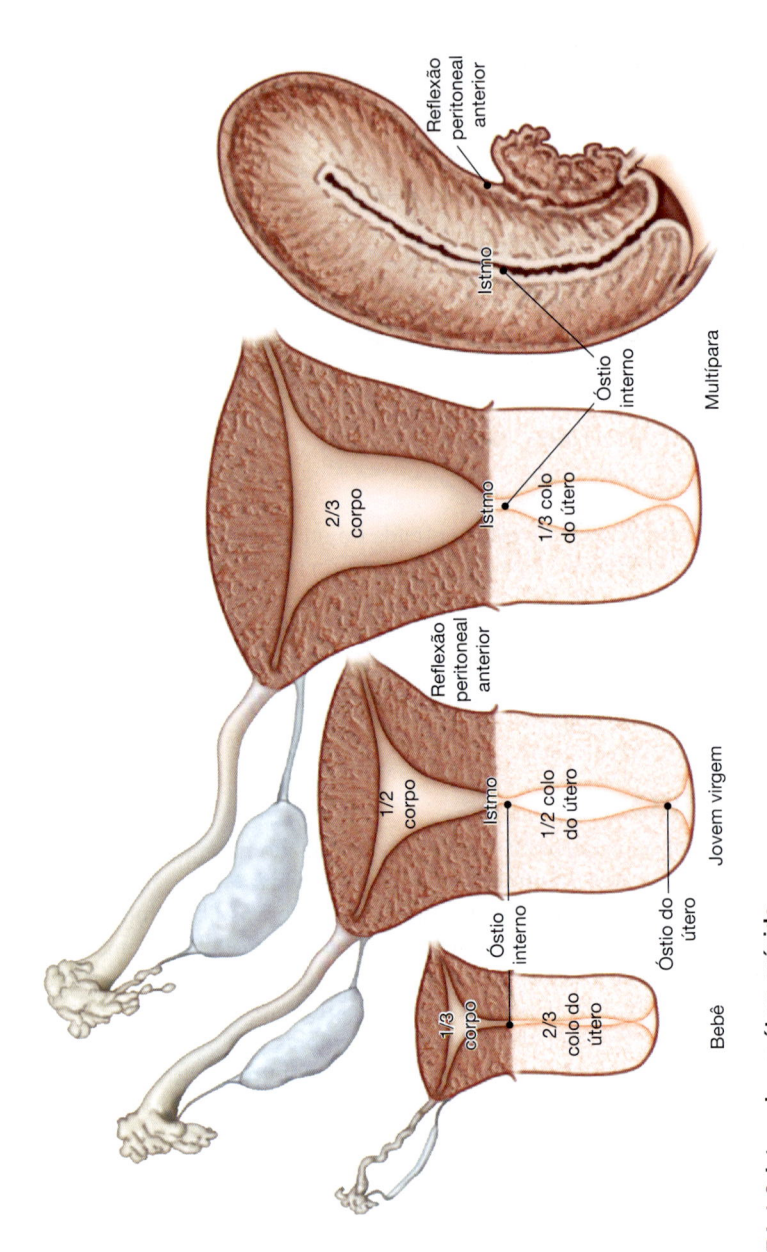

FIGURA 4-2 Istmo de um útero grávido.

manecem até o termo. No fim da gravidez, o útero aumenta como um grande saco muscular com paredes finas, macias, facilmente compressíveis, permitindo que o feto seja palpado. As paredes do útero ficam tão maleáveis que é possível alterações rápidas e acentuadas de sua forma para acomodar as mudanças no tamanho e na posição fetais.

Istmo

Situa-se entre o corpo do útero e o colo do útero. Na mulher os seus limites não são bem definidos e representa principalmente um componente fisiológico em vez de anatômico. No útero não grávido, tem de 5 a 7 mm de comprimento; difere do corpo, por não aumentar glândulas secretoras de muco. O limite superior do istmo corresponde a uma área de constrição na cavidade do útero, que marca o limite inferior do corpo do útero (o orifício anatômico interno do útero de Aschoff). O limite inferior é o local de transição da mucosa do istmo para a mucosa endocervical (orifício histológico interno do útero).

Embora tenha pouca importância no estado não gravídico, na gravidez, desempenha um papel relevante. À medida que o útero cresce, o istmo aumenta em comprimento (Fig. 4-3), chegando até 25 mm, e torna-se mole e compressível. O sinal de Hegar presente no início da gravidez representa a palpação do istmo amolecido separando o corpo uterino, acima, do colo do útero, abaixo.

A implantação do ovo ocorre, na grande maioria dos casos, na parte superior do útero. Por volta do terceiro mês, o embrião em crescimento ocupa o istmo, que se expande para acomodá-lo. À medida que esse processo prossegue, o istmo é gradualmente incorporado à cavidade do útero e a forma do útero muda de piriforme para globular. O istmo expandido forma parte do segmento uterino inferior durante o trabalho de parto. O óstio interno do útero histológico torna-se o óstio interno do útero da gravidez, e o óstio interno do útero anatômico do útero torna-se o anel de retração fisiológico do trabalho de parto normal (e o anel de retração patológica do trabalho de parto obstruído).

O alongamento do istmo prossegue até alcançar o colo do útero firme. Após o sétimo mês, o aumento ocorre principalmente no corpo e no fundo e o útero adquire o formato piriforme. No início do trabalho de parto, o segmento uterino inferior compreende cerca de um terço de todo o útero. Embora essa área não seja a passiva, como se pensava, apresenta contrações durante o trabalho de parto normal extremamente fracas, quando comparadas com as do corpo.

Colo do útero

É composto, principalmente, por tecido conectivo entremeado com fibras musculares. Tem consistência firme e fibrosa fora da gravidez. Durante a gestação, o colo do útero torna-se progressivamente macio. Isso é causado pelo aumento na vascularização por edema geral e por hiperplasia das glândulas. As glândulas tubulares compostas tornam-se hiperativas e produzem grandes quantidades de muco. Ocorre

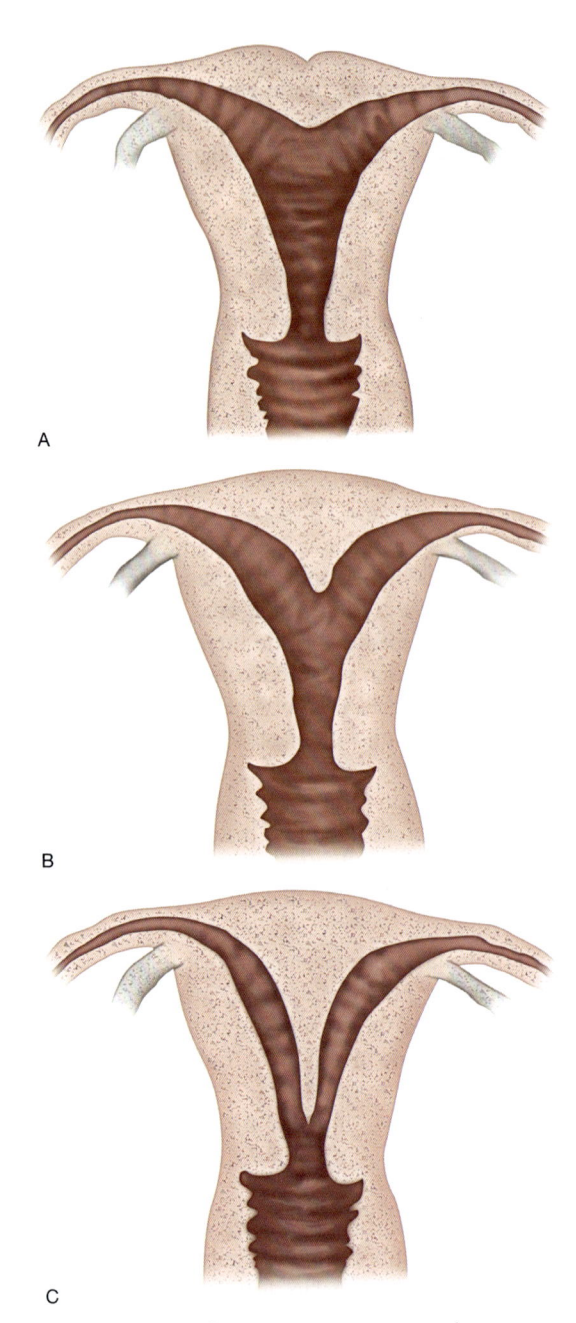

FIGURA 4-3 **A.** Útero arqueado. **B.** Útero septado, parcial. **C.** Útero septado, completo.

um acúmulo de secreção no canal do colo do útero com espessamento e formação de um tampão de muco. Esse muco espessado separa efetivamente o canal vaginal e previne a ascensão de bactérias e outras substâncias para dentro da cavidade do útero. O tampão é expelido no ínicio do trabalho de parto.

No fim da gestação e durante o trabalho de parto, o óstio interno do útero gradualmente desaparece e o canal do colo do útero se integra ao segmento inferior, restando somente o óstio do útero.

VAGINA

A vagina é um tubo membranoso fibromuscular delimitado inferiormente pelo pudendo feminino, superiormente pelo útero, anteriormente pela bexiga e posteriormente pelo reto. Tem orientação obliqua superior e posterior. O colo do útero penetra na vagina pela parede anterior e, devido a isso, a parede anterior da vagina (6 a 8 cm) é mais curta do que a parede posterior (7 a 10 cm). A protrusão do colo do útero para dentro da vagina divide a cúpula vaginal em quatro fórnices: um fórnice anterior, um fórnice posterior e dois fórnices laterais. O fórnice posterior é muito mais profundo do que os outros.

A parede da vagina é composta por quatro camadas:

1. A mucosa é a camada epitelial.
2. A submucosa é rica em vasos sanguíneos.
3. A muscular é a terceira camada.
4. A camada do tecido conectivo externo une a vagina às estruturas circunjacentes.

Mesmo fora da gravidez, a vagina é capaz de realizar grande distensão, mas, na gravidez, essa capacidade aumenta muitas vezes. Na gestação, há aumento de vascularização, engrossamento e alongamento das paredes e aumento da secreção, motivo pelo qual a maioria das mulheres apresenta secreção vaginal durante o período de gestação.

ANORMALIDADES UTERINAS
Prolapso do útero

O prolapso do útero durante a gravidez é raro, mas problemático. Como regra, o útero projeta-se para fora da pelve ao final do quarto mês. Ocasionalmente, isto não acontece. Na maioria dos casos, apenas o colo do útero, com ou sem alongamento hipertrófico associado, faz protrusão através da vagina. Em algumas situações, todo o útero está envolvido. A gravidez não pode progredir até o termo se o útero estirar completamente fora da vagina.

Complicações
Anteparto
1. Abortamento e trabalho de parto prematuro.
2. Edema cervical, ulceração e sepse.
3. Retenção e infecção urinária.
4. Necessidade de repouso prolongado no leito.

Intraparto
1. A dilatação cervical pode iniciar com o colo do útero protruído na vagina, oferecendo resistência ao progresso.
2. O edema e a fibrose podem causar distocia cervical.
3. As lacerações do colo do útero são comuns.
4. A obstrução do trabalho de parto pode levar à ruptura uterina.

Pós-parto
Ocorre aumento da infecção puerperal.

Tratamento
Anteparto
1. Repouso no leito em posição de Trendelenburg para reduzir o edema e permitir o reposicionamento do útero.
2. Pessário para manter a o útero posicionado.

Intraparto
1. A maioria das pacientes tem parto vaginal normal, mas a interrupção da progressão pode acontecer.
2. Se houver desenvolvimento de distocia cervical, vários procedimentos podem ser considerados:
   a. Incisões de Dührssen do colo do útero.
   b. Ocitocina para o estímulo do trabalho de parto.
   c. Cesariana.

Pós-parto
Um pessário deve ser inserido para elevar o útero e sustentar os ligamentos.

ANOMALIAS DO ÚTERO
A fusão anormal dos ductos müllerianos ou a falha de absorção do septo leva a uma variedade de malformações congênitas do útero. A incidência oscila entre 1:1.200 e 1:600 em mulheres férteis. A maioria das anomalias müllerianas nunca é detectada

devido à ausência de sintomas clínicos. Somente 25% das mulheres com anomalias uterinas têm problemas reprodutivos graves. As anomalias renais simultâneas são comuns.

A perda fetal ocorre em todos os trimestres, incluindo abortamento, precoce ou tardio, e trabalho de parto e parto pré-termo. A má apresentação, especialmente de nádegas, é comum. As mulheres com anomalias uterinas estão no grupo de alto risco e devem ser cuidadosamente controladas durante a gravidez, o trabalho de parto e o parto.

As razões teóricas para a falha reprodutiva incluem:

1. Vascularização reduzida do endométrio.
2. Distorção da cavidade do útero.
3. Incompetência istmocervical.

Diagnóstico

Durante a gravidez, pode haver suspeita de anomalia uterina quando as seguintes condições estiverem presentes:

1. Depressão ou alargamento do fundo do útero.
2. Situação anormal.
3. Apresentação pélvica recorrente.
4. Retenção de placenta.
5. Terceiro estágio do trabalho de parto prolongado.
6. Abortamento espontâneo recorrente.
7. Desvio axial do útero.
8. Lateralização dos membros fetais.
9. Colo do útero localizado no fórnice lateral da vagina.
10. Presença de um septo vaginal.

Nos casos suspeitos, a histerografia deve ser executada no pós-parto.

Complicações

1. Apresentação pélvica.
2. Situação transversa; nesta situação o feto está com a cabeça colocada em um corno uterino e os pés no outro.
3. Incoordenação da contratilidade uterina podendo resultar em falha do progresso, do trabalho de parto com necessidade de cesariana.
4. Ruptura prematura das membranas.
5. Placenta prévia.
6. Obstrução da descida fetal.
7. Obstrução devido a septo vaginal espesso.

Trabalho de parto e parto

Em muitos casos, o trabalho de parto progride sem incidentes e resulta em um parto normal. Portanto, uma prova de trabalho de parto é indicada. Se ocorrer a falha da progressão, a cesariana pode ser realizada. Nesses casos a incidência de cesariana é mais alta.

Complicações de pós-parto

1. Retenção de placenta.
2. Subinvolução do sítio de implantação da placenta.
3. Hemorragia pós-parto.

Útero arqueado

O fundo do útero forma uma saliência para dentro da cavidade do útero (Fig. 4-3A). Os contornos externos do útero não são afetados, e na laparoscopia, o útero não apresenta alterações. A histeroscopia e a histerossalpingografia ajudam a estabelecer o diagnóstico. É raro que essa anormalidade leve à perda fetal por abortamento ou por parto pré-termo. A maioria das gestações é normal e o diagnóstico não é feito.

Útero septado

O septo longitudinal pode ser completo (Fig. 4-3B), estendendo-se para o óstio do colo interno ou até o óstio do útero, ou incompleto ou parcial (Fig. 4-3C), quando divide apenas o fundo da cavidade do útero. A perda fetal da primeira metade de gravidez é comum. Nesses casos, o septo deve ser excisado por histeroscópico.

Útero unicorno

É um útero com um corno único (Fig. 4-4). Uma vagina normal e uma tuba normal simples estão presentes na maioria dos casos. A outra porção do útero está ausente ou é rudimentar. Em muitas pacientes, o rim está ausente no mesmo lado em que há a anormalidade uterina.

Nessa condição, há um comprometimento da capacidade reprodutiva, a incidência de abortamento espontâneo está aumentada, de trabalho de parto pré-termo, de apresentação anormal do feto e de restrição de crescimento intrauterino. É possível que a restrição do crescimento uterino seja decorrente da perfusão uterina inadequada, devido a ausência de uma artéria uterina, levando a deficiência de nutrição fetal. Outra hipótese seria devido ao espaço insuficiente no útero para permitir o crescimento normal. Uma incompetência cervical muitas vezes está presente.

Se houver um corno rudimentar, pode ocorrrer a migração de espermatozoides ou óvulos resultando em uma gravidez. Em tais casos, o corno rudimentar deve ser excisado. Nos casos de infertilidade, a remoção do ovário contralateral e do corno rudimentar pode ser seguida de uma gravidez bem-sucedida.

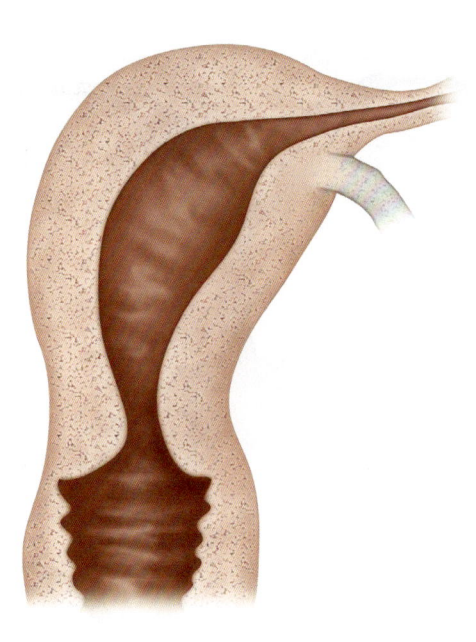

FIGURA 4-4 **Útero unicorno.**

Útero bicorno

A divisão do útero ao meio é completa até o óstio interno (Fig. 4-5). O diagnóstico pode ser feito por meio da palpação, pela exploração pós-parto da cavidade do útero, durante a curetagem, por histeroscopia, por histerossalpingografia e por laparoscopia. Abortamento, incompetência cervical, ruptura prematura das membranas, trabalho de parto pré-termo, apresentação anormal (especialmente de nádegas e apresentação córmica) e cesariana são todos mais comuns nos casos de útero bicorno. A sobrevida fetal é boa em muitos casos. Quando há recorrência de perda fetal, uma operação de unificação deve ser realizada.

Em muitos casos, o trabalho de parto prossegue para parto vaginal. A cesariana está indicada apenas por razões obstétricas, e não devido à anomalia. A distocia pode ser causada por inércia uterina, obstrução pelo corno não grávido e hipertrofia de um septo. Ocasionalmente, o corno não grávido pode se romper durante o trabalho de parto.

A retenção da placenta ocorre em 20% dos casos e pode levar à hemorragia pós-parto.

Útero duplo: útero didelfo

A incidência registrada de duplicação completa do trato reprodutivo feminino está entre 1:1.500 e 1:15.000 gestantes (Fig. 4-6). Os colos do útero estão externamente

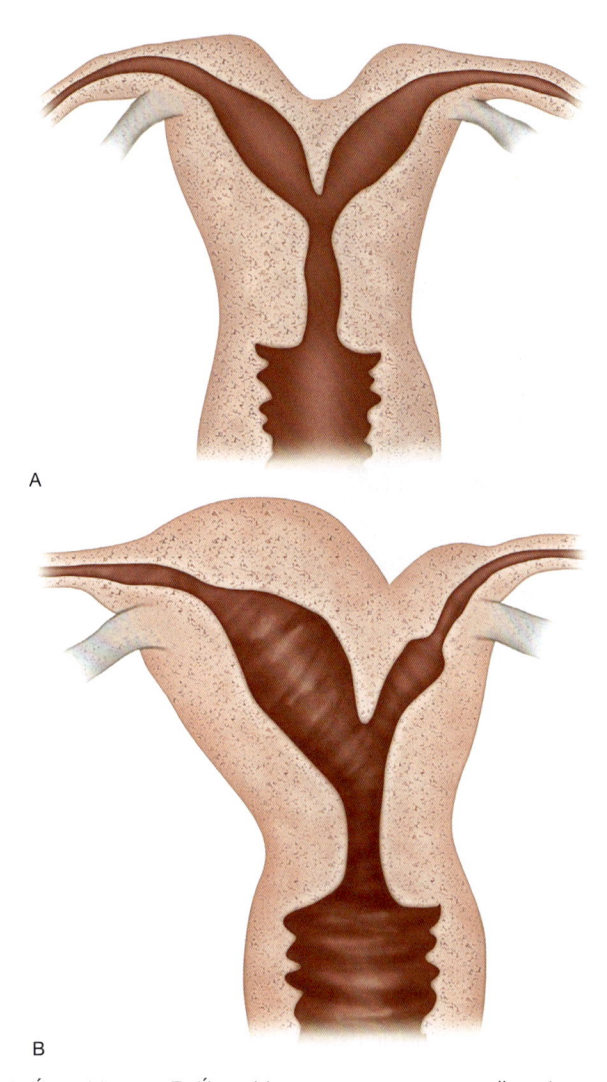

FIGURA 4-5 A. Útero bicorno. **B.** Útero bicorno com um corno rudimentar.

unidos e os fundos do útero estão externamente separados. Na maioria dos casos, existem duas vaginas. As cavidades uterinas são, muitas vezes, de diferentes tamanhos.

Contrações ineficazes e colo do útero dilacerado extremamente lentos são comuns durante os primeiros estágios do trabalho de parto. A atonia de pós-parto que leva à hemorragia é observada com frequência. A eliminação de coágulos deciduais do útero não grávido pode causar sangramento excessivo. O colo do útero não grávido pode interferir na descida e na rotação da apresentação fetal e pode obstruir a progressão do parto, sendo necessário realizar uma cesariana. Muitas mulheres, contudo, têm partos vaginais normais. O trabalho de parto pré-termo é comum. A unificação é indicada apenas quando a perda fetal ocorre repetidamente.

TORÇÃO DO ÚTERO GRÁVIDO

A torção uterina é definida como rotação do útero em mais de 45° sobre seu eixo longo. A torção do útero grávido é rara; a condição foi registrada pela primeira vez em animais, em 1662, e em seres humanos, 200 anos mais tarde. A causa exata não é conhecida, mas alguma malformação ou tumor uterino está presente em muitas ocasiões.

A maior parte dos úteros grávidos mostra um leve grau de rotação, para a direita em 80% e para a esquerda em 20%. Na maioria das situações anormais, a rotação é de 180°, embora tenha sido registrado um caso de rotação de 540° associada à necrose uterina.

Em 20% dos casos, nenhum fator causador está aparente. As condições de predisposição incluem:

1. Má apresentação, sobretudo córmica.
2. Miomas uterinos.
3. Anomalias do útero.
4. Adesões pélvicas.
5. Cisto ovariano.
6. Suspensão uterina.
7. Pelve anormal.
8. Placenta prévia.

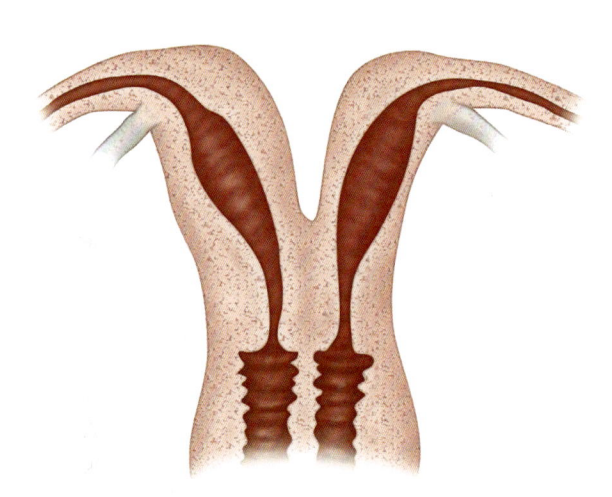

FIGURA 4-6 Útero duplo: útero didelfo.

O diagnóstico pré-operatório é raro. O quadro se apresenta como uma crise abdominal aguda, com dor, choque, sangramento, trabalho de parto obstruído e sintomas do trato intestinal e urinário. A complicação mais grave é a ruptura uterina. A torção aguda compromete a circulação uterina. O tratamento no termo, ou próximo do termo, é a cesariana. Antes da viabilidade fetal, deve ser realizada a laparotomia para retornar o útero para sua posição normal e a gravidez poder continuar até o termo.

LEITURA SELECIONADA

Andrews MC, Jones HW Jr: Impaired reproductive performance of the unicornuate uterus: Intrauterine growth retardation, infertility, and recurrent abortion in five cases. Am J Obstet Gynecol 144:173, 1982

Ansbacher R: Uterine anomalies and future pregnancies. Clin Perinatol 10:295, 1983

Heinonen PK, Saarikoski S, Pystynen P: Reproductive performance of women with uterine anomalies. Acta Obstet Gynecol Scand 61:157, 1982

Nielsen TF: Torsion of the pregnant uterus without symptoms. Am J Obstet Gynecol 141:838, 1981

Visser AA, Giesteira MUK, Heyns A, Marais C: Torsion of the pregnant uterus. Case reports. Br J Obstet Gynaecol 90:87, 1983

Pelve Obstétrica

Glenn D. Posner

CAPÍTULO 5

PELVE

É composta por dois ossos inominados (que ocupam a frente e as laterais) e o sacro e cóccix (que estão atrás). Os ossos articulam-se por meio de quatro articulações. A articulação sacroilíaca é a mais importante, ligando o sacro à porção ilíaca dos ossos inominados. A sínfise púbica une os dois ossos púbicos. A articulação sacrococcígea insere o sacro no cóccix.

A **pelve maior** situa-se acima da pelve menor, superiormente à linha terminal. A sua função obstétrica é sustentar o útero aumentado durante a gravidez. Os seus limites são:

1. Posteriormente: vértebras lombares.
2. Lateralmente: fossas ilíacas.
3. Anteriormente: parede abdominal anterior.

A **pelve menor** (Fig. 5-1A) situa-se abaixo da extremidade pélvica, ou linha terminal, e é o canal ósseo pelo qual o feto deve passar. Ela é dividida em três partes: (1) estreito superior da pelve, (2) cavidade pélvica e (3) estreito inferior da pelve. O **estreito superior** (extremidade pélvica) é limitada:

1. Anteriormente, pela sínfise púbica e pela eminência iliopectínea.
2. Lateralmente, pela linha iliopectínea nos ossos inominados.
3. Posteriormente, pelas bordas anteriores da asa e do promontório do sacro.

A **cavidade pélvica** (Fig. 5-1B) é um canal curvo.

1. A parede anterior é reta e rasa. O púbis tem aproximadamente 5 cm de comprimento.
2. A parede posterior é profunda e côncava. O sacro tem 10 a 15 cm de comprimento.
3. O ísquio e parte do corpo do ílio encontram-se lateralmente.

O **estreito inferior da pelve** tem formato de losango. É limitada:

1. Anteriormente, pelo ligamento isquiopúbico e pelo arco púbico.
2. Lateralmente, pelo túber isquiático e pelo ligamento sacroisquiático.
3. Posteriormente, pela ponta do sacro.

A **inclinação da pelve** (Fig. 5-1C) é avaliada quando a mulher está na posição ereta. O plano do limite superior da pelve faz um ângulo de 60° com o plano horizontal. A espinha ilíaca anterossuperior está no mesmo plano vertical que a tuberosidade púbica.

O **eixo do canal de parto** (Fig. 5-1D) é o trajeto percorrido pela apresentação fetal à medida que ela passa pela pelve. Primeiro, ela se move em direção posteroinferior para o nível das espinhas isquiáticas, que é a área da inserção óssea dos músculos do diafragma pélvico. Nesse ponto muda de direção e a apresentação prossegue em direção anteroinferior.

Capítulo 5 Pelve Obstétrica

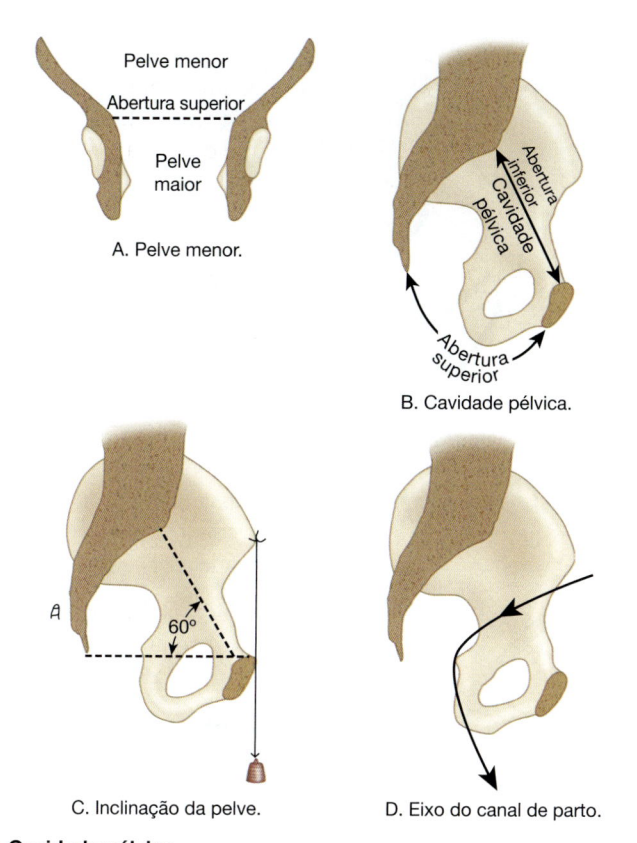

FIGURA 5-1 Cavidade pélvica.

A. Pelve menor.
B. Cavidade pélvica.
C. Inclinação da pelve.
D. Eixo do canal de parto.

Os **planos pélvicos** (Fig. 5-2) são superfícies planas imaginárias que atravessam a pelve em diferentes níveis. Eles são usados com objetivo descritivo. Os importantes são os seguintes:

1. O plano estreito superior (em inglês, *inlet*).
2. A cavidade pélvica tem vários planos; dois devem ser citados: o plano de maior dimensão e o de menor dimensão.
3. O plano estreito inferior (em inglês, *outlet*).

Os **diâmetros** são distâncias entre determinados pontos. Os importantes são os seguintes:

1. Diâmetros anteroposteriores.
2. Diâmetros transversos.

A. Secção sagital.

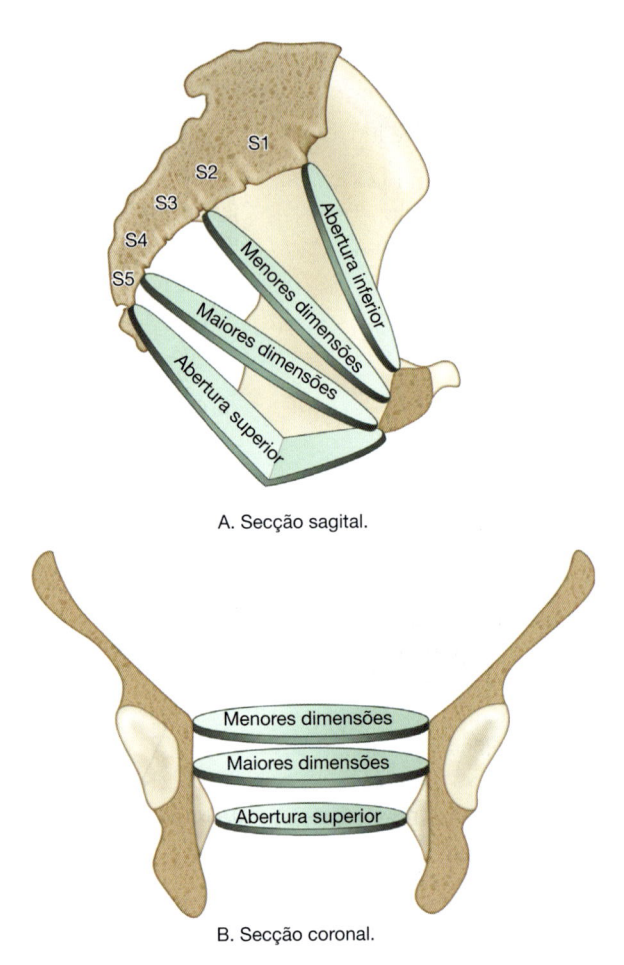

B. Secção coronal.

FIGURA 5-2 **Planos pélvicos.**

3. Oblíquo esquerdo: os diâmetros oblíquos são designados esquerdo ou direito, de acordo com seu terminal posterior.
4. Oblíquo direito.
5. Diâmetro sagital posterior: é a parte posterior do diâmetro anteroposterior, estendendo-se desde a intersecção dos diâmetros transverso e anteroposterior até o limite posterior deste último.
6. Diâmetro sagital anterior: é a parte anterior do diâmetro anteroposterior, estendendo-se desde a intersecção do diâmetro transverso e anteroposterior até o limite anterior deste último.

ESTREITO SUPERIOR DA PELVE
Plano estreito superior da pelve
O plano estreito superior da pelve limita-se:

1. Anteriormente, pela margem posterossuperior da sínfise púbica.
2. Lateralmente, pelas linhas iliopectíneas.
3. Posteriormente, pelo promontório e pela asa do sacro.

Diâmetros do estreito superior da pelve
Os diâmetros do estreito superior da pelve são os seguintes:

1. Diâmetros anteroposteriores:
   a. A conjugada anatômica (Fig. 5-3) estende-se do meio do promontório até o meio da crista púbica (superfície superior do púbis). Mede aproximadamente 11,5 cm, e não possui significância obstétrica.
   b. A conjugada obstétrica estende-se do meio do promontório até a margem posterossuperior da sínfise púbica. Esse ponto do púbis, saliente para a cavidade pélvica, está cerca de 1 cm abaixo da crista púbica. A conjugada obstétrica tem aproximadamente 11 cm de comprimento. Esse é o diâmetro anteroposterior importante, pois é por ele que o feto deve passar.
   c. A conjugada diagonal estende-se a partir do ângulo subpúbico até o meio do promontório. Tem aproximadamente 12,5 cm de comprimento. Esse diâmetro pode ser medido manualmente. Tem significância clínica pois, pela subtração de 1,5 cm pode-se estimar o comprimento aproximado da conjugada obstétrica.
2. O diâmetro transverso é a mais ampla distância entre as linhas iliopectíneas e tem aproximadamente 13,5 cm.
3. O diâmetro oblíquo esquerdo estende-se da articulação sacroilíaca esquerda até a eminência iliopectínea direita e tem aproximadamente 12,5 cm.
4. O diâmetro oblíquo direito estende-se a partir da articulação sacroilíaca direita até a eminência iliopectínea esquerda e tem aproximadamente 12,5 cm.
5. O diâmetro sagital posterior estende-se da intersecção dos diâmetros anteroposterior e transverso até o meio do promontório e tem aproximadamente 4,5 cm de comprimento.

CAVIDADE PÉLVICA
A cavidade pélvica estende-se do estreito superior até o estreito inferior.

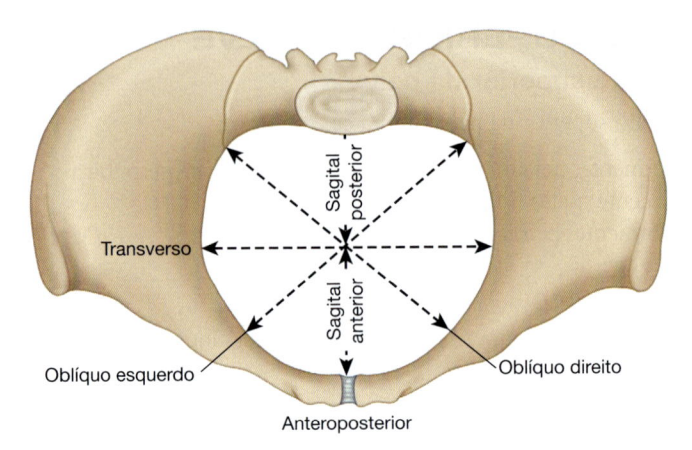

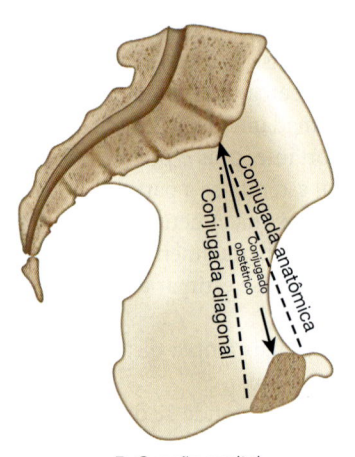

FIGURA 5-3 Estreito superior da pelve.

Plano de maiores dimensões

É a parte mais ampla da pelve sendo quase circular. Sua significância obstétrica é pequena. Seus limites são:

1. Anteriormente, o ponto médio da superfície posterior do púbis.
2. Lateralmente, os terços superior e médio do forame obturatório.
3. Posteriormente, a junção da segunda e terceira vértebras sacrais.

Os diâmetros de importância são:

1. O diâmetro anteroposterior estende-se do ponto médio da superfície posterior do púbis até a junção da segunda e terceira vértebras sacrais e mede aproximadamente 12,75 cm.
2. O diâmetro transverso é a distância mais ampla entre as paredes laterais do plano e tem aproximadamente 12,5 cm.

Plano de menores dimensões (Bacia menor)

É o plano mais importante da pelve (Fig. 5-4). Tem o menor espaço, onde ocorre a maioria dos casos de interrupção do progresso. Esse plano estende-se a partir do

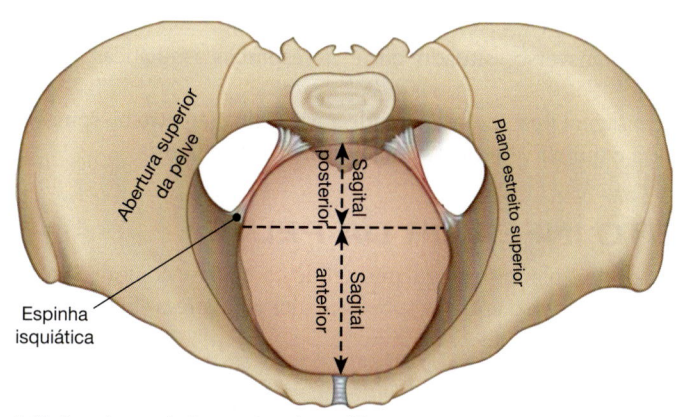

A. Visão anteroposterior, mostrando os diâmetros anteroposterior e transverso.

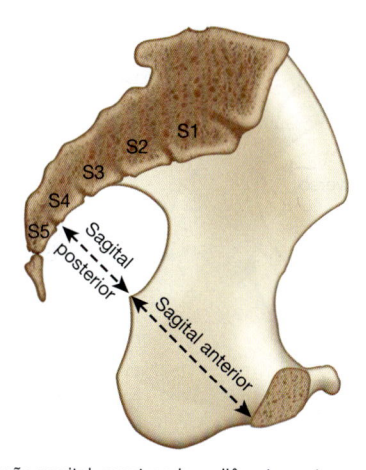

B. Secção sagital, mostrando o diâmetro anteroposterior.

FIGURA 5-4 Cavidade pélvica: o plano de menores dimensões.

ápice do arco subpúbico, pelas espinhas isquiáticas, até o sacro, geralmente na junção da quarta e quinta vértebras sacrais ou próximo delas. Os limites são, da frente para trás:

1. Borda inferior da sínfise púbica.
2. Linha branca sobre a fáscia que cobre os forames obturatórios.
3. Espinhas isquiáticas.
4. Ligamentos sacroespinais.
5. Sacro.

Os diâmetros de importância são:

1. Diâmetro anteroposterior, se estende a partir da borda inferior da sínfise púbica até a junção da quarta e quinta vértebras sacrais, e mede aproximadamente 12 cm.
2. Diâmetro transverso, situado entre as espinhas isquiáticas; mede cerca de 10,5 cm.
3. Diâmetro sagital posterior, se estende a partir do diâmetro biespinal até a junção da quarta e quinta vértebras sacrais, e mede 4,5 a 5 cm.

ESTREITO INFERIOR DA PELVE

É composta por dois planos triangulares, tendo como base comum e parte mais inferior o diâmetro transverso entre as tuberosidades isquiáticas (Fig. 5-5).

A. Visão inferior.

B. Secção sagital.

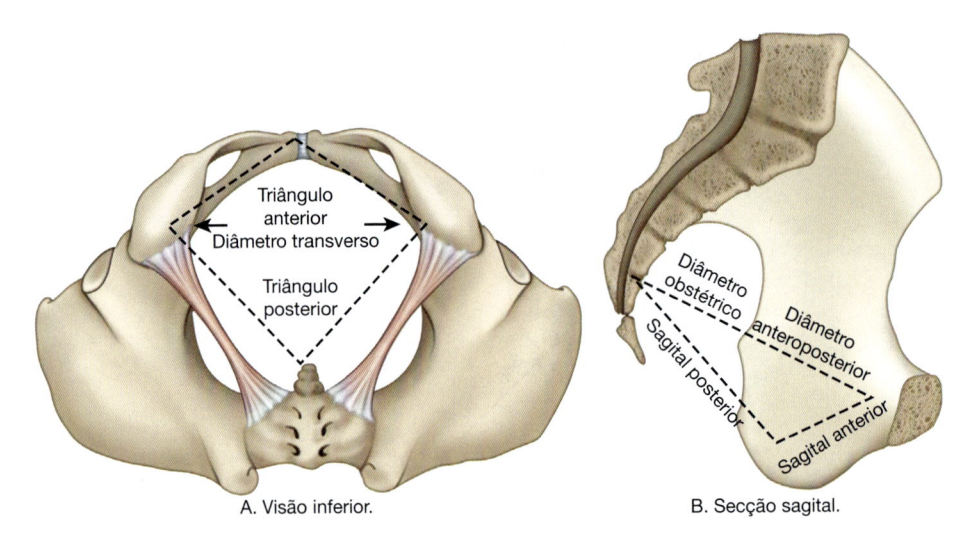

FIGURA 5-5 **Estreito inferior da pelve.**

Triângulo anterior

O triangulo anterior tem os seguintes limites:

1. A base é o diâmetro biisquiático (diâmetro transverso).
2. O ápice é o ângulo subpúbico.
3. As laterais são os ramos púbicos e as tuberosidades isquiáticas.

Triângulo posterior

O triângulo posterior tem os seguintes limites:

1. A base é o diâmetro biisquiático.
2. O ápice obstétrico é a articulação sacrococcígea.
3. As laterais são os ligamentos sacrotuberais.

Diâmetros do estreito inferior da pelve

1. O diâmetro anteroposterior anatômico estende-se da margem inferior da sínfise púbica até a ponta do cóccix, e mede aproximadamente 9,5 cm. O diâmetro anteroposterior obstétrico estende-se da margem inferior da sínfise púbica até a articulação sacrococcígea, e mede cerca de 11,5 cm. Devido à mobilidade na articulação sacrococcígea, o cóccix é pressionado para trás a medida que a apresentação avança, aumentando o espaço disponível.
2. O diâmetro transverso é a distância entre as superfícies internas das tuberosidades isquiáticas e mede aproximadamente 11 cm.
3. O diâmetro sagital posterior estende-se do meio do diâmetro transverso até a junção sacrococcígea e tem cerca de 9 cm.
4. O diâmetro sagital anterior estende-se do meio do diâmetro transverso até o ângulo subpúbico e mede em torno de 6 cm.

MEDIDAS IMPORTANTES

Ao avaliar a capacidade obstétrica da pelve, as medidas mais importantes são as seguintes:

1. Conjugada obstétrica do estreito superior.
2. Distância entre as espinhas isquiáticas.
3. Ângulo subpúbico e diâmetro biisquiático.
4. Diâmetros sagitais posteriores dos três planos.
5. Curvatura e comprimento do sacro.

CLASSIFICAÇÃO DA PELVE

As variações na pelve feminina e entre os planos de uma única pelve são tão grandes que uma classificação rígida não é possível. Uma pelve do tipo feminino em um plano pode ser predominantemente masculina em outro. Muitas pelves são mistas, pois os vários planos não se ajustam a um tipo único de classificação.

Para o propósito da classificação, a pelve é nomeada com base no estreito superior, sendo destacadas as características discrepantes. Por exemplo, uma pelve pode ser descrita como tipo feminino com características masculinas na abertura inferior.

A classificação de Caldwell-Moloy é comumente utilizada (Tab. 5-1 e Figs. 5-6 a 5-8).

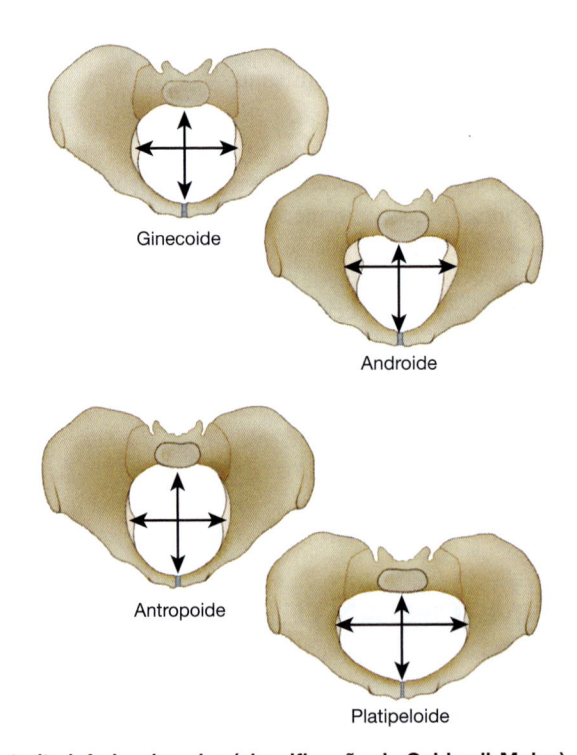

FIGURA 5-6 Estreito inferior da pelve (classificação de Caldwell-Moloy).

Capítulo 5 Pelve Obstétrica

Ginecoide

Androide

Antropoide

Platipeloide

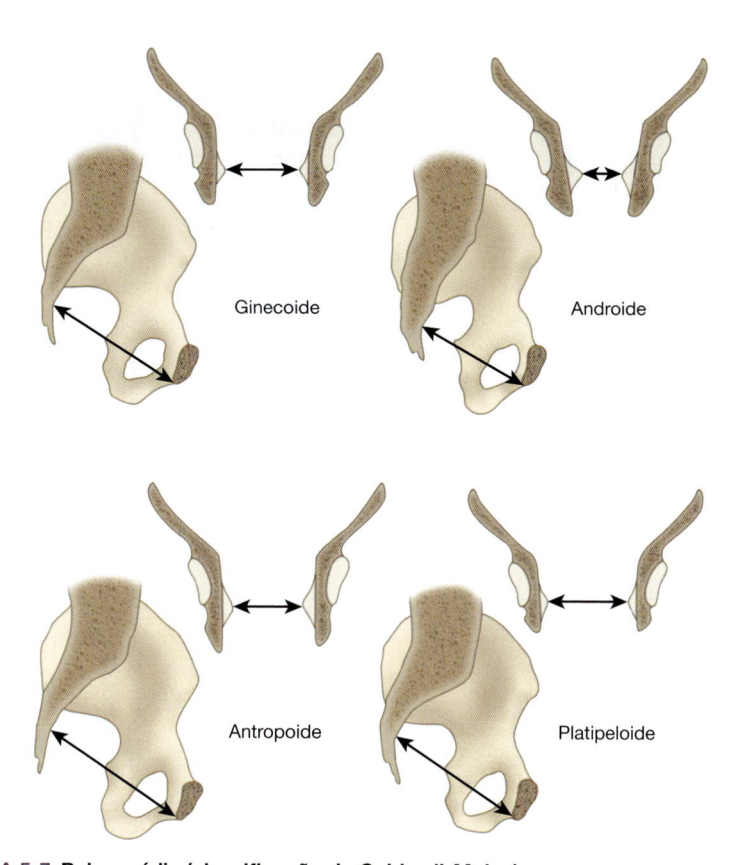

FIGURA 5-7 Pelve média (classificação de Caldwell-Moloy).

Androide

Ginecoide

Antropoide

Platipeloide

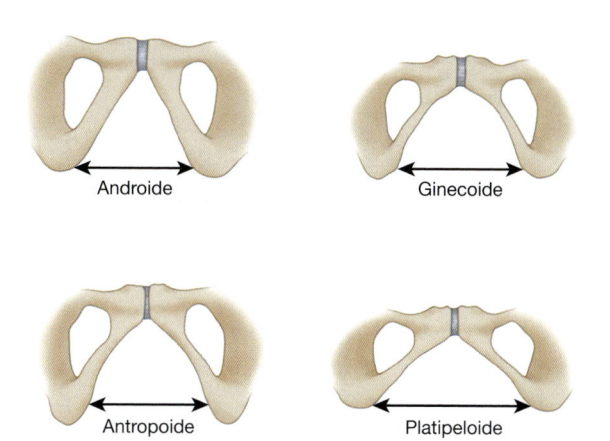

FIGURA 5-8 Estreito inferior da pelve (classificação de Caldwell-Moloy).

TABELA 5-1 Classificação da pelve (Caldwell-Moloy)

	Ginecoide	Androide	Antropoide	Platipeloide
ESTREITO SUPERIOR				
Tipo sexual	Feminino normal	Masculino	Simiesco	Feminino plano
Incidência	50%	20%	25%	5%
Forma	Redonda ou oval transversa; o diâmetro transverso é um pouco maior que o anteroposterior	Em forma de coração ou em cunha	Oval, diâmetro anteroposterior grande	Oval e transversa
Diâmetro anteroposterior	Adequado	Adequado	Grande	Pequeno
Diâmetro transverso	Adequado	Adequado	Adequado, mas relativamente curto	Longo
Diâmetro sagital posterior	Adequado	Muito pequeno e inadequado	Muito longo	Muito pequeno
Diâmetro sagital anterior	Adequado	Longo	Longo	Pequeno
Segmento posterior	Amplo, profundo, extenso	Achatado; promontório salienta-se no estreito superior da pelve e reduz sua capacidade	Profundo	(Raso) achatado
Segmento anterior	Parte anterior da pelve bem arredondada	Estreito, parte anterior da pelve em ângulo agudo	Profundo	(Raso) achatado

(continua)

TABELA 5-1   Classificação da pelve (Caldwell-Moloy) *(Continuação)*

	Ginecoide	Androide	Antropoide	Platipeloide
CAVIDADE PÉLVICA: PELVE MÉDIA				
Diâmetro anteroposterior	Adequado	Reduzido	Longo	Encurtado
Diâmetro transverso	Adequado	Reduzido	Adequado	Amplo
Diâmetro sagital posterior	Adequado	Reduzido	Adequado	Encurtado
Diâmetro sagital anterior	Adequado	Reduzido	Adequado	Pequeno
Sacro	Largo, curvatura profunda; curto; inclinação posterior; osso leve	Plano; inclinado anteriormente; longo; estreito; pesado	Inclinado para trás; estreito; longo	Curva ampla, profunda; muitas vezes, agressivamente angulado com fossa sacral aumentada
Paredes laterais pélvicas	Paralelas, retas	Convergentes; pelve em funil	Retas	Paralelas
Espinhas isquiáticas	Não proeminentes	Proeminentes	Variáveis	Variáveis
Incisura sacroisquiática	Ampla; curta	Estreita; longa; arco elevado	Ampla	Pequeno
Profundidade: eminência iliopectínea	Média	Grande	Grande	Pequeno
Capacidade	Adequada	Reduzida em todos os diâmetros	Adequada	Reduzida

(continua)

TABELA 5-1 Classificação da pelve (Caldwell-Moloy) *(Continuação)*

	Ginecoide	Androide	Antropoide	Platipeloide
ESTREITO INFERIOR DA PELVE				
Diâmetro anteroposterior	Longo	Curto	Longo	Curto
Diâmetro transverso (bituberoso)	Adequado	Estreito	Adequado	Amplo
Arco púbico	Amplo e arredondado; 90°	Estreito; profundo; 70°	Normal ou relativamente estreito	Muito amplo
Ramos púbicos inferiores	Curtos; côncavos para dentro	Retos; longos	Longos; relativamente estreitos	Retos; curtos
Capacidade	Adequada	Reduzida	Adequada	Inadequada
EFEITO SOBRE O TRABALHO DE PARTO				
Cabeça fetal	Insinua-se no diâmetro transverso ou oblíquo em leve assinclitismo; boa flexão; posição OA é comum	Insinua-se no diâmetro transverso ou posterior em assinclitismo; moldagem acentuada	Insinua-se em diâmetro anteroposterior ou oblíquo; muitas vezes, posição OP	Insinua-se no diâmetro transverso com assinclitismo acentuado

(continua)

TABELA 5-1 Classificação da pelve (Caldwell-Moloy) *(Continuação)*

	Ginecoide	Androide	Antropoide	Platipeloide
Trabalho de parto	Boa função uterina; rotação interna precoce e completa; parto espontâneo; arco púbico amplo reduz lacerações perineais	A parada da descida em transversa profunda é comum; parada em posição OP com falha da rotação; a aplicação de fórceps, rotação e extração é muitas vezes difícil; o arco púbico estreito pode levar a lacerações perineais grandes	Trabalho de parto e parto geralmente fáceis; o nascimento com a face voltada para o púbis é comum	Retardo no estreito superior da pelve
Prognóstico	Bom	Ruim	Bom	Ruim; desproporção; retardo no estreito superior da pelve; muitas vezes, o trabalho de parto termina em cesariana

OA, occipitanterior; OP, occipitoposterior.

CAPÍTULO 6

O Passageiro: Feto

Glenn D. Posner

CONSIDERAÇÕES GERAIS

1. A semelhança com a forma adulta humana pode ser perceptível no fim de oito semanas e é evidente no fim de 12 semanas.
2. No fim de 12 semanas e às vezes mais cedo, as diferenças sexuais nos órgãos genitais externos podem ser reconhecidas em abortos.
3. O crescimento é maior durante o sexto e o sétimo meses de vida intrauterina.
4. Os chutes (a percepção da mulher grávida de movimentos fetais no útero) ocorrem entre a 16^a e a 20ª semanas de gravidez. A época do início da percepção dos movimentos é muito variável não tendo valor para determinar a data provável do parto ou do termo. O peristaltismo intestinal é muitas vezes confundido com os movimentos fetais.
5. Dependendo da massa corporal materna, o coração fetal é audível pela utilização de um Doppler fetal por volta da 12^a ou da 13ª semana de gestação.
6. O coração fetal é audível com a utilização de um estetoscópio de Pinard por volta da 18^a à 20ª semana.
7. O comprimento médio do feto no termo é 50 cm.
8. Com variações grandes, a média de peso do menino no Canadá (~3.600 g) é um pouco maior no nascimento (com base em 40 semanas de gestação) do que a menina cujo peso médio é (~3.500 g).
9. Em recém-nascidos prematuros, a circunferência da cabeça é relativamente grande se comparada com os ombros. Esse fato é de relevância clínica quando se considera o parto de nádegas pré-termo. À medida que o feto amadurece, o corpo cresce mais rápido do que a cabeça, de modo que no termo, as circunferências da cabeça e dos ombros são quase as mesmas.

OVOIDE FETAL

Na sua passagem pela pelve, o feto apresenta duas partes ovais, móveis uma sobre a outra ligadas através do pescoço. O oval da cabeça é mais longo no seu diâmetro anteroposterior, enquanto o dos ombros e do corpo é mais longo transversalmente. Assim, os dois ovoides são perpendiculares um ao outro.

CABEÇA FETAL

Do ponto de vista obstétrico, a cabeça fetal (Fig. 6-1) é a parte mais importante do feto. É a maior, a menos compressível e a apresentação mais frequente do recém-nascido. Uma vez que a cabeça é expulsa no nascimento, raramente há demora ou dificuldade com o restante do corpo.

Base do crânio

Os ossos da base do crânio são grandes, ossificados, firmemente unidos e não compressíveis. Sua função é proteger os centros vitais no tronco encefálico.

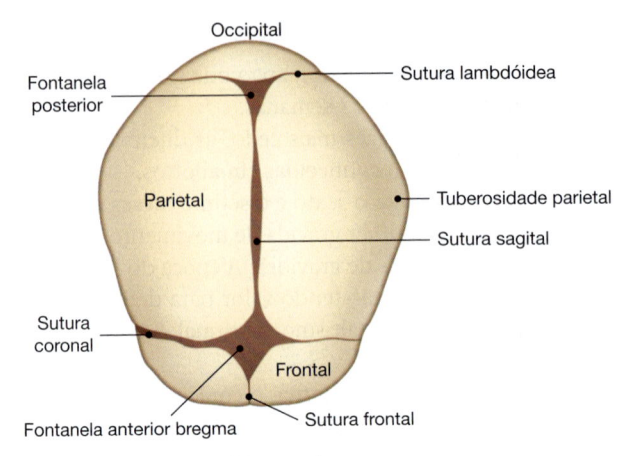

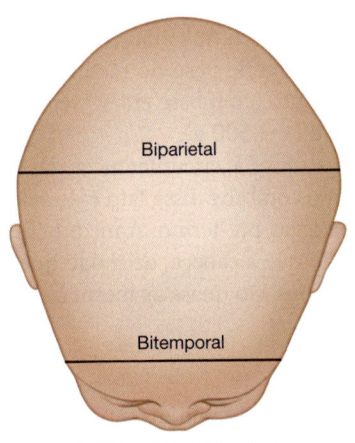

FIGURA 6-1 **Crânio fetal.**

Abóbada craniana

O crânio é formado por vários ossos. Os ossos importantes são o occipital, posteriormente; os dois parietais, lateralmente; dois temporais e os dois frontais, anteriormente. Os ossos da abóbada craniana são conectados por tecido fibroso. No nascimento, eles são delgados, pouco ossificados, facilmente compressíveis e unidos apenas por membranas. Essa lassidão da união frouxa dos ossos (na verdade, existem espaços entre eles) permite sua sobreposição quando submetidos à pressão. Dessa forma, a cabeça pode mudar sua forma para se ajustar à pelve materna, uma função importante conhecida como **moldagem**. A parte supeior do crânio é maior posteriormente (diâmetro biparietal) do que anteriormente (diâmetro bitemporal).

Suturas do crânio

As suturas são os locais onde os ossos cranianos se unem, deixando espaços livres que são cobertos por membranas. Elas são úteis de duas maneiras (Fig. 6-1A):

1. Sua presença torna a moldagem possível.
2. Pela identificação das suturas no exame vaginal, a posição da cabeça do bebê pode ser diagnosticada. As suturas importantes incluem as que serão apresentadas a seguir.

Sutura sagital

Situa-se entre os parietais. Ela estende-se em direção anteroposterior entre as fontanelas e divide a cabeça em hemisférios esquerdo e direito.*

Suturas lambdóideas

Estendem-se transversalmente a partir da fontanela posterior e separam o occipital dos dois ossos parietais.

Suturas coronais

Estendem-se transversalmente a partir da fontanela anterior e situam-se entre os ossos parietal e frontal (Fig. 6-1).

Sutura frontal

Situa-se entre os dois ossos frontais e se continua anteriormente com a sutura sagital. Ela estende-se da glabela até o bregma.

Fontanelas

Espaços situados entre as suturas e cobertos por membranas. Duas fontanelas são importantes: a anterior e a posterior. Essas áreas são clinicamente úteis (Fig. 6-1A):

1. Sua identificação ajuda a diagnosticar a posição da cabeça fetal na pelve.
2. A fontanela maior é avaliada após o nascimento. Nos recém-nascidos com desidratação a fontanela apresenta-se deprimida. Quando a pressão intracraniana é elevada, a fontanela torna-se saliente, tensa e elevada acima do nível do crânio.

Fontanela anterior

A fontanela anterior (bregma) situa-se na junção das suturas sagital, frontal e coronal. É a maior das duas fontanelas, medindo cerca de 3 × 2 cm, e tem formato losangular. Torna-se ossificado aos 18 meses de idade. A fontanela anterior facilita a moldagem. Permanecendo permeável por muito tempo após o nascimento, desempenha um papel importante para acomodar o crescimento do encéfalo.

---

* N. de R.T. No Brasil, é chamado de variedade de posição.

Fontanela posterior

A fontanela posterior (lâmbda) está localizada na junção de sutura sagital com as duas suturas lambdóideas. Neste ponto, o crânio não é tão flexível, e a área representa a junção das suturas e não uma fontanela verdadeira. Ele é muito menor do que o fontículo anterior. A intersecção das suturas forma um "Y" com a sutura sagital situada na base como a com as suturas lambdóideas situadas nos braços do Y. Essa fontanela fecha entre seis e oito semanas de idade.

Pontos de referência do crânio

De posterior para anterior, certas áreas são identificadas (Fig. 6-2A).

1. Occipúcio: área posterior da cabeça ocupada pelo occipital. Localizada atrás e inferiormente a fontanela posterior e às suturas lambdóideas.
2. Fontanela posterior.
3. Vértice: área entre as duas fontanelas. É a parte superior do crânio e é limitado lateralmente pelas tuberosidades parietais.
4. Bregma ou fontanela anterior.
5. Sincipúcio (ou fronte): região limitada superiormente pelo bregma e pelas suturas coronais, inferiormente pela glabela e pelas cristas orbitárias.
6. Glabela: área elevada entre as cristas orbitárias.
7. Naso: a raiz do nariz.
8. Tuberosidades parietais: duas eminências, cada uma ao lado de cada parietal. A distância entre elas é o diâmetro transverso mais amplo da cabeça fetal.

Diâmetros do crânio fetal

Os diâmetros são as distâncias entre determinados pontos no crânio fetal (Fig. 6-2B). O tamanho varia, e particurlamente, o diâmetro anteroposterior, que se apresenta na pelve materna, varia de acordo com o grau de flexão ou de extensão da cabeça fetal.

1. O diâmetro biparietal (Fig. 6-1B) está localizado entre as tuberosidades parietais. É o maior diâmetro transverso e mede aproximadamente 9,5 cm.
2. O diâmetro bitemporal fica entre as laterais dos temporais. Tem cerca de 8 cm de comprimento e é o diâmetro transverso menor do crânio.
3. O diâmetro suboccipitobregmático estende-se desde a subsuperfície do occipital, onde encontra o pescoço, até o centro do bregma. Tem em torno de 9,5 cm de comprimento; é o diâmetro anteroposterior que se apresenta quando a cabeça está bem flexionada.
4. O diâmetro occipitofrontal apresenta-se na atitude indiferente, sem flexão nem extensão. Estende-se da protuberância occipital externa até a glabela e tem por volta de 11 cm de comprimento.

FIGURA 6-2 Pontos de referência e diâmetros do crânio fetal.

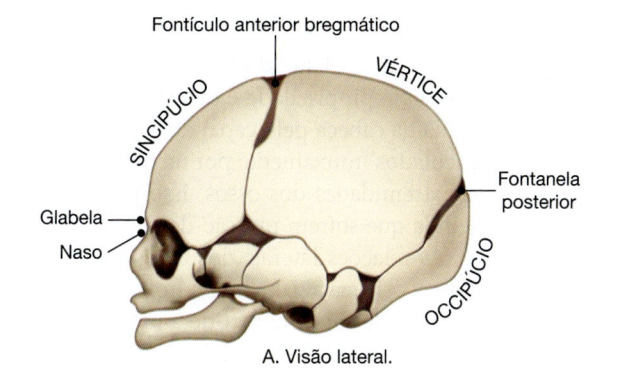

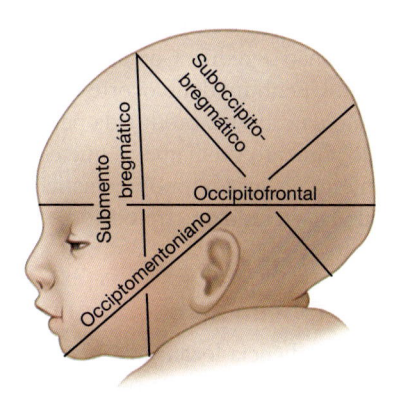

5. O diâmetro occipitomentoniano está envolvido nas apresentações de fronte (extensão incompleta da cabeça). Estende-se do vértice até o mento, mede aproximadamente 13,5 cm, sendo o maior diâmetro anteroposterior da cabeça.
6. O diâmetro submentobregmático é o diâmetro nas apresentações de face (extensão completa da cabeça). Se estende desde a junção do pescoço e da mandíbula inferior até o centro do bregma, tendo 9,5 cm de comprimento.

Circunferências do crânio fetal e dos ombros

1. No plano occipitofrontal, a circunferência da cabeça mede aproximadamente 34,5 cm.
2. No plano suboccipitobregmático, ela mede 32 a 34 cm.
3. No termo, o diâmetro biacromial dos ombros mede 33 a 34 cm.

Moldagem

Moldagem é a capacidade da cabeça fetal alterar sua forma e adaptar-se à pelve materna inflexível (Fig. 6-3). Essa propriedade é de extremo valor no progresso do trabalho de parto e na descida da cabeça pelo canal do parto.

Os ossos fetais são articulados frouxamente por membranas, de modo que existem espaços reais entre as extremidades dos ossos. Isso permite que os ossos alterem sua inter-relação à medida que sofrem pressão da pelve óssea; os ossos podem aproximar-se ou afastar-se. As relações laterais dos ossos são mutáveis e um osso, pode cavalgar outro. Quando ocorre cavalgamento, o frontal e o occipital passam por baixo dos parietais. O parietal posterior é submetido a uma pressão maior pelo promontório do sacro; passando para baixo do parietal anterior. Um fator que contribui para a moldagem é a flexibilidade dos ossos.

A compressão em uma direção é acompanhada por expansão em outra e, por isso, o volume real do crânio não se reduz. Contanto que a moldagem não seja excessiva e que ocorra lentamente, nenhum dano ocorre no encéfalo.

A alteração do formato da cabeça é produzida pela compressão do diâmetro da apresentação, provocando aumento do diâmetro que está perpendicular. Por exemplo, na posição occipitanterior, o suboccipitobregmático é o diâmetro de apresentação. Portanto, a cabeça alonga-se no diâmetro occiptocomentoniano, com formação de bossa posterior e superior.

Caput Succedaneum (bossa serossanguínea)

A *Caput Succedaneum* é uma saliência localizada no escalpo formada pela efusão de serossanguínea (Fig. 6-4). A pressão exercida pela cérvice sobre a cabeça fetal causa obstrução do retorno venoso, provocando edema no escalpo fetal. A bossa serossanguínea forma-se durante o trabalho de parto e após as membranas se romperem. Não ocorre com o feto morto, com contrações fracas ou se o colo do útero não exercer pressão sobre a cabeça.

A localização da bossa serossanguínea varia com a posição da cabeça. Em posições occipitanteriores (OAs), a bossa serossanguínea forma-se no occipto, à direita da sutura sagital na posição E (OAE) e à esquerda na posição D (OAD). À medida que a flexão se torna mais pronunciada durante o trabalho de parto, a parte posterior do occipto torna-se a parte que se apresenta e a bossa serossanguínea é encontrada nessa região, um pouco para a direita ou para a esquerda de acordo com a posição. Assim, quando a posição for OAE, a bossa serossanguínea ocorre na parte posterior do parietal direito e, em OAD, na parte posterior do parietal esquerdo.

O tamanho da bossa serossanguínea é uma indicação da intensidade de pressão que foi exercida contra a cabeça. Uma bossa serossanguínea grande sugere forte pressão de cima e resistência vinda de baixo. Uma bossa serossanguínea pequena quando as contrações forem fracas ou a resistência, pequena. As maiores são encontradas em pelves contraídas após trabalho de parto longo e difícil. Na presença de trabalho de parto prolongado, uma bossa serossanguínea grande sugere despropor-

Capítulo 6 O Passageiro: Feto **53**

A. Occipitanterior esquerdo.

B. Occipitoposterior direito.

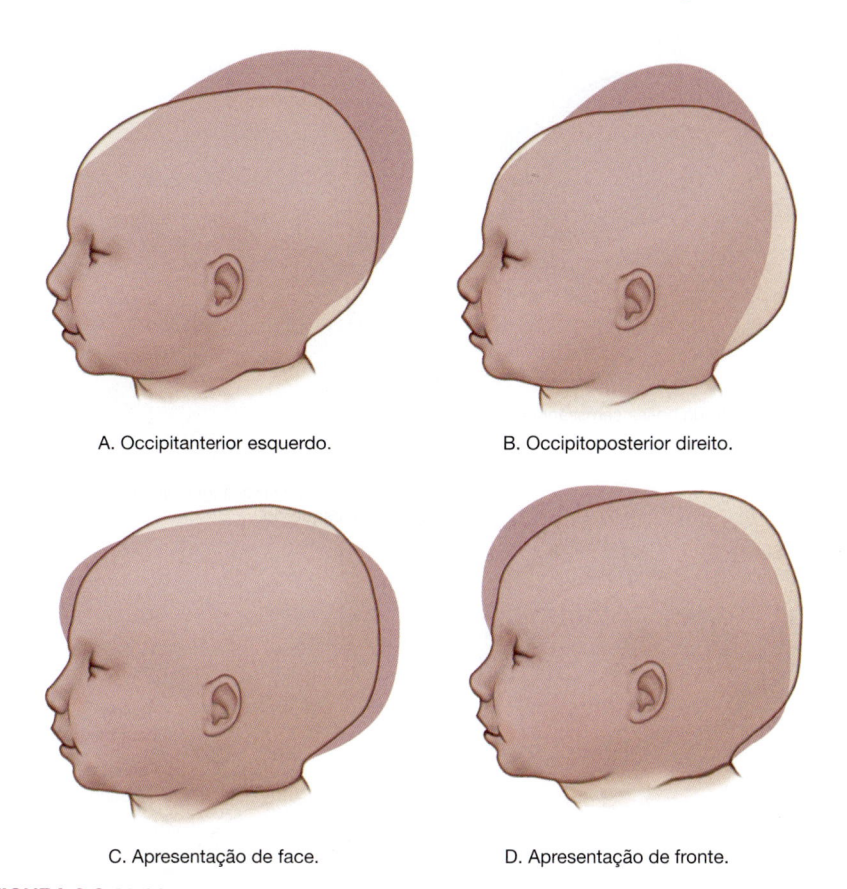

C. Apresentação de face.

D. Apresentação de fronte.

FIGURA 6-3 Moldagem.

ção ou posição occipitoposterior e uma bossa serossanguínea pequena indica inércia uterina.

Ao realizar exames vaginais durante o trabalho de parto, deve-se tomar cuidado para distinguir entre o grau de descida da bossa serossanguínea e o do crânio. O aumento da bossa serossanguínea pode fazer o obstetra acreditar que a cabeça está descendo, quando, na realidade, significa que o avanço da cabeça está retardado. Uma bossa serossanguínea em crescimento é uma indicação para reavaliar a situação.

A bossa serossanguínea está presente no nascimento, e desaparece nos primeiros dias em geral, após 24 a 36 horas.

Cefaloematoma

Cefaloematoma (também chamado cefalematoma ou céfalo-hematoma) é uma hemorragia sob o periósteo de um ou mais ossos do crânio (Fig. 6-4D). Em geral,

A. Formação da bossa serossanguínea.

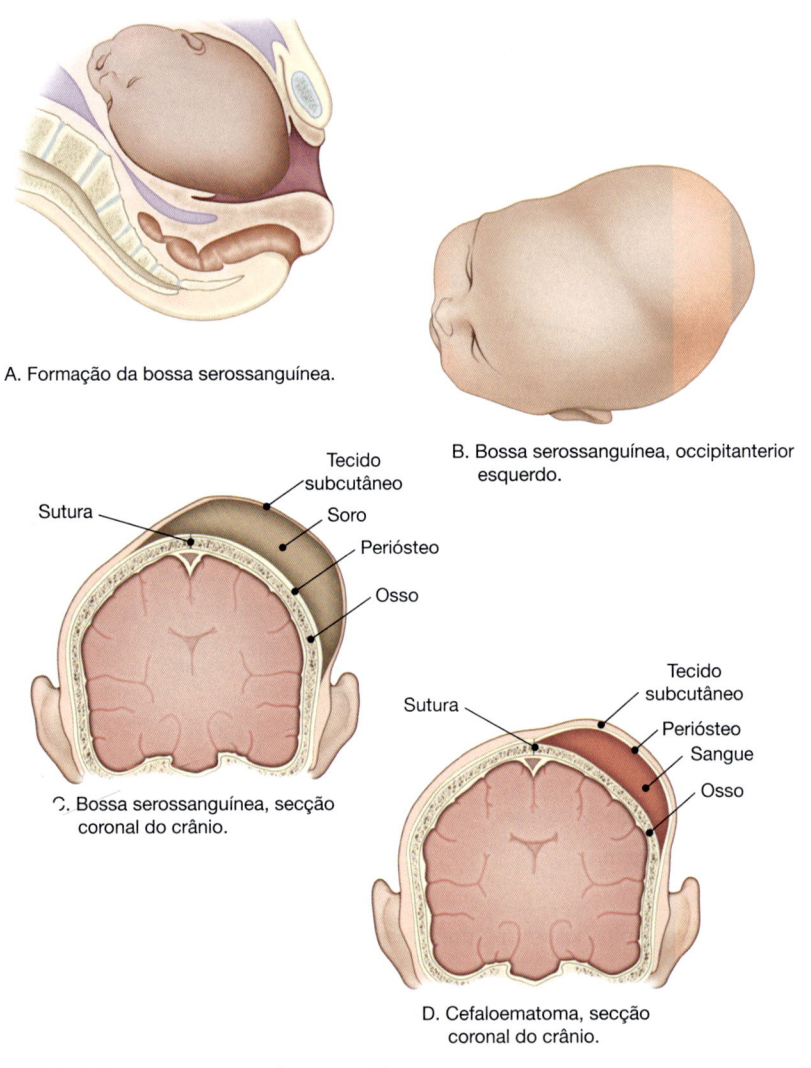

B. Bossa serossanguínea, occipitanterior esquerdo.

C. Bossa serossanguínea, secção coronal do crânio.

D. Cefaloematoma, secção coronal do crânio.

FIGURA 6-4 **Bossa serossanguínea e cefaloematoma.**

ocorre na região de um parietal, e raramente em ambos. Tem aparência semelhante à bossa serossanguínea. Um cefaloematoma é causado por trauma no crânio, incluindo:

1. Pressão prolongada da cabeça contra a cérvice, o períneo ou os ossos púbicos.
2. Lesão causada pelas colheres do fórceps ou vácuo-extrator.*

---

* N. de R.T. No Brasil, praticamente não é usado.

3. Rotação manual difícil da cabeça.
4. Compressão e descompressão rápidas da cabeça fetal, como ocorre nos partos precipitados.

Essa lesão pode ocorrer também durante o parto espontâneo normal.

Como a hemorragia é sob o periósteo, o edema é limitado ao osso afetado e não atravessa as linhas de sutura; essa é uma forma de distingui-lo de uma bossa serossanguínea. O aumento de volume aparece dentro de poucas horas após o nascimento e a absorção é lenta, leva seis a 12 semanas para desaparecer. O sangue coagula inicialmente na parte periférica e permanece líquido no centro. Raramente, ocorre ossificação do coágulo, que pode causar deformidade permanente do crânio. A saúde da criança não é afetada e o encéfalo não é danificado.

O prognóstico é bom. Nenhum tratamento local é indicado, mas a observação do feto e da medida da circunferência da cabeça é importante para assegurar a regressão do hematoma (para diferenciar de hematoma subgaleal). A vitamina K pode ser dada para reduzir sangramento adicional. A área deve ser protegida, mas não se deve tentar retirar o sangue. Raramente, ocorre infecção com formação de abscesso que precise ser drenado. O diagnóstico diferencial de bossa serossanguínea e de cefaloematoma inclui esses critérios:

Bossa serossanguínea	Cefaloematoma
Presente no nascimento	Pode não aparecer por várias horas
Mole; cede à pressão	Mole; não cede à pressão
Edema difuso	Circunscrito
Situa-se entre as suturas e as atravessa	Limitado a ossos individuais; não atravessa as linhas de sutura
Móvel sobre crânio; procura porções dependentes	Fixo
É maior no nascimento e, desaparecendo em poucas horas após o parto	Aparece após algumas horas, tornando-se maior com o tempo e desaparece após semanas ou meses

Hematoma subgaleal

Uma hemorragia ou hematoma subgaleal refere-se ao sangramento no espaço entre o periósteo do crânio e a aponeurose epicrânica do escalpo. Essas lesões são vistas com mais frequência em consequência da tração que ocorre no parto vaginal assistido por vácuo. Essa tração pode romper as ligações entre o seio dural e os vasos do escalpo, levando ao acúmulo de sangue sob a aponeurose junto ao periósteo. O hematoma subgaleal é raro sendo necessário investigar outras complicações associadas ao traumatismo craniano, como hemorragia intracraniana ou fratura no crânio.

O hematoma subgaleal é diagnosticado pela presença de uma tumoração amolecida flutuante, que se desenvolve sobre o escalpo, associada a uma lesão cutânea superficial. O edema desenvolve-se gradualmente, 12 a 72 horas após o parto, embora, em casos graves, possa ocorrer mais precocemente. O hematoma pode se espalhar lentamente por toda a cabeça e ocultar uma grande quantidade de sangue. Os neonatos com hemorragia subgaleal podem apresentar choque hemorrágico.

Ao contrário do cefaloematoma, o hematoma subgaleal pode atravessar as linhas de sutura e, se houver um grande acúmulo de sangue, uma onda de líquido pode ser vista. O prognóstico a longo prazo é bom; o manejo consiste em observação intensiva da progressão e se necessário reposição de líquidos. Pode ser necessário uma transfusão de sangue se a perda de sangue for significativa. O feto deve ser monitorado para hiperbilirrubinemia.

Meningocele

Uma meningocele é uma protrusão herniária das meninges. É uma deformidade congênita grave e deve ser distinguida da bossa serossanguínea e do cefaloematoma. A meningocele se localiza sobre uma sutura ou sobre uma fontanela e torna-se tensa quando o bebê chora.

Relações Fetopélvicas

Glenn D. Posner

CAPÍTULO 7

Definições

SITUAÇÃO Relação do eixo longo do feto com o eixo longo da mãe.

APRESENTAÇÃO Parte do feto que se situa no estreito superior da pelve. As três principais apresentações são a cefálica (a cabeça vindo primeiro), a de nádegas (pelve vindo primeiro) e de ombros (córmica).

PARTE APRESENTADA A parte do feto que está na frente, que se situa o mais próximo do colo do útero. Durante o exame vaginal, é a parte tocada primeiro.

ATITUDE Relação das partes fetais entre si. As atitudes básicas são de flexão e de extensão. A cabeça fetal está em flexão quando o mento se aproxima do tórax e, em extensão, quando o occipúcio se aproxima do dorso. A atitude fetal comum no útero é a de flexão, com a cabeça inclinada para frente, no tórax, os braços e as pernas dobrados na frente do corpo e o dorso ligeiramente curvado para a frente.

PONTO DE REFERÊNCIA Ponto arbitrariamente escolhido na parte apresentada do feto utilizado na descrição da posição. Cada apresentação possui seu próprio ponto de referência (i.e., occipúcio, sacro, mento, fronte).

POSIÇÃO Relação do ponto de referência com parte anterior, posterior ou com as laterais da pelve materna.

SITUAÇÃO

As duas situações são (1) longitudinal, quando os eixos longos do feto e da mãe estão em paralelo, e (2) transversa, ou oblíqua, quando o eixo longo do feto está perpendicular ou oblíquo ao eixo longo da mãe.

Todos os termos de orientação referem-se à mãe na posição ereta. Superior significa em direção à cabeça materna e inferior, em direção aos pés. Anterior, posterior, direita e esquerda referem-se à frente, às costas, à direita e à esquerda, respectivamente.

Situações longitudinais

As situações longitudinais estão agrupadas em (1) cefálica, quando a cabeça vem primeiro, e (2) nádegas, quando as nádegas ou membros inferiores estão na frente (Tab. 7-1).

TABELA 7-1 Relações fetopélvicas de acordo com a posição fetal

Apresentação	Atitude	Parte apresentada	Ponto de referência
Situação longitudinal (99,5%)			
Cefálica (96 a 97%)	Flexão	Vértice (parte posterior)	Occipúcio (O)
	Indiferente	Vértice (parte mediana)	Occipúcio (O)
	Extensão parcial	Fronte	Fronte (testa) (Fr)
	Extensão completa	Face	Mento (queixo) (M)
De nádegas (3 a 4%)			
Completa	Flexão de quadris e joelhos	Nádegas	Sacro (S)
Franca	Flexão de quadris, extensão de joelhos	Nádegas	Sacro (S)
Modo de pés: simples, dupla	Extensão de quadris e joelhos	Pés	Sacro (S)
Modo de joelho: simples, dupla	Extensão de quadris, flexão de joelhos	Joelhos	Sacro (S)
Situação transversa ou oblíqua (0,5%)			
Ombros	Variável	Ombros, braços, tronco	Escápula (Esc)

Apresentações cefálicas

As apresentações cefálicas são classificadas em quatro grupos principais, de acordo com a atitude da cabeça fetal:

1. A flexão está presente quando o mento do feto está próximo do seu tórax (Fig. 7-1A). A parte posterior do vértice é a parte apresentada e o occipúcio é o ponto de referência.
2. A posição sem flexão ou extensão é chamada de atitude indiferente ou apresentação de vértice mediano (Fig. 7-1B). O vértice (área entre as duas fontanelas) apresenta-se, e o occipúcio é o ponto de referência.
3. Na apresentação de fronte (Fig. 7-1C), há extensão incompleta. A fronte (testa) está na frente e é o ponto de referência.
4. Quando a extensão está completa, a parte apresentada é a face (Fig. 7-1D) e o ponto de referência é o mento (queixo).

A. Flexão da cabeça.

B. Atitude indiferente.

C. Apresentação de fronte, extensão parcial.

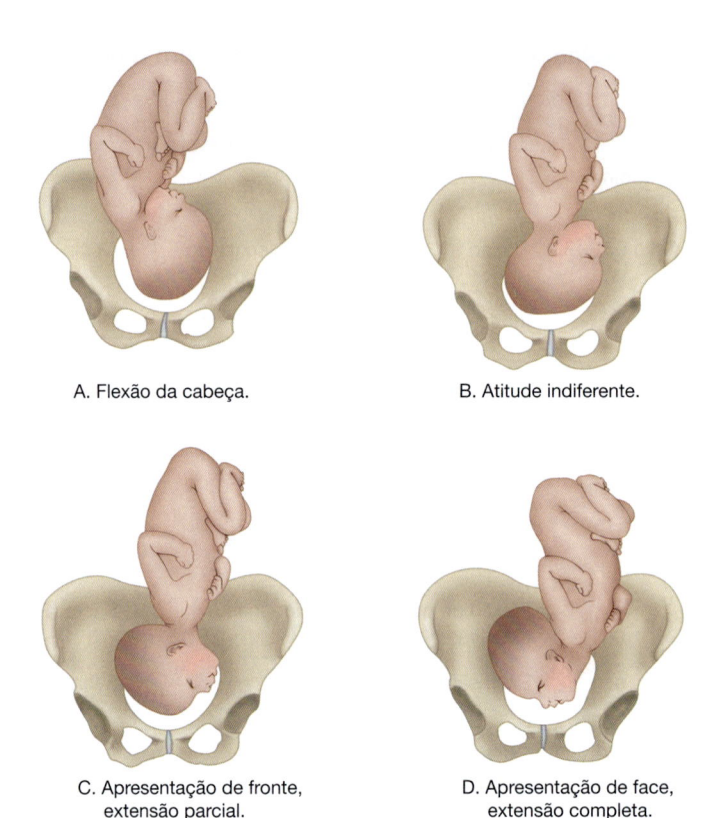

D. Apresentação de face, extensão completa.

FIGURA 7-1 Atitude.

Apresentações pélvicas

As apresentações de nádegas ou pélvicas são classificadas de acordo com a atitude dos quadris e joelhos (Fig. 7-2).

1. A apresentação de nádegas é completa quando há flexão dos quadris e dos joelhos. As nádegas são a parte apresentada.
2. A flexão dos quadris e a extensão dos joelhos transformam a apresentação em pélvica incompleta ou fetal franca. Os membros inferiores situam-se anteriormente no abdome. As nádegas estão na frente.
3. Quando há extensão dos quadris e dos joelhos, ocorre a apresentação pélvica podálica – simples, se um pé estiver presente, e dupla, se ambos os pés estiverem para baixo.
4. A extensão dos quadris e a flexão dos joelhos a transformam apresentação em pélvica de primeiramente joelhos, simples ou dupla. Aqui os joelhos se apresentam.

Em todas as variações da apresentação pélvica, o sacro é o ponto de referência.

A. Pélvica completa.   B. Pélvica franca.

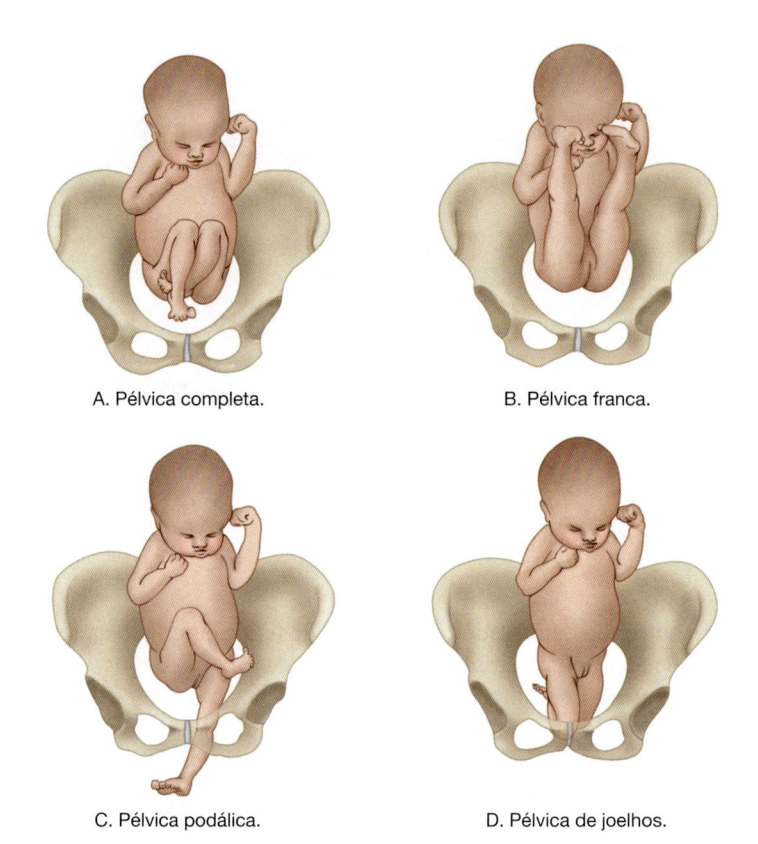

C. Pélvica podálica.   D. Pélvica de joelhos.

FIGURA 7-2 Apresentação pélvica.

Situação transversa ou oblíqua

A situação transversa ou oblíqua (Fig. 7-3) existe quando o eixo longo do feto está perpendicular ou oblíquo ao eixo longo da mãe. Na maioria das vezes, o ombro é a parte apresentada, mas pode ser um braço ou alguma parte do tronco, como o dorso, o abdome ou laterais. A escápula é o ponto de referência. A posição é anterior ou posterior, dependendo da situação da escápula, e direita ou esquerda, de acordo com a localização da cabeça.

POSIÇÃO

A posição é a relação do ponto de referência com a parte anterior, posterior ou lateral da pelve materna. A cintura pélvica tem circunferência de 360°. O ponto de referência pode ocupar qualquer parte da circunferência. Na prática, oito pontos, situados

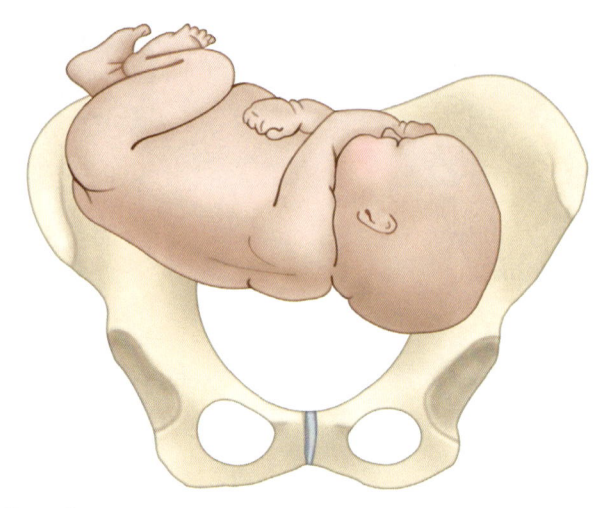

FIGURA 7-3 Situação transversa.

a 45° um do outro são demarcados, e a posição do feto é descrita pela relação entre o ponto de referência e uma dessas marcas.

Três parâmetros são utilizados para descrever a posição: (1) os pontos de referência; (2), *esquerda* ou *direita*, dependendo de qual lado da pelve materna o ponto de referência se encontra; e (3), *anterior*, *posterior* ou *transversa*, dependendo de onde se encontra o ponto de referência na frente, atrás ou nas laterais da pelve.

Com a paciente deitada na posição de litotomia, a sínfise púbica está localizada anteriormente e o sacro, posteriormente. Começando pela sínfise e movendo-se em sentido horário, oito posições são descritas em sucessão, cada uma a 45° da sua precedente (Fig. 7-4A).

1. Ponto de referência anterior (PA): o ponto de referência está situado diretamente sob a sínfise púbica.
2. Ponto de referência anterior esquerdo (PAE): o ponto de referência está na parte anterior da pelve, 45° à esquerda da linha média.
3. Ponto de referência transverso esquerdo (PTE): o ponto de referência está no lado esquerdo da pelve, 90° da linha média, na posição 3 horas.
4. Ponto de referência posterior esquerdo (PPE): o ponto de referência está no segmento posterior da pelve, 45° à esquerda da linha média.
5. Ponto de referência posterior (PP): o ponto de referência girou um total de 180° e está agora na parte posterior da pelve, diretamente na linha média e diretamente acima do sacro.
6. Ponto de referência posterior direito (PPD): o ponto de referência está na parte posterior da pelve, 45° à direita da linha média.

Capítulo 7 Relações Fetopélvicas

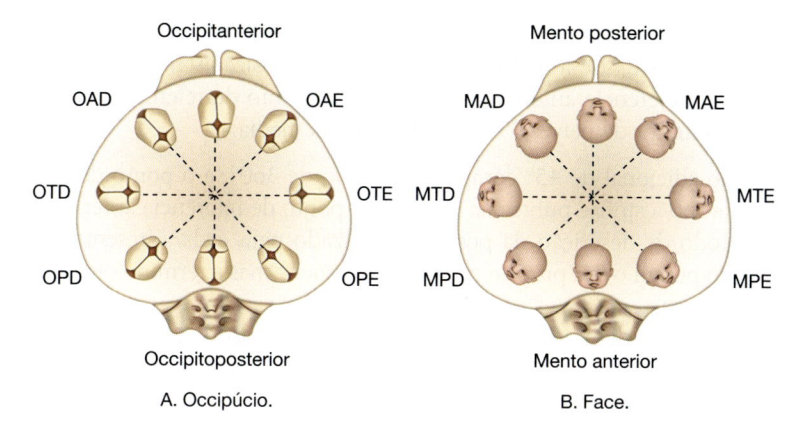

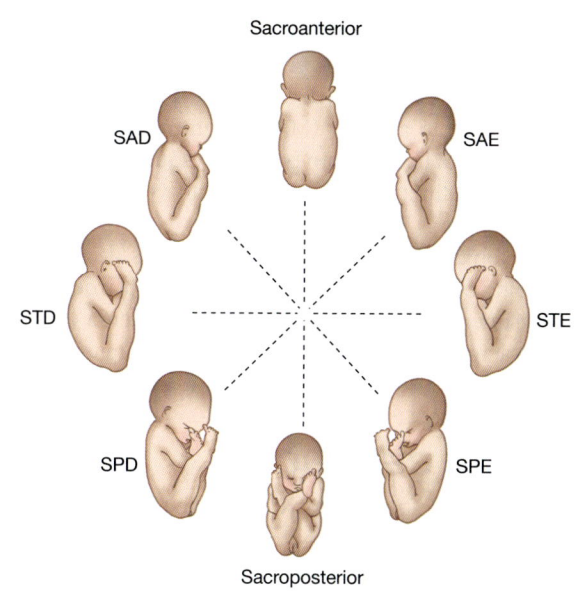

A. Occipúcio.

B. Face.

C. Nádegas.

FIGURA 7-4 Posição. MAD, mento anterior direita; MAE, mento anterior esquerda; MPD, mento posterior direita; MPE, mento posterior esquerda; MTD, mento transversa direita; MTE, mento transversa esquerda; OAD, occipitanterior direita; OAE, occipitanterior esquerda; OPD, occipitoposterior direita; OPE, occipitoposterior esquerda; OTD, occipitotransversa direita; OTE, occipitotransversa esquerda; SAD, sacroanterior direita; SAE, sacroanterior esquerda; SPD, sacroposterior direita; SPE, sacroposterior esquerda; STD, sacrotransversa direita; STE, sacrotransversa esquerda.

7. Ponto de referência transverso direito (PTD): o ponto de referência está no lado direito da pelve, 90° a partir da linha média, na posição 9 horas.
8. Ponto de referência anterior direito (PAD): o ponto de referência está no segmento anterior da pelve, 45° à direita da linha média.

Uma rotação adicional de 45° completa o círculo de 360°, e o ponto de referência está de volta sob a sínfise púbica na posição do ponto de referência anterior.

O método de descrição da posição é utilizado para cada apresentação. Cada apresentação possui o seu próprio ponto de referência, mas a terminologia descritiva básica é a mesma.

A Figura 7-4A demonstra as várias posições nas quais o vértice é a parte apresentada. O occipúcio (parte posterior da cabeça) é o ponto de referência, e as oito posições (em sentido horário) são occipitanterior (OA) – occipitanterior esquerda (OAE) – occipitotransversa esquerda (OTE) – occipitoposterior esquerda (OPE) – occipitoposterior (OP) – occipitoposterior direita (OPD) – occipitotransversa direita (OTD) – occipitanterior direita (OAD) – OA.

Nas apresentações de face (Fig. 7-4B), o mento (queixo) é o denominador, e a sequência de posições é mento anterior (MA) – mento anterior esquerda (MAE) – mento transversa esquerda (MTE) – mento posterior esquerda (MPE) – mento posterior (MP) – mento posterior direita (MPD) – mento transversa direita (MTD) – mento anterior direita (MAD) – MA.

Um exemplo adicional encontra-se nas apresentações de nádegas nas quais o sacro é o ponto de referência (Fig. 7-4C). Aqui as oito posições são sacroanterior (SA) – sacroanterior esquerda (SAE) – sacrotransversa esquerda (STE) – sacroposterior esquerda (SPE) – sacroposterior (SP) – sacroposterior direita (SPD) – sacrotransversa direita (STD) – sacroanterior direita (SAD) – SA.

PROEMINÊNCIA CEFÁLICA

A proeminência cefálica ocorre por flexão ou extensão (Fig. 7-5). Quando a cabeça está bem flexionada, o occipúcio é mais baixo que o sincipúcio e a fronte é a proeminência cefálica. Quando há extensão, o occipúcio é mais alto que o sincipúcio e o occipúcio ou parte posterior da cabeça é a proeminência cefálica. A proeminência cefálica pode ser palpada através do abdome, colocando-se as duas mãos nas laterais da parte inferior do útero e movendo-as suavemente em direção à pelve. Quando há a proeminência cefálica, os dedos apoiam-se nela nesse lado e no outro encontram pouca, ou nenhuma, resistência. A localização da proeminência cefálica ajuda no diagnóstico da atitude. Quando a proeminência cefálica e a parte posterior estão em lados opostos, a atitude é flexão. Quando a proeminência cefálica e a parte posterior estão no mesmo lado, ocorre a extensão. Quando não há proeminência cefálica palpável, não há nem flexão nem extensão, e a cabeça encontra-se na atitude indiferente.

A. Flexão. B. Extensão.

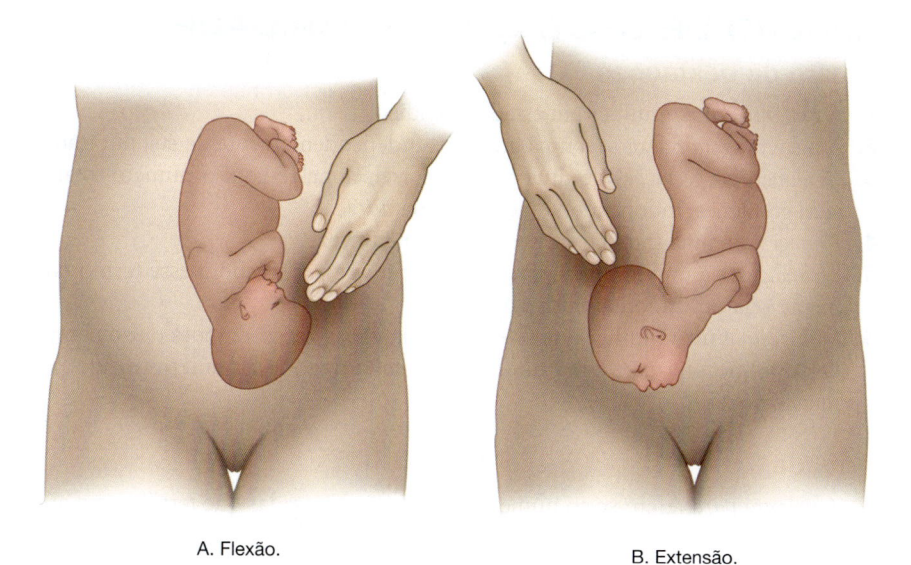

FIGURA 7-5 **Proeminência cefálica.**

QUEDA DO ABDOME

A queda do abdome é a sensação subjetiva percebida pela paciente à medida que a parte apresentada desce durante as últimas semanas de gestação. Não é sinônimo de insinuação, embora possa ocorrer ao mesmo tempo. A queda do abdome é causada pelo tônus das paredes uterinas e dos músculos abdominais; e pela adaptação da apresentação fetal no segmento uterino inferior e à pelve. Nas últimas semanas de gestação, o colo do útero é tracionado para cima e o istmo se incorpora ao segmento uterino inferior. À medida que essa área se expande, há mais espaço na parte inferior do útero e o feto desce. Os sintomas incluem:

1. Redução de dispneia.
2. Diminuição da pressão epigástrica.
3. Sensação de que a criança está mais embaixo.
4. Aumento da pressão na pelve.
5. Dor lombar.
6. Aumento da frequência urinária.
7. Constipação.
8. Aparecimento inicial ou agravamento das hemorroidas já presentes e veias varicosas nos membros inferiores.
9. Edema das pernas e dos pés.
10. Mais dificuldade em caminhar.

NÚMERO DE GESTAÇÕES E PARIDADE

Número de gestações

1. A *gestante* é uma mulher em estado gravídico.
2. A palavra *gesta* refere-se a uma gravidez, independentemente de sua duração.
3. O *número de gestações* de uma mulher correlaciona-se com o número total de suas gestações, independentemente de sua duração.
4. *Primigesta* é uma mulher grávida pela primeira vez.
5. *Secundigesta* é uma mulher grávida pela segunda vez, embora esse termo raramente seja utilizado na prática moderna.
6. *Multigesta* é uma mulher que esteve grávida várias vezes, embora o uso comum desse termo seja para uma mulher que tenha dado à luz anteriormente pelo menos uma vez.

Paridade

1. A palavra *para* refere-se ao número de gestações passadas que terminaram após a viabilidade.
2. *Paridade* refere-se ao número de partos prévios que alcançaram a viabilidade, independentemente do número de recém-nascidos (p. ex., um nascimento de trigêmeos aumenta a paridade em apenas um).
3. *Nulípara* é uma mulher que nunca pariu uma criança após a viabilidade.
4. *Primípara* é uma mulher que teve a gravidez terminada após a viabilidade, sem considerar se a criança estava viva ou morta no momento do parto. Lamentavelmente, em geral esse termo é utilizado para descrever uma mulher que está grávida de seu primeiro filho.
5. *Multípara* é uma mulher que teve dois ou mais partos após a viabilidade fetal, embora esse termo seja muitas vezes utilizado para descrever uma parturiente que esteja dando à luz ao seu segundo filho.
6. *Parturiente* é uma mulher em trabalho de parto.

Nomenclatura: grávida e para

1. Uma mulher grávida pela primeira vez é uma primigesta, e é descrita como gesta 1, para 0.
2. Se ela abortar antes da viabilidade, ela permanece gesta 1, para 0. Especificamente, ela seria gesta 1, para 0, aborto 1.
3. Se teve parto de um feto que atingiu a viabilidade, torna-se uma primípara, independentemente de a criança estar viva ou morta. Ela é, então, gesta 1, para 1.
4. Durante uma segunda gestação, ela é gesta 2, para 1.
5. Após ela dar à luz a uma segunda criança, ela é gesta 2, para 2.

6. Uma paciente com dois abortos e sem crianças viáveis é gesta 2, para 0, aborto 2. Quando ela engravida novamente, ela é gesta 3, para 0, aborto 2. Quando ela dá à luz a uma criança viável, ela é gesta 3, para 1, aborto 2.
7. Nascimentos múltiplos não afetam a paridade em mais de um. Uma mulher que tem trigêmeos viáveis em sua primeira gestação é gesta 1, para 1.

Nomenclatura: sistema GTPAL

Uma maneira diferente de descrever a situação obstétrica da paciente é a seguinte:

1. G: Número de gestações.
2. T: Partos a termo.
3. P: Partos pré-termo.
4. A: Abortamentos.
5. L: Crianças vivas (living children).

CAPÍTULO 8

Insinuação, Sinclitismo, Assinclitismo

Glenn D. Posner

INSINUAÇÃO

Quando a apresentação fetal está completamente fora da pelve e é livremente móvel acima do estreito superior da pelve diz-se que ela está flutuando (Fig. 8-1A).

Quando a apresentação passou pelo plano do estreito superior da pelve, mas ainda não está encaixada, diz-se que ela está descendo (Fig. 8-1B).

Por definição, a insinuação (Fig. 8-1C) ocorre quando o diâmetro mais amplo da apresentação passa pelo estreito superior da pelve. Nas apresentações cefálicas, esse diâmetro é o biparietal, entre as tuberosidades parietais. Na apresentação pélvica, é a distância intertrocantérica.

Na maioria das mulheres, quando a cabeça se insinua, a apresentação da parte óssea (não a bossa serossanguínea) está no nível das espinhas isquiáticas ou próxima. Estudos radiológicos têm mostrado que essa relação não é constante e que, em mulheres com pelves alargadas, a apresentação pode estar 1 cm acima das espinhas, mesmo que a insinuação tenha ocorrido.

A presença ou a ausência de insinuação é diagnosticada por exame abdominal ou vaginal. Em primigestas, a insinuação geralmente ocorre duas a três semanas antes do termo. Em multíparas, a insinuação pode ocorrer em qualquer momento antes ou depois do início do trabalho de parto. A insinuação é um sinal de adequação do estreito superior da pelve. Ela não é referência para a pelve média ou do segmento inferior da pelve. Embora a falha na insinuação em uma primigesta seja uma indicação para avaliar o risco de desproporção, apresentação anormal ou alguma condição que cause obstrução do canal de parto, não é justificativa para alarme. A ocorrência de insinuação em casos normais é influenciada pelo tônus dos músculos uterinos e abdominais.

SITUAÇÃO

Situação é a relação da apresentação com uma linha imaginária desenhada entre as espinhas isquiáticas (Fig. 8-2). A localização das nádegas nas apresentações pélvicas ou do crânio (não da bossa) nas apresentações cefálicas no nível das espinhas indica que a situação é zero. Acima das espinhas, a situação é -1, -2 e assim por diante, dependendo de quantos centímetros acima das espinhas está a apresentação. Nas espinhas -5, ela está no estreito superior da pelve. Abaixo das espinhas, é $+1$, $+2$ e assim por diante. Existem várias relações entre a situação e o progresso do trabalho de parto.

1. Em nulíparas que entram em trabalho de parto com a cabeça fetal situada abaixo das espinhas, a descida adicional muitas vezes demora até que o colo do útero esteja completamente dilatado.
2. Em nulíparas que iniciam o trabalho de parto com a cabeça profundamente na pelve, a descida além das espinhas muitas vezes ocorre durante o primeiro estágio do trabalho de parto.

A. Flutuação.

B. Descida.

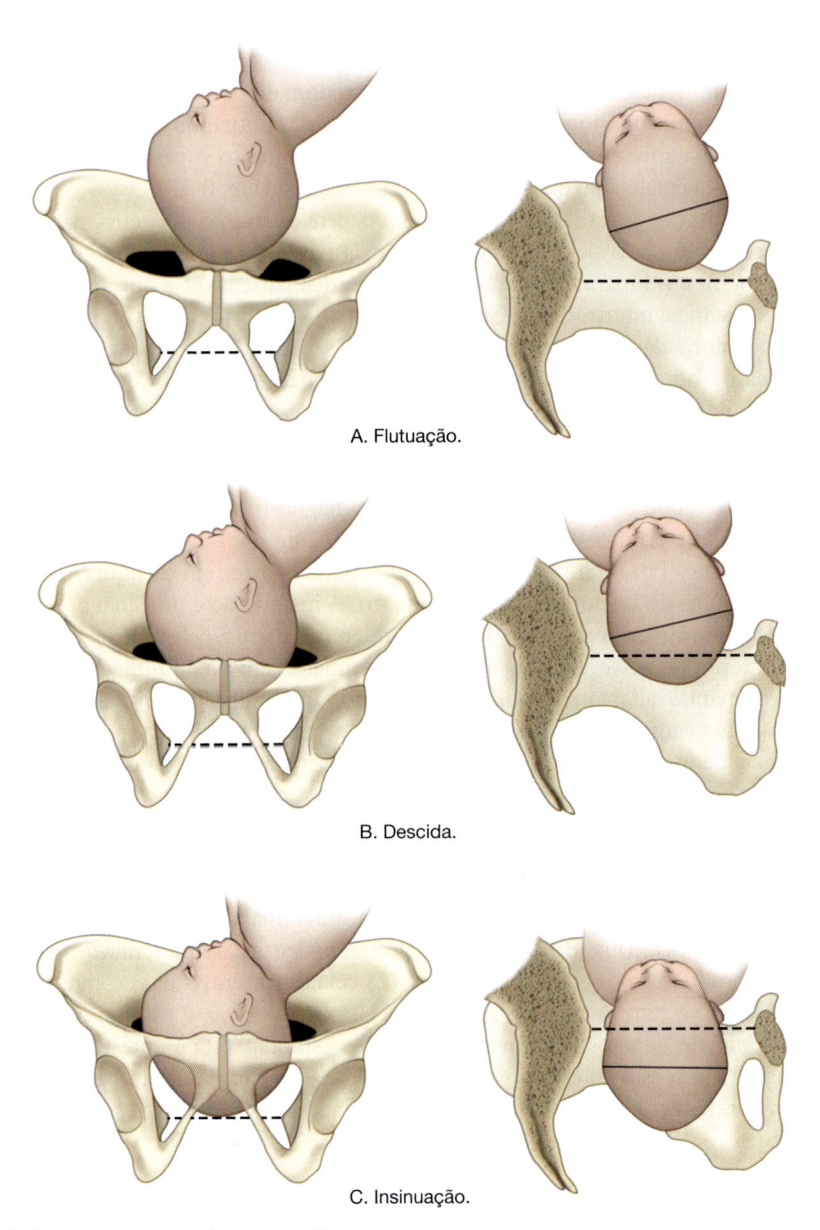

C. Insinuação.

FIGURA 8-1 **Processo de insinuação.**

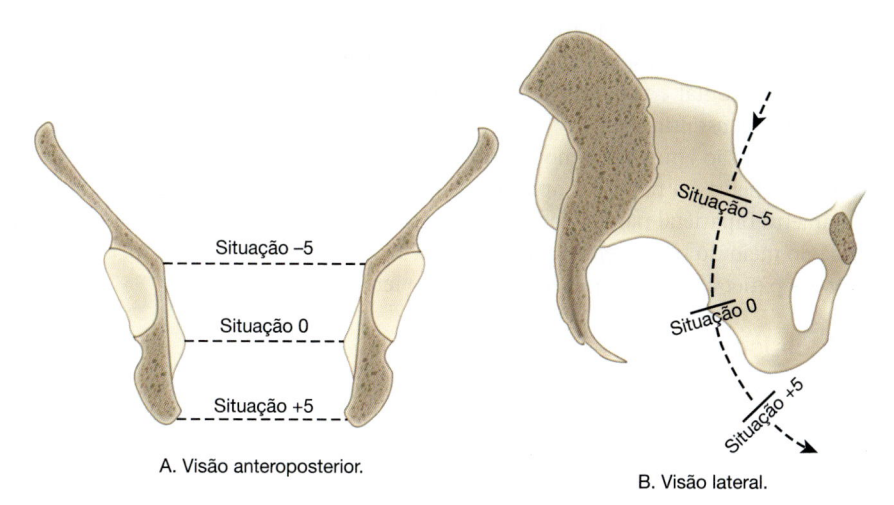

FIGURA 8-2 Situação da apresentação.

A. Visão anteroposterior.
B. Visão lateral.

3. Uma cabeça não encaixada em uma nulípara no início do trabalho de parto pode indicar desproporção e requer investigação. Essa condição não é rara, contudo, e, em muitos casos, ocorre descida e parto vaginal.
4. A incidência de desproporção é mais comum quando a cabeça está alta no início do trabalho de parto.
5. As pacientes que iniciam o trabalho de parto com a cabeça fetal alta geralmente apresentam graus menores de dilatação cervical. Há uma associação entre o avanço da descida e o apagamento e dilatação do colo do útero, tanto no início do trabalho de parto como no início da fase ativa.
6. Desde que os outros fatores permaneçam iguais, quanto mais alta for a situação, mais longo será o trabalho de parto.
7. O trabalho de parto disfuncional é mais frequente quando a situação é alta.
8. Uma cabeça alta que desce rapidamente, em geral, não está associada com trabalho de parto anormal.

SINCLITISMO E ASSINCLITISMO
Insinuação em sinclitismo

Nas apresentações cefálicas, a insinuação ocorre quando o diâmetro biparietal passa pelo estreito superior da pelve. A cabeça fetal insinua-se mais frequentemente com a sutura sagital (o diâmetro anteroposterior) no diâmetro transverso da pelve. A posição mais comum na insinuação é a occipitotransversa esquerda (OTE).

Quando o diâmetro biparietal da cabeça fetal está paralela com os planos da pelve, a cabeça está em *sinclitismo*. A sutura sagital encontra-se na metade do trajeto entre a parte frontal e parte posterior da pelve. Quando essa relação não ocorre, a cabeça está em *assinclitismo*.

A insinuação em sinclitismo ocorre quando o útero é perpendicular no estreito superior da pelve e a pelve é ampla (Fig. 8-3). A cabeça entra na pelve com o plano do diâmetro biparietal paralelo ao plano do estreito superior da pelve, a sutura sagital fica no meio do trajeto entre a sínfise púbica e o promontório do sacro, e as tuberosidades parietais entram na pelve ao mesmo tempo.

Assinclitismo posterior

Na maioria das mulheres, a parede abdominal mantém o útero gravídico em posição vertical e evita que ele fique perpendicular ao plano do estreito superior da pelve. À medida que a cabeça se aproxima da pelve, o parietal posterior está mais baixo do que o osso parietal anterior, a sutura sagital está mais próxima da sínfise púbica

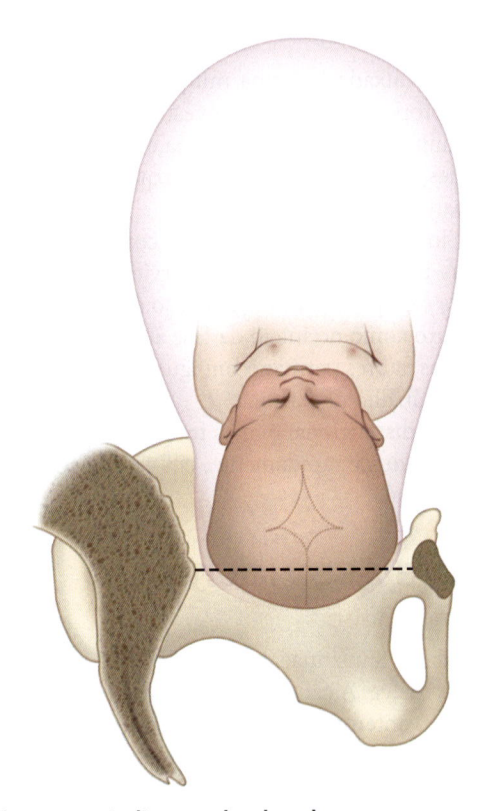

FIGURA 8-3 Sinclitismo no estreito superior da pelve.

Capítulo 8 Insinuação, Sinclitismo, Assinclitismo   **73**

do que do promontório do sacro e o diâmetro biparietal da cabeça está em relação oblíqua ao plano do estreito superior da pelve. Isso é o assinclitismo posterior (Fig. 8-4). É um mecanismo comum em mulheres normais e é mais frequente do que a insinuação em sinclitismo ou em assinclitismo anterior.

À medida que a cabeça entra na pelve, o parietal posterior inicia a descida, e o parietal posterior (a eminência) passa o promontório do sacro. Nesse ponto, a eminência parietal anterior ainda está acima da sínfise púbica e não entrou na pelve. As contrações uterinas forçam a cabeça para baixo, em movimento de flexão lateral. O parietal posterior gira em torno do promontório, a sutura sagital move-se posteriormente na direção do sacro, e a eminência parietal anterior ultrapassa a sínfise e entra na pelve. Isso traz a sutura sagital para o meio do trajeto, entre a parte frontal e posterior da pelve, e a cabeça está agora em sinclitismo.

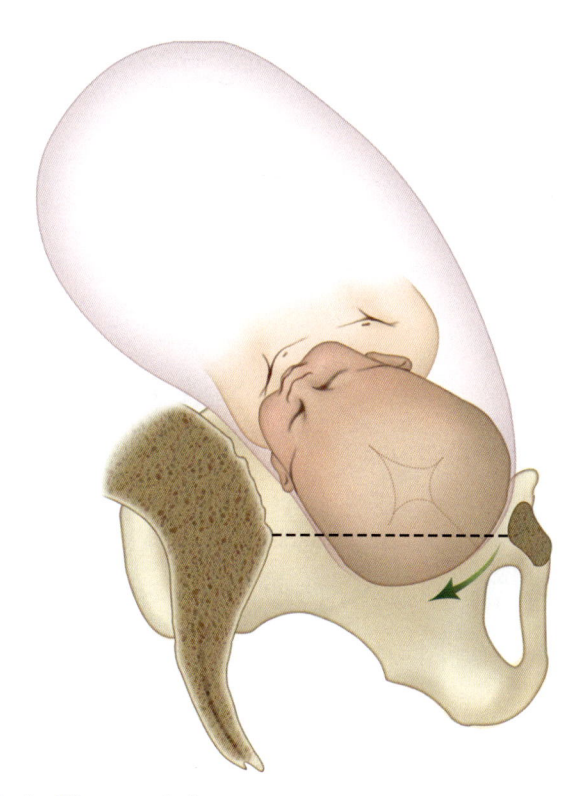

FIGURA 8-4 Assinclitismo posterior.

Assinclitismo anterior

Quando os músculos abdominais da mulher são frouxos e o abdome é pendular, o útero e o feto pendem para frente, ou quando a pelve é anormal e impede o assinclitismo posterior mais comum, a cabeça entra na pelve por assinclitismo anterior (Fig. 8-5). Nesse mecanismo, o parietal anterior desce primeiramente, o parietal anterior passa pela sínfise púbica para dentro da pelve, e a sutura sagital fica mais perto do promontório do sacro do que da sínfise púbica. Quando o parietal anterior fica relativamente fixo atrás da sínfise, ocorre um movimento de flexão lateral de modo que a sutura sagital move-se anteriormente na direção da sínfise e a eminência parietal posterior é comprimida pelo promontório do sacro para dentro da pelve. O mecanismo de insinuação em assinclitismo anterior é o reverso do mecanismo em assinclitismo posterior.

Há uma vantagem mecânica para a entrada da cabeça na pelve em assinclitismo. Quando as duas eminências parietais entram no estreito superior da pelve ao mesmo

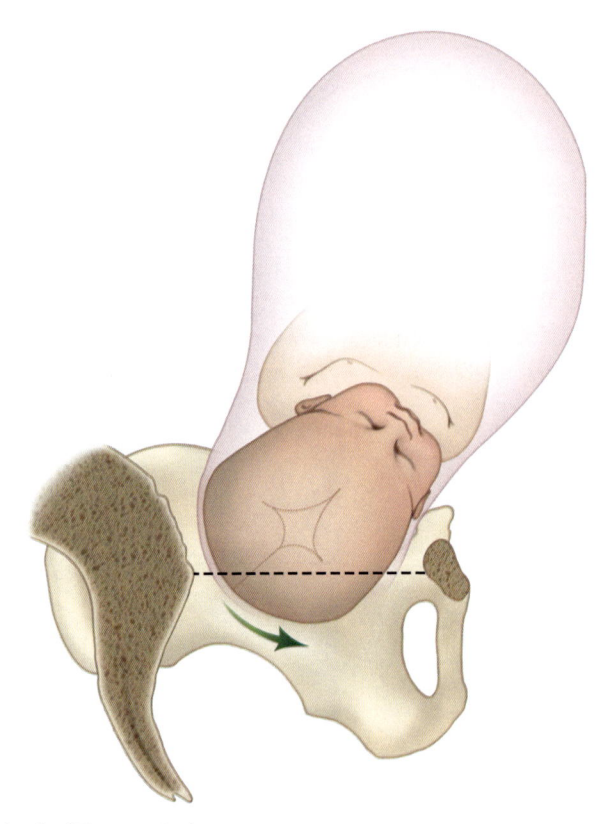

FIGURA 8-5 Assinclitismo anterior.

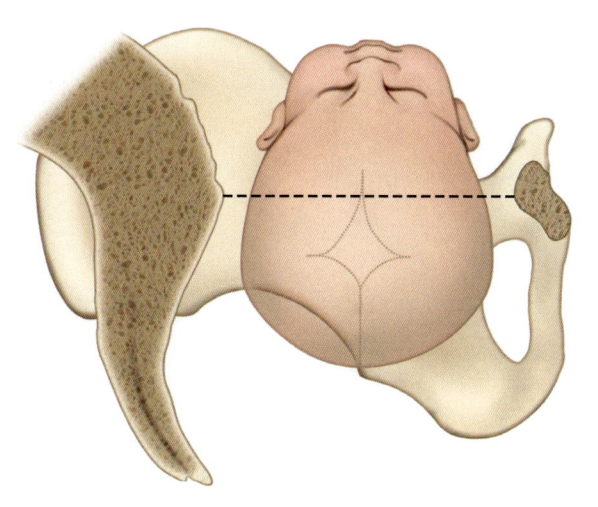

FIGURA 8-6 Sinclitismo na pelve.

tempo (sinclitismo), o diâmetro da apresentação é o biparietal, que tem aproximadamente 9,5 cm. Em assinclitismo, as eminências parietais entram na pelve, um de cada vez, e o diâmetro é o subsuperparietal, de cerca de 8,75 cm. Assim, a insinuação em assinclitismo permite que uma cabeça maior passe pelo estreito superior da pelve o que não seria possível se a cabeça entrasse com seu diâmetro biparietal paralelo ao plano do estreito superior da pelve (Fig. 8-6).

Sempre que houver uma pelve pequena ou uma cabeça grande, o assinclitismo contribui de maneira importante para favorecer a insinuação. Assinclitismo acentuado ou persistente, contudo, é anormal. Quando o assinclitismo se matém até a cabeça estar profundamente na pelve, pode impedir que ocorra a rotação interna normal.

PARTE II

Primeiro Período do Trabalho de Parto

CAPÍTULO 9

Exame da Paciente

Jessica Dy

O exame da paciente é importante antes do início do trabalho de parto para que seja avaliada a posição fetal em relação à pelve. Isso pode ser feito clinicamente através da palpação abdominal, do exame vaginal ou da ausculta cardíaca fetal. A ultrassonografia também pode ser utilizada para confirmar a posição fetal em determinados casos.

INSPEÇÃO ABDOMINAL E PALPAÇÃO (MANOBRAS DE LEOPOLD)

A posição do feto no útero é determinada pela inspeção e palpação do abdome da mãe, com essas questões em mente:

1. A posição é longitudinal, transversa ou oblíqua?
2. O que se apresenta no estreito superior da pelve?
3. Onde está o dorso?
4. Onde estão as pequenas partes?
5. O que está no fundo do útero?
6. De que lado está a proeminência cefálica?
7. Ocorreu insinuação?
8. Em que altura está o fundo do útero no abdome?
9. Qual o tamanho do feto?

A paciente deita de costas, em decúbito ventral, com o abdome descoberto (Fig. 9-1). Para relaxar os músculos da parede abdominal, os ombros devem ficar um pouco elevados e os joelhos também ficam elevados. Se a paciente estiver em trabalho de parto, o exame deve ser realizado entre as contrações.

Primeira manobra: qual é a apresentação?

O examinador fica em pé ao lado da paciente e segura o segmento uterino inferior entre o polegar e os dedos da mão para sentir a apresentação (Fig. 9-2A). A outra mão pode ser colocada no fundo do útero para estabilizar o útero. Essa é a primeira manobra a ser realizada. A cabeça é a parte do feto que pode ser identificada com a maior certeza e como se localiza na pelve em 90% dos casos, o primeiro procedimento a ser feito é procurar a cabeça na sua localização mais frequente. Ao se definir que a cabeça está no estreito superior, dois fatos importantes são reconhecidos:

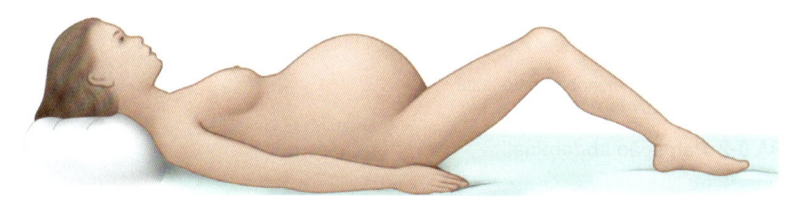

FIGURA 9-1 Posição da paciente para a palpação abdominal.

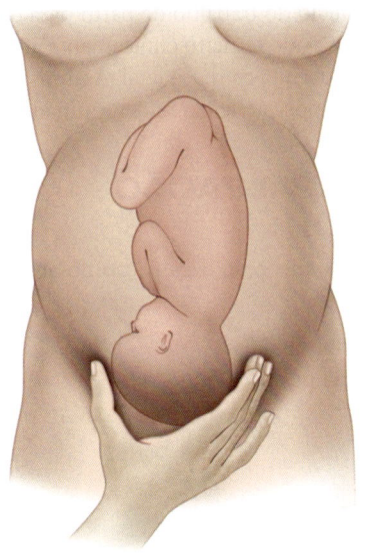

A. Primeira manobra: qual é a apresentação?

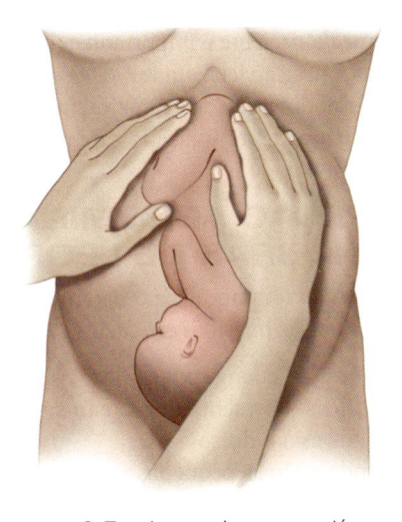

B. Segunda manobra: onde está o dorso?

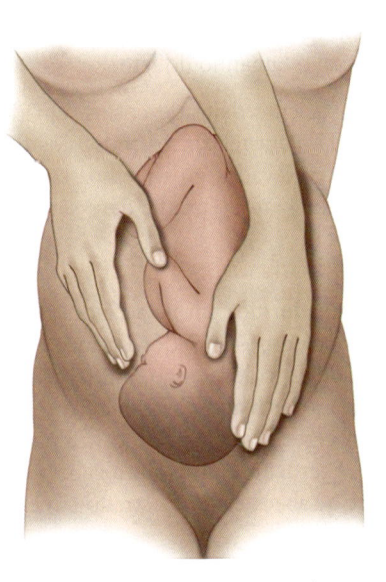

C. Terceira manobra: o que está no fundo do útero?

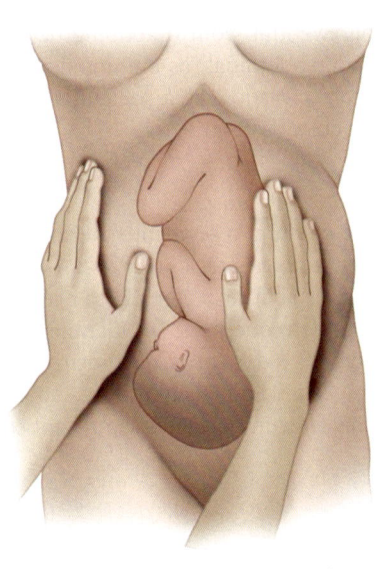

D. Quarta manobra: onde está a proeminência cefálica?

FIGURA 9-2 **Palpação abdominal.**

(1) que a posição é longitudinal e (2) que a apresentação é cefálica. Realizando uma tentativa de mobilização da cabeça de um lado para o outro pode ser verificado se ela está fora da pelve e livre (flutuando) ou na pelve e fixa (insinuada). Em contraste à posição de nádegas, a cabeça é mais rígida, mais lisa, mais esférica e mais fácil de mobilizar. Um sulco que representa o pescoço pode ser sentido entre a cabeça e os ombros. A cabeça pode ser mobilizada lateralmente sem movimento concomitante do corpo. Quando a cabeça está no fundo do útero e quando há líquido amniótico em quantidade suficiente, a cabeça pode ser rechaçada.

Quando uma bola de borracha flutuante é forçada a submergir, ela retorna à superfície logo que é liberada; da mesma forma, a cabeça fetal pode ser empurrada posteriormente, mas logo que a pressão é relaxada, ela volta e se choca com os dedos do examinador.

Segunda manobra: onde está o dorso?

O examinador fica em pé ao lado da paciente, de frente para a sua cabeça. As mãos são colocadas nas laterais do abdome, e uma mão é utilizada para estabilizar o útero, enquanto a outra mão palpa o feto (Fig. 9-2B). A localização do dorso e das pequenas partes é verificada.

O lado no qual o dorso está localizado é mais firme e liso ao toque e forma um arco convexo discreto. A resistência percebida pelos dedos do examinador (a pressão deve ser exercida em direção ao umbigo) é uniforme em todas as regiões. Do outro lado, onde se encontram as pequenas partes a resistência percebida é irregular, os dedos podem se aprofundar mais em algumas áreas do que em outras. A percepção de um membro em movimento é diagnosticada.

Terceira manobra: o que está no fundo do útero?

As mãos devem ser movidas para cima pelas laterais do útero até o fundo do útero (Fig. 9-2C). Em muitos casos, a nádega está nesse local. Ela é uma estrutura menos definida do que a cabeça e não é identificada tão facilmente; é mais macia, mais irregular, menos esférica e não é tão móvel quanto a cabeça. É contínua com o dorso, e não há separação. Quando a nádega é movida lateralmente, o corpo também se move. A percepção de movimento das pequenas partes na adjacência das nádegas fortalece o diagnóstico.

Quarta manobra: onde está a proeminência cefálica?

O examinador deve ficar de frente para os pés da paciente. Os dedos devem deslizar para baixo pelas laterais do útero em direção ao púbis (Fig. 9-2D). A proeminência cefálica se encontra no lado onde há maior resistência à descida dos dedos dentro da pelve. Em atitudes de flexão, a fronte é a proeminência cefálica. Ela está no lado oposto do dorso. Em atitudes de extensão, o occipúcio é a proeminência cefálica e está no mesmo lado do dorso. Com essa manobra é possível definir a mobilidade da cabeça se está livre e flutuando ou fixa e insinuada.

Relação entre a cabeça e a pelve

1. A cabeça alta e móvel encontra-se inteiramente acima da sínfise púbica, permitindo que os dedos do examinador possam ser colocados entre a cabeça e o púbis. A cabeça está livre, podendo ser mobilizada lateralmente.
2. Quando a cabeça está encaixada, o diâmetro biparietal passou pelo estreito superior da pelve e apenas parte da cabeça pode ser palpada acima da sínfise. A cabeça está fixa e não pode ser movida lateralmente. Às vezes, está localizada tão baixa na pelve que dificilmente pode ser sentida através do abdome.
3. A cabeça pode estar no meio do trajeto entre as duas localizações descritas acima. Parcialmente acima da sínfise. Não está livremente móvel, mas não está fixa; nem está encaixada. A cabeça está atingindo a borda do estreito superior ou descendo.

AUSCULTA DO CORAÇÃO FETAL

Na maioria dos casos, há uma relação entre a localização do coração do bebê e a posição fetal no útero. Na atitude de flexão, o batimento cardíaco fetal é transmitido pela escápula e pela parte posterior do ombro. A ausculta é mais clara na área do abdome materno no qual o dorso fetal está mais próximo. Na atitude de extensão, o batimento cardíaco fetal é transmitido pela parede torácica anterior do bebê.

Nas apresentações cefálicas, o batimento cardíaco fetal é mais alto abaixo do umbigo; nas posições anteriores, a ausculta é mais clara nos quadrantes inferiores do abdome. A relação do dorso fetal e do coração fetal com a linha média do abdome materno é similar. À medida que um se aproxima ou se afasta da linha média, o outro também faz o mesmo. Nas posições posteriores, a ausculta cardíaca fetal é mais alta na região lateral materna no lado em que está o dorso fetal. A lateralização da paciente pode trazer o coração fetal para a linha média, facilitando a ausculta. Na apresentação pélvica, o ponto de intensidade máxima do coração fetal é acima do umbigo.

A posição do coração fetal muda com a descida e com a rotação. À medida que o bebê desce, desce também o coração fetal. A rotação anterior de uma posição occipitoposterior pode ser seguida com a ausculta do coração fetal à medida que ele se move gradualmente da região lateral materna para a linha média do abdome.

A localização do coração fetal (Fig. 9-3) pode ser utilizada para confirmar, mas não é o diagnóstico da apresentação e da posição. Ocasionalmente, o ponto de intensidade máxima dos batimentos cardíacos fetais não se encontra na localização esperada para uma determinada posição. Por exemplo, não é raro nas apresentações pélvicas ouvir-se o coração fetal mais claramente abaixo do umbigo. O diagnóstico feito pela palpação abdominal cuidadosa é o achado mais confiável. Localizar o batimento cardíaco fetal em localização inesperada é uma indicação para reexame por palpação da posição do bebê. Se os achados na palpação forem confirmados, o local dos batimentos cardíacos fetais deve ser desconsiderada.

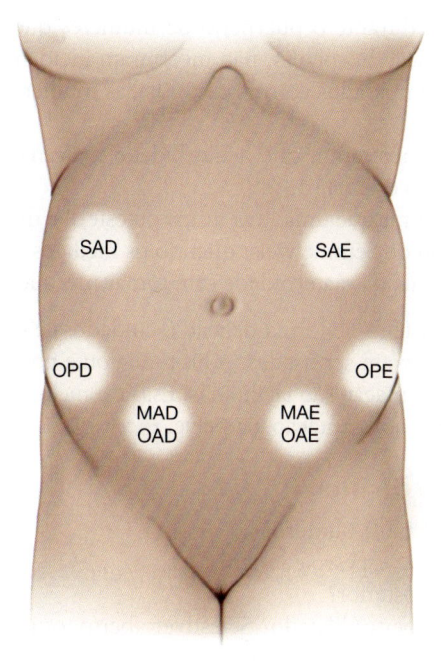

FIGURA 9-3 **Localização dos batimentos cardíacos fetais em relação às várias posições.**
MAD, mento anterior direita; MAE, mento anterior esquerda; OAD, occipitanterior direita; OAE, occipitanterior esquerda; OPD, occipitoposterior direita; OPE, occipitoposterior esquerda; SAD, sacroanterior direita; SAE, sacroanterior esquerda.

EXAME VAGINAL

Estudos recentes demonstraram que não existe risco maior de infecção com o exame vaginal do que com o exame retal. Os pontos a favor do exame vaginal no manejo do trabalho de parto são os seguintes:

1. O exame vaginal é mais acurado do que o exame retal para determinar a condição e a dilatação do colo do útero. Com um colo do útero dilatado, informações acuradas e importantes sobre a situação e a posição da apresentação e a relação do feto com a pelve podem ser obtidas.
2. O exame vaginal leva menos tempo, requer menos manipulação e fornece mais informação do que a abordagem retal.
3. O exame vaginal causa menos dor.
4. O prolapso do cordão umbilical pode ser diagnosticado precocemente, bem como as apresentações compostas.

5. As culturas feitas durante o puerpério de mulheres que fizeram a antissepsia vaginal na internação hospitalar, não mostraram incidência mais alta de resultados positivos comparados com as culturas das mulheress que fizeram apenas avaliações retais.
6. Estudos clínicos mostraram que a morbidade materna não é mais alta após exames vaginais do que retais.
7. É importante lembrar que uma luva limpa ou estéril é diferente do dedo contaminado do tempo de Semmelweis, quando os médicos iam de casos cirúrgicos infectados para a ala da maternidade sem tomar precauções de antissepsia.

O exame deve ser feito de forma delicada, cuidadosa e com cuidados de antissepsia. Luvas estéreis devem ser usadas. A litotomia ou a posição dorsal é preferida, porque o exame e a orientação são facilitadas. Essa é a melhor posição para determinar a proporção entre a apresentação e a pelve.

Palpação do colo do útero

1. O colo do útero é mole ou duro?
2. É fino e apagado ou espesso e longo?
3. Está anterior ou posterior?
4. Está fechado ou aberto/dilatado? Se estiver aberto, estimar o diâmetro do anel cervical (dilatação do colo do útero).

Apresentação

1. Qual é a apresentação – pélvica, cefálica, de ombro ou composta?
2. Existe bossa serossanguínea, se existe é pequena ou extensa? Existe moldagem significativa?
3. Qual é a situação? Qual é a relação da apresentação (não da bossa serossanguínea) com as espinhas isquiáticas? Se ela estiver acima das espinhas, é -1, -2 ou -3 cm. Se estiver abaixo das espinhas, é $+1$, $+2$ ou $+3$ cm.

Posição

1. Se pélvica, onde está o sacro? As pernas estão flexionadas ou estendidas?
2. Na apresentação cefálica, identificar a sutura sagital (Fig. 9-4A). Qual é sua orientação? Está no diâmetro anteroposterior, oblíquo ou transverso da pelve?
3. A sutura sagital está no meio do trajeto entre o púbis e o sacro (sinclitismo), está próxima do promontório do sacro (assinclitismo anterior) ou está próxima da sínfise púbica (assinclitismo posterior)?
4. Onde está a fontanela posterior (Fig. 9-4B)? (Ela tem formato de "Y" e três suturas.)
5. O bregma está à direita ou à esquerda, anterior ou posterior? (Ela tem formato de losango e é o ponto de encontro de quatro suturas [Fig. 9-4C].)

Capítulo 9 Exame da Paciente 85

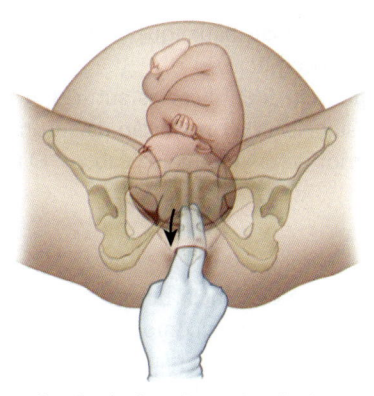

A. Determinação da situação e palpação da sutura sagital.

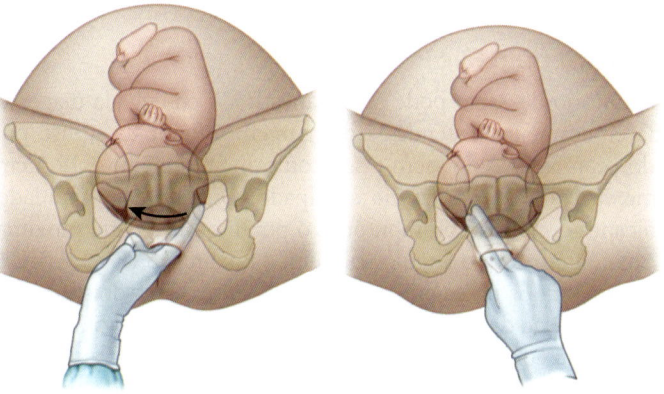

B. Identificação da fontanela posterior.

C. Identificação da fontanela anterior.

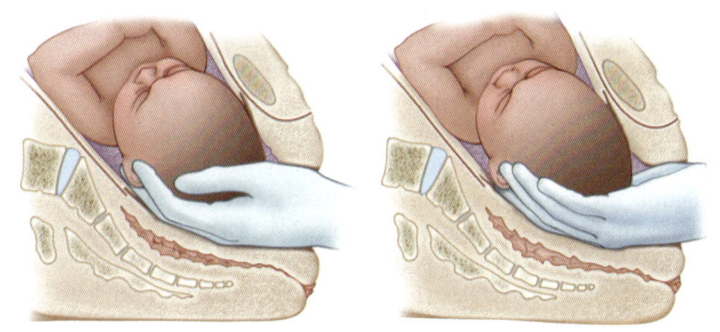

D. Palpação da orelha posterior.

FIGURA 9-4 A-D. Diagnóstico de situação e posição. (*De Douglas and Stromme. Operative Obstetrics*, 4th ed., 1982. Cortesia de Appleton-Century-Crofts.)

PRIMEIRO PERÍODO DO TRABALHO DE PARTO

6. A cabeça fletida (occipúcio mais baixo que o sincipúcio) ou em extensão (sincipúcio mais baixo que o occipúcio)?
7. Quando há dificuldade em identificar as suturas, a palpação de uma orelha (Fig. 9-4D) ajuda a estabelecer a orientação da sutura sagital e, dessa forma, o diâmetro anteroposterior do eixo longo da cabeça. O trágus é ponto de referência da face.

Membranas

A palpação da bolsa de águas é evidência de que as membranas estão intactas. A drenagem de líquido, a passagem de mecônio e a palpação de pelos fetais indicam que as membranas se romperam. Se houver suspeita de ruptura das membranas, um exame com espéculo estéril deve ser realizado e o líquido vaginal deve ser examinado quanta à presença de padrão de cristalização.

Avaliação geral da pelve

1. O promontório do sacro pode ser alcançado? A conjugada diagonal pode ser medida clinicamente. Estende-se da margem inferior da sínfise púbica até o meio do promontório do sacro e seu comprimento médio é 12,5 cm. Durante o exame vaginal, o promontório é palpado. Quando a extremidade distal do dedo alcança o meio do promontório, o ponto onde a parte proximal do dedo entra em contato com o ângulo subpúbico é marcado (Figs. 9-5A, B e C). Os dedos são retirados da vagina e a distância entre esses dois pontos é mensurada. Pela dedução de 1,5 cm do diâmetro diagonal (Fig. 9-5C), o comprimento aproximado do conjugado obstétrico pode ser obtido. Em muitas mulheres, o promontório não pode ser alcançado e isso é considerado uma evidência de que o diâmetro anteroposterior do estreito superior da pelve é adequado. Se o promontório não puder ser sentido, o conjugado obstétrico pode ser curto.
2. A cavidade pélvica é simétrica?
3. As espinhas isquiáticas são proeminentes e posteriores?
4. O sacro é longo e reto ou curto e côncavo?
5. As paredes laterais são paralelas ou convergentes?
6. A incisura sacroisquiática é ampla ou estreita?
7. Há alguma invasão de tecido mole ou ósseo dentro da cavidade pélvica?
8. Qual é a amplitude do ângulo subpúbico? A distância entre as tuberosidades isquiáticos (média 10,5 cm) pode ser mensurada, de modo geral, colocando uma mão fechada entre eles (Fig. 9-5D). Se isso puder ser feito, o diâmetro transverso do estreito inferior da pelve é considerado adequado.
9. Os tecidos moles e o períneo estão relaxados e elásticos ou duros e rígidos?

Relação fetopélvica

1. Como a apresentação se ajusta na pelve?

A. Exame vaginal.

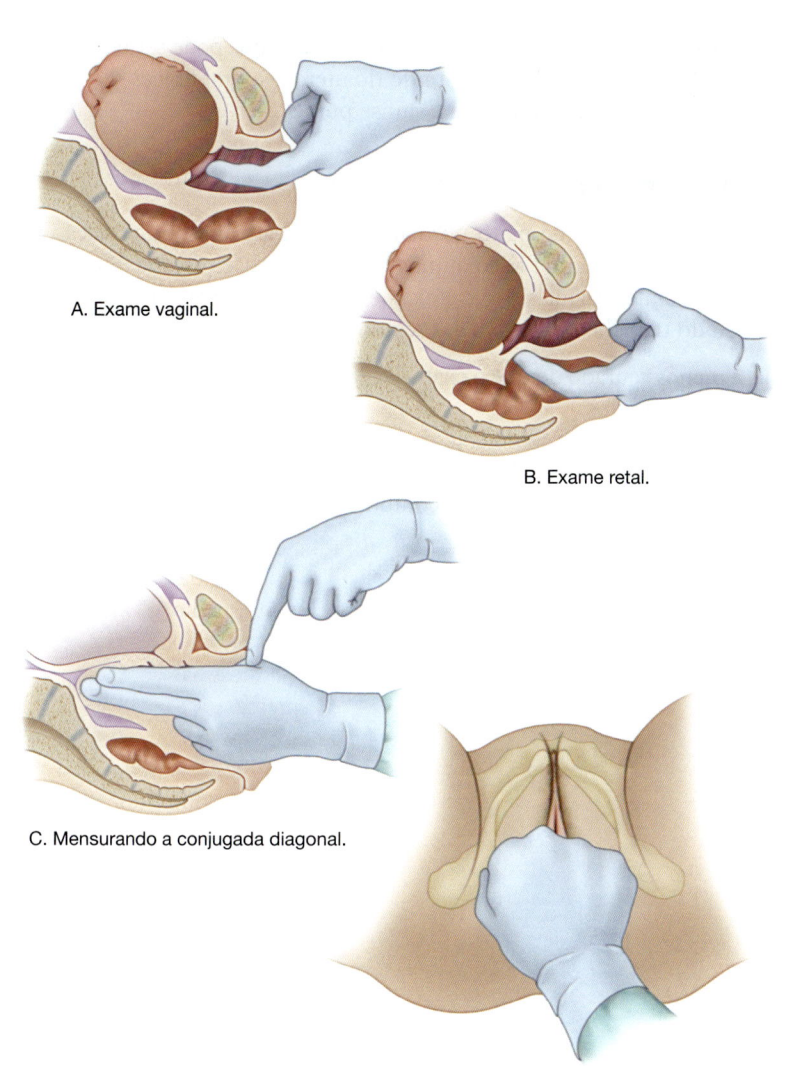

B. Exame retal.

C. Mensurando a conjugada diagonal.

D. Mensurando o diâmetro biisquiático.

FIGURA 9-5 A-D. Avaliação pélvica.

2. Se a insinuação não ocorreu, a parte de apresentação pode ser empurrada para dentro da pelve por pressão no fundo do útero e suprapúbica?
3. A parte apresentada passa sobre a sínfise púbica?

EXAME RETAL

O progresso do trabalho de parto normal era acompanhado por avaliação retal no passado devido ao receio de risco aumentado de infecções ascendentes decorrente de múltiplos exames vaginais. Hoje o exame retal é raramente utilizado para avaliar o progresso do trabalho de parto pelas seguintes razões:

1. Ele é menos acurado do que o exame vaginal e não deve ser levado em conta em casos complicados.
2. A condição e a dilatação do colo do útero muitas vezes são difíceis de determinar, sobretudo quando a bolsa de águas está presente.
3. A bossa serossanguínea pode ser confundida com o crânio, resultando em diagnóstico errôneo da descida.
4. Não é confiável na apresentação pélvica.
5. O exame retal é doloroso.

Mecanismos Normais do Trabalho de Parto

Jessica Dy

CAPÍTULO 10

OCCIPITOANTERIOR ESQUERDA: OAE

A OAE é uma apresentação cefálica longitudinal comum (Fig. 10-1). Dois terços das posições occipitanteriores estão na posição OAE. A atitude de flexão, a parte apresentada é a parte posterior do vértice e a fontanela posterior, e o ponto de referência é o occipúcio (O).

Diagnóstico de posição: OAE
Exame abdominal
1. A posição é longitudinal. O eixo longo do feto é paralelo ao eixo longo da mãe.
2. A cabeça está na pelve ou no interior dela.
3. O dorso está no lado esquerdo e anterior e é palpado facilmente, exceto em mulheres obesas.
4. As pequenas partes estão no lado direito e não são percebidas com facilidade.
5. As nádegas estão no fundo do útero.
6. A proeminência cefálica (nesse caso, a fronte) está no lado direito. Quando a atitude é de flexão, a proeminência cefálica e o dorso estão em lados opostos. Nas atitudes de extensão ocorre o inverso.

Coração fetal
Os batimentos cardíacos fetais são mais claros no quadrante inferior esquerdo do abdome materno. Em atitudes de flexão, o batimento cardíaco fetal é transmitido

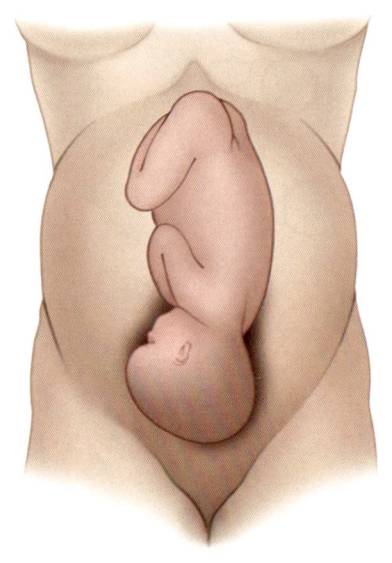

A. Visão abdominal.

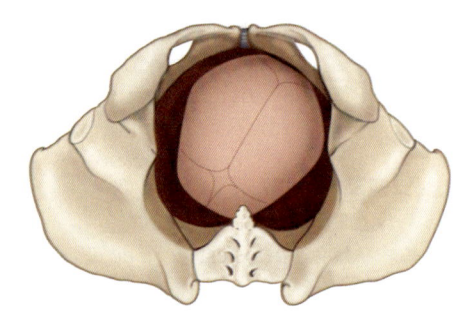

B. Visão vaginal.

FIGURA 10-1 Occipitanterior esquerda.

através do dorso fetal. O ponto de intensidade máxima varia com o grau de rotação. À medida que o dorso fetal se aproxima da linha média do abdome materno, também se aproxima o ponto onde o coração fetal é ouvido mais claramente. Portanto, em posição anterior esquerda, ele é ouvido abaixo da cicatriz umbilical e à esquerda da linha média, dependendo da situação exata do dorso.

Exame vaginal
1. O grau de descida da cabeça pode ser observado – se está nas espinhas isquiáticas, acima, ou abaixo delas.
2. Se o colo do útero estiver dilatado, as linhas de sutura e as fontanelas poderão ser percebidas. Na posição OAE, a sutura sagital está no diâmetro oblíquo direito da pelve.
3. A pequena fontanela posterior está em posição anterior e à esquerda da mãe.
4. O bregma está posterior e à direita.
5. Estando a cabeça flexionada, o occipúcio está um pouco mais baixo do que a fronte.

Mecanismo normal de trabalho de parto: OAE

O mecanismo de trabalho de parto como se conhece hoje foi descrito pela primeira vez por William Smellie durante o século XVIII. É a forma como o feto se adapta e passa através da pelve materna. Existem seis movimentos que se sobrepõem:

1. Descida.
2. Flexão.
3. Rotação interna.
4. Extensão.
5. Restituição.
6. Rotação externa.

A descrição seguinte é para a posição occipitanterior esquerda.

Descida

A descida, que inclui a insinuação no diâmetro oblíquo direito da pelve, se continua durante todo o trabalho de parto normal à medida que o feto atravessa o canal de parto. Os outros movimentos sobrepõem-se à descida. Em primigestas, a descida ocorre antes do início do trabalho de parto (Figs. 10-2A e B) no processo de insinuação, desde que não haja desproporção e que o segmento uterino inferior esteja bem formado. Em multíparas, a insinuação pode ocorrer só depois do início do trabalho de parto. A descida é impulsionada pelas contrações uterinas, auxiliada no segundo estágio pelos esforços de expulsão da parturiente e, em pequeno grau, pela gravidade.

A. Visão vaginal. B. Visão lateral.

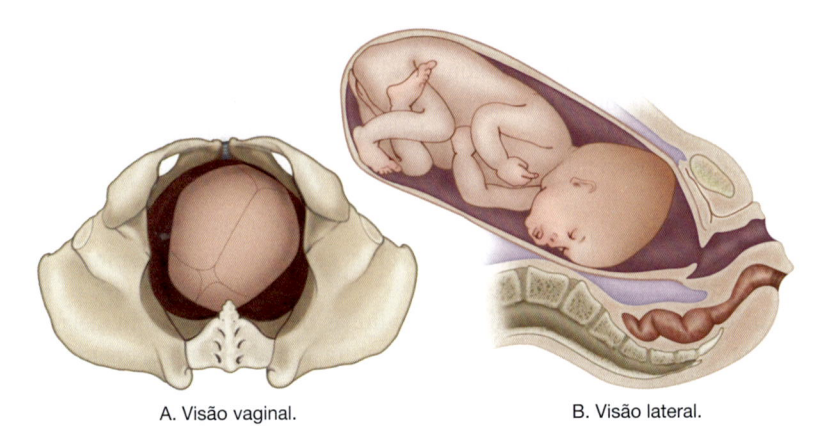

FIGURA 10-2 Mecanismo de trabalho de parto: occipitanterior esquerda.

Flexão

Existe flexão parcial antes do início do trabalho de parto, pois essa é a atitude natural do feto no útero. A resistência à descida leva ao aumento da flexão. O occipúcio desce antes do sincipúcio, a fontanela posterior fica mais baixa do que o bregma e o mento do bebê aproxima-se de seu tórax (Figs. 10-3A e B). Isso geralmente ocorre no estreito superior da pelve, mas pode não estar completo até que a apresentação alcance o assoalho pélvico. A flexão altera o diâmetro da apresentação do occipitofrontal de 11 cm para o diâmetro do sub occipto bregmático de 9,5 cm, menor e mais arredondao. Essa redução de 1,5 cm no diâmetro da apresentação é importante para adaptação entre a cabeça fetal e a pelve materna.

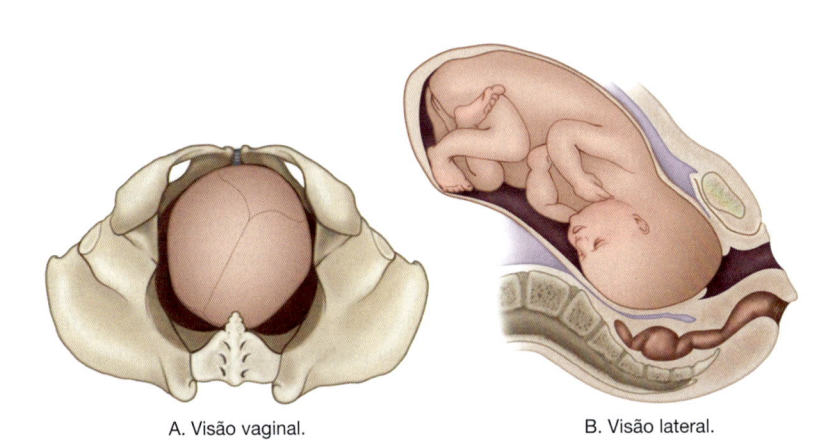

A. Visão vaginal. B. Visão lateral.

FIGURA 10-3 Descida e flexão da cabeça.

Rotação interna

Na maioria das pelves, o estreito superior da pelve tem a forma oval e transversa. O diâmetro anteroposterior do estreito médio é um pouco maior do que o diâmetro transverso. O estreito inferior da pelve é oval e anteroposterior, como a cabeça fetal. O maior eixo da cabeça fetal deve se ajustar ao maior eixo da pelve materna. Para que isto ocorra, a cabeça, que entrou na pelve no diâmetro transverso ou oblíquo, deve rodar internamente para o diâmetro anteroposterior para permitir o parto. Esse é o objetivo da rotação interna (Fig. 10-4).

O occipúcio inicia a descida até o estreito médio, onde entra em contato com o assoalho pélvico (os músculos levantadores do ânus e a fáscia). Neste ponto o occipúcio roda 45° para a direita (em direção da linha média). A sutura sagital gira do diâmetro oblíquo direito para o diâmetro anteroposterior da pelve: OAE para occipi-

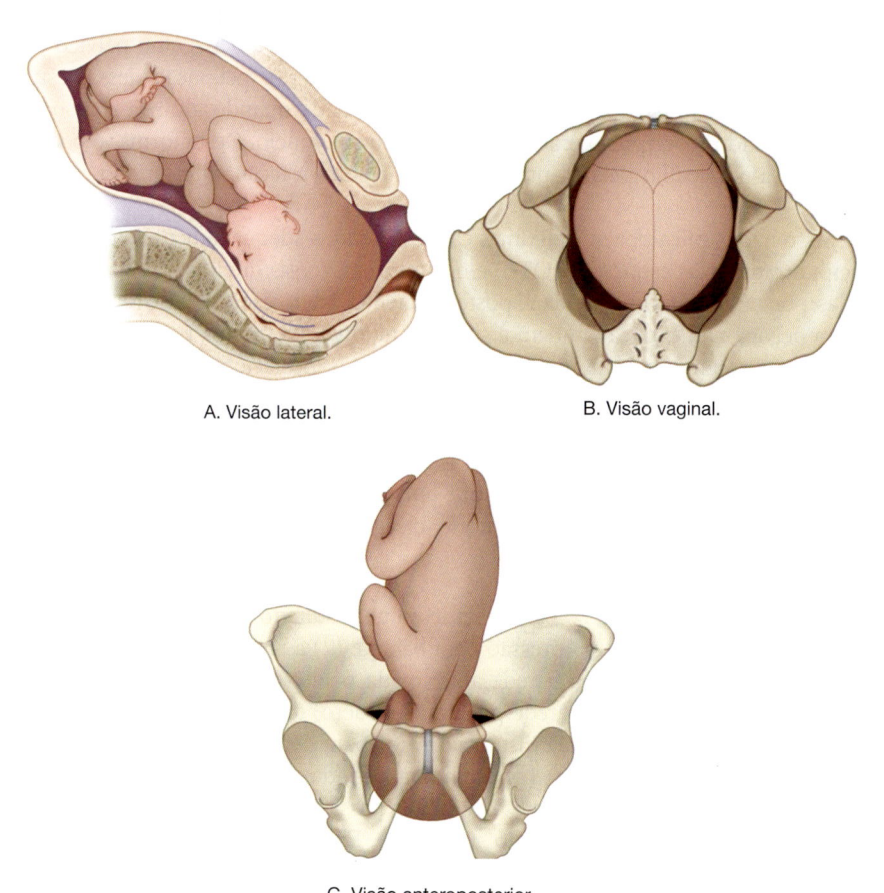

A. Visão lateral.

B. Visão vaginal.

C. Visão anteroposterior.

FIGURA 10-4 Rotação interna: occipitanterior esquerda para occipitanterior.

tanterior (OA). O occipúcio vai se posicionar próximo da sínfise púbica e o sincipúcio, próximo do sacro.

A cabeça roda do diâmetro oblíquo direito para o diâmetro anteroposterior da pelve. Os ombros, contudo, permanecem no diâmetro oblíquo esquerdo. Assim, a relação normal do maior eixo da cabeça com o maior eixo dos ombros é modificada e o pescoço realiza um giro de 45°. Essa situação é mantida, enquanto a cabeça está na pelve.

Não se sabe exatamente por que a cabeça fetal, que entrou na pelve no diâmetro transverso ou oblíquo, roda de forma que o occipúcio gire anteriormente na maioria dos casos, e posteriormente, em poucos. Uma explicação é baseada na arquitetura pélvica. Tanto os ossos como os tecidos moles contribuem. As espinhas isquiáticas se alongam para dentro da cavidade pélvica. As paredes laterais da pelve anteriores às espinhas inclinam-se para a frente, para baixo e medialmente. O assoalho pélvico, formado pelos músculos levantadores do ânus e pela fáscia, se inclina para baixo, para a frente e medialmente. A parte da cabeça que alcança o assoalho pélvico e as espinhas isquiáticas primeiramente, sofre rotação anterior pela ação dessas estruturas. Em muitos casos, a cabeça está bem flexionada quando alcança o assoalho pélvico estando o occipúcio mais baixo do que o sincipúcio. Desta forma, o occipúcio alcança o assoalho pélvico primeiramente e sofre rotação anterior sob a sínfise púbica.

Isso não explica por que algumas cabeças fletidas adequadamente nas posições occipitotransversas esquerdas (OTE) e occipitotransversas direitas (OTD) (comprovadas por radiografia) não rodam posteriormente. Nem a teoria baseada na arquitetura pélvica não explica também a situação na qual, na mesma paciente, a cabeça roda anteriormente durante um trabalho de parto, e posteriormente, em outro. Na verdade, não são conhecidas as razões exatas pelas quais a rotação interna ocorre desse modo. Em muitos trabalhos de parto, a rotação interna se completa quando a cabeça alcança o assoalho pélvico ou logo após. A rotação interna precoce é frequente em multíparas e em pacientes que têm contrações uterinas eficientes. A rotação interna ocorre principalmente durante o segundo estágio do trabalho de parto.

Extensão

A extensão ocorre (Fig. 10-5) basicamente como resultado de duas forças: (1) contrações uterinas que exercem pressão para baixo e (2) a resistência do assoalho pélvico. Deve-se salientar que a parede anterior da pelve (o púbis) tem apenas 4 a 5 cm de comprimento, mas a parede posterior (o sacro) tem 10 a 15 cm. Consequentemente, o sincipúcio tem uma distância maior para percorrer do que o occipúcio. À medida que a cabeça fletida continua sua descida, ocorre um abaulamento do períneo, seguido pela coroação. O occipúcio passa pelo estreito inferior da pelve lentamente, e a nuca gira no ângulo subpúbico. Então, por um processo rápido de extensão, o sincipúcio passa rapidamente pelo sacro, e o bregma, a fronte, o nariz, a boca e o mento são expulsos em sucessão sobre o períneo.

A. Visão vaginal.   B. Visão lateral.

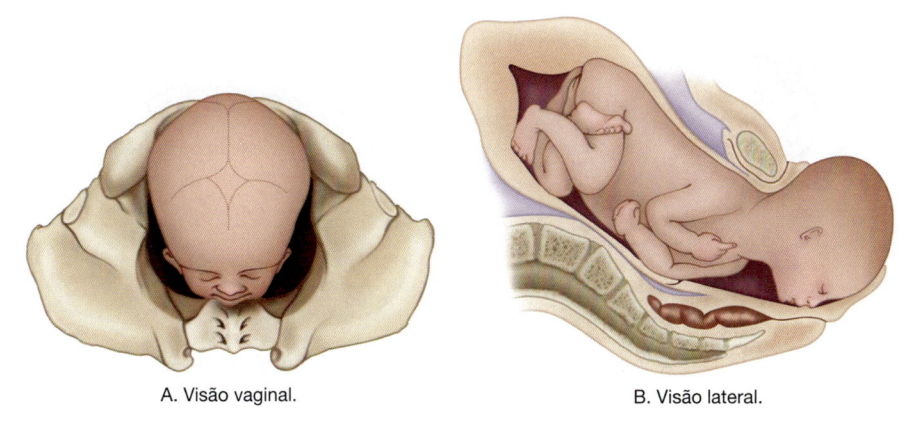

FIGURA 10-5 Extensão.

Restituição

Quando a cabeça alcança o assoalho pélvico, os ombros entram na pelve (Fig. 10-6). Como os ombros permanecem no diâmetro oblíquo, enquanto a cabeça roda anteriormente, o pescoço fica torcido. Quando a cabeça fica liberada ocorre um movimento de restituição com rotação de 45° de OA para OAE e retorna à relação normal com os ombros.

Rotação externa

A rotação externa da cabeça é, na verdade, a manifestação externa de rotação interna dos ombros. À medida que os ombros alcançam o assoalho pélvico, o ombro anterior fica sob a sínfise e ocorre a rotação do diâmetro biacromial que gira do diâmetro oblíquo esquerdo para o diâmetro anteroposterior da pelve. Assim, o maior diâmetro dos ombros pode se ajustar ao maior diâmetro do estreito inferior da pelve. A cabeça, que sofreu rotação de 45° para retomar sua relação normal com os ombros, faz nova rotação de 45° para manter a redução: de OAE para OTE (Fig. 10-7). Um resumo do mecanismo de trabalho de parto é visto na Figura 10-8.

Mecanismo dos ombros

Quando a cabeça aparece no estreito inferior da pelve, os ombros entram no estreito superior da pelve. Eles se encaixam no diâmetro oblíquo oposto ao da cabeça. Por exemplo, no OAE, quando a cabeça se encaixa no diâmetro oblíquo direito do estreito superior da pelve, os ombros encaixam-se no oblíquo esquerdo.

As contrações uterinas e os esforços de expulsão materno forçam o feto para baixo. O ombro anterior alcança o assoalho pélvico primeiramente e sofre rotação anterior sob a sínfise. A rotação anterior dos ombros ocorre em direção oposta à da rotação anterior da cabeça. O ombro anterior é liberado sob a sínfise púbica e roda

A. Visão lateral.

B. Visão vaginal.

C. Visão anteroposterior.

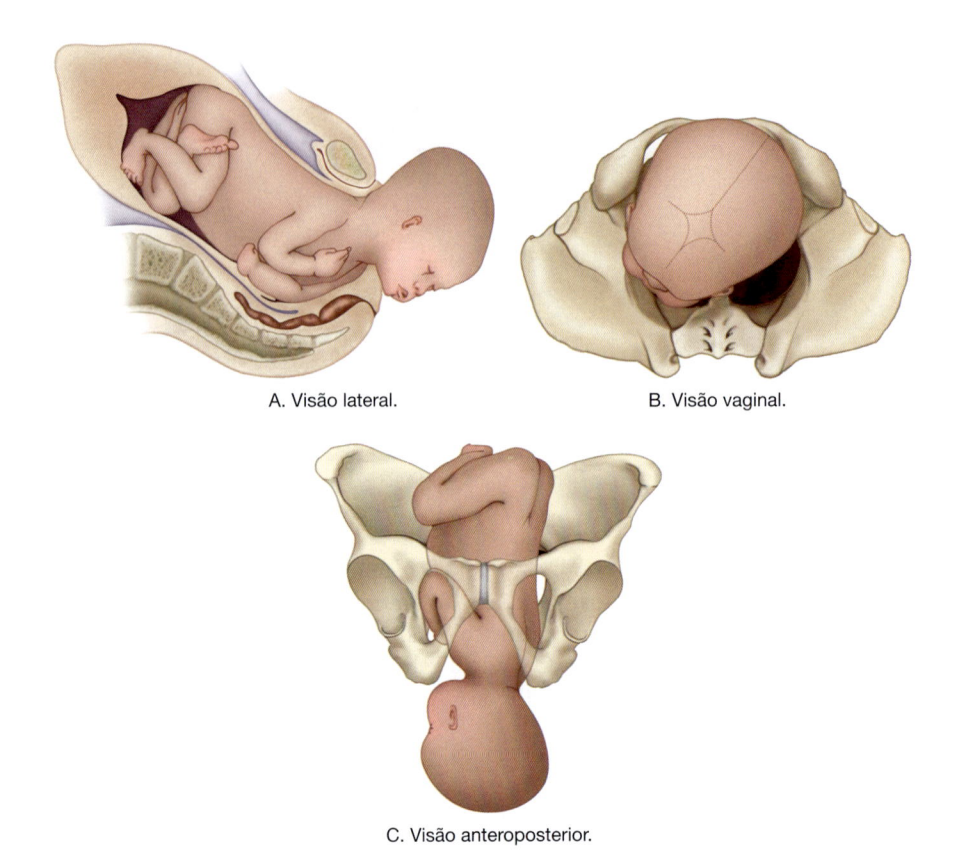

FIGURA 10-6 Restituição: occipitanterior para occipitanterior esquerda.

nesse local (Fig. 10-9A). Depois, o ombro posterior desliza sobre o períneo por um movimento de flexão lateral (Fig. 10-9B).

Expulsão do tronco e das extremidades

Após a saída dos ombros, o restante do feto é expulso pelo esforço materno, sem mecanismo especial e sem dificuldade.

Moldagem

Em OAE, o diâmetro suboccipitobregmático apresentado fica reduzido e a cabeça se alonga no diâmetro verticomentoniano (Fig. 10-10).

A. Visão lateral.

B. Visão vaginal.

C. Visão anteroposterior.

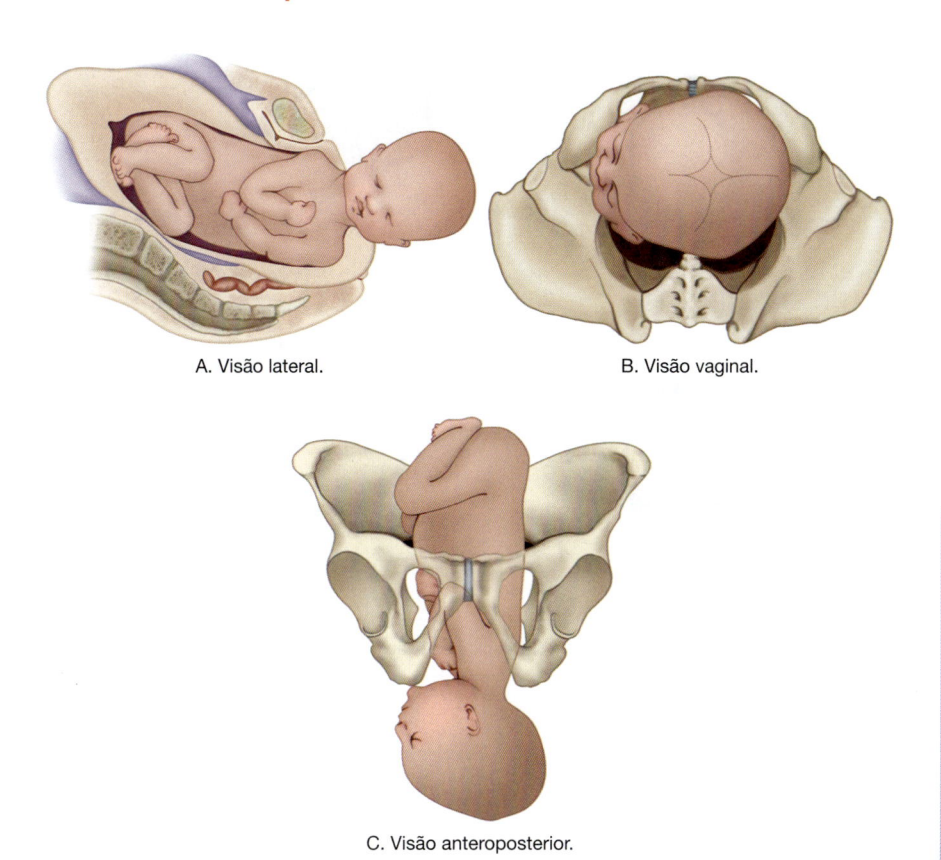

FIGURA 10-7 Rotação externa: occipitanterior esquerda para occipitotransversa esquerda.

DEQUITAÇÃO DA PLACENTA
Descolamento da placenta

Logo após o parto, as contrações uterinas começam novamente. Como o feto não está mais no útero, a retração do segmento superior é maior do que durante o primeiro e o segundo estágios. Essa retração reduz muito a área onde a placenta está inserida (Fig. 10-11A). O tamanho da placenta, contudo, não é redutível. A disparidade resultante entre o tamanho da placenta e sua área de inserção leva à clivagem na camada esponjosa da decídua e, dessa forma, a placenta é separada da parede do útero (Fig. 10-11B). Durante o processo de descolamento, o sangue acumula-se entre a placenta e o útero. Quando o descolamento está completo, o sangue é liberado e extravasa pela vagina; observa-se a descida do cordão umbilical.

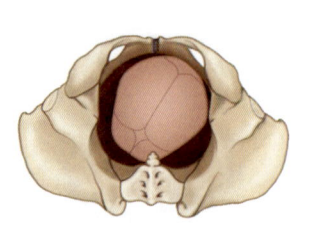

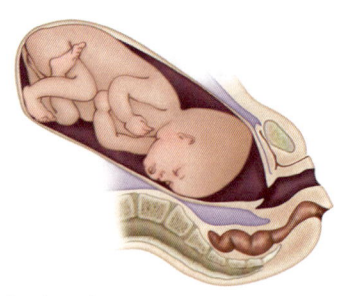

A. Início do trabalho de parto.

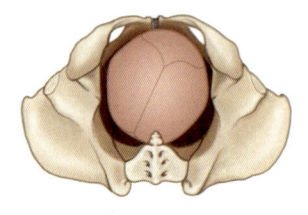

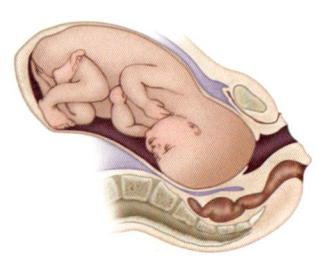

B. Descida e flexão.

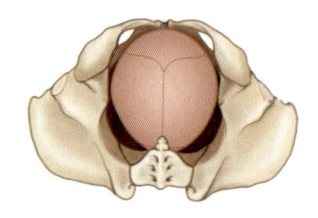

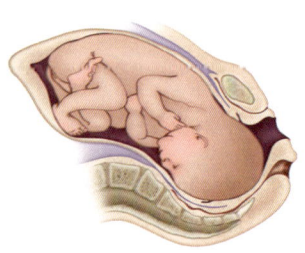

C. Rotação interna: OAE para OA.

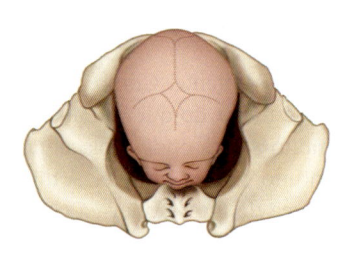

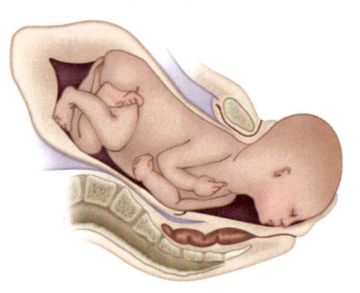

D. Extensão.

FIGURA 10-8 Resumo do mecanismo de trabalho de parto: occipitanterior esquerda.
OA, occipitanterior; OAE, occipitanterior esquerda; OTE, occipitotransversa esquerda.

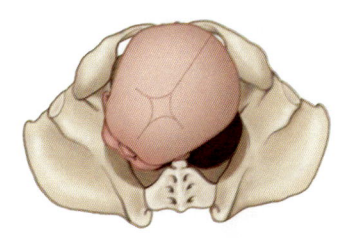

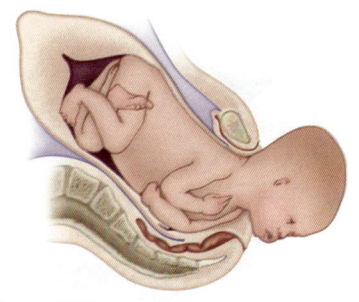

E. Restituição: OA para OAE.

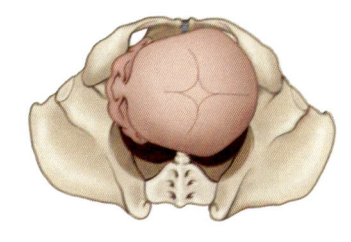

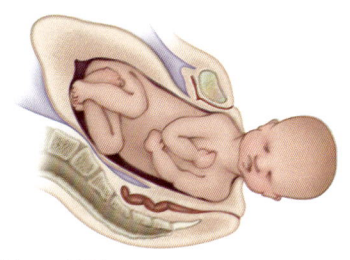

F. Rotação externa: OAE para OTE.

FIGURA 10-8 (*Continuação*)

Expulsão da placenta

Logo após o descolamento da placenta, ela é expelida para a vagina pelas contrações uterinas. A partir daí, é liberada pelos esforços de expulsão da parturiente. Dois métodos de expulsão foram descritos. No método Duncan, a borda inferior da placenta sai primeiramente, com as superfícies materna e fetal aparecendo juntas, e o restante do órgão desliza para baixo. No método Schultze, a placenta sai como um guarda-chuva invertido, o lado fetal lustroso aparecendo primeiramente e as membranas seguindo depois. Embora o método Schultze sugira implantação no fundo do útero e o método Duncan supõe que a placenta estava presa à parede do útero, o mecanismo exato de dequitação da placenta tem pouca significância prática.

Controle de hemorragia

Os vasos sanguíneos que passam pelo miométrio são tortuosos e angulares. As fibras musculares estão arranjadas em uma rede entrelaçada através da qual os vasos sanguíneos circulam. Após o descolamento da placenta, a retração leva a um encurta-

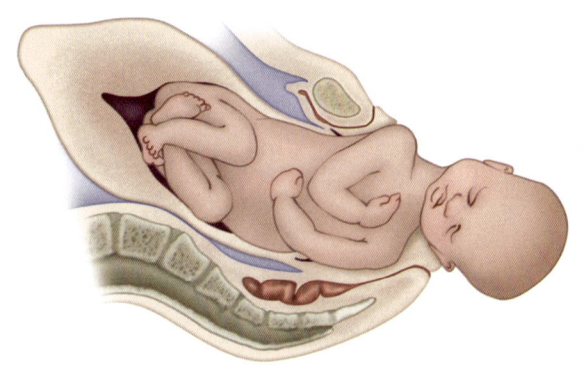

A. Expulsão do ombro anterior.

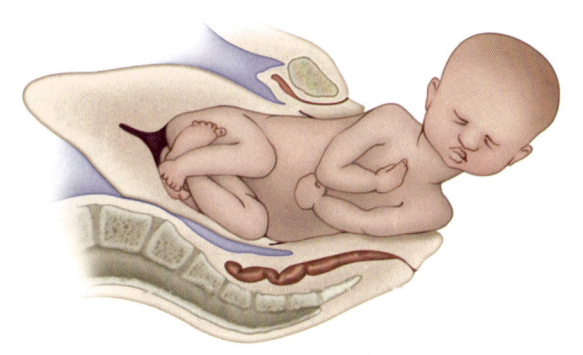

B. Expulsão do ombro posterior.

FIGURA 10-9 **Expulsão dos ombros.**

mento permanente das fibras musculares uterinas. Isso comprime, dobra, torce e fecha as arteríolas e as vênulas como ligaduras naturais. O suprimento sanguíneo para o local de implantação placentária é efetivamente cortado e o sangramento é controlado. Se o útero estiver atônico e sem retração adequada após o descolamento da placenta, os vasos não fecham e pode ocorrer hemorragia pós-parto. Portanto, é importante esperar que o útero se retraia e que o plano de clivagem ocorra antes de tentar retirar a placenta.

CURSO CLÍNICO DO TRABALHO DE PARTO: OAE

Quase sempre, uma OAE roda 45° trazendo o occipúcio para o arco púbico, de onde ocorre o parto espontâneo. Ocasionalmente, devido a pequenos graus de des-

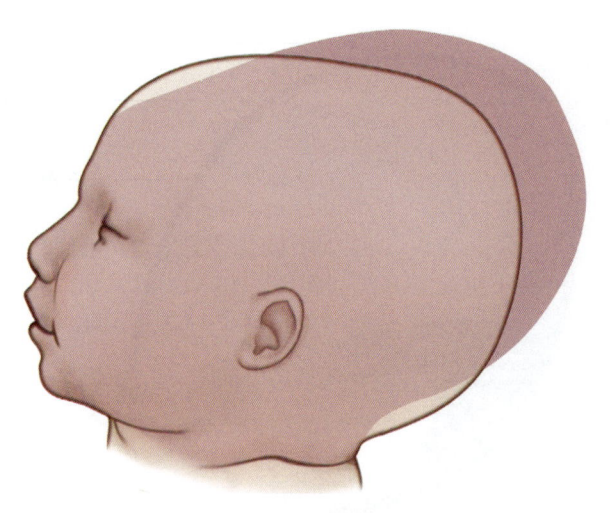

FIGURA 10-10 Moldagem.

proporção, períneo rígido ou fadiga generalizada, a paciente pode não ser capaz de completar o segundo estágio. Paradas podem ocorrer em duas posições:

1. Pode ocorrer após a rotação completa para OA, de modo que a sutura sagital esteja no diâmetro anteroposterior.
2. A rotação pode falhar, e a cabeça fetal permanece na posição OAE original com a sutura sagital no diâmetro oblíquo direito da pelve.

O manejo da parada das posições occipitanteriores consiste nas seguintes etapas:

1. Se a rotação para OA ocorreu, o fórceps pode ser aplicado nas laterais da cabeça do feto, que é, então, extraído. (Ver Cap. 25 para detalhes da técnica.)
2. Se a rotação falhou, o fórceps pode ser aplicado nas laterais da cabeça do feto. Primeiramente, a cabeça é rodada com o fórceps de OAE para OA e, então, o bebê é extraído. (Ver Cap. 25 para detalhes da técnica.)

OCCIPITANTERIOR DIREITA: OAD

A OAD é menos comum do que a OAE. Os achados físicos e o mecanismo de trabalho de parto são similares, mas opostos à OAE. A diferença está no fato de, no OAD, o occipúcio e o dorso do feto estarem no lado direito da mãe e as pequenas partes estarem no lado esquerdo.

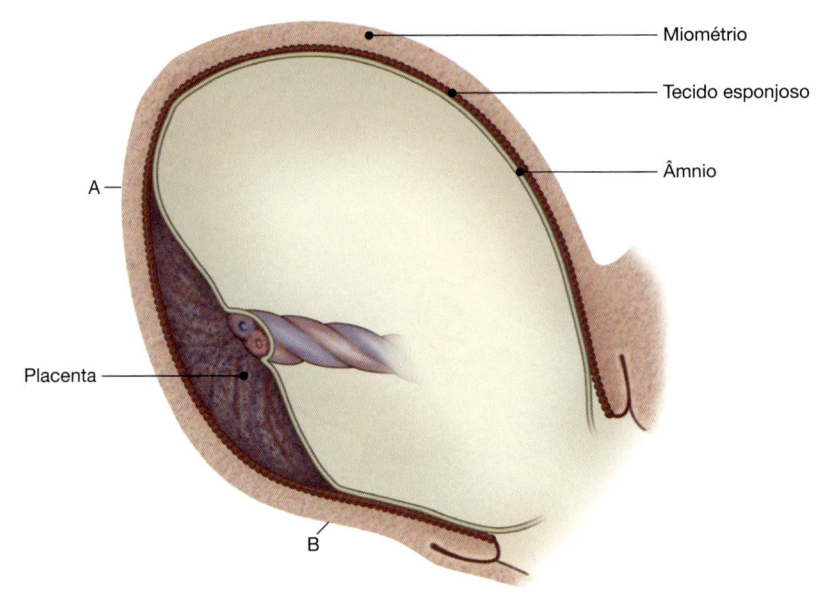

A. Placenta presa à parede uterina.

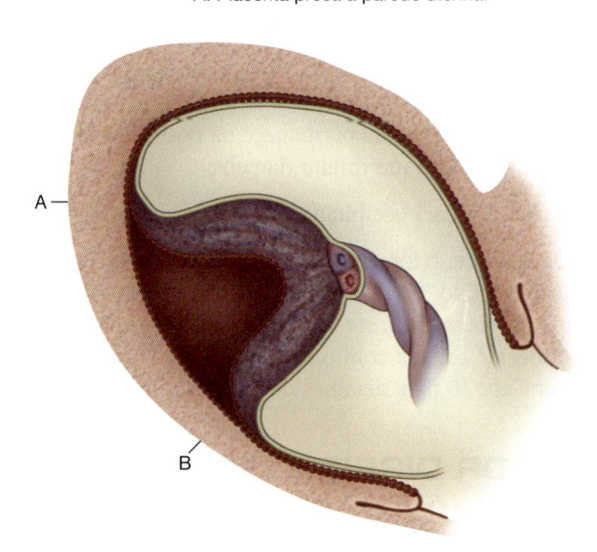

B. Placenta separada da parede uterina.

FIGURA 10-11 Dequitação da placenta.

Evolução Clínica do Trabalho de Parto Normal

CAPÍTULO 11

Jessica Dy

Definições

TRABALHO DE PARTO É o processo fisiológico através do qual os produtos da concepção (feto, líquido amniótico, placenta e membranas) são expulsos da cavidade do útero pelo canal vaginal para o mundo exterior. É definido pela presença de contrações uterinas regulares associadas com apagamento e dilatação do colo do útero e com a descida fetal.

TRABALHO DE PARTO PRÉ-TERMO É o início do trabalho de parto antes de 37 semanas completas (menos de 259 dias) a partir do primeiro dia da data da última menstruação.

DISTOCIA Trabalho de parto anormalmente lento e protraído.

DATA PROVÁVEL DO PARTO Em média, ocorre 280 dias após a data da última menstruação ou 267 dias a partir da concepção. O cálculo é feito pela subtração de três meses do primeiro dia da última menstruação e adicionando sete dias (regra de Naegle).

INÍCIO DO TRABALHO DE PARTO
Fatores determinantes do início do trabalho de parto

A hipótese de Hipócrates de que o feto determina o momento do seu nascimento tem sido confirmada em alguns animais. Em seres humanos, contudo, parece que a placenta e as membranas fetais desempenham o papel principal no início do trabalho de parto, enquanto o feto pode modular a evolução do trabalho de parto. A causa exata do início do trabalho de parto e do mecanismo do parto não é conhecida, no entanto existem evidências sugerindo que o fator hormonal desempenha um papel fundamental.

Em carneiros, a maturação do eixo hipotalâmico-hipofisário-suprarrenal no final da gravidez é responsável pelo início do trabalho de parto provocando alterações na produção de esteroides placentários e, induzindo o aumento da produção de prostaglandina intrauterina. O parto pode ser induzido pela infusão de hormônio adrenocorticotrófico (ACTH, do inglês *adrenocorticotropic hormone*) ou de glicocorticoides ao carneiro fetal *in utero* antes de o termo ser atingido. Esses fetos pré-termo são viáveis e estão aptos a expandir seus pulmões, indicando que os glicocorticoides fetais também contribuem para a maturação pulmonar, bem como na parturição. Nos carneiros, assim como em seres humanos, a natureza do estímulo que leva ao aumento da atividade hipofisária-suprarrenal no fim da gravidez não é conhecida.

Atualmente, não existem evidências de que o feto humano desempenhe o mesmo papel fundamental na determinação do início do parto. A suposição de que a anencefalia e a hipoplasia suprarrenal predispõem ao prolongamento da gravidez é controversa. Nos seres humanos e nos macacos, a administração de glicocorticoides não induz o trabalho de parto, nem há evidência para demonstrar que o cortisol fetal desempenhe um papel no início do trabalho de parto nos seres humanos.

Estrogênio

Embora existam algumas evidências mostrando que o estrogênio está envolvido no parto de seres humanos, o seu modo de ação não está bem definido. A placenta é a principal fonte da biossíntese de estrogênio na gravidez. Os estrogênios ativam o miométrico aumentando as junções do tipo *gap* e estimulam a produção de receptores responsáveis pelas contrações miometriais (p. ex., canais de cálcio e receptores de ocitocina).

Progesterona

Em alguns animais, a progesterona contribui para a manutenção da quiescência uterina. Nos primatas, o papel da progesterona ainda não é conhecido. Estudos recentes têm sugerido que o uso de progesterona pode reduzir o nascimento prematuro em mulheres com risco de trabalho de parto pré-termo. No entanto, a administração dos antagonistas de receptor de progesterona não parece induzir o trabalho de parto a termo e não ocorre redução dos níveis de progesterona antes do início espontâneo do trabalho de parto. Existem evidências de que os níveis de progesterona livre podem aumentar próximo ao início do trabalho de parto.

Ocitocina

Os níveis séricos de ocitocina materna não aumentam antes do início do trabalho de parto espontâneo; sendo improvável que a ocitocina possa desencadear o início da parturição humana. Contudo, ocorre um aumento da sensibilidade uterina à ocitocina no final da gravidez, em grande parte, devido ao aumento de 100 a 200 vezes na concentração de receptores de ocitocina no miométrio. O aumento na liberação pulsátil de ocitocina à medida que o trabalho de parto progride, resulta em contrações uterinas mais fortes.

Prostaglandina

Três tipos de evidência sustentam a hipótese do papel da prostaglandina na parturição humana: (1) há aumento da produção de prostaglandina na gestação a termo; (2) a contratilidade uterina e o trabalho de parto pré-termo podem ser suprimidos pelo uso de inibidores da síntese da prostaglandina (incluindo inibidores da ciclo-oxigenase, como a indometacina); e (3) as prostaglandinas exógenas estimulam a contração uterina em primatas. Não se sabe se o efeito primário da prostaglandina na gestação a termo é exercido pelo aumento da biossíntese, pelo aumento da sensibilidade miometrial, ou por ambos.

Sinais e sintomas preliminares do início do trabalho de parto

1. A descida do ventre materno ocorre duas a três semanas antes do termo, e é percebida pela mãe à medida que o feto se insinua no segmento uterino inferior.

2. A insinuação ocorre duas a três semanas antes do termo nas primigestas.
3. Ocorre aumento da secreção vaginal.
4. A perda de peso é causada pela excreção de líquido corporal.
5. Ocorre eliminação do tampão mucoso.
6. Ocorre sangramento discreto.
7. O colo do útero torna-se macio e apagado.
8. Pode ocorrer dor lombar persistente.
9. A dor do falso trabalho de parto pode ocorrer com frequência variável.

Definições

CONTRAÇÃO Encurtamento da fibra muscular em resposta ao estímulo, com retorno ao seu comprimento original ao final da contração.

RETRAÇÃO É o encurtamento da fibra muscular sem retorno ao seu comprimento normal quando após o término da contração. O músculo permanece encurtado, mas a tensão permanece a mesma. Desse modo, o relaxamento muscular é compensado e as paredes uterinas mantêm a pressão interna. A retração é responsável pela descida. Na ausência dessa propriedade ocorreria retorno à posição inicial e não ocorreria a descida fetal. Durante a contração, é como se três passos fossem dados para a frente e, então, três fossem dados para trás. Com a retração, três passos são dados para a frente e dois para trás. Dessa forma, a descida fetal vai ocorrendo gradualmente. No controle do sangramento pós-parto, a retração é essencial. Sem ela, muitas pacientes poderiam sangrar até a morte.

ANEL DE RETRAÇÃO FISIOLÓGICO À medida que o trabalho de parto progride, o segmento uterino superior torna-se progressivamente mais curto e espesso, e o segmento inferior se alonga e fica mais delgado. O limite entre os dois segmentos é o anel de retração fisiológico (Fig. 11-1).

ANEL DE RETRAÇÃO PATOLÓGICO Nos casos de trabalho de parto obstruído, o anel fisiológico torna-se exagerado, sendo conhecido como anel de retração patológico (Bandl).

ANEL DE CONSTRIÇÃO Representa o espasmo miometrial localizado no segmento inferior que pode impedir a descida fetal.

TÔNUS A menor pressão intrauterina (intra-amniótica) entre as contrações. É expresso em milímetros de mercúrio (mmHg). A tensão em repouso normal é 8 a 12 mmHg.

INTENSIDADE Também conhecida como amplitude, é o aumento na pressão intrauterina desencadeada pela contração. É medida a partir da linha de base, pressão (tônus) de repouso e não a partir do zero. O normal é 30 a 50 mmHg.

FREQUÊNCIA Caldeyro-Barcia definiu a frequência como o número de contrações em 10 minutos. A frequência no trabalho de parto normal, deve ser de pelo menos duas contrações em cada 10 minutos.

ATIVIDADE UTERINA A unidade Montevidéu (UM) foi introduzida por Caldeyro-Barcia e representa a intensidade média das contrações uterinas multiplicadas pelo número de contrações observadas durante um período de monitoramento de 10 minutos (intensidade × frequência). A unidade de Alexandria incorporou uma terceira variável, a duração da contração. Representa o produto da intensidade média da contração em milímetros de mercúrio pela frequência das contrações em 10 minutos e pela duração média da contração em minutos (intensidade × frequência × duração).

CONTRAÇÕES UTERINAS NORMAIS

As contrações uterinas ocorrem espontaneamente com um padrão característico para cada indivíduo e para os vários estágios da gestação. A frequência, a duração e a força das contrações miometriais podem ser estimadas pela percepção tátil, com a mão colocada sobre o abdome da mãe ou com técnicas eletrônicas. Essa última usa um tocodinamômetro externo não invasivo, que consiste em um sensor de pressão colocado no abdome sobre o fundo do útero ou por método interno que utiliza um cateter aberto, preenchido com líquido introduzido através do colo do útero na cavidade do útero. Essa é a técnica mais precisa de monitoramento das contrações uterinas.

O registro da contração uterina normal é representado por uma curva em forma de sino. A inclinação crescente em direção ao ápice da curva representa a força real da contração e compreende apenas um terço da contração total. O período de relaxamento compõe dois terços do processo e é mostrado por uma curva, inicialmente, com inclinação descendente aguda, que se torna mais horizontal no último terço, refletindo o estágio final de relaxamento.

Caldeyro-Barcia publicou uma descrição lógica e compreensível da onda de contração uterina normal.

Tríplice gradiente descendente de Caldeyro-Barcia

Cada onda de contração possui três componentes:

1. A *propagação* da contração ocorre de cima para baixo. Ela começa no marca-passo e se propaga para o segmento inferior do útero.
2. A *duração* da contração diminui progressivamente à medida que a onda se propaga e se afasta do marca-passo. Durante qualquer contração, o fundo do útero permanece contraído por um período de tempo mais longo do que o segmento inferior.
3. A *intensidade* da contração é máxima no fundo do útero. O segmento superior do útero contrai-se mais fortemente do que o segmento inferior.

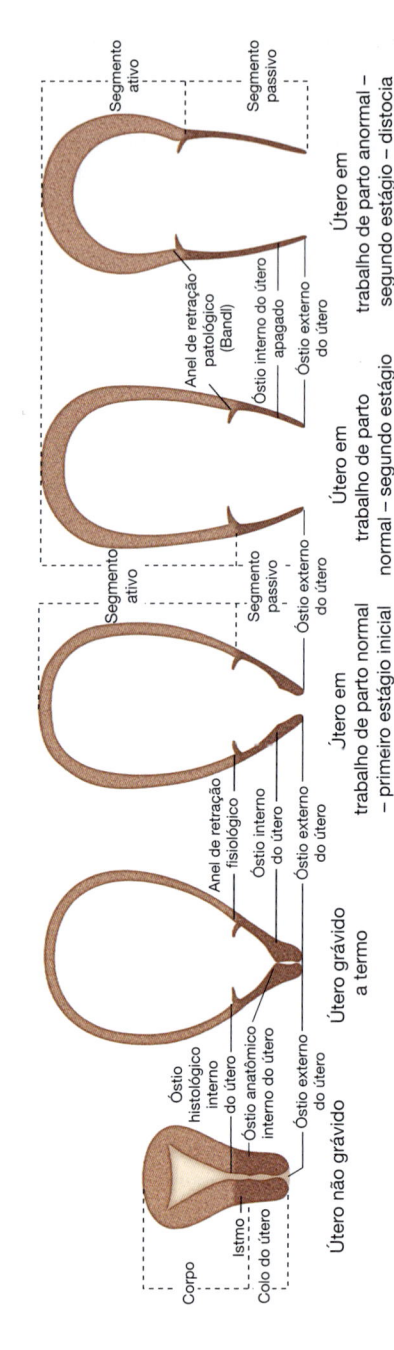

FIGURA 11-1 Desenvolvimento progressivo dos segmentos e dos anéis de retração no útero à termo. Observar a comparação entre o útero não grávido, útero a termo e útero em trabalho de parto. O segmento passivo se forma a partir do segmento uterino inferior (istmo) e do colo do útero; o anel de retração fisiológico representa o óstio interno do útero anatômico do útero. O anel patológico se forma sob condições anormais a partir do anel fisiológico. (*De Pritchard, MacDonald and Gant Williams Obstetrics, 17th ed., 1985. Cortesia de Appleton-Century-Crofts.*)

Para que ocorra o trabalho de parto normal, é necessário que o tríplice gradiente descendente se desenvolva adequadamente. A atividade do segmento superior é maior do que a atividade do segmento inferior. Todas as partes do útero se contraem, mas o segmento superior apresenta contrações mais intensas do que o inferior; e, as últimas contrações são mais fortes que as cérvices. Se não ocorrer desse modo, não haverá progresso do trabalho de parto.

As contrações normais são regulares e intermitentes. Ocorre a contração (sístole) e o relaxamento (diástole). O útero mais eficiente é o que mostra tônus moderadamente mais baixo e contrações fortes.

Marca-passos
Normalmente, há dois marca-passos, cada um situado em uma extremidade da tuba uterina. O marca-passo é responsável pelo início da contração, e a sua atividade deve ser coordenada. No útero anormal, novos marca-passos podem surgir em qualquer lugar, resultando em uma ação uterina descoordenada.

Propagação
As contrações iniciam a partir do marca-passo e se propagam de modo descendente para o útero. Uma pequena contração aumenta no fundo do útero no nível do marca-passo.

Coordenação
A coordenação das contrações uterinas iniciam precocemente em algumas áreas do útero atingem a sua tensão máxima ao mesmo tempo, enquanto as contrações que iniciam tardiamente atingem seu pico máximo rapidamente. Assim, no pico da contração, todo o útero atua como uma unidade. O relaxamento, por outro lado, começa simultaneamente em todas as partes do útero. Para que a ação uterina atue normalmente, deve haver uma boa coordenação entre as duas metades do útero, e entre os segmentos superior e inferior.

Dilatação do colo do útero
A dilatação do colo do útero é causada por dois mecanismos:

1. Pela pressão exercida pela apresentação sobre o colo do útero: quando essa parte do feto é regular e está encaixada (p. ex., a cabeça fletida), favorece a ação uterina e a dilatação do colo do útero. A bolsa de águas não desempenha papel importante.
2. Pela tração longitudinal exercida sobre o colo do útero pelo segmento superior uterino à medida que contrai e retrai: após cada contração, o segmento superior torna-se mais espesso e encurtado; o segmento uterino inferior torna-se mais longo, mais fino e distendido; e ocorre a dilatação do colo do útero.

A dilatação do colo do útero é o resultado de um gradiente descendente de atividade a partir do fundo até o segmento uterino inferior.

Contração do ligamento redondo

São ligamentos musculares que se contraem ao mesmo tempo que o segmento superior do útero. Esses ligamentos auxiliam a sustentação do útero, impedem a subida no abdome e ajudam a impulsionar a descida da apresentação.

Contrações uterinas durante a gravidez

Alguma atividade uterina ocorre durante toda a gravidez. Durante as primeiras 30 semanas, a frequência e a força das contrações são baixas, menores do que 20 unidades Montevidéu.

Após 30 semanas e especialmente após 35 semanas, as contrações tornam-se mais frequentes e podem ser percebidas pela paciente. Algumas vezes, são dolorosas e chamadas de dores do falso trabalho de parto. Durante as últimas semanas de gravidez, ocorre aumento da atividade uterina, constituindo a fase preparatória do trabalho de parto e integra o processo da parturição. As contrações desse período estão associadas com aumento crescente da atividade uterina, amadurecimento cervical e preparação para o verdadeiro trabalho de parto (contrações de Braxton Hicks). A fase preparatória do trabalho de parto se distingue do trabalho de parto clinicamente reconhecível pelo grau de modificações que induz, sendo difícil determinar o momento em que inicia.

DOR DO TRABALHO DE PARTO

A dor durante o trabalho de parto está relacionada a contrações do útero. No trabalho de parto normal, a dor é intermitente. Ela começa à medida que o útero se contrai, fica mais forte quando a contração atinge o pico e desaparece quando o útero relaxa. O grau de dor varia entre as pacientes, na mesma paciente durante trabalhos de parto sucessivos e em diferentes estágios no mesmo trabalho de parto. Em alguns casos, as contrações são indolores.

Causas

1. Distensão da parte inferior do útero.
2. Alongamento dos ligamentos adjacentes ao útero.
3. Compressão ou estiramento dos gânglios nervosos no colo do útero e na parte inferior do útero.
4. Estado relativamente isquêmico, provocado pela contração uterina (similar à angina de peito). Isso ocorre especialmente quando o tônus uterino é muito alto ou quando as contrações são muito frequentes e duram muito tempo. Quantidades adequadas de sangue não chegam aos músculos ocorrendo hipoxemia.

Dor na parte inferior do abdome

A dor na parte inferior do abdome parece estar relacionada com a atividade no segmento uterino superior e está presente durante o trabalho de parto eficiente.

Dor lombar

A dor lombar está relacionada com a tensão no segmento uterino inferior e no colo do útero. No trabalho de parto normal, a dor lombar é intensa no início de uma contração e nos estágios iniciais da dilatação do colo do útero. Quando o colo do útero apresenta uma resistência maior, a dor lombar é mais intensa. Nas posições posteriores dessa dor também é mais intensa. Em geral, quanto menos intensa a dor lombar, mais eficiente é a atividade uterina.

Dor na incoordenação uterina

1. Dor muito intensa na região lombar.
2. Devido ao tônus persistentemente alto a contrações irregulares em algumas partes do útero, a dor pode estar presente mesmo no intervalo entre as contrações.
3. A dor inicia antes da contração uterina e persiste mesmo após o relaxamento uterino.

TRABALHO DE PARTO VERDADEIRO E FALSO

Sinais do verdadeiro trabalho de parto

1. As contrações uterinas ocorrem em intervalos regulares. Surgindo a cada 20 ou 30 minutos no início e a medida que progride o intervalo se reduz para cada três a cinco minutos, na fase ativa. À medida que o trabalho de parto prossegue, as contrações aumentam em duração e intensidade.
2. As sístoles uterinas são dolorosas.
3. O aumento do tônus uterino é palpável.
4. A dor é sentida na região lombar e na parede anterior do abdome.
5. O verdadeiro trabalho de parto provoca o apagamento e a dilatação do colo do útero.
6. Ocorre a descida da apresentação fetal.
7. Pode ocorrer a formação da bolsa amniótica.

Falso trabalho de parto

No falso trabalho de parto as contrações são ineficientes, geralmente duram apenas alguns segundos. Aparecem alguns dias até um mês antes do termo. Em geral, iniciam de forma incoordenada. São irregulares e curtas e são percebidas na região abdominal e menos na região lombar. A contração uterina não é uniforme e não ocorre endurecimento da parede uterina. Essas contrações não promovem a descida de apresentação, nem o apagamento e a dilatação progressiva do colo do útero.

As dores do falso trabalho de parto podem extenuar a paciente, de modo que quando o verdadeiro trabalho de parto começar, ela se encontre em más condições, mental e fisicamente. O tratamento é direcionado à causa, se houver, ou o médico pode prescrever um sedativo eficiente que interrompa as dores do falso trabalho de parto, mas não interfira no verdadeiro trabalho de parto. É também importante assegurar a hidratação e o repouso adequados. Sedativos apropriados podem ser criteriosamente oferecidos para permitir à paciente algum repouso antes do início do verdadeiro trabalho de parto.

A força das contrações uterinas pode ser clinicamente estimada através dos critérios mostrados na Tabela 11-1.

TABELA 11-1   Intensidade das contrações uterinas

	Frequência	Duração	Compressibilida-de do útero
Boa	A cada 2-3 minutos	45-60 segundos	Nenhuma
Razoável	A cada 4-5 minutos	30-45 segundos	Discreta
Ruim	A cada +6 minutos	< 30 segundos	Fácil

PERÍODOS DO TRABALHO DE PARTO

Primeiro período. A partir do início do verdadeiro trabalho de parto até a dilatação completa do colo do útero. Dura de 6 a 18 horas na mulher nulípara e de 2 a 10 horas nas multíparas.

Segundo período. A partir da dilatação completa do colo do útero até o nascimento do bebê. Tem duração de 30 minutos até 3 horas na nulípara e entre 5 até 30 minutos na multípara. A duração média é um pouco inferior a 20 minutos nas multíparas e um pouco menos do que 50 minutos nas nulíparas.

Terceiro período. A partir do nascimento do feto até a expulsão da placenta. Tem duração entre 5 e 30 minutos.

Quarto período. A partir da dequitação da placenta pode demorar até uma hora após o parto.

Primeiro período do trabalho de parto

O primeiro período do trabalho de parto começa com o verdadeiro trabalho de parto e se estende até a dilatação total do colo do útero. As contrações são intermitentes e dolorosas, e percebidas pela palpação abdominal. As dores tornam-se mais frequentes e mais intensas à medida que o trabalho de parto progride. Como regra, elas iniciam na região lombar e se distribuem para o abdome e para a parte superior das coxas.

VERDADEIRO TRABALHO DE PARTO	FALSO TRABALHO DE PARTO
Dores em intervalos regulares	Irregulares
Intervalos gradualmente menores	Sem alterações consistentes
Duração e intensidade aumentam	Sem alterações consistentes
A dor inicia na região lombar e passa para a parte da frente	Dor principalmente abdominal
A deambulação aumenta a intensidade	Sem alteração
Associação entre o grau de contração uterina e intensidade da dor	Sem relação
Sangramento muitas vezes presente	Ausente
Colo do útero apagado e dilatado	Sem alteração do colo do útero
Descida da apresentação	Ausência de descida
A cabeça permanece fixa entre as contrações	A cabeça permanece móvel
A sedação não interrompe o verdadeiro trabalho de parto	Um sedativo eficiente interrompe as dores do falso trabalho de parto

Apagamento e dilatação do colo do útero

Durante a maior parte da gravidez, a cérvice tem cerca de 3 a 4 cm de comprimento e está fechada. No final da gestação, ocorrem mudanças progressivas no colo do útero, incluindo amaciamento, apagamento (encurtamento), dilatação e anteriorização em relação a posição vaginal. O óstio interno do útero do útero desaparece à medida que o canal do colo do útero é incorporado ao segmento inferior do útero. Essas mudanças se correlacionam com a proximidade do início do trabalho de parto e com o sucesso na indução do trabalho de parto.

De maneira ideal, o colo do útero deveria estar maduro no início do trabalho de parto. O colo do útero maduro é (1) macio, (2) tem menos que 1,3 cm de comprimento ou 80% de apagamento, (3) é permeável a 1 dedo e (4) é dilatável. O colo do útero maduro é uma indicação de que o útero está preparado para o início do trabalho de parto. Durante o trabalho de parto, o colo do útero encurta e ocorre dilatação do orifício cervical externo. Quando a dilatação do colo do útero é suficiente (10 cm, em geral) para permitir a passagem da cabeça fetal, é descrita como dilatação completa (Fig. 11-2).

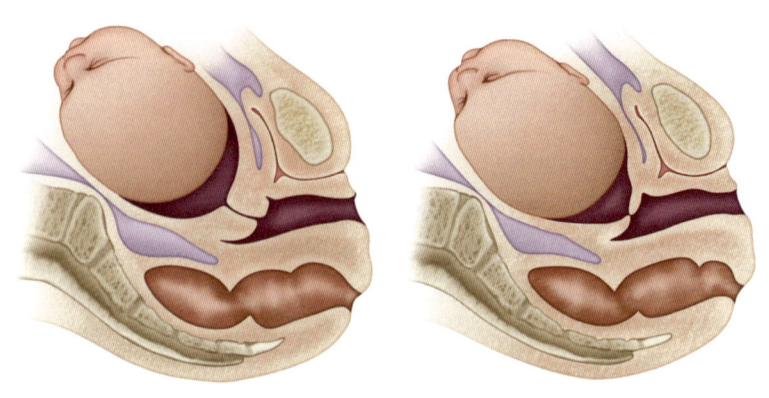

A. Colo do útero grosso e fechado.

B. Colo do útero apagado.

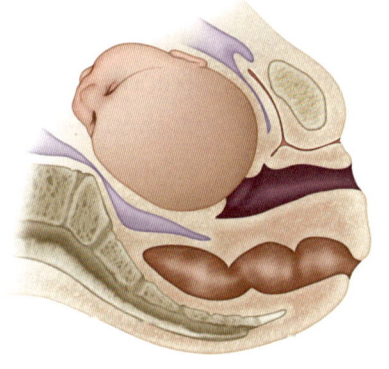

C. Colo do útero apagado e dilatado para 2 a 3 cm.

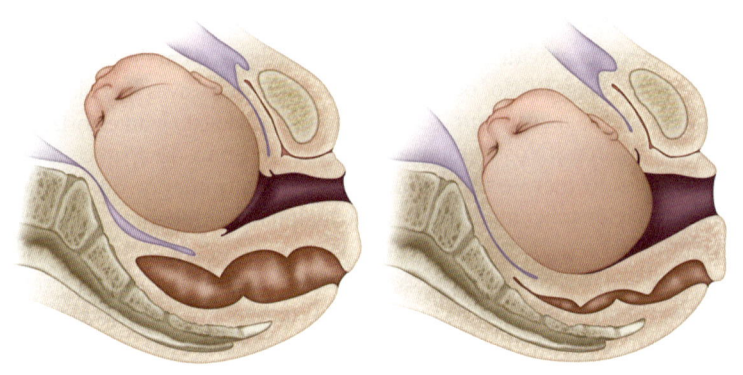

D. Colo do útero permeável.

E. Colo do útero completamente dilatado e retraído.

FIGURA 11-2 **Dilatação do colo do útero.**

O amadurecimento do colo do útero é um processo gradual que surge no verdadeiro trabalho de parto. Os feixes de colágeno rígido reorganizam-se em um padrão mais flexível, permitindo que as fibras deslizem uma sobre as outras. Durante a gravidez, esse processo ocorre de forma gradual, resultando no amolecimento, no encurtamento e na dilatação parcial do colo do útero. Essas mudanças podem começar entre a 24ª e a 28ª semana de gestação. Os mecanismos que controlam o amadurecimento cervical não são bem compreendidos, mas estão associados aos mecanismos que controlam a parturição. Os fatores que contribuem incluem as contrações de Braxton Hicks (em geral, indolores) que tracionam o colo do útero e os hormônios como estrogênio, progesterona, relaxina, ocitocina e prostaglandina.

As mudanças que ocorrem no colo do útero durante a gravidez podem estar correlacionadas com o momento do início do trabalho de parto. As mulheres cuja cérvice amadurece precocemente poderão iniciar o trabalho de parto antes das 40 semanas. Quando o colo do útero permanece inalterado até o final da gravidez, o prolongamento da gestação após 40 semanas é comum.

Fases do primeiro período do trabalho de parto

Fase latente. É difícil definir com precisão o início da fase latente do primeiro período do trabalho de parto, ela começa quando a paciente percebe as primeiras contrações uterinas fortes e regulares. A mudança cervical é lenta e gradual durante essa fase (Fig. 11-3). As contrações tornam-se gradativamente mais coordenadas, fortes e eficientes. Ao mesmo tempo, ocorre a dilatação cervical e o colo do útero fica amolecido e mais elástico. A fase latente média dura 8,6 horas nas nulíparas e 5,3 horas nas multíparas (Tab. 11-2). A fase latente normal não excede 20 horas nas nulíparas e 14 horas nas multíparas. As pacientes que entram no trabalho de parto com colo do útero amadurecido apresentam uma fase latente mais curta do que as pacientes cujo colo do útero é imaturo.

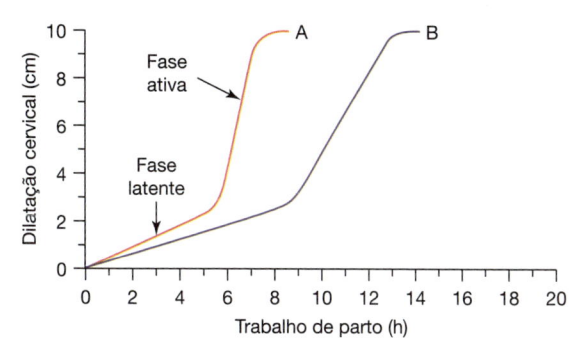

FIGURA 11-3 Primeiro estágio do trabalho de parto: curva de Friedman. A. Multíparas. **B.** Nulíparas.

Fase ativa. O diagnóstico do início da fase ativa requer a avaliação das contrações uterinas e das mudanças cervicais. A dilatação do colo do útero em geral é de 3 a 4 cm nas nulíparas e de 4 a 5 cm nas multíparas. Embora as contrações possam não apresentar grande variação, o colo do útero apresenta importantes alterações que o tornam mais responsivo, e a dilatação do colo do útero progride com maior rapidez nesse momento. A duração média da fase ativa é de 5,8 horas nas nulíparas e de 2,5 horas nas multíparas, com o limite superior normal de 12 e 6 horas, respectivamente (Tab. 11-2).

Os limites médio e superior da duração dos diferentes períodos do trabalho de parto foram estabelecidos por Friedman no início da década de 1950. Dados mais recentes sugerem que o limite superior da fase ativa normal possa ser mais longo e a taxa de dilatação do colo do útero, mais lenta do que a estabelecida por Friedman. Nesses estudos, apenas metade das mulheres nulíparas na fase ativa do primeiro período de trabalho de parto apresentaram uma velocidade de dilatação maior do que 1,2 cm/h. Esses estudos sugerem que a velocidade de progressão do trabalho de parto em nulíparas de baixo risco, que entram em trabalho de parto espontaneamente maior do que 0,5 cm/h, deve ser considerada normal. *Com o uso mais frequente de anestesia regional, e com a população obstétrica com idade mais avançada com índice de massa corporal materno mais alto, esses parâmetros de tempo devem ser utilizados apenas como orientação.*

Descida da apresentação. Durante as fases latente e inicial da dilatação do colo do útero, a descida fetal pode ser mínima. Quando a fase rápida da dilatação do colo do útero inicia, em geral ocorre a descida fetal. O maior grau de descida ocorre quando a dilatação do colo do útero está quase completa e durante o segundo estágio do trabalho de parto. Quando a descida inicia, ela deve ser progressiva. A descida de menos de 1 cm/h nas nulíparas e de 2 cm/h nas multíparas é anormal, e a investigação é indicada (ver Cap. 16).

TABELA 11-2 Duração das fases do trabalho de parto

	Nulíparas		Multíparas	
	Média	Superior normal	Média	Superior normal
Fase latente	8,6 horas	20 horas	5,3 horas	14 horas
Fase ativa	5,8 horas	12 horas	2,5 horas	6 horas
Primeiro período do trabalho de parto	13,3 horas	28,5 horas	7,5 horas	20 horas
Segundo período do trabalho de parto	57 minutos	2,5 horas	18 minutos	50 minutos
Velocidade da dilatação do colo do útero durante a fase ativa	1,2 cm/h	0,5 cm/h	1,5 cm/h	0,8 cm/h

Capítulo 11 Evolução Clínica do Trabalho de Parto Normal

Bolsa amniótica: membranas amnióticas

O feto encontra-se no interior de uma bolsa formada por uma camada interna de âmnio e uma camada externa coberta por córion. A bolsa contém o líquido amniótico. À medida que o trabalho de parto progride e o óstio interno do útero uterino torna-se apagado e dilatado, as membranas deslocam-se do segmento uterino inferior. Ocorre protuberância do polo inferior das membranas a cada contração e pode adquirir formas variadas:

1. A parte com protuberância pode ter a forma de um vidro de relógio (Fig. 11-4A), contendo pequena quantidade de líquido amniótico, e é chamada de bolsa amniótica.
2. Em outros casos, as membranas apontam para o colo do útero como um cone (Fig. 11-4B).

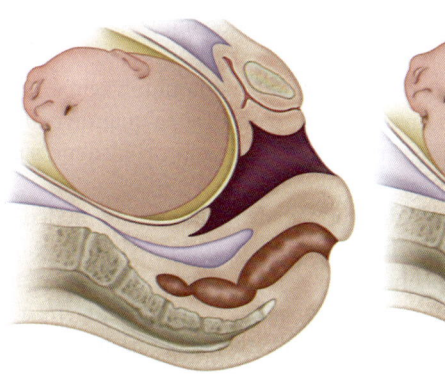

A. Bolsa amniótica: forma de vidro de relógio.   B. Bolsa amniótica: cone no colo do útero.

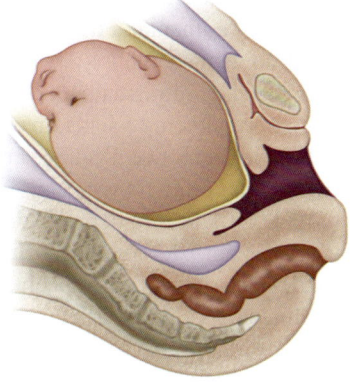

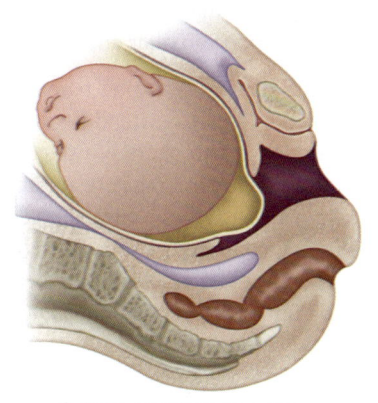

C. Bolsa amniótica na vagina.   D. Ausência da bolsa amniótica.

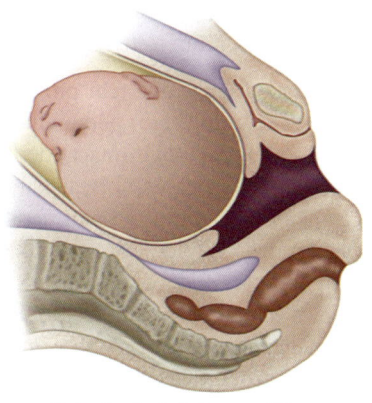

FIGURA 11-4 Membranas.

PRIMEIRO PERÍODO DO TRABALHO DE PARTO

3. A bolsa pode, ainda, protuberar para dentro da vagina (Fig. 11-4C).
4. Em alguns casos, as membranas estão aderidas à cabeça fetal, não ocorrendo a formação de bolsa (Fig. 11-4D).

Frequentemente, as membranas podem romper-se um pouco antes do fim do segundo período, mas isso pode ocorrer a qualquer momento durante ou antes do trabalho de parto. Quando as membranas se rompem, o líquido pode ser eliminado em um jato ou pode somente escorrer. Por vezes, é difícil saber se as membranas estão rotas ou intactas. Os métodos para determinar se a bolsa se rompeu incluem:

1. Observação da saída de líquido pela vagina espontaneamente ou como resultado da pressão manual sobre o fundo do útero; ou através da manobra de Valsava.
2. Observação direta do líquido amniótico fluindo do canal do colo do útero através de um espéculo vaginal estéril. Esse é o melhor método para confirmar a ruptura da membrana. A pressão sobre o fundo do útero ou pela manobra de Valsava pode aumentar a quantidade de líquido que flui.
3. Eliminação de mecônio.
4. Uso de papel de nitrazina para determinar o pH do líquido vaginal. A secreção vaginal, normalmente é ácida, mas fica neutra ou alcalina quando contaminada com líquido amniótico alcalino. Em virtude disso, um pH alcalino sugere que as membranas estão rotas.
5. O teste de cristalização depende da propriedade do líquido amniótico para formar cristais em padrão de arborização. Algumas gotas de líquido vaginal são aspiradas da vagina por um conta-gotas e são colocadas em uma lâmina de vidro limpa e seca. Após esperar cinco a sete minutos para a secagem, a lâmina é examinada em um microscópio de baixa potência para identificação do padrão de arborização (ou cristalização).
6. O teste AmniSure® consiste em um *kit* comercialmente disponível que detecta traços de quantidades da proteína alfa-1 macroglobulina placentária no líquido vaginal com alta sensibilidade e especificidade para diagnóstico da ruptura das membranas. É um teste relativamente caro, mas pode auxiliar em casos difíceis.

A bolsa de águas que tem protuberância para dentro da vagina não auxilia na dilatação do colo do útero; pode impedir o trabalho de parto evitando a descida da apresentação fetal. A bolsa intacta de líquido amniótico não altera o avanço do trabalho de parto. Em casos normais, após a ruptura das membranas (espontânea ou artificialmente), as contrações uterinas se tornam mais eficientes e o trabalho de parto avança com maior rapidez. A amniotomia de rotina, contudo, não acelera o trabalho de parto espontâneo; deve ser evitada em mulheres com história de "vasa prévia", herpes simples genital ativo ou infecção por vírus da imunodeficiência humana (HIV, do inglês *human immunodeficiency virus*) não tratada.

As indicações para amniotomia incluem:

1. Frequência cardíaca fetal atípica ou anormal.
2. Para detectar a presença de mecônio.

3. Para facilitar o uso de um eletrodo de escalpo interno ou um cateter de pressão intrauterina.*
4. Para induzir ou aumentar o trabalho de parto.

Várias condições devem estar presentes antes de realizar a amniotomia e melhorar a probabilidade de um parto vaginal normal:

1. O trabalho de parto deve estar em progresso, com contrações uterinas regulares e alterações cervicais.
2. O colo do útero deve estar com pelo menos 3 cm de dilatação e apagado.
3. A cabeça deve estar fixa na pelve e pressionando o colo do útero.
4. A paciente não pode ter infecção pelo herpes-vírus simples genital ativo ou alta carga viral de HIV.

Presença de mecônio nas apresentações cefálicas

A eliminação de mecônio pela vagina ou o líquido amniótico tinto de mecônio quando a apresentação fetal for cefálica pode ser sinal de sofrimento fetal. Acredita-se que resulte do relaxamento do esfíncter retal e do aumento no peristaltismo como consequência da hipoxia fetal. Contudo, a eliminação de mecônio pode representar apenas a maturidade fetal. Na maioria dos casos, nenhuma causa é encontrada.

A incidência de eliminação de mecônio fica em torno de 5%. A incidência de natimortalidade é baixa quando esse é o único sinal.

Quando ocorre eliminação de mecônio, o coração fetal deve ser observado com cuidado, preferivelmente pelo monitoramento fetal externo contínuo. Se houver alteração significativa na frequência e no ritmo cardíaco fetal, o parto imediato pode ser necessário. O parto operatório não é indicado, contudo, com base exclusivamente na eliminação de mecônio.

Nas apresentações de nádegas, a eliminação de mecônio é causada pela pressão das contrações uterinas sobre o intestino fetal e não é aceita como sinal de anoxia ou sofrimento fetal.

Manejo do primeiro período do trabalho de parto

1. Na paciente saudável, com apresentação normal e insinuada, e com o feto em boas condições, a parturiente está liberada para deambular, sentar-se em uma cadeira, tomar banho ou ficar na cama, como desejar. As mulheres que deambulam, mudam frequentemente de posição e adotam uma posição mais ereta (p. ex., sentada, em pé, ajoelhada, agachada) apresentando um primeiro período do trabalho de parto mais curto. Em geral, há menor necessidade de analgesia e de correção do trabalho de parto com uso de ocitocina em comparação às mulheres que não deambulam e permanecem deitadas. As mulheres devem ser estimuladas a deambular e a adotar qualquer posição que considerem mais confortável durante todo o trabalho de parto.

---

* N. de R.T. No Brasil não é usado na prática clínica.

2. O acompanhamento continuado e próximo deve ser oferecido às pacientes em trabalho de parto. A assistência adequada e humanizada durante o trabalho de parto pode reduzir a necessidade de analgesia e diminuir a frequência de parto operatório. A paciente deve ser tranquilizada e encorajada; e o uso da analgesia deve ser feito com critérios.
3. As técnicas de respiração e relaxamento para ajudar a lidar com a dor no trabalho de parto devem ser estimuladas. O relaxamento ajuda a paciente a descansar, auxilia a manter o controle e acelera o progresso do trabalho de parto. O trabalho de parto na água é recomendado para alívio da dor.* Quando as dores forem intensas, deve ser oferecida analgesia de inalação, intramuscular, intravenosa ou regional, dependendo do progresso do trabalho de parto e do bem-estar materno e fetal. Devido ao limite quanto à quantidade de opioides que podem ser administrados sem prejuízo ao bebê ou sem interferência no trabalho de parto, esses devem ser administrados em dosagem consistente e sequencial (ver Cap. 36).
4. Durante o primeiro período, a paciente é orientada a relaxar durante as contrações. Deve-se evitar "os puxos" (esforços expulsivos), visto que não contribuem para a progressão do trabalho de parto. "Os puxos" podem ser estimulados apenas quando o colo do útero estiver completamente dilatado. Durante o primeiro período, apresenta efeitos nocivos:
   a. Retarda a dilatação e pode edemaciar o colo do útero.
   b. Cansa desnecessariamente a paciente.
   c. Força o útero para baixo e distende os ligamentos de sustentação, predispondo a um prolapso posteriormente.
5. A hidratação e alimentação são essenciais. Na maioria dos trabalhos de parto normais, as bebidas isotônicas ou sopas simples podem ser ingeridas por via oral. Uma dieta leve pode ser administrada no trabalho de parto estabelecido. Contudo, os alimentos sólidos devem ser evitados para não aumentar o risco de pneumonia aspirativa; devido à vômitos, e se o risco de anestesia geral for alto. Se a paciente for incapaz de ingerir líquidos por via oral, uma infusão intravenosa de solução cristaloide pode ser administrada.
6. Embora uma infusão intravenosa de cristalóide não seja utilizada rotineiramente no trabalho de parto normal, ela deve ser considerada em determinadas situações pelas seguintes razões:
   a. Líquidos e nutrientes podem ser administrados sem provocar vômito. Uma mulher que não pode ingerir líquidos por via oral ou apresenta náuseas e vômitos pode ser mantida em bom estado de hidratação.
   b. Os analgésicos em pequenas quantidades podem ser administrados com rápido efeito. A pré-carga de líquido também é recomendada se a anestesia regional for utilizada para evitar hipotensão.

---

* N. de R.T. No Brasil, não é uma prática encorajada e empregada.

c. Quando a atividade uterina for ineficiente, a ocitocina intravenosa poderá corrigir o trabalho de parto.
d. Quando houver sangramento excessivo no terceiro ou quarto períodos, a ocitocina poderá ser rapidamente infundida.
e. Expansores do plasma ou sangue podem ser infundidos.
f. Quando ocorrer hipotensão, pode haver colapso e dificuldade para acesso venoso. O acesso disponível previamente previne esse problema.

7. As condições da paciente e o progresso devem ser periodicamente verificados. O pulso, a temperatura e a pressão arterial devem ser mensurados a cada quatro horas ou com maior frequência, se necessário.
8. O coração fetal deve ser auscultado por no mínimo um minuto a cada 15 minutos na fase ativa do primeiro período do trabalho de parto e a cada cinco minutos no segundo período do trabalho de parto ativo. A ausculta cardíaca fetal deve ser feita imediatamente após uma contração. Se os batimentos cardíacos fetais apresentarem anormalidades, o monitoramento fetal eletrônico contínuo deve ser considerado (ver Cap. 12).
9. O progresso do trabalho de parto é verificado pelos exames abdominal e vaginal com observação da posição fetal da descida da apresentação e da dilatação do colo do útero. Deve-se iniciar um partograma quando a paciente entrar na fase ativa do trabalho de parto. Os exames vaginais devem ser feitos em intervalos de uma a quatro horas e em frequência suficiente para avaliar a evolução segura do trabalho de parto. Deve-se evitar a realização do exame vaginal a cada hora durante o primeiro período, quando o trabalho de parto estiver progredindo dentro de um padrão normal.
10. Muitos médicos realizam a amniotomia (ruptura artificial das membranas) assim que as pacientes são internadas em trabalho de parto bem-estabelecido. Contudo, as evidências mostram que a amniotomia não acelera o trabalho de parto espontâneo e pode causar prejuízo quando executada em determinadas condições.

    a. Vantagens da amniotomia:
        i. Permite a observação do líquido amniótico, especialmente a presença ou ausência de mecônio.
        ii. Quando houver indicação de monitorização contínua da frequência cardíaca fetal, o eletrodo pode ser diretamente colocado sobre o escalpo fetal, produzindo um traçado melhor do que o obtido por um eletrodo colocado sobre o abdome da mãe.
        ii. Um cateter pode ser colocado dentro do útero, permitindo medir a pressão intrauterina de forma direta e precisa.
        iv. Pode encurtar a duração do trabalho de parto, quando executada no cenário do trabalho de parto disfuncional. Acredita-se que a pressão

exercida pela cabeça fetal sobre o colo possa melhorar o padrão de dilatação e estimular as contrações uterinas por ação reflexa.
   b. Desvantagens da amniotomia:
      i. A redução na quantidade de líquido amniótico pode provocar a compressão do cordão umbilical e resultar em redução transitória do fluxo sanguíneo fetal e com padrões anormais de frequência cardíaca fetal.
      ii. Pode haver aumento no risco de cesariana.
      iii. Pode haver risco de prolapso do cordão umbilical se executada quando a apresentação não estiver bem encaixada no colo do útero ou em casos de situação instável do feto.
11. Medidas adequadas de higiene devem ser implementadas no cuidado das mulheres em trabalho de parto. As práticas-padronizadas de higiene manual e o uso de luvas não esterilizadas são apropriados para reduzir a contaminação cruzada entre mulheres, bebês e profissionais de saúde.
12. Os enemas não devem ser rotineiramente administrados em paciente na admissão de trabalho de parto. Estudos têm mostrado que o enema não altera a progressão do trabalho de parto e não aumenta a incidência de contaminação fecal. Muitas mulheres desaprovam a realização de enema.
13. A superdistensão da bexiga pode ser prevenida orientando-se a paciente para esvaziar a bexiga em intervalos de poucas horas. Ocasionalmente, a cateterização pode ser necessária se a analgesia epidural estiver ocorrendo. Em geral, o globo vesical distendido se localiza no abdome e raramente interfere com a progressão do trabalho de parto. O cateterismo vesical não melhora o progresso do trabalho de parto e aumenta o risco de infecção; deve ser executado apenas quando absolutamente necessário.

Segundo período do trabalho de parto

O segundo período do trabalho de parto se estende desde o final do primeiro período, quando o colo do útero atingiu a dilatação completa, até o nascimento do bebê. À medida que a paciente atinge o fim do primeiro período e entra no segundo período, as contrações tornam-se mais frequentes e são acompanhadas pela dor mais intensa de todo o trabalho de parto. Após o segundo período ter sido atingido, o desconforto é menor (ver Cap. 16).

Terceiro período do trabalho de parto

A expulsão da placenta ocorre em dois estágios: (1) separação da placenta da parede do útero e descida para o segmento uterino inferior e/ou vagina e (2) expulsão da placenta através do canal de parto (ver Cap. 19).

Quarto período do trabalho de parto

A paciente deve ser mantida na sala de parto por uma hora após o parto para observação. Deve ser verificado o grau de sangramento, a pressão arterial e a frequência cardíaca. O terceiro período e a primeira hora após o parto são os momentos de maior risco para a mãe.

Antes de dar alta à paciente, o médico deve avaliar:

1. Avaliar o útero através da palpação abdominal para assegurar-se de que ele está contraído, sem retenção de sangue e coágulos.
2. Observar o períneo e a vagina para verificar se as lacerações foram reparadas adequadamente e se não há hemorragia.
3. Certificar-se de que os sinais vitais da mãe estão normais e de que ela está em boas condições.
4. Examinar o bebê para se assegurar de que ele está respirando bem, com boa coloração e tonus normal.

LEITURA SELECIONADA

Atwood RJ: Parturitional posture and related birth behaviour. Acta Obstet Gynecol Scand (Suppl) 57, 1976

Challis JRG, Mitchell BF: Hormonal control of preterm and term parturition. Semin Perinatal 5:192, 1981

Drover JW, Casper RF: Initiation of parturition in humans. Can Med Assoc J 128:387, 1983

Kenepp NB, Kumar S, Shelley WC, et al: Fetal and neonatal hazards of maternal hydration with 5% dextrose before cesarean section. Lancet 1:1150, 1982

Kerr-Wilson RH, Parham GP, Orr JW Jr: The effect of a full bladder on labor. Obstet Gynecol 62:319, 1983

Mendiola J, Grylack LJ, Scanlon JW: Effects of intrapartum maternal glucose infusion on the normal fetus and newborn. Anesth Analg 6:32, 1982

Neal JL, Lowe NK, et al: "Active labor" duration and dilation rates among low risk, nulliparous women with spontaneous labor onset: A systematic review. J Midwifery Womens Health 55: 308-318, 2010.

Shepherd JH, Knuppel RA: The role of prostaglandins in ripening the cervix and inducing labor. Clin Perinatol 8:49, 1981

Stewart P, Kennedy JH, Calder AA: Spontaneous labour: When should the membranes be ruptured? Br J Obstet Gynaecol 89:39, 1982

Tita AT, Rouse DJ: Progesterone for preterm birth prevention: an evolving intervention. Am J Obstet Gynecol 200:219, 2009

Smyth RM, Alldred SK, Markham C: Amniotomy for shortening spontaneous labour. Cochrane Database Syst Rev(4):CD006167, 2007

Zhang J, Landy HJ, Branch DW, et al. Contemporary patterns of spontaneous labor with normal neonatal outcomes. Obstet Gynecol 116:1281, 2010

CAPÍTULO 12

Avaliação da Saúde Fetal no Parto

Darine El-Chaar

INDICAÇÕES PARA A AVALIAÇÃO FETAL

Existem inúmeras situações nas quais é importante determinar a maturidade e a saúde do feto enquanto ele ainda está no útero. Entre elas, encontram-se as seguintes:

Durante a gravidez

Pacientes que apresentam risco de insuficiência uteroplacentária

1. Diabetes melito.
2. Hipertensão e pré-eclâmpsia.
3. Doença renal.
4. Natimortalidade prévia.
5. Suspeita de restrição de crescimento intrauterino.
6. Gravidez pós-termo (mais de 42 semanas).
7. Isoimunização.
8. Ruptura prematura das membranas pré-termo.
9. Gestação múltipla.
10. História de descolamento da placenta.
11. Descolamento crônico.*
12. Obesidade materna.
13. Rastreamento combinado alterado no soro materno e ausência de anomalia fetal.
14. Oligo-hidrâmnio ou poli-hidrâmnio.

Razões obstétricas

1. Cesariana prévia.
2. Quando a indução do trabalho de parto é necessária:
   a. Por indicação materna.
   b. Por indicação fetal.

Durante o trabalho de parto

Razões obstétricas

1. Anormalidades clinicamente detectadas da frequência cardíaca fetal (FCF).
2. Eliminação de mecônio.
3. Uso de ocitocina para estimular o trabalho de parto.
4. Trabalho de parto pré-termo.
5. Progresso lento do trabalho de parto.
6. Apresentação anormal.

---

* N. de R.T. Classificamos o descolamento de placenta em graus, de 1 até 4, de acordo com a intensidade do sangramento e com o comprometimento fetal e materno.

DETERMINAÇÃO DA SAÚDE FETAL: ANTEPARTO

Na América do Norte, as mortes antenatal e intraparto são raras. A redução na taxa de mortalidade perinatal tem sido obtida, em grande parte, por meio da diminuição na taxa de morte neonatal. A prevenção da morte fetal representa um importante objetivo terapêutico, e a razão para a inspeção fetal anteparto.

A avaliação bioquímica fetal tem sido substituída pelas avaliações biofísica e biométrica. A atividade biofísica fetal é desencadeada, modulada e regulada através do sistema nervoso central (SNC). Um feto com hipoxemia apresenta uma (ou ambas) das seguintes alterações:

1. Redução ou parada da atividade biofísica.
2. Redução significativa no volume de líquido amniótico, com oligo-hidrâmnio evidente na ultrassonografia.

O SNC fetal é muito sensível a mudanças na PO_2. A hipoxia e a acidose metabólica resultantes produzem depressão patológica do SNC com mudanças na atividade biofísica. No entanto, a atividade biofísica apresenta uma periodicidade própria inerente e um ritmo circadiano (diurno). Por isso, a ausência de um determinado evento biofísico pode refletir a periodicidade fisiológica e um "estado de sono" normal do feto, que deve ser diferenciada da depressão hipóxica do SNC.

Um princípio importante nos testes anteparto, independentemente do método empregado, é que um teste normal é um indicador de bem-estar fetal, sendo um preditor preciso de um bom desfecho. Contudo, o diagnóstico de sofrimento fetal baseado na ausência ou na anormalidade de um único evento biofísico, é frequentemente impreciso. Por isso, em qualquer esquema de teste anteparto, é necessário reduzir e, se possível, eliminar a incidência de resultados falso-positivos. Isso é atingido pelo aumento do período de observação de um evento biofísico ou realizando a observação de múltiplos eventos. A observação de várias atividades biofísicas, que mostram um padrão de normalidade, reduz o risco de um diagnóstico falso-positivo associado ao achado de um único achado anormal.

Movimento fetal

Os movimentos fetais são inicialmente percebidos pela mãe entre 16 e 20 semanas de gestação, podem ser registrados subjetiva ou objetivamente através de técnicas ativas ou passivas. Os movimentos fetais não são fenômenos aleatórios. São regulados e modulados por mecanismos complexos do SNC e por reflexos. Ocorrem em períodos cíclicos ou associados e integrados com os ciclos respiratórios, cardíacos, comportamentais e "de sono". A aceleração da frequência cardíaca fetal (FCF), que ocorre após determinados movimentos fetais, é a base do teste sem estímulo (cardiotocografia anteparto de repouso [CTG]). Movimentos que duram mais de três segundos provocam acelerações da FCF em 99,8% das vezes. Os movimentos de menor duração raramente provocam acelerações cardíacas.

A redução da atividade fetal é um bom preditor de comprometimento fetal. O significado da contagem dos movimentos fetais deve ser esclarecido para todas as gestantes saudáveis, para que possam observar os movimentos fetais no terceiro trimestre. Essa é a única técnica de avaliação antenatal recomendada para todas as gestantes, independentemente da presença ou ausência de fatores de risco. Não há evidência de que a contagem dos movimentos fetais aumente o estresse ou a ansiedade materna.

Em gestações de alto risco para desfecho perinatal adverso, o monitoramento diário dos movimentos fetais deve ser iniciado entre 26 e 32 semanas. Nas gestações saudáveis sem fatores de risco, a contagem dos movimentos fetais é mais importante no terceiro trimestre. Nas gestações de baixo risco, a contagem dos movimentos fetais deve iniciar quando houver uma percepção de redução dos movimentos pela gestante.

Métodos de contagem

1. Método da "contagem até 10": nesse método simples, a paciente conta os movimentos fetais iniciando às 9 horas da manhã. Após 10 movimentos serem percebidos, a contagem chega ao fim. Essa rotina é executada diariamente e a paciente é solicitada a alertar seu médico se:

   a. Menos de 10 movimentos ocorrerem após 12 horas em dois dias sucessivos; ou

   b. Não forem percebidos movimentos após 12 horas em um único dia. Nessa situação, deve ser feita uma CTG.

   Na maioria das gestações, 10 movimentos são percebidos em 1 hora de contagem.

2. É ideal que a contagem dos movimentos fetais deve ser feita durante um período de tempo mais curto. É mais conveniente para as mulheres e pode ser feito diariamente. As recomendações recentes propõem a contagem dos movimentos fetais até seis. Se seis movimentos não forem percebidos em um período de 2 horas, a mulher deve procurar atenção médica para realizar uma avaliação antenatal adicional.

A atividade fetal pode diminuir no final da gravidez, mas é uma redução discreta em um feto normal. As possíveis razões para a redução dos movimentos fetais neste período incluem a redução do volume de líquido amniótico e o tamanho fetal maior com menos espaço para movimentação intrauterina. Pode também estar relacionada com os estados de sono, que ocorrem durante períodos mais prolongados nos fetos maduros. Outra possibilidade seria o uso de sedativos e fármacos que produzem bloqueio do sistema nervoso autônomo e reduzem a atividade fetal.

Cardiotocografia anteparto de repouso

Esse teste é executado em pacientes que não estão em trabalho de parto. Está baseado na observação de que a ocorrência de acelerações da FCF em resposta ao movimento fetal ou a uma contração uterina é um indicador confiável do bem-estar fetal.

Vantagens

1. Não existem contraindicações e complicações.
2. O teste é simples, de baixo custo e leva menos tempo que uma cardiotocografia com contração ou um perfil biofísico.
3. Pode ser utilizado em um consultório e fornece uma resposta imediata.
4. O desempenho do teste não depende de treinamento especial.

Indicações

1. Pacientes com risco de insuficiência uteroplacentária (ver seção anterior deste capítulo).
2. Ausência de movimentação fetal normal.

Instrumentação e técnica

1. Deve-se obter um traçado da FCF, com duração de pelo menos 20 minutos, utilizando um monitor eletrônico fetal externo (cardiotocógrafo).
2. O registro deve ser obtido com a paciente posicionada em decúbito lateral ou com inclinação lateral de modo a evitar a hipotensão do decúbito supino. O útero deve estar relaxado, e recomenda-se que seja feito o esvaziamento vesical antes de iniciar o teste.

Frequência do teste

1. Os testes semanais são indicados e adequados na maioria das condições.
2. O teste deve ser repetido imediatamente se ocorrer qualquer mudança na condição clínica materna ou fetal.
3. Determinadas condições podem requerer dois testes semanais:

    a. Diabetes materno.
    b. Gravidez pós-termo.
    c. Retardo do crescimento fetal com oligo-hidrâmnio.
    d. Hipertensão materna com necessidade de tratamento medicamentoso.

Período da indicação do teste

Na maioria das pacientes, o teste deve ser feito entre 32 e 34 semanas de gestação. Em casos selecionados de mau passado obstétrico ou de gravidez de alto risco, o teste pode começar entre 26 e 28 semanas. Nessa fase, podem ocorrer padrões atípicos ou anormais (antes chamados de *não reativo*) devido à imaturidade e o significado clínico do teste é questionável. Contudo, o achado de um padrão normal (antes chamado de *reativo*) na gestação pré-termo reassegura o bem estar fetal.

Classificação

1. CTG anteparto de repouso normal:

    a. Presença de duas ou mais acelerações da FCF em um período de 20 minutos de observação (Fig. 12-1).

Capítulo 12 Avaliação da Saúde Fetal no Parto

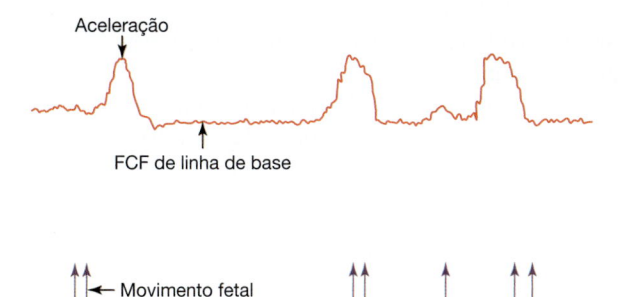

FIGURA 12-1 Cadiotocografia anteparto de repouso normal. Acelerações da frequência cardíaca fetal (FCF) com movimento fetal. Amplitude superior a 15 bpm, com duração superior a 15 segundos.

    i. Cada aceleração associada ao movimento fetal deve ter uma amplitude maior do que 15 batimentos por minuto (bpm) e ter uma duração maior do que 15 segundos.
- **b.** FCF de linha de base:
    - i. Está dentro da faixa normal entre 110 e 160 bpm.
- **c.** Há uma variabilidade moderada da FCF entre 6 e 26 bpm.
- **d.** Não existem desacelerações periódicas. A ocorrência de uma desaceleração variável ocasional com menos de 30 segundos de duração é aceitável.

2. Resultado anormal do CTG anteparto de repouso:
- **a.** Ocorrência de menos de duas acelerações que satisfaçam os critérios, descritos anteriormente, em período de observação de 40 a 80 minutos.
- **b.** Ocorrência de desacelerações variáveis com duração de 30 a 60 segundos.
- **c.** FCF de linha de base:
    - i. Entre 100 e 110 bpm.
    - ii. Acima de 160 bpm em um período menor do que 30 minutos.
    - iii. Taquicardia da linha de base.
- **d.** Ausência ou variabilidade mínima, de 5 ou menos bpm, da FCF em um período de 40 a 80 minutos.

3. Resultado anormal da CTG anteparto de repouso:
- **a.** Ocorrência de menos de duas acelerações que satisfaçam os critérios, no período maior do que 80 minutos.
- **b.** Ocorrência de desacelerações variáveis durante mais do que 60 segundos ou a ocorrência de desaceleração(ões) tardia(s).

c. FCF de linha de base:
      i. Bradicardia < 100 bpm.
      ii. Taquicardia > 160 bpm, durando 30 minutos ou mais.
      iii. Linha de base errática.
   d. Ausência de variabilidade ou variabilidade mínima da FCF (menor do que 5 bpm) durante mais de 80 minutos. Variabilidade cardíaca fetal aumentada (> 25 bpm) durante um período maior do que 10 minutos ou padrão de FCF sinusoidal.

Significado da cardiotocografia anteparo de repouso

1. Resultado do CTG de repouso normal: (reativo) é indicador confiável da saúde fetal atual. O risco de morte fetal dentro de uma semana de um padrão reativo é de apenas 3,2:1.000. O teste apresenta alta sensibilidade e uma frequência de resultado falso-negativo menor do que 0,5%.

2. Resultado da CTG de repouso: um padrão atípico pode ser causado por:
   a. Hipoxia.
   b. Efeito de fármacos:
      i. Agentes sedativos ou tranquilizantes.
      ii. Fármacos parassimpaticolíticos (p. ex., atropina).
      iii. Fármacos simpaticolíticos (β-bloqueadores).
   c. Imaturidade fetal.
   d. Ciclo de sono fetal.

   Em contrapartida à confiabilidade da CTG de repouso normal, a frequência de resultado falso-positivo (teste anormal, feto normal) com um resultado atípico da CTG de repouso é alta. Isso provavelmente reflete a periodicidade normal da função do SNC fetal. Dessa forma, um resultado de CTG de repouso atípico, exige uma observação mais prolongada ou repetição do teste. O profissional que presta assistência no nível primário de cuidados de saúde deve estar ciente disso para poder indicar uma avaliação adicional, se necessário.

3. Resultado anormal da CTG anteparto de repouso: pode ser causado pelas mesmas razões descritas anteriormente para um resultado atípico. Essa situação pode requerer uma ação urgente, com avaliação da situação e investigação adicional por ultrassonografia ou perfil biofísico. A indicação para o parto imediato pode ser necessária.

Outros métodos de avaliação fetal antenatal

Em algumas gestações com fatores de risco para desfechos perinatais adversos, pode ser necessário uma avaliação antenatal adicional do bem-estar fetal. Quando houver disponibilidade local podem ser realizados o perfil biofísico, o Doppler da artéria uterina e o Doppler da artéria umbilical através de ultrassonografia (ver Cap. 37).

DETERMINAÇÃO DA SAÚDE FETAL: INTRAPARTO

Ausculta cardíaca fetal intermitente

A ausculta intermitente utilizando um estetoscópio de Pinard ou um Sonar Doppler, é o método recomendado de avaliação fetal no trabalho de parto em mulheres saudáveis, sem fatores de risco. No primeiro período do trabalho de parto a ausculta cardíaca fetal é realizada a cada 15 a 30 minutos, durante pelo menos 30 segundos e deve ser feita imediatamente após uma contração uterina. O aumento do tempo de ausculta para 60 segundos melhora a precisão, mas os períodos de 30 segundos são mais viáveis. No segundo período de trabalho de parto a ausculta é executada a cada 5 minutos.

A ausculta intermitente da FCF é um método aceitável para avaliar a condição fetal em mulheres com baixo risco de sofrimento fetal intraparto. A interpretação está baseada na variação da FCF associada à contração uterina. Para atingir a excelência com esse método, uma relação quase individual é necessária entre a paciente e uma enfermeira experiente. A ausculta da FCF a cada 1 a 2 horas, observada frequentemente em um serviço obstétrico movimentado, é inadequada para avaliação da paciente em trabalho de parto.

Vantagens da ausculta intermitente

Essa técnica não é dispendiosa, é menos invasiva e permite maior liberdade de movimentos para a paciente.

Desvantagens da ausculta intermitente

1. Não é contínua e desacelerações variáveis ou prolongadas podem não ser identificadas.
2. Muitas vezes, a categorização adequada de uma desaceleração em relação às contrações uterinas não pode ser determinada.
3. Alguns estudos mostram que a ausculta intermitente não tem valor para diagnosticar o sofrimento fetal inicial.
4. A variabilidade da FCF, que é o componente mais importante do registro da FCF na avaliação do estado fetal, não pode ser avaliada.
5. Não há registro e isso não permite uma análise progressiva, nem uma avaliação retrospectiva. Isso pode ter importância médico-legal.
6. A ausculta da FCF em pacientes obesas, às vezes é difícil.

Registro da atividade uterina

Técnica

1. Externa: um tocodinamômetro externo ou transdutor de pressão é colocado sobre a parede abdominal. Dessa forma, são obtidos registros semiquantitativos, que não refletem com fidelidade a pressão intrauterina. Contudo, indicam

o início, o pico e o fim das contrações. A vantagem desse método é o fato de ser não invasivo.
2. Interna: um cateter intrauterino transcervical acoplado a um transdutor de pressão, é utilizado para obter as medidas de pressão direta, que são registradas em um segundo canal. A inserção do cateter de pressão intrauterina tem sido utilizada em raras e ocasionais complicações. A incidência de perfuração uterina varia entre 1:1400 a 1:376 dos casos monitorados.

Indicações para uso do cateter interno de pressão uterina*

1. Pacientes com cesariana prévia que irão se submeter a uma tentativa de trabalho de parto. A redução súbita da pressão uterina será o primeiro sinal de ruptura uterina nesses casos.
2. No trabalho de parto obstruído, a avaliação da força das contrações uterinas pode ser útil para descartar a inércia uterina. É importante avaliar a força das contrações uterinas de forma mais precisa, quando a ocitocina é usada para acelerar o trabalho de parto.
3. Permite monitorar melhor as contrações em pacientes obesas, em decorrência da dificuldade para perceber as contrações externamente através da parede abdominal.

Terminologia

1. Normal: ≤ 5 contrações em 10 minutos, em um período médio superior a 30 minutos.
2. Taquissistolia: > 5 contrações em 10 minutos, em período médio superior a 30 minutos.

Registro eletrônico contínuo da FCF

A FCF é modulada por mecanismos neurogênicos reflexos. A frequência normal e a sua variabilidade indicam um SNC fetal intacto, apresentando uma responsividade cardíaca normal. As mudanças na PO_2 fetal produzem alterações no SNC. As alterações bioquímicas (acidose metabólica), atuam sobre o SNC, provocando alterações hemodinâmicas. O uso clínico do monitoramento eletrônico da FCF contínua está baseado na suposição de que os sinais de alterações hemodinâmicas e as evidências metabólicas de asfixia ocorrem antes da instalação de dano neurológico permanente.

Todos os monitores convencionais de FCF fornecem registro contínuo da frequência derivada de cálculos seriados da frequência cardíaca instantânea ou da frequência "batimento a batimento". Um contador processa cada par consecutivo de sinais cardíacos e mede o tempo decorrido entre cada batimento. A recíproca do intervalo de "batimento a batimento" é utilizada para calcular a frequência cardíaca instantânea

---

* N. de R.T. No Brasil, essa técnica não é muito utilizada, a não ser em estudos de pesquisa científica.

necessária para produzir naquele intervalo de tempo. Esse número é então registrado no papel da FCF em batimentos por minuto. Como o intervalo de cada ciclo cardíaco muda de acordo com a variabilidade do estímulo neurogênico, a frequência cardíaca instantânea, registrada pelo monitor, muda constantemente. Isso permite a avaliação da variabilidade intrínseca da frequência cardíaca, bem como da frequência da linha de base.

Valor do monitoramento contínuo da FCF

O monitoramento bioeletrônico contínuo da FCF foi desenvolvido para melhorar o valor preditivo da ausculta intermitente. Atualmente, o monitoramento fetal bioeletrônico durante o trabalho de parto é uma técnica muito utilizada e clinicamente aceita. Assim como a maioria dos métodos de avaliação fetal, a incidência de resultados falso-negativos é extremamente baixa. Porém, a interpretação dos traçados anormais deve ser feita com muita atenção para reduzir a incidência de resultados falso-positivos. A falha na interpretação pode levar ao aumento na incidência de interferências e de cesarianas desnecessárias. A compreensão adequada da base fisiológica e patológica das mudanças na FCF permite que os médicos façam uso mais efetivo do monitoramento eletrônico. Algumas instituições empregam estimativas do pH do escalpo fetal como um método adjunto para reduzir os erros de interpretação do monitoramento fetal. A melhor compreensão do significado das alterações da FCF, reduz a necessidade de empregar amostras sanguíneas do escalpo fetal. A interpretação cuidadosa de todo o registro da FCF e a avaliação do grau de variabilidade da FCF permitem que se faça uma análise mais precisa e confiável da condição fetal imediata.

Indicações para o monitoramento contínuo da FCF

1. Anormalidades clinicamente detectadas na FCF.
2. Presença de mecônio no líquido amniótico.
3. Estimulação do trabalho de parto com ocitocina.
4. Trabalho de parto prematuro.
5. Progresso lento no trabalho de parto.
6. Apresentação anormal.
7. Pacientes com risco de insuficiência uteroplacentária.

Métodos de registro

1. Interno ou direto: nessa técnica, um eletrodo é aplicado ao escalpo fetal ou às nádegas, pelo qual um sinal de eletrocardiograma fetal é obtido.
    a. Vantagens:
        i. Precisão.
        ii. Útil no monitoramento de pacientes obesas.
    b. Desvantagens:
        i. É invasivo.
        ii. A formação de abscesso do escalpo é uma complicação rara e, geralmente, benigna. Em geral, é uma lesão única e localizada. São mais

comuns após o trabalho de parto prolongado e após um período longo de monitorização cardíaca fetal. Muitas vezes, se resolve espontaneamente após o tratamento local. Às vezes, é necessário a drenagem cirúrgica. Raramente, os antibióticos parenterais são administrados.

2. Externo ou indireto: um traçado da frequência cardíaca fetal é obtido com o uso da técnica do Sonar Doppler. O transdutor é colocado sobre abdome materno. Para detecção dos batimentos cardíacos fetais, um transdutor de cristais de ultrassom direciona um amplo feixe de ultrassom em direção ao coração fetal. Feixes repetidos ou contínuos de energia de ultrassom são emitidos a partir do cristal, que serve como transmissor e receptor para energia ultrassônica. O movimento das estruturas cardíacas produzem um deslocamento Doppler nas frequências refletidas. Os movimentos mais rápidos, geralmente das valvas cardíacas, produzem o maior deslocamento Doppler e o maior aumento na frequência. Essas mudanças na frequência são detectadas pelo cristal de ultrassom e convertidos em sinal eletrônico. Esse sinal é mensurado pelo cardiotacômetro, que calcula a frequência cardíaca instantânea a partir da medida do intervalo de tempo entre dois batimentos cardíacos.

   a. Vantagens:
      i. Não é invasivo.
      ii. Pode ser usado em pacientes com membranas íntegras ou com o colo do útero fechado.
      iii. Permite o monitoramento anteparto.
   b. Desvantagens:
      i. Alto nível de interferência.
      ii. Pode aumentar artificialmente a variação da frequência cardíaca instantânea e induzir a interpretação errônea da variabilidade da FCF.
      iii. Necessidade de reajuste com movimento materno ou fetal.
      iv. Dificuldade de obter um traçado nítido em mulheres obesas e no poli-hidrâmnio.

Componentes do traçado da FCF

1. FCF da linha de base.
2. Variabilidade da linha de base.
3. Mudanças periódicas:
   a. Acelerações.
   b. Desacelerações.

FCF da linha de base

A FCF da linha de base é a freqência média observada entre as contrações uterinas ou quando a paciente não está em trabalho de parto.

Definições
1. Frequência normal: 110 a 160 bpm.
2. Taquicardia
   a. Atípica: > 160 bpm no período maior do que 30 minutos e menor do que 80 minutos.
   b. Anormal: > 160 bpm no período de tempo maior do que 80 minutos.
3. Bradicardia da linha de base
   a. Atípica: 100 a 110 bpm.
   b. Anormal: < 100 bpm.

A FCF da linha de base diminui com a progressão da idade gestacional, refletindo o aumento do controle parassimpático. A FCF da linha de base é o indicador menos sensível do grau de oxigenação fetal e um feto comprometido pode ter uma frequência de linha de base normal. No entanto, as alterações da linha de base são indicativas de asfixia, até que se possa comprovar a ausência de sofrimento fetal. Nos casos de asfixia, as mudanças na frequência basal geralmente são acompanhadas por desacelerações tardias, ou variáveis e diminuição na variabilidade entre os batimentos. Por definição, a alteração da FCF deve ser sustentada por mais de 10 minutos, para ser considerada alteração da linha de base.

Taquicardia. A *taquicardia* é definida como pela frequência superior a 160 bpm. Reflete o tônus adrenérgico aumentado com redução do estímulo vagal. A taquicardia é geralmente acompanhada por algum aumento na variabilidade da frequência cardíaca.

1. Causas da taquicardia
   a. Hipoxia fetal.
   b. Anemia fetal.
   c. Insuficiência cardíaca fetal.
   d. Taquiarritmia fetal.
   e. Prematuridade.
   f. Febre materna (e, portanto, temperatura fetal aumentada).
   g. Ansiedade materna.
   h. Hipertireoidismo materno ou fetal.
   i. Corioamnionite.
   j. Fármacos parassimpaticolíticos (atropina, hidroxizina, fenotiazinas).
   k. Fármacos β-miméticos (ritodrina, salbutamol, isoxsuprina).
2. Resultado
   a. O prognóstico é considerado bom na ausência de desacelerações associadas a variabilidade da FCF normal.

b. O prognóstico é considerado ruim se houver desacelerações, associadas ou não a redução da variabilidade da FCF.

A taquicardia isolada não é um bom indicador de infecção fetal ou asfixia. Mas pode ser um sinal precoce de hipoxia e sofrimento fetal, quando acompanhada por alterações periódicas e variabilidade ausente. Existem evidências que sugerem que a taquicardia com perda de variabilidade são sinais de sofrimento fetal nos fetos pós-termo. Essas alterações podem preceder a morte fetal sem o aparecimento de desacelerações tardias ou variáveis.

Bradicardia. Uma FCF inferior a 110 bpm é definida como bradicardia. Qualquer bradicardia associada a uma boa variabilidade da frequência cardíaca é geralmente benigna. As bradicardias devem ser distinguidas das desacelerações prolongadas (bradicardia periódica), pois o significado e o manejo subsequente são diferentes nas duas situações.

1. Causas da bradicardia
    a. Asfixia (geralmente um sinal tardio).
    b. Fisiológicas.
    c. Arritmia.
    d. Efeito de fármaco.
    e. Hipotensão materna.
    f. Posição materna.
    g. Bloqueio cardíaco congênito (lúpus eritematoso sistêmico materno).
    h. Compressão do cordão umbilical.
    i. Resposta vagal fetal nas apresentações cefálicas.
2. Desfechos: a bradicardia fetal é um sinal tardio de sofrimento fetal quando:
    a. A variabilidade e as acelerações estão ausentes.
    b. Existem desacelerações periódicas. Contudo, no feto gravemente comprometido, as desacelerações tardias podem estar ausentes, pois a acidose fetal grave pode comprometer a responsividade cardíaca.

Variabilidade da linha de base da FCF

Na FCF normal, há uma variação de batimento para batimento de 6 a 25 bpm. Uma irregularidade menor da linha de base é normal e indica que o SNC está funcionando normalmente, sendo capaz de controlar a FCF (Fig. 12-2A).

A variabilidade da linha de base é o parâmetro mais significativo para predizer a condição fetal imediata. A variabilidade moderada é um bom indicador do equilíbrio acidobásico fetal. A perda da variabilidade pode estar associada a hipoxia e acidose fetal e correlaciona-se bem com a medida do pH do sangue obtido do escalpo fetal anteparto e do cordão sanguíneo no pós-parto.

A variabilidade cardíaca fetal pode ser dividida em quatro tipos:

Ausente: mudança indetectável na amplitude.
Mínima: variação ≤ 5 bpm.
Moderada: variação de 6 a 25 bpm.
Alta: > 25 bpm na variação.

1. Alterações da variabilidade
   a. Variabilidade alta (>25bpm): se for mantida por um período maior do que 10 minutos, o traçado é considerado anormal. As explicações possíveis incluem:
      i. Hipoxia fetal discreta. A variabilidade alta é um dos primeiros sinais de redução da oxigenação fetal.
      ii. Hemorragia fetal. Nesses casos há, em geral, taquicardia associada. Um teste de Kleihauer no sangue materno poderá revelar hemácias fetais. O hematócrito de amostra de escalpo fetal pode apresentar anemia.
      iii. Síndrome de compressão do cordão umbilical. Resulta da compressão do cordão umbilical associado a um cordão curto ou ao oligo-hidrâmnio.
   b. Variabilidade ausente ou mínima: um traçado é atípico se a variabilidade for ≤ 5 bpm, durante um período de 40 a 80 minutos. Um traçado é considerado anormal quando a variabilidade for < 5 bpm, por um período > 80 minutos. A variabilidade diminuída é causada por inúmeros fatores:
      i. Hipoxia fetal. Essa é a situação mais grave.
      ii. Ciclo de sono fisiológico. No trabalho de parto, dura de 20 a 40 minutos.
      iii. Fármacos depressores do SNC.
      iv. Fármacos parassimpaticolíticos, que causam diminuição da variabilidade e taquicardia.
      v. Fármacos simpaticolíticos, que levam à diminuição da variabilidade e à bradicardia.

2. Interpretação: quando a variabilidade ausente ou mínima é decorrente de hipoxia fetal, existem, na maioria dos casos, alterações periódicas (desacelerações) da FCF, que podem estas associadas ou não a alterações da linha de base. A variabilidade diminuída ocorre durante o sono fetal e se o traçado não apresentar outras alterações, não há necessidade de nenhuma ação. A variabilidade normal retornará espontaneamente ou após a estimulação fetal.

   Um padrão difícil de interpretar é aquele que apresenta uma linha de base persistentemente plana, mas a FCF está normal e não existem alterações periódicas anormais. As possíveis causas incluem:
   a. Anomalias congênitas do coração ou do SNC.
   b. Prematuridade.

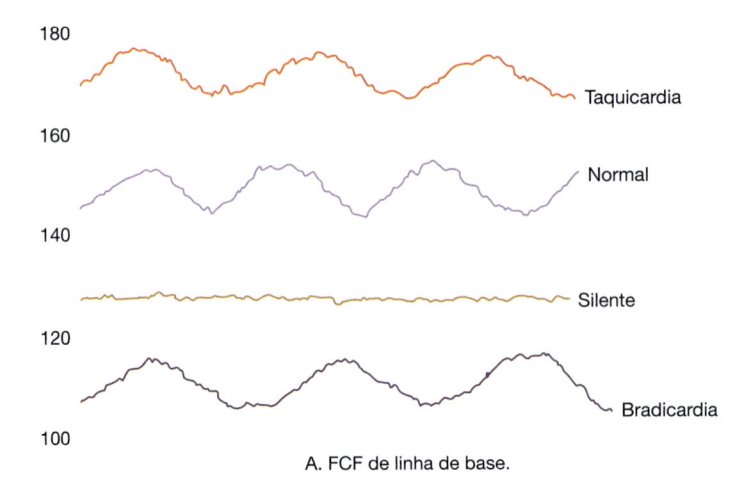

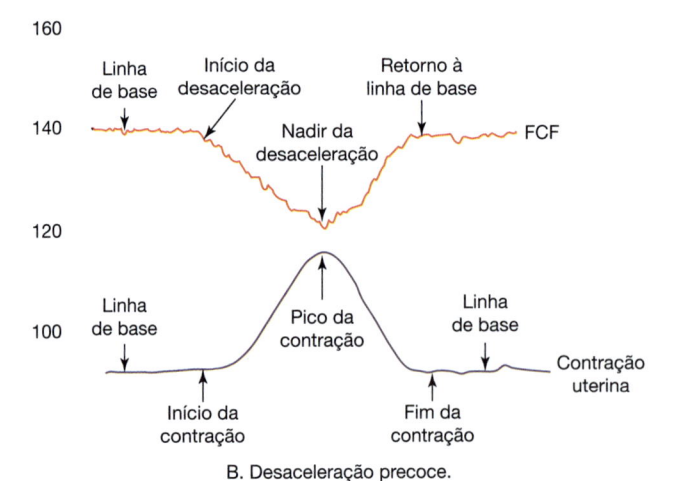

FIGURA 12-2 Padrões da frequência cardíaca fetal (FCF).

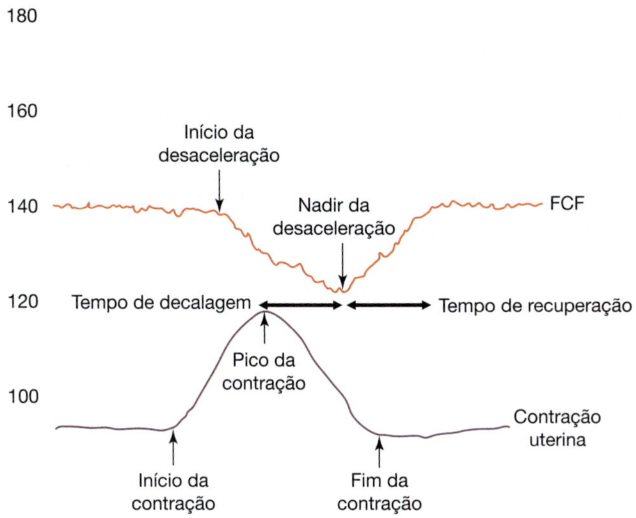
180
160
140
120
100
Início da desaceleração
Nadir da desaceleração
FCF
Tempo de decalagem
Tempo de recuperação
Pico da contração
Contração uterina
Início da contração
Fim da contração

C. Desaceleração tardia.

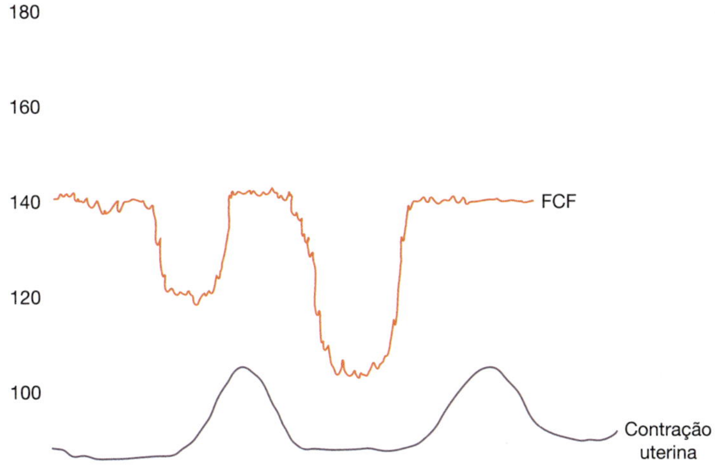
180
160
140
120
100
FCF
Contração uterina

D. Desaceleração variável.

c. Hipoxia prévia.
d. Alguns casos são idiopáticos e nenhum fator etiológico é identificável. A estimativa do pH fetal a partir de uma amostra de sangue do escalpo deve ser realizada antes de o tratamento ativo ser instituído.

A variabilidade reduzida ou ausente pode não ser detectada através de um monitor externo. Portanto, em alguns casos, um eletrodo de escalpo deve ser aplicado para permitir uma avaliação mais precisa. Contudo, a ausência de variabilidade, demonstrada pelo monitor externo, é significativa porque a real variabilidade nunca é maior do que a captada pelo monitor externo.

Alterações periódicas da FCF

Acelerações. Ocorrem no período anteparto, no trabalho de parto inicial e juntamente com as desacelerações variáveis. A aceleração é definida pelo aumento da frequência cardíaca de 15 bpm ou mais acima da linha de base, durante mais de 15 segundos, mas menos de 2 minutos. O traçado atípico da FCF não apresenta acelerações, apesar da estimulação do escalpo fetal. Em geral, nos traçados anormais da FCF as acelerações estão ausentes.

Existem dois possíveis mecanismos fisiológicos para as acelerações:

1. Representam um SNC intacto e ativo, indicando um feto saudável.
2. A oclusão parcial do cordão umbilical pode causar a compressão da veia umbilical, sem ocluir a artéria umbilical. Em decorrência, há uma redução no débito cardíaco fetal e hipotensão fetal. A hipotensão provoca uma resposta dos barorreceptores, resultando em aceleração da FCF. Por isso, essas acelerações são, muitas vezes, observadas no início de uma contração uterina e com frequência precedem uma desaceleração variável.

Desacelerações. Quatro tipos são identificados de acordo com sua forma e relação com as contrações uterinas.

ASPECTOS SIGNIFICATIVOS

Na interpretação dos padrões da FCF (Fig. 12-2), os seguintes aspectos são significativos:

1. A FCF da linha de base.
2. O aumento ou diminuição da FCF em resposta à contração uterina.
3. A variação da curva da FCF.
4. A relação de tempo entre o início da contração e o início da desaceleração da FCF.
5. Tempo decorrido entre o pico da contração uterina e o ponto de nível mais baixo da FCF.
6. Tempo de recuperação, o intervalo de tempo entre o ponto mais baixo da FCF até o seu retorno à linha de base.

CLASSIFICAÇÃO

1. Uniforme: quando o padrão da FCF se relaciona com a curva da contração uterina.
   a. Desaceleração precoce (Fig. 12-2B).
   b. Desaceleração tardia (Fig. 12-2C).

2. Variável: quando não há relação entre a contração uterina e a FCF (Fig. 12-2D). Podem ser divididas em dois grupos, definidos posteriormente nesta seção:
   a. Não complicada.
   b. Complicada.

DESACELERAÇÃO PRECOCE DA FCF

1. Características: todos os aspectos a seguir compõem a definição (Fig. 12-2B):
   a. O formato da curva é uniforme e similar entre as contrações.
   b. O padrão da FCF assemelha-se ao da contração.
   c. O início da desaceleração ocorre precocemente no ciclo da contração. O tempo entre o início da desaceleração até o nadir é $\geq$ 30 segundos.
   d. O nadir da desaceleração ocorre no pico da contração.
   e. A FCF retorna à linha de base antes da contração terminar.
   f. A menor amplitude é proporcional à força da contração.
   g. A FCF da linha de base raramente é inferior a 100 bpm.
   h. A amplitude de desaceleração é geralmente < 30 bpm.
   i. O padrão é repetitivo na maioria dos casos.
   j. A variabilidade a cada batimento na linha de base é mantida.

2. Mecanismo proposto: provavelmente a desaceleração precoce ocorre pela compressão da cabeça fetal com alteração do fluxo sanguíneo cerebral, que provoca um reflexo vagal com desaceleração cardíaca. O uso de atropina pode reverter a desaceleração precoce.

3. Interpretação: é um padrão de FCF benigno. Em geral, não está associada a mudanças da linha de base ou a perda da variabilidade. Não está associada à hipoxia fetal, acidose ou escores de Apgar baixos. Pode representar um mecanismo fisiológico pelo qual o feto conserva energia no trabalho de parto. Durante uma contração uterina, a queda na perfusão placentária resulta em diminuição da transferência de oxigênio. A desaceleração cardíaca fetal neste momento pode representar um mecanismo fisiológico através do qual o feto pode poupar energia para um outro período em que seja necessária.

4. Manejo: nenhum tratamento é indicado.

DESACELERAÇÃO TARDIA DA FCF

1. Características: todas as seguintes características compõem a definição (Fig. 12-2C):
   a. O formato da curva é uniforme e similar entre as contrações.
   b. O início da desaceleração ocorre tardiamente no ciclo da contração uterina, 20 a 30 segundos após o início da contração.
   c. A FCF não retorna à linha de base antes do fim da contração uterina. A desaceleração pode persistir por 30 a 60 segundos após a contração.
   d. O tempo de decalagem (intervalo entre o pico da contração uterina e o nível mais baixo da FCF) é > 20 segundos.
   e. A duração da desaceleração da FCF é proporcional à contração uterina.
   f. A amplitude da desaceleração é proporcional à força da contração.
   g. A desaceleração é geralmente de 20 a 30 bpm. Raramente excede 40 bpm.
   h. O padrão é geralmente repetitivo.

2. Mecanismo proposto:
   a. Diminuição do fluxo sanguíneo uterino (insuficiência uteroplacentária).
   b. Redução da PO_2 abaixo do nível crítico durante o pico da contração.
   c. Inicialmente mediada pela depressão hipóxica do SNC.
   d. A hipoxia grave também leva à depressão direta do miocárdio fetal.

3. Interpretação: as desacelerações tardias são potencialmente graves e um padrão repetitivo pode levar à acidose fetal. O manejo dessa situação é dependente da causa da insuficiência uteroplacentária, se ela é considerada potencialmente reversível ou irreversível.
   a. Causas potencialmente reversíveis:
      i. Hiperestimulação com agentes oxitócicos.
      ii. Hipotensão materna.
         i. Posição supina.
         ii. Associada à anestesia epidural.
         iii. Hipovolemia materna.
   b. Causas geralmente irreversíveis:
      i. Restrição do crescimento fetal.
      ii. Diabetes.
      iii. Hipertensão.
      iv. Pós-maturidade.
      v. Descolamento da placenta.

4. Manejo:
   a. Medidas corretivas:
      i. Alívio da hipotensão materna, colocando a paciente em decúbito lateral.
      ii. Redução da taquissistolia uterina pela interrupção da infusão de ocitocina.
      iii. Administração de oxigênio à mãe com uma máscara de oxigênio.

b. Se o padrão persistir por mais de 15 minutos, o parto deve ser antecipado e a gestante deve ser preparada.
c. Um padrão de boa variabilidade da FCF pode indicar a ausência de acidose fetal. Nessa situação, se há a previsão de que o parto pode ocorrer no prazo de 1 hora, deve ser feito o pH do escalpo fetal. Se o resultado do pH for normal, pode-se aguardar o parto vaginal.
d. As desacelerações tardias persistentes, acompanhadas por alterações da linha de base (bradicardia ou taquicardia) e diminuição da variabilidade da FCF, indicam sofrimento fetal significativo e acidose. O parto deve ser realizado imediatamente, por cesariana, se necessário.
e. Em determinadas situações, havendo desacelerações tardias persistentes mesmo que associadas com uma variabilidade da frequência cardíaca normal ou com pH do escalpo normal, o parto por cesariana deve ser feito. Um exemplo é representado pelas gestantes que apresentam uma causa irreversível de insuficiência placentária e se encontram no início do trabalho de parto. Nessa situação, embora a variabilidade ou o pH de escalpo sejam normais, indicando ausência de acidose fetal neste momento, é óbvio que o feto poderia eventualmente ficar comprometido durante a evolução do trabalho de parto.

Desaceleração variável da FCF

1. Características:
    a. Aspecto variável, não uniforme. Assemelha-se a forma de U, V ou W; difere entre as desacelerações sucessivas (Fig. 12-2D).
    b. Início variável.
    c. Tempo de decalagem variável.
    d. Amplitude e duração variáveis.
    e. Não precisa ser repetitiva. Em qualquer contração, uma desaceleração variável pode simular uma desaceleração precoce ou tardia.
    f. É frequentemente precedida ou seguida por acelerações ("ombros").

2. Mecanismo proposto:
    a. A compressão do cordão inicialmente produz obstrução do fluxo sanguíneo venoso umbilical, sem oclusão do fluxo na artéria umbilical. Ocorre uma queda no débito cardíaco fetal, hipotensão e resposta do barorreceptor. A resposta do barorreceptor desencadeia uma aceleração da FCF.
    b. Com a compressão persistente do cordão umbilical, ocorre a oclusão do fluxo pela artéria umbilical. Dessa forma, ocorre uma interrupção entre o sistema cardiovascular fetal e a unidade placentária de baixa pressão. O aumento na resistência vascular periférica no feto leva ao aumento da pressão arterial fetal, o que provoca uma resposta reflexa vagal, que pode ser observada pela queda da FCF. Se a compressão do cordão for persistente, pode, even-

tualmente, levar à hipoxia e à acidose metabólica. Por isso a desaceleração variável possui dois componentes:
  i. A desaceleração desencadeada por reflexo vagal ou neurogênica, geralmente acompanhada por acidose respiratória reversível causada pelo acúmulo de dióxido de carbono e pelo aumento da PCO_2 no feto.
  ii. Componente tardio causado por depressão hipóxica do SNC após a compressão persistente do cordão. Quando isso ocorre, desenvolve-se a acidose metabólica.

3. Interpretação: as desacelerações variáveis são as alterações periódicas mais comuns observadas no trabalho de parto. Há alta incidência associada com circular de cordão cervical, cordão curto ou nos casos de prolapso de cordão e quando o oligo-hidrâmnio está presente. A compressão do cordão umbilical pode ocorrer sempre que houver movimento fetal ou contração uterina.

As desacelerações variáveis também são observadas nas posições occipitoposteriores. Nessa situação, a desaceleração não resulta da compressão do cordão umbilical, mas de outros mecanismos. A característica que a diferencia é a ausência dos "ombros" (acelerações da FCF) que geralmente acompanham as desacelerações variáveis causadas pela compressão do cordão.

As desacelerações variáveis podem ser divididas em duas categorias:
  a. Não complicadas: as desacelerações apresentam uma aceleração inicial, uma desaceleração rápida da FCF até o nadir e o rápido retorno a FCF basal. As desacelerações variáveis, nessa circunstância, não estão associadas a escores de Apgar baixo ou à acidose fetal.
  b. Complicadas: as desacelerações apresentam as seguintes caracterísiticas e podem ser preditivas de hipoxia fetal.
      i. Desaceleração < 70 bpm, com duração > 60 segundos.
      ii. Variabilidade mínima da linha de base da FCF e no pico da desaceleração.
      iii. Desaceleração bifásica.
      iv. Aceleração de rebote após a desaceleração, > 20 bpm e duração > 20 segundos.
      v. Retorno mais lento à FCF de linha de base.
      vi. Queda da frequência basal em relação à frequência anterior a desaceleração.
      vii. Evidência de bradicardia ou taquicardia fetal.

4. Manejo: a presença de qualquer uma dessas características pode significar um estado de hipoxemia e acidose fetal. O tratamento é variável e deve estar baseado na situação clínica.

Um traçado da FCF normal não deve apresentar desacelerações variáveis não complicadas ou apenas ocasionalmente podem ocorrer. Um traçado é considerado atípico, quando ocorrerem três ou mais desacelerações variáveis não complicadas em um traçado de 20 minutos. Um traçado atípico pode apresentar desacelerações tardias ocasionais ou uma desaceleração prolongada única com duração de 2 minutos, mas inferior a 3 minutos.

Um traçado anormal, que exija uma intervenção quando clinicamente indicado, se caracteriza pela presença de três ou mais desacelerações variáveis complicadas, conforme descrito anteriormente. Um traçado anormal também pode ser caracterizado pela presença de desacelerações tardias associadas a mais da metade das contrações ou por desaceleração prolongada única com duração de 3 minutos, mas menos de 10 minutos.

a. O melhor tratamento para uma paciente em trabalho de parto inicial, apresentando desacelerações variáveis com sinais de gravidade, de acordo com os critérios descritos, é a cesariana. Não é adequado aguardar uma melhora à medida que o trabalho de parto progride, pois a gravidade da desaceleração variável tende a aumentar com a descida fetal e aumento da tração sobre o cordão umbilical.

b. Por outro lado, uma paciente que se encontra no segundo período do trabalho de parto e apresenta desacelerações variáveis, conforme os critérios descritos, pode ser conduzida de modo expectante. Se a variabilidade da FCF está normal e não ocorre um aumento progressivo na FCF, é improvável que a acidose fetal esteja presente. As desacelerações variáveis que ocorrem repetitivamente durante o segundo período e que tem duração maior do que um minuto são frequentemente observadas. Os partos vaginais difíceis com uso de fórceps devem ser evitados, desde que a variabilidade da frequência cardíaca esteja normal. A análise de amostra do escalpo fetal é de uso limitado e pode ser errônea na presença de desaceleração variável. Qualquer interpretação da amostra do escalpo realizada em associação com desacelerações variáveis deve levar em consideração a acidose respiratória profunda, porém reversível, que pode ocorrer durante e logo após a desaceleração.

A presença de variabilidade a cada batimento nesta situação é um bom indicador da ausência da acidose significativa. A correlação das desacelerações variáveis graves e persistentes com a variabilidade e outras alterações da linha de base poderá tornar desnecessária uma intervenção. Pode-se afirmar que as desacelerações variáveis são responsáveis pela maioria das cesarianas desnecessárias, quando profissionais inexperientes têm uma reação exagerada sobre seu significado.

Resumo

1. Um traçado da FCF normal com variabilidade normal indica um feto saudável e está associado a escores de Apgar normais em quase 100% das vezes.

2. As alterações da FCF representam uma resposta hemodinâmica ao estresse fetal e não devem ser interpretadas como sofrimento fetal. De acordo com a nova nomenclatura do seminário do National Institute of Child Health and Human Development de 2008, o traçado cardíaco fetal deveria ser avaliado como traçados normal (categoria I), atípico (categoria II) ou anormal (categoria III):
   a. Normal ou categoria I: padrões da FCF que são normais: associados ao bem-estar fetal. No cenário a seguir, não é necessário nehuma intervenção:
   i. Frequência de linha de base: 110 a 160 bpm.
      ii. Variabilidade da FCF de linha de base: moderada.
      iii. Desacelerações tardias ou variáveis: ausentes.
      iv. Desacelerações iniciais: presentes ou ausentes.
      v. Acelerações: presentes ou ausentes.
   b. Atípico ou categoria II: padrões da FCF que são indeterminados: inconsistentemente associados à acidemia fetal. Requer avaliação e observação contínua, dependendo do cenário clínico.
      i. Frequência basal < 110 bpm, com variabilidade.
      ii. Linha de base > 160 bpm.
      iii. Variabilidade acentuada.
      iv. Variabilidade ausente sem desacelerações.
      v. Ausência de acelerações após a estimulação fetal.
      vi. Desacelerações prolongadas (> 2 minutos e < 10 minutos).
      vii. Desacelerações tardias recorrentes com variabilidade moderada.
      viii. Desacelerações variáveis recorrentes com variabilidade mínima ou moderada.
   c. Anormal ou categoria III: padrões da FCF que são anormais: consistentemente associados à acidemia fetal. Isso requer avaliação e manejo imediatos, incluindo reposicionamento materno, oxigênio, interrupção do estímulo do trabalho de parto ou parto de emergência.
      i. Variabilidade ausente e qualquer um dos seguintes.
      ii. Desacelerações tardias recorrentes.
      iii. Desacelerações variáveis recorrentes.
      iv. Frequência de linha de base < 110 bpm.
      v. Padrão sinusoidal.

ASPECTOS PSICOLÓGICOS NA MONITORIZAÇÃO ELETRÔNICA FETAL

O emprego adequado da ausculta intermitente e da monitorização eletrônica fetal contínua tanto nas pacientes de alto risco, como naquelas de baixo risco devem incluir a explicação dos motivos para a realização desses exames e permitindo que a paciente fale sobre preocupações e desejos. É ideal que isso ocorra durante as consultas de pré-natal e novamente na admissão para o trabalho de parto. Apesar do seu valor, o monitor eletrônico fetal transforma a sala de trabalho de parto em um ambiente de cuidado intensivo, e algumas pacientes apresentam uma forte reação.

Resposta positiva

Muitas mulheres se sentem mais seguras, pois o aparelho fornece informações importantes sobre o bem estar fetal e o som das batidas cardíacas fetais confirmam a vitalidade fetal. A paciente e o pai da criança podem acompanhar a evolução do trabalho de parto e podem prever o início da próxima contração, se preparando para isso. Nos casos em que houve perda fetal em uma gravidez prévia, a monitorização fetal é aceita favoravelmente.

Resposta negativa

Os transdutores abdominais e os cabos dos eletrodos intravaginais causam desconforto. A monitorização impede a mobilização livre da paciente, interfere com a privacidade e a paciente perde o controle do trabalho de parto. Algumas ficam preocupadas com a possibilidade de o eletrodo poder causar algum dano ao feto, ou associação a monitorização fetal com situação de risco fetal e podem ficar ansiosas com as variações na FCF. Algumas desaprovam o fato de o médico e o pai da criança estarem mais preocupados com o equipamento do que com elas, e acreditam que estejam sendo usadas como cobaias.

A preparação e a educação durante o pré-natal pode minimizar os sentimentos de ansiedade. A descrição e a demonstração do equipamento, a explicação clara sobre os propósitos e indicações da monitorização fetal com referência ao eletrodo de escalpo como um pequeno clipe preso à pele e informações sobre o procedimento, destacando que não faz parte de um projeto de pesquisa, tornarão a monitorização eletrônica mais aceitável.

Durante o trabalho de parto, novamente deve ser explicado o objetivo da monitorização, e deve-se permitir à paciente a maior mobilidade possível; o seu conforto deve ser considerado de maneira preponderante, e a sua privacidade deve ser assegurada.

ANÁLISE BIOQUÍMICA DO SANGUE CAPILAR FETAL

Quando ocorre hipoxia fetal significativa, desenvolve-se a acidose metabólica. Com a progressão do metabolismo anaeróbio, ocorre um acúmulo de ácido láctico e redução progressiva do pH do sangue fetal. Saling desenvolveu um método para testar a acidose antes do nascimento. Uma amostra de sangue é colhida da apresentação fetal. A microanálise é executada para medir o pH, a PCO_2 e os níveis de bicarbonato, mas a glicose, os eletrólitos, o tipo sanguíneo e a dosagem de anticorpos também podem ser determinados.

Deve-se enfatizar que a interpretação adequada do pH do escalpo fetal requer a análise completa da gasometria fetal.

Indicações
1. Quando há um padrão atípico ou anormal da FCF, sugerindo hipoxia fetal.
2. Quando a variabilidade da linha de base estiver ausente de forma sustentada, mesmo sem alterações periódicas de risco (desacelerações).
3. Quando ocorrem desacelerações tardias persistentes associadas a boa variabilidade da linha de base, nas pacientes com previsão de que o parto irá ocorrer dentro de 60 minutos.
4. Nas pacientes com idade gestacional superior a 34 semanas.

Técnica
Para que seja bem sucedida a colheita da amostragem do sangue capilar fetal, é necessário instituir protocolo organizado, com disponibilidade de equipamento para análise imediata e técnicos experientes. As membranas devem ser rompidas, a apresentação deve estar fixa na pelve, a sua posição deve ser identificada e a dilatação cervical deve ser de 3 cm ou mais. Uma boa iluminação deve estar disponível. Deve ser realizada em condições assépticas e com a paciente deitada preferencialmente na posição de decúbito lateral esquerdo. O amnioscópio é introduzido através da vagina no fundo de saco posterior. A lenta retirada do amnioscópio formando um pequeno ângulo permite introduzir através do colo a lanceta e com uma leve pressão incisar o escalpo fetal (ou, raramente, as nádegas). O local da amostragem deve ser limpo de sangue materno e de líquido amniótico, e uma fina camada de gel de silicone deve ser aplicada para evitar extravazamento de sangue e auxiliar na coleta. As lancetas comercialmente disponíveis são preparadas de modo que a profundidade máxima da incisão é de 3 mm. Faz-se uma incisão em cruz, a qual provoca um fluxo de sangue rápido e moderado. O volume coletado depende do *kit* comercial utilizado. As amostras devem ser imediatamente analisadas. O sangramento excessivo ou prolongado é raro e é facilmente controlado por compressão. Em menos de 1% dos casos pode ocorrer uma infecção localizada.

Correlação entre os padrões da FCF, pH fetal e desfecho neonatal
Um feto normal apresenta um pH em torno de 7,25 a 7,35 antes do início do trabalho de parto. Durante o trabalho de parto, ocorre uma mudança gradual do pH para 7,25. Se a hipoxia fetal desencadear acidose metabólica, o pH fetal pode atingir níveis de pré-acidose (7,20 a 7,24) e de acidose franca (< 7,20).

Algumas correlações entre pH fetal e condição neonatal foram observadas:

1. pH superior a 7,25: mais de 90% destes neonatos serão saudáveis, sem depressão, apresentando escores altos de Apgar a e provavelmente apresentaram padrões normais da FCF durante o trabalho de parto.
2. pH entre 7,20 e 7,24: esse nível indica uma pré-acidose leve. Frequentemente está associado a um trabalho de parto prolongado no segundo período e hipoxemia leve. Os padrões da FCF muitas vezes apresentam desacelerações tardias ou variáveis, mas a variabilidade é normal. A maioria destes neonatos tem escores de Apgar altos. A intervenção operatória não está indicada, mas nova avaliação do pH deve ser repetida em 30 minutos.
3. pH inferior a 7,20: é geralmente indicativo de acidose fetal significativa. Em 80% dos neonatos, o escore de Apgar é inferior a 6. Os padrões da FCF muitas vezes mostram desacelerações tardias persistentes ou variáveis graves persistentes com perda da variabilidade cardíaca.
4. pH inferior a 7,10: indica asfixia profunda. A depressão neonatal significativa ocorre em 90% dos casos.

A correlação entre medidas do pH do escalpo fetal e o escore de Apgar neonatal aumenta à medida que a amostra é obtida mais próxima do momento do nascimento. Quando a amostra for obtida em 5 minutos de parto, Hon e colaboradores demonstraram alta correlação entre o pH baixo e os escores de Apgar baixos. Contudo, parece haver baixa correlação entre o pH fetal e os escores de Apgar, quando a amostra é feita entre 7 e 10 minutos antes do parto. Isso pode ser atribuído parcialmente a fatores locais que tornam o pH fetal baixo no escalpo quando a circulação central é normal, sobretudo no momento do parto quando a formação da bossa é mais importante.

Um pH fetal baixo não deve ser interpretado de maneira isolada. Uma revisão completa de todo o quadro da gasometria arterial deve ser feita. Para confirmar o diagnóstico de acidose metabólica, é necessário avaliações do PCO_2, do bicarbonato e dos valores de déficit de base. A acidose metabólica, não associada à hipoxia, pode ser decorrente da compressão do cordão. Por isso, se a amostra do escalpo for obtida durante ou logo após uma desaceleração variável, o pH fetal poderá apresentar um valor muito baixo devido a acidose respiratória. A interpretação isolada do pH, independentemente dos demais parâmetros do equilíbrio acidobásico, pode levar a um diagnóstico errôneo de sofrimento fetal grave e resultar em uma intervenção desnecessária.

Resultados falsos

1. Resultados normais falsos (pH > 7,20, escore baixo de Apgar) ocorrem em associação com fármacos sedativos, anestesia, obstrução da via aérea, anomalias congênitas, prematuridade, hipoxia subsequente à coleta da amostra, trauma-

tismo de parto ou episódio prévio de asfixia (o equilíbrio acidobásico retorna ao normal, mas o SNC não).
2. Resultados anormais falsos (pH < 7,20, escore bom de Apgar) podem ocorrer na presença de acidose materna. Por isso, é importante medir o pH materno quando se obtém valores baixos na amostra fetal, antes de decidir por uma intervenção.

Manejo durante o trabalho de parto
1. FCF anormal é indicação para análise do sangue fetal.
2. Se o pH estiver acima de 7,25, permite-se que o trabalho de parto prossiga e a análise deve ser repetida se a FCF permanecer anormal.
3. Quando o pH for 7,20 a 7,24, outra amostra deve ser coletada para análise em 30 minutos.
4. Com o pH abaixo de 7,20, outra amostra é coletada e deve ser feito o preparo para o parto operatório. Se uma segunda análise confirmar a primeira, o parto deve ser imediato.

LEITURA SELECIONADA

Cordero L, Anderson CW, Zuspan FP: Scalp abscess: A benign and infrequent complication of fetal monitoring. Am J Obstet Gynecol 146:126, 1983
Elias S: Fetoscopy in prenatal diagnosis. Clin Perinatol 10:357, 1983
Electronic fetal heart rate monitoring: research guidelines for interpretation. National Institute of Child Health and Human Development Research Planning Workshop. Am J Obstet Gynecol 177:1385, 1997
Freeman RK, Garite TJ: Fetal Heart Rate Monitoring. Baltimore/London: Williams and Wilkins, 1981, pp 84-112
Leveno KJ, William ML, DePalma RT, Whalley PJ: Perinatal outcome in the absence of antepartum fetal heart acceleration. Obstet Gynecol 61:347, 1983
Liston R, Sawchuck D, Young D: Fetal health surveillance: antepartum and intrapartum consensus guideline. J Obstet Gynaecol Can 29 (9 Suppl 4) S3, 2007
Macones GA, Hankins GD, Spong CY, et al: The 2008 National Institute of Child Health and Human Development Workshop Report on Electronic Fetal Monitoring: Update on definitions, interpretation, and research guidelines. Obstet Gynecol 112:661, 2008
Madanes AE, David D, Cetrulo C: Major complications associated with intrauterine pressure monitoring. Obstet Gynecol 59:389, 1982
Manning FA, Lange IR, Morrison I, Harman CR: Determination of fetal health: Methods for antepartum and intrapartum fetal assessment. Curr Prob Obstet Gynecol 7(4), 1983
Miller RC: Meconium staining of the amniotic fluid. Clin Obstet Gynecol 6:359, 1979
Molfese V, Sunshine P, Bennett A: Reactions of women to intrapartum fetal monitoring. Obstet Gynecol 59:705, 1982
Pearson JF, Weaver JB: Fetal activity and fetal wellbeing: an evaluation. Br Med J, 1:1305, 1976
Young DC, Gray JH, Luther ER, et al: Fetal scalp blood pH sampling: Its value in an active obstetric unit. Am J Obstet Gynecol 136:276, 1980

Indução do Parto

Jessica Dy

CAPÍTULO 13

A indução do parto é a estimulção artificial das contrações uterina antes do início do trabalho de parto espontâneo. Deve ser considerado quando os benefícios da antecipação do parto superam os riscos potenciais para a mãe e para o feto associados à indução do trabalho de parto e ao prolongamento da gravidez. A paciente deve receber informações claras através de um diálogo sobre a razão para indução, o método de indução e os riscos associados à indução do trabalho de parto. Algumas das indicações comuns para indução do trabalho de parto são discutidas a seguir.

Indicações maternas

Ruptura prematura espontânea das membranas Se a ruptura das membranas ocorrer depois de 37 semanas de gestação e o trabalho de parto não iniciar até 24 horas após, a indução do trabalho de parto é apropriada e recomendada para reduzir o risco de infecção materna e fetal. Se ocorrer ruptura espontânea das membranas pré-termo (< 37 semanas), a indução do trabalho de parto deve ser considerada após 34 semanas.

Pré-eclâmpsia A indução do trabalho de parto deve ser considerada em mulheres com hipertensão gestacional. Na presença de pré-eclâmpsia, toxemia ou de outras condições adversas (para a mãe ou para o feto), a indução do trabalho de parto é recomendada.

Poli-hidrâmnio Não existem evidências que comprovem o benefício da indução do trabalho de parto de rotina em gestações não complicadas com poli-hidrâmnio. A indução do trabalho de parto pode ser indicada, quando houver risco de prolapso do cordão umbilical associado a ruptura espontânea da bolsa amniótica nos casos de situação transversa ou oblíqua.

Sangramento anteparto A indução do trabalho de parto pode ser indicada em alguns casos de placenta prévia e descolamento da placenta com sangramento persistente.*

Morte fetal intrauterina Em algumas situações com evidências de ruptura das membranas, de infecção, de sangramento ou coagulopatia, a indução imediata do trabalho de parto é recomendada. No entanto, fora dessas condições, a indução do trabalho de parto pode ser postergada. A indução do trabalho de parto também pode ser considerada nas mulheres com história de morte fetal. O momento ideal da indução deve ser individualizado, mas em geral é realizada uma semana antes da ocorrência da morte fetal na gestação anterior.

---

* N. de R.T. Indicação é relativa e muitas vezes contra-indicada devido ao risco de morte fetal súbita.

Eletiva Quando a indução do trabalho de parto é realizada por conveniência da paciente e/ou do médico, ela é chamada de *indução eletiva*. As induções eletivas devem ser evitadas o máximo possível. Em circunstâncias excepcionais (p. ex., história de trabalho de parto precipitado ou o fato de a paciente morar longe de um hospital), a indução pode ser considerada a partir de 40 semanas.

Indicações fetais

Gravidez pós-termo Existem evidências fortes que sustentam a recomendação de indução do trabalho de parto entre 41^{+0} e 42^{+0} semanas de gestação. Após 42 semanas aumenta o risco de morte perinatal e de aspiração de mecônio. O risco de cesariana é menor quando a indução do trabalho de parto é realizada entre 41^{+0} e 42^{+0} semanas de gestação.

Diabetes materno Há risco de morte fetal intra-uterina associada ao diabetes dependente de insulina durante as últimas semanas de gravidez. Nos casos de diabetes preexistente ou de diabetes dependente de insulina ou na presença de complicações associadas ao diabetes, a indução do trabalho de parto está indicada. O momento ideal de indução deve ser individualizado.

Restrição de crescimento intrauterino (RCIU) Alguns especialistas defendem a indução do trabalho de parto na suspeita de RCIU, com o objetivo de reduzir o risco de natimortalidade.

Macrossomia Existe um risco maior de distocia de ombro e de lesão do plexo braquial, quando o peso ao nascer é superior a 4.500 g. O risco aumenta nos casos de diabetes materno e quando há história de distocia de ombro em um parto prévio. A estimativa com acurácia do peso fetal é difícil, portanto a indução do trabalho de parto não está indicada nos casos em que existe suspeita de macrossomia.

Corioamnionite A indução do trabalho de parto está indicada quando há suspeita de corioamnionite.

Isoimunização Quando ocorre a sensibilização fetal ou ocorreu isoimunização ou morte fetal intra-uterina em gestações prévias, a indução do trabalho de parto está indicada. O momento ideal da indução deve ser individualizado.

Oligo-hidrâmnio Não existem evidências para sustentar a indução do trabalho de parto de rotina em gestações não complicadas com oligo-hidrâmnio isolado. Contudo, alguns especialistas defendem a indução do trabalho de parto para reduzir a mortalidade e a morbidade perinatal.

Contraindicações para indução do parto

Placenta prévia ou vasa prévia

Apresentação não cefálica A indução do trabalho de parto é contra-indicada na situação fetal transversa e na apresentação pélvica em modo de pés. Em geral não é recomendada na apresentação pélvica.

Cesariana clássica prévia ou incisão uterina em T invertido

Cirurgia uterina prévia (p. ex., miomectomia envolvendo o miométrio)

Ruptura uterina prévia

Herpes genital ativo

Carcinoma invasivo do colo do útero

Riscos associados à indução do parto

Nascimento pré-termo iatrogênico ou pré-termo tardio

Aumento da incidência de parto vaginal operatório (com instrumentação, uso de fórceps)

Trabalho de parto prolongado

Aumento da incidência de cesariana aumentada

Prolapso do cordão umbilical

Taquissistolia (atividade uterina excessiva)

Padrões anormais de frequência cardíaca fetal

Ruptura uterina

Pré-requisitos e condições para o sucesso da indução do parto

Apresentação Deve ser cefálica. O trabalho de parto não deve ser induzido na presença de atitudes de extensão, na situação transversa ou nas apresentações compostas e quase nunca na apresentação pélvica.

Insinuação A apresentação cefálica deve estar insinuada para evitar o prolapso do cordão umbilical, quando a amniotomia for realizada. Quanto mais baixa estiver a cabeça, mais fácil e seguro será o procedimento.

Amadurecimento do colo do útero Um dos fatores preditivos mais relevantes do sucesso da indução é o estado do colo do útero antes do início do trabalho de parto. O colo do útero deve estar apagado, com menos de 1,3 cm de comprimento, amolecido e aberto com dilatação de pelo menos um dedo e, preferencialmente, dois. O anel do orifício cervical interno não deve estar presente. A posição centralizada do colo é um sinal que indica uma boa resposta a indução do parto. Quando o colo é posterior, as condições para indução são menos favoráveis.

Paridade A incidência de parto vaginal dentro de 24 horas é maior nas mulheres multíparas do que para mulheres nulíparas.

Altura e peso maternos As mulheres mais altas e aquelas com índice de massa corporal mais baixo apresentam melhores resultado da indução.

Idade gestacional Em geral, os melhores resultados na indução estão associados com a idade gestacional mais próxima do termo, provavelmente devido as condições cervicais mais favoráveis. Quando é necessário interromper uma gravidez pré-termo, devem ser feitos testes de maturidade pulmonar fetal.

AMADURECIMENTO DO COLO DO ÚTERO PRÉ-INDUÇÃO

As modificações cervicais que ocorrem antes do início do trabalho de parto são identificadas pelo amolecimento, encurtamento e dilatação do orifício cervical. Esse processo é conhecido como *amadurecimento*. As fibrilas de colágeno se desagregam e as glicosaminoglicanos não promovem a união forte entre elas de forma que ocorre uma disjunção rápida permitindo a dilatação cervical.

Na maioria das gestações normais, o colo do útero está maduro no início do trabalho de parto. A cérvice madura se apresenta macia, com menos de 1,3 cm de comprimento, é permeável a um dedo e distensível. A duração do trabalho de parto e o sucesso da indução, tanto em mulheres nulíparas quanto em multíparas, dependem do grau de amadurecimento do colo do útero. No entanto, existem muitas situações, nas quais o trabalho de parto e o parto vaginal são indicados, mesmo com a cérvice imatura. Nesses casos, a probabilidade de dilatação cervical em resposta às contrações uterina é baixa.

Avaliação cervical

Antes de induzir o trabalho de parto ou de empregar algum método de preparo ou amadurecimento cervical, deve-se diferenciar entre um colo do útero não preparado e um que já está maduro. Os métodos mais utilizados para avaliar as condições cervicais dependem das características físicas do colo do útero.

Bishop foi o primeiro a tentar quantificar o exame físico do colo do útero usando um sistema de classificação numérica (Fig. 13-1). O sistema está baseado em critérios que incluem a dilatação, o apagamento, a consistência e a posição do colo. Para cada critério é dada uma pontuação numérica. Entre esses parâmetros, a dilatação é o mais significativo e a posição do colo é o menos relevante. Quanto mais alto o escore, menor será a duração do trabalho de parto e maior a probabilidade de sucesso da indução.

Na presença de um escore elevado, pode-se afirmar que o colo está amadurecido e não é necessário fazer sua preparação. De acordo com o sistema de Bishop, o escore total máximo é 13. Quando o escore é 9 ou mais, há alta probabilidade de

		Pontos			
		0	1	2	3
Fator	Dilatação cervical (cm)	0	1–2	3–4	5–6
	Apagamento cervical (%)	0–30	40–50	60–70	80
	Consistência cervical	Firme	Média	Amolecido	
	Posição cervical	Posterior	Central	Anterior	
	Altura da apresentação	–3	–2	–1	+1, +2

FIGURA 13-1 Escore de Bishop.

sucesso da indução do trabalho de parto. Quando o escore é 4 ou menos, a falha na indução é comum e a preparação do colo do útero deve ser feita antes da indução.

Lange e colaboradores sugerem que o fator mais relevante da indução do trabalho de parto é a condição do colo do útero, e o valor da dilatação atribuído por Bishop deveria ser ponderado duplamente. Os resultados com o uso de seu escore modificado são os mesmos atingidos por outros métodos, mas o deles é mais simples, pois usam apenas três parâmetros que são a altura da apresentação, a dilatação e o comprimento do colo do útero. Quando o resultado do escore se encontra entre 5 e 7, a incidência de sucesso da indução é superior a 75%. Quando o resultado estiver abaixo de 4, a taxa de falha é considerável (Fig. 13-2).

Métodos mecânicos de preparação do colo do útero

Os métodos mecânicos para amadurecimento cervical apresentam como vantagens o baixo custo, a estabilidade em temperatura ambiente, o baixo risco de taquissistolia e poucos efeitos colaterais sistêmicos. Contudo, há um aumento pequeno do risco aumentado de infecção (dependendo do tipo de método mecânico utilizado) materno e fetal.

Dilatadores higroscópicos

Os dilatadores higroscópicos são seguros e efetivos para dilatar o colo, mas são inadequados para indução do trabalho de parto. Os dilatadores higroscópicos podem ser um produto sintético ou podem ser feitos de algas naturais secas (talos de laminária). Eles são usados principalmente para interrupção da gravidez e não para amadurecimento cervical antes de indução de gestações a termo.

Altura da apresentação	−3	−2	−1	+1, +2
Pontos	0	1	2	3
Dilatação cervical (cm)	0	1–2	3–4	>4
Pontos	0	2	4	6
Comprimento cervical (cm)	3	2	1	0
Pontos	0	1	2	3

FIGURA 13-2 Escore de Lange.

O dilatador higroscópico expande-se quando entra em contato com umidade. Ocorre uma expansão gradual na cérvice, podendo atingir de três a cinco vezes seu diâmetro original. Dessa forma, provoca o amolecimento e a dilatação gradual do colo do útero. Ocorre expansão mais rápida nas primeiras 4 a 6 horas e o efeito máximo é atingido em 24 horas. O mecanismo de ação é inteiramente local. A hiperatividade uterina é rara. Existem algumas evidências que indicam que os dilatadores higroscópicos podem aumentar a produção de prostaglandina (PG) endógena e desempenhar um papel importante no processo de amadurecimento.

Técnica
1. Na noite anterior ao dia da indução, duas a cinco laminárias são colocadas no colo do útero. O número depende da capacidade cervical. Deve-se inserir o máximo possível. A inserção de múltiplos dilatadores higroscópicos de pequeno diâmetro (2 ou 3 mm) é melhor do que a utilização de poucos dilatadores grandes. O número de dilatadores inseridos deve ser documentado.
2. Deve-se tomar cuidado para não romper as membranas.
3. Uma ou duas gazes estéreis 4 × 4 são colocadas pressionando o colo do útero para manter as laminárias no local. O número de gazes inseridas deve ser documentado.
4. Na manhã seguinte, os dilatadores devem ser removidos.
5. A amniotomia é realizada quando a apresentação estiver insinuada e fixa na cérvice.
6. Uma infusão de ocitocina pode ser iniciada imediatamente. Contudo, alguns obstetras preferem usar ocitocina apenas se o trabalho de parto não começar após algumas horas.

Complicações
1. Cólicas pélvicas leves podem ocorrer ocasionalmente.
2. Sangramento cervical tem sido registrado.
3. Existe um pequeno risco de infecção, sobretudo se o intervalo entre a inserção das laminárias e o esvaziamento do útero for prolongado.

Cateteres de balão intracervical
Os balões comercialmente disponíveis para amadurecimento do colo do útero ou um cateter de Foley regular (#16 com um balão 30 a 80 mL) podem ser utilizados. O uso de um cateter de balão provoca alteração média de 3,3 a 5,3 no escore de Bishop. Geralmente são tão eficazes quanto as PGs para o amadurecimento cervical. As mulheres que usaram cateteres de balão precisaram de mais ocitocina para indução e correção do trabalho de parto, quando comparadas com as mulheres que receberam PGs. Os cateteres de balão estão associados com menor incidência de hiperestimulação uterina ou de taquissistolia quando comparados com as PGs.

Os cateteres de balão para amadurecimento cervical, em geral são usados somente em mulheres com membranas intactas. Existe um pequeno aumento de risco, porém, não significativo de infecção materna.

Técnica

1. Através do exame especular para visualização do orifício cervical faz-se a introdução de um cateter de balão desinflado, passando o orifcio cervical interno e colocando o balão no espaço extra-amniótico.
2. Uma pinça fórceps de anel pode ser usada para auxiliar a passagem do cateter pelo orifício cervical.
3. Após estar posicionado no espaço extra-amniótico, o balão é preenchido com 30 a 60 mL de solução salina ou água. Com isso a dilatação do balão fica entre 2 e 3 cm.
4. Deve-se confirmar que o balão não ficou posicionado na vagina.
5. O cateter é tracionado para ficar encostado sobre o orifício cervical interno. Algumas vezes pode ser feito uma tração maior de forma que o balão exerça peso contra o orifício cervical interno.
6. O cateter é deixado no local até que saia espontaneamente (normalmente quando o colo do útero estiver mais favorável e com 2 a 3 cm de dilatação). Isso em geral ocorre dentro de 12 a 24 horas da colocação do cateter.
7. Se o cateter não sair espontaneamente, deve ser removido em 24 horas para evitar o aumento no risco de infecção.
8. A amniotomia ou a indução com ocitocina pode ser realizada após a remoção do cateter.

Métodos farmacológicos de preparação do colo do útero

Prostaglandina

As PGs mostraram-se efetivas no amadurecimento do colo uterino e, algumas vezes, podem induzir o trabalho de parto ativo. É provável que a sua ação ocorra através de 2 mecanismos: (1) a PG provoca mudanças bioquímicas na matriz do colágeno cervical, que resultam em amolecimento, e (2) a PG estimula a contração uterina discreta, levando à retração e à dilatação parcial do colo.

As prostaglandinas E2 e E1 são as PGs atualmente usadas para amadurecimento cervical. Não está definido qual a melhor via, dose e frequência da administração de PGs. As preparações de PGs para aplicação local (intravaginal ou endocervical) parecem ter boa resposta clínica e minimizam os efeitos colaterais sistêmicos, sendo as preferidas. Os efeitos colaterais da PG incluem febre, calafrios, vômito e diarreia. As PGs também estão associadas à atividade uterina excessiva. A monitoração da frequência cardíaca fetal (FCF) deve ser feita após administração de PG.

As preparações de prostaglandina E2 (dinoprostona) são muito usadas para amadurecimento cervical. Estão disponíveis para administração endocervical ou vaginal. Dependendo da preparação de PG E2 utilizada, pode permanecer no fundo de saco posterior por 6 a 12 horas ou até o início do trabalho de parto ativo.*

---

* N. de R.T. No Brasil não está liberado para uso comercial.

O prostokos é um análogo da PG E1 aprovado para o tratamento e prevenção das úlceras pépticas. Tem sido usado fora das indicações de bula para amadurecimento cervical e para indução do trabalho de parto. A dose necessária para o amadurecimento cervical e para a indução do trabalho de parto no terceiro trimestre é muito mais baixa do que no primeiro ou no segundo trimestre, devido ao aumento da sensibilidade do miométrio associada ao avanço da idade gestacional. Está disponível em comprimidos de 100 ou 200 μg, portanto, os comprimidos de prostokos precisam ser partidos.* A dose recomendada é de 25 μg via vaginal ou 50 μg via oral a cada 4 a 6 horas. Se necessário, a ocitocina pode ser iniciada somente após 4 horas da última dose de prostokos ter sido administrada.

Contrações de baixa amplitude podem iniciar dentro de poucas horas, após o uso de qualquer preparação de PGE1 e PGE2. São similares às contrações da fase ativa do trabalho de parto espontâneo precoce. Muitas vezes ocorre o início do trabalho de parto ativo durante a fase de amadurecimento cervical, reduzindo o uso de ocitocina. Recomenda-se o uso de PGs em ambientes onde possa ser feita a monitorização das contrações uterinas e da FCF. É prudente manter a monitorização cardíaca fetal por até 2 horas após a administração e deve-se prolongar o tempo de observação se ocorrer aumento da atividade uterina. A incidência de taquissistolia aumenta com o uso de PG.

As prostaglandinas (PGE1 e PGE2) não são recomendadas como agentes de indução em mulheres com cicatriz uterina prévia, devido ao aumento da incidência de taquissistolia uterina e risco de ruptura uterina.

Se o trabalho de parto não iniciar dentro de 24 horas e o colo se tornar favorável, deve ser realizada a amniotomia e, quando necessário, pode-se iniciar a infusão de ocitocina. Quando não ocorrer modificação do colo do útero, o caso deverá ser reavaliado.

Ocitocina

A ocitocina é eficaz na indução das contrações uterinas, mas não foi comprovada como agente eficaz na preparação do colo. O emprego da ocitocina por via endovenosa pode melhorar o escore de Bishop, mas o efeito é muito menor do que o alcançado com o uso de PGs ou com cateteres de balões. A ocitocina não é um bom agente de amadurecimento cervical.

MÉTODOS DE INDUÇÃO DO TRABALHO DE PARTO

Não existem ensaios clínicos randomizados que comprovem a eficácia do uso de enemas com óleo de rícino e espuma de sabão na indução do trabalho de parto.

---

* N. de R.T. No Brasil estão disponíveis comprimidos de 25, 50 e 200μg.

Descolamento das membranas

O descolamento das membranas é uma prática comum. É realizado através do toque vaginal com introdução do dedo do examinador no orifício cervical interno e descolamento das membranas do segmento inferior por movimento de rotação. Quando realizado em torno de 40 semanas de gestação, o descolamento das membranas pode reduzir a necessidade de indução do trabalho de parto na gravidez pós-termo, pois a maioria das mulheres entra em trabalho de parto espontâneo dentro de 72 horas. Parece não haver aumento no risco de sangramento, infecção ou ruptura de membranas associado ao descolamento de membranas.

Ruptura artificial das membranas

A ruptura artificial das membranas, ou amniotomia, pode ser um meio simples e eficaz de induzir o trabalho de parto quando o colo do útero é favorável e a apresentação está insinuada e pressionando o colo. Contudo, a amniotomia pode não ser suficiente para desencadear o início do trabalho de parto, sendo necessário o uso de ocitocina.

Técnica

1. Os batimento cardiofetais devem ser monitorizados.
2. A avaliação vaginal asséptica deve ser feita para determinar se as condições são adequadas.
3. Deve ser feito o descolamento das membranas do segmento uterino inferior.
4. Algumas vezes é necessário aplicar uma pressão através do abdome sobre o fundo do útero para evitar o deslocamento da apresentação.
5. A ruptura artificial pode ser feita pelo uso de uma pinça de curativo uterino, uma pinça de Allis, uma pinça de Kelly ou com um amniótomo.
6. A saída de um jato de líquido da vagina comprova a ruptura das membranas.
7. Os batimentos cardiofetais devem ser verificados após a amniotomia.
8. Embora a cabeça possa ser levemente empurrada para cima para permitir a saída de líquido amniótico, isso deve ser feito com cuidado, devido ao risco de ocorrer prolapso do cordão umbilical.
9. A ruptura artificial das membranas pode ser realizada por meio de um amnioscópio vaginal. As vantagens incluem:
    a. O procedimento é realizado sob visualização direta, aumentando a segurança.
    b. A cor do líquido e a presença de mecônio podem ser determinadas antes da ruptura das membranas.

c. Permite verificar a presença de um cordão umbilical em posição baixa ou de vasa prévia.
d. O líquido amniótico, não contaminado pela secreção vaginal, pode ser coletado para análise bioquímica.
e. O amnioscópio fornece um trajeto estéril até o colo e reduz o risco de amnionite.

Contraindicações para ruptura artificial das membranas
1. Apresentação alta.
2. Apresentação que não seja de vértice.
3. Colo do útero imaturo.
4. Herpes vaginal ativo e infecção por HIV com carga viral alta.

Ocitocina

A ocitocina, um octapeptídeo, é produzida nos núcleos supraóptico e paraventricular do hipotálamo. O hormônio migra através das vias neuro-hipofisária supraóptica e é armazenado na neuro-hipófise. Os estímulos liberadores de ocitocina incluem (1) a dilatação do colo, (2) o coito, (3) as reações emocionais, (4) a amamentação, e (5) as substâncias como acetilcolina, nicotina e determinados anestésicos.

Os níveis maternos de ocitocina aumentam durante a gestação; a secreção parece ocorrer de maneira pulsátil. O sangue fetal contém muito mais ocitocina no final do segundo período do trabalho de parto do que o sangue materno. O sangue no cordão umbilical de fetos com anencefalia, contudo, não contém ocitocina. É possível que o feto possa ser uma fonte importante de ocitocina durante o trabalho de parto. Em estudos experimentais com animais, a deficiência neuro-hipofisária leva à dificuldade no parto; isso não ocorre em humanos. As gestantes que realizaram hipofisectomia ou que apresentam diabetes insípido idiopático não têm dificuldade no trabalho de parto.

A função exata da ocitocina no trabalho de parto humano não é conhecido. Pode ser facilitadora da atividade uterina durante a gravidez e não ter um papel primário para desencadear e manter o trabalho de parto.

Pituitrina, pitocina e pitressina

O extrato da hipófise posterior foi utilizado por muitos anos para estimular as contrações uterinas. No início, todo o extrato da hipófise posterior (pituitrina) era usado. Ele contém principalmente um agente ocitócico e um fator antidiurético-hipertensivo. Para eliminar os efeitos colaterais indesejáveis do último, o extrato tem sido dividido em dois componentes principais – um fator ocitócico quase puro (pitocina) e um agente hipertensivo (pitressina).

Durante o início dos anos 1950, DuVigneaud e colaboradores tiveram sucesso na purificação, na identificação química e na síntese de ocitocina e de vasopressina.

Os produtos naturais e sintéticos são igualmente eficientes quanto à sua ação sobre o miométrio. A ocitocina sintética é uma substância quimicamente pura e livre do risco de reação à proetína animal.

Atualmente, todas as preparações comerciais de ocitocina utilizadas em obstetrícia são sintéticas. É o método mais utilizado na indução de mulheres com gravidez viável.

A ruptura artificial das membranas aumenta a eficiência de indução do trabalho de parto com ocitocina.

Efeitos da ocitocina

Útero

Acredita-se que a ocitocina atue sobre a membrana celular do miométrio, provocando a contração uterina. Ocorre um aumento da excitabilidade normal do miométrio, mas não acrescenta propriedades novas. A sensibilidade miométrica à ocitocina aumenta à medida que a gravidez progride, devido ao aumento dos receptores de ocitocina.

Sistema cardiovascular

A ocitocina tem vários efeitos sobre o sistema cardiovascular.

1. Frequência cardíaca: aumento pequeno a moderado.
2. Pressão arterial sistêmica: queda decorrente principalmente da redução da resistência periférica.
3. Débito cardíaco: quando administrada como dose única, a ocitocina provoca a elevação no débito cardíaco, seguida por queda; a infusão contínua resulta em aumento no débito cardíaco.
4. Fluxo sanguíneo renal: nenhuma mudança significativa.
5. Pele: os vasos sanguíneos são sensíveis à ação vasodilatadora de ocitocina, e pode ocorrer rubor da face, do pescoço e das mãos.
6. Fluxo uterino: a diminuição é causada principalmente pela resistência extravascular ao redor dos vasos sanguíneos uterinos, como resultado das contrações uterinas aumentadas.

Rins

A ocitocina pode ter um efeito antidiurético. Não ocorre dano renal, não há alteração na excreção de eletrólitos, nem redução do fluxo sanguíneo renal. A ação antidiurética provavelmente ocorre por aumento da reabsorção de água dos túbulos distais e dos ductos coletores.

Mama

A ocitocina estimula as células mioepiteliais das mamas, provocando a passagem de leite dos alvéolos para os ductos mamários.

Administração

As vias de administração incluem injeções intramusculares ou subcutâneas repetidas, de doses pequenas ou grandes e a aplicação nasal de uma pequena compressa embebida com cinco ou 10 unidades de ocitocina. Contudo, a infusão endovenosa de uma solução diluída de ocitocina é muito superior aos outros métodos, sendo o procedimento de escolha para indução do trabalho de parto.

Vantagens da via endovenosa

1. A quantidade de ocitocina que entra na corrente sanguínea pode ser regulada. Com outras técnicas, a quantidade administrada à paciente é conhecida, mas não há controle sobre a taxa de absorção, que pode ser rápida ou lenta, regular ou intermitente, e pode acumular-se nos tecidos para ser liberada mais tarde em grande quantidade e alta concentração.
2. Quantidades mínimas são efetivas.
3. O nível sérico e a atividade de ocitocina são constantes, desde que o gotejamento seja mantido. A infusão pode ser acelerada ou diminuída, com mudanças imediatas no efeito.
4. O plasma das mulheres grávidas próximas do termo contém uma enzima, a pitocinase, em concentração tão alta que metade de uma dosagem intravenosa de pitocina é destruída em 2 a 3 minutos. Por isso, 3 a 4 minutos após a interrupção de uma infusão endovenosa a atividade ocitócica cessa.
5. As contrações induzidas pela infusão endovenosa são principalmente do tipo de triplo gradiente descendente.

Técnica de administração intravenosa

Os dois métodos de infusão intravenosa são a bomba de infusão constante ou o gotejamento de Murphy. Por razões de segurança, deve-se utilizar a bomba de infusão de velocidade constante. Mudanças na posição ou no movimento da paciente não afetarão a velocidade de administração da solução.

Qualquer que seja o sistema utilizado, é aconselhável iniciar o gotejamento em velocidade de 1 mU/min para testar reações adversas. Se não houver reação, aumenta-se, gradualmente, 1 a 2 mU/min até 4 a 6 mU/min a cada intervalo de 20 a 30 minutos, até que desencadeiam contrações uterinas adequadas. A dose fisiológica de ocitocina para produzir contrações uterinas regulares é de 8 a 12 mU/min. A dose máxima segura é de 20 mU/min. Em muitos casos, doses inferiores a 10 mU/min são suficientes. O objetivo é provocar contrações uterinas fortes com duração de 40 a 50 segundos e que se repetem a cada 2 a 3 minutos. Deve-se ter cuidado para evitar contrações desordenadas, muito intensas, frequentes e prolongadas, pois aumentam o risco de ruptura uterina, descolamento prematuro de placenta e asfixia fetal.

As concentrações mais usadas são de 5, 10, ou 20 unidades de ocitocina diluídas em 1 L de solução de cristaloide (p. ex., solução salina normal ou de Ringer lactato). As vantagens da solução diluída incluem o uso de uma dose mais fisiológica do que farmacológica, o controle mais fácil permitindo reduzir a infusão nos casos de taquissistolia. A desvantagem está associada a infusão aumentada de líquidos. Quando usada para indução ou correção do trabalho de parto, é aconselhável manter a infusão durante 1 hora após o parto para prevenção da atonia uterina. Para evitar intoxicação hídrica, a quantidade de ocitocina e de líquido deve ser controlada: velocidade de infusão menor do que 45 mU/min no primeiro frasco e menos de 1 L a cada 24 horas após o primeiro frasco.

Quando o método de gotejamento é utilizado, o sistema de dois frascos é aconselhado. Um frasco contém 1 L de solução cristaloide. O outro contém 1 L de cristaloide ao qual foi adicionado a ocitocina; deve-se rotulá-los claramente. Os dois tubos que saem dos frascos são conectados por um adaptador em Y, que se conecta ao acesso venoso. O adaptador em Y deve estar colocado perto do acesso venoso para permitir uma mudança rápida entre as soluções.

O gotejamento é iniciado com a solução de cristaloide. Quando o gotejamento atingir 10 a 15 gotas por minuto, deve ser feita a troca para a solução de ocitocina. Deve ser monitorizado a força, o tipo e a duração das contrações e o efeito sobre os batimentos cardiofetais. Não sendo observada reação adversa, prossegue-se com o gotejamento. Se ocorrerem contrações uterinas excessivas ou se houver bradicardia fetal (< 100 bpm), taquicardia (> 160 bpm) ou outra irregularidade cardíaca, a ocitocina deve ser suspensa, sendo realizada a infusão de cristaloide simples. A ocitocina é um fármaco potente. Apresenta uma grande variabilidade de ação nos diferentes indivíduos. Sua dose é regulada de acordo com o efeito que provoca em cada indivíduo. A velocidade do gotejamento é determinada pela frequência, intensidade e duração das contrações resultantes, e não por protocolo arbitrário de gotejamento.

Pré-requisitos para o uso de ocitocina

1. A apresentação deve estar insinuada.
2. O colo deve estar maduro, apagado, amolecido e parcialmente dilatado.
3. Não deve haver desproporção fetopélvica.
4. O feto deve estar em situação normal.
5. As condições fetais devem ser boas e os batimentos cardiofetais normais.
6. Profissionais treinados devem estar disponíveis para acompanhar a paciente.
7. A paciente deve ser examinada com cuidado antes de iniciar a ocitocina.
8. O médico responsável deve estar no hospital e disponível, enquanto o gotejamento estiver ocorrendo.

Contraindicações para o uso de ocitocina

1. Ausência de indicação adequada.
2. Ausência dos pré-requisitos.
3. Desproporção, geralmente pelve contraída e obstrução do trajeto por tumores.
4. Grande multiparidade: aumenta o risco de ruptura uterina.

5. Cesariana clássica prévia ou miomectomia extensa.
6. A hipertonia ou incoordenação uterina: a ocitocina agrava essas situações e pode provocar a formação do anel de constrição.
7. Exaustão materna: essa condição deve ser tratada com repouso e líquidos e não com estimulação por ocitocina.
8. Padrão anormal da FCF: o uso de ocitocina está contraindicado e a presença de padrões atípicos da FCF ou de bradicardia podem ser indicação de interrupção imediata da gravidez.
9. Apresentação ou posição anormal de qualquer tipo.
10. Cabeça não insinuada.
11. Anomalias congênitas do útero.
12. Placenta prévia.

Riscos da ocitocina
Riscos maternos
1. A taquissistolia é definida como a ocorrência de mais de cinco contrações em 10 minutos, durante um período de 30 minutos. Pode estar associado a um padrão de FCF normal ou anormal. As contrações uterinas prolongadas ou excessivas podem ocorrer com o uso de PGs e de ocitocina.
2. Ruptura uterina: se houver hipersensibilidade ao fármaco, as contrações podem ser muito intensas e até mesmo tetânicas, capazes de provocar a ruptura uterina. Porém, as contrações normais não apresentam esse risco. O risco de ruptura uterina é duplicado nos casos de cesariana prévia.
3. As lacerações cervicais e vaginais podem ser causadas pela passagem muito rápida do feto através da pelve.
4. A atonia uterina e a hemorragia pós-parto podem ocorrer após a interrupção da ocitocina. A probabilidade de isso ocorrer é maior em situações de trabalho de parto prolongado.
5. O descolamento da placenta tem sido relatado.
6. A intoxicação hídrica pode ser induzida por retenção de água e de eletrólitos.

Intoxicação hídrica
A ocitocina tem efeito antidiurético que se manifesta a partir de uma infusão de 15 mU/min e é máxima com uma infusão de 45 mU/min. As doses únicas não apresentam esse efeito; a atividade antidiurética parece depender da manutenção de um nível constante e crítico. A ação ocorre sobre os túbulos renais distais e sobre os ductos coletores, causando reabsorção aumentada de água do filtrado glomerular. A combinação de ocitocina e grandes quantidades de glicose sem eletrólitos promove a retenção de líquido, reduz os níveis séricos de cloreto de sódio e pode levar à oligúria progressiva.

Os sintomas variam desde cefaleia, náusea, vômito, confusão mental e convulsões até coma e morte. Esses sintomas estão associados com edema cerebral.

Manejo da intoxicação hídrica

1. Prevenção: uma solução mais concentrada de ocitocina pode ser usada (20 a 40 unidades de ocitocina em 1 L de solução de cristaloide). As pacientes que recebem infusão de ocitocina não devem receber mais de 1 L de líquido sem eletrólitos em 24 horas.
2. Casos brandos: interromper a ocitocina e manter a infusão de líquidos.
3. Os casos graves requerem, além disso, a infusão endovenosa de cloreto de sódio hipertônico (3%). Isso promove a eliminação de líquido dos tecidos e induz a diurese. A velocidade de infusão deve ser lenta, e deve ser interrompida ao final da fase diurética para evitar o risco de efeitos cerebrais decorrentes de hipernatremia.

Riscos fetais da ocitocina

1. Anoxia causada por contrações muito fortes, muito frequentes e de longa duração. A falta de relaxamento uterino impede a circulação adequada. Em alguns casos, pode ocorrer o descolamento prematuro da placenta.
2. Distocia por desproporção fetopélvica.
3. Padrões anormais de FCF: uma grande série de estudos mostrou que os padrões anormais de FCF são mais comuns nas pacientes que fazem infusão de ocitocina, do que nas pacientes sem estimulação do trabalho de parto. Em quase todos os casos, a diminuição ou a interrupção da infusão de ocitocina resultou no retorno rápido à frequência cardíaca normal. A incidência de intervenções obstétricas de emergência não foi mais alta e os resultados fetais finais foram comparáveis.

LEITURA SELECIONADA

Binkin NJ, Schulz KF, Grimes DA, Cates W: Urea-prostaglandin versus hypertonic saline for instillation abortion. Am J Obstet Gynecol 146:947, 1983

Crane JM: Factors predicting labour induction success: A critical analysis. Clin Obst Gynecol 49:3, 2006

Gower RH, Toraya J, Miller JM: Laminaria for preinduction cervical ripening. Obstet Gynecol 60:617, 1982

Kazzi GM, Bottoms SF, Rosen MG: Efficacy and safety of *Laminaria digitata* for preinduction ripening of the cervix. Obstet Gynecol 60:440, 1982

Kennedy JH, Stewart P, Barlow DH, et al: Induction of labour: A comparison of a single prostaglandin E_2 vaginal tablet with amniotomy and intravenous oxytocin. Br J Obstet Gynaecol 89:704, 1982

Lange AP, Secher NJ, Westergaard JG, et al: Prelabour evaluation of inducibility. Obstet Gynecol 60:137, 1982

Mozurkewich E, Chilimigras J, Koepke E, King V: Indications for induction of labour: a best-evidence review. BJOG 2009; 116:626-636

Sawyer MM, Lipshitz J, Anderson GD, et al: Third-trimester uterine rupture associated with vaginal prostaglandin E_2. Am J Obstet Gynecol 140:710, 1981

Shepherd JH, Bennett MJ, Laurence D, et al: Prostaglandin vaginal suppositories: A simple and safe approach to the induction of labour. Obstet Gynecol 58:596, 1981

Shepherd JH, Knuppel RA: The role of prostaglandins in ripening the cervix and inducing labour. Clin Perinatol 8:49, 1981

Steiner AL, Creasy RK: Methods of cervical priming. Clin Obstet Gynecol 26:37, 1983

Vaknin Z, Kurzweil Y, Sherman D: Foley catheter balloon vs locally applied prostaglandins for cervical ripening and labour induction: A systematic review and metaanalysis. Am J Obstet Gynecol 203:418, 2010

Distocia do Trabalho de Parto

Jessica Dy

CAPÍTULO 14

A *distocia* significa um trabalho de parto difícil que se caracteriza por uma evolução anormalmente lenta da progressão. A distocia é uma das complicações mais frequentes associada ao trabalho de parto e afeta principalmente as nulíparas. Um estudo dinamarquês registrou uma incidência de 37% de distocia entre gestações não complicadas em mulheres nulíparas. A distocia do trabalho de parto é a principal indicação para cesarianas primárias.

DEFINIÇÃO

A definição de *distocia* está baseada nos desvios da curva do trabalho de parto normal estabelecida por Friedman. O diagnóstico preciso da distocia pode ser muito difícil, pois muitas vezes não se pode determinar exatamente o início do trabalho de parto. Uma definição comumente aceita é a velocidade de dilatação do colo do útero inferior a 0,5 cm/h em 4 horas durante a fase ativa do primeiro período do trabalho de parto ou da descida fetal inferior a 1 cm/h no segundo período. Essas definições são baseadas no percentil 95 da duração do trabalho de parto em mulheres de baixo risco com trabalho de parto espontâneo. O termo *falha na progressão do parto* tem sido utilizado e significa a falta de progressão da dilatação cervical, a parada da descida fetal ou ambos.

ETIOLOGIA E FATORES DE RISCO

As principais causas de distocia estão relacionadas com os quatro Ps: potência, passageiro, passagem e psique.

Potência

As contrações uterinas podem ser isuficientes, hipotônicas ou descoordenadas, incapazes de promover a dilatação cervical. Isso é comumente observado no trabalho de parto disfuncional primário. As contrações uterinas normais na fase ativa apresentam pressões superiores a 200 unidades Montevidéu (UM). Além disso, a exaustão materna ou o bloqueio da anestesia regional excessiva podem interferir com o esforço materno, resultando em esforços ineficazes de expulsão no segundo período.

Passageiro

A má posição fetal e a apresentação anômala (p. ex., assinclitismo, posição occipitoposterior persistente, apresentação de fronte) estão associadas à distocia. Se o feto for desproporcionalmente grande em relação à pelve materna ou se houver anomalia congênita (hidrocefalia), o trabalho de parto poderá ser prolongado.

Passagem

O exame pélvico pode revelar uma pelve inadequada. A presença de espinhas isquiáticas proeminentes, de arco púbico estreito ou a presença de anormalidades dos tecidos moles (p. ex., tumores, septos) podem impedir a descida progressiva do feto. A *desproporção cefalopélvica* verdadeira é aquela na qual a disparidade entre a arquitetura ou tamanho da pelve e a cabeça fetal exclui o parto vaginal.

Contração do estreito superior da pelve

A contração do estreito superior da pelve está presente quando o diâmetro anteroposterior (conjugado obstétrico) for inferior a 10 cm ou o diâmetro transverso for inferior a 12 cm. A contração do estreito superior da pelve pode ser decorrente de raquitismo ou, em geral, de desenvolvimento insatisfanatório.

Os efeitos sobre o feto são:

1. Falta de insinuação.
2. Aumento da incidência de posições anômalas.
3. Atitudes de deflexão.
4. Assinclitismo exagerado.
5. Moldagem acentuada.
6. Formação de bossa serossanguinea de maior volume.
7. Prolapso do cordão umbilical. Pode ser uma complicação da falta de insinuação da apresentação.

Efeitos sobre o trabalho de parto incluem:

1. Dilatação cervical lenta e, muitas vezes, incompleta.
2. Ruptura prematura das membranas é comum.
3. Disfunção uterina é comum.

Contração do estreito médio

A contração do estreito médio é basicamente a redução do plano de menores dimensões da bacia, que se estende do ápice do arco púbico pelas espinhas isquiáticas até encontrar o sacro, geralmente na junção do quarto e quinto segmentos.

Quando a distância entre as espinhas isquiáticas for inferior a 9 cm ou quando a soma das distâncias interespinhosa (normal 10,5 cm) e sagital posterior (normal 4,5 a 5 cm) for inferior a 13,5 cm (normal 15 a 15,5 cm), provavelmente existe contração do estreito médio. Para obter uma medida precisa desses diâmetros, é essencial o emprego da pelvimetria radiológica. A suspeita clínica de estreito médio contraído pode ser levantada pela palpação das espinhas protusas na cavidade pélvica, sendo a distância entre as tuberosidades isquiáticas inferior a 8 cm.

A contração do estreito médio é uma causa comum de distocia e de parto operatório. O manejo dessa situação é mais difícil em comparação com a contração do estreito superior, pois se a apresentação não passar pelo estreito superior, não há dúvidas de que o parto abdominal é necessário. Contudo, quando a apresentação atinge a pelve, pode haver relutância na indicação de cesariana, devido a expectativa de que possa ocorrer a descida até um plano onde seja possível aplicar um fórceps. Nesses casos, a formação da moldagem e da bossa serossanguínea podem ser um fator de confusão na avaliação da descida da apresentação. É importante fazer o diagnóstico diferencial, pois pode-se tentar aplicar um fórceps médio e na realidade estaria sendo aplicado um fórceps alto, muitas vezes com resultados desastrosos para a mãe e para o feto.

A contração do estreito médio podem impedir a rotação anterior do occipito e orientá-lo em direção a concavidade do sacro. A falha na rotação e as atitudes de deflexão estão frequentemente associadas com o estreito médio contraído.

Contração do estreito inferior

A contração do estreito inferior está presente quando a distância entre as tuberosidades isquiáticas é inferior a 8 cm. A distocia pode ocorrer quando a soma do diâmetro intertuberoso e do diâmetro sagital posterior é muito inferior a 15 cm. A diminuição do diâmetro intertuberoso e do ângulo subpúbico forçam a cabeça para trás e o prognóstico depende da capacidade do segmento posterior, da mobilidade da articulação sacrococcígea e da capacidade dos tecidos moles acomodarem o passageiro. As paredes do triângulo posterior não são ósseas. Embora a contração do estreito inferior da pelve aumente o risco de lacerações perineais e da necessidade de uso de fórceps, raramente é uma indicação para a cesariana. O diâmetro bituberoso pode ser manualmente medido, sendo um indicador de contração pélvica alta, por isso a sua avaliação deve sempre ser feita no exame de rotina.

Psique

A dor, a ansiedade e o estresse podem inibir a progressão da dilatação, principalmente na fase latente.

Outros fatores de risco para a distocia do trabalho de parto

Outros fatores de risco associados à distocia do trabalho de parto incluem:

1. Idade materna avançada.
2. Obesidade.
3. Nuliparidade.
4. Estatura materna pequena (< 150 cm).
5. Complicações médicas na gravidez.
6. Indução do trabalho de parto.
7. Ruptura das membranas antes do trabalho de parto.
8. Fase latente prolongada.
9. Anestesia epidural.
10. Corioamnionite.
11. Gravidez pós-termo (> 41 semanas).
12. Peso fetal estimado grande para a idade gestacional.
13. Má posição ou apresentação anômala (posição occipitoposterior, apresentação de face).

Esses fatores podem atuar de maneira isolada ou associados. A alteração acentuada de um dos fatores ou a presença de pequenos desvios em vários fatores podem interferir na evolução normal do trabalho de parto, impedindo o parto vaginal espontâneo. No entanto, disparidades menores entre os tamanhos da pelve e do feto podem ser superadas por contrações uterinas fortes e efetivas. A pelve pode ser suficientemente grande para acomodar uma apresentação occipitanterior, mas pequena para uma occipitoposterior. É uma questão de equilíbrio.

COMPLICAÇÕES DO TRABALHO DE PARTO DISTÓCICO

Embora o trabalho de parto prolongado seja um problema, os desfechos materno e neonatal geralmente são bons. Contudo, se a distocia do trabalho de parto não for reconhecida e intervenções adequadas não forem feitas, pode haver associação com comorbidade materna e neonatal grave.

Complicações maternas
1. Hemorragia pós-parto.
2. Corioamnionite.
3. Lesões do assoalho pélvico (sobretudo no segundo período prolongado).
4. Aumento no risco de partos operatórios.

Complicações neonatais

O trabalho de parto prolongado tem sido associado ao risco mais elevado de líquido amniótico meconial no momento do parto e ao aumento do risco de infecção neonatal; e bacteriemia. Pode haver aumento na incidência de depressão transitória no nascimento e necessidade de ressuscitação imediata do recém-nascido. Contudo, a maioria dos estudos que avalia os desfechos neonatais em trabalhos de parto associados a distocia, relata bons desfechos neonatais globais, sem aumento no risco de asfixia fetal, de escores de Apgar mais baixos ou de internação na unidade de tratamento intensivo neonatal.

ANÁLISE GRÁFICA DO TRABALHO DE PARTO

Friedman descreveu uma análise gráfica do trabalho de parto, também chamada de *partograma* (Fig. 14-1), correlacionando a duração do trabalho de parto com a velocidade de dilatação cervical. Em um gráfico, a dilatação cervical em centímetros é colocada no eixo das ordenadas e o tempo em horas, no eixo das abscissas. A união dos pontos de contato forma uma curva sigmoide. A velocidade de dilatação cervical, como mostrado na curva, é descrita em centímetros por hora.

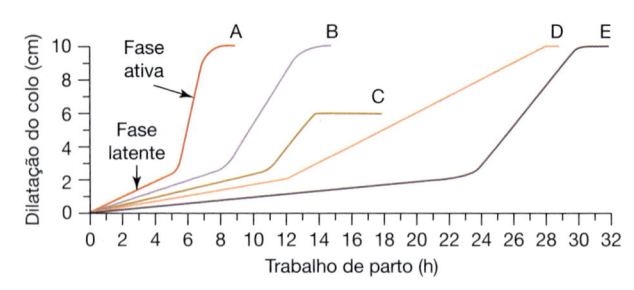

FIGURA 14-1 Trabalho de parto normal e anormal durante o primeiro período. A, Multípara média. **B**, Primigesta média. **C**, Interrupção secundária da dilatação. **D**, Trabalho de parto disfuncional primário. **E**, Fase latente prolongada.

Após o início da fase ativa do trabalho de parto, as alterações da dilatação cervical ocorrem rapidamente, e o trabalho de parto deve ser monitorado para confirmar o progresso adequado. Desde o início da fase ativa do trabalho de parto, o partograma é a documentação das avaliações seriadas da dilatação e da descida fetal. É uma maneira fácil e simples de resumir visualmente o progresso do trabalho de parto ou a falta de progresso, permitindo a identificação precoce e objetiva do trabalho de parto disfuncional.

A duração média e a mais longa aceitável do trabalho de parto e as velocidades da dilatação foram historicamente estabelecidas por Friedman no início da década de 1950, com base em uma população mista de mulheres, que inlcuía mulheres em trabalho de parto espontâneo e induzido; e trabalho de parto em gestação com apresentação pélvica. Os dados de Friedman mostraram uma curva não linear (sigmoide) do progresso do trabalho de parto na fase ativa, que abrangeu desde a dilatação do colo do útero de 2,5 cm até 10 cm. A duração média da fase ativa do trabalho de parto em nulíparas foi de 4,6 horas, e a duração normal mais longa (média + 2 desvios-padrão) foi de 11,7 horas. A velocidade média da dilatação cervical foi de 3 cm/h, e a menor velocidade foi de 1,2 cm/h.

Mais recentemente, Zhang e colaboradores estudaram 1.329 nulíparas com gestação única e apresentação de vértice a termo em trabalho de parto espontâneo, e demonstraram uma curva acentuadamente diferente da curva de Friedman. Quase metade das mulheres incluídas no estudo de Zhang recebeu anestesia regional (48%) e correção das contrações com ocitocina (50%). Embora ambas as curvas do trabalho de parto representem uma taxa relativamente lenta de dilatação cervical na fase latente, a transição dessa fase para a fase ativa foi menos evidente na curva de trabalho de parto de Zhang. No estudo de Zhang, a dilatação cervical de 4 até 10 cm levou 5,5 horas em vez das 2,5 horas da curva de Friedman, e as modificações cervicais ocorreram de forma mais gradual. Todas as mulheres no quinto percentil apresentavam a velocidade de dilatação cervical a 1 cm/h.

CLASSIFICAÇÃO DO TRABALHO DE PARTO PROLONGADO

Fase latente prolongada

O falso trabalho de parto e a fase latente do trabalho de parto inicialmente apresentam características similares, assim, a determinação da duração da fase latente é um desafio. A fase latente começa com o início do verdadeiro trabalho de parto e se estende até o início da fase ativa da dilatação, quando o colo atinge 3 a 4 cm de dilatação nas nulíparas. Nessas mulheres, a duração média da fase latente é de 8,6 horas e o limite máximo é de 20 horas (Tab. 14-1). Nas multíparas, a duração é de 5,3 e 14 horas, respectivamente. A fase latente que se estende por mais de 20 horas em nulíparas ou 14 horas em multíparas é considerada prolongada e anormal.

Existe uma grande variabilidade na duração da fase latente e uma fase latente prolongada, e isso não é indicativa de fase ativa anormal. A dilatação cervical de um colo imaturo ocorre lentamente durante a fase latente, mas depois do apagamento cervical, na maioria dos casos, a dilatação progride normalmente. Mesmo quando a fase latente se estende por mais de 20 horas, a dilatação progride quando a fase ativa começa. O diagnóstico de distocia do trabalho de parto não deve ser feito antes do início da fase ativa, quando a dilatação cervical é menor que 4 cm. Os fatores de risco para a fase latente prolongada incluem (1) colo imaturo no início do trabalho de parto, (2) posição anormal da apresentação (posições occipitotransversa ou occipitoposterior), (3) desproporção cefalopélvica, (4) trabalho de parto disfuncional, (5) indução do trabalho de parto, (6) ruptura das membranas amnióticas antes do trabalho de parto, (7) administração precoce de anestésico regional excessivo com bloqueio motor. Idade materna, peso do recém-nascido, capacidade pélvica e idade gestacional não afetam a duração da fase latente.

Fase ativa prolongada

O período ativo se estende do final da fase latente até a dilatação cervical completa. A inclinação da curva se altera de uma quase horizontal durante a fase latente para uma inclinação praticamente vertical, representando um período de dilatação rápida e constante do colo do útero. Estudos recentes sobre os padrões de trabalhos de parto contemporâneos sugerem que essa fase é mais gradual do que a sugerida pela curva de Friedman e, em alguns casos, pode não iniciar antes que a dilatação tenha atingido 5 a 6 cm em uma nulípara.

Há uma grande variabilidade na duração do trabalho de parto e na velocidade de dilatação cervical na fase ativa do trabalho de parto. A fase ativa com mais de 12 horas em uma nulípara e com mais de 6 horas em uma multípara é considerada anormal com base nos dados de Friedman sobre trabalho de parto normal. Mais importante que a duração dessa fase é a velocidade da dilatação do colo do útero. De acordo com os dados de Friedman, a velocidade da dilatação inferior a 1,2 cm/h em

TABELA 14-1 Duração média das fases do trabalho de parto

	Primigestas		Multíparas	
	Média	Duração máxima dentro da normalidade	Média	Duração máxima dentro da normalidade
Fase latente (h)	8,6	20	5,3	14
Fase ativa (h)	5,8	12	2,5	6
Primeiro período do trabalho de parto (h)	13,3	28,5	7,5	20
Velocidade de dilatação do colo durante a fase ativa (cm/h)	1,2	0,5	1,5	0,8

nulíparas e a 1,5 cm/h em multíparas é evidência de anormalidade e o profissional deve ficar alerta.

Uma revisão sistemática recente da duração do trabalho de parto em mulheres nulíparas em trabalho de parto espontâneo mostrou que o limite máximo de uma fase ativa normal parece ser mais longo e a velocidade de dilatação parece ser mais lenta do que os determinados por Friedman. Apenas metade das mulheres nulíparas na fase ativa apresentou uma velocidade de dilatação superior a 1,2 cm/h. Em todas essas curvas de trabalho de parto, fica evidente que a duração do trabalho de parto é variável entre as mulheres e as mudanças do colo do útero ocorrem de forma mais rápida no primeiro período, na fase ativa e em multíparas. Esses estudos sugerem que o trabalho de parto com progressão da dilatação de 0,5 cm/h, em nulíparas de baixo risco e com início de trabalho de parto espontâneo, deve ser considerado normal.

O diagnóstico de fase ativa prolongada é feito quando a velocidade da dilatação cervical é inferior a 0,5 cm/h em um período de observação de 4 horas (*trabalho de parto disfuncional primário*) ou quando há parada completa da dilatação em um período de 2 horas (*interrupção secundária da dilatação*), sempre considerando que o trabalho de parto está na fase ativa e o colo apresenta pelo menos 4 cm de dilatação.

No trabalho de parto disfuncional primário ocorre progressão da dilatação, porém com uma velocidade de dilatação mais lenta. Nos casos de parada secundária da dilatação, existem dois subgrupos: (1) as contrações uterinas tornam-se insuficientes para manter a dilatação progressiva do colo do útero e (2) a dilatação do colo do útero cessa, apesar das contrações uterina fortes e eficientes. Embora sejam diferentes, as duas situações podem ocorrer na mesma paciente e a etiologia pode estar relacionada. Dessa forma, a parada da dilatação pode acontecer nas duas situações: quando a dilatação progride lentamente e quando a dilatação progride dentro da normalidade.

A avaliação precisa da situação e o diagnóstico da etiologia são muito importantes. Considerando que a ação uterina insuficiente está muitas vezes associada à desproporção e à posição anormal da apresentação do feto, não se deve atribuir a falta de progressão a contrações fracas antes de afastar os fatores mecânicos. Quando o trabalho de parto ineficaz (frequentemente por fadiga miometrial) é a única causa, metade das pacientes recomeça o progresso após um simples tratamento com repouso e hidratação adequada. Nesse grupo, a amniotomia e a estimulação de ocitocina funcionam bem. Quando existem complicações como desproporção ou posição anormal, o tratamento deve ser direcionado.

Descida da apresentação

A descida da apresentação inicia mais tardiamente na fase ativa do primeiro período do trabalho de parto, e avança progressivamente durante o curso do segundo período. A parada da descida sugere uma má posição da apresentação, uma desproporção cefalopélvica ou anormalidades da contração uterina. O diagnóstico é confirmado pela parada da descida da apresentação em um período de pelo menos 2 horas. A cesariana e os partos vaginais assistidos estão frequentemente associados. Nos partos vaginais operatórios difíceis são comuns os traumas materno e fetal.

Segundo período prolongado

Antigamente o segundo período do trabalho de parto era considerado prolongado, quando excedia a duração de período de 2 horas em uma nulípara, e uma hora em uma multípara. Com a introdução do conceito de segundo período passivo e ativo, esses limites de tempo não são mais apropriados para fazer o diagnóstico de distocia do segundo período (ver Cap. 16). Em geral, deve-se esperar que o nascimento ocorra em 3 horas após o início do segundo período ativo em uma nulípara, e após 2 horas em uma multípara. O prolongamento do segundo período ativo é diagnosticado, quando a duração for maior do que 2 horas na nulípara, e uma hora na multípara. A distocia do trabalho de parto no segundo período também foi definida pela parada da descida ou por uma redução na velocidade da descida inferior a 1 cm/h período.

Etiologia do segundo período prolongado

1. Desproporção cefalopélvica
    a. Pelve pequena.
    b. Feto macrossomico.
2. Apresentação anômala e má posição

3. Trabalho de parto ineficaz
   a. Contrações uterinas primárias ineficientes.
   b. Fadiga miometrial: inércia secundária.
   c. Anel de constrição (anel de Bandl).
   d. Incapacidade ou recusa da paciente para fazer os esforços expulsivos (exaustão materna).
   e. Bloqueio motor excessivo da anestesia regional.
4. Distocia de tecidos moles
   a. Canal vaginal estreito.
   b. Períneo rígido.

Com boas condições de bem-estar fetal, o segundo período pode ser estendido, caso pareça haver boas chances de parto vaginal. Os fatores que afetam a duração do segundo período incluem:

1. Paridade.
2. Anestesia regional.
3. Duração do primeiro período do trabalho de parto.
4. Peso e altura maternos.
5. Peso fetal.
6. Posição da apresentação fetal.

O segundo período prolongado está associado ao aumento do risco materno de corioamnionite, hemorragia pós-parto, parto vaginal operatório e lacerações perineais de terceiro e quarto graus.

MANEJO DA DISTOCIA DO TRABALHO DE PARTO

O manejo do trabalho de parto inclui vários componentes, como a abordagem diagnóstica rigorosa e disciplinada do trabalho de parto, a avaliação regular do bem-estar materno e fetal e o monitoramento cuidadoso do progresso do trabalho de parto. Quando o diagnóstico de distocia do trabalho de parto é reconhecido e confirmado, o manejo depende da etiologia e do período ou fase do trabalho de parto. A intervenção adequada e bem-sincronizada com uso de ocitocina para corrigir o trabalho de parto pode reduzir a morbidade materna e neonatal.

Estratégias de prevenção

1. A boa assistência pré-natal e a preparação para o nascimento reduzem a incidência do trabalho de parto prolongado. O apoio contínuo e afetivo durante o trabalho de parto pode prevenir a incidência de distocia.

2. O trabalho de parto não deve ser induzido na ausência de indicação clínica para indução e/ou quando o colo do útero não estiver favorável.
3. A condição física e mental geral da paciente é avaliada quanto à fadiga, à disposição, à hidratação e à alimentação.
4. O falso trabalho de parto é tratado com repouso, hidratação e suporte adequados. O uso criterioso de analgesia apropriada na fase inicial do trabalho de parto pode ser oferecido.
5. A internação na unidade neonatal deve ser adiada até que a mulher tenha entrado na fase ativa do trabalho de parto e que o bem-estar materno e fetal tenha sido confirmado.
6. Evitar a amniotomia de rotina, especialmente na fase latente do trabalho de parto.
7. Evitar um diagnóstico de distocia na fase latente do trabalho de parto.
8. Avaliar a evolução do trabalho de parto. O uso de um partograma (ver Fig. 14-1) permite verificar se a velocidade da dilatação está ocorrendo dentro de um padrão normal, muito lentamente, ou se ocorreu parada da dilatação. Pode ser definido o tipo de anormalidade e indicado o momento em que uma intervenção é necessária.

Exame vaginal

Após diagnóstico e confirmação da distocia do trabalho de parto, o exame vaginal deve ser feito em intervalos de 2 horas no primeiro período e em intervalos de uma hora no segundo período para confirmar se está ocorrendo o progresso adequado. O exame deve incluir uma avaliação cuidadosa do colo, do plano de descida em que se encontra a apresentação e da posição da apresentação fetal.

Colo do útero

Verificou-se algum progresso ou dilatação adicional desde o último exame? O edema de colo é sugestivo de trabalho de parto obstruído? O lábio anterior do colo está fixado entre a cabeça e a sínfise?

Plano de descida da apresentação

Determinar o plano em que se encontra o vértice da apresentação. Encontra-se na altura das espinhas, acima ou abaixo delas? Está encaixado? A apresentação é cefálica? Existe moldagem excessiva?

Posição

A posição da apresentação deve ser diagnosticada com precisão. Em todos os casos de trabalho de parto prolongado, as más posições, como apresentação de fronte e occipitoposterior, devem ser consideradas.

Parada da descida

O que impede a descida da apresentação? A causa encontra-se na pelve óssea ou no colo? A cabeça é muito grande para a pelve? Ou o problema não está na pelve, no colo ou no feto, mas nas contrações uterinas, e algumas horas de contrações eficazes poderão levar a um parto normal?

Contrações uterinas

As contrações uterinas são avaliadas de acordo com a intensidade e a frequência. Representam a causa básica ou existe outro fator e as contrações uterinas são uma complicação secundária? Se as contrações são consideradas eficientes, então a razão para a falha do progresso deve estar em outro campo. A contração uterina ineficaz é um distúrbio característico das primigestas, e as multíparas com trabalhos de parto prolongado devem ser cuidadosamente examinadas, para afastar outros fatores associados com o trabalho de parto prolongado. Uma mulher com parto vaginal prévio normal de um feto de 3.200 g, pode não conseguir ter um parto vaginal normal de feto de 4.100 g.

A intensidade das contrações pode ser avaliada manualmente ou através da monitorização eletrônica externa ou interna da pressão uterina.

Distocia no primeiro período

Os fatores mecânicos devem ser afastados. Em alguns casos, há desproporção cefalopélvica e a cesariana é indicada. Na outras situações, as contrações uterinas hipotônicas são a principal causa do prolongamento do trabalho de parto e o manejo clínico esta indicado quando houver boas condições maternas e fetais. A situação não deve ser complicada por atitudes desnecessárias e potencialmente iatrogênicas. O progresso lento é aceito. Suporte, tranquilização, repouso, líquidos e analgesia estão indicados. Parto vaginal operatório potencialmente traumático e precipitado não devem ser realizados.

Repouso terapêutico

O repouso terapêutico envolve o alívio da dor através de analgesia efetiva. Em alguns casos, a dor excessiva ou a ansiedade durante o trabalho de parto desencadeiam a produção de altos níveis de catecolaminas endógenas, que apresentam efeito inibidor direto sobre as contrações uterinas. Isso leva a um ciclo vicioso de contrações uterinas ineficientes, progresso insuficiente do trabalho de parto, aumento da ansiedade e níveis mais altos de catecolaminas. Devem ser oferecidas opções não farmacológicas e farmacológicas para o manejo da dor.

Narcóticos parenterais com meia-vida curta são efetivos para o alívio da dor em curto prazo. A anestesia epidural tem a vantagem de fornecer alívio efetivo da dor durante todo o trabalho de parto e permite que as mulheres repousem (ver Cap. 36). Em particular, permite a administração de ocitocina para corrigir as contrações uterinas sem aumentar significativamente a intensidade da dor no trabalho de parto.

A anestesia epidural está associada ao trabalho de parto prolongado no primeiro e segundo períodos, ao aumento na incidência de má posição da apresentação fetal, ao maior uso de ocitocina e ao aumento no risco de partos vaginais assistidos. Os estudos não mostram aumento do risco de cesariana, embora os resultados sejam conflitantes.

Amniotomia

A amniotomia isolada, quando utilizada na fase latente do trabalho de parto, é, em geral, insuficiente para acelerar de forma significativa do trabalho de parto. Não existem evidências de que a amniotomia de rotina e precoce acelere o trabalho de parto espontâneo ou aumente a chance de parto vaginal bem-sucedido. Contudo, no contexto do trabalho de parto prolongado ou tardio, a amniotomia é recomendada em todas as mulheres com membranas íntegras. A amniotomia aumenta os níveis locais de prostaglandina e pode aumentar a intensidade e a frequência das contrações uterinas. Nesse cenário, os estudos mostraram que a amniotomia reduziu a duração do primeiro período do trabalho de parto.

Ocitocina

Quando todas as outras medidas mais conservadoras foram tentadas para estimular contrações mais efetivas e quando as condições maternas e fetais estão estáveis, recomenda-se que a correção do trabalho de parto seja iniciada com ocitocina antes de indicar uma cesariana para a "falha na progressão do parto". A ocitocina deve ser iniciada em casos de distocia do trabalho de parto, causada por contrações uterinas inadequadas ou insuficientes. A ocitocina, quando administrada por via endovenosa ou por infusão constante, aumenta a frequência, a força e a duração das contrações uterinas. Vários estudos têm mostrado que o uso de ocitocina diminui a duração do trabalho de parto e aumenta a frequência de parto vaginal espontâneo bem-sucedido.

Deve ser utilizada com cuidado quando houver suspeita de desproporção cefalopélvica, em casos de hipersensibilidade à ocitocina, insuficiência uteroplacentária, frequência cardíaca fetal (FCF) anormal e cesariana prévia.

Quando a ocitocina é utilizada, a dose inicial é de 1 a 2 mU/min. A infusão deve ser lenta até atingir um padrão de contração de quatro ou cinco contrações em 10 minutos. Isso deve ser feito gradualmente com intervalo de 30 minutos entre as doses. Em geral, obtém-se uma resposta com concentrações de ocitocina entre 4 e 10 mU/min, mas uma proporção de mulheres nulíparas pode necessitar doses mais altas. Quando for atingida a dose de 20 mU/min de ocitocina, uma reavaliação cuidadosa do progresso do trabalho de parto e do bem-estar materno e fetal deve ser feita antes de continuar com o aumento na dose. A monitorização eletrônica contínua da frequência cardíaca fetal deve ser realizada sempre que a ocitocina for utilizada.

Taquissistolia

O uso de ocitocina está associado ao aumento na incidência de taquissistolia. A *taquissistolia* é definida pela frequência de mais de 5 contrações em 10 minutos, com menos de 60 segundos de intervalo entre as contrações ou pela presença de contrações uterinas que duram mais de 2 minutos. Ela pode ocorrer com ou sem anormalidades da FCF. A taquissistolia uterina persistente com anormalidades da FCF e pode levar à hipoxia fetal, se não for corrigida. A redução da infusão de ocitocina para a menor dose efetiva é capaz de manter a intensidade e a frequência das contrações uterinas minimamente efetivas e geralmente é suficiente para corrigir a taquissistolia.

A taquissistolia uterina está associada a (1) esquemas de alta dose (incrementos de ocitocina de 4 a 6 mU/min) e (2) acréscimos na dose de ocitocina em intervalos menores do que 30 minutos.

Monitorização da frequência cardíaca fetal

A monitorização contínua da FCF deve ser oferecida quando a distocia do trabalho de parto for diagnosticada. Sempre que a ocitocina for utilizada, a monitorização externa ou interna contínua da FCF deve ser usada (ver Cap. 12).

Distocia do colo do útero

O colo do útero pode impedir o progresso do trabalho de parto. O lábio anterior espessado ou a presença de um anel fino e macio do colo pode estar fixo entre a cabeça e a sínfise púbica. Essa situação pode tracionar a apresentação durante uma contração, especialmente nas mulheres multíparas.

Parada do trabalho de parto no segundo período

A reavaliação clínica do progresso do trabalho de parto deve ser feita de hora em hora no segundo período. Os fatores mecânicos devem ser afastados. Esse fatores incluem a má posição e apresentação anômala, bem como desproporção cefalopélvica. A cesariana é indicada na maioria dos casos de desproporção cefalopélvica.

O bem-estar materno e fetal deve ser cuidadosamente monitorizado. A monitorização eletrônica contínua da frequência cardíaca fetal é recomendada quando há prolongamento do segundo período para garantir a tolerância fetal ao trabalho de parto. Se o bem-estar fetal é confirmado, as medidas de suporte, o repouso e o alívio da dor podem ser benéficos no segundo período. O segundo período passivo (ou o retardo da fase de expulsão) pode progredir com a descida fetal, principalmente por ação das contrações uterinas, sem esforço materno. No segundo período, deve ser feita a ruptura artificial das membranas.

A ocitocina deve ser iniciada quando for reconhecido a distocia do trabalho de parto no segundo período. Os mesmos princípios para o uso de ocitocina descritos para o primeiro período do trabalho de parto devem ser aplicados. Deve ser usada com cuidado quando houver suspeita de desproporção cefalopélvica e em casos de hipersensibilidade à ocitocina, insuficiência uteroplacentária, FCF anormal e cesariana prévia.

Se ocorre o progresso e o parto vaginal é esperado, a duração do segundo período por si só não é indicação de intervenção com parto operatório.

Parto operatório

O parto por cesariana ou parto assistido é indicado quando não há avanço adicional, apesar da correção com ocitocina. No primeiro período do trabalho de parto, a correção das contrações com ocitocina deve ser tentada por um tempo mínimo de 4 horas, após se atingir contrações uterinas minimamente efetivas. A cesariana deve ser considerada somente após essa tentativa. As contrações uterinas minimamente efetivas são definidas como contrações uterinas que atinjam 200 ou mais unidades Montevidéu, ou três ou quatro contrações fortes a cada 10 minutos. Nas mulheres em trabalho de parto espontâneo com progresso lento do trabalho de parto a termo, o uso da ocitocina por 4 horas pode resultar em partos vaginais em aproximadamente 80% das mulheres nulíparas e 95% das mulheres multíparas, sem efeitos colaterais para a mãe ou para o feto. Se após o uso adequado de ocitocina para correção das contrações, ocorrer a parada completa da dilatação no primeiro período do trabalho de parto (dilatação inferior a 10 cm), a realização do parto vaginal neste momento é considerado impossível, e deve-se fazer a cesariana.

Quando ocorre parada do trabalho de parto no segundo período, sem descida da apresentação após uma hora de esforços expulsivos com contrações adequadas, a cesariana está indicada. Se a apresentação estiver baixa na pelve e não houver desproporção, o parto vaginal com fórceps pode ser feito nas apresentações cefálicas e a cesariana, nas pélvicas. A decisão entre parto vaginal assistido e cesariana deve ser feita com base na avaliação clínica materna e fetal e no treinamento técnico do obstetra.

A qualquer sinal de sofrimento fetal ou materno, a intervenção precoce e o parto operatório imediato são indicados. O suporte para o tratamento de hemorragia pós-parto e o sofrimento fetal deve estar prontamente disponíveis.

LEITURA SELECIONADA

American College of Obstetricians and Gynecologists: Dystocia and Augmentation of Labor. ACOG Practice Bulletin No. 49. Obstet Gynecol 102:1445-1454, 2003

Drouin P, Nasah BT, Nkounawa F: The value of the Partogramme in the management of labor. Obstet Gynecol 53:741, 1979

Friedman EA: Disordered labor. Objective evaluation and management. J Family Pract 2:167, 1975

Friedman EA, Sachtleben MR: Station of the fetal presenting part. Arrest in nulliparas. Obstet Gynecol 47:129, 1976

Kjaergaard H, Olsen J, Ottesen B, Dykes AK: Incidence and outcomes of dystocia in the active phase of labor in term nulliparous women with spontaneous labor onset. Acta Obstet Gynecol Scand 88:402, 2009

Maltau JM, Anderson HT: Epidural anesthesia as an alternative to cesarean section in the treatment of prolonged, exhaustive labour. Acta Anesthesiol Scand 19:349, 1975

National Institute for Health and Clinical Excellence: Intrapartum Care, care of healthy women and their babies during childbirth. http://guidance.nice.org.uk/CG55/Guidance, 2007

Neal JL, Lowe NK, Ahijevych KL et al: Active labor duration and dilation rates among low-risk, nulliparous women with spontaneous labor onset: A systematic review. J Midwifery Womens Health 55:308-318, 2010

Rouse DJ, Owen J, Savage KG, Hauth, JC: Active phase labor arrest: oxytocin augmentation for at least 4 hours. Obstet Gynecol 93:323, 1999

Zhang J, Landy HJ, Branch DW, et al: Contemporary patterns of spontaneous labor with normal neonatal outcomes. Obstet Gynecol 116:1281, 2010

Apresentações Cefálicas Anômalas

Jessica Dy
Darine El-Chaar

CAPÍTULO 15

APRESENTAÇÕES ANÔMALAS

Em 95% das vezes a insinuação fetal ocorre em apresentação cefálica. Nas apresentações cefálicas, o occipito pode se apresentar com a variedade de posiçãos occipitotransversa persistente ou occipitoposterior. Em cerca de 3 a 4% das gestações, a apresentação é pélvica (ver Cap. 25). Nos 1% restantes, pode ocorrer a situação transversa ou oblíqua (ver Cap. 26), ou a cabeça pode estar defletida com apresentação de face ou fronte.

Fatores predisponentes

Fatores maternos ou uterinos

1. Pelve contraída: é o fator mais frequente e importante.
2. Abdome em pêndulo: se o útero e o feto são deslocados para a frente, pode haver dificuldade na insinuação.
3. Tumores: miomas uterinos ou cistos ovarianos podem bloquear a insinuação.
4. Anomalias uterinas: em um útero bicorno, obstrução pelo corno não grávido.
5. Anormalidades no tamanho ou na localização placentária: condições como placenta prévia estão associadas a posições desfavoráveis do feto.
6. Alta paridade.

Fatores fetais

1. Feto macrossômico.
2. Erros na polaridade fetal, como apresentação pélvica e situação transversa.
3. Rotação interna anormal: rotação posterior do occipito ou falha na rotação.
4. Atitude fetal: extensão em vez de flexão normal.
5. Gestação múltipla.
6. Anomalias fetais, incluindo hidrocefalia e anencefalia.
7. Poli-hidrâmnio: a quantidade excessiva de líquido amniótico permite maior mobilidade fetal, podendo fazê-lo assumir posições anormais.
8. Prematuridade.

Placenta e membranas

1. Placenta prévia.
2. Implantação cornual da placenta.
3. Ruptura prematura das membranas.

Consequências das apresentações anômalas

Consequências sobre o trabalho de parto

A adaptação menos simétrica da apresentação ao colo e à pelve contribui para a redução da eficiência do trabalho de parto.

1. A incidência de desproporção fetopélvica é mais alta.

2. A ação uterina ineficaz é mais frequente. As contrações tendem a ser fracas e irregulares.
3. O trabalho de parto prolongado é frequente.
4. Pode ocorrer a formação de anel de retração patológica e ruptura do segmento uterino inferior.
5. Com frequência a dilatação cervical é lenta e incompleta.
6. Não ocorre descida da apresentação.
7. A ruptura prematura das membranas é mais frequente.
8. A necessidade de parto operatório aumenta.

Consequência maternas

1. Devido a necessidade de maior esforço muscular uterino e intra-abdominal, e sendo o trabalho de parto frequentemente prolongado; a exaustão materna é comum.
2. Há maior distensão das partes moles e mais lacerações.
3. O sangramento é mais profuso, originando-se de:
   a. Lacerações do útero, do colo e da vagina.
   b. Atonia uterina do trabalho de parto prolongado.
4. Há maior incidência de infecções. Isso deve-se a:
   a. Ruptura prematura das membranas.
   b. Perda sanguínea excessiva.
   c. Lesão tecidual.
   d. Necessidade de exames retais e vaginais mais frequentes.
   e. Trabalho de parto prolongado.
5. O desconforto da paciente parece desproporcional à força das contrações uterinas. Ela queixa-se intensamente de dor antes do endurecimento uterino e continua a senti-la após seu relaxamento.
6. A paresia intestinal e a formação de globo vesical aumentam o desconforto materno.

Consequências fetais

1. A acomodação fetal não ocorre perfeitamente, tornando a passagem através da pelve mais difícil, e levando à moldagem excessiva.
2. O trabalho de parto prolongado está associado à incidência mais elevada de pH arterial do cordão baixo no momento do parto. Sem a intervenção pronta e apropriada, isso pode levar à anorexia, dano cerebral, asfixia e morte intrauterina.
3. Há incidência mais alta de parto operatório, e maior risco de traumatismo fetal.
4. O prolapso do cordão umbilical é mais frequente do que nas posições normais.

POSIÇÕES OCCIPITOTRANSVERSAS
Occipitotransversa esquerda: OTE

A insinuação é mais frequente no diâmetro transverso do estreito superior do que no oblíquo. A posição occipitotransversa esquerda (OTE) é a mais comum no início do trabalho de parto (Fig. 15-1).

Diagnóstico da posição: OTE
Exame abdominal
1. A situação é longitudinal.
2. A cabeça está próxima ou no interior da pelve.
3. O dorso está à esquerda e voltado para a região lateral materna.
4. As pequenas partes estão à direita e, às vezes, podem ser facilmente palpadas.
5. As nádegas estão no fundo do útero.
6. A proeminência cefálica (fronte) está à direita.

A. OTE.

B. Sinclitismo.

C. Assinclitismo posterior.

D. Assinclitismo anterior.

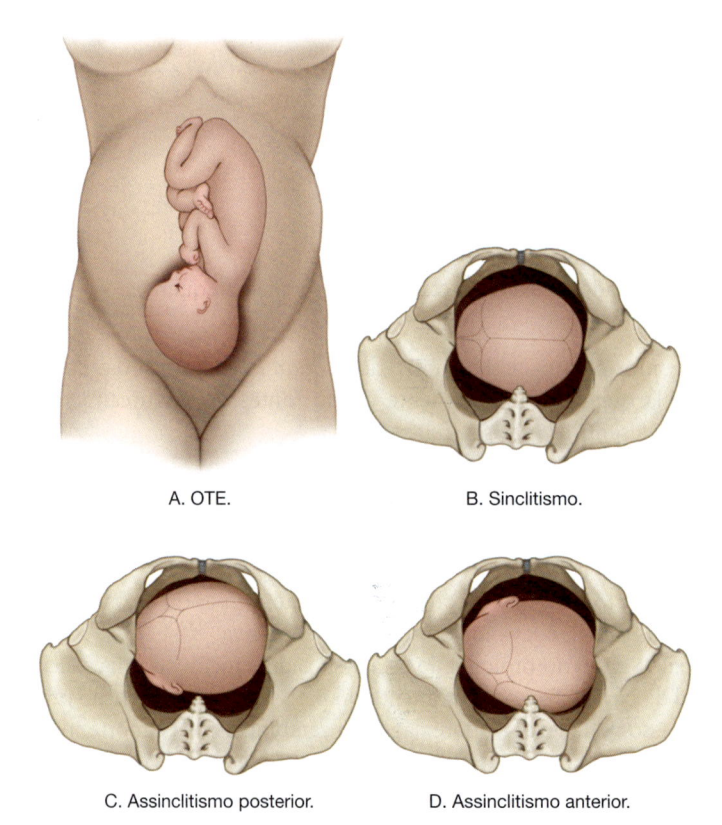

FIGURA 15-1 Posição occipitotransversa esquerda (OTE).

Coração fetal. O coração fetal pode ser auscultado com maior intensidade no quadrante inferior esquerdo do abdome materno.

Exame vaginal

1. A sutura sagital está no diâmetro transverso da pelve. Se a cabeça estiver em sinclitismo (Fig. 15-1B), a sutura sagital estará entre a sínfise púbica e o promontório do sacro. Se houver assinclitismo posterior (Fig. 15-1C), a sutura sagital estará mais próxima da sínfise púbica. Com o assinclitismo anterior (Fig. 15-1D), a sutura sagital está mais próxima do promontório do sacro.
2. A pequena fontanela posterior encontra-se à esquerda da mãe, na posição 3 horas.
3. O bregma está à direita, na posição 9 horas.
4. Se houver flexão, o occipito estará mais baixo do que a fronte. Se a flexão for insuficiente, o occipito e a fronte estarão aproximadamente no mesmo nível na pelve.

Mecanismo do trabalho de parto: OTE

Descida. A descida inclui a insinuação, que pode ocorrer antes do início do trabalho de parto (Figs. 15-2A e B). A descida continua ao longo do parto.

Flexão. A resistência à descida leva a cabeça a fletir-se (Fig. 15-2B), aproximando o mento do tórax. Isso reduz o diâmetro de apresentação em 1,5 cm. O diâmetro occipitofrontal de 11 cm é substituído pelo diâmetro suboccipitobregmático de 9,5 cm.

Rotação interna. A cabeça entra na pelve com a sutura sagital no diâmetro transverso do estreito superior da pelve e o occipito na posição 3 horas. O occipito, então, faz uma rotação de 90°, localizando-se sob a sínfise púbica. O sincipúcio vem para uma posição anterior ao sacro. A sequência é de OTE para occipitanterior esquerda (OAE) até occipitanterior (OA) (Figs. 15-2A a D). Os ombros não sofrem a rotação nessa etapa e ficam 45° para trás, de modo que quando a sutura sagital da cabeça está no diâmetro anteroposterior da pelve, os ombros estão no oblíquo esquerdo. Desse modo, o pescoço sofre uma torção.

Extensão. O nascimento ocorre por extensão (Figs. 15-2E e F). A base do nariz serve como pivô sob o púbis, enquanto o vértice, o bregma, a fronte, a face e o mento desprendem-se sobre o períneo.

Restituição. Após o desprendimento da cabeça, o pescoço destorce-se e a cabeça gira 45° para a esquerda, retomando a relação normal com os ombros – OA a OAE (Fig. 15-2G).

Rotação externa. Os ombros giram agora 45° para a esquerda, colocando o diâmetro biacromial no diâmetro anteroposterior da pelve. A cabeça acompanha o ombro e faz uma rotação externa de 45° para a esquerda – OAE para OTE (Fig. 15-2H).

A. Início do trabalho de parto.

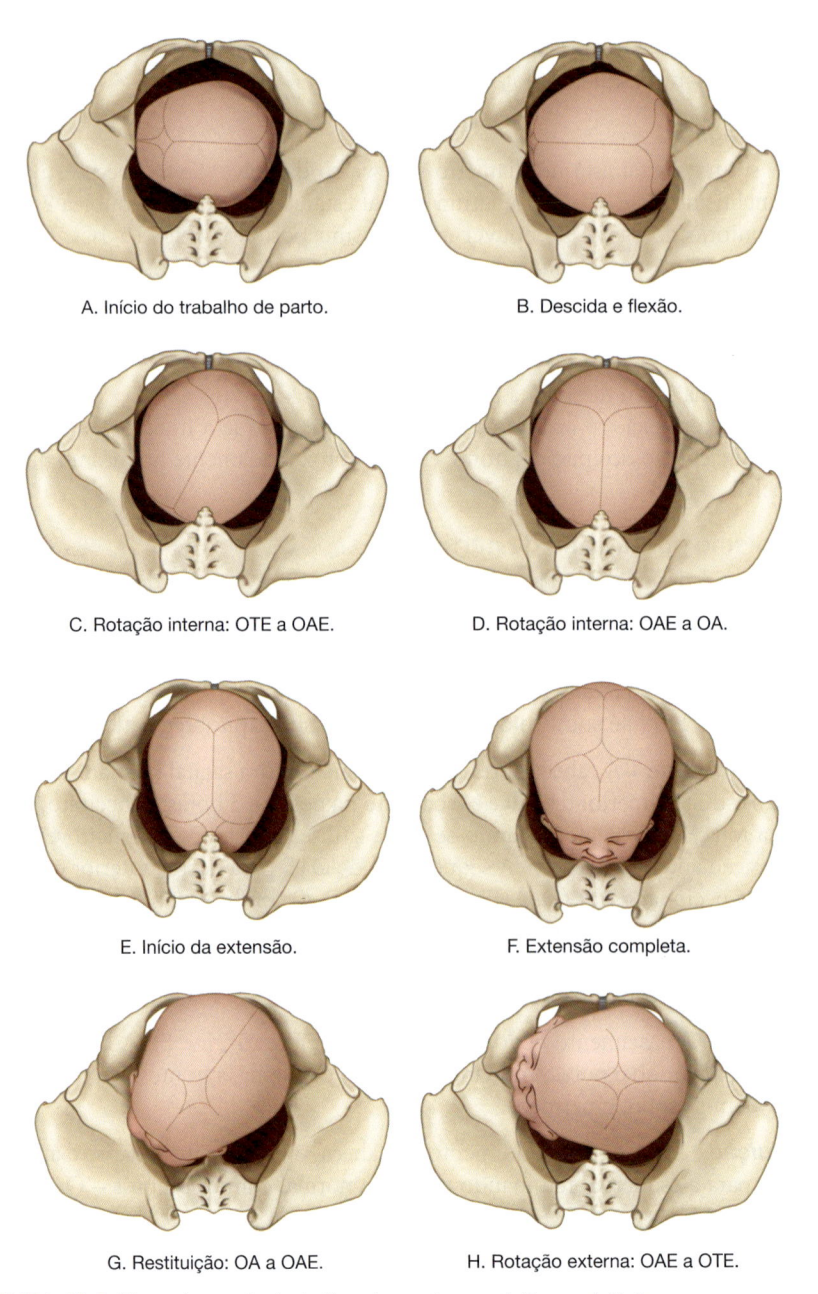

B. Descida e flexão.

C. Rotação interna: OTE a OAE.

D. Rotação interna: OAE a OA.

E. Início da extensão.

F. Extensão completa.

G. Restituição: OA a OAE.

H. Rotação externa: OAE a OTE.

FIGURA 15-2 Mecanismo do trabalho de parto: posição occipitotransversa esquerda (OTE). OA, occipitanterior; OAE, occipitanterior esquerda.

Desprendimento dos ombros, tronco e placenta. O desprendimento dos ombros, do tronco e da placenta é similar ao descrito no Capítulo 10, "Mecanismos normais do trabalho de parto". Um resumo do mecanismo do trabalho de parto (OTE) é apresentado na Figura 15-3.

Curso clínico do trabalho de parto: OTE
A maioria dos fetos que começam o trabalho de parto na posição OTE fazem uma rotação de 90° (de OTE para OAE até OA) posicionando o occipito sob a sínfise púbica, posição a partir da qual ocorre o parto espontâneo.

Parada da progressão. A parada da progressão pode ocorrer em qualquer uma destas situações:

1. Rotação anterior de 90° para a posição OA, mas o parto espontâneo não ocorre.
2. Rotação anterior de 45° com parada da progressão na posição OAE.
3. Sem rotação. Ocorre parada da descida com a sutura sagital orientada no diâmetro transverso da pelve. Isso é conhecido como parada transversa.
4. No caso raro de ocorrer rotação posterior, de OTE para occipitoposterior esquerda (OPE). O mecanismo do trabalho de parto torna-se, então, similar ao das posições occipitoposteriores.

Conduta no caso de parada. Após a confirmação de que os requisitos para o parto vaginal operatório estão presentes (ver Cap. 17), o seguinte tratamento é empregado:

1. Parada na posição OA: deve ser aplicado o fórceps ou vácuo* lateralmente na cabeça fetal, que é, então, extraída.
2. Parada na posição OAE: fórceps ou vácuo são aplicados à cabeça fetal, sendo realizado em seguida a rotação de 45° para a posição OA e tração para saída da cabeça.
3. Parada transversa OTE: duas técnicas operatórias estão disponíveis.
    a. Rotação manual de 90°, de OTE para OAE até OA, seguida da aplicação de fórceps ou extração a vácuo.
    b. Aplicação de fórceps lateralmente na cabeça fetal, realizando a rotação de 90° com fórceps, de OTE para OAE até OA e extração por fórceps ou a vácuo.
4. A parada em occipitoposterior é tratada de forma similar aos partos em occipitoposterior.

Occipitotransversa direita: OTD
A posição occipitotransversa direita (OTD) é similar à OTE. A diferença é que o dorso fetal e o occipito estão à direita da mãe e os membros estão à esquerda.

---

* N. de R.T. No Brasil, o vácuo não é usado.

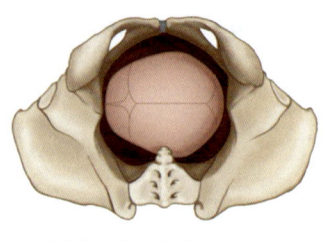

A. Início do trabalho de parto.

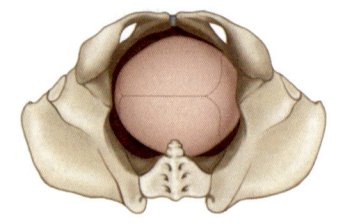

B. Descida e flexão.

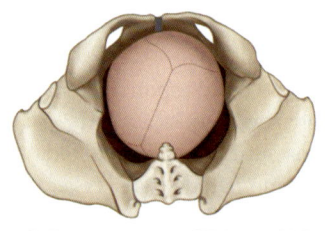

C. Rotação interna: OTE para OAE.

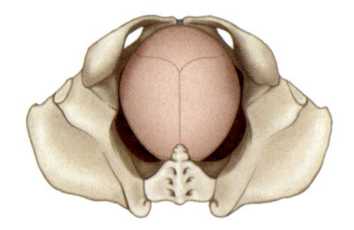

D. Rotação interna: OAE para OA.

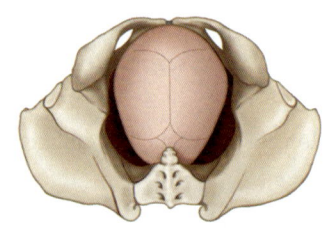

E. Início da extensão.

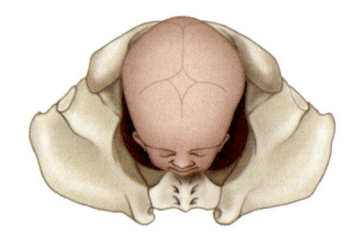

F. Extensão completa.

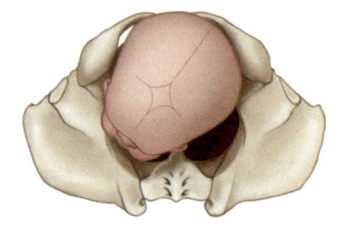

G. Restituição: OA para OAE.

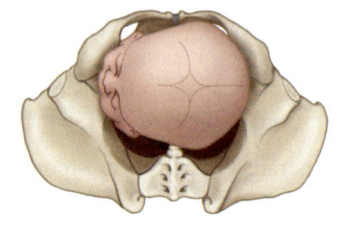

H. Rotação externa: OAE para OTE.

FIGURA 15-3 Resumo do mecanismo do trabalho de parto: posição occipitotransversa esquerda (OTE). OA, occipitanterior; OAE, occipitanterior esquerda.

POSIÇÕES POSTERIORES DO OCCIPITO

Considerações gerais

Definição

O occipito e a pequena fontanela posterior estão localizados posteriormente na pelve materna; e a fronte e o bregma estão no segmento anterior.

Incidência

A incidência dessa posição é de 15 a 30% entre as apresentações cefálicas, sendo mais comum nas nulíparas. A incidência exata é difícil de determinar, pois a maioria sofre rotação anterior, sendo então consideradas erroneamente como occipitanterior. As posições occipitoposteriores que fazem a rotação anterior sem dificuldade, com frequência não são diagnosticadas, e apenas as occipitoposteriores persistentes são reconhecidas regularmente. A posição occipitoposterior direita (OPD) é cinco vezes mais comum que a OPE.

Etiologia

A etiologia das posições occipitoposteriores é a mesma das outras posições anômalas. A desproporção cefalopélvica é uma complicação frequente e grave, e deve ser considerada sempre. A forma do estreito superior influencia a posição do occipito. Quando a pelve anterior é estreita, a parte posterior da cabeça com seu diâmetro biparietal longo é empurrada para trás e a fronte, com seu diâmetro bitemporal curto acomoda-se na pelve anterior pequena. Por isso, as posições de occipitoposterior são encontradas com frequência em pelves andróide e antropóide.

Occipitoposterior direita: OPD

Diagnóstico da posição: OPD

Exame abdominal

1. A situação é longitudinal. O eixo longo do feto está paralelo ao eixo longo da mãe (Fig. 15-4).
2. A cabeça está próxima à pelve ou no seu interior.
3. O dorso fetal está na região lateral materna. Na maioria dos casos, não é facilmente identificado.
4. As pequenas partes são facilmente percebidas anteriormente, no lado esquerdo. O abdome materno tem sido descrito como vivo com pequenas mãos e pés.
5. As nádegas estão no fundo do útero.
6. A proeminência cefálica está à esquerda. Não pode ser palpada facilmente, pois a flexão é menos acentuada.

Coração fetal. Os batimentos cardiofetais são transmitidos através da escápula, e por isso são auscultados na região lateral direita materna, no mesmo lado onde se encontra o dorso fetal. Frequentemente, os sons cardíacos fetais não são audíveis. Podem ser transmitidos através do tórax fetal, outras vezes são mais audíveis no quadrante

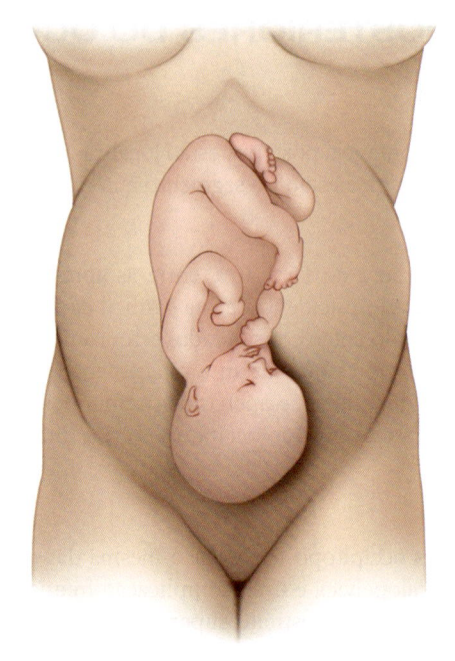

A. Visão abdominal.

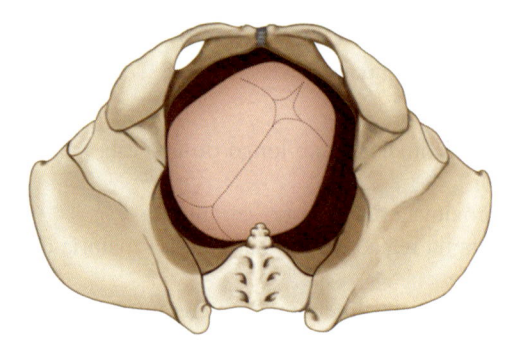

B. Visão vaginal.

FIGURA 15-4 Posição occipitoposterior direita.

inferior esquerdo do abdome. A localização dos batimentos cardíacos fetais não é um sinal fidedigno da posição fetal; por isso um diagnóstico de posição posterior não deve ser modificado devido à localização do coração fetal. À medida que ocorre a rotação anterior do dorso, os sons cardíacos fetais aproximam-se da linha média do abdome.

Exame vaginal
1. A sutura sagital está no diâmetro oblíquo direito da pelve.
2. A pequena fontanela posterior está no segmento posterior direito da pelve.
3. O bregma está anterior e à esquerda da sínfise púbica.
4. A flexão é incompleta, por isso as fontanelas podem estar aproximadamente no mesmo nível na pelve.
5. Quando houver dificuldade para fazer o diagnóstico, a localização do pavilhão auricular indica a posição do occipito.

Mecanismo do trabalho de parto: OPD
Pode ocorrer rotação de grau e direção variados:

1. Rotação anterior:
    a. Arco longo de rotação de 135°, de OPD para OTD até occipitanterior direita (OAD) para OA. Isso ocorre em 90% das posições occipitoposteriores. O feto nasce na posição occipitanterior.
    b. Rotação de 90°, de OPD para OTD até OAD.
    c. Rotação de 45°, de OPD para OTD. Ocorre parada em posição transversa profunda.
2. Sem rotação. A posição permanece OPD.
3. Rotação posterior de 45°, de OPD para OP com o occipito girando para a concavidade do sacro.

O parto espontâneo pode ocorrer após:

1. Rotação anterior com nascimento normal.
2. Rotação posterior para OP; o nascimento ocorre com a face fetal voltada para o púbis.

A parada do trabalho de parto pode ocorrer:

1. Alta na pelve, com falha na insinuação; com frequência, constituem problemas de desproporção.
2. Na pelve média, com falha completa ou parcial da rotação.
    a. Parada transversa profunda, OTD.
    b. Parada com a sutura sagital no diâmetro oblíquo direito da pelve, em OPD.
    c. Parada com o occipito na concavidade do sacro, em OP.
3. Parada no estreito inferior.

Rotação do arco longo: 135°, anteriormente

DESCIDA. A cabeça entra no estreito superior da pelve com a sutura sagital no diâmetro oblíquo direito (Fig. 15-5A) e, a menos que ocorra obstrução, a descida continua durante todo o trabalho de parto. A insinuação pode ser retardada e todo o trabalho de parto pode ser mais prolongado do que nas posições anteriores normais.

FLEXÃO. A flexão (Fig. 15-5B) é incompleta e frequentemente só ocorre quando a cabeça atinge o assoalho pélvico. A flexão parcial, e o maior diâmetro resultante da apresentação contribuem para o trabalho de parto prolongado e difícil para a mãe e para o feto.

ROTAÇÃO INTERNA. O occipito gira 135° anteriormente sob a sínfise púbica – de OPD para OTD para OAD até OA (Figs. 15-5C a E).

EXTENSÃO. A base do nariz roda no ângulo subpúbico, e a cabeça desprende-se por extensão (Figs. 15-5F e G). O bregma, a fronte, o nariz, a boca e o mento passam sobre o períneo nessa ordem.

RESTITUIÇÃO. A restituição (de OA para OAD) ocorre para a direita (Fig. 15-5H). O grau de restituição depende do grau de rotação dos ombros, durante a rotação interna da cabeça. Na maioria dos casos, os ombros fazem a rotação juntamente com a cabeça com uma diferença de apenas 45°, e a restituição é a normal de 45°. Ocasionalmente, os ombros fazem uma rotação interna um pouco maior ou menor. Nesses casos a restituição cefálica é de 90° ou até 135°.

ROTAÇÃO EXTERNA. O ombro anterior alcança o assoalho pélvico e faz uma rotação de 45° em direção à sínfise púbica, de modo que o diâmetro biacromial se posiciona no diâmetro anteroposterior do estreito inferior da pelve. A cabeça acompanha os ombros, e o occipito faz uma rotação de 45° para a posição occipitotransversa direita – de OAD para OTD (Fig. 15-5I).

Rotação do arco curto: 45°, para posterior

DESCIDA. A cabeça entra no estreito superior da pelve com a sutura sagital no diâmetro oblíquo direito (Fig. 15-6A). A descida prossegue durante todo o trabalho de parto.

FLEXÃO. A flexão (Fig. 15-6B) é incompleta, resultando em um diâmetro maior da de apresentação.

ROTAÇÃO INTERNA. O occipito faz uma rotação posterior de 45° (de OPD para OS) na concavidade do sacro (Fig. 15-6C). A sutura sagital está no diâmetro anterossuperior da pelve. O bregma está atrás do púbis.

Capítulo 15 Apresentações Cefálicas Anômalas

Desprendimento da cabeça. O desprendimento da cabeça ocorre por uma combinação de flexão e extensão (Figs. 15-6D a G).
Existem dois mecanismos de flexão:

1. Quando ocorre flexão adequada, o bregma faz um eixo sob a sínfise púbica. O diâmetro da apresentação é o suboccipitofrontal de 10,5 cm. O bregma, o vértice, a pequena fontanela e o occipito se desprendem por flexão.
2. Quando a flexão é incompleta, a raiz do nariz faz eixo sob a sínfise. O diâmetro de apresentação é o occipitofrontal, maior, com 11,5 cm. Esse diâmetro maior

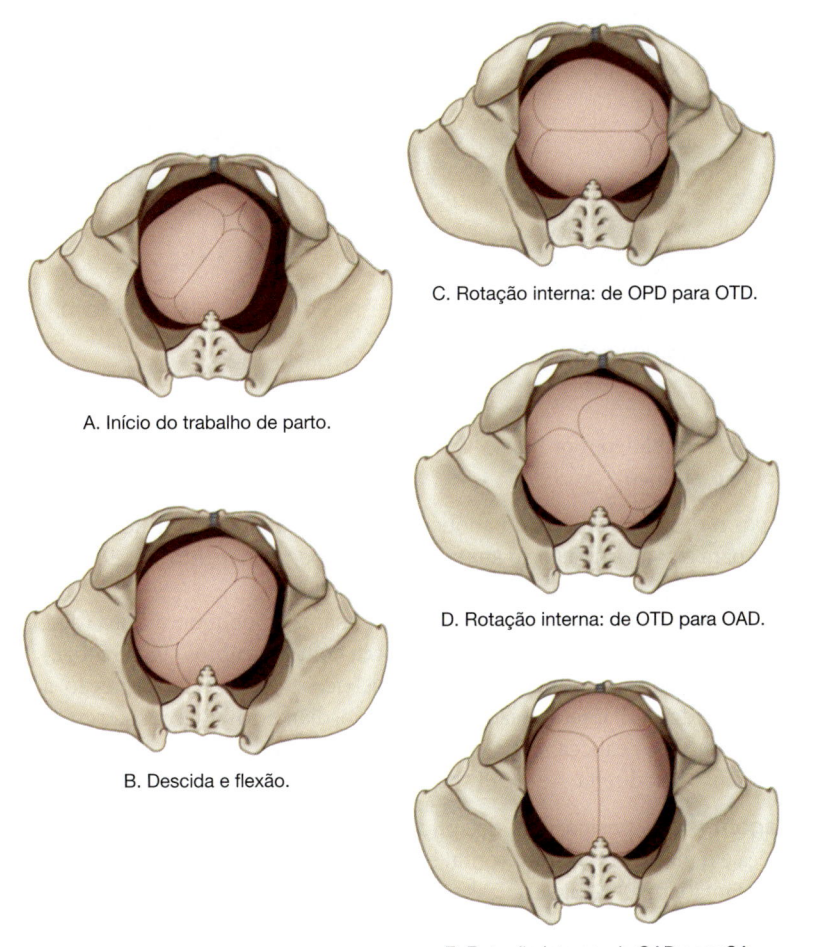

A. Início do trabalho de parto.

B. Descida e flexão.

C. Rotação interna: de OPD para OTD.

D. Rotação interna: de OTD para OAD.

E. Rotação interna: de OAD para OA.

FIGURA 15-5 Posição occipitoposterior direita (OPD): rotação do arco longo. OA, occipitanterior; OAD, occipitanterior direita.

F. Início da extensão.

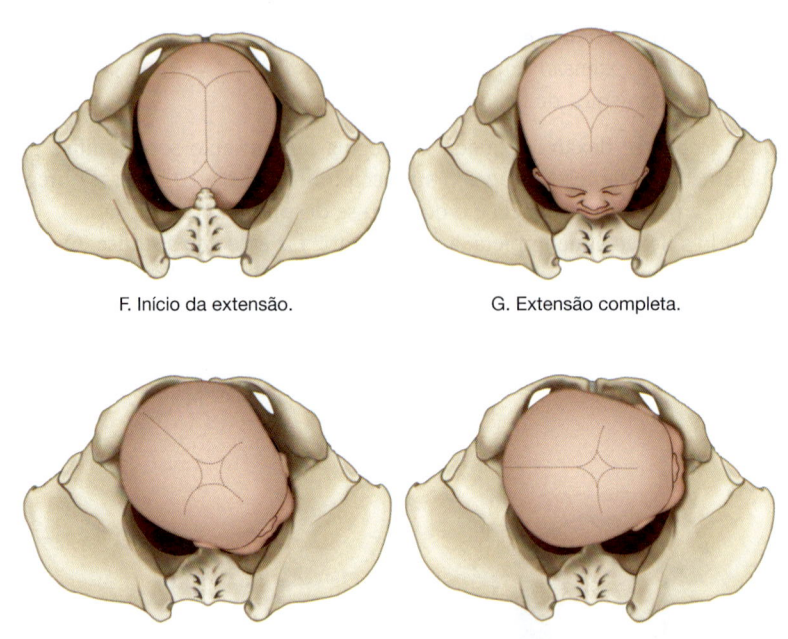

G. Extensão completa.

H. Restituição: de OA para OAD.

I. Rotação externa: de OAD para OTD.

FIGURA 15-5 *(Continuação).*

é mais traumático. Por flexão, a fronte, o bregma, o vértice e o occipito surgem sobre o períneo.

Após o desprendimento da abóboda craniana e da nuca por flexão, o occipito move-se para trás em direção ao ânus, e o nariz, a boca e o mento se desprendem sob a sínfise púbica por extensão (Figs. 15-6H e I).

A restituição do occipito é de 45° para o diâmetro oblíquo direito (de OS para OPD) para retomar a relação normal da cabeça com os ombros (Fig. 15-6J).

O ombro anterior atinge o assoalho pélvico e gira 45° em direção à sínfise púbica, levando o diâmetro biacromial para o diâmetro anteroposterior da pelve (rotação externa). A cabeça segue, e o occipito faz uma rotação de 45° para a posição occipitotransversa direita – de OPD para OTD (Fig. 15-6K).

Moldagem. Nas posições de occipitoposteriores persistentes, o diâmetro menor da cabeça é o diâmetro occipitofrontal e os maiores são os suboccipitobregmático e o mentobregmático. O volume da cabeça aumenta na região anterior e na posterior. A bossa serossanguínea localiza-se sobre o bregma. A moldagem (Fig. 15-7) e o edema extenso do escalpo tornam difícil a identificação precisa das suturas e das fontanelas, obscurecendo, desse modo, o diagnóstico.

Capítulo 15 Apresentações Cefálicas Anômalas **199**

A. Início do trabalho de parto.

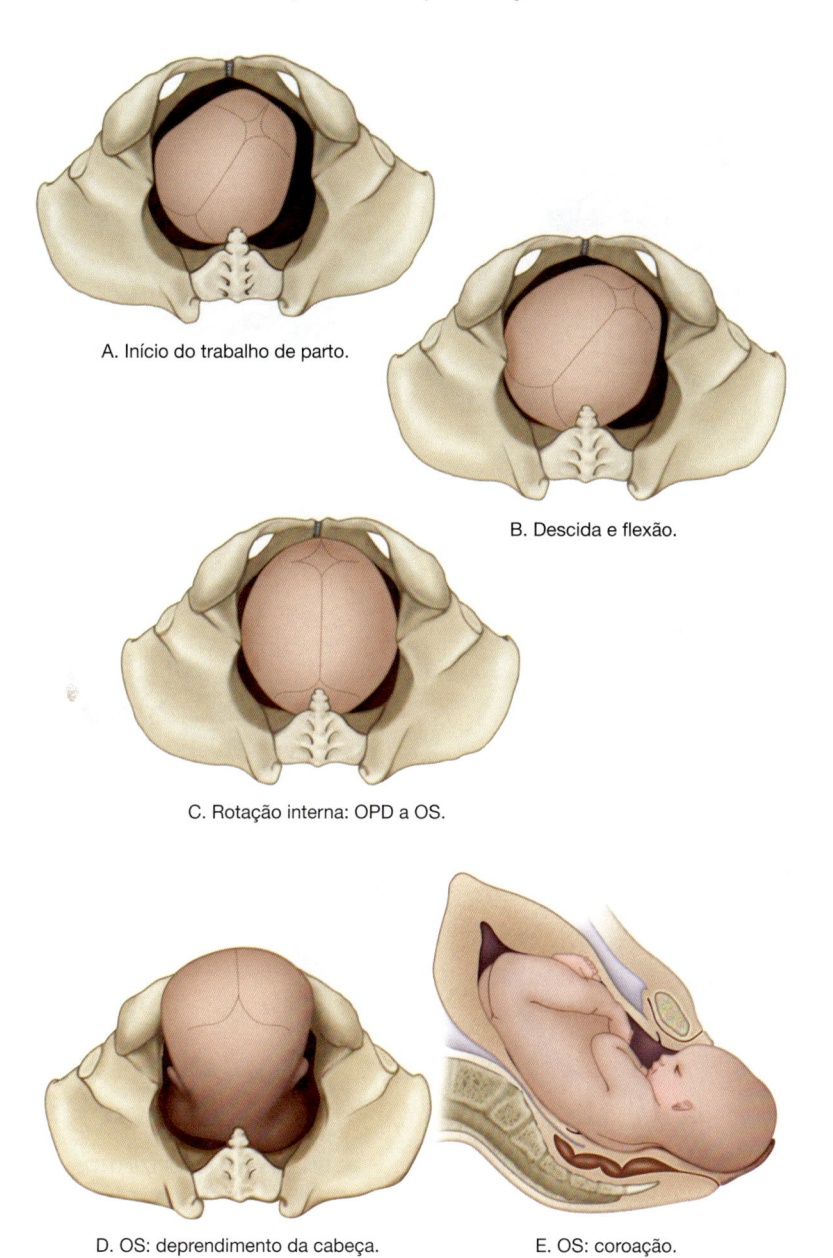

B. Descida e flexão.

C. Rotação interna: OPD a OS.

D. OS: desprendimento da cabeça.

E. OS: coroação.

FIGURA 15-6 Posição occipitoposterior direita (OPD): rotação do arco curto. OS, occipitoposterior; OTD, occipitotransversa direita.

F. OS: início da flexão.

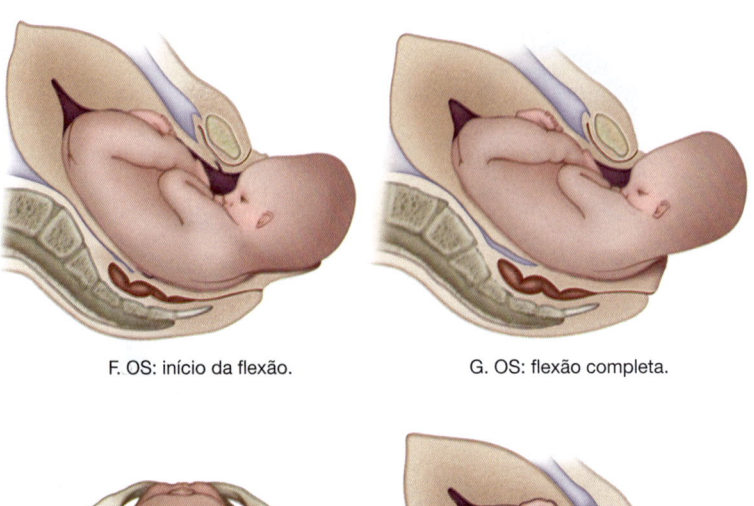

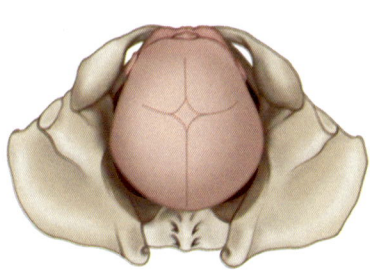

G. OS: flexão completa.

H. Extensão: visão vaginal.

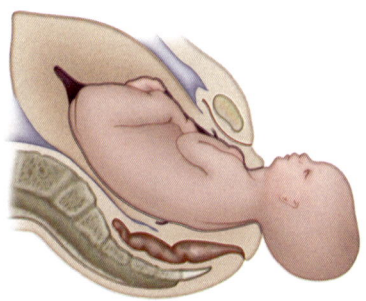

I. Extensão: visão lateral.

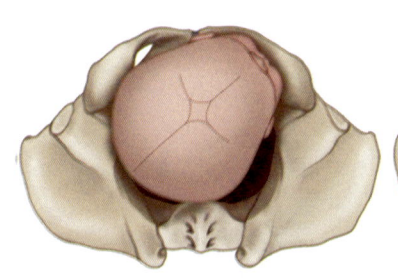

J. Restituição: OS a OPD.

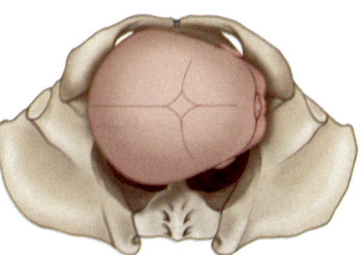

K. Rotação externa: OPD a OTD.

FIGURA 15-6 (*Continuação*).

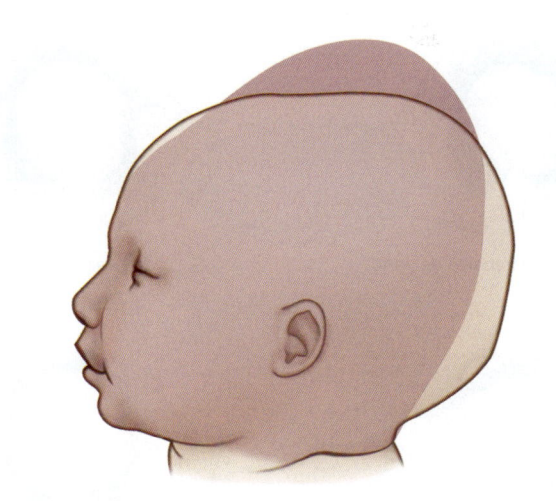

FIGURA 15-7 Moldagem: posição occipitoposterior direita.

Resumos. Os resumos das rotações de arco longo e arco curto podem ser revistos nas Figuras 15-8 e 15-9, respectivamente.

Manejo da posição occipitoposterior persistente

1. A observação expectante é a melhor conduta. Após um tempo suficiente a maioria das posições de occipitoposterior fazem uma rotação anterior, e o parto ocorre espontaneamente ou por aplicação de fórceps baixo ou vácuo. Por isso, estando o feto e a mãe em boas condições e o trabalho de parto evoluindo, não se justifica a interferência. A regra segura e sensata é deixar as posições de occipitoposterior evoluírem naturalmente, disponibilizando apenas medidas de suporte; a intervenção somente deve ser feita se houver indicação definitiva.
2. A inclinação para frente ou o decúbito lateral podem favorecer a rotação do occipito. As posições de inclinação para a frente, como ficar ajoelhado ou com as pernas afastadas e estendidas ou em posição de mãos e joelhos, podem auxiliar a rotação e reduzir a dor lombar. Acredita-se que a lateralização do decúbito para o mesmo lado para o qual o occipito se direciona possa favorecer a rotação anterior. Por isso, recomenda-se o decúbito lateral direito, quando o feto estiver na posição de OPD.
3. Como o trabalho de parto pode ser longo e difícil para a mãe e para a criança, deve-se ter cuidado para garantir a hidratação e a nutrição adequada. A necessidade de analgesia e sedação é maior do que nas posições de occipitanterior normais.
4. Se o trabalho de parto efetivo não começar, o uso de ocitocina para correção das contrações está indicado, conforme o protocolo de cada instituição. A infusão deve iniciar na dose de 1 a 2 mU/h, aumentando de 1 a 2mU/h a cada meia

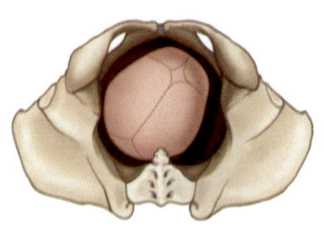

A. OPD: início do trabalho de parto.

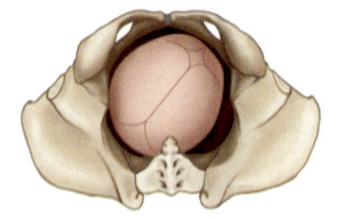

B. Descida e flexão.

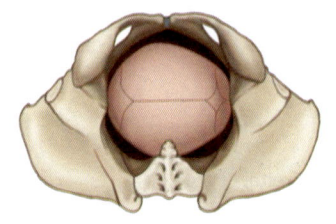

C. Rotação interna: OPD a OTD.

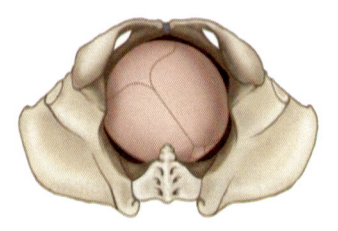

D. Rotação interna: OTD a OAD.

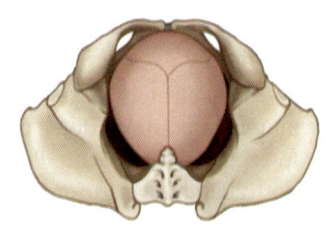

E. Rotação interna: OAD a OA.

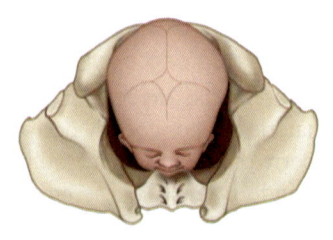

F. Extensão.

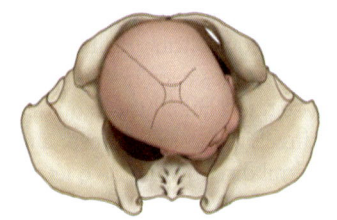

G. Restituição: OA a OAD.

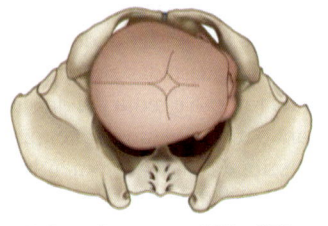

H. Rotação externa: OAD a OTD.

FIGURA 15-8 Resumo da rotação do arco longo: de occipitoposterior direita (OPD) para occipitossacro (OS). OA, occipitanterior; OAD, occipitanterior direita; OTD, occipitotransversa direita.

A. OPD: início do trabalho de parto.

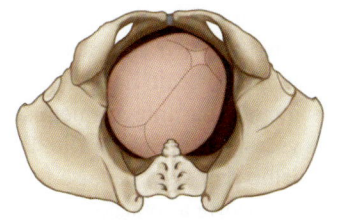

B. Descida e flexão.

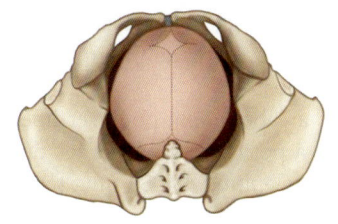

C. Rotação interna: de OPD para OS.

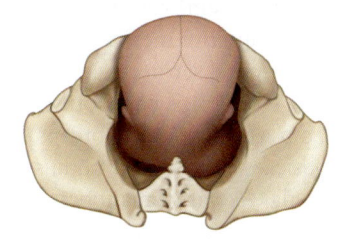

D. Desprendimento por flexão.

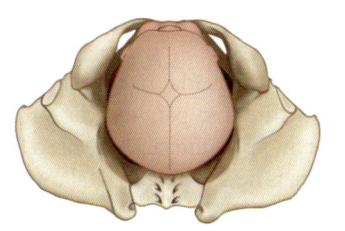

E. A cabeça pende para trás, em extensão.

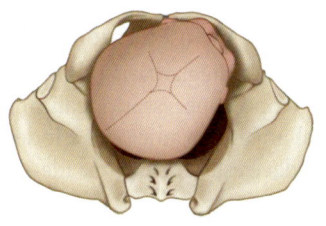

F. Restituição: de OS para OPD.

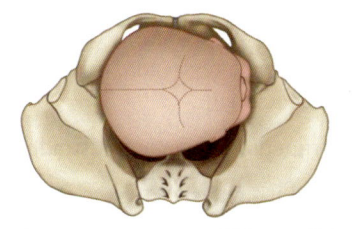

G. Rotação externa: de OPD para OTD.

FIGURA 15-9 Resumo da rotação de arco curto: de occipitoposterior direita (OPD) para occipitossacro (OS). OTD, occipitotransversa direita.

hora. Durante a infusão deve-se monitorizar as contrações e o coração fetal. O objetivo é atingir contrações uterinas efetivas com uma frequência de 3 em 10 minutos, durando de 45 a 60 segundos (ver Cap. 14).

5. As membranas íntegras nem sempre são benéficas no trabalho de parto e, muitas vezes, parecem atrasá-lo. Portanto, antes de fazer o diagnóstico de parada do trabalho de parto, deve-se fazer a amniotomia. Com essas medidas, frequentemente ocorre a rotação, a descida e o parto espontâneo.
6. Quando o desprendimento da cabeça ocorre na posição posterior (de frente para o púbis), a passagem da extensa região posterior da cabeça (diâmetro biparietal, 9,5 cm) causa maior distensão e mais lacerações do períneo do que a região anterior menor (diâmetro bitemporal, 8 cm). Por essa razão, uma episiotomia pode ser necessária. Frequentemente, há parada da progressão no períneo, e o fórceps baixo ou vácuo estão indicados.
7. Com a aplicação de fórceps ou do vácuo, a cabeça fetal pode ser liberada na posição posterior ou pode ser rotada para a posição anterior antes de ser extraída. As várias manobras são descritas no Capítulo 17. Se uma tentativa de parto vaginal operatório falhar, a cesariana é indicada.
8. Se não houver progresso no cenário das contrações uterinas eficientes e o diagnóstico de desproporção fetopélvica for confirmado, a cesariana deverá ser realizada.

Indicações para intervenção

Embora a estratégia básica da não intervenção seja adequada, não é seguro esperar muito tempo; é necessário realizar uma avaliação criteriosa para decidir o momento no qual um atraso adicional é indesejável ou mesmo prejudicial. A decisão de intervenção deve estar baseada na identificação dos sinais de sofrimento fetal ou materno.

Sofrimento materno. O sofrimento materno é consequência da fadiga ou da exaustão, sendo acompanhado pelos seguintes sinais:

1. Pulso > 100 bpm.
2. Temperatura > 37°C.
3. Desidratação, língua seca, pele ressecada, urina concentrada.
4. Perda de estabilidade emocional.

Sofrimento fetal. O sofrimento fetal é demonstrado por:

1. Frequência cardíaca fetal irregular.
2. Frequência cardíaca fetal < 100 ou > 160 bpm entre as contrações uterinas.
3. Eliminação de mecônio na apresentação de vértice.

Parada da progressão do parto. A parada da descida e/ou rotação indica que o parto está interrompido, sendo a interferência obrigatória. As razões para falha na descida e na rotação incluem:

1. Desproporção cefalopélvica.
2. Pelve média androide.
3. Contrações uterinas ineficazes.
4. Deflexão da cabeças.
5. Anel de contração uterina que impede a rotação anterior dos ombros.
6. Multiparidade, abdome em pêndulo, tônus abdominal e uterino insuficiente.
7. Fragilidade da musculatura do assoalho pélvico para orientar o occipito anteriormente.

APRESENTAÇÕES DE FRONTE
Considerações gerais
Definição
A apresentação de fronte é o resultado da atitude de extensão parcial (meia), diferente da apresentação de face, que resulta da extensão completa. O ponto de referência da apresentação é a fronte, a região situada entre as bordas supraorbitárias e o bregma. O diâmetro da apresentação é o verticomentoniano de 13,5 cm, o mais longo diâmetro anteroposterior da cabeça fetal.

Incidência
A incidência é inferior a 1%, variando de 1:500 a 1:1.400. As apresentações de fronte primárias – as que ocorrem antes de o trabalho de parto ter iniciado – são raras. A maioria é secundária – isto é, elas ocorrem após o início do trabalho de parto. Muitas vezes, a posição é transitória, e a cabeça flexiona para uma apresentação de occipito ou estende-se por completo e torna-se uma apresentação de face.

Etiologia
As causas são similares às da apresentação de face e incluem qualquer fator que interfira na insinuação com flexão.

1. A desproporção cefalopélvica é de grande significância.
2. Algumas condições fetais impedem a flexão.
    a. Tumores do pescoço (p. ex., tireoide).
    b. Circulares cervicais do cordão umbilical.
    c. Anomalias fetais.
3. Aumento na mobilidade fetal.
    a. Poli-hidrâmnio.
    b. Feto pequeno ou prematuro.
4. Ruptura prematura das membranas antes da insinuação; se imobiliza em atitude de extensão.

5. Anormalidades uterinas.
    a. Tumores do segmento inferior.
    b. Útero bicorno.
6. Implantação placentária anormal: placenta prévia.
7. Iatrogênica: versão externa.

Nasoanterior esquerda (NAE)
Diagnóstico da posição: NAE
Exame abdominal
1. A situação é longitudinal (Fig. 15-10A).
2. A cabeça está na pelve, mas não está insinuada.
3. O dorso está à direita e posterior à mãe; a palpação pode ser difícil. As pequenas partes estão à esquerda e anteriores.
4. As nádegas estão no fundo do útero.
5. A proeminência cefálica (occipito) e o dorso estão no mesmo lado (direito).

Coração fetal. A ausculta cardíaca é melhor no quadrante inferior esquerdo do abdome materno.

Exame vaginal
1. O diâmetro anteroposterior da cabeça está no diâmetro oblíquo direito da pelve (Fig. 15-10B).
2. A fronte, a área entre a raiz do nariz (naso) e o bregma, é o ponto de referência da apresentação, sendo identificada no quadrante anterior esquerdo da pelve.
3. O vértice está localizado no quadrante posterior direito.
4. O bregma (fontanela anterior) é facilmente palpado.
5. A sutura frontal é sentida, mas a sutura sagital está geralmente fora de alcance.
6. A identificação das bordas supraorbitárias auxiliam no diagnóstico.

Diagnóstico tardio ou erro de diagnóstico. A diferença, no exame vaginal, entre a abóboda craniana dura e lisa e a face mole e irregular é suficientemente grande para permitir o diagnóstico de posição anormal ou, pelo menos, para levantar a suspeita. No entanto, as diferenças entre o vértice e a fronte são menores e a moldagem e o edema interferem na diferenciação. Por isso, o exame abdominal e vaginal realizado com atenção e com alto índice de suspeita é muito importante para identificar à má posição. Uma boa regra é a de considerar sempre a possibilidade e realizar o exame criterioso para identificar apresentação de fronte, quando houver falha na progressão do parto.

Mecanismo do trabalho de parto: NAE
O diâmetro de apresentação é o verticomentoniano, medindo 13,5 cm. É o mais longo diâmetro anteroposterior da cabeça. Quando a insinuação ocorre, ela é acompanhada pela moldagem excessiva e, quando o progresso ocorre, ele é lento.

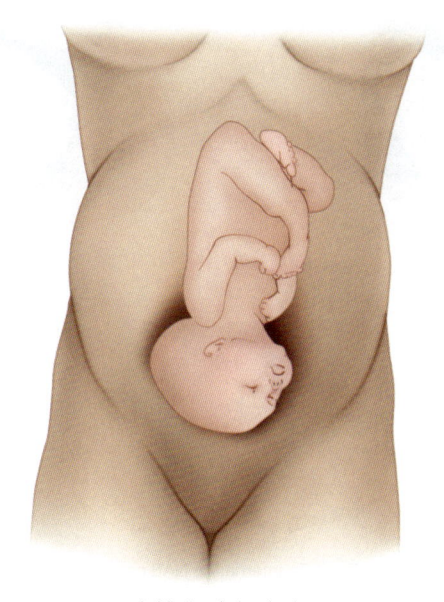

Capítulo 15 Apresentações Cefálicas Anômalas

A. Visão abdominal.

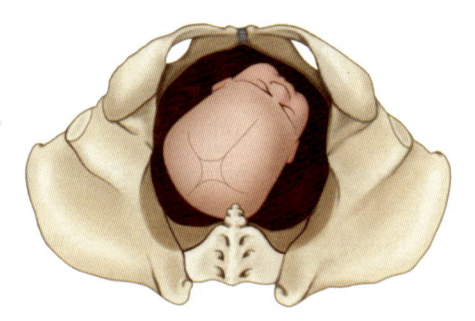

B. Visão vaginal.

FIGURA 15-10 Posição nasoanterior esquerda.

O parto espontâneo é raro e pode ocorrer apenas quando há a combinação de uma pelve grande, fortes contrações uterinas e feto pequeno. Nesses casos, o seguinte mecanismo de trabalho de parto ocorre (Fig. 15-11):

A. NAE: início do trabalho de parto.

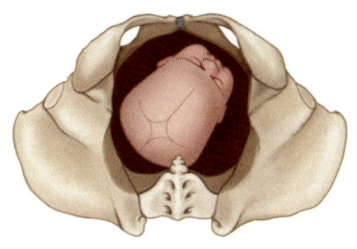

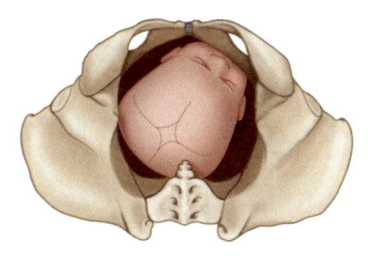

B. Descida.

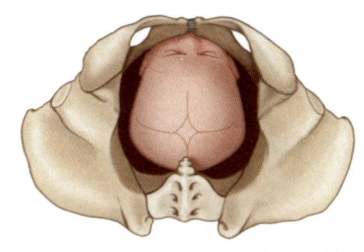

C. Rotação interna: de NAE para NA.

FIGURA 15-11 Trabalho de parto: posição nasoanterior esquerda (NAE). Descida, rotação interna. NA, nasoanterior.

Extensão. Ocorre a extensão da cabeça e o diâmetro verticomentoniano apresenta-se, com a fronte em primeiro lugar.

Descida. A descida é lenta e retardada. Em geral, não ocorre o encaixamento sem ruptura das membranas e sem dilatação completa.

Rotação interna. Ocorre a rotação anterior de 45°, e a face se coloca atrás da sínfise púbica (de NAE para nasoanterior [NA]). Deve ocorrer uma grande rotação interna entre as espinhas isquiáticas e as tuberosidades isquiáticas.

Flexão. A face coloca-se sob o púbis, e a cabeça roda nesse eixo; o bregma, o vértice e o occipito surgem sobre o períneo (Figs. 15-12A a C).

Extensão. A cabeça pende para trás, em extensão (Figs. 15-13A e B), o nariz, a boca e o mento deslizam sob a sínfise.

Restituição. O pescoço destorce-se, e a cabeça volta 45° para o posição original (Fig. 15-14A).

Rotação externa. À medida que o ombro roda anteriormente do diâmetro oblíquo para o diâmetro anteroposterior da pelve, a cabeça roda de volta 45° (Fig. 15-14B).

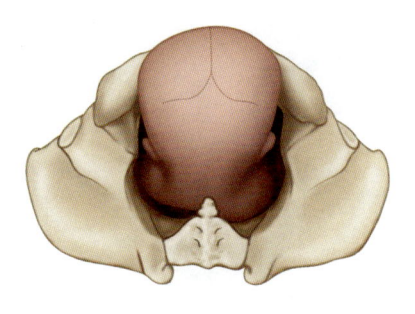

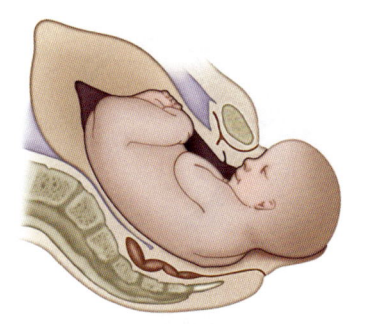

A. Nascimento por flexão.

B. Início da flexão.

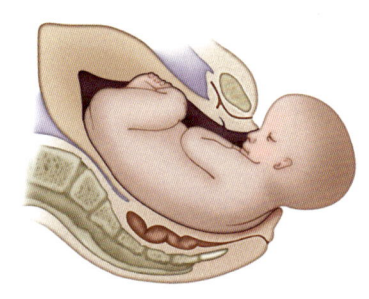

C. Flexão completa.

FIGURA 15-12 **Desprendimento da fronte e da cabeça por flexão.**

Moldagem. A moldagem é acentuada (Fig. 15-15). Ocorre a compressão do diâmetro verticomentoniano. O diâmetro de occipitofrontal é acentuadamente alongado, de modo que a fronte se salienta. A face é achatada, e a distância do mento ao topo da cabeça é alongada. Essa situação é acentuada pela formação da bossa serossanguinea que se localiza sobre a fronte.

Prognóstico: apresentações de fronte

Trabalho de parto

Na maioria dos casos das apresentações de fronte, o parto não ocorre espontaneamente. Se a má posição for identificada precocemente no trabalho de parto e se medidas terapêuticas apropriadas forem adotadas, os resultados materno-fetais podem ser bons. A falha em reconhecer a posição anômala leva ao trabalho de parto prolongado e traumático.

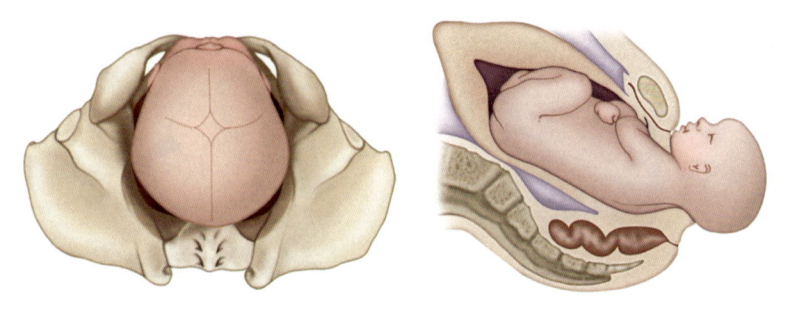

A. Visão vaginal.   B. Visão lateral.

FIGURA 15-13 A cabeça pende para trás, em extensão.

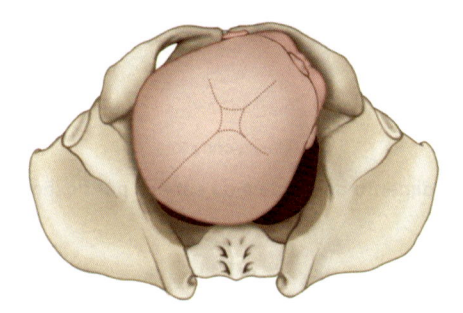

A. Restituição: de NA para NAE.

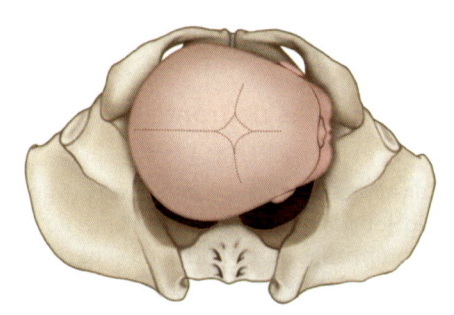

B. Rotação externa: de NAE para NTE.

FIGURA 15-14 Restituição, rotação externa. NA, nasoanterior; NAE, nasoanterior esquerda; NTE, nasotransversa esquerda.

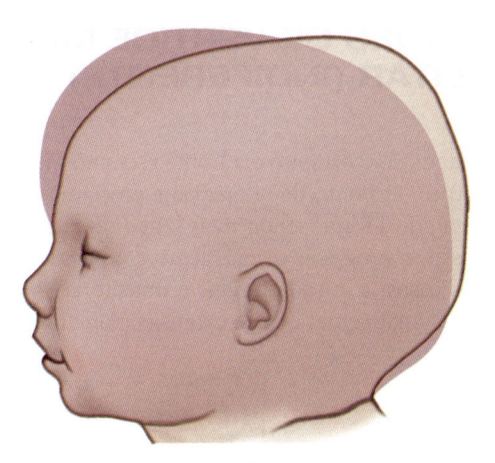

FIGURA 15-15 Moldagem: apresentação de fronte.

Mãe

A passagem da fronte pela pelve é mais lenta, mais difícil e mais traumática para a mãe do que qualquer outra apresentação. A laceração perineal é inevitável e pode estender-se para o alto, atingindo o fundo de saco vaginal ou atingindo o reto devido a passagem do diâmetro de grande extensão pelo estreito inferior.

Feto

A mortalidade fetal é alta. A moldagem excessiva pode causar dano irreparável ao encéfalo. Erros no diagnóstico e no tratamento são as principais causas do mau prognóstico fetal.

Manejo de apresentações de fronte

1. *Tentativa de trabalho de parto*: como a apresentação de fronte pode ser transitória, uma tentativa de trabalho de parto é aceitável, com expectativa de que ocorra a flexão para apresentação de occipito ou a extensão completa para apresentação de face.
2. *Apresentação de fronte persistente*: o parto nas apresentações de fronte não ocorrem espontaneamente, é necessária uma interferência cirúrgica.
   a. A cesariana é o tratamento de escolha, apresenta os melhores resultados materno e fetal.
   b. A flexão manual da cabeça pode ser tentada, especialmente em multíparas. Esse procedimento é realizado quando a dilatação cervical está completa e com as membranas rompidas. Se o sucesso não for imediato, o procedimento deve ser abandonado em favor de cesariana imediata.

APRESENTAÇÕES DE VÉRTICE MEDIANO: ATITUDE MILITAR (INDIFERENTE)

Definição

Não há flexão nem extensão; o occipito e a fronte estão no mesmo nível na pelve. A apresentação é de vértice. O ponto de referência é o occipito. O diâmetro apresentado é o occipitofrontal, de 11 cm, sendo mais longo do que o suboccipitobregmático de 9,5 cm. Por isso, o progresso é mais lento e a parada de progressão é mais frequente. Em muitos casos, a atitude militar é transitória, e a cabeça sofre flexão durante a descida. Ocasionalmente, ocorre extensão para apresentação de fronte ou de face.

Diagnóstico da posição: apresentação de vértice mediano

Exame abdominal

1. Os eixos longos do feto e da mãe estão paralelos (Fig. 15-16A).
2. A cabeça está no estreito superior ou insinuada.
3. O dorso situa-se em um dos lados materno, e as partes pequenas estão no lado oposto.
4. As nádegas estão no fundo do útero.
5. Como não há flexão nem extensão, não há proeminência cefálica marcada em um lado ou no outro.

Coração fetal

Os sons cardíacos fetais são mais altos no quadrante inferior do abdome da mãe, no mesmo lado do dorso do feto.

Exame vaginal

1. A sutura sagital é sentida no diâmetro transverso da pelve, como OTE ou OTD (Fig. 15-16B).
2. As duas fontanelas são igualmente fáceis de serem palpadas e identificadas. Estão no mesmo nível na pelve.

Mecanismo do trabalho de parto: apresentação de vértice mediano

A insinuação ocorre com mais frequência no diâmetro transverso do estreito superior. A descida ocorre lentamente, com o occipito e a fronte situados no mesmo nível (não há flexão nem extensão), e com a sutura sagital no diâmetro transverso da pelve até o vértice mediano alcançar o assoalho pélvico. Várias alternativas podem ocorrer:

1. Ocorre a flexão e o occipcio faz uma rotação anterior e o parto ocorre como posição occipitanterior.

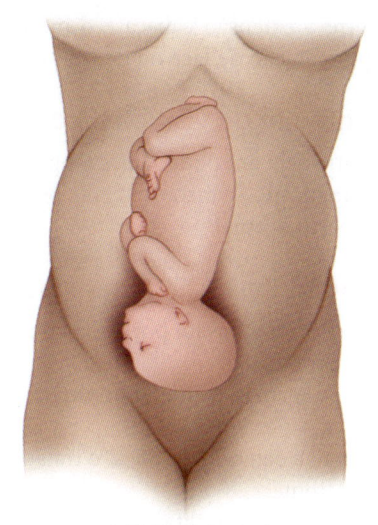

Capítulo 15 Apresentações Cefálicas Anômalas   **213**

A. Visão abdominal.

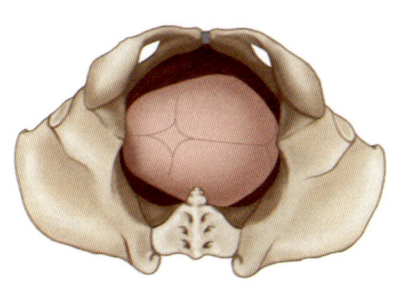

B. Visão vaginal.

FIGURA 15-16 Apresentação de vértice mediano: occipitotransversa esquerda.

2. Ocorre parada no diâmetro transverso da pelve. É necessária assistência cirúrgica para a parada transversa profunda.
3. Ocorre rotação posterior com ou sem flexão. Ocorre rotação do occipito dentro da concavidade do sacro e a fronte fica sob o púbis. O mecanismo de parto é o mesmo das de posições de occipitoposterior persistentes. O parto pode ser espontâneo ou cirúrgico.
4. Em raros casos, o parto pode ocorrer com a sutura sagital no diâmetro transverso.

5. Ocasionalmente, ocorre a extensão cabeça e o mecanismo de parto torna-se similar ao de uma apresentação de face ou de fronte.

Prognóstico: apresentação de vértice mediano

Embora este trabalho de parto seja um pouco mais longo e mais difícil do que o trabalho de parto normal, o prognóstico é razoavelmente bom. Em muitos casos ocorre a flexão e evolução para o parto normal.

Manejo da apresentação de vértice mediano

1. Com frequência pode ocorrer a flexão, por isso nenhuma interferência deve ser feita enquanto houver progressão.
2. Quando ocorre flexão, o manejo é similar ao de posições occipitanteriores ou occipitoposteriores.
3. Os casos em que ocorrem a extensão cefálica, o tratamento é similar ao da apresentação de face ou de fronte.
4. Quando ocorre parada na atitude militar e a cabeça está baixa na pelve, pode-se tentar o parto vaginal, através da flexão manual da cabeça e rotação do occipito para a posição anterior, sendo após aplicado o fórceps ou vácuo (ver Cap. 17).
5. Quando houver desproporção, quando a cabeça estiver alta na pelve ou quando uma tentativa de parto vaginal falhar, a cesariana deverá ser realizada.

APRESENTAÇÃO DE FACE

Considerações gerais

Definição

A situação é longitudinal, a apresentação é cefálica, a parte apresentada é a face, a atitude é de extensão completa, o mento (queixo) é o ponto de referência e o polo condutor; e o diâmetro de apresentação é o submentobregmático de 9,5 cm. Nas apresentações de face, a parte que se apresenta é a região entre a glabela e o mento; nas apresentações de fronte, é a região entre a glabela e o bregma. Contudo, são vistas posições intermediárias.

Incidência

A incidência é inferior a 1% (1 a cada 600 a 800), sendo mais alta em multíparas do que em primigestas. As apresentações de face primárias estão presentes antes do início do trabalho de parto e são raras. A maioria das apresentações de face é secundária, a extensão ocorre durante o trabalho de parto, geralmente no estreito superior. Cerca de 70% das apresentações de face são anteriores ou transversas, enquanto 30% são posteriores.

Etiologia

Qualquer fator que possa retardar a insinuação em flexão pode contribuir para a etiologia de atitudes de extensão. Existe uma associação entre as atitudes de extensão e a desproporção cefalopélvica. Essa é uma associação de alto risco, sendo necessário descartar, a presença de pelve contraída ou de cabeça grande. A prematuridade é outra etiologia; devido a menor dimensão da cabeça, os fetos prematuros podem insinuar-se antes da conversão para a posição de vértice. As causas raras de extensão incluem as neoplasias da tireoide, que podem deslocar a cabeça para trás; a presença de múltiplas circulares cervicais de cordão que impedem a flexão; e espasmo ou encurtamento dos músculos extensores do pescoço. Os fetos anencéfalos, frequentemente, apresentam-se de face. Em muitos casos, não se encontra nenhuma causa.

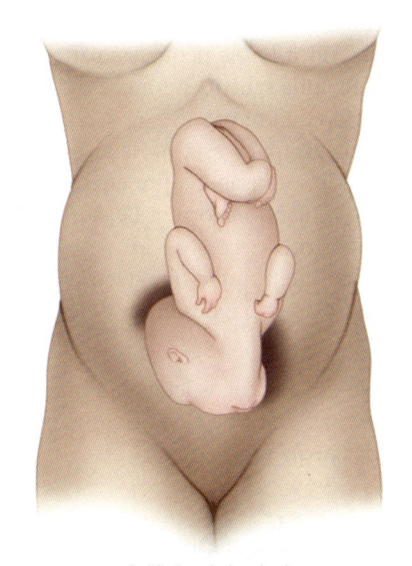

A. Visão abdominal.

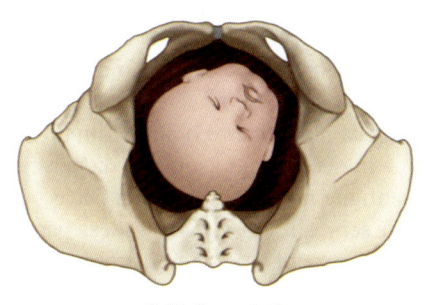

B. Visão vaginal.

FIGURA 15-17 Posição mento anterior esquerda.

Apresentações de face anteriores

As descrições seguintes aplicam-se à apresentação mento anterior esquerda (MAE). O mecanismo de parto para a apresentação mento anterior direita (MAD) é similar ao da MAE, exceto pelo fato de o mento, as pequenas partes e o coração fetal estarem no lado direito e o dorso e a proeminência cefálica estarem no lado esquerdo.

Diagnóstico da posição: MAE
Exame abdominal
1. Os eixos longos do feto e da mãe estão paralelos (Fig. 15-17).
2. A cabeça está na pelve. No início do trabalho de parto, a cabeça não está insinuada.
3. O dorso está no lado direito do abdome da mãe, mas está localizado posteriormente, sendo difícil identificá-lo. As pequenas partes estão no lado esquerdo e anterior. A extensão da coluna salienta o tórax e o dorso torna-se côncavo.
4. As nádegas estão no fundo do útero.
5. A proeminência cefálica (occipito) está no lado direito. Um sinal diagnóstico importante das atitudes de extensão é a presença do dorso e da proeminência cefálica no mesmo lado. Quando ocorre a flexão, a proeminência cefálica e o dorso estão em lados opostos.
6. Nas apresentações de face anteriores, o dorso fetal e o occipito estão localizados posteriormente. Quando o mento é posterior, o dorso e o occipito estão localizados anteriormente.

Coração fetal. Os batimentos cardíacos fetais são transmitidos pela parede torácica anterior e a ausculta é mais clara no quadrante inferior esquerdo do abdome materno, no mesmo lado das pequenas partes.

Exame vaginal
1. O diagnóstico é feito pelo achado negativo – isto é, ausência do vértice, que tem consistência endurecida e forma arredondado. No lugar da abóbada craniana, com suas linhas de sutura e fontanelas, há uma parte apresentada irregular e amolecida. Esses achados levam a suspeita de uma apresentação de face ou de nádegas. A identificação das várias partes da face confirma o diagnóstico. Após um trabalho de parto prolongado, a formação de edema acentuado pode confundir o quadro.
2. O eixo longo da face está no diâmetro oblíquo direito da pelve (Fig. 15-17B).
3. O mento está no quadrante anterior esquerdo da pelve materna.
4. A fronte está no quadrante posterior direito da pelve.
5. O exame vaginal deve ser realizado com delicadeza para evitar lesão ocular fetal.
6. A ultrassonografia pode ser útil para demonstração da hiperextensão cefálica, e dos ossos faciais situados no altura do estreito superior ou insinuados.

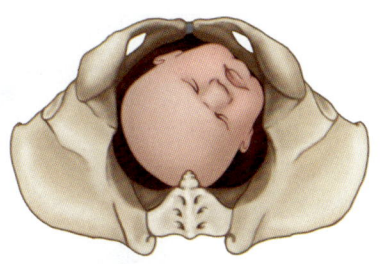

Capítulo 15 Apresentações Cefálicas Anômalas **217**

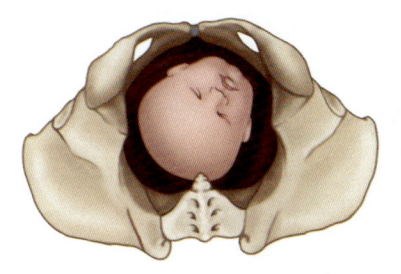

A. MAE: início do trabalho de parto.

B. Extensão e descida.

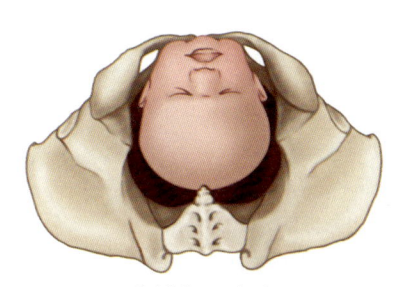

C. Visão vaginal.

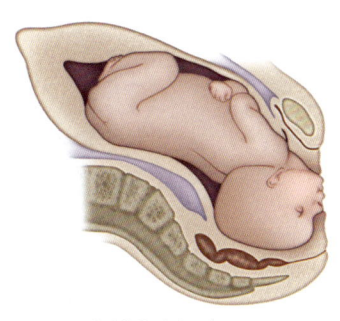

D. Visão lateral.

C e D. Rotação interna: de MAE para MA.

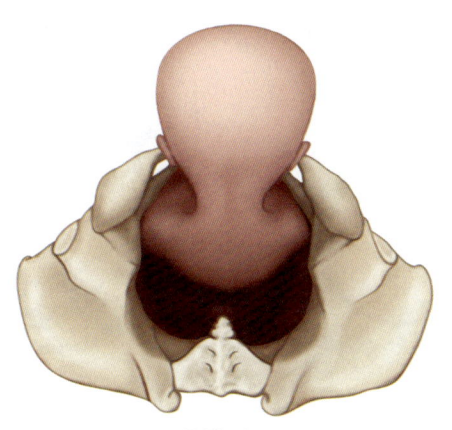

E. Flexão.

FIGURA 15-18 **A** a **D**, Mecanismo do trabalho de parto. **E** a **G**, Desprendimento da face e da cabeça por flexão. **H** e **I**, A cabeça pende para trás, em extensão. **J** e **K**, Restituição e rotação externa. MA, mento anterior; MAE, mento anterior esquerda; MTE, mento transversa esquerda.

PRIMEIRO PERÍODO DO TRABALHO DE PARTO

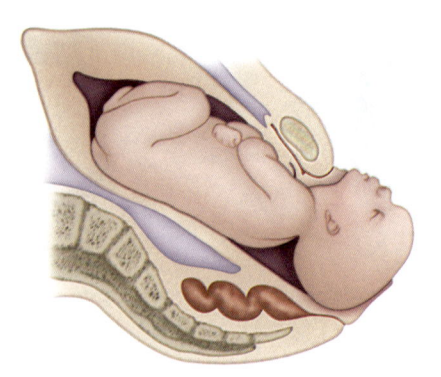

F. Início da flexão.

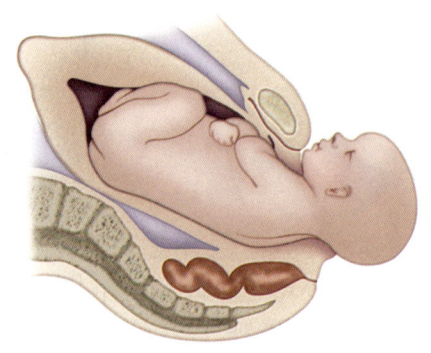

G. Flexão completa.

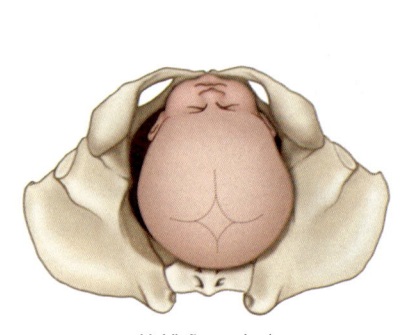

H. Visão vaginal.

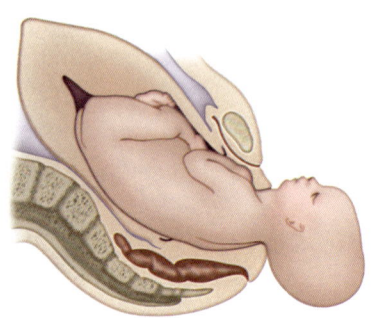

I. Visão lateral.

FIGURA 15-18 (*Continuação*).

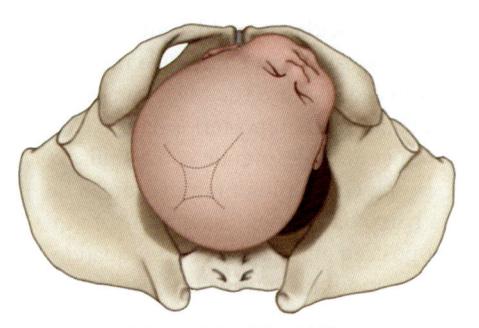

J. Restituição: MA a MAE.

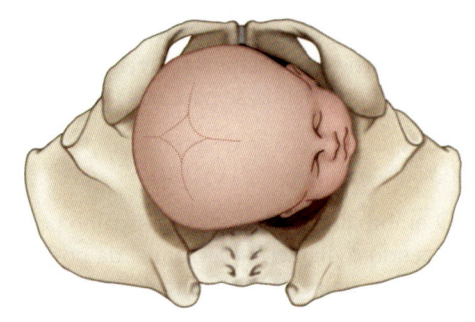

K. Rotação externa: MAE a MTE.

FIGURA 15-18 (*Continuação*).

Diagnóstico tardio. Como a maioria das apresentações de face apresentam um progresso bom do trabalho de parto, o diagnóstico somente é feito quando a face atinge o assoalho pélvico ou quando há parada da progressão.

Mecanismo do trabalho de parto: MAE

Extensão. Por alguma razão, a cabeça não se flete. No lugar da flexão, sofre extensão (Fig. 15-18), e não assume a posição OPE ou OPD, assumindo aposição MAD ou MAE. O feto entra na pelve primeiramente com o mento. O diâmetro de insinuação é de 9,5cm nas apresentações de face (submentobregmático) e nas apresentações com a cabeça bem-fletida (suboccipitobregmático) é de 9,5 cm. Essa é uma das razões para que o parto ocorra espontaneamente nas faces anteriores.

Descida. Com o mento como parte principal, a insinuação ocorre no diâmetro oblíquo direito da pelve. A descida é mais lenta do que em atitudes de flexão. A face se insinua na pelve antes de o diâmetro biparietal ultrapassar o estreito superior. Quando a face alcança as espinhas isquiáticas, o diâmetro traqueobregmático está acima do estreito superior.

Rotação interna. Com a descida e a moldagem, o mento alcança o assoalho pélvico, sendo direcionado para baixo, para a frente e medialmente. Pela ação da rotação anterior de 45° em direção a sínfise (de MAE para mento anterior [MA]), o eixo longo da face entra no diâmetro anteroposterior da pelve (Figs. 15-18C e D). Com a progressão da descida o mento se desprende sob a sínfise. Os ombros permanecem no diâmetro oblíquo, e o pescoço apresenta uma torção de 45°. A rotação interna, trazendo o mento para baixo da sínfise, é essencial para que ocorra o parto espontâneo. A rotação para a posição anterior só ocorre, quando a face atinge o assoalho pélvico e isso pode ocorrer no fim do trabalho de parto. O obstetra deve aguardar algum tempo para que isso ocorra.

Flexão. A cabeça se desprende por movimento de flexão (Figs. 15-18E a G). A região submentoniana pressiona a sínfise púbica e a cabeça se desprende por um movimento de flexão. O eixo do desprendimento ocorre nesse ponto e a boca, o nariz, as órbitas, a fronte, o vértice e o occipito aparecem sobre o períneo por flexão. Após o desprendimento, a cabeça inclina-se para trás (Figs. 15-18H e I).

Restituição. À medida que a cabeça se desprende, o pescoço destorce e o mento roda 45° de volta para o lado original (Fig. 15-18J).

Rotação externa. O ombro anterior alcança o assoalho pélvico, fazendo rotação em direção à sínfise, trazendo o diâmetro biacromial da posição oblíquo para anteroposterior do estreito inferior da pelve. O mento sofre rotação externa de 45° para manter relação correta com os ombros (Fig. 15-18K).

Moldagem. A moldagem (Fig. 15-19) provoca um aumento do comprimento da cabeça no seu diâmetro anteroposterior e um achatamento de cima para baixo. A fronte e o occipito protraem-se. Essa moldagem desaparece após alguns dias.

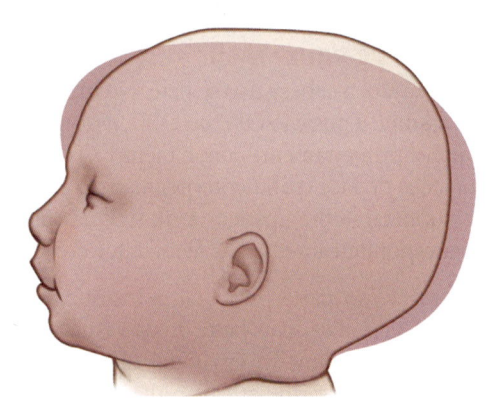

FIGURA 15-19 Moldagem: apresentação de face.

Prognóstico: apresentações de face anteriores

Trabalho de parto. Como a face apresenta uma pressão de dilatação fraca e como as atitudes de extensão são menos favoráveis, o trabalho de parto é mais prolongado do que em posições occipitanteriores normais. O trabalho de parto deve ser conduzido, considerando essa caracterísitica. A demora ocorre, durante a insinuação no estreito superior, mas quando o diagnóstico da apresentação de face é bem definido e o trabalho de parto é efetivo, a progressão contínua é a regra. Mais de 90% das apresentações de face anteriores ocorrem por parto vaginal sem complicações. A Figura 15-20 resume o mecanismo do trabalho de parto com a apresentação MAE.

Mãe. O esforço materno é maior, a dor mais intensa e o risco de lacerações é maior do que em posições normais.

Feto. A passagem do feto pelo canal de parto ocorre bem na maioria dos casos, porém, o prognóstico é menos favorável do que nas apresentações normais. O prognóstico do recém-nascido é melhor, quando o diagnóstico é precoce, a conduta é adequada no primeiro e no segundo períodos do trabalho de parto e evitando-se os partos vaginais instrumentados. A cesariana é preferível aos partos vaginais assistidos, complicados, difíceis e traumáticos. Quando ocorre ruptura das membranas no início do trabalho de parto, o edema de face pode ser maior, provocando uma disfomidade acentuada, e os pais podem ficar bastante ansiosos e preocupados com essa aparência. O edema desaparece gradualmente, e a aparência fetal normaliza. Pode ocorrer edema da laringe devido a pressão prolongada da região hioide do pescoço contra o osso púbico. Durante as primeiras 24 horas, o bebê deve ser observado cuidadosamente para detecção de qualquer dificuldade respiratória.

Manejo das apresentações de face anteriores

1. *Desproporção:* é indicada a cesariana.
2. *Pelve normal:* em uma pelve normal, as apresentações de face anteriores evoluem sem interferências, devido às seguintes razões:
   a. A maioria tem parto espontâneo ou com a ajuda de fórceps baixo.
   b. Se ocorrer a flexão, a apresentação de face anterior é convertida em uma apresentação de occipitoposterior (de MAE para OPD ou de MAD para OPE). Isso não melhora a situação, e pode piorá-la.
   c. Se a flexão for incompleta, ocorre a conversão da apresentação de face para uma apresentação de fronte. Nesse caso, uma apresentação de face, que em geral é expulsa espontaneamente, é substituída por uma apresentação de fronte, na qual o parto espontâneo é impossível.
3. *Parada:*
   a. Baixa na pelve, bem abaixo das espinhas isquiáticas: extração com fórceps baixo.
   b. Alta na pelve: cesariana.

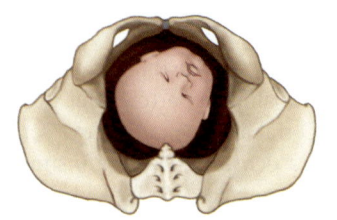

A. MEA: início do trabalho de parto.

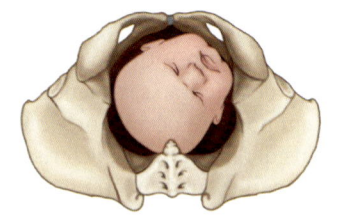

B. Extensão e descida.

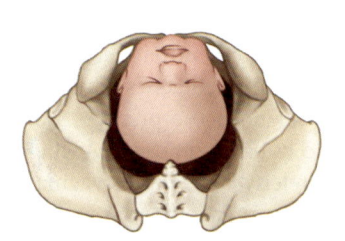

C. Rotação interna: MAE a MA.

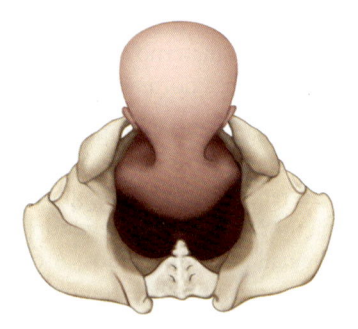

D. Flexão.

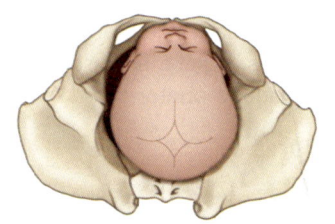

E. Extensão.

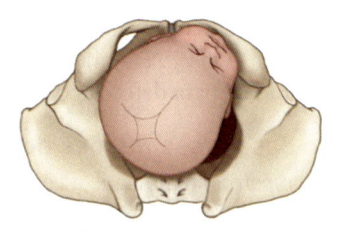

F. Restituição: de MA para MAE.

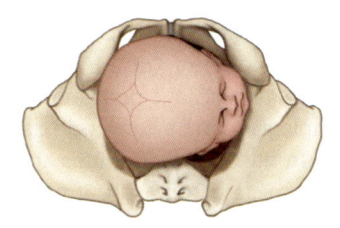

G. Rotação externa: de MAE para MTE.

FIGURA 15-20 Resumo do mecanismo do trabalho de parto: posição mento anterior esquerda (MAE). MA, mento anterior; MTE, mento transversa esquerda.

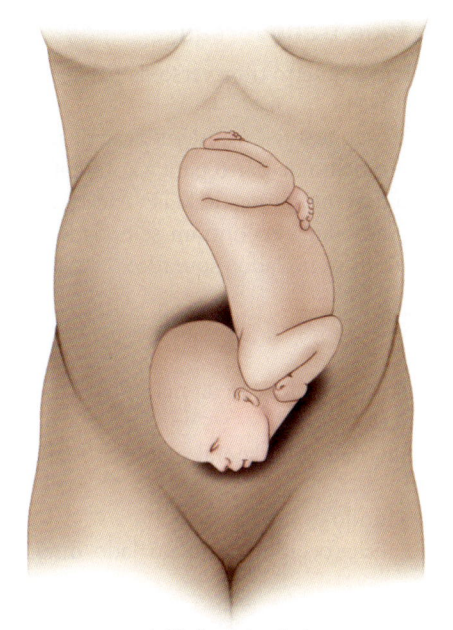

Capítulo 15 Apresentações Cefálicas Anômalas   **223**

A. Visão abdominal.

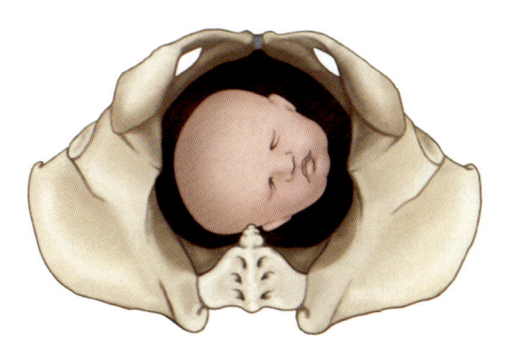

B. Visão vaginal.

FIGURA 15-21 Posição mento transversa esquerda.

Apresentações de face transversas

O eixo longo da face está no diâmetro transverso da pelve, com o mento em um lado e a fronte no outro (Fig. 15-21).

As descrições seguintes aplicam-se à apresentação de mento transversa esquerda (MTE). O mecanismo do trabalho de parto para a apresentação de mento transversa direita (MTD) é o mesmo descrito para a de MTE, exceto pelo fato de que o mento, as pequenas partes e o coração fetal encontram-se no lado direito e o dorso e a proeminência cefálica encontram-se no lado esquerdo.

Diagnóstico da posição: MTE
Exame abdominal
1. O eixo longo do feto está paralelo ao da mãe.
2. A cabeça está na pelve.
3. O dorso está à direita, na região lateral materna. As pequenas partes estão no lado esquerdo.
4. As nádegas estão no fundo do útero.
5. A proeminência cefálica (occipito) está no lado direito, do mesmo lado do dorso.

Coração fetal. Os batimentos cardiofetais são mais audíveis no quadrante inferior esquerdo do abdome da mãe.

Exame vaginal
1. O eixo longo da face está no diâmetro transverso da pelve.
2. O mento está à esquerda, na posição 3 horas.
3. A fronte está à direita, na posição 9 horas.

Mecanismo do trabalho de parto: MTE
Um resumo do mecanismo do trabalho de parto para a apresentação de MTE é mostrado na Figura 15-22.

Extensão. Ocorre extensão para MTE, em vez de flexão para OTD.

Descida. A insinuação ocorre no diâmetro transverso da pelve. A descida é lenta.

Rotação interna. O mento faz uma rotação de 90° anteriormente para a linha média (de MTE para MAE até MA). O mento fica sob a sínfise.

Flexão. A região submentoniana faz pressão sob o ângulo subpúbico. O desprendimento ocorre por flexão, e após a cabeça inclina-se para trás.

Restituição. À medida que o pescoço se destorce, a cabeça roda 45° de volta.

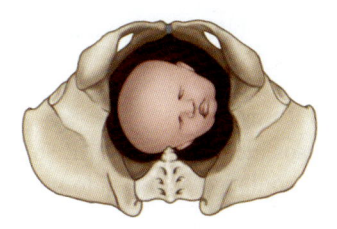

A. MTE: início do trabalho de parto.

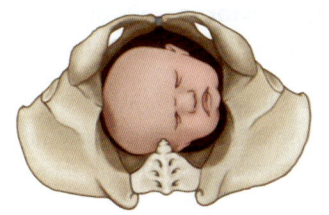

B. Descida.

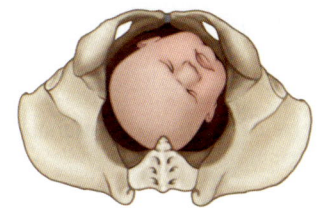

C. Rotação interna: de MTE para MAE.

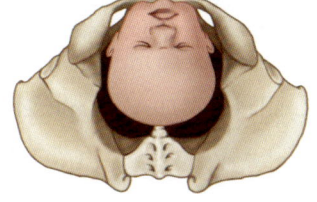

D. Rotação interna: de MAE para MA.

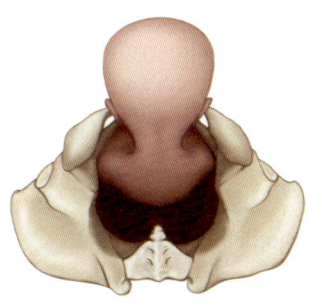

E. Desprendimento por flexão.

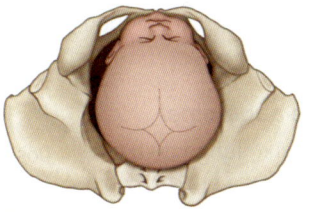

F. Extensão.

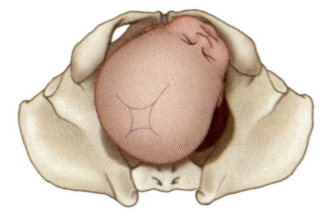

G. Restituição: de MA para MAE.

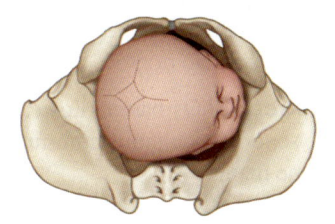

H. Rotação externa: de MAE para MTE.

FIGURA 15-22 Mecanismo do trabalho de parto: posição mento transversa esquerda (MTE). MA, mento anterior; MAE, mento anterior esquerda.

Rotação externa. Os ombros rodam do diâmetro oblíquo para o diâmetro anteroposterior da pelve, e a cabeça roda de volta outros 45°.

Curso clínico do trabalho de parto e manejo: MTE

1. A rotação anterior ocorre na maioria dos casos, de MTE para MAE até MA. O tratamento é o mesmo da MAE. O parto é espontâneo ou assistido por fórceps baixo.
2. Parada em MTE, com apresentação baixa na pelve.
   a. Rotação para MAE manualmente ou por fórceps, seguida por extração da cabeça por fórceps.
   b. Se a rotação for difícil ou falhar, a cesariana deve ser realizada.
3. Parada em MTE, com apresentação alta na pelve é indicado a cesariana.

Apresentações de face posteriores

Cerca de 30% das apresentações de face são posteriores, e a maioria delas faz uma rotação anterior. O outro lado da face posterior fletida é o occipitanterior; por isso, as posições de MPE sofrem flexão para OAD e as posições de MPD para OAE. As apresentações de face posteriores persistentes resultam na interrupção do trabalho de parto, pois o parto espontâneo não é possível. As descrições a seguir são feitas para a apresentação de mento posterior esquerda (MPE).

Diagnóstico da posição: MPE

Exame abdominal

1. O eixo longo do feto está paralelo ao eixo longo da mãe (Fig. 15-23).
2. A cabeça está na pelve.
3. O dorso está localizado anteriormente e à direita. As pequenas partes estão localizadas à esquerda e posteriormente.
4. As nádegas estão no fundo do útero.
5. A proeminência cefálica (occipito) está localizada à direita e anteriormente. No mesmo lado do dorso.

Coração fetal. Os batimentos cardiofetais são transmitidos através da omoplata anterior, sendo auscultados com maior intensidade no quadrante inferior esquerdo do abdome materno.

Exame vaginal

1. O diâmetro longo da face está no diâmetro oblíquo esquerdo da pelve.

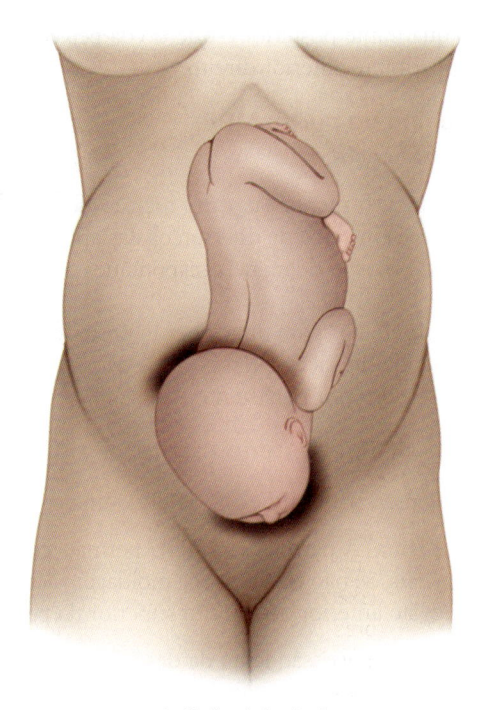

Capítulo 15 Apresentações Cefálicas Anômalas **227**

A. Visão abdominal.

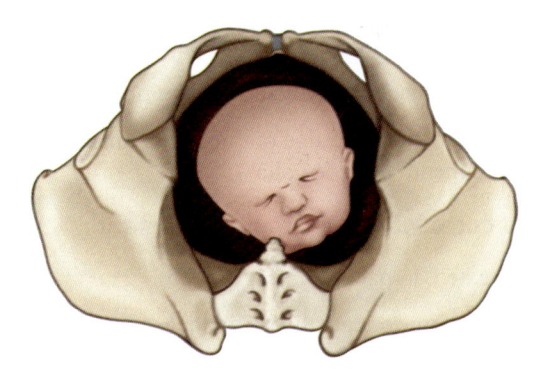

B. Visão vaginal.

FIGURA 15-23 **Posição mento posterior esquerda.**

PRIMEIRO PERÍODO DO TRABALHO DE PARTO

2. O mento está no quadrante posterior esquerdo da pelve (Fig. 15-23B).
3. A fronte está no quadrante anterior direito.

Mecanismo do trabalho de parto: MPE

Existem dois mecanismos básicos:

1. Rotação do arco longo, o mento faz uma rotação de 135° para uma posição anterior. Isso acontece em cerca de dois terços das apresentações de face posteriores, e o parto pode ocorrer de maneira espontânea ou com a ajuda de fórceps baixo.
2. Rotação do arco curto de 45° para uma posição posterior, com o mento se localizando na concavidade do sacro. Nesses casos ocorre a parada da descida em apresentação de face posterior persistente.

Rotação do arco longo: 135°, anteriormente

Extensão. Ocorre extensão para MPE (Fig. 15-24), em vez de flexão para OAD.

Descida. A descida é lenta. A parte apresentada permanece alta, enquanto ocorrem as moldagens essenciais. Se não ocorrer uma moldagem acentuada, o vértice não consegue atravessar a região anterior do estreito superior da pelve.

Rotação interna. Com a progressão lenta da descida e com a moldagem o mento alcança o assoalho pélvico, fazendo a rotação de 135°, para uma posição anterior, posicionando-se sob a sínfise. A partir da posição original de MPE, a sequência é MPE para MTE para MAE até MA, através de rotações de 45° entre cada etapa (Figs. 15-24B a D).

Flexão. A área submentoniana gira sob a sínfise, e a cabeça se desprende por flexão. Após o desprendimento a cabeça inclina-se para trás.

Restituição. O mento roda 45° de volta, à medida que o pescoço se destorce.

Rotação externa. Com a rotação dos ombros do diâmetro oblíquo para o anterossuperior da pelve, o mento roda de volta 45°.

Rotação do arco curto: 45°, para posição posterior

Extensão. Ocorre extensão para MPE (Fig. 15-25).

Descida. A descida ocorre com auxílio de moldagem acentuada.

Rotação interna. O mento faz uma rotação de 45° para posição posterior na concavidade do sacro (de MPE para MP). Ocorre parada da progressão do trabalho de parto, com encravamento da apresentação. A flexão e a descida não são possíveis, exceto em raras situações com feto tão pequeno que permite a passagem dos ombros e da cabeça pela pelve.

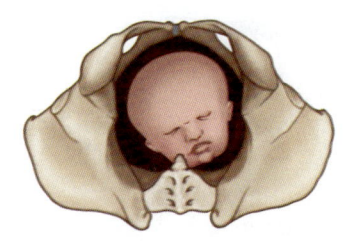

A. MPE: descida.

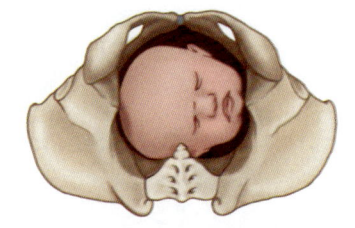

B. Rotação interna: de MPE para MTE.

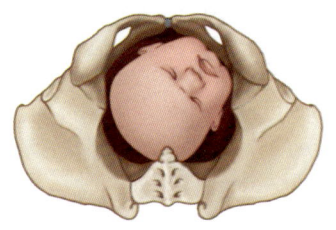

C. Rotação interna: de MTE para MAE.

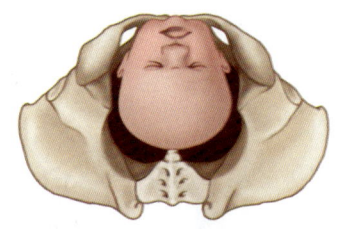

D. Rotação interna: MAE a MA.

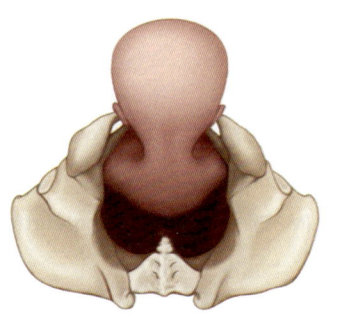

E. Desprendimento por flexão.

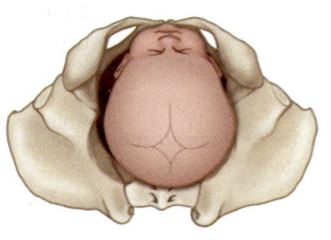

F. A cabeça inclina-se para trás, em extensão.

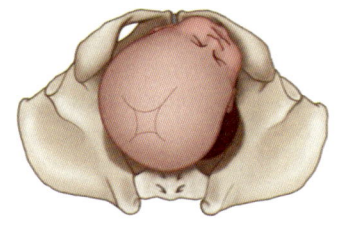

G. Restituição: de MA para MAE.

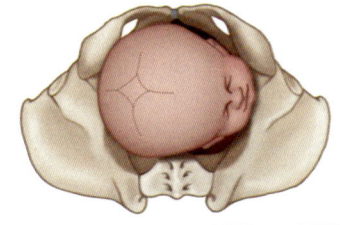

H. Rotação externa: de MAE para MTE.

FIGURA 15-24 Posição mento posterior esquerda (MPE): rotação do arco longo. MA, mento anterior; MAE, mento anterior esquerda; MTE, mento transversa esquerda.

A. MPE: início do trabalho de parto.

B. Descida.

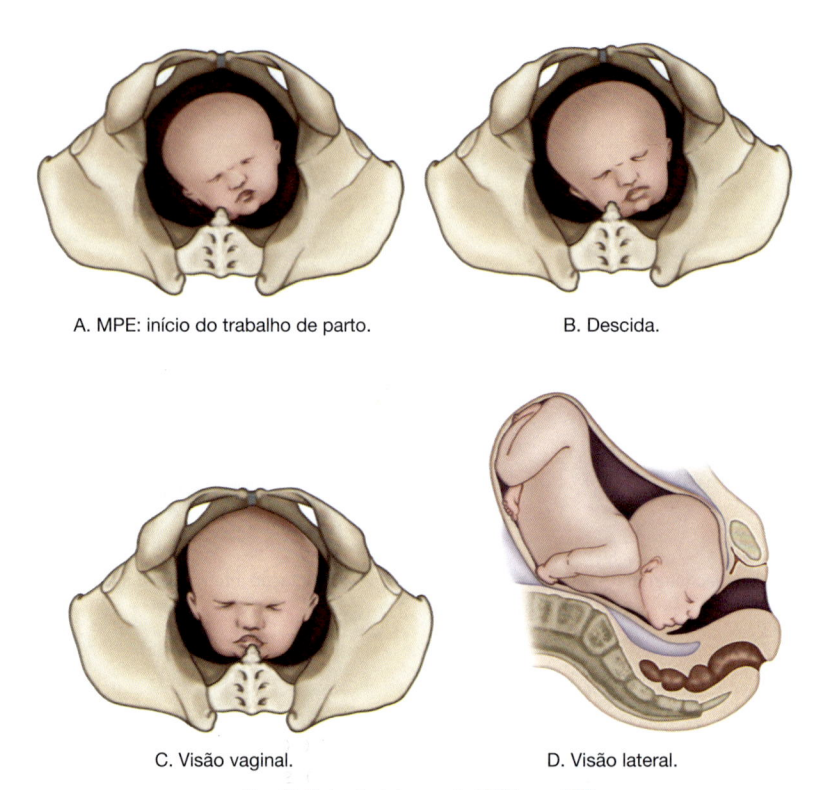

C. Visão vaginal.

D. Visão lateral.

C. e D. Rotação interna: de MPE para MP.

FIGURA 15-25 **Posição mento posterior esquerda (MPE): rotação do arco curto.** MP, mento posterior.

Prognóstico: apresentações de face posteriores

O trabalho de parto prolongado e a rotação difícil são traumáticos para a mãe e o feto. Quando o mento faz a rotação para posição posterior, o prognóstico é reservado, a menos que a situação seja corrigida. A morbidade materna é diretamente proporcional ao grau de dificuldade do parto. A aplicação de fórceps alto ou a manobra de versão e extração estão associadas ao aumento da morbidade após o parto.

Manejo das apresentações de face posteriores

1. *Desproporção:* é indicado a cesariana.

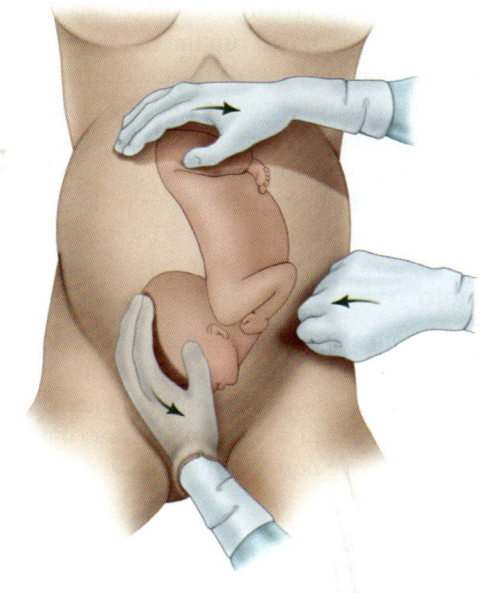

Capítulo 15 Apresentações Cefálicas Anômalas **231**

FIGURA 15-26 Manobra de Thorn.

2. *Tentativa de trabalho de parto:* considerando que dois terços das apresentações de face posteriores fazem a rotação para uma posição anterior e terminam em parto espontâneo e, considerando que a rotação interna só ocorre no final do trabalho de parto, quando a apresentação distende o assoalho pélvico; deve-se permitir tempo suficiente para que a rotação ocorra. A interferência não deve ser prematura.

3. *Face posterior persistente:* Nas apresentações de face posterior presistentes o parto espontâneo não é possível e a cesariana é necessária.
    a. A cesariana é o tratamento de escolha moderno, que apresenta os melhores resultados materno e fetais.
    b. A flexão (conversão) de mento posterior para occipitanterior pode ser considerada se não for possível realizar a cesariana. Um método que pode ser utilizado é a *manobra de Thorn* (Fig. 15-26). A dilataçao deve estar completa. O obstetra introduz a mão através da vagina e flexiona a cabeça fetal, com a outra mão traciona o pólo pélvico para flexão do corpo fetal. Ao mesmo tempo, um assistente aplica pressão contra o tórax ou abdome fetal, para

auxiliar na flexão do corpo do feto. Esse procedimento é realizado sob anestesia e deve ser feito logo após a ruptura das membranas. Após a saída do líquido amniótico ocorre redução da cavidade do útero e aumenta a pressão das paredes do útero sobre o feto, dificultando ou impossibilitando a realização desse tratamento. Após a conclusão da flexão, a cabeça é empurrada para a pelve e mantida no local.
c. A rotação para a posição de mento anterior pode ser posível com o uso de fórceps, mas a operação é difícil e pode ser traumática.

Resumo do manejo

No cenário de uma pelve normal e contrações efetivas, o parto vaginal com apresentação de face em geral, é possível. É importante monitorizar a frequência cardíaca fetal com dispositivos externos, pois a monitorização interna pode causar lesão na face e nos olhos do feto. Na presença de estreito superior contraído e nas apresentação de face posterior, a cesariana é normalmente indicada.

LEITURA SELECIONADA

Benedetti TJ, Lowensohn RI, Truscott AM: Face presentation at term. Obstet Gynecol 55:199, 1980

Cruikshank DP, White CA: Obstetric malpresentations: twenty years' experience. *Am J Obstet Gynecol.* 116:1097, 1973

Cunningham FG, Gant NF, Leveno KJ, et al: Abnormal labour. In: *Williams Obstetrics*, 23rd ed. New York: McGraw-Hill, 2010, pp 452-454

Duff P: Diagnosis and management of face presentation. Obstet Gynecol 57:105, 1981

Shaffer BL, Cheng YW, Vargas JE et al: Face presentation: Predictors and delivery route. Am J Obstet Gynecol 194: e10, 2006

PARTE III

Segundo Período do Trabalho de Parto

CAPÍTULO 16

Segundo Período do Trabalho de Parto

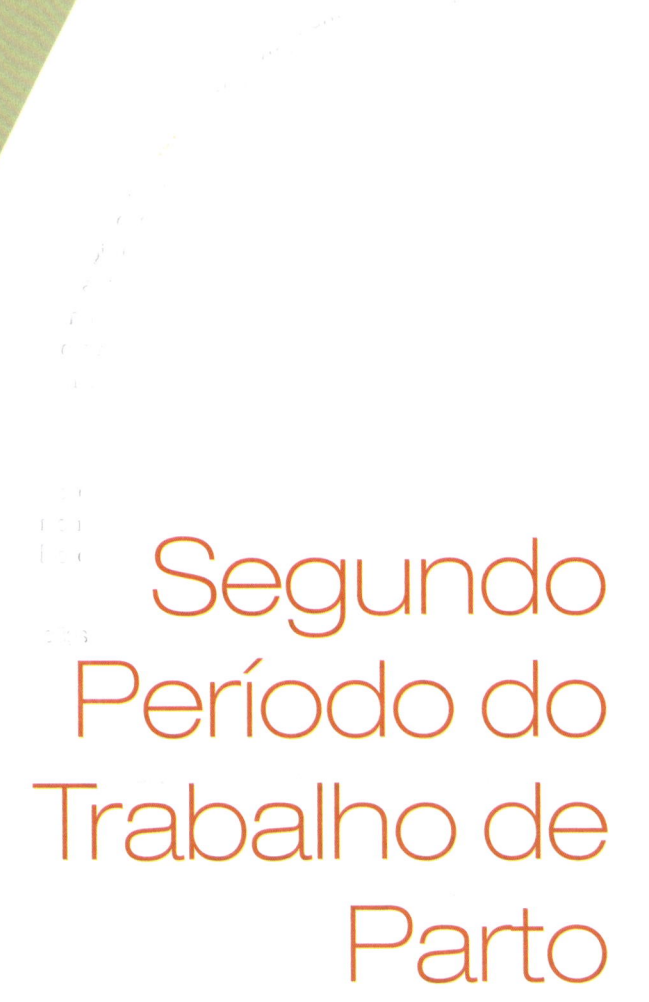

Lawrence Oppenheimer
Amanda Black

DEFINIÇÃO DO SEGUNDO PERÍODO DO TRABALHO DE PARTO

O segundo período do trabalho de parto dura desde o fim do primeiro período, quando o colo apresenta dilatação completa, até o nascimento do feto. Esse é o período de expulsão do feto. A duração do segundo período do trabalho de parto normal é influenciada principalmente por dois fatores: a paridade e o emprego de analgesia epidural. A duração mediana do segundo período é mostrada na Tabela 16-1, mas há uma amplitude maior na duração.

Segundo período na ausência de analgesia epidural

Na ausência de analgesia epidural, em geral, as contrações se tornam mais intensas e frequentes à medida que o trabalho de parto progride e se aproxima da dilatação completa. Às vezes, isso é referido como *transição*. Nessa fase, antes da dilatação completa, os esforços expulsivos não devem ser estimulados. A respiração profunda e lenta durante cada contração podem ajudar a lidar com a dor. Quando a cabeça atinge o períneo, o impulso materno de realizar os esforços expulsivos pode ser muito intenso. Os fatores descritos abaixo indicam o início do segundo período, embora não sejam exclusivos:

1. Aumenta o sangramento.
2. O impulso de realizar esforços expulsivos ocorre a cada contração.
3. Ocorre a sensação de pressão sobre o reto, acompanhada pela vontade de defecar.
4. Náuseas e vômitos podem ocorrer, quando o colo do útero atinge a dilatação completa.

A dilatação do colo e a posição da apresentação devem ser confirmadas pelo exame vaginal.

TABELA 16-1 Duração do segundo período em minutos

Paridade	Epidural		Sem epidural	
	Mediana	Variação IQ	Mediana	Variação IQ
0	82	45-134	45	27-76
1	36	20-77	15	10-25
2	25	14-60	11	7-20
3	23	12-53	10	5-16
≥ 4	22	9-30	10	5-15

IQ, variação interquartil (25 a 75% da população).

Segundo período com analgesia epidural

Na presença de analgesia epidural, a duração do segundo período é aproximadamente duas vezes a duração de um segundo período sem analgesia epidural. Isso ocorre devido a interrupção do reflexo neuro-humoral da liberação de ocitocina associado, à pressão perineal exercida pela cabeça, e que auxilia nos esforços expulsivos. Além disso, a incidência de parto vaginal instrumentado, mas não de cesariana, é duas vezes maior. Por essa razão, é importante que o profissional tenha conhecimento sobre o manejo adequado do segundo período sob analgesia epidural.

Fases do segundo período do trabalho de parto

Existem duas fases: o período passivo e o período ativo.

Fase passiva do segundo período

Durante a fase passiva do segundo período, o colo fica completamente dilatado, mas não existem esforços de expulsão voluntários ou involuntários. Em geral, a cabeça ainda não atingiu o assoalho pélvico (a altura da apresentação é +1 ou mais alta). A rotação do occipito para a posição ideal de occipitanterior pode não estar completa, e a cabeça pode estar na posição oblíqua ou transversa. Em geral, não existe urgência para estimular os esforços de expulsão, mesmo quando não for realizada analgesia epidural.

Fase ativa do segundo período

Durante a fase ativa (expulsão) do segundo período, o colo do útero está completamente dilatado e os esforços expulsivos ocorrem voluntária ou involuntariamente. Os esforços de expulsão podem iniciar porque a mulher sente uma forte pressão e urgência de empurrar para baixo, ou ela pode ser instruída a fazer os esforços mesmo quando não sente a pressão, pois a cabeça está no assoalho pélvico ou abaixo dele (altura da apresentação +2 ou mais baixa) e está na posição occipitanterior. A fase ativa também pode começar quando a mulher é instruída a fazer os esforços de expulsão, independentemente do estágio de descida da cabeça – por exemplo, quando o limite de tempo recomendado para a fase passiva é excedido ou quando a frequência cardíaca fetal (FCF) apresenta alterações. Nas mulheres com analgesia epidural o impulso dos esforços expulsivos podem ficar menos intensos.

Monitorização fetal no segundo período do trabalho de parto

A observação do bem-estar fetal é abordada de maneira mais detalhada em outro capítulo. Na fase ativa do segundo período, a ausculta da FCF deve ser feita imediatamente após uma contração por 1 minuto em intervalos de 5 minutos. Em algumas ocasiões, a monitorização eletrônica fetal contínua pode ser indicada. Incluem as situações de risco maior nas de morte perinatal, paralisia cerebral ou encefalopatia neonatal associadas a restrição de crescimento fetal e pré-eclâmpsia; bem como quando a ocitocina sendo utilizada para correção do trabalho de parto. As anormalidades na FCF são comuns no segundo período do trabalho de parto, mas são geralmente bem toleradas pelo feto. Quando ocorrem anormalidades persistentes na FCF, em particular, quando existem outros fatores de risco que possam interferir com a reserva fetal, o segundo período prolongado deve ser evitado. A frequência cardíaca materna deve ser verificada e distinguida da frequência cardíaca fetal, especialmente se houver desacelerações ou bradicardia prolongada. O diagnóstico diferencial pode ser feito com base na característica da frequência cardíaca materna, mostrando aceleração uniforme a cada contração, devido a manobra de Valsava associada à expulsão.

As situações mais graves incluem as desacelerações variáveis repetitivas, associadas aos esforços expulsivos e que podem ser decorrentes da compressão do cordão ou de circular cervical de cordão. Isso pode ser seguido por bradicardia prolongada, quando a tração do cordão aumenta no fim do segundo período. A bradicardia de estágio final também pode ser causada pela compressão da cabeça. Um feto com traçado previamente normal pode resistir à bradicardia por alguns minutos e, se a cabeça estiver coroando, não há necessidade imediata de parto instrumentado. A frequência da contração uterina também deve ser sempre avaliada. Contrações extremamente frequentes ou hipersistolia, sobretudo quando a ocitocina estiver sendo usada para aumentar os esforços expulsivos através da manobra de Valsava, podem reduzir ainda mais o fluxo sanguíneo uterino, levando ao sofrimento fetal mesmo no caso de fetos com boa reserva. O protocolo de orientações sugeridas a seguir para retardar a expulsão no segundo período do trabalho de parto, somente é aplicável com evidência real de bem-estar fetal.

MANEJO DO SEGUNDO PERÍODO DO TRABALHO DE PARTO

Existem poucas orientações de conduta clínica baseada em evidências para o manejo do segundo período do trabalho de parto; contudo, o manejo ideal do segundo período do trabalho de parto deve maximizar a probabilidade de parto vaginal, enquanto minimiza o risco de morbidade e mortalidade materna e neonatal. O manejo adequado do segundo período do trabalho de parto requer reconhecimento de suas fases passiva e ativa. Os princípios fundamentais de cuidado no segundo período incluem (1) estabelecer o bem-estar fetal e materno antes de retardar os esforços de expulsão, (2) fazer avaliações vaginais de hora em hora no segundo período, de forma a definir a posição e a situação fetal, (3) informar o profissional de Atenção Primária à Saúde quando a dilatação estiver completa, se houver falha na progressão após observação de 1 hora e ao fim de 2 horas, e (4) avaliar regularmente se há formação de globo vesical que possa obstruir o progresso do parto. Há uma falta de evidências para definir o limite de tempo absoluto de duração do segundo período antes de uma intervenção, e os profissionais devem estar cientes dos riscos e benefícios da intervenção *versus* manejo expectante contínuo no segundo período.

Os esforços expulsivos não precisam ser estimulados logo após a dilatação estar completa. Alguns estudos demonstraram que retardar os puxos por um tempo máximo de até 2 horas, em particular em primigestas, pode reduzir a incidência de partos vaginais operatórios difíceis. A conduta de retardar e de não acelerar os esforços expulsivos, quando é usada analgesia epidural, reduz a incidência de intervenções cirúrgicas (partos vaginais instrumentados e cesarianas) com aumento na duração do segundo período. Alguns estudos mostram que menos de um terço das mulheres têm parto vaginal espontâneo (24% das nulíparas com uma epidural; 28% nas mulheres com uma epidural), quando o segundo período do trabalho de parto excede 4 horas. Embora o limite de duração do período ativo não esteja definido, devido à falta de evidências, é reconhecido que a duração da fase ativa (puxos) do segundo período é mais importante para a condição fetal e materna do que a duração total do segundo período do trabalho de parto. O protocolo desenvolvido pelo Ottawa Hospital, baseado nas melhores evidências disponíveis de assistência ao segundo período, permite até 4 horas de duração total do segundo período em primigestas sob analgesia epidural e até 3 horas para multíparas (Tab. 16-2). O protocolo recomenda aguardar 2 horas antes de estimular os esforços expulsivos nas mulheres que realizaram analgesia epidural e que não apresentam os impulsos de puxos ou quando a apresentação estiver alta acima do plano +2, ou quando a posição da apresentação for de occipitoposterior ou occipitotransversa. Depois de 2 horas, devem ser estimulados os esforços de expulsão, independentemente da altura da cabeça. A duração total dos esforços de expulsão não deve ultrapassar 2 horas, porque o pH do feto cai gradualmente durante a fase ativa de puxos, embora o limite absoluto de tempo não possa ser determinado, pois não existem evidências conclusivas. Os fluxogramas do protocolo podem ser úteis para a padronização de conduta nas maternidades.

Têm sido demonstrado a segurança para a mãe e para o feto dos parâmetros de tempo de espera usados para o segundo período. É sugerido considerar o parto vaginal operatório ao final desse limite de tempo, a menos que o parto espontâneo seja considerado iminente (i.e., a cabeça é visível e há progresso contínuo com as contrações). Nessa situação, é desnecessário impor um limite absoluto de duração do segundo período. Existem, contudo, algumas importantes advertências quando se retarda os esforços expulsivos dentro desse protocolo:

1. Presume-se que o feto esteja saudável, a termo e em apresentação cefálica não complicada.
2. Não há cicatriz uterina (p. ex., sem cesariana prévia).
3. O coração fetal, avaliado por ausculta intermitente ou monitorização eletrônica, e outros testes de bem-estar fetal têm resultados normais e tranquilizadores.
4. Há progresso contínuo, evidenciado pela descida gradual da cabeça em avaliações a cada hora.

TABELA 16-2 Protocolo do segundo período do Ottawa Hospital

	Horas do início			
	1	2	3	4
Primigesta, epidural	Esperar	Esperar	Esperar/esforços expulsivos*	Esforços expulsivos
Primigesta, sem epidural	Esperar	Esperar	Esforços expulsivos	
Multípara, epidural	Esperar	Esperar	Esforços expulsivos	
Multípara, sem epidural	Esperar	Esforços expulsivos		

*Esperar uma terceira hora pode ser apropriado se não estiver na fase ativa, mas houver progresso contínuo.

Se qualquer uma dessas condições não for satisfeita ou se houver sinais de comprometimento da saúde fetal ou materna, o manejo deverá ser individualizado. Em geral, isso significa encurtar a espera ou considerar a antecipação do parto operatório.

Distocia no segundo período

Não existe um consenso definido sobre o que constitui o segundo período do trabalho de parto prolongado. Em geral, quando não ocorre a descida da cabeça após 1 hora, é necessário realizar uma avaliação criteriosa para identificar uma distocia. Uma fase ativa (puxos) de duração superior a 2 horas em uma primigesta ou de 1 hora em uma multípara exige a presença de um profissional treinado em parto vaginal operatório, a menos que o parto seja iminente. O uso de ocitocina pode ser iniciado em qualquer momento, durante o segundo período, em particular quando as contrações são inadequadas ou quando ocorre parada da progressão no parto. O uso de ocitocina deve ser continuado nas mulheres que estavam recebendo esse fármaco no início do segundo período. A má posição da cabeça fetal é uma causa frequente de atraso no segundo período e pode estar associada a contrações uterinas fracas e espaçadas. O posicionamento materno pode ser uma intervenção importante, quando a má posição fetal for identificada. Em alguns casos, a posição da cabeça fetal pode ser de difícil determinação. Nessas ocasiões, a ultrassonografia transvaginal, se disponível, pode ser útil na determinação da posição da cabeça com grande precisão.

O manejo do segundo período deve ser individualizado, dependendo da situação clínica. Em algumas situações, é adequado prolongar o tempo de espera para permitir a rotação espontânea da cabeça, mas, em outras, pode ser preferível encurtar o tempo de espera, estimulando os esforços de expulsão, evitando complicações adicionais de um segundo período prolongado, que exige um parto operatório. A situação pouco frequente de parada da descida da cabeça em uma multípara com apresentação em occipitanterior e contrações fortes e frequentes deve ser avaliada com atenção. Esse quadro clínico pode representar a desproporção cefalopélvica verdadeira, na qual o feto pode ser significativamente maior do que o do parto prévio. Nesse caso, permitir a ação uterina excessiva por um período de tempo muito longo pode levar a complicações. Cerca de 80% das multíparas com analgesia epidural darão à luz em 3 horas e, quase todas, dentro de 90 minutos sem uma epidural.

Fetos com crescimento adequado, que não estão comprometidos durante o primeiro período do trabalho de parto e são cuidadosamente monitorizados no segundo período, raramente apresentam asfixia, mesmo quando o segundo período é prolongado. Deve-se evitar um parto por fórceps traumático ou vácuo, indicado somente em função de um limite arbitrário de tempo. Contudo, a decisão de permitir a continuação do trabalho de parto deve ser baseada na evidência do progresso permanente da descida ou rotação.

Esforços expulsivos no segundo período

Durante o segundo período do trabalho de parto, as forças de expulsão incluem (1) contrações uterinas involuntárias, (2) esforços voluntários dos músculos abdominal, torácico e diafragmático, e (3) ação dos músculos levantadores do ânus. Em geral, quanto mais efetivos forem os esforços expulsivos maternos, mais curto será o segundo período. Essa ação pode ser mais eficiente se a mulher segurar um objeto sólido, como uma barra de mão ou barras de apoio para gestantes. Quando a contração começa, a mulher respira fundo uma ou duas vezes e depois prende a respiração para fixar o diafragma. Então, ela se segura às barras (ou em suas próprias pernas com as mãos por trás dos joelhos) e, ao mesmo tempo, empurra para baixo o mais forte possível pelo maior período de tempo possível. Em geral, os esforços expulsivos não devem ser estimulados após a contração uterina terminar.

Embora muitos profissionais de saúde estimulem esforços associados a manobra de Valsava, o método fisiológico de "empurrar para baixo" sem prender a respiração de maneira contínua durante os esforços de expulsão, pode ser igualmente efetivo. O empurrar para baixo fisiológico (vários esforços de puxos curtos, sem prender a respiração, a "técnica da glote aberta"), embora esteja associado a um segundo período mais longo, favorece a troca materno-fetal de oxigênio e melhora a satisfação materna com a experiência do parto. Estudos recentes concluíram que a expulsão espontânea (não comandada) não apresenta desvantagens e está associada à percepção materna de uma assistência segura e estimulante. Em geral, as mulheres devem ser orientadas de acordo com seu impulso de puxos.

Posicionamento no segundo período do trabalho de parto

Não há uma única posição correta para o parto. As mulheres devem escolher uma posição que seja confortável e que melhore seus esforços de expulsão. Tem sido uma conduta tradicional colocar as mulheres na posição horizontal (dorsal), semissentada (cabeça e dorso elevados em 30°) ou em litotomia durante o segundo período do trabalho de parto (Figs. 16-1A a D). A opção por uma dessas posições depende, muitas vezes, das intervenções que serão realizadas, como analgesia epidural, monitorização eletrônica fetal ou uso de cateteres endovenosos e bombas de infusão que limitam a mobilidade. Posições eretas ou verticais como o agachamento ou de cócoras, semi-deitada, em pé ou de joelhos promovem aumento de até 30% na pressão intra-abdominal e aumento nos diâmetros anteroposterior e transverso do estreito inferior da pelve. O posicionamento pode ser importante quando ocorre parada da progressão no segundo período. Mudanças frequentes na posição podem auxiliar nos casos de má posição fetal ou podem aliviar a dor lombar. Recomenda-se evitar o decúbito supino ou semi-supino durante o segundo período (se essa posição for adotada, uma cunha firme deve ser inserida sob o lado direito da mulher para prevenir a hipotensão supina), sendo orientado adotar qualquer outra posição confortável para melhorar seus esforços de expulsão.

Nas mulheres com analgesia epidural, e especialmente nas mulheres com qualquer grau de bloqueio anestésico, o posicionamento adequado é importante para prevenir lesões associadas à redução da sensibilidade, ao alinhamento insuficiente ou à posição não natural das articulações (p. ex., hiperflexão dos quadris). As mulheres com anestesia epidural não precisam permanecer na posição horizontal. Posições mais eretas podem ser usadas quando o anestésico local for combinado com narcóticos para minimizar o bloqueio motor.

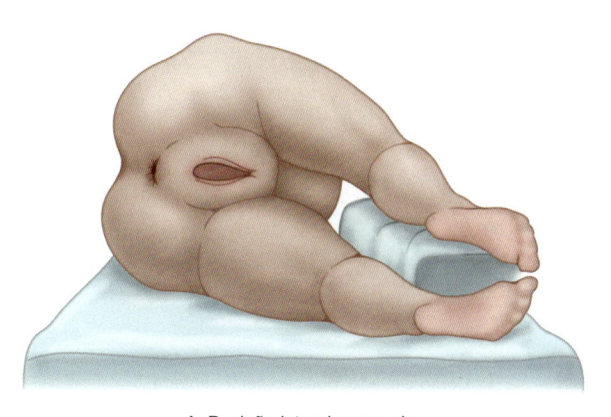

A. Posição lateral esquerda.

FIGURA 16-1 Posições para o parto.

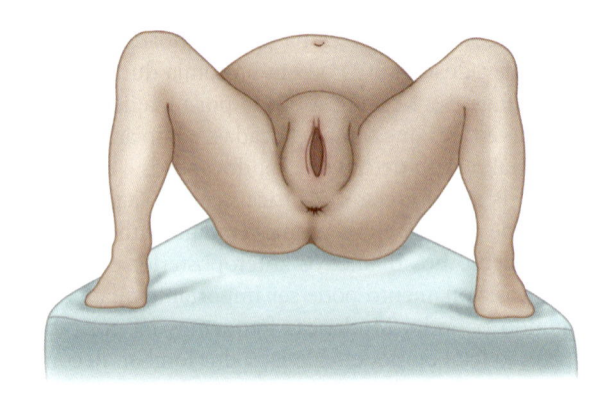

B. Posição dorsal.

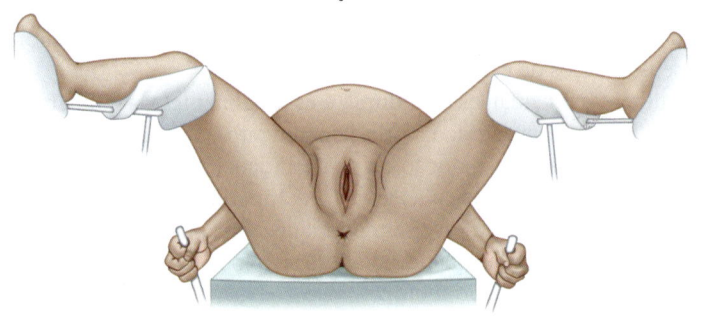

C. Posição de litotomia.

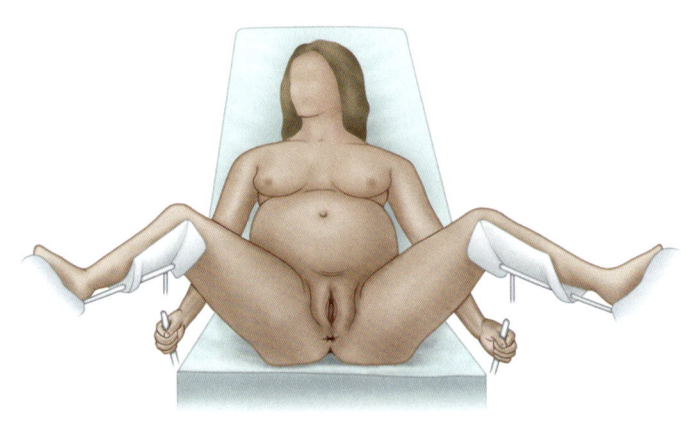

D. Dorso elevado: posição semi-sentada.

FIGURA 16-1 *(Continuação).*

Hipotensão supina postural

As mulheres em trabalho de parto devem evitar a posição supina. Nos estágios finais da gravidez, a hipotensão ocorre quando uma mulher deita sobre o dorso; há rápida recuperação quando ela vira de lado. Os sintomas incluem náusea, respiração curta, lipotimia, palidez, taquicardia e aumento da pressão venosa femoral.

Quando uma gestante próxima do termo deita sobre o dorso, o útero pressiona a coluna vertebral e comprime a veia cava inferior. Isso leva ao aumento no volume de sangue nos membros inferiores, mas a uma redução do retorno ao coração, pressão diminuída no átrio direito, débito cardíaco diminuído e hipotensão. A perfusão diminuída do útero e da placenta leva à hipoxia fetal e alterações da FCF.

A hipotensão supina pode ser exacerbada pela analgesia epidural, devido ao bloqueio simpático e pela estase venosa em membros inferiores. A gestante pode não apresentar sinais ou sintomas, mas pode ocorrer uma redução significativa do fluxo sanguíneo uterino. É importante usar uma cunha, preferivelmente sob a região lateral direita ou na região glútea direita, para quando a posição supina for adotada para parto ou cirurgia.

O PARTO

Descida, coroação e parto espontâneo da cabeça

A cada contração a cabeça avança e retrocede, quando o útero relaxa. A progressão ocorre lentamente. O introito se transforma de uma fenda com orientação anteroposterior, para uma abertura ovalada, até atingir a forma circular (Figs. 16-2A a C). Com as contrações e com a descida da cabeça o períneo vai se distendendo e se adelgaçando. As fezes podem ser impelidas para fora. Com a descida, o occipito se posiciona sob a sínfise púbica. O movimento de avanço e retrocesso da cabeça persiste até o maior diâmetro da cabeça alcançar a vulva (coroação), por ação de contrações mais intensas, como observado na Figura 16-2D. Nessa fase, o períneo está muito adelgaçado e podem ocorrer lacerações espontâneas. A episiotomia de rotina não é recomendada. A cabeça fetal se desprende por um processo de extensão (Fig. 16-2E), surgindo sequencialmente no períneo o bregma, a fronte, o nariz, a boca e o mento (Fig. 16-2F). A cabeça pende para trás em direção ao ânus. Após o desprendimento completo da cabeça fetal, ocorre o movimento de restituição (Fig. 16-2G) e a cabeça assume uma posição transversa, seguido da rotação externa (Fig. 16-2H) quando os ombros giram do diâmetro oblíquo para o diâmetro anteroposterior da pelve.

Desprendimento assistido da cabeça

Muitas mulheres podem ter um parto espontâneo sem auxílio. Contudo, existem vantagens com a presença de um assistente. Caso ocorra uma complicação inesperada, medidas imediatas podem ser adotadas. O assistente de parto está capacitado para auxiliar a mulher, reduzindo a incidência de lacerações maiores.

A. Fenda anteroposterior.   B. Abertura oval.

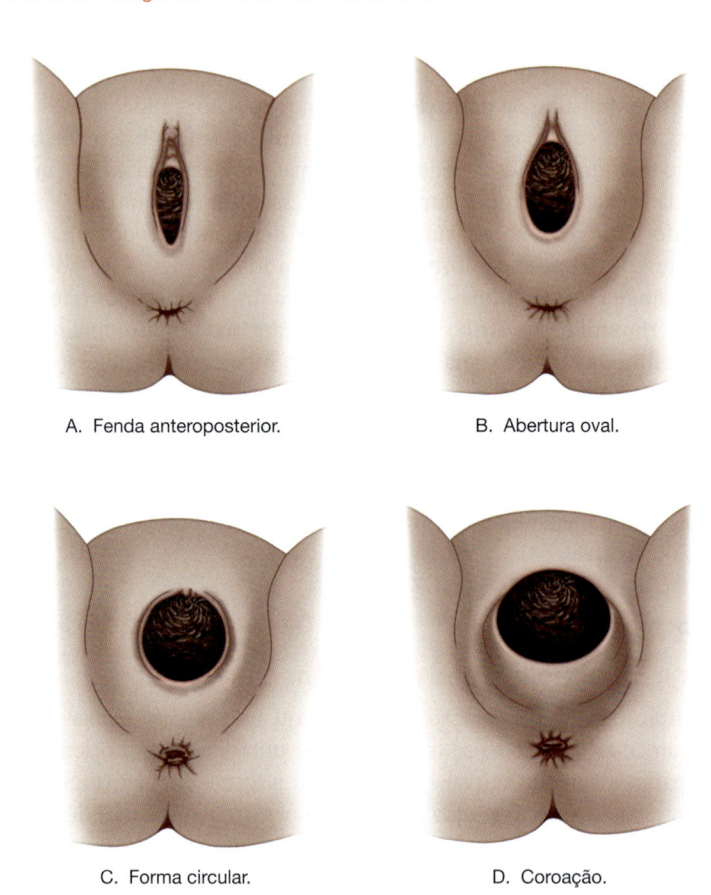

C. Forma circular.   D. Coroação.

FIGURA 16-2 **Dilatação do introito e desprendimento da cabeça.**

Os procedimentos que estimulam a progressão suave do parto devem ser feitos. O desprendimento lento e gradual da cabeça reduz a incidência de lacerações. O assistente deve evitar o desprendimento abrupto da cabeça, podendo provocar grandes lacerações, que podem se estender até o músculo esfincter do ânus e o reto.

1. *Assistência aos esforços expulsivos:* a orientação adequada dos esforços de expulsão é importante. As duas forças responsáveis pelo nascimento da criança são as contrações uterinas e as forças de expulsão. As contrações uterinas são involuntárias, mas os esforços expulsivos podem ser controladas. Durante a primeira fase do segundo período, os esforços expulsivos devem ser feitos juntamente com as contrações uterinas para acelerar a progressão. Contudo, a respiração rápida durante as contrações evita o desprendimento muito rápido da cabeça fetal. Quando a paciente inspira e expira com rapidez, o diafragma move-se,

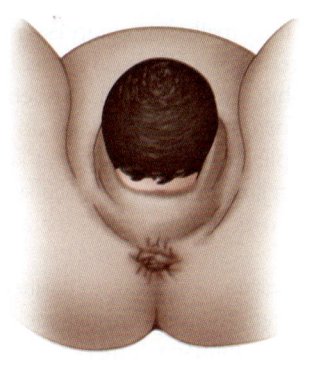

Capítulo 16 Segundo Período do Trabalho de Parto

E. Extensão.

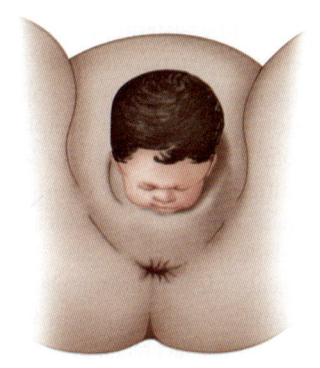

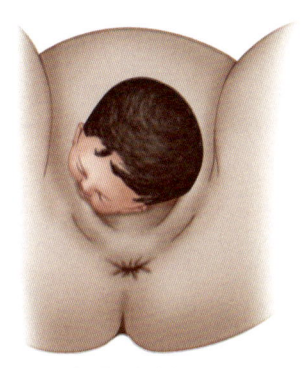

F. Desprendimento.

G. Restituição.

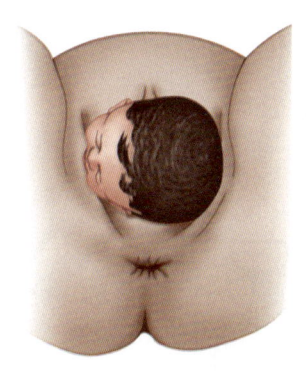

H. Rotação externa.

FIGURA 16-2 *(Continuação)*.

impedindo o aumento efetivo da pressão intra-abdominal, reduzindo o efeito dos esforços expulsivos.
2. *Pressão manual:* em muitos casos, o desprendimento pode ser retardado aplicando-se pressão leve contra o pólo cefálico. Ocasionalmente, a força propulsora é tão grande que é impossível retardar o desprendimento. A cabeça nunca deve ser retida com força.
3. *Manobra de Ritgen:* o objetivo dessa manobra é estimular a extensão da cabeça fetal e o desprendimento. Esse procedimento deve ser realizado entre as contrações uterinas. Durante esse intervalo, a cabeça pode ser liberada de forma lenta, gradual e sob o controle do assistente. Além disso, os tecidos moles estão mais relaxados e o dano tecidual é menor. A manobra não pode ser feita antes de o occipito posicionar-se a sínfise. Deve ser feita quando o diâmetro suboccipito-frontal estiver pronto para sair.

A mão do assistente, recoberta com uma toalha ou compressa, é colocada no períneo, posteriormente ao ânus materno e na frente do cóccix (Fig. 16-3). A outra mão do assistente é colocada sobre o occipito fetal, exercendo pressão superiormente contra o occipito, para controlar a velocidade do desprendimento. A extensão da cabeça fetal é ampliada pressionando-se a face, preferivelmente o mento, através do reto. O bregma, a fronte e a face surgem nessa ordem. A outra mão é colocada contra o occipito do bebê para controlar a velocidade da sua liberação.

Uma abordagem alternativa é de observação, sem tocar no períneo, mas preparado para auxiliar no controle do desprendimento se necessário. Os estudos mostram que a laceração perineal e a dor são similares entre esses dois métodos.

4. *Episiotomia:* o uso rotineiro da episiotomia é desestimulado porque há incidência mais alta de lesão do músculo esfíncter externo do ânus. O uso de episiotomia deve ser individualizado. Em geral, a ruptura espontânea do períneo pode ser

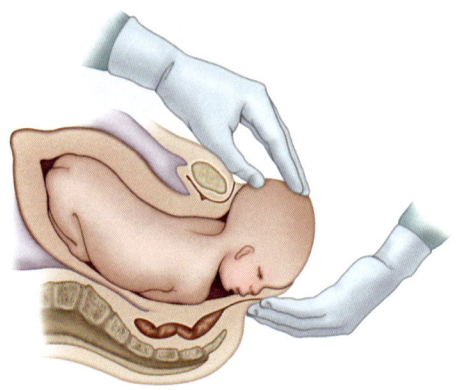

A. Manobra de Ritgen.

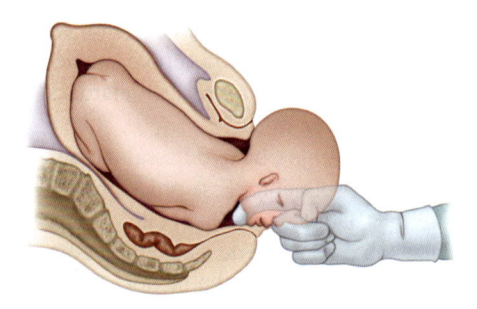

B. Desprendimento do mento.

FIGURA 16-3 Deprendimento da cabeça.

reparada com maior facilidade e com menos desconforto. Quando é necessário realizar uma episiotomia, devido ao parto instrumentado ou a uma suspeita de comprometimento fetal, a técnica recomendada é a episiotomia mediolateral, que se estende da fúrcula vaginal e, em geral, é direcionada para o lado direito*.

Após o desprendimento da cabeça

1. A cabeça deve ser sustentada, enquanto ocorre a restituição e a rotação externa.
2. A aspiração de muco proveniente da boca e parte oral da faringe costumava ser praticada, mas não tem sido considerada necessária, pois o recém-nascido saudável e normal é capaz de limpar suas vias aéreas espontaneamente. Para prevenir a síndrome da aspiração de mecônio, se houver, um assistente treinado deve estar presente para realizar a aspiração da parte oral da faringe e se for necessário, realizar a entubação da traqueia ou aspiração de mecônio abaixo da glote (no nível das cordas vocais ou abaixo delas). O mecônio deve ser aspirado antes de iniciar as medidas de ressuscitação, como a ventilação com pressão positiva.
3. Observar a região cervical e verificar se há circular de cordão. As circulares cervicais ocorrem em aproximadamente 25% dos nascimentos. Se o cordão estiver frouxo ao redor do pescoço, ele pode ser deslizado sobre a cabeça, ou o parto pode ocorrer mesmo com a circular frouxa. Na presença de circular cervical apertada, é necessário pinçá-la entre 2 clampes e cortar.

Desprendimento do corpo e dos ombros

No momento em que os ombros estão prontos para o desprendimento, o movimento de restituição já ocorreu e a rotação externa está ocorrendo. Novo esforço expulsivo deve ser feito durante uma contração uterina. A apresentação cefálica é segura entre as 2 mãos pelas faces laterais e uma leve tração para baixo é aplicada em direção ao reto, até que o ombro anterior apareça sob o arco púbico (Fig. 16-4A). Em geral, a cabeça do bebê é segura com ambas as mãos sobre os parietais. Quando o ombro anterior tiver emergido debaixo da sínfise púbica (Fig. 16-4B), a cabeça é erguida, de modo que o ombro posterior possa se desprender sobre o períneo (Fig. 16-4C). O assistente de parto apenas bascula a cabeça fetal do bebê, auxiliando o desprendimento dos ombros. Não deve ser exercida tração excessiva, devido ao risco de lesão do plexo nervoso no pescoço. O desprendimento dos ombros ocorre pelo efeito dos esforços expulsivos realizados pela mãe, quando estiver acordada, ou pela pressão sobre o fundo do útero feita por um assistente, se a mãe estiver adormecida.

Tronco e membros inferiores

Após a cabeça e os membros inferiores terem sido liberados, o restante do corpo geralmente desliza com facilidade, muitas vezes com saída profusa de líquido amniótico.

---

* N. de R.T. No Brasil, especialmente no Sul, a episiotomia é realizada para a esquerda. A orientação do corte é diagonal entre 45° e 60°.

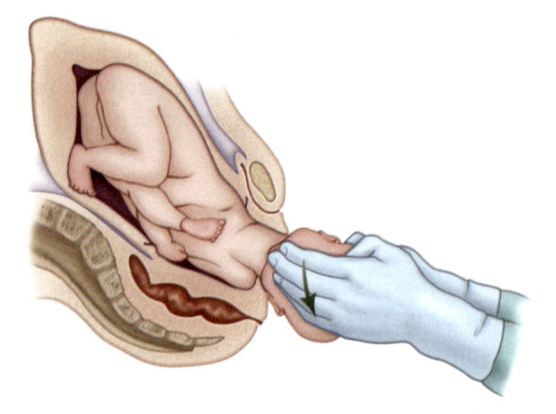

A. Abaixamento da cabeça fetal.

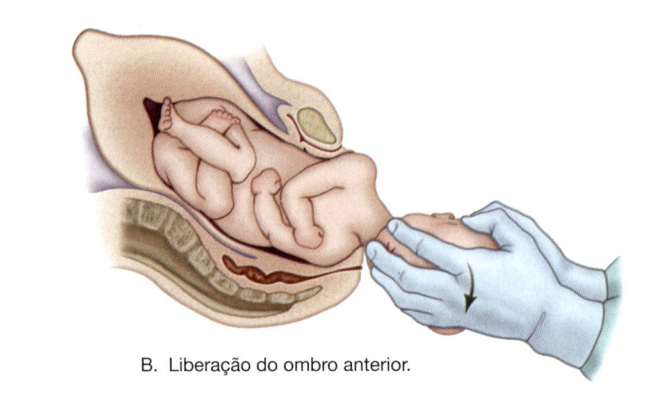

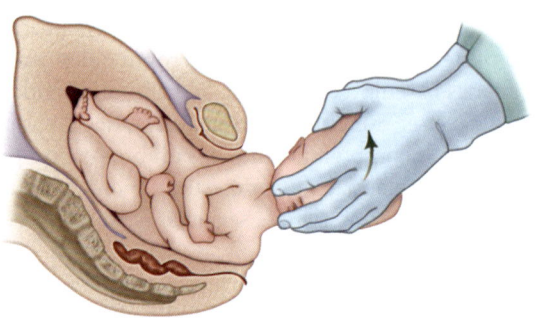

B. Liberação do ombro anterior.

C. Liberação do ombro posterior.

FIGURA 16-4 Liberação dos ombros.

Clampeamento do cordão umbilical

Após o parto, o recém-nascido é colocado no nível do intróito vaginal ou abaixo dele, para favorecer o fluxo sanguíneo da placenta para o recém-nascido. O cordão umbilical é seccionado a uma distância de 2 ou 3 cm do abdome fetal, entre duas pinças de cordão. Se o pinçamento do cordão for retardado por até 3 minutos, uma quantidade média de 80 ml de sangue pode ser transferida da placenta para o recém-nascido. Esse procedimento reduz a frequência da deficiência de ferro no fim da infância; contudo, pode haver aumento no risco de hiperbilirrubinemia. Em geral, pode-se retardar o pinçamento do cordão, enquanto o recém-nascido é estimulado e secado; contudo, um atraso prolongado não é rotineiramente recomendado.

LEITURA SELECIONADA

American College of Obstetrics and Gynecology: Operative vaginal delivery: ACOG practice bulletin No. 17. Washington, DC; 2000

Andersson O, Hellström-Westas L, Andersson D, Domellöf M: Effect of delayed versus early umbilical cord clamping on neonatal outcomes and iron status at 4 months: A randomized controlled trial. BMJ 343:d7157, 2011.

Caughey AB: Is there an upper time limit for the management of the second stage of labor? Am J Obstet Gynecol 337, 2009

Fraser WD, Marcoux S, Krauss I, Douglas J, Goulet C, Boulvain M, et al: Multicenter randomized controlled trial of delayed pushing for nulliparous women in the second stage of labor with continuous epidural analgesia. Am J Obstet Gynecol 182:1165, 2000

Menticoglou S, Manning F, Harman C, et al: Perinatal outcome in relation to the second stage: perinatal outcome in relation to second-stage duration. Am J Obstet Gynecol 173:906, 1995

McDonald SJ, Middleton P: Effect of timing of umbilical cord clamping of term infants on maternal and neonatal outcomes. Cochrane Database Syst Rev (2):CD004074, 2008

National Collaborating Centre for Women's and Children's Health: Intrapartum care: care of healthy women and their babies during childbirth. London, UK: RCOG Press; 2007

Patterson C, Saunders N St G, Wadsworth J: The characteristics of the second stage of labour in 25,069 singleton deliveries in the North West Thames Health Region, 1988. Br J Obstet Gynecol 99:377, 1992

Roberts CL, Torvaldsen S, Cameron CA, Olive E: Delayed versus early pushing in women with epidural analgesia: a systematic review and meta-analysis. Br J Obstet Gynecol 111:1333, 2004

Society of Obstetricians and Gynecologists of Canada Technical Update: Management of Meconium at Birth. No. 224, April 2009.

Society of Obstetricians and Gynecologists of Canada Clinical Practice Guideline: Fetal Health Surveillance: Antepartum and Intrapartum Consensus Guideline. No.97, September 2007.

Sprague AE, Oppenheimer L, McCabe L, Brownlee J, et al: The Ottawa Hospital's Clinical Practice Guideline for the Second Stage of Labour. J Obstet Gynaecol Can 28:769, 2006

CAPÍTULO 17

Parto Vaginal Cirúrgico

Gihad Shabib
Amanda Black

Capítulo 17 Parto Vaginal Cirúrgico

Parto vaginal assistido ou cirúrgico é definido pelo uso de vácuo ou fórceps no segundo período do trabalho de parto. A decisão de um parto assistido depende de vários fatores, incluindo o momento e a escolha do instrumento, as indicações e contraindicações para o procedimento, os riscos maternos ou fetais da utilização dos instrumentos, a urgência de parto imediato, a experiência e o treinamento do profissional responsável pelo parto; e deve ser ponderado os riscos associados à escolha alternativa de cesariana. O parto vaginal assistido só deve ser feito se houver chance razoável de sucesso, e um plano secundário deve estar pronto no caso de a tentativa não ser bem-sucedida.

As indicações para um parto vaginal cirúrgico incluem estado fetal não tranquilizador, condições maternas que impeçam a realização das manobras de Valsalva, como a insuficiência cardíaca congestiva ou as malformações vasculares cerebrais, e o progresso inadequado no segundo período do trabalho de parto (contanto que haja atividade uterina adequada e não haja evidência de desproporção cefalopélvica [DCP]).

INCIDÊNCIA DE PARTO VAGINAL CIRÚRGICO

Entre 9 e 10% de todos os partos na América do Norte são vaginais assistidos. O vácuo é utilizado em 7% de todos os partos, enquanto o fórceps é utilizado em apenas 3%. A frequência de parto por fórceps está diminuindo. Isso pode ser devido ao aumento de processos judiciais, publicidade não favorável quanto ao uso, diminuição no tamanho das famílias e aumento da segurança da cesariana. A diminuição no uso de fórceps e o aumento na incidência de cesariana também podem ser secundários à redução na experiência clínica e no treinamento necessário para realizar o parto por fórceps. Atualmente o treinamento dos residentes de obstetrícia para aplicação de fórceps é menor.

FÓRCEPS OBSTÉTRICO

Os fórceps obstétricos são instrumentos projetados para extração da cabeça fetal. Os fórceps se encaixam ao osso parietal e ao osso malar do crânio fetal, tracionam essas áreas, pressionado as paredes laterais do períneo materno. Existem muitas variedades de fórceps, mas o projeto e o objetivo básicos são os mesmos. Eles podem ser utilizados para tração, rotação, flexão e extensão.

Todos eles consistem em dois ramos cruzados. Cada ramo consiste em quatro partes: a colher, a haste, a articulação e o cabo. Cada colher tem duas curvas: a curva cefálica, que se adapta ao formato da cabeça fetal, e a curva pélvica, que se adapta ao formato do canal de parto. Algumas colheres são fenestradas, e algumas são sólidas (Fig. 17-1A).

Partes do fórceps

1. *Cabos:* usados para segurar o fórceps.
2. *Articulação:* une os ramos do fórceps. É construída de modo a encaixar o ramo direito no esquerdo. Por essa razão, em geral, a colher esquerda deve ser aplicada primeiramente. Os principais tipos de articulação são:

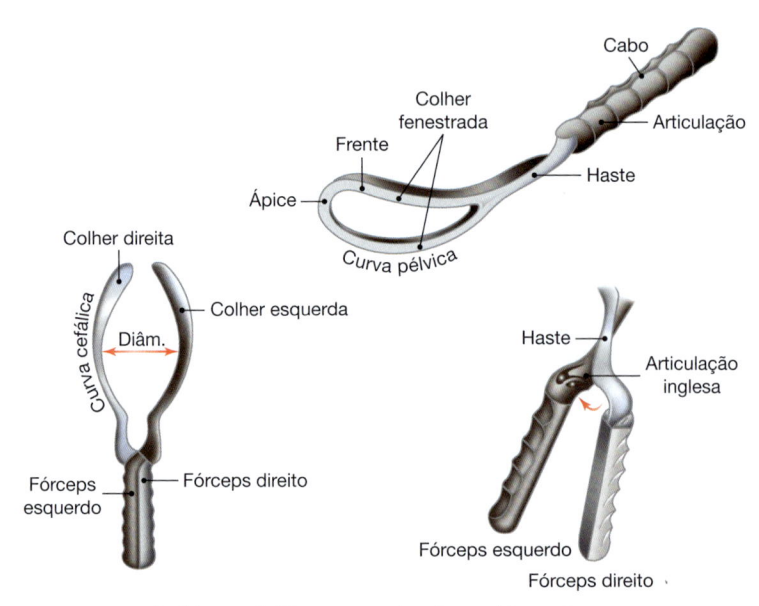

A. Fórceps de Simpson, mostrando as várias partes.

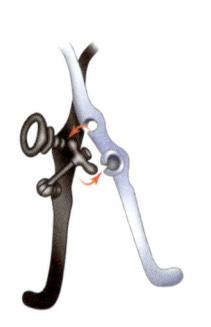

B. Articulação francesa.

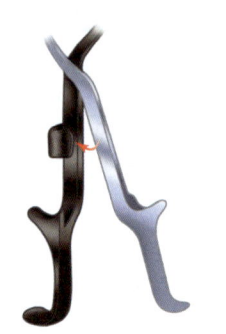

C. Articulação deslizante.

FIGURA 17-1 Fórceps obstétricos.

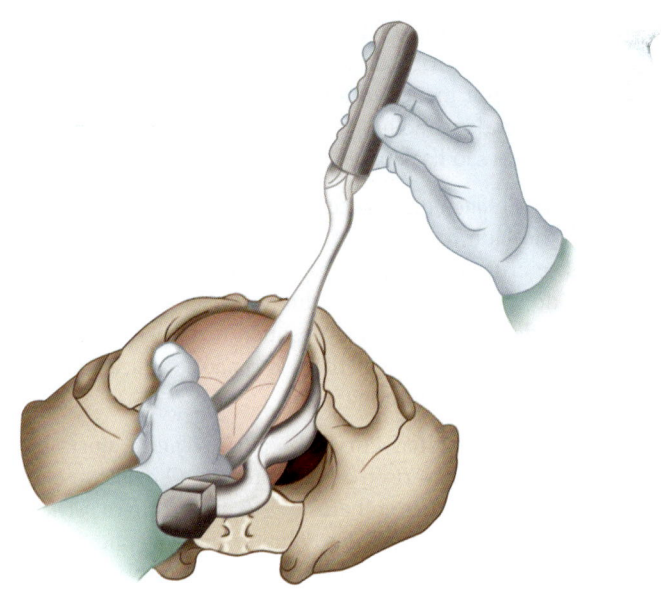

FIGURA 17-1 *(Continuação)*.

a. A *articulação inglesa* (p. ex., fórceps de Simpson) tem uma saliência e uma depressão em cada haste que se encaixam. A articulação é fixa em um determinado ponto.
b. A *articulação francesa* (p. ex., Tarnier e De Wees) tem um pino e um parafuso. A haste esquerda sustenta um pino que se ajusta dentro de uma chanfradura na haste direita. Após a articulação, o pino é apertado (Fig. 17-1B).
c. Na *articulação deslizante* (p. ex., Kielland), a articulação não é fixa. Isso permite que as hastes se movam para a frente e para trás de forma independente, podendo ser útil para corrigir uma cabeça assinclítica (comum na parada transversa profunda) (Fig. 17-1C).

3. *Haste:* conecta o cabo à lâmina. As hastes são paralelas, como no fórceps de Simpson, ou sobrepostas, como no fórceps de Tucker-McLane. Um instrumento de haste curta, como o fórceps de Wrigley, pode ser usado apenas quando a cabeça fetal (não a bossa serossanguínea) estiver no períneo (altura $\geq +3$). Quando a cabeça não atingiu o períneo, são necessárias hastes mais longas. Uma única colher pode ser usada para desprender a cabeça durante a cesariana. A haste do fórceps de Piper é mais alongada para permitir aplicação ventral na cabeça derradeira.

4. *Colheres:* envolvem a cabeça fetal e podem ser sólidas ou fenestradas. São projetadas para preensão firme da cabeça sem compressão excessiva. As colheres sólidas podem causar menos trauma ao tecido materno, mas as fenestradas são mais leves, apreendem melhor a cabeça fetal e têm menos probabilidade de deslizar. As bordas são lisas para reduzir as lesões de tecidos moles.
5. *Fórceps direito e esquerdo:* o fórceps é projetado como direito ou esquerdo, dependendo do lado da pelve materna à qual ele é aplicado. Como a maioria dos fórceps se cruzam na articulação, o cabo do fórceps direito é mantido na mão direita do médico, e a colher direita ajusta-se ao lado direito da pelve. A lâmina esquerda ajusta-se ao lado esquerdo da pelve materna, e seu cabo é mantido na mão esquerda do médico. Isso não se aplica ao fórceps de Kielland, em que há curva pélvica mínima.
6. *Curvas:* o fórceps tem duas curvas. A curva *cefálica* ajusta-se ao formato da cabeça do bebê e reduz o risco de compressão. O *diâmetro* é a maior distância entre as curvas cefálicas das colheres (~7,5 cm). A curva *pélvica* segue a direção do canal de parto. A curvatura das colheres torna a aplicação e a extração mais fáceis e diminui o dano dos tecidos maternos. A curva pélvica é menor no fórceps de Kielland.

Tipos de fórceps

Existem muitos fórceps de uso geral e vários com funções especializadas (Figs. 17-2A a E). Determinadas situações requerem o emprego de fórceps específicos, como o fórceps de rotação ou o fórceps para a cabeça derradeira no parto pélvico. O treinamento deve iniciar pela aplicação de um tipo de fórceps, até adquirir habilidade e segurança com o fórceps e somente depois passar para o treinamento com outros tipos.

1. *Fórceps de Simpson* (Fig. 17-2A): este é o fórceps mais comum. Tem uma curvatura cefálica e uma de ampla curvatura pélvica. Esse fórceps apresenta uma colher fenestrada e uma haste longa em articulação inglesa. As hastes são retas. Esse é um bom fórceps para uso geral, sendo muito utilizado na instrumentação obstétrica direta (quando a sutura sagital está na posição anteroposterior [AP]).
2. *Fórceps De Lee:* é o fórceps de Simpson, com algumas modificações. A haste é um pouco mais longa para manter o cabo longe da região anal. O cabo é modificado para garantir leveza, melhor empunhadura e facilidade de limpeza.
3. *Fórceps de Luikart* (Fig. 17-2B): é um fórceps de Simpson modificado com uma colher semifenestrada.
4. *Fórceps de Wrigley:* é similar ao fórceps de Simpson, mas tem hastes muito menores ou não tem hastes. Pode ser utilizado apenas quando a cabeça fetal (não a bossa serossanguínea) atingiu o períneo (situação $>+3$) (i.e., não há necessidade). A aplicação de uma única colher pode ser empregada para o desprendimento cefálico durante a cesariana.

Capítulo 17 Parto Vaginal Cirúrgico **255**

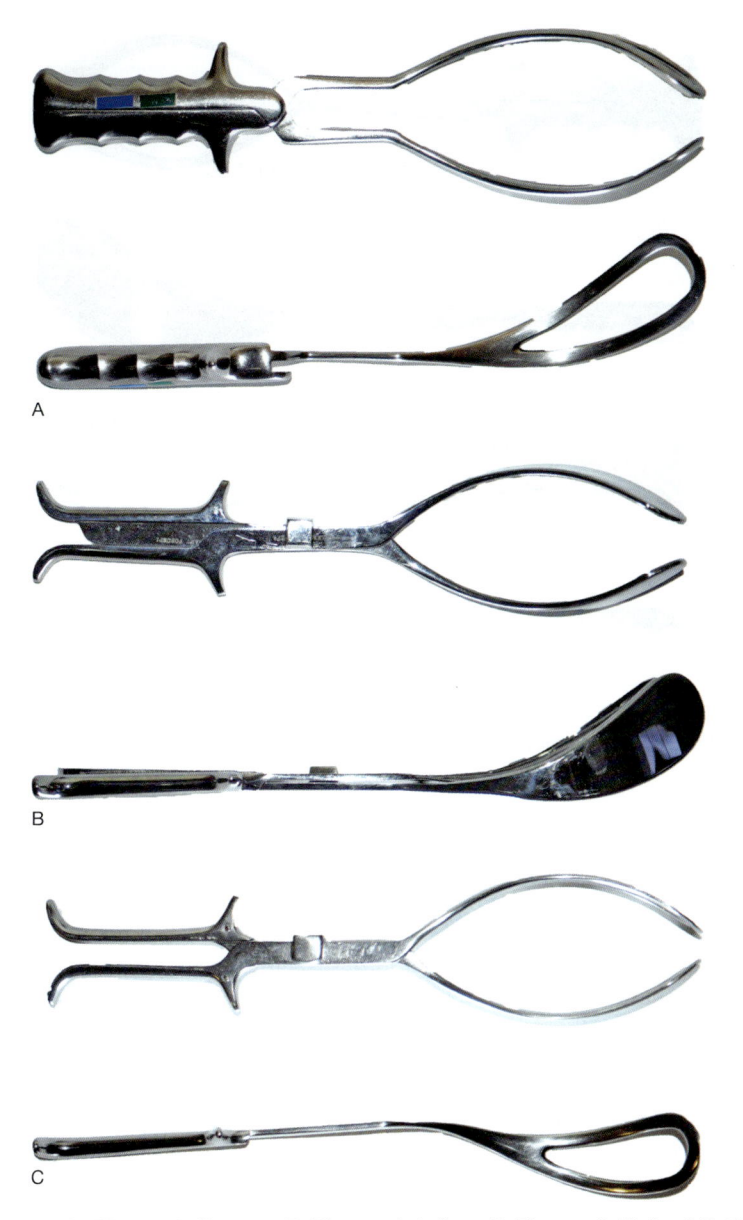

FIGURA 17-2 A, Fórceps de Simpson. **B**, Fórceps de Luikart. **C**, Fórceps de Kielland. **D**, Fórceps de Tucker-McLane. **E**, Fórceps de Piper. *(continua)*

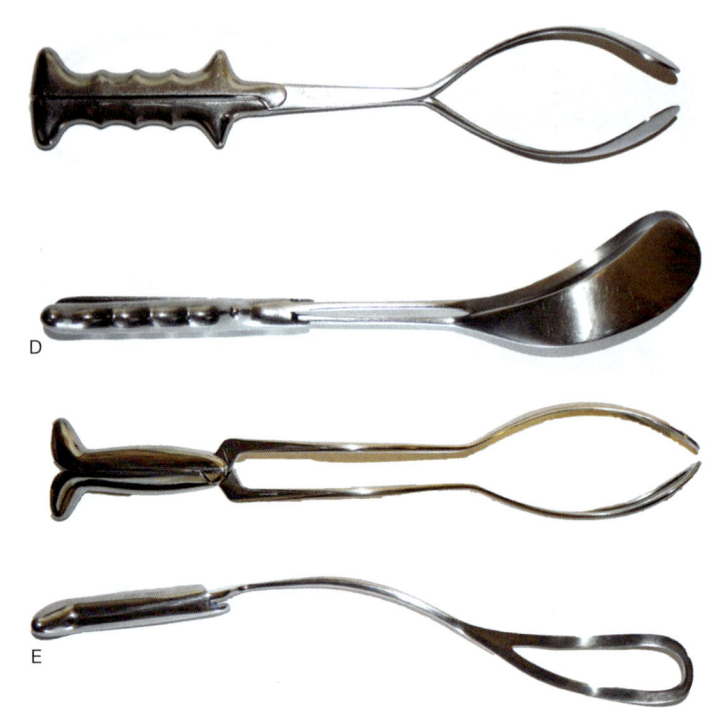

FIGURA 17-2 (*Continuação*).

5. *Fórceps de Kielland* (Fig. 17-2C): a curvatura pélvica é mínima, tornando esse fórceps ideal para a rotação da cabeça fetal. A rotação pode ser realizada simplesmente através de um movimento de torção dos cabos, em vez de rodá-los em um arco amplo, como é necessário quando se utiliza um fórceps com curvatura pélvica ampla. A articulação deslizante permite a correção simultânea do assinclitismo antes da rotação. Apresenta saliências sobre o cabo no lado da curvatura pélvica mínima, que devem ficar posicionadas para o lado do occipito fetal durante a aplicação. O parto pode ser realizado com uma única instrumentação, não sendo necessária a reaplicação. Apresenta uma curvatura perineal única que se apóia no períneo e permite a realização de um movimento de tração para baixo, nos casos em que se faz aplicação de fórceps médio, substituindo o fórceps com barra de tração. As hastes são geralmente longas para permitir o deslocamento da colher pela parede anterior da pelve. Na ausência do *fórceps de Piper*, o fórceps de Kielland pode ser utilizado para o desprendimento da cabeça derradeira.

6. *Fórceps de Tucker-McLane* (Fig. 17-2D): as colheres são sólidas e possuem curvatura cefálica mais arredondada. Esse fórceps pode ser usado na rotação, pois a curvatura pélvica é menor do que a curvatura do fórceps de Simpson.
7. *Fórceps de Piper* (Fig. 17-2E): é usado para o desprendimento da cabeça derradeira no parto pélvico. As colheres são similares às colheres do fórceps de Simpson. São mais longas e curvadas para baixo, de modo que os cabos ficam mais baixos do que as colheres. Esse fórceps apresenta uma curvatura perineal acentuada, o que facilita a aplicação na cabeça derradeira nas apresentações pélvicas.
8. *Fórceps de tração axial:* é projetado para direcionar a força de tração no eixo do canal de parto. Um dispositivo de tração é acoplado às colheres na base da fenestração (*Tarnier e Milne-Murray*) ou aos cabos (*fórceps de DeWees ou de Barnes-Neville*). No passado, era utilizado para partos por fórceps médio e alto difíceis; contudo, raramente são usados na obstetrícia moderna.

USO DO FÓRCEPS

Indicações para uso do fórceps

O fórceps pode ser usado para indicações fetais ou maternas. O parto vaginal operatório é indicado para reduzir o risco materno ou fetal, quando ele pode ser minimizado pelo nascimento. A aplicação do fórceps está indicada quando houver sinais de sofrimento fetal e o parto puder ser antecipado de forma segura pela aplicação do fórceps imediato. Por outro lado, as tentativas intempestivas de retirada de um feto com possível anoxia devem ser evitadas, pois podem ser prejudiciais para o feto se houver parto com fórceps difícil, traumático ou impossível.

Indicações fetais
1. Suspeita de comprometimento fetal, como padrão cardíaco fetal não tranquilizador ou descolamento da placenta.
2. Má posição fetal, como occipitoposterior (OP) direta, occipitotransversa (OT) ou occipitoposterior persistente (OPP).
3. Cabeça derradeira no parto vaginal pélvico.

Indicações maternas
1. Encurtamento do segundo período, para alívio de uma condição materna como a doença cardíaca ou pulmonar, determinadas disfunções neurológicas, punção lombar ou história de pneumotórax espontâneo.
2. Exaustão materna, evidenciada por desidratação, oliguria, taquicardia, febre ou ausência de esforço materno efetivo.

Segundo período ativo prolongado
A falta de progresso no segundo período inclui parada da descida e a falha de rotação interna. Após 2 horas de esforços expulsivos combinados a contrações uterinas ade-

quadas, o parto cirúrgico deve ser considerado se não houver evidência de DCP. As situações que podem predispor a um segundo período prolongado incluem as contrações uterinas fracas, graus menores de desproporção relativa, posição fetal anormal como posição de occipitoposterior ou as atitudes de extensão, períneo rígido impedindo a descida da cabeça até o assoalho pélvico e a rotação apropriada da cabeça.

Contraindicações para o uso do fórceps

1. Ausência de indicação apropriada.
2. Qualquer contraindicação para parto vaginal.
3. Recusa da paciente.
4. Colo do útero incompletamente dilatado.
5. Cabeça fetal alta ou não insinuada.
6. Apresentação não fletida ou de fronte.
7. Coagulopatia fetal ou distúrbio de desmineralização.
8. Incapacidade para determinar a apresentação e a posição da cabeça fetal ou a adequação pélvica.
9. DCP.
10. Ausência de anestesia adequada.
11. Instalações e equipe de suporte inadequadas.
12. Falta de treinamento e experiência clínica.

Morbidade e mortalidade associadas ao parto por fórceps

Riscos maternos

Os riscos maternos tendem a aumentar significativamente com rotações superiores a 45° e com a apresentação alta. Estes riscos incluem:

1. Lacerações da vulva, da vagina e do colo do útero, incluindo lacerações de terceiro e quarto graus e prolongamento da episiotomia.
2. Hemorragia pós-parto secundária a lacerações e à atonia uterina.
3. Retenção urinária pós-parto e disfunção vesical. A atonia da vesical pode ser decorrente da hiperdistensão vesical e hipoestesia. Essa atonia favorece a formação de resíduo vesical e infecções urinárias subsequentes. A inserção de um cateter de Foley de demora, para esvaziamento vesical, está indicada após parto por fórceps difícil. Essa manobra associada a reeducação vesical promove o retorno à função normal após alguns dias.
4. Infecção do trato genital.
5. Lesão e disfunção do músculo esfíncter do ânus.

Riscos fetais

1. Céfalo-hematoma (1%).
2. Lesão facial fetal.

3. Lacerações faciais fetais (1%).
4. Hemorragia intracraniana (0,5%).
5. Hemorragia subaponeurótica.
6. Trauma ocular externo menor.
7. Fraturas cranianas fetais.
8. Paralisias dos nervos faciais (0,5%).
9. Compressão do cordão.

As lesões fetais graves consistem principalmente em dano da foice do cérebro, do tentório do cerebelo e dos seios venosos e outros vasos associados. As lacerações são causadas por força e compressão excessivas. O risco de lesões graves está associado principalmente com aplicação de fórceps médio ou alto. Os riscos são especialmente grandes quando (1) com a má aplicação do fórceps (aplicado em outro diâmetro que não o diâmetro biparietal [DBP]), (2) pela tração forçada da cabeça fetal através dos diâmetros menos favoráveis da pelve, (3) pela rotação forçada no nível errado da pelve ou em direção oposta ao dorso fetal e (4) pela aplicação de força excessiva com tração deslocada do eixo do canal de parto.

Classificação de operações com fórceps

Um parto com fórceps pode ser classificado em uma das quatro categorias seguintes: fórceps de alívio, fórceps baixo, fórceps médio ou fórceps alto (Fig. 17-3). A maioria dos casos se insere nessas categorias. Contudo, quando há moldagem acentuada, assinclitismo marcado, bossa serossanguínea grande ou pelve anormal, pode ocorrer um erro no diagnóstico da altura da apresentação, considerando-a mais baixa do que se apresenta. Os partos com fórceps alto são contraindicados na obstetrícia moderna.

Fórceps de alívio	• O escalpo fetal é visível na vulva sem separar os lábios. • O crânio fetal (não a bossa serossanguinea) alcançou o assoalho pélvico (situação +3). • A cabeça fetal está no períneo ou sobre ele. • A sutura sagital está na posição AP (OA ou OP) ou a rotação não excede 45° (OAE, OAD, OPE, OPD).
Fórceps baixo	• O vértice encontra-se na altura ≥+2 e não no assoalho pélvico. • A) Rotação < 45° (OAE, OAD, OPE, OPD). • B) Rotação > 45°.
Fórceps médio	• A cabeça fetal está insinuada (< 1/5 abdominalmente palpável). • O vértice da apresentação encontra-se no plano vértice >+2.
Fórceps alto	• A cabeça fetal não está insinuada. • *É contraindicado na obstetrícia moderna.*

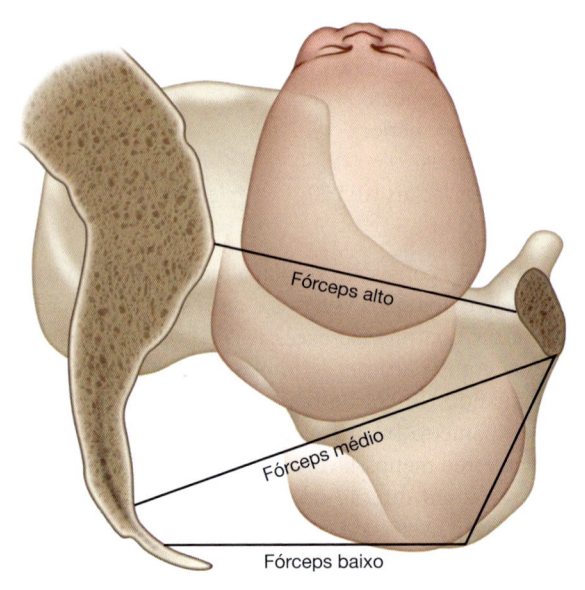

FIGURA 17-3 Classificação das operações com fórceps de acordo com a altura da apresentação.

Pré-requisitos para parto por fórceps

1. A cabeça deve estar profundamente encaixada na pelve (i.e., a abóbada craniana deve estar > 1 cm abaixo das espinhas isquiáticas). Na avaliação da insinuação em relação às espinhas isquiáticas, a bossa serossanguínea não deve ser confundida com o crânio. A avaliação abdominal, utilizando a quarta manobra de Leopold, pode ser usada para assegurar que o DBP ultrapassou o estreito superior. Menos de um quinto da cabeça deve ser palpável abdominalmente.

   "Se a cabeça fetal é palpada no abdome, o parto deve ser abdominal."

2. A apresentação deve ser cefálica de vértice ou de face com a posição de mento anterior.

3. A posição exata da cabeça fetal deve ser conhecida.

   a. Suspeitar de má posição da cabeça se o progresso do trabalho de parto é lento ou quando a fase de desaceleração do trabalho de parto está prolongada (a dilatação cervical de 9 cm não evolui no período de observação maior do que uma hora), ou quando ocorrem desacelerações precoces repetidas na monitorização cardíaca fetal. Em geral, isso é resultado do estímulo vagal secundário à compressão da fontanela anterior contra o assoalho pélvico, nos casos de apresentação defletida.

b. O exame abdominal (manobras de Leopold) pode ser usado para diagnosticar a má posição no início do trabalho de parto:
- Depressão da parede abdominal abaixo da cicatriz umbilical.
- Os membros fetais podem ser sentidos na parede anterior do útero.
- O dorso fetal não é palpado no flanco e se encontra mais lateralizado.
- Os batimentos cardiofetais são audíveis com mais intensidade no terço externo de uma linha imaginária entre o umbigo e a espinha ilíaca anterossuperior.

c. Exame pélvico durante o trabalho de parto: a posição da apresentação é avaliada pela localização das fontanelas e suturas (Figs. 17-4A a C). Esse procedimento nem sempre é fácil no final do segundo período, devido à moldagem do crânio e a formação de bossa serossanguínea.
- Se uma fontanela for facilmente identificada, é mais provável que seja a fontanela anterior. Ela é um espaço ósseo, situado na junção de quatro suturas que se encontram como um X.
- A fontanela posterior é um espaço pequeno, não é palpável como um ponto amolecido. Percebe-se a junção das três suturas como um Y.
- Localizar a sutura sagital. Se a sutura não estiver no diâmetro AP, deve-se verificar se a orelha fetal está sob a sínfise púbica. É palpável sob a sínfise, nos casos de má posição em OT.
- Verificar se há assinclitismo. No assinclitismo anterior, a sutura sagital é palpável com facilidade (comum em primigestas). A sutura sagital é difícil de palpar no assinclitismo posterior (comum em multíparas).

d. A avaliação por ultrassonografia é uma ferramenta útil para definir a posição exata, quando existem dúvidas na avaliação clínica.

"A determinação correta da posição é a etapa mais importante antes da aplicação do fórceps."

4. O colo do útero deve estar completamente dilatado e retraído.

5. As membranas devem estar rotas. Com as membranas íntegras existe um risco maior de deslocamento das colheres e de descolamento da placenta.

6. Não deve haver suspeita de DCP.

7. Deve-se obter consentimento informado.

8. A mulher deve receber anestesia adequada. Com frequência, o bloqueio perineal é realizado, complementando a anestesia epidural. Um bloqueio pudendo pode ser útil para um parto a vácuo ou por fórceps de alívio, mas não é suficiente para um fórceps com rotação.

9. Esvaziamento da bexiga. Pode ser feita a sondagem vesical de demora após um parto por fórceps difícil ou por fórceps com rotação, sobretudo nos casos em que uma dose adicional de anestesia epidural for aplicada imediatamente antes do parto.

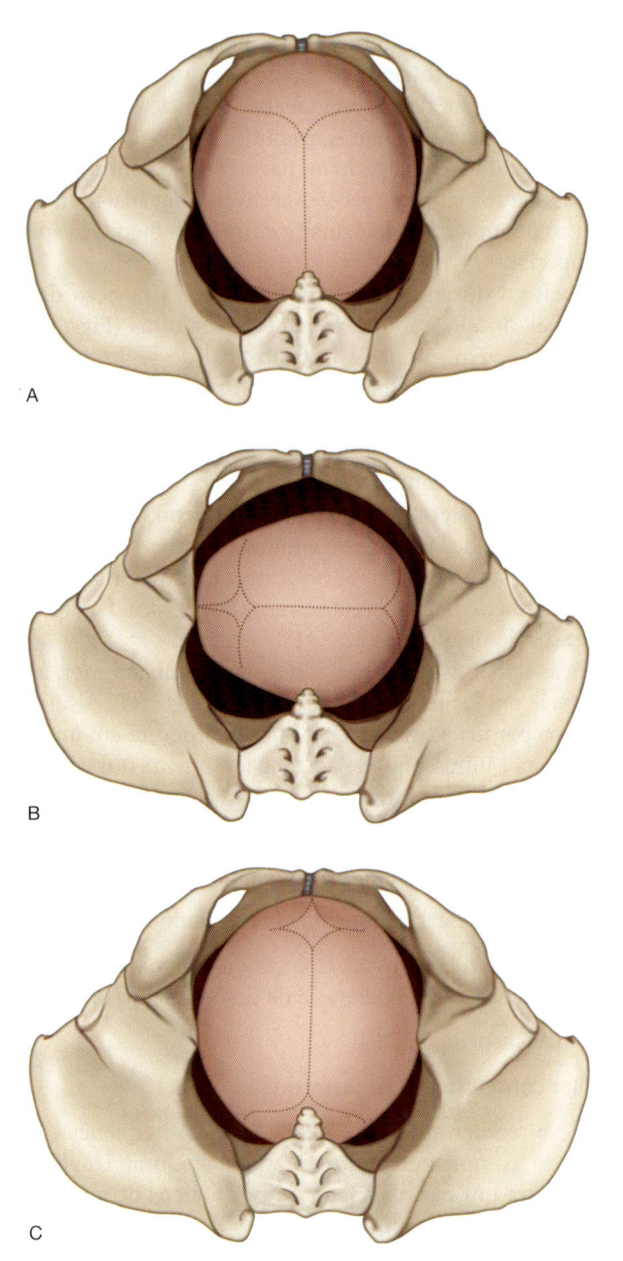

FIGURA 17-4 A, Posição occipitanterior direta (OA). **B**, Posição occipitotransversa esquerda (OTE). **C**, Posição occipitoposterior direta (OP).

10. Instalações adequadas e equipe de apoio devem estar disponíveis.

11. Médico com conhecimento, experiência clínica e habilidade na utilização do instrumento escolhido. Ele deve ter discernimento para decidir quando deve suspender o procedimento e capacidade para tratar complicações que possam surgir.

APLICAÇÃO DE FÓRCEPS
Aplicação cefálica

A aplicação cefálica é feita para preensão da cabeça fetal (Fig. 17-5A). Na aplicação cefálica ideal em *posições occipitanteriores (OA)*, a colher é colocada ao longo do diâmetro occipitomentoniano, com as fenestras envolvendo os parietais e o arco zigomaticotemporal e com o ápice apoiando sobre as bochechas. As bordas convexas estão direcionadas para a face.

Com essa aplicação, a pressão sobre a cabeça causa dano mínimo. A presença de marcas de fórceps lateralmente aos olhos e sobre a orelha, ou sobre o osso mastoide, indicam uma boa aplicação. Se o fórceps for aplicado de modo que uma colher fique sobre a face e a outra sobre o occipito (*má aplicação*), qualquer compressão pode causar rupturas tentoriais fetais, hemorragia intracraniana e dano aos tecidos moles faciais. Esse tipo de aplicação quase sempre é decorrente da incapacidade de determinar com certeza a posição exata da cabeça fetal na pelve.

Aplicação pélvica

A aplicação pélvica é feita com o objetivo de se ajustar a pelve materna (Fig. 17-5B), independentemente da forma de apreensão fetal. Esse tipo de aplicação pélvica isolada está associado com alto risco de lesões fetais. O termo *aplicação pélvica* é utilizado quando:

1. A colher esquerda está localizada no lado esquerdo da pelve.
2. A colher direita está no lado direito da pelve.
3. A margem côncava está na sínfise púbica.
4. A margem convexa está na concavidade do sacro.
5. O diâmetro do fórceps está no diâmetro transverso da pelve.

Aplicação perfeita

Na aplicação perfeita (cefalopélvica) (Fig. 17-5C), os requisitos cefálicos e pélvicos são preenchidos. Uma aplicação perfeita é possível em posições de OA diretas, quando o occipito girou, ficando sob a sínfise púbica e a sutura sagital está no diâmetro AP.

A. Aplicação cefálica.

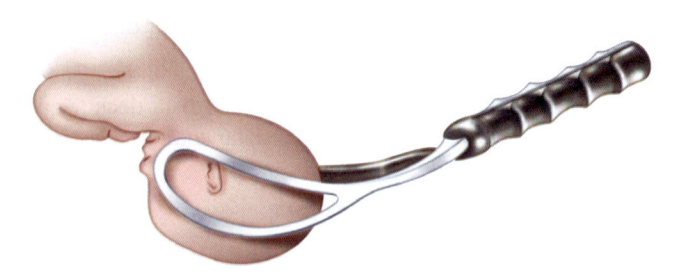

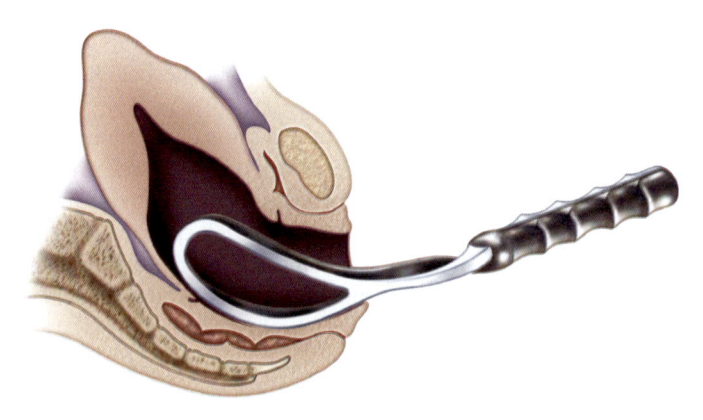

B. Aplicação pélvica.

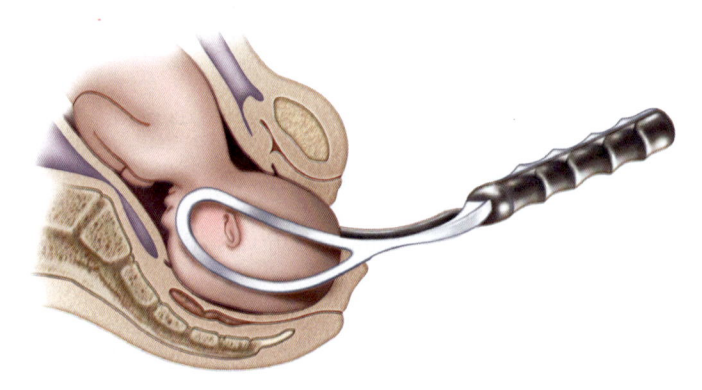

C. Aplicação perfeita.

FIGURA 17-5 A, Aplicação cefálica de fórceps obstétrico. **B**, Aplicação pélvica de fórceps obstétrico. **C**, Aplicação perfeita de fórceps obstétrico.

USOS DO FÓRCEPS OBSTÉTRICO
Parto por fórceps occipitanterior direto

Em mãos menos experientes, o uso do fórceps deve ser restrito ao de aplicação direta e de tração. Os *fórceps de Simpson ou de Tucker-McLane* são úteis para aplicação direta simples e tração.

Aplicação

1. Verificar novamente se as condições e se os pré-requisitos foram satisfeitos.
2. Realizar exame vaginal para definir com precisão a posição e a altura da cabeça, a presença de sinclitismo ou de assinclitismo e se há flexão ou extensão.
3. Realizar uma *aplicação imaginária* O fórceps articulado é apresentado de frente para o períneo, mas fora da vagina, na posição que deverá ficar quando aplicado a cabeça fetal.
4. A colher esquerda é a primeira a ser introduzida. A colher esquerda deve ser mantida pela mão esquerda (empunhadura de lápis). A colher deve ficar, inicialmente, em posição quase vertical. A colher deve ser introduzida delicadamente pelo lado inferior esquerdo da pelve (posição 5 horas do relógio) usando os dedos indicador e médio da mão direita para afastar as paredes vaginais lateralmente, enquanto o polegar direito direciona a colher para a concavidade do sacro e, em seguida, para cima, afastando-se do sacro (Fig. 17-6A).
5. O cabo é abaixado de maneira lenta, para uma posição quase horizontal, e dirigido para a linha média. Isso pode auxiliar a finalização da rotação da posição occipitanterior esquerda (OAE) para OA direta (Fig. 17-6B).
6. A colher direita é, então, mantida na mão direita, e os dedos da mão esquerda são inseridos no lado direito da vagina, entre a cabeça fetal e a parede vaginal. A colher direita é delicadamente introduzida sobre o fórceps esquerdo, entre os dedos do médico e a cabeça fetal na posição 7 horas (Fig. 17-6C). O cabo direito é abaixado para a posição horizontal e direcionado para a linha média. Ao mesmo tempo, a colher é empurrada, com os dedos que estão na vagina para cima, sendo posicionada sobre o lado direito da cabeça na posição occipitomentoniana. Os dedos da mão esquerda são retirados da vagina (Fig. 17-6D).
7. Articulação das colheres: a articulação deve ser feita sem força excessiva e os cabos devem ser articulados, sem necessidade de forçá-los. Se a articulação não for fácil, deve-se suspeitar de uma *má aplicação*. O fórceps deve ser removido e uma nova avaliação da posição da cabeça fetal deve ser feita (Fig. 17-7).

8. Confirmar se a aplicação foi boa.

   a. A fontanela posterior deve estar entre as colheres, e a sutura lambdóidea deve estar um dedo acima das hastes. Se estiver muito afastada, deve-se suspeitar de deflexão da cabeça, que aumenta o risco de lesões maternas.
   b. A sutura sagital deve ser perpendicular ao plano das hastes e as colheres devem estar equidistantes da sutura sagital. Uma relação assimétrica indica uma aplicação mais alta ou mais baixa em relação à face fetal, aumentando o risco de lesão fetal.
   c. A fenestração das colheres é mal sentida. Se o dedo pode ser introduzido com facilidade, deve-se suspeitar de aplicação com pega parcial, com risco mais alto de lesão fetal.

A

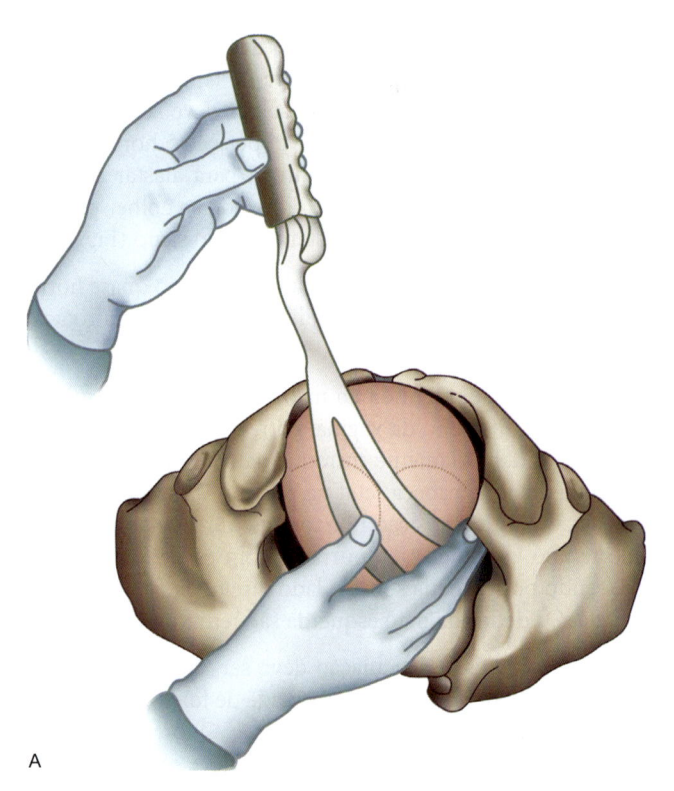

FIGURA 17-6 A, Inserção da colher esquerda entre a cabeça fetal e o lado esquerdo da pelve. **B,** O cabo do fórceps esquerdo é abaixado e a colher é deslizada para cima sobre o parietal esquerdo. **C,** Inserção da colher direita entre a cabeça fetal e o lado direito da pelve. **D.** O cabo do fórceps direito é abaixado e a colher é deslizada para cima sobre o parietal direito.

Capítulo 17 Parto Vaginal Cirúrgico **267**

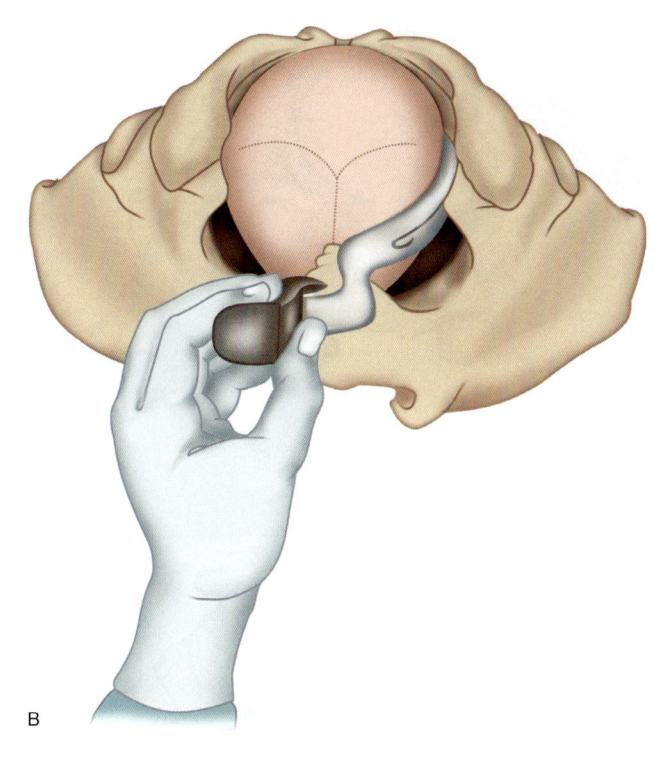

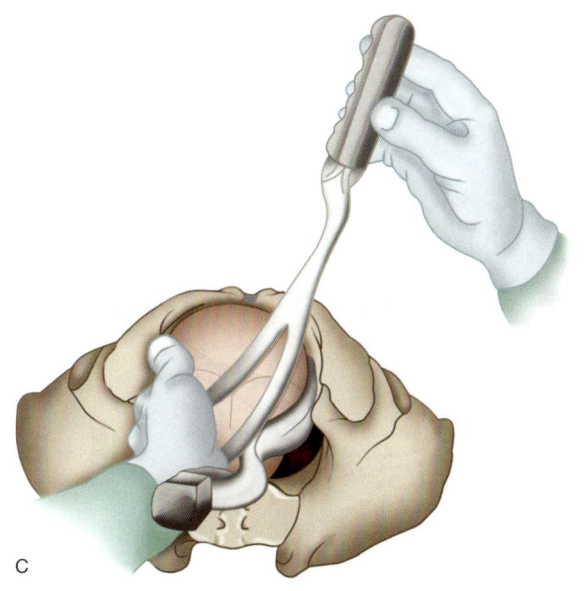

B

C

FIGURA 17-6 *(Continuação).*

SEGUNDO PERÍODO DO TRABALHO DE PARTO

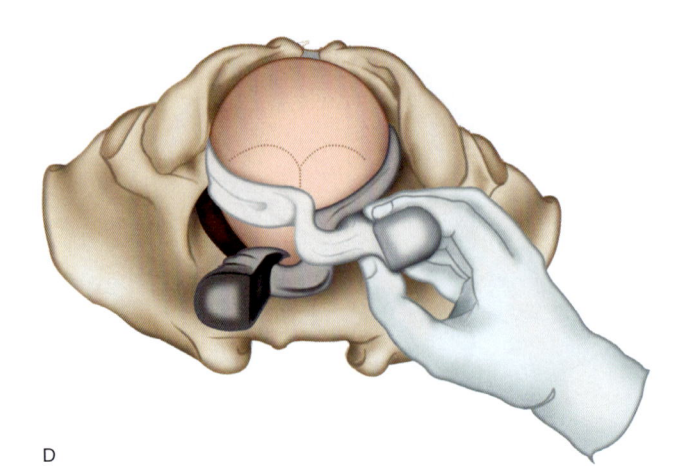

FIGURA 17-6 (*Continuação*).

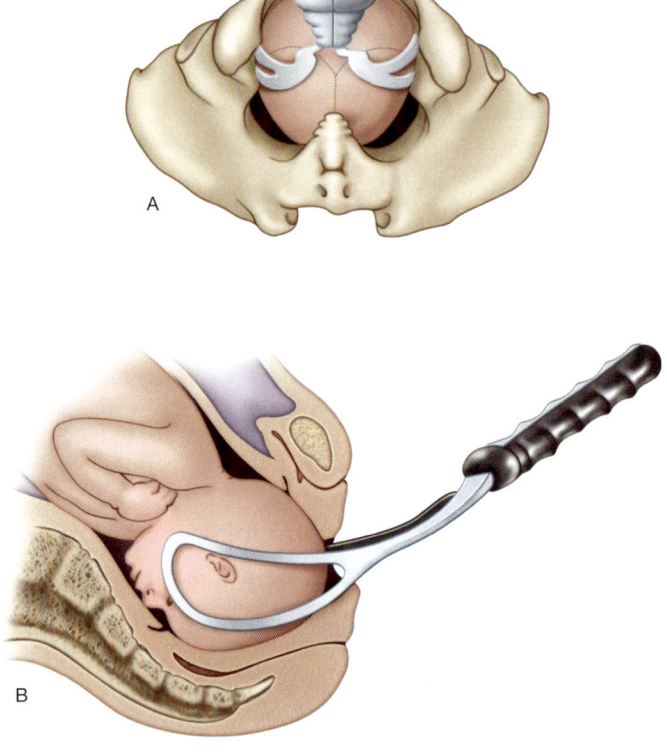

FIGURA 17-7 Posição OA: articulado. **A** e **B**, Fórceps articulado na aplicação cefálica e pélvica.

Tração e parto

A força da tração deve ser feita durante a contração. No intervalo entre as contrações, a pressão deve ser aliviada, permitindo um pequeno retrocesso da cabeça. A direção da tração deve seguir a curvatura pélvica (formato de L inclinado para trás, com a extremidade inferior apontada para cima em 45°) à medida que a apresentação progride durante a descida, a direção da tração muda (Fig. 17-8A). Uma tração suave para baixo é aplicada durante as contrações uterinas até que o crânio alcance o plano +3. Neste ponto, a direção da tração deve mudar para cima (Fig. 17-8B) em direção ao abdome materno, acompanhando o movimento da cabeça, alcançando o períneo e tornando-se visível na vulva, com saída dos parietais. Isso permite a liberação da cabeça em extensão. Essa etapa deve ser realizada lentamente a fim de reduzir o risco de lacerações perineais. A episiotomia pode ser utilizada, mas apenas se for considerada necessária. O fórceps é removido quando a cabeça está coroando por um processo inverso à sua aplicação. O cabo da colher direita é elevado em direção à região inguinal esquerda da mãe, e a colher desliza ao redor da cabeça para fora da pelve (Fig. 17-9). Logo após, o procedimento deve ser repetido com o fórceps esquerdo, pela elevação do cabo na direção da região inguinal direita materna.

Parto por fórceps occipitanterior esquerdo

Os princípios da aplicação de fórceps com apresentação OAE são similares aos princípios com posição OA direta, exceto pelo fato de que deve ser feita a rotação da posição OAE para a OA. Em muitos casos, a cabeça pode rotar espontaneamente a partir da posição OAE para a OA, quando a tração é aplicada; se isso não ocorrer, o médico deve fazer a rotação de 45° de OAE para OA, ao mesmo tempo em que exerce tração (Fig. 17-10).

PARTO OCCIPITOPOSTERIOR DIRETO

Nas posições OP diretas, é possível liberar a cabeça por aplicação direta e tração com uso do *fórceps de Simpson ou de Tucker-McLane*. Contudo, o risco de trauma perineal e de rupturas de quarto grau é alto, pois a parte mais ampla da cabeça, o occipito, está no períneo. A cabeça é liberada por um movimento de flexão. A tração deve ser orientada para cima mais precocemente do que nas apresentações OA, antes que o occipito preencha a metade posterior da vulva.

Orientação e aplicação desejada

Aplicação cefálica:

1. As colheres do fórceps estão sobre os ossos parietais em pega occipitomentoniana. A colher esquerda está no parietal direito, e a colher direita está no parietal esquerdo.

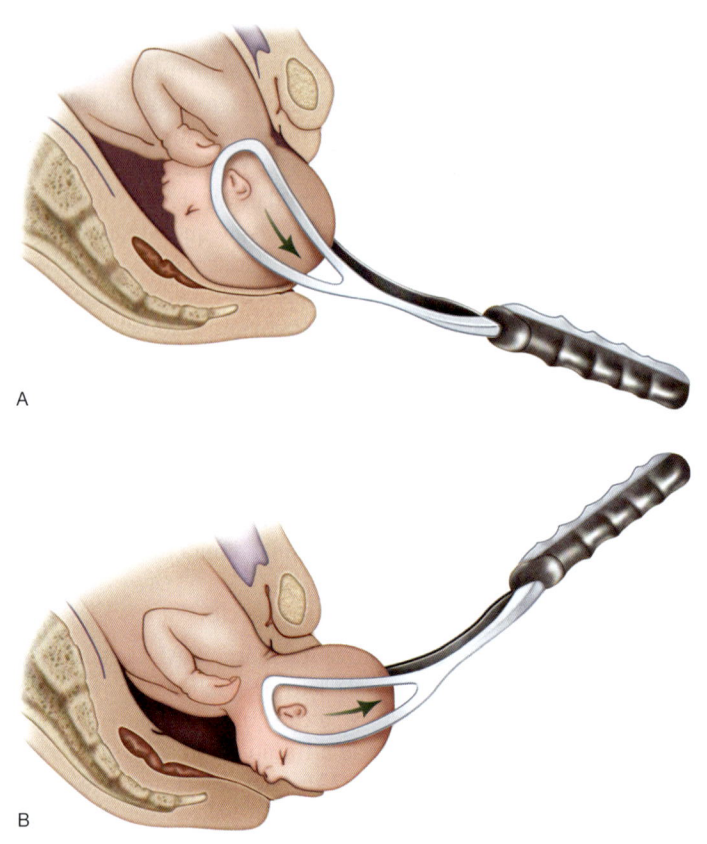

FIGURA 17-8 **A**, A tração é feita para fora e posteriormente até que a nuca esteja sob a sínfise púbica. **B**, A direção de tração é modificada para promover a extensão da cabeça fetal.

2. A face frontal do fórceps (côncava) aponta para a face. Em uma aplicação cefálica ideal, aponta para o occipito.
3. A face convexa aponta para o occipito. Na aplicação ideal, aponta para a face.

Aplicação pélvica:

1. O diâmetro do fórceps está no diâmetro transverso da pelve.
2. As laterais das colheres estão próximas das paredes laterais da pelve, a colher esquerda, próxima do lado esquerdo e a colher direita, próxima do lado direito.
3. A face côncava aponta para o púbis.
4. A face convexa aponta para o sacro (Fig. 17-11).

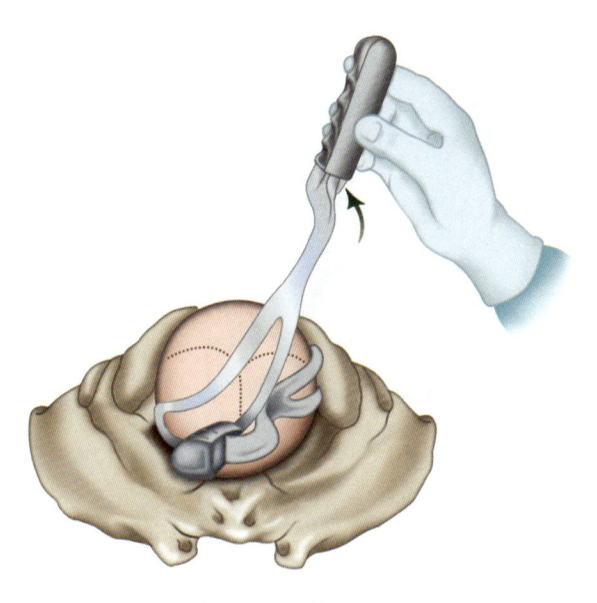

A. Remoção do fórceps direito.

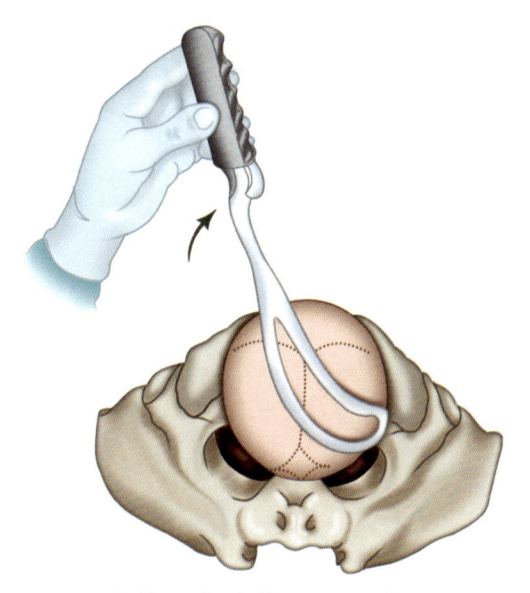

B. Remoção do fórceps esquerdo.

FIGURA 17-9 **Remoção do fórceps.**

A. Inserção da colher esquerda entre a cabeça fetal e o quadrante posterolateral esquerdo da pelve.

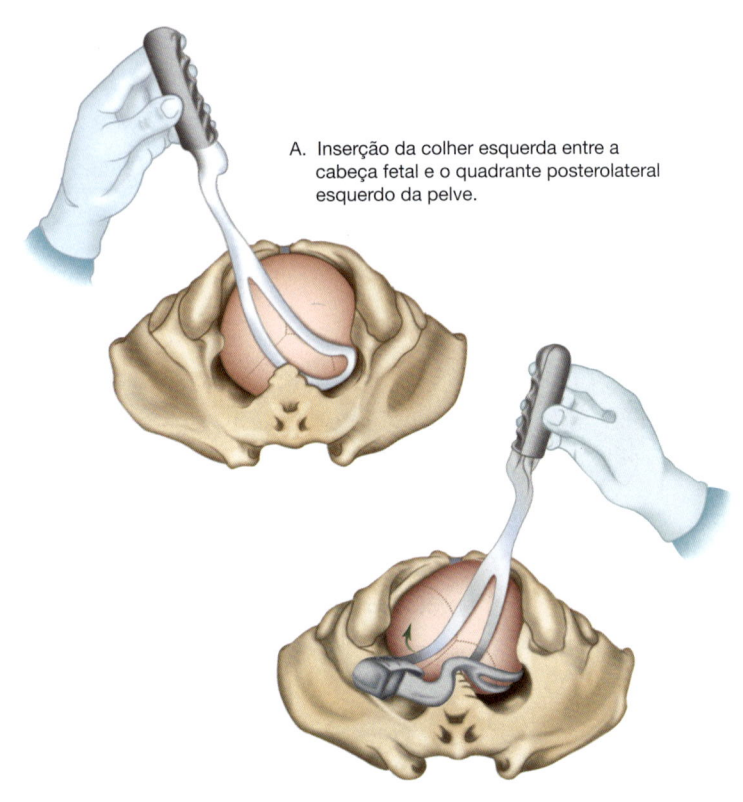

B. Inserção da colher direita entre a cabeça fetal e o quadrante posterolateral direito da pelve, seguida pela inclinação da colher para cima para o quadrante anterolateral direito da pelve.

C. Articulação do fórceps na aplicação cefálica.

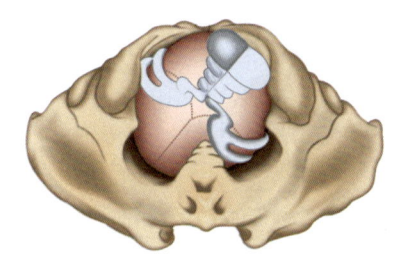

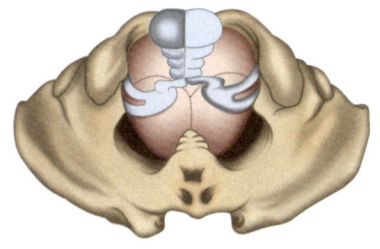

D. Rotação da cabeça de OAE para OA. Posicionada para extração.

FIGURA 17-10 Aplicação de fórceps na posição occipitanterior esquerda (OAE).

Extração da cabeça

1. A tração é feita para fora e posteriormente, até que a área entre o bregma e a base do nariz fiquem sob o arco púbico (Fig. 17-12A).
2. O parto ocorre por um dos dois métodos:
    a. A direção é modificada, sendo feita para fora e anterior (Fig. 17-12B). À medida que os cabos do fórceps são elevados, o occipito se desprende sobre o períneo por flexão. O fórceps é retirado da cabeça.
    b. A direção é modificada, sendo feita para fora e anterior até que o occipito alcance o períneo. O fórceps é removido, elevando-se primeiro o cabo direito na direção da região inguinal esquerda, fazendo a colher deslizar ao redor da cabeça e para fora da vagina. Depois, o cabo esquerdo é elevado para a região inguinal direita, fazendo a colher esquerda deslizar para fora. Através da manobra de Ritgen modificada, a flexão é aumentada até que o occipito se desprenda completamente do períneo.

A

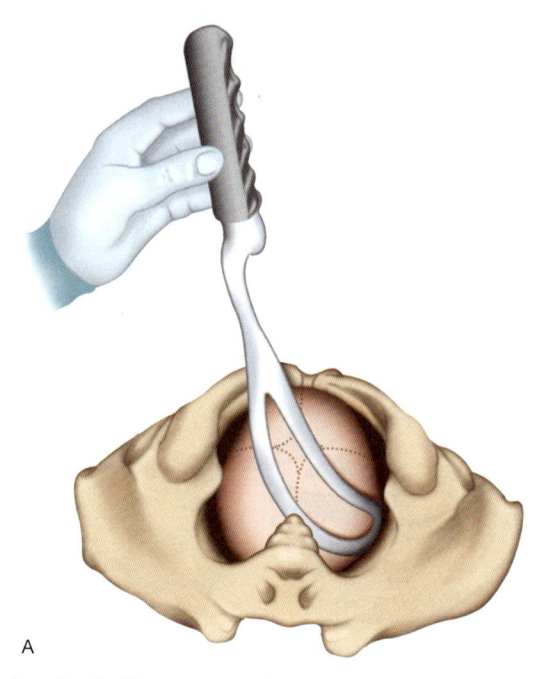

FIGURA 17-11 Aplicação de fórceps na posição occipitoposterior.

B

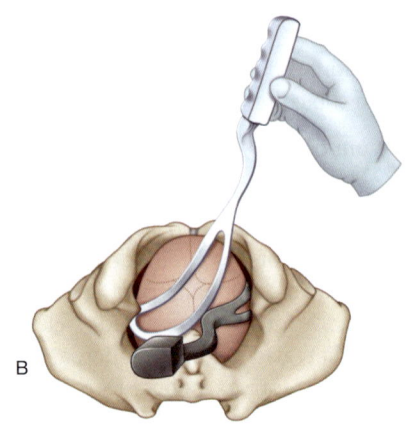

O cabo da colher esquerda é abaixado, e a colher é movida para cima sobre o parietal direito. Inserção da colher direita entre a cabeça fetal e o lado direito da pelve.

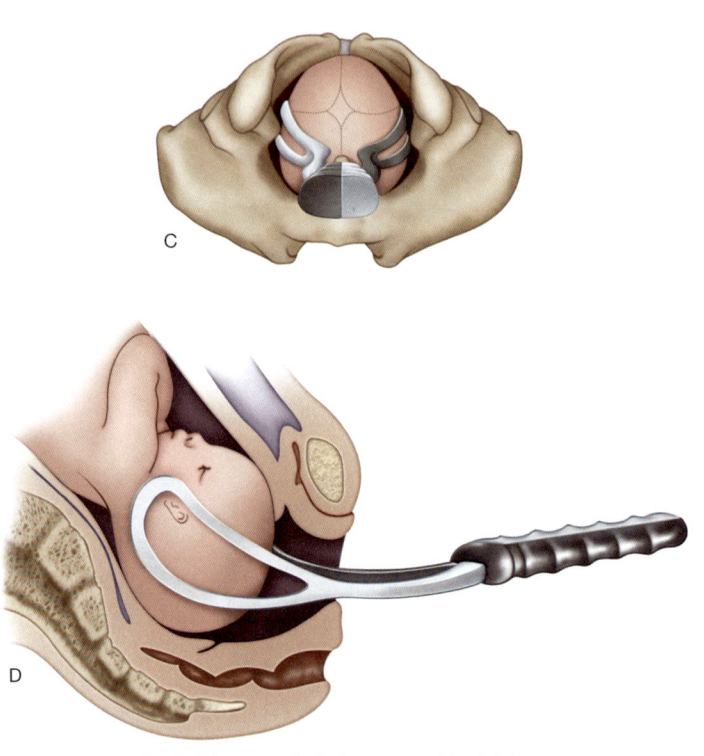

C

D

C e D. Fórceps articulado em pega biparietal.

FIGURA 17-11 *(Continuação).*

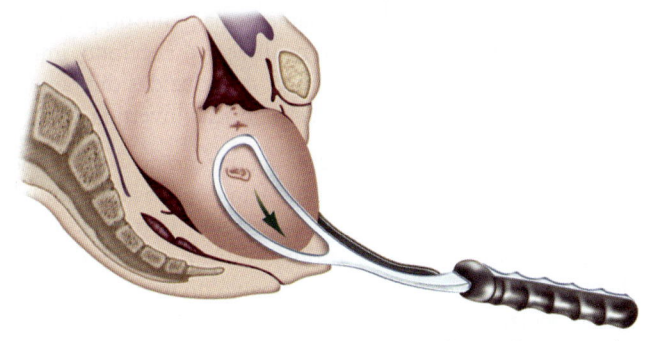

A. A tração é feita para fora e posteriormente, até que a área entre o bregma e a base do nariz fiquem sob o arco púbico.

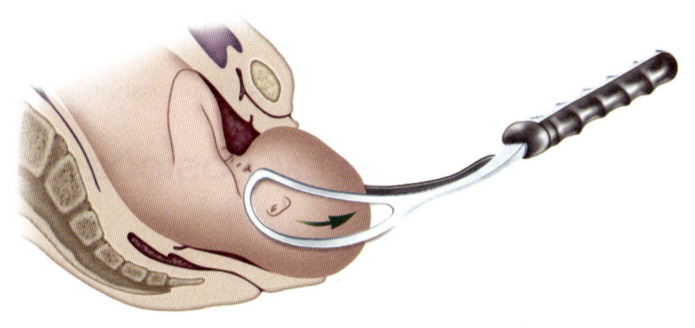

B. A tração é feita para fora e anteriormente promove a flexão.

FIGURA 17-12 **Extração da cabeça fetal na posição occipitoposterior.**

3. A cabeça inclina-se para trás, em extensão. O nariz, a face e o mento surgem sob o púbis.

4. Se o desprendimento da cabeça na posição posterior não for possível sem uso de força excessiva, esse método de parto deve ser abandonado e uma rotação anterior do occipito deve ser realizada.

Rotação na falha do parto assistido em OS

Se ocorre parada da descida da cabeça no estreito médio ou se a aplicação direta com tração falhar, a *rotação com fórceps longo usando o fórceps de Kielland* pode ser realizada por um médico experiente. Os cabos do fórceps de Kielland apresentam uma pequena saliência que indica a direção do occipito.

1. O médico deve determinar a posição do dorso fetal (direita ou esquerda).

2. O fórceps de Kielland é colocado externamente na frente do períneo, articulado com as saliências orientadas para baixo na direção do occipito, imitando a aplicação que será feita. As colheres são, então, introduzidas diretamente em cada lado da cabeça com a curvatura pélvica em posição invertida.
3. A rotação da cabeça é feita delicadamente na direção do dorso do feto. A rotação forçada na direção oposta ao dorso do feto pode resultar em fratura cervical fatal. A rotação é feita no sentido anti-horário, se o dorso estiver no lado esquerdo; e no sentido horário, se o dorso estiver no lado direito. A rotação deve ser feita com os cabos posicionados abaixo do nível da cama da paciente, pois a rotação ocorre no estreito médio (inclinação mais alta da curvatura do canal de parto, em forma de L, inclinada para trás em 45°). A rotação delicada e sem dificuldade deve ser executada em dois estágios:
   a. De OS direta para OT, trazendo as saliências para a posição do dorso fetal.
   b. A aplicação correta do fórceps deve ser confirmada, e a frequência cardíaca fetal deve ser avaliada.
   c. A rotação deve ser feita de OT para OA, trazendo as saliências para cima.

FÓRCEPS DE ROTAÇÃO EM POSIÇÕES TRANSVERSAS

Aplicação única para rotação e tração: fórceps de Kielland

1. O fórceps de Kielland não tem colher direita ou esquerda, portanto, o médico apresenta o fórceps imitando a aplicação que será feita, determinando a colher *anterior* e a *posterior*. Isso é realizado apresentando o fórceps articulado fora da paciente, com as saliências das hastes direcionadas para o occipital do feto.
2. A colher anterior é introduzida primeiro, deslizando-a na pelve posteriormente (como na aplicação de fórceps direto). O médico fica ajoelhado, enquanto empurra a colher profundamente na pelve, deslocando-a para cima e lateralmente ao redor do occipito ou da face (sentido horário ou anti-horário), de acordo com a posição do occipito (occipitotransversa esquerda [OTE] ou occipitotransversa direita [OTD]). A concavidade da colher deve ficar sobre a cabeça no diâmetro occipitomentoniano, que está posicionado sob a sínfise púbica. Essa manobra é chamada de *método de varredura*. Existem outros métodos para aplicação da colher anterior, mas eles raramente são utilizados na obstetrícia moderna. São os seguintes:
   a. *Método direto:* a lâmina anterior é empurrada diretamente abaixo da sínfise púbica com a concavidade sobre o lado da cabeça. Isso pode causar lesão grave do esfíncter uretrovesical, podendo causar incontinência de esforço ou fístulas urinárias.

b. *Método clássico:* a colher anterior é introduzida com sua concavidade sob a sínfise púbica e empurrada para cima dentro do útero, acima da cabeça, fazendo-se seguir a rotação de sua curvatura cefálica para dentro e para baixo, sobre a cabeça fetal. Essa manobra tornou-se obsoleta devido ao alto risco associado de ruptura uterina.

3. A colher posterior é introduzida diretamente para a concavidade do sacro.
4. Os cabos do fórceps são articulados. No assinclitismo anterior, os cabos não ficam emparelhados na vulva, a colher posterior parece mais longa (o inverso é visto no assinclitismo posterior). Usando a articulação deslizante, o cabo mais longo é empurrado para dentro para colocar as colheres em posição oposta uma para a outra. Esse movimento corrige o assinclitismo e desencaixa a cabeça levemente, permitindo a rotação.
5. A rotação da cabeça é feita delicadamente, de OT para OA, ficando as saliências viradas para cima.
6. Se a cabeça estiver baixa na pelve, a rotação pode trazê-la para o plano de "coroação". O fórceps pode ser removido, pois não é necessária tração adicional. Muitas vezes, a tração é necessária e deve ser realizada durante a contração uterina, após verificação da aplicação, como no parto por fórceps direto.

Aplicação dupla de fórceps: "manobra de Scanzoni"

Os fórceps de Tucker-McLane ou de Simpson podem ser aplicados para rotação anterior do occipito (Fig. 17-13). Os cabos devem ser introduzidos através de um movimento de arco amplo, para reduzir o efeito da curvatura das colheres e diminuir a incidência e extensão das lacerações vaginais (Fig. 17-14). Os cabos do fórceps são erguidos em direção à região inguinal oposta (na posição occipitoposterior direita [OPD] em direção à região inguinal esquerda), favorecendo a flexão da cabeça fetal. Sem tração, os cabos são deslizados fazendo um grande círculo, primeiro em direção à região inguinal esquerda (OPD), depois em direção à perna esquerda (OTD), migrando em direção à túber isquiático esquerda até a região anal e o assoalho pélvico. Essa manobra ampla de varredura com os cabos, permite a rotação em pequeno arco das colheres, sem desvio do eixo durante o processo de rotação.

Neste ponto, o fórceps não está em posição adequada para extração da cabeça (Fig. 17-15), e ajustes são necessários. Então, o fórceps é desarticulado e removido. A colher direita é removida primeiro, pressionando o cabo e deslizando a colher ao redor da cabeça e para fora da vagina (Fig. 17-16). A colher esquerda é removida da mesma maneira.

Deve ser feito um exame vaginal para confirmar a posição. O fórceps é reaplicado, com a curvatura pélvica do fórceps direcionada anteriormente (como na aplicação OA direta) (Figs. 17-17A a C), e a extração da cabeça é feita da maneira usual. Alguns médicos usam o fórceps de *Kielland* (ou de Tucker-McLane ou de Simpson)

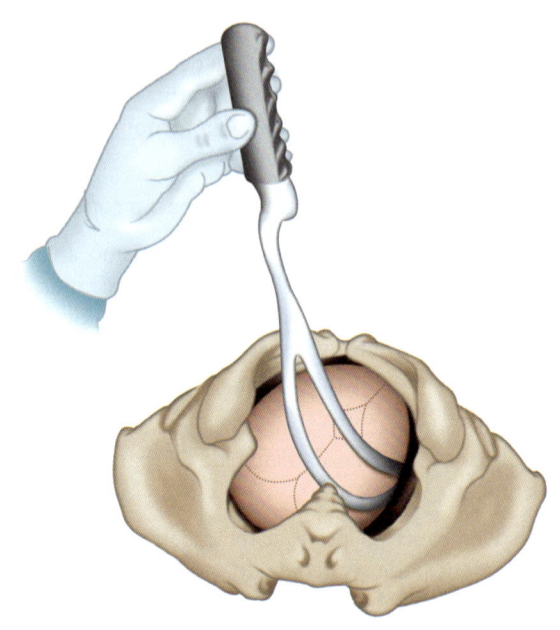

A. Inserção da colher esquerda entre a cabeça fetal e o quadrante posterolateral esquerdo da pelve.

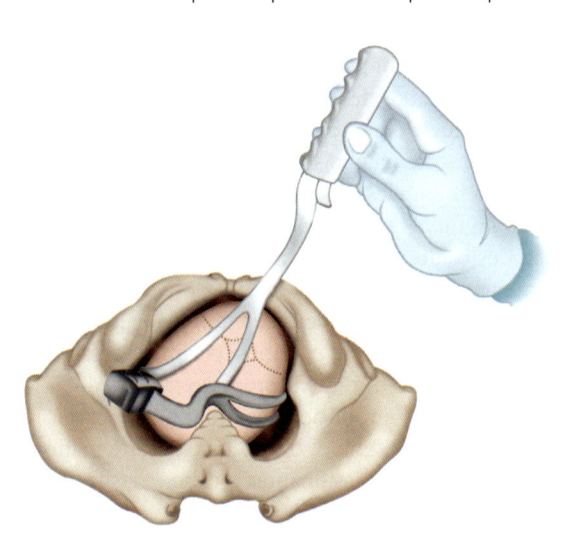

B. O cabo da colher esquerda está abaixado. Inserção da colher direita entre a cabeça fetal e o quadrante posterolateral direito da pelve, seguida por movimento ascendente da colher para o quadrante anterolateral direito da pelve.

FIGURA 17-13 Manobra de Scanzoni: aplicação de fórceps na posição occipitoposterior direita (OPD).

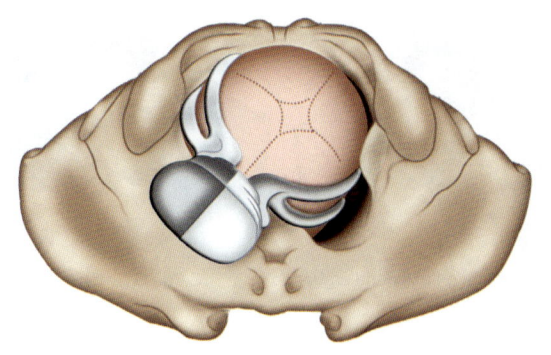

C. Articulação do fórceps na aplicação biparietal.

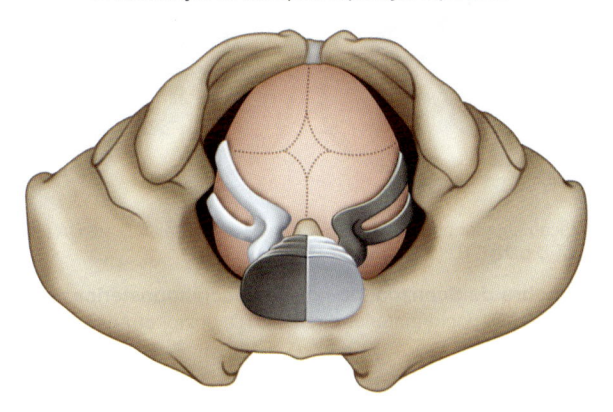

D. Rotação posterior: de OPD para OP (45°).

FIGURA 17-13 (*Continuação*).

para fazer a rotação, retirando após a colher do lado esquerdo da pelve, para aplicar a colher esquerda de um fórceps de *Tucker-McLane ou de Simpson*. O mesmo procedimento é repetido no lado direito (Fig. 17-18). Essa modificação, chamada de manobra de dois fórceps, é útil para evitar o retorno da cabeça fetal para a posição transversa ou posterior.

Fórceps para cabeça derradeira

O fórceps de Piper é ideal para o parto da cabeça derradeira em apresentação pélvica. O fórceps de Kielland pode ser usado como substituto.

1. Após o desprendimento do corpo e surgimento da nuca fetal na vulva, um assistente deve erguer delicadamente o corpo fetal. A tração do corpo para cima não deve ser acentuada, para evitar lesão da região cervical fetal pelo alongamento excessivo.

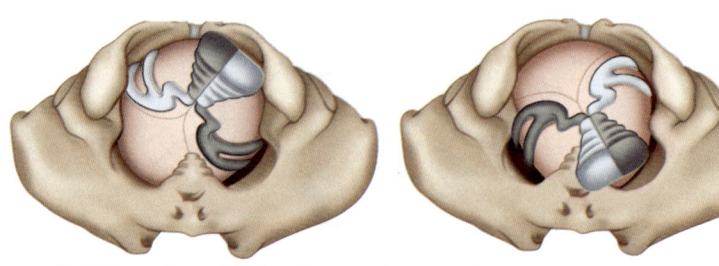

A. OPD: a cabeça é flexionada erguendo os cabos do fórceps.

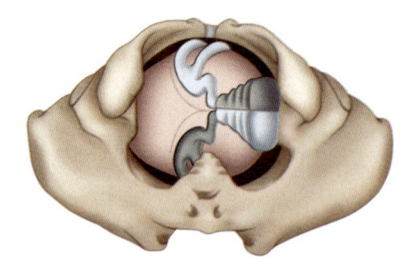

B. Rotação anterior por fórceps: de OPD para OTD (45°).

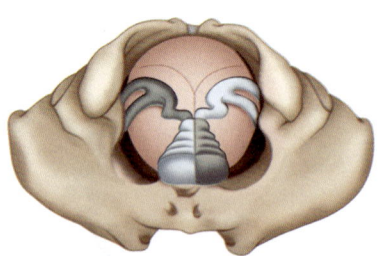

C. de OTD para OAD (45°).

D. de OAD até OA (45°).

FIGURA 17-14 Manobra de Scanzoni da posição occipitoposterior direita (OPD) para a occipitanterior (OA). OAD, occipitanterior direita; OTD, occipitotransversa direita.

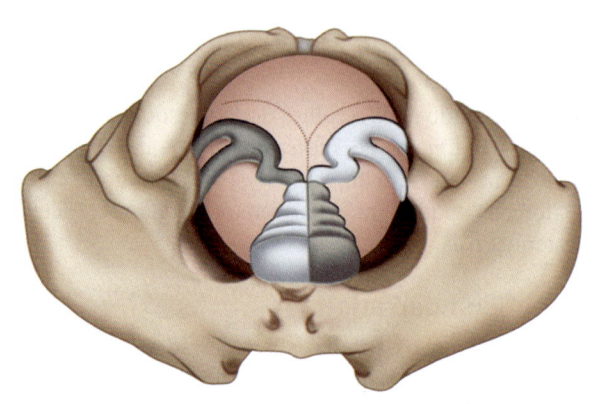

Nova posição: OA. Fórceps em posição inversa.

FIGURA 17-15 Nova posição: occipitanterior (OA). Fórceps em posição inversa.

Capítulo 17 Parto Vaginal Cirúrgico **281**

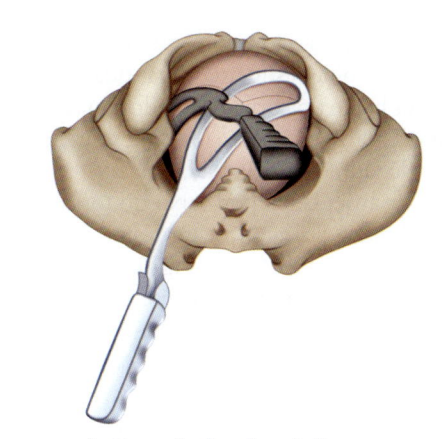

A. Remoção da colher direita.

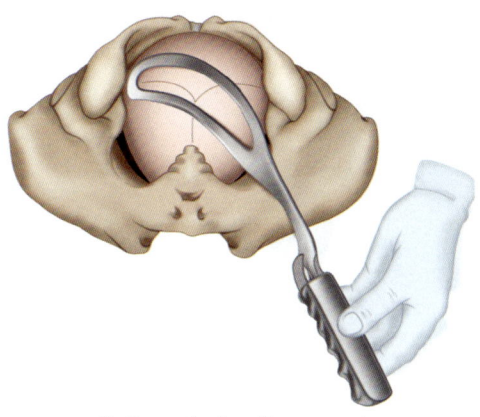

B. Remoção da colher esquerda.

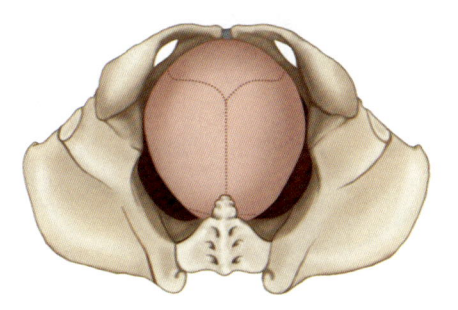

C. Nova posição: OA.

FIGURA 17-16 Manobra de Scanzoni: remoção do fórceps. OA, occipitanterior.

2. A mão direita é introduzida na vagina entre a cabeça e a parede posterolateral esquerda da vagina. A colher esquerda é mantida na mão esquerda e conduzida através da vulva por baixo do corpo e ao redor do lado direito da face fetal. Essa é uma aplicação occipitomentoniana. A colher direita é introduzida da mesma maneira ao redor do lado esquerdo da face fetal.
3. Os cabos devem ser articulados por baixo do tórax fetal, e o corpo fetal pode repousar nos antebraços do médico. O exame vaginal é executado a fim de determinar se a aplicação está correta (Fig. 17-19).
4. A tração é feita para fora e posteriormente, até que a nuca alcance o ângulo subpúbico. A tração descendente raramente é necessária para a liberação completa do pescoço.
5. Após a liberação da nuca, a direção da tração é modificada para cima em direção ao abdome da mãe para liberar a cabeça por flexão. Essa etapa deve ser feita muito lentamente para evitar a descompressão súbita. À medida que a face aparece, é aconselhável limpar o nariz e a boca antes de liberar o occipito.

A

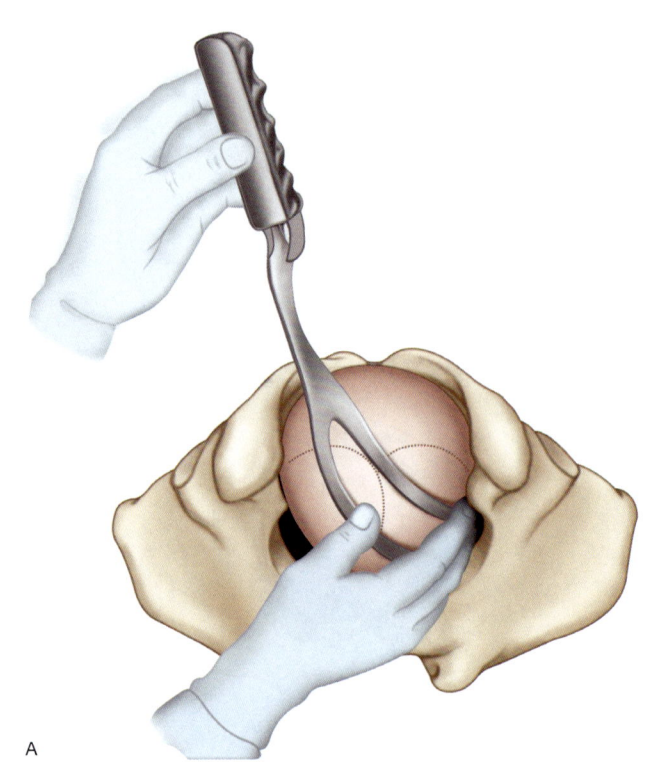

FIGURA 17-17 **A**, Reaplicação da colher esquerda entre a cabeça fetal e o lado esquerdo da pelve. **B**, Reaplicação da colher direita entre a cabeça fetal e o lado direito da pelve. **C**, Articulação do fórceps na pega biparietal com aplicação cefálica e pélvica.

Capítulo 17 Parto Vaginal Cirúrgico **283**

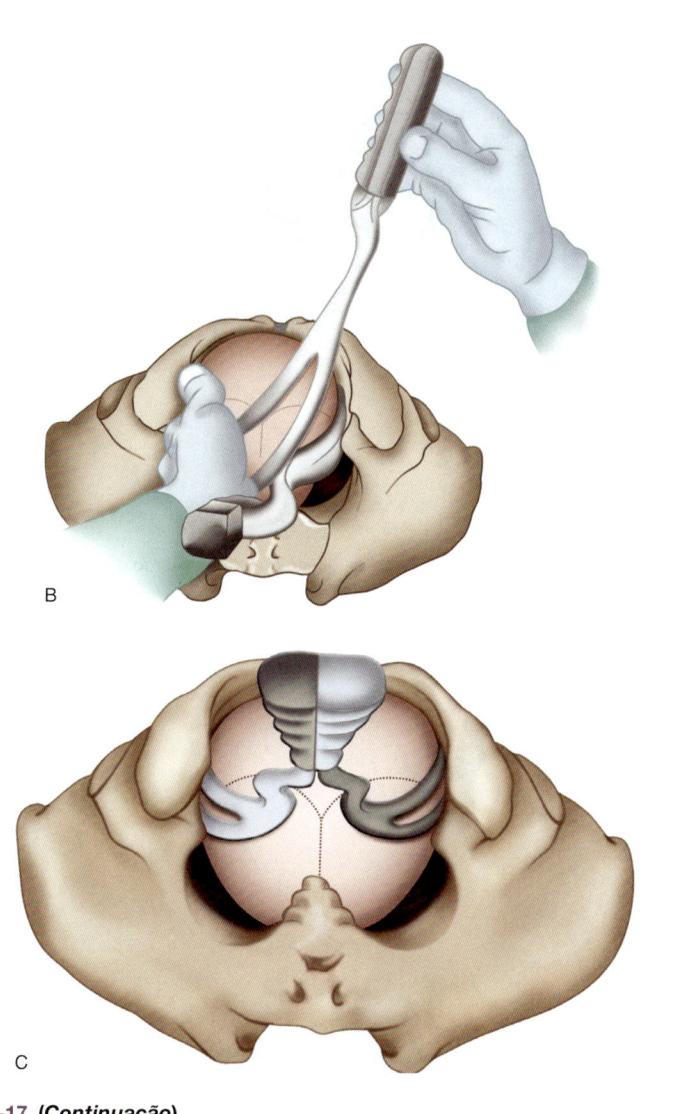

FIGURA 17-17 (Continuação).

O parto eletivo por fórceps pode ser feito nas apresentações pélvicas, para o parto da cabeça derradeira. A aplicação do fórceps sobre o parietal pode reduzir as lesões dos tecidos moles provocadas por um parto difícil de cabeça derradeira, com utilização da técnica de flexão da mandíbula e tração do ombro.

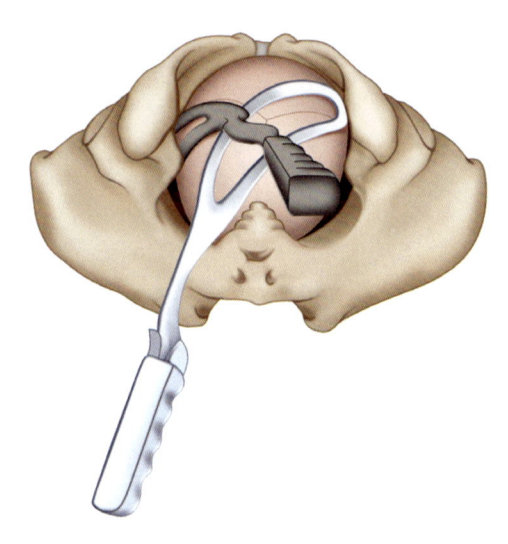

A. Remoção do fórceps de Simpson direito do lado esquerdo da pelve.

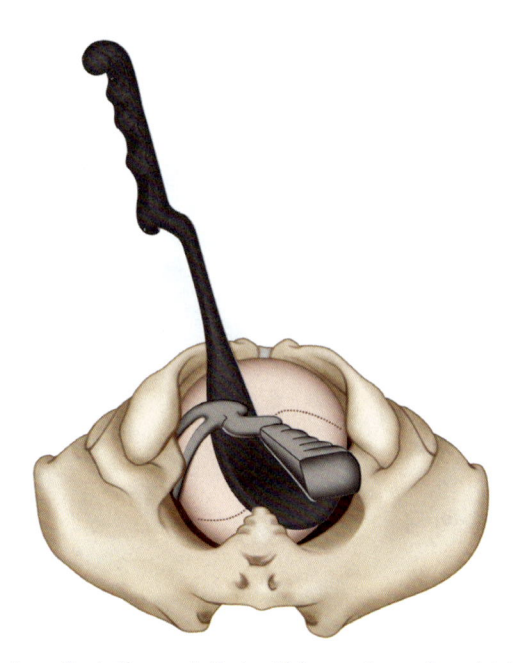

B. Inserção do fórceps de Tucker-McLane entre a cabeça fetal e o lado esquerdo da pelve. O fórceps de Simpson esquerdo ainda está no local.

FIGURA 17-18 **Manobra de dois fórceps.**

A. Orientação: fórceps de Piper.

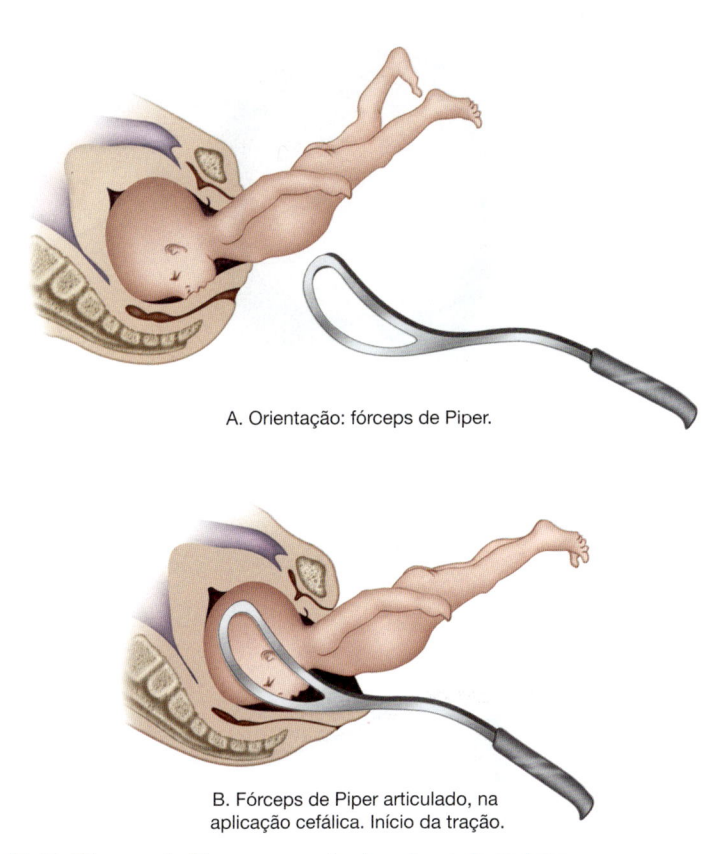

B. Fórceps de Piper articulado, na aplicação cefálica. Início da tração.

FIGURA 17-19 Fórceps de Piper para parto da cabeça derradeira.

Fórceps para apresentação de face
Mento anterior direta

As apresentações de face mento anterior diretas (Fig. 17-20) podem ser liberadas com a aplicação dos *fórceps de Simpson, de Tucker-McLane ou de Kielland* (Fig. 17-21). As colheres do fórceps são aplicadas às laterais da cabeça, junto ao diâmetro occipitomentoniano, com a curva pélvica direcionada para o pescoço. O fórceps não deve ser aplicado nas apresentações mento posteriores, pois a cabeça está na extensão máxima. Em geral, as apresentações de face mento transversas giram espontaneamente para posições mento anteriores. Em raras ocasiões, um especialista pode tentar girar de uma posição mento transversa para uma posição mento anterior com o fórceps de Kielland.

Na posição mento anterior direta, o fórceps é aplicado e sua posição é verificada. Então, os cabos do fórceps são pressionados em direção ao assoalho pélvico,

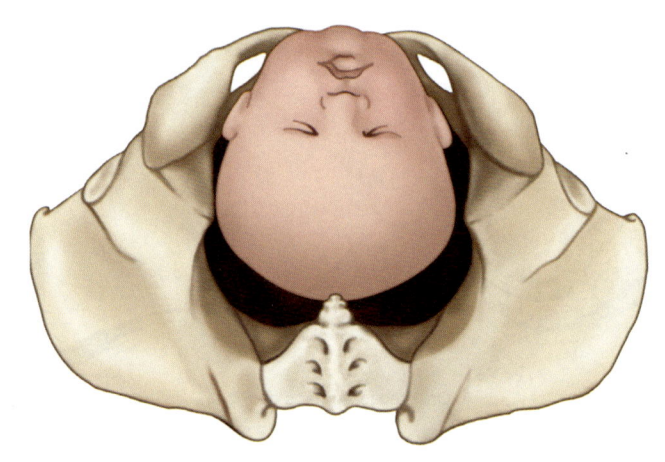

FIGURA 17-20 Apresentação de face, mento anterior.

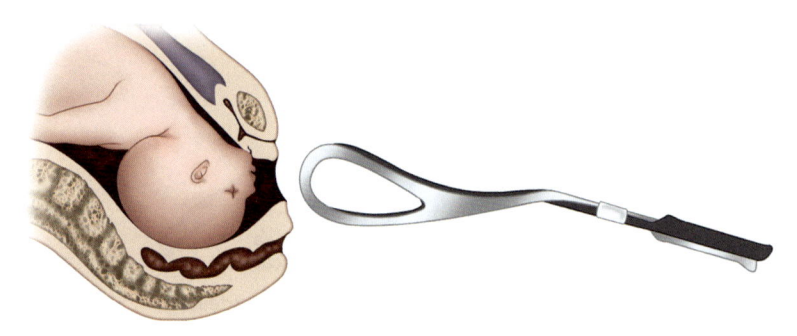

FIGURA 17-21 Aplicação de imaginária para apresentação de face.

para defletir a cabeça por completo. A tração é feita em direção externa, horizontal e ligeiramente posterior até que o mento apareça sob a sínfise púbica e a região submentoniana do pescoço alcance o ângulo subpúbico (Fig. 17-22). Com a descida adicional, a face e a fronte aparecem e a direção da tração é modificada para fora e anteriormente (para cima). Isso leva à descida e flexão, e o vértice e o occipito surgem sobre o períneo.

CAUSAS DO FÓRCEPS CATASTRÓFICO

A tentativa de liberar a criança por meio de fórceps pode falhar por completo ou pode causar danos fetais e lacerações maternas significativas. Os fatores que contribuem para uma tomada de decisão equivocada são apresentados a seguir:

Capítulo 17 Parto Vaginal Cirúrgico **287**

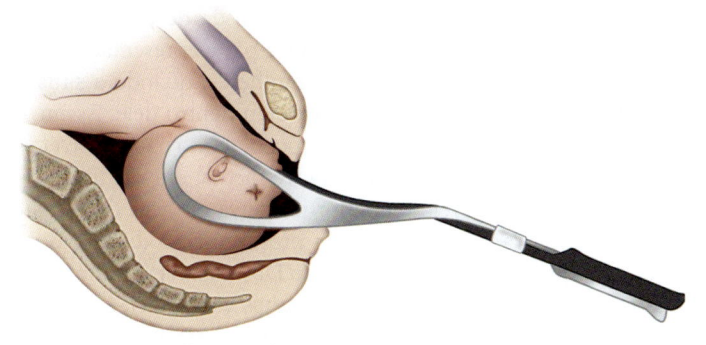

A. Articulação do fórceps. Início da tração no eixo do canal de parto.

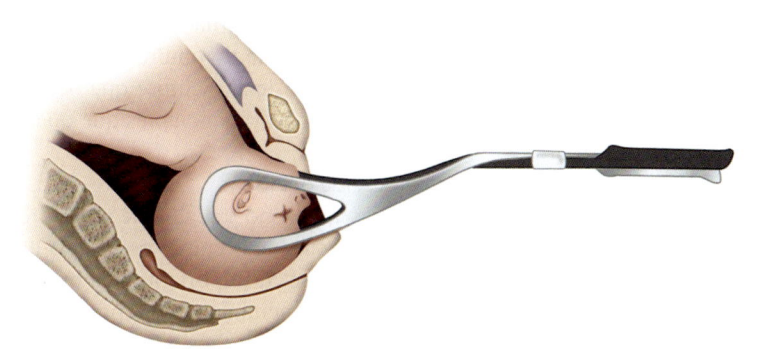

B. Tração horizontal.

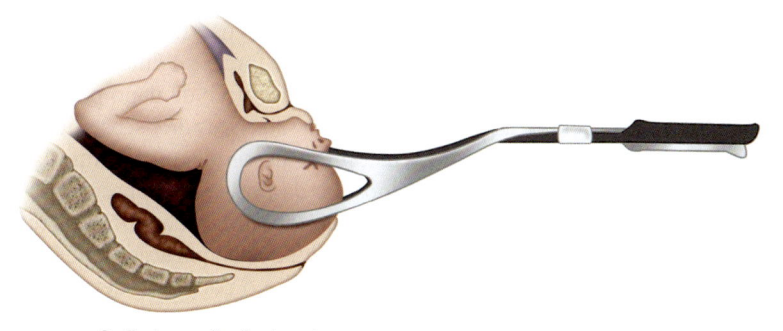

C. Parto por flexão da cabeça.

FIGURA 17-22 Parto por fórceps de mento anterior.

1. Má interpretação do significado e do plano de descida da apresentação e da posição do DBP. Plano zero significa que a parte apresentada atingiu o nível das espinhas isquiáticas. Na maioria das mulheres, quando a situação for zero, o DBP estará no estreito superior da pelve ou dentro dele. Assim, quando o fórceps for aplicado na situação zero, o procedimento não envolverá simplesmente a extração da parte apresentada da pelve média; em vez disso, o DBP deve ser tracionado desde o estreito superior da pelve, através do estreito médio e do estreito inferior da pelve. Esse é um procedimento difícil e de alto risco. Por outro lado, quando a situação é +2 e o DBP está nas espinhas ou abaixo delas, uma operação com fórceps médio é, muitas vezes, fácil e segura. Deve-se sempre considerar a posição, a apresentação e o plano em que se encontra o DBP.
2. Desproporção não reconhecida causada por:
   - Pelve pequena ou anormal.
   - Feto macrossômico. Especiamente em multíparas que tiveram parto prévio normal. Um parto vaginal operatório nessa situação pode ser complicado por uma extração por fórceps difícil, distocia do ombro, lacerações vaginais e cervicais, hemorragia pós-parto e lesão fetal. Sempre que ocorrer parada da progressão, o tamanho fetal deve ser reavaliado antes que qualquer ação seja empregada.
3. Diagnóstico errôneo do plano de descida devido a:
   - Bossa serossanguínea (edema no escalpo): no trabalho de parto prolongado, a cabeça pode ter 1 a 2 cm de espessura, e o crânio ósseo está a um nível correspondentemente mais alto na pelve. É importante determinar a altura do crânio e não da bossa. Uma bossa aumentada pode representar a ação de fortes contrações, de grande resistência ou ambos. Uma bossa pequena ou ausente sugere que as contrações ou a resistência dos tecidos pélvicos é fraca.
   - Moldagem: a moldagem excessiva torna a cabeça pontuda pelo alongamento do eixo longo; portanto, o DBP está a uma distância maior da parte principal do crânio. Nessas situações, a insinuação pode não ter ocorrido, quando a situação for zero. Não apenas a operação por fórceps é difícil, mas a pressão do instrumento sobre um encéfalo aumenta o risco de dano permanente. A moldagem extrema e a falta de progressão são sinais de riscos importantes.
4. Diagnóstico errôneo da posição: em ordem descendente de importância, as etapas no uso do fórceps são o diagnóstico da posição, a aplicação e a tração. Quando a posição exata da cabeça fetal não for conhecida, o fórceps não pode ser corretamente aplicado. Se houver dificuldade na aplicação do fórceps, deve ser feita uma reavaliação completa da posição, e o parto não deve ser forçado. Sempre que ocorrer parada do trabalho de parto, deve-se levar em conta a possibilidade de posição anormal ou má apresentação (p. ex., fronte).
5. Diagnóstico errôneo da ação uterina ineficiente: a suposição errônea de que a falta de progressão se deve a contrações ineficientes causa danos de duas

maneiras: (1) o fórceps é aplicado muito cedo e (2) uma infusão de ocitocina pode dilatar o colo do útero e comprimir a cabeça fetal na pelve a uma distância suficiente para estimular uma extração por fórceps mal orientada.
6. Interferência prematura: envolve o uso de fórceps antes de a paciente estar pronta e os pré-requisitos serem preenchidos, ou quando não existirem indicações válidas. O manejo moderno do segundo período é uma boa maneira de prevenir esse problema.

TENTATIVA DE FÓRCEPS E FÓRCEPS FALHO

Todos os fórceps médios e o fórceps baixo de rotação devem ser considerados tentativas de fórceps. O princípio da tentativa de fórceps envolve a ideia de que, após a aplicação bem-sucedida do fórceps, faz-se a tração delicada. Se a cabeça sair com facilidade, deve-se prosseguir com o parto vaginal operatório, e o recém-nascido deve ser liberado. A episiotomia (se requerida) não deve ser feita antes da coroação. No entanto, se o médico perceber a necessidade de fazer força excessiva para extração da cabeça, o fórceps deve ser removido e uma cesariana deve ser feita.

Os fatores preditivos do parto vaginal operatório falho incluem idade materna aumentada, índice de massa corporal mais alto, diabetes, macrossomia fetal presumida, posições OS da cabeça fetal, procedimentos de estreito médio, indução do trabalho de parto, trabalho de parto disfuncional e trabalho de parto prolongado. Os partos operatórios vaginais que têm taxa mais alta de falha devem ser considerados uma tentativa de parto instrumentado no cenário da sala de operação com anestesia, de modo que se possa avançar imediatamente para a cesariana, se necessário (dupla preparação).

EXTRATOR A VÁCUO

Um extrator a vácuo aplica sucção e tração na área do escalpo fetal através de uma cúpula de sucção para auxiliar os esforços de expulsão maternos. Não é um dispositivo de rotação, embora a rotação possa ocorrer com a descida do vértice. As cúpulas de vácuo podem ser metálicas, plásticas ou de silicone, e podem ser rígidas ou macias. Em geral, têm 50 ou 60 mm de diâmetro. O extrator a vácuo não deve ser considerado como alternativa mais fácil do que o fórceps ou para ser usado por médicos menos capacitados. Provavelmente não terá êxito na ausência dos esforços de expulsão maternos, e tem-se considerado que o vácuo apresenta maior probabilidade de falhar do que o fórceps.

O vácuo tem algumas vantagens sobre o fórceps. Ele não ocupa espaço na pelve, reduzindo a incidência de dano aos tecidos maternos. Além disso, a cabeça fetal não está fixada pela aplicação, podendo fazer os movimentos de rotação, conforme a passagem pelo canal de parto. A cabeça pode se ajustar à trajetória de menor resistência.

Indicações para uso de vácuo

As indicações para o parto vaginal assistido por vácuo são iguais às do parto por fórceps. Elas incluem indicações fetais, como traçado cardíaco fetal atípico ou anormal, indicações maternas (p. ex., indicações para evitar manobra de Valsava), progresso inadequado do trabalho de parto e falta de esforços de expulsão maternos efetivos.

Contraindicações para o uso do vácuo

1. Apresentação não cefálica, como apresentações de face ou de fronte.
2. Condições fetais, como distúrbio de sangramento ou distúrbio de desmineralização.
3. Qualquer contraindicação ao parto vaginal.
4. Menos de 34 semanas de gestação.
5. Anomalias congênitas fetais, como hidrocefalia.
6. Evidência de DCP.
7. Feto morto: sucção e tração não são eficientes nesse caso.
8. Necessidade de rotação.
9. Colo do útero incompletamente dilatado, com cabeça não insinuada. Observação: embora seja preferível para o colo do útero estar completamente dilatado e a cabeça insinuada, em algumas circunstâncias com uma paciente multípara, um parto a vácuo ainda pode ser executado, mas apenas quando os benefícios superarem significativamente os riscos, e quando não houver alternativa viável.

A coleta de sangue do escalpo fetal prévio não é contraindicação para um parto assistido a vácuo.

Morbidade e mortalidade

Muitos estudos têm registrado que a lesão materna é menos frequente e menos extensa com o uso de vácuo em comparação com o fórceps. As complicações maternas incluem lacerações do colo do útero, lacerações vaginais graves, hematomas vaginais e rupturas perineais de terceiro e quatro graus.

As complicações fetais são similares às observadas com o fórceps. Elas incluem trauma ao escalpo fetal, hemorragia subgaleal, hemorragia intracraniana, hiperbilirrubinemia e hemorragia da retina.

1. A formação de bossa acentuada é um efeito do procedimento, sendo observada em quase todos os casos. A bossa geralmente desaparece em algumas horas.
2. Abrasões, necrose e ulceração do escalpo no local da aplicação da cúpula. Quanto mais longa for a cúpula, maior a chance de ocorrer trauma no escalpo. Eles devem ser tratados com limpeza suave e cremes antibióticos. A pele no local da sucção deve ser manejada cuidadosamente a fim de evitar fricção da camada superficial friável.
3. O céfalo-hematoma ocorre em 10 a 15% dos casos, sendo mais frequente nos nascimentos espontâneos e nos partos por fórceps. Dificuldades graves são raras, e o prognóstico é bom.

4. A hemorragia subaponeurótica ou subgaleal pode ocorrer abaixo da aponeurose epicrânica. Algumas vezes, isso só é evidente alguns dias após o nascimento. O sangramento pode ser maciço e fatal, porque o espaço subaponeurótico é contínuo sobre o crânio, sem inserções periosteais. Um hematoma nesse espaço pode dissecar-se sobre a abóbada do crânio, a parte elevada ou a totalidade do escalpo. Se houver suspeita de hemorragia subgaleal ou aumento no risco de ocorrência, as circunferências da cabeça devem ser monitoradas com atenção.
5. A hemorragia retiniana ocorre com mais frequência do que em nascimentos espontâneos ou partos por fórceps. Parece não haver dano residual.

Pré-requisitos para parto vaginal assistido a vácuo

Os mesmos critérios do parto por fórceps devem ser satisfeitos antes da tentativa de parto vaginal assistido a vácuo. Eles incluem:

1. Informação consentida.
2. Ausência de contraindicações fetais.
3. Analgesia e anestesia adequadas.
4. Colo do útero completamente dilatado.
5. Ruptura das membranas.
6. Apresentação de vértice.
7. Vértice insinuado.
8. Contrações uterinas adequadas.
9. Ausência de evidência de DCP.
10. Bexiga materna vazia.
11. Médico experiente; instalações adequadas e recursos disponíveis.
12. Equipamento com funcionamento adequado.
13. Avaliação materna e fetal contínua.
14. Plano de emergência no local no caso de o procedimento não ser bem sucedido.

Aplicação do vácuo e parto

A paciente é posicionada e preparada de modo semelhante ao parto por fórceps. Utiliza-se a maior cúpula que permita o encaixe. Quando cúpulas moles são usadas, elas são inseridas pela compressão da cúpula em direção AP. A cúpula é introduzida através da fúrcula posterior, enquanto se abre espaço, protegendo o tecido materno com a mão oposta. Quando uma cúpula rígida é utilizada, ela escorrega lateralmente para a vagina, fixada no crânio fetal. Após a colocação dentro da vagina, é movida anteriormente, sobre a sutura sagital, ligeiramente anterior a fontanela posterior (~1 cm), para garantir que o menor diâmetro da cabeça percorra a pelve. Isso é chamado de ponto de flexão. A verificação de uma boa colocação deve ser feita garantindo que os tecidos maternos não estejam presos entre a cúpula e a cabeça fetal.

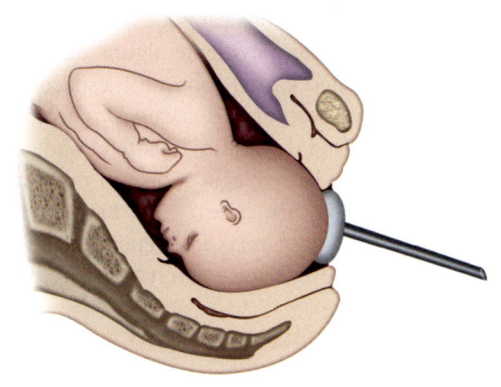

A. Tração para fora e posteriormente.

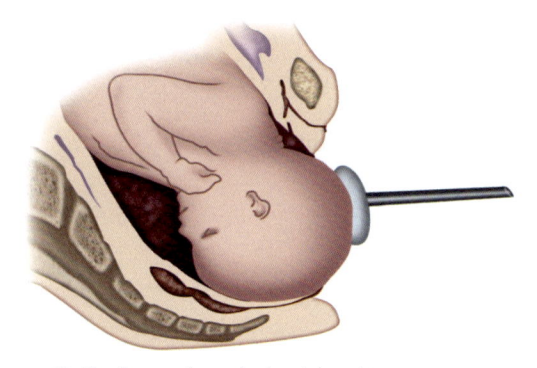

B. Tração para fora e horizontalmente.

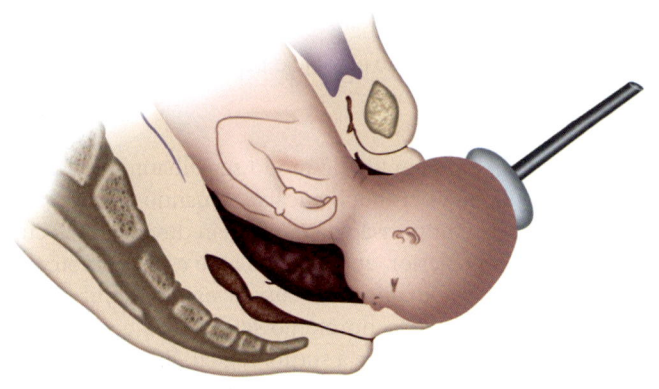

C. Tração para fora e anteriormente.

FIGURA 17-23 Parto vaginal assistido a vácuo.

Lentamente, a pressão negativa é bombeada até que atinja 500 a 600 mmHg (0,6 a 0,8 kg/cm^2). Uma bossa artificial – "coque de cabelo" – é formada. A pressão a vácuo pode ser liberada entre as contrações, para pressões de repouso entre 100 e 200 mmHg (0,1 a 0,3 kg/cm^2). Contudo, não há evidência de que haja diferença no desfecho neonatal se o vácuo for mantido, com ou sem tração, entre as contrações.

A tração é, então, aplicada com a mão direita puxando para baixo no tubo ou cabo do vácuo, enquanto a mão esquerda pressiona sobre a cúpula e a cabeça fetal para garantir boa vedação contínua (Fig. 17-23). Isso traciona na direção do canal de parto. A tração deve ser sincronizada com contração uterina adequada e esforço de expulsão materno máximo. A tração é aplicada na direção da curva pélvica, inicialmente para baixo e, depois, para cima. Nenhuma força rotacional deve ser aplicada, mas a cabeça fetal pode girar em sua própria descida. Quando a cabeça estiver coroando, a direção da tração é modificada para cima e em direção ao abdome da mãe. A mão esquerda move-se, para sustentar o períneo. Um erro comum é estender a cabeça prematuramente, aumentando o diâmetro que deve passar sobre o períneo e aumentando a probabilidade de trauma para a mãe e para o feto, e desligamento do vácuo. Movimentos de basculação também podem aumentar a possibilidade de dano ao escalpo.

Desligamentos (i.e., quando a cúpula de sucção perde sua aderência sobre a cabeça fetal e é inadvertidamente puxada pelo médico) não devem ser considerados um evento normal em um parto vaginal assistido a vácuo. As causas incluem:

1. Aderência ruim, causando vazamento do vácuo.
2. Força de tração excessiva.
3. DCP não reconhecida.
4. Aplicação média.
5. Apresentação OS.
6. Atitude de deflexão.
7. Aplicação paramediana.
8. Ângulo de tração impróprio.
9. Compressão dos tecidos moles maternos.

Quando abandonar uma tentativa de parto vaginal assistido a vácuo

É importante que o médico saiba quando abandonar uma tentativa de parto vaginal operatório. O médico deve abandonar o procedimento se ocorrer qualquer uma das três circunstâncias:

1. Após três trações associadas a três contrações sem progresso ou descida.
2. Após três desligamentos sem causa óbvia.
3. Após 20 minutos, se o parto não for iminente.

Nessas circunstâncias, o vácuo deve ser removido e um diferente método de parto deve ser considerado. Na maioria das ocasiões, isso poderia ser obtido com a cesariana, embora um parto por fórceps assistido também possa ser considerado. O risco de complicações aumenta com o uso sequencial de diferentes instrumentos. A tabela seguinte fornece um breve mnemônico "ABC" para ajudar a orientar os profissionais em um parto vaginal assistido a vácuo.

A	Abordar Anestesia Assistência	• Paciente • Alívio neonatal • Suporte adequado
B	Bexiga	• Esvaziar
C	Colo do útero	• Completamente dilatado • Membranas rotas
D	Determinar	• Posição, situação, adequação pélvica • Antecipar a distocia do ombro
E	Equipamento	• Inspecionar cúpula, bomba, tubo, pressão
F	Fontanela (posterior)	• Sob ou posterior à cúpula
G	Tração suave (*gentle traction*)	• Com contrações

H	Parada (*halt*)	• Se não ocorrer progresso após:
		  Três contrações
		  Três desligamentos
		  20 minutos

I	Incisão	• Considerar episiotomia

Adaptada de Bachman J. A forceps needs to be documented in the same manner as any other operative procedure. Forceps Delivery Correspondence. J Am Acad FaNAm Pract 1989;29:4.

DOCUMENTAÇÃO DE UM PARTO VAGINAL OPERATÓRIO

A documentação clara é importante durante todo o trabalho de parto e nascimento, em particular no caso de um parto vaginal operatório. Os seguintes pontos devem ser claramente documentados após um parto vaginal operatório:

1. Indicação para intervenção.
2. Discussão com a mulher sobre riscos, benefícios e opções.
3. Posição e plano de descida da cabeça fetal, modo pelo qual ela foi avaliada (i.e., de modo vaginal, abdominal, ou ambos).
4. Quantidade de moldagem e bossa presente.
5. Avaliação da pelve materna.
6. Avaliação do coração fetal e contrações.
7. Número de tentativas e facilidade de aplicação de vácuo ou fórceps.
8. Duração da tração e da força usada.
9. Descrição das lesões materna e neonatal.

LEITURA SELECIONADA

American College of Obstetricians and Gynecologists: ACOG Practice Bulletin No. 17: Operative Vaginal Delivery. Washington, DC: ACOG: 2000

Bachman J. A forceps needs to be documented in the same manner as any other operative procedure. Forceps Delivery Correspondence. J Am Acad Fam Pract 29:4, 1989

Cargill Y, MacKinnon CJ: Society of Obstetricians and Gynaecologists of Canada: Guidelines for Operative Vaginal Birth. J Obstet Gynaecol Can 148:347-353, 2004

Gei AF, Pacheco, LD: Operative vaginal deliveries: practical aspects. Obstet Gynecol Clin North Am 38: 323, 2011

Goplani S, Bennet K, Critchlow C: Factors predictive of failed operative vaginal delivery. Am J Obstet Gynecol 191: 892, 2004

Healy DL, Quinn MA, Pepperell RJ: Rotational delivery of the fetus: Kielland's forceps and two other methods compared. Br J Obstet Gynaecol, 89:501, 1982

Ingardia CJ, Cetrulo CL: Forceps – use and abuse. Clin Perinatol 8:63, 1981

Majoko F, Gardner G: Trial of instrumental delivery in theatre versus immediate caesarean section for anticipated difficult vaginal births. Cochrane DataBase Syst Rev 4:CD005545, 2008

Royal College of Obstetricians and Gynaecologists: Operative vaginal delivery. Clinical Guideline 26. http://www.rcog.org.uk/files/rcog-corp/GTG26.pdf, 2011.

Society of Obstetricians and Gynaecologists of Canada. Assisted Vaginal Birth and Vaginal Breech Birth. MORE^{OB}.

CAPÍTULO 18

Distocia do Ombro

Yaa Amankwah

CONSIDERAÇÕES GERAIS
Definição de distocia do ombro
A distocia do ombro ocorre quando a cabeça fetal é liberada, mas os ombros não podem ser espontaneamente liberados pelo método normal de tração utilizado. O feto deve estar na apresentação cefálica para que esse termo seja utilizado. A distocia do ombro ocorre quando o ombro anterior fetal impacta sob a sínfise púbica ou, menos comumente, o ombro posterior fetal impacta sob o promontório do sacro. As manobras obstétricas adicionais são, muitas vezes, requeridas para ajudar a liberar os ombros fetais.

Incidência de distocia do ombro
A incidência geral de distocia do ombro está entre 0,6 e 1,4%. A ampla variação na incidência é resultado de várias definições utilizadas para descrever a distocia do ombro. A definição de distocia do ombro, as características da população que está sendo examinada, e a consistência e precisão para registrar esses casos afetam a incidência. Aproximadamente 50% das distocias do ombro ocorrem em mulheres sem fatores de riscos.

Mecanismo da distocia do ombro
Na maioria dos casos de trabalho de parto e parto normais, os ombros penetram na pelve em diâmetro oblíquo. À medida que o trabalho de parto avança, os ombros descem e giram o diâmetro biacromial em direção ao diâmetro anteroposterior (AP) da pelve. Por meio desse mecanismo, o ombro anterior apresenta-se sob a sínfise púbica deslocado discretamente para linha média e, então, é liberado.

A distocia de ombros ocorre quando o feto entra na pelve com o diâmetro biacromial orientado no sentido do diâmetro AP do estreito superior da pelve (Fig. 18-1) em vez de usar um dos diâmetros oblíquos. Raramente, ocorre a distocia dos dois ombros acima da abertura pélvica. Em geral, o ombro posterior pode se ajustar passando o promontório do sacro, mas o ombro anterior fica encaixado contra a sínfise púbica.

APRESENTAÇÃO CLÍNICA
Quando o ombro anterior ou, menos frequentemente, o ombro posterior fica encravado contra a sínfise púbica/promontório do sacro no diâmetro AP, é impossível a liberação restante do corpo através de métodos comuns. A cabeça permanece presa firmemente contra o períneo ("sinal da tartaruga"), a restituição espontânea não ocorre e o feto não se desprende com o esforço materno normal. Em 1955, Morris descreveu o quadro clássico de distocia do ombro da seguinte maneira:

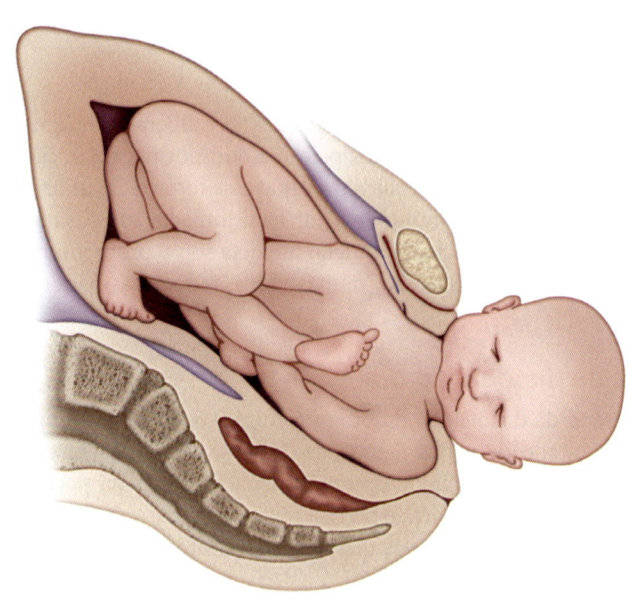

FIGURA 18-1 **Distocia do ombro: diâmetro biacromial no diâmetro anteroposterior da pelve.**

O parto da cabeça com ou sem fórceps pode ter sido muito fácil, mas frequentemente apresenta alguma dificuldade para completar a extensão da cabeça. O escalpo a desprende lentamente. Quando a fronte surge é necessário pressionar o períneo para liberar a face. Por fim, as bochechas surgem. O mento duplo fica estrangulado sobre a comissura posterior da vulva, onde permanece firmemente tracionado para cima. Em raras ocasiões, a restituição ocorre espontaneamente, porque a cabeça é incapaz de se movimentar devido à tração. A manipulação suave da cabeça às vezes resulta em súbita restituição de 90° à medida que a cabeça se ajusta sem que os ombros desçam para a posição AP.

O tempo passa. A cabeça fica arroxeada. Ocorre o esforço respiratório, sem sucesso. Os esforços abdominais feitos pela mãe ou por seus assistentes não produzem avanços; a tração suave da cabeça também não gera resultados.

Em geral, a calma abandona os profissionais. Eles pressionam, eles puxam. A preocupação aumenta. Por fim, pela força maior do músculo ou por alguma ilusão infernal, a dificuldade parece ser sobreposta, e os ombros e tronco de uma criança grande são liberados. A palidez do seu corpo contrasta com a cianose em cor de chumbo da face e a pequena quantidade de mecônio recém-expelido sobre as nádegas. Aos profissionais, resta a sensação de que sua ansiedade não era infundada, o bebê está flácido e afônico e, muitas vezes, permanece assim, apesar de todos os esforços de ressuscitação.

Diagnóstico diferencial

Existem situações excepcionais que impedem o parto espontâneo do ombro e do corpo fetal após o desprendimento da cabeça. Elas não são consideradas uma distocia do ombro "verdadeira" e incluem:

1. Cordão umbilical curto.
2. Circular cervical apertado.
3. Aumento do volume abdominal ou torácico do feto (anasarca, neoplasmas abdominais ou torácicas).
4. Gêmeos unidos ou siameses.
5. Anel de constrição uterino.

FATORES DE RISCO PARA DISTOCIA DO OMBRO

A distocia do ombro é, muitas vezes, imprevisível e, portanto, não pode ser prevenida na maioria dos casos. A maioria dos fatores de risco pré-natais tem valor preditivo positivo, muito baixo e, não permitem que o obstetra faça o prognóstico da ocorrência de distocia do ombro com precisão e confiança.

Uma maior proporção de casos ocorre nas mulheres sem fatores de risco. Quando os principais fatores de risco são utilizados para prever a distocia do ombro, apenas 16% dos casos de distocia do ombro com morbidade infantil estão associados a fatores de risco conhecidos. Os principais fatores de risco incluem obesidade materna, gravidez pós-termo, macrossomia fetal, diabetes melito materno e história prévia de distocia do ombro. Multiparidade, indução do trabalho de parto, distocia do trabalho de parto e parto vaginal assistido também são fatores de risco.

Macrossomia fetal

Embora haja relação entre o tamanho fetal e distocia do ombro, o tamanho fetal não representa um fator preditivo preciso. Em 48% dos casos de distocia do ombro, os recém-nascidos pesam, ao nascer, menos de 4.000 g. Curiosamente, uma grande proporção de recém-nascidos com peso ao nascer de 4.500 g ou mais não apresentam distocia de ombro. Entre os recém-nascidos com peso de nascimento acima de 4.500 g, a distocia do ombro é encontrada em 22,6% dos casos. Os fetos macrossômicos tendem a depositar seu excesso de peso no tórax e nas regiões abdominais, tornando essas áreas desproporcionais em relação à cabeça. Os recém-nascidos pós-termo, e os recém-nascidos de mães com diabetes, apresentam um aumento desproporcional do tórax e do tronco, resultando em distocia do ombro. Essa desproporção entre as dimensões do ombro e da cabeça é muito mais acentuada em recém-nascidos de mães com diabetes.

Diabetes melito materno

A macrossomia fetal no contexto do diabetes materno aumenta o risco de distocia do ombro; contudo, esses fatores de risco combinados são capazes de prever apenas 55% dos casos de distocia do ombro. Além da circunferência ombro-cabeça desproporcionalmente mais larga observada em recém-nascidos macrossômicos, as crianças nascidas de mães com diabetes apresentam maior índice de gordura corporal, que tende a estar depositada nos braços e dobras do tríceps, contribuindo para a distocia do ombro.

Obesidade materna

A obesidade na gravidez (índice de massa corporal materno pré-gestacional > 30 kg/m^2) está associada à macrossomia fetal. Em algumas situações, os recém-nascidos macrossômicos podem ter distocia do ombro.

Distocia do ombro prévia

Uma história prévia de distocia do ombro parece ser um dos fatores preditivos mais precisos para distocia do ombro recorrente. O risco citado recorrente na literatura varia de 10 a 15%. Isso traduz-se para um risco de 10 a 20 vezes comparado com a linha de base. Quando a distocia do ombro resulta em lesão fetal, a probabilidade recorrente e de lesão dos fetos de gestações subsequentes é maior. Isso se justifica pela tendência de que os recém-nascidos subsequentes sejam maiores.

Outros fatores de risco

Entre uma variedade de fatores, a multiparidade, as gestações pós-termo, a distocia do trabalho de parto e os partos vaginais assistidos estão frequentemente associados à distocia do ombro. Não são conhecidas as causas diretas nos casos citados; contudo, a macrossomia fetal está, com frequência, presente nesses cenários e pode explicar sua associação.

SEQUELAS DA DISTOCIA DO OMBRO

Complicações da distocia do ombro incluem lesões fetais ou neonatais, bem como lesões maternas. Até 20% dos recém-nascidos terão lesão temporária ou permanente. As lesões fetais incluem hipoxia no nascimento ou asfixia e possível morte, lesões do plexo braquial, clavícula, fratura de úmero, contusões e lacerações. A morbidade materna inclui lacerações do canal de parto, ruptura uterina e hemorragia pós-parto secundária à atonia uterina ou a lacerações.

Asfixia no nascimento

A asfixia no nascimento é a complicação mais temida da distocia do ombro porque pode resultar em dano neurológico permanente e até morte. Com as contrações uterinas, grandes quantidades de sangue são transferidas do tórax do feto para sua cabeça. A angulação do pescoço e a compressão do tórax interferem na função cardíaca e prejudicam o retorno venoso. O sistema vascular intracraniano do feto não é capaz de compensar a pressão intravascular excessiva. A compressão do cordão umbilical no canal de parto provoca redução adicional do fluxo sanguíneo e da oxigenação para o feto. Isso resulta em aumento da acidose fetal e asfixia. Nessas condições, desenvolve-se a anoxia que pode ser acompanhada por efusões hemorrágicas. Se essa situação persistir por muito tempo, o feto sofre lesão cerebral irreversível. A morte fetal pode ocorrer durante o manejo do parto ou no período neonatal. Alguns estudos sugerem que após a cessação abrupta do fluxo sanguíneo umbilical, se o parto não ocorrer dentro de 5 a 10 minutos pode ocorrer lesão neurológica permanente ou morte fetal. Isso ocorre devido a acidose, com o pH da artéria umbilical caindo a uma taxa de 0,04 unidades/min na presença de oclusão total do cordão. Na distocia do ombro, desde que o cordão tenha sido previamente pinçado, pode haver preservação da circulação entre a mãe e o feto e um declínio mais lento no pH. Isso é uma razão para não cortar o cordão umbilical quando há suspeita de distocia do ombro.

Lesão do plexo braquial

A lesão do plexo braquial pode ocorrer em 10% de todos os partos com distocia do ombro, embora os índices de 4 a 40% tenham sido relatados. Pode estar associada à tração lateral excessiva da cabeça fetal. As lesões do plexo braquial também podem ocorrer na ausência da distocia do ombro, após apresentações de nádegas e nas cesarianas não complicadas. Uma lesão do plexo braquial envolve, frequentemente, as raízes do quinto e sexto nervos cervicais C5 e C6, resultando na clássica paralisia de Erb-Duchenne (sinal de *waiter tip*). Quando a lesão envolve C8 e T1, é chamado de paralisia do plexo braquial do tipo Klumpke (sinal da "mão em garra"). A maioria das lesões do plexo braquial é transitória e resolve-se, em geral, após 3 meses. Se houver alguma incapacidade residual ao fim do primeiro mês de vida, o bebê deve ser encaminhado para avaliação com um especialista. Aproximadamente 5 a 22% resultam em algum grau de lesão permanente.

Traumatismo fetal e faturas

As fraturas da clavícula fetal ocorrem em 10% dos partos complicados pela distocia do ombro. Após o despreendimento da cabeça fetal, a pressão excessiva aplicada sobre os ombros na tentativa de completar o parto, pode resultar em fratura da clavícula. Em alguns casos, a clavícula pode ser fraturada para reduzir o diâmetro do tórax fetal e a distância entre os ombros, facilitando o parto. As fraturas no úmero ocorrem em aproximadamente 4% dos bebês com distocia do ombros. A cura tende a ser rápida, sem complicações a longo prazo.

O traumatismo fetal pode ocorrer devido a pressão exercidas pelas mãos do assistente sobre o feto ao executar as manobras para liberar o corpo fetal no parto.

Os traumatismos podem ocorrer também durante um parto normal não complicado por distocia do ombro.

Morbidade materna

A distocia do ombro está associada a um aumento da morbidade e mortalidade materna. As complicações incluem lacerações da vulva, da vagina e do colo do útero; e lacerações da episiotomia. A hemorragia intraparto ou pós-parto ocorre em 25% dos partos. Isso pode representar um risco de vida. As causas de sangramento incluem lacerações do trato genital, atonia uterina e, raramente, ruptura uterina. A retenção urinária temporária pode ocorrer no período pós-parto, devido a atonia vesical. A pressão prolongada e intensa do ombro anterior fetal sobre a bexiga pode provocar a atonia. A hiperflexão acentuada das pernas maternas, necessária para auxiliar o desprendimento do ombro, pode causar lesão do nervo femoral lateral, e a disfunção da sínfise púbica materna.

DIAGNÓSTICO

O diagnóstico pode ser feito apenas após o desprendimento da cabeça. Os seguintes sinais podem aparecer:

1. Ocorre o desprendimento da cabeça fetal, mas a restituição não ocorre espontaneamente. Devido a pressão exercida pela vulva, a cabeça parece incapaz de se movimentar.
2. A cabeça recua contra o períneo após ser liberada ("sinal da tartaruga").
3. Não ocorre o desprendimento dos ombros com os esforços expulsivos realizados pela mãe e com a tração delicada para baixo.

MANEJO DA DISTOCIA DO OMBRO

A distocia do ombro não pode ser prevista com segurança; portanto, todos os partos devem ser considerados de risco para distocia do ombro. Se uma mulher for considerada de risco para distocia de ombro, ela, seu acompanhante e a equipe de assistência de parto devem preparar-se para distocia do ombro antes do desprendimento da cabeça fetal. Uma equipe preparada para a possibilidade de nivelamento da cama, manobra de McRoberts, pressão suprapúbica e rolagem na cama pode aumentar a cooperação na ocorrência de distocia do ombro. A colocação de um banco do lado da cama correspondente ao dorso fetal pode indicar o local onde deve ser aplicada pressão suprapúbica com orientação oblíqua. Exercícios de simulação podem ser utilizados para melhorar o desempenho de equipe e pode ser útil no manejo da distocia do ombro.

Quando a distocia do ombro é reconhecida, várias manobras devem ser empregadas. O médico assistente deve solicitar o apoio de outros profissionais de atenção à saúde. O obstetra deve estar presente, e deve ser notificado a dirigir-se para a sala de parto. Um anestesista e uma equipe neonatal também devem estar pesente. O assistente responsável pelo parto deve ser constantemente informado do tempo decorrido desde o despreendimento da cabeça. Designar um auxiliar para cronometrar os eventos é uma forma efetiva de realizar esse controle. Deve-se evitar puxar a cabeça, fazer pressão sobre o fundo do útero, ficar desorientado e fazer movimento de basculação (angulando fortemente a cabeça fetal, usando o cóccix como ponto de apoio). A mulher não deve fazer os esforços expulsivos até que as manobras para aliviar a obstrução, tenham sido realizadas.

Várias manobras obstétricas podem ser utilizadas para resolver a distocia do ombro, incluindo manobra de McRoberts, pressão suprapúbica, liberação do ombro anterior, liberação do ombro posterior e do braço, manobra de Woods (parafuso), fratura deliberada da clavícula ou do úmero fetal, manobra de Zavanelli e sinfisiotomia materna. A liberação do ombro posterior está associada a um índice mais alto de desprendimento, se comparada a outras manobras; assim, ela deve ser considerada após a manobra de McRoberts e a pressão suprapúbica. A necessidade de manobras adicionais está associada a uma incidência mais altas de lesão neonatal. Apesar das recomendações tradicionais para execução da episiotomia nos casos de distocia de ombro para prevenir lesão do plexo braquial, a literatura não comprova os benefícios para essa prática.

Manobra de McRoberts e pressão suprapúbica

Essas duas manobras são utilizadas simultaneamente como etapas iniciais do manejo da distocia do ombro. Cerca de 50 a 60% de todas as distocias do ombro são resolvidas com o uso da combinação de manobra de McRoberts e pressão suprapúbica, eliminando, desse modo, a necessidade de manobras adicionais.

A manobra de McRoberts é realizada pela flexão acentuada das pernas em ângulo agudo sobre o abdome materno. Dessa forma a sínfise púbica gira em direção à cabeça e o sacro fica retificado, permitindo que o ombro fetal deslize anteriormente por baixo do osso púbico materno.

Um assistente pode executar a pressão suprapúbica (*não* a pressão do fundo), aplicando pressão oblíqua acima do osso púbico materno com a parte inferior da palma de suas mãos entrelaçadas contra o ombro para desalojá-lo (manobra de Mazzanti). Um banquinho pode ser útil para facilitar essa manobra, em particular no caso de um assistente não tão alto. É necessário conhecer a posição do occipúcio, de modo que a pressão seja aplicada do lado correto e seja mais efetiva. A distocia do ombro ocorre porque os ombros do feto penetram na pelve em eixo AP direto e não pelo eixo oblíquo fisiológico; portanto, a pressão exercida sobre o ombro de cima para baixo e de um lado para o outro pode, muitas vezes, mudar sua posição para a oblíqua, permitindo, assim, o seu desprendimento.

O assistente do parto pode tentar desalojar manualmente o ombro anterior da sínfise púbica. Pode-se colocar a mão profundamente na vagina por trás do ombro anterior, e fazer a tentativa de girar o eixo dos ombros no diâmetro oblíquo da pelve

(Fig. 18-2). Após uma manobra, a tração firme deve ser aplicada à cabeça fetal, desviando-a em direção ao chão.

Liberação do ombro e braço posterior

O braço fetal frequentemente está flexionado no cotovelo, e se não estiver flexionado, pode ser feita uma pressão na fossa antecubital para auxiliar a flexão. Pode-se pegar a mão e puxá-la pela frente do tórax, liberando-a.

1. O médico deve colocar a mão profundamente na vagina junto à curvatura do sacro e por trás do ombro posterior do feto. Se o dorso fetal estiver direcionado para o lado direito do médico, a mão esquerda deve ser usada. Se o dorso estiver direcionado para o lado esquerdo do operador, a mão direita é preferida (Fig. 18-3A).
2. A fossa antecubital do braço posterior deve ser localizada para realizar pressão, usando um dedo para flexionar o braço de modo similar à manobra de Pinard em um parto pélvico.
3. O antebraço é puxado através do tórax e da face; pega-se a mão, e o braço é estendido juntamente à face fetal e liberado (Fig. 18-3B).
4. Após essas manobras, o ombro anterior se desprende, na maioria dos casos. Se isso não ocorrer, deve-se fazer a rotação de 180° do corpo de modo que o ombro anterior fique localizado posteriormente. A extração é feita utilizando a mesma manobra. Essa manobra pode aumentar o risco de fratura do úmero; contudo, a maioria das fraturas umerais se resolve rapidamente sem dano permanente. Considerando isso, essa manobra deve ser feita para resolver a distocia de ombro de um feto em situação de risco quando outras manobras não tiverem funcionado.

Manobra de Woods

A manobra de Woods foi primeiramente descrita em 1943. Nessa manobra, o assistente de parto pressiona o ombro posterior por um arco de 180°, aplicando pressão sobre a superfície anterior do ombro posterior. Isso deve provocar um movimento de rotação progressivo do ombro posterior de maneira semelhante a um saca-rolhas, liberando ombro anterior. A manobra de Woods reversa, ou manobra de Rubin, é feita através da pressão exercida sobre a superfície posterior do ombro posterior. Com isso, ocorre a flexão dos ombros sobre o tórax e torna a distância entre os ombros menor, diminuindo, assim, a dimensão do tórax fetal que deve encaixar na pelve.

Para executar a manobra de Woods, o ombro posterior deve ter passado o nível da espinha. Quando a posição da cabeça fetal é occipitotransversa esquerda (OTE), dois dedos da mão esquerda são colocados sobre a face anterior do ombro posterior. A pressão é exercida contra o ombro, para movê-lo no sentido anti-horário, com a face posterior pela frente (Fig. 18-4). É feito o giro de 180°, passando da posição de 12 horas. Desse modo, o ombro posterior é liberado sob o arco púbico. A cabeça girou

Capítulo 18 Distocia do Ombro

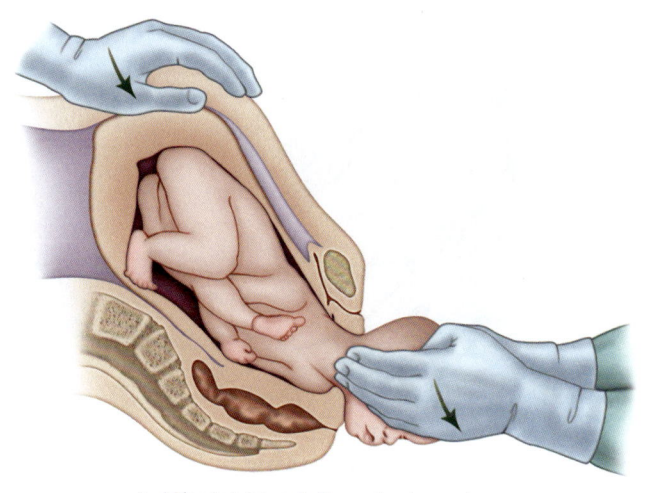

A. Método básico de liberação dos ombros.

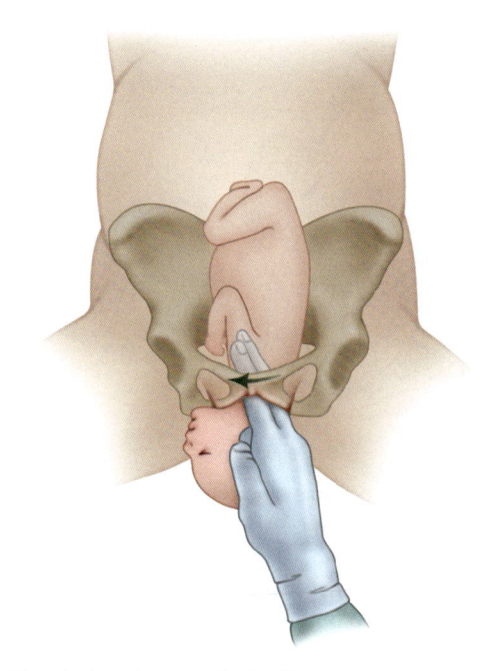

B. Distocia do ombro: rotação do diâmetro biacromial a partir do diâmetro anteroposterior, na pelve, para uma direção oblíqua.

FIGURA 18-2 **Liberação do ombro anterior.**

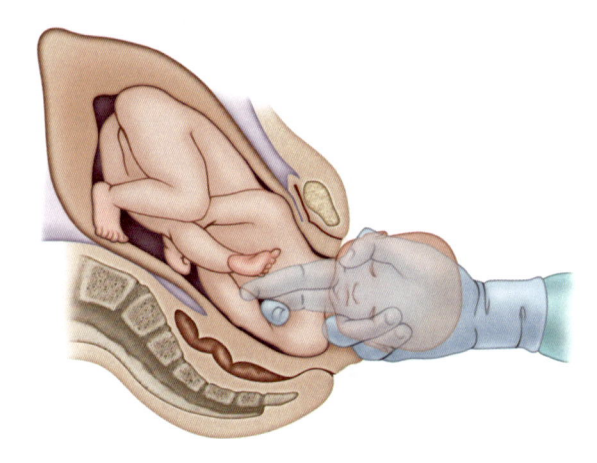

A. Primeiro passo.

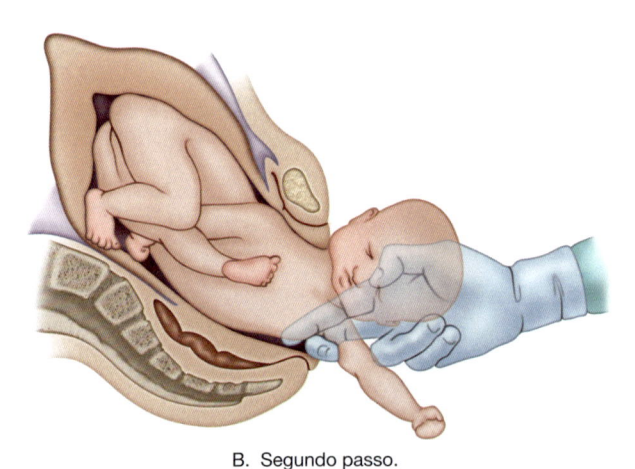

B. Segundo passo.

FIGURA 18-3 A e **B.** Extração do ombro e braço posterior.

da posição OTE para a occipitotransversa direita (OTD). Dessa forma, deve ocorrer a liberação do ombro posterior, e o ombro anterior se posiciona posteriormente.

Fratura da clavícula fetal

Embora essa manobra seja muitas vezes descrita na literatura da distocia do ombro, raramente ela é executada. A clavícula fetal é um osso forte e não é fraturado com facilidade. A clavícula fraturada diminui o diâmetro biacromial, facilitando a resolução da distocia. As consequências fetais graves que podem ocorrer incluem lesão pulmonar e lesão de vasos importantes.

Rolagem para a posição "de quatro"

A movimentação da mãe para a posição de quatro aumenta as dimensões pélvicas e permite que a posição fetal se desloque, liberando, desse modo, o ombro encravado.

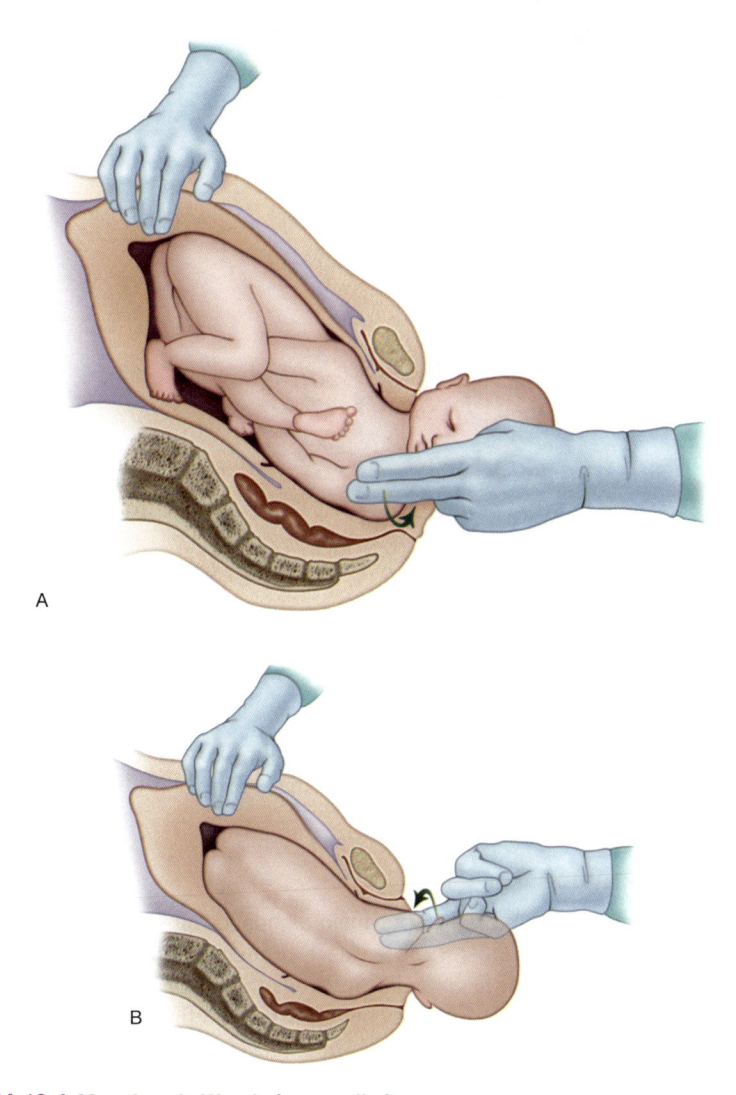

FIGURA 18-4 Manobra de Woods (saca-rolha).

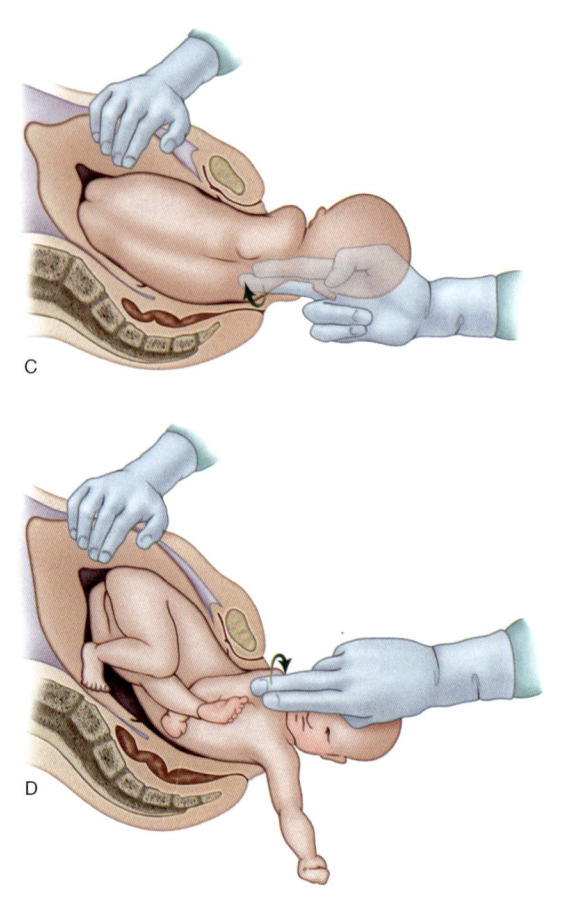

FIGURA 18-4 *(Continuação).*

Com uma tração descendente delicada sobre o ombro posterior, o ombro anterior pode ficar mais impactado (com a gravidade), mas facilitará a liberação do ombro posterior.

Manobra de Zavanelli

É uma manobra de reposição cefálica por meio da qual os movimentos cardinais do trabalho de parto são invertidos; a cabeça deve primeiramente ser girada de volta à sua posição pré-restituição, flexionada, pressionada, girada para a posição transversa e liberada e, então a cesariana executada. A pressão firme e constante é aplicada a partir de baixo enquanto a cabeça é pressionada de volta para a vagina. Um anestésico geral é muitas vezes administrado, além de tocolíticos para produzir o relaxamento uterino requerido para essa manobra. A cesariana deve ser executada imediatamente após o reposicionamento da cabeça.

Sinfisiotomia

Esse procedimento raramente é executado, sendo reservado para áreas sem rápido acesso à execução de cesariana. O procedimento separa os ligamentos entre os ossos direito e esquerdo da sínfise púbica. Isso resulta em aumento no diâmetro transverso do púbis com a adição de cerca de 3 cm à circunferência da pelve. O principal risco envolve a lesão potencial dos tecidos moles maternos, em especial, a bexiga e a uretra.

MANEJO

O boletim do American College of Obstetricians and Gynaecologists recomenda, como abordagem inicial, a execução da manobra de McRoberts. A prática de exercícios de treinamento para todos os membros da equipe têm sido sugeridos para melhorar o atendimento rápido obstétrico. Mnemônicos são utilizados com frequência para planejar uma abordagem passo a passo no manejo da distocia do ombro. Um dos mnemônicos é *"ALARMER"*:

- **A** – Solicite (*a*sk) auxílio (assistente, anestesia, neonatologia).
- **L** – Erguer (*l*ift) as pernas (McRoberts).
- **A** – Liberação do ombro *a*nterior (pressão suprapúbica).
- **R** – Girar (*r*otate) (manobra de Woods [saca-rolha]).
- **M** – Remoção *m*anual do braço e ombro posterior.
- **E** – *E*pisiotomia.
- **R** – *R*epetir os passos anteriores.

CONCLUSÃO

A distocia do ombro é um evento obstétrico imprevisível e inevitável. Vários fatores têm sido identificados na literatura como contribuintes para essa condição, mas esses fatores isolados não são fortes prognosticadores da distocia do ombro. A abordagem da equipe de saúde deve ser uniforme e organizada para manejo dessa emergência, de modo a minimizar os riscos para a mãe e para o bebê.

Contudo, a presença desses fatores deve manter os profissionais de saúde alerta.

LEITURA SELECIONADA

Acker DB, Sachs BP, Friedman EA: Risk factors for shoulder dystocia. Obstet Gynecol 66:762, 1985

American Congress of Obstetricians and Gynecologists: ACOG Practice Bulletin Number 40. Shoulder Dystocia. November 2002 (reaffirmed 2010). Obstet Gynecol 100:1045, 2002

Al Hadi M, Geary M, Byrne P, et al: Shoulder dystocia: risk factors and maternal and perinatal outcome. J Obstet Gynaecol 21:352, 2001

Bahar AM: Risk factors and fetal outcome in cases of shoulder dystocia compared with normal deliveries of a similar birth weight. Br J Obstet Gynaecol 103:868, 1996

Baskett TF, Allen AC: Perinatal implications of shoulder dystocia. Obstet Gynecol 86:14, 1995

Ecker JL, Greenberg JA, Norwitz ER, et al: Birth weight as a predictor of brachial plexus injury. Obstet Gynecol 1997; 89:643, 1997

Gherman RB: Persistent brachial plexus injury: The outcome of concern among patients with suspected fetal macrosomia. Am J Obstet Gynecol 178:195, 1998

Gherman RB: Shoulder dystocia: An evidence-based evaluation of the obstetrical nightmare. Clinic Obstet Gynecol 45:345, 2002

Gherman RB, Goodwin TM, Souter I, et al: The McRoberts' maneuver for the alleviation of shoulder dystocia: How successful is it? Am J Obstet Gynecol 176:656, 1997

Ginsberg NA, Moisidis C: How to predict recurrent shoulder dystocia. Am J Obstet Gynecol 184:1427, 2001

Grobman WA, Hornbogen A, Burke C, Costello R: Development and implementation of a team-centered shoulder dystocia protocol. Simul Healthc 5:199, 2010

Gross TL, Sokol RJ, Williams T, et al: Shoulder dystocia: a fetal-physician risk. *Am J Obstet Gynaecol* 156:1408, 1987

Hoffman MK, Bailit JL, Branch DW, et al: A comparison of obstetric maneuvers for the acute management of shoulder dystocia. Obstet Gynecol 117:1272, 2011

McFarland MB, Langer O, Piper JM, Berkus MD: Perinatal outcome and the type and number of manoeuvres in shoulder dystocia. Int J Gynecol Obstet 55:219, 1996

Morris WIC: Shoulder dystocia. J Obstet Gynaecol 62:302, 1955

Ouzounian JG, Korst LM, Ahn MO, et al: Shoulder dystocia and neonatal brain injury: Significance of the head-shoulder interval. Am J Obstet Gynecol 178:S76, 1998

Paris AE, Greenberg JA, Ecker JL, McElrath TF: Is an episiotomy necessary with a shoulder dystocia? Am J Obstet Gynecol 205: e1, 2011

Resnik R: Management of shoulder girdle dystocia. Clin Obstet Gynecol 23:559, 1980

Sheiner E, Levy A, Menes TS, et al: Maternal obesity as an independent risk factor for caesarean delivery. Paediatr Perinat Epidemiol 18:196, 2004

Smith RB, Lane C, Pearson JF: Shoulder dystocia: What happens at the next delivery? Br J Obstetric Gynecol 101:713, 1994

Society of Obstetricians and Gynaecologists of Canada: MORE^{OB}: Shoulder Dystocia and Umbilical Cord Prolapse, 2010. http://www.moreob.com

Stallings SP, Edwards RK, Johnson JWC: Correlation of head-to-body delivery intervals in shoulder dystocia and umbilical artery acidosis. Am J Obstet Gynecol 185:268, 2001

Wood C, Ng KH, Hounslaw D, et al: Time: an important variable in normal delivery. J Obstet Gynaecol Br Commonw 80:295, 1973

Terceiro Período do Trabalho de Parto

PARTE IV

CAPÍTULO 19

Secundamento ou Requitação, Placenta Retida e Placenta Acreta

Lawrence Oppenheimer

Capítulo 19   Secundamento ou Requitação, Placenta Retida e Placenta Acreta

PLACENTA NORMAL
Tamanho e formato
A placenta tem uma forma discoidal arredondada ou ovalada, com tamanho de 20 × 15 cm e 1,5 a 2 cm de espessura. O peso corresponde a 20% do peso fetal, oscilando em média entre 425 e 550 g.

Organização
No lado uterino, existem oito ou mais cotilédones maternos separados por septos. O termo *cotilédone fetal* refere-se à parte da placenta que é suprida pela vilosidade-tronco e suas ramificações. A superfície materna é coberta por uma camada de decídua e fibrina, que é liberada juntamente com a placenta no parto. O lado fetal é coberto por membranas.

Localização
Normalmente, a implantação placentária ocorre na parte superior do útero ou no fundo do útero. Algumas vezes, está localizada no segmento inferior, podendo alcançar o colo do útero. Essa última condição é chamada de *placenta prévia*, e é uma causa de sangramento no terceiro trimestre.

ANORMALIDADES DA PLACENTA
Lobo succenturiado
É uma anomalia na qual um ou mais lobos acessórios se encontram separados do disco placentário principal. Os vasos sanguíneos que suprem esse lobo correm sobre as membranas e podem se romper quando ocorre a ruptura das membranas ou durante o parto. Um lobo succenturiado pode ficar retido após o parto e causar hemorragia pós-parto (HPP).

Placenta circunvalada
As membranas estão dobradas sobre a superfície fetal e se inserem sobre si próprias longe das margens da placenta. A placenta é extra-coriônica.

Âmnio nodoso
É um nódulo de colorção amarela, com 3 a 4 cm de diâmetro, situado sobre a superfície fetal do âmnio. É composto por vérnix, fibrina, escamas celulares e lanugem. Pode formar um cisto. Essa condição está associada com oligo-hidrâmnio.

Infartos
Infartos localizados são comuns. O significado clínico não é conhecido, mas na presença de múltiplas áreas de infarto, a capacidade funcional da placenta pode ser reduzida.

Alteração da coloração

A coloração avermelhada está associada à hemorragia. A cor esverdeada é causada por mecônio e pode ser uma indicação de hipoxia fetal.

Placenta em gestão gemelar

Nos gêmeos monocoriônicos, a placenta forma uma massa única, nos gêmeos dicoriônicos as placentas podem ser fundidas ou separadas.

Peso

As placentas que pesam mais de 600 g ou menos de 400 g estão geralmente associadas à alterações da gravidez.

DEQUITAÇÃO PLACENTÁRIA

A dequitação ocorre em dois estágios: (1) descolamento da placenta da parede uterina e descida para o segmento uterino inferior e/ou para a vagina e (2) expulsão da placenta para fora do canal de parto. Existem duas abordagens no manejo da dequitação: o manejo ativo e o manejo fisiológico. Essas abordagens foram comparadas em vários estudos, e o manejo ativo tem sido recomendado porque reduz a incidência de HPP (perda sanguínea > 1.000 mL) e encurta o terceiro período.

O *manejo ativo* inclui:

- Uso de uterotônicos.
- Clampeamento ou secção precoce do cordão.
- Tração controlada do cordão.

A ocitocina (10 unidades internacionais [UI]) é administrada pela via intramuscular, preferencialmente após o desprendimento da cabeça fetal ou após a liberação do corpo. Uma alternativa igualmente eficaz é o uso continuado de 5 UI de ocitocina mais alcaloide do ergot (chamado de sintometrina, usado comumente no Reino Unido), embora haja uma incidência maior de náusea com essa combinação.

Descolamento da placenta

O descolamento da placenta ocorre, em geral 5 minutos após o fim do segundo período. Os sinais de descolamento incluem:

1. Saída de sangue pela vagina.
2. Alongamento do cordão umbilical na vulva.
3. Elevação do fundo do útero no abdome à medida que a placenta desce do útero para a vagina.
4. Consistência uterina firme e forma globular.

Expulsão da placenta

Quando esses sinais estiverem presentes, a expressão da placenta pode ser feita. A expressão é realizada pela manobra de Brandt-Andrews. Esse procedimento envolve a tração delicada do cordão com uma mão, enquanto a outra mão aplica pressão sobre o útero acima da sínfise púbica, empurrando a placenta para baixo. Deve-se evitar a manipulação grosseira do útero antes do deslocamento placentário. Essas ações não aceleram a dequitação da placenta e podem levar ao sangramento excessivo (Fig. 19-1). A perda sanguínea média durante o terceiro período é de 250 a 500 mL.

Manejo fisiológico

As mulheres com baixo risco de HPP que desejam o manejo fisiológico do terceiro período devem ser apoiadas na sua escolha. O manejo fisiológico inclui:

- Nenhum uso de fármacos uterotônicos de rotina.
- Nenhum clampeamento do cordão até a pulsação ter cessado.
- Dequitação da placenta por esforço materno.

Se houver hemorragia, se a expulsão não ocorrer dentro de 1 hora com o manejo fisiológico ou se o risco HPP aumentar, deve-se implementar o manejo ativo. As mulheres com risco mais alto de HPP incluem as com (1) útero superdistendido (gravidez múltipla, poli-hidrâmnio), (2) paridade alta, (3) história de HPP prévia, (4) trabalho de parto prolongado, sobretudo quando associado à contrações uterinas ineficazes, (5) anestesia geral, (6) parto cirúrgico difícil, (7) indução ou aceleração do trabalho de parto com ocitocina. O manejo nesses casos deve ser ativo.

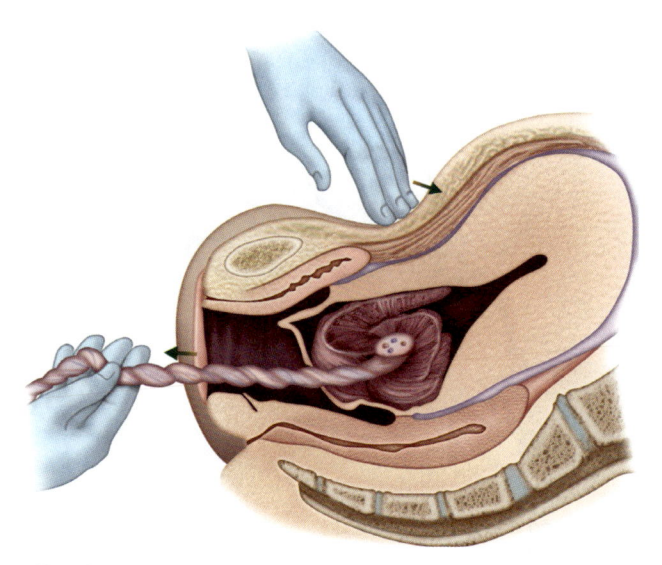

FIGURA 19-1 **Expulsão da placenta.**

Clampeamento tardio do cordão

O clampeamento precoce do cordão como parte do manejo ativo está associado à redução na HPP. O retardamento do clampeamento do cordão por no mínimo três minutos ou até que a pulsação tenha cessado mostrou redução na incidência de anemia do recém-nascido, devido ao volume de sangue da placenta. Esse benefício é particularmente importante nos países de baixa renda.

Existem evidências de nível médio e limitadas de estudos realizados em países de alta renda, mostrando que o clampeamento tardio do cordão reduz a incidência de anemia e aumenta a incidência de hiperbilirrubinemia no recém-nascido. Existem outras publicações que apresentam resultados variados a longo prazo. Existe evidência de alto nível de estudos realizados em países de baixa e média renda mostrando que o clampeamento tardio do cordão reduz a incidência de anemia no recém-nascido.

Liberação das membranas

Na maioria dos casos, à medida que a placenta é expulsa, as membranas se descolam do endométrio e são liberadas de maneira espontânea. Ocasionalmente, isso não ocorre, e as membranas podem ser removidas por tração delicada com uso de pinça de anel (Fig. 19-2). A retenção de pequenos fragmentos de membranas não apresentam efeito adverso.

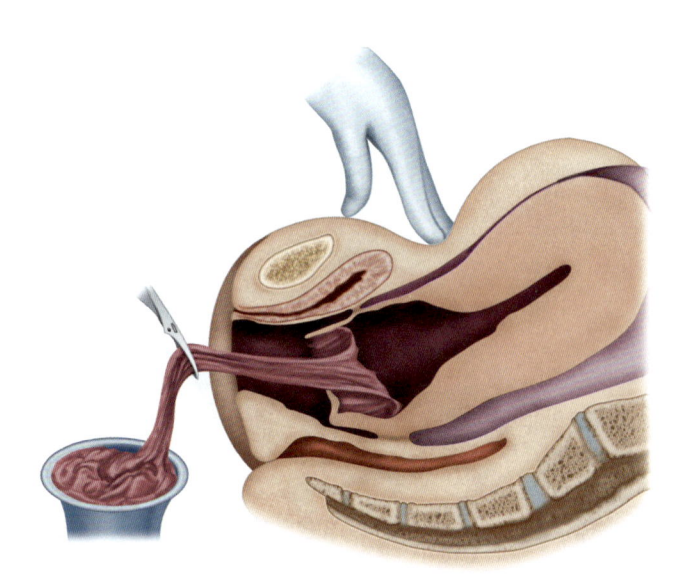

FIGURA 19-2 Liberação das membranas.

Exame da placenta

O exame da placenta é realizado para verificar sua integridade (i.e., se algum cotilédone ficou no útero). A presença de vasos sanguíneos rompidos ao longo da borda sugerem que um lobo acessório possa ter permanecido no útero. Alguns obstetras não confiam no exame da placenta e exploram a cavidade do útero manualmente após cada parto para confirmar se existem restos placentários. A presença de restos ovulares, que podem estar associados com HPP, pode ocorrer em 1% dos casos, mesmo quando uma avaliação cuidadosa é realizada.

Retenção da placenta

O terceiro período do trabalho de parto é diagnosticado como prolongado se a dequitação não ocorrer após 30 minutos do parto com manejo ativo e 60 minutos com manejo fisiológico.

A retenção da placenta divide-se em quatro grupos:

1. *Descolada, mas retida:* há falha das forças que normalmente expelem a placenta.
2. *Descolada, mas encarcerada:* constrição uterina tipo ampulheta ou constrição cerical aprisionando a placenta no útero.
3. *Aderente, não separável:* nessa situação, a placenta não se descola da parede uterina. As causas incluem falha da contração normal e retração do terceiro período, um defeito anatômico no útero, e anormalidades da decídua, que impedem a formação do plano decidual normal de clivagem.
4. *Aderente e fixa:* nesse tipo, estão os vários graus de placenta acreta. A decídua normal está ausente, e as vilosidades coriônicas estão presas diretamente no miométrio, transpassando-o (ver mais adiante, neste capítulo).

Remoção manual da placenta

Atualmente, faz-se a remoção manual de placenta se ela não for liberada dentro de 30 a 60 minutos após o nascimento, contanto que o sangramento não seja excessivo. Se a hemorragia for importante, a placenta deve ser removida imediatamente. Deve ser feita uma infusão intravenosa, e sangue deve estar disponibilizado. É necessária anestesia. O procedimento é realizado em condições assépticas.

O útero é fixado com uma mão pressionando o fundo do útero pelo abdome materno (Fig. 19-3). A outra mão é inserida na vagina e através do colo até a cavidade do útero. A placenta é alcançada seguindo o cordão umbilical. Se a placenta estiver descolada, deve ser tracionada e removida. Logo após, o útero deve ser explorado para confirmar a retirada completa da placenta.

Se a placenta ainda estiver aderida à parede uterina, é preciso fazer o descolamento. Deve-se identificar a margem de inserção e os dedos devem ser inseridos entre a placenta e a parede do útero. O dorso da mão é mantido em contato com a parede uterina. Os dedos são forçados delicadamente entre a placenta e o útero,

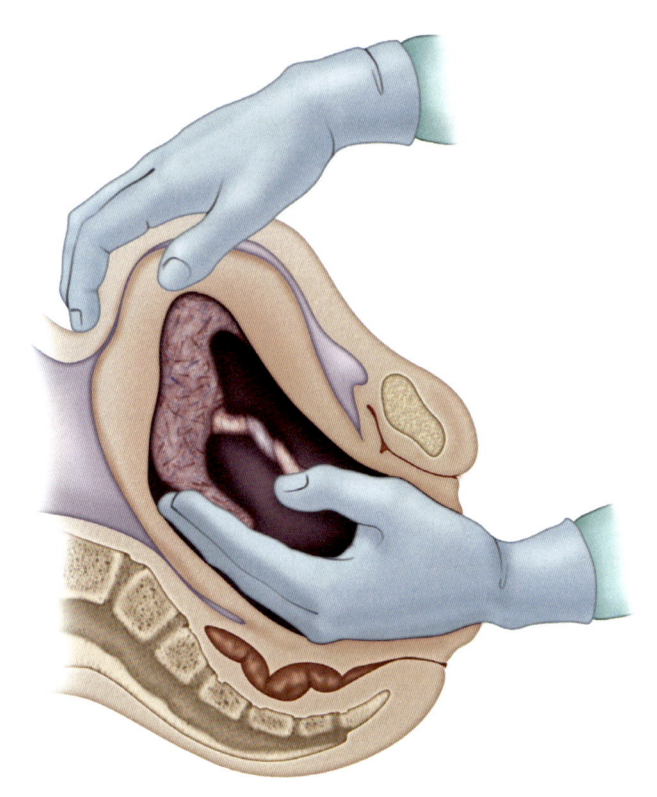

FIGURA 19-3 Remoção manual da placenta.

separando a placenta da parede uterina. Dessa forma, a linha de clivagem se estende, a placenta é descolada e pode ser extraída. Os ocitócicos são administrados para assegurar a boa contração uterina e retração.

Exploração manual do útero

A exploração manual do útero para avaliar a existência de rupturas ou de produtos retidos é necessária se houver HPP que não responde à terapia. Lacerações do útero e do colo do útero também devem ser excluídas por inspeção cuidadosa.

PLACENTA ACRETA

Placenta acreta é definida como a aderência anormal, total ou parcial, da placenta e de seus anexos à parede uterina. As vilosidades placentárias aderem-se, invadem ou penetram no miométrio.

Capítulo 19 Secundamento ou Requitação, Placenta Retida e Placenta Acreta **319**

Patologia

Normalmente, a decídua basal situa-se entre o miométrio e a placenta (Fig. 19-4A). O plano de clivagem para o descolamento placentário está situado na camada esponjosa da decídua basal. Na placenta acreta, a decídua basal está parcial ou completamente ausente (Fig. 19-4B), de modo que a placenta está presa diretamente ao miométrio. As vilosidades podem permanecer superficiais ao músculo uterino ou podem penetrá-lo profundamente. Essa condição é causada por um defeito e não por uma propriedade invasiva anormal do trofoblasto.

Na área superficial do miométrio, vários seios venosos desenvolvem-se logo abaixo da placenta. A ruptura desses seios por extração forçada da placenta pode causar hemorragia profusa.

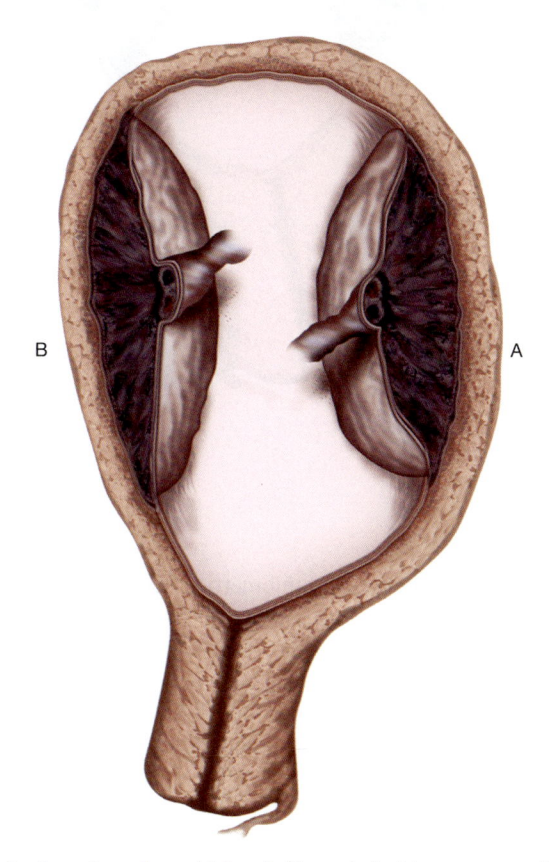

FIGURA 19-4 Relações uteroplacentárias. A, Normal: decídua separa a placenta do miométrio. **B**, Placenta acreta: ausência da decídua. **C**, Placenta increta: as vilosidades penetram no miométrio. **D**, Placenta percreta: as vilosidades estendem-se até parede uterina.

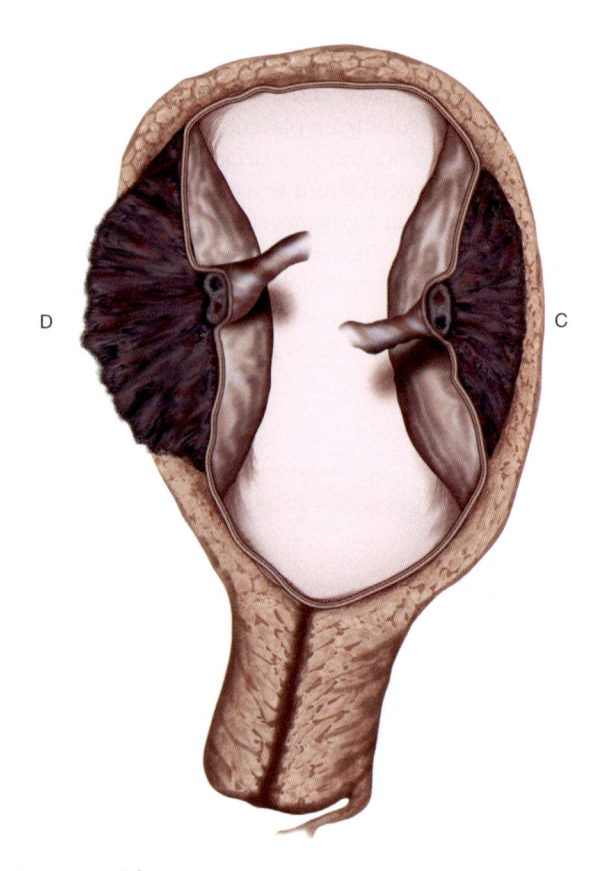

FIGURA 19-4 (*Continuação*).

Classificação
1. *Acreta:* a placenta está aderente ao miométrio. Não há linha de clivagem.
2. *Increta:* as vilosidades penetram no músculo uterino, mas não atravessam sua espessura total (Fig. 19-4C).
3. *Percreta:* as vilosidades penetram na parede do útero e perfuram a serosa (Fig. 19-4D). Ocorre sangramento intraperitoneal com frequência. Ocasionalmente, ocorre ruptura uterina. As vilosidades podem invadir a cavidade vesical e causar hematuria importante.

Incidência
A incidência de placenta acreta está aumentando devido ao aumento no índice de cesarianas. A incidência aproximada atualmente é de cerca de 1:2.000.

Etiologia

Os fatores predisponentes mais importantes são a combinação de placenta prévia e cesariana prévia. Como a decídua do segmento inferior é menos abundante do que a do fundo do útero, uma placenta implantada próxima ao colo do útero pode apresentar um grau de aderência anormal, sobretudo em áreas de cicatriz do segmento inferior por cirurgia prévia. O risco de placenta acreta com uma cesariana prévia é de 25% e de 40% com duas cesarianas prévias. Uma história de cirurgia uterina, curetagem ou remoção manual prévia da placenta ou de gravidez ectópica cornual é significativa. A placenta acreta é rara em primigestas.

A condição subjacente que parece ser comum em todas as condições causais é uma deficiência do endométrio e da decídua:

1. A decídua que está sobre a cicatriz de uma cesariana prévia é, muitas vezes, deficiente.
2. Em mulheres que têm placenta prévia, a decídua do segmento uterino inferior é relativamente pouco desenvolvida.
3. A decídua do corno uterino é geralmente hipoplásica.
4. Com a idade e a paridade crescentes, pode ocorrer uma insuficiência, progressiva da decídua.
5. A curetagem prévia ou a remoção manual da placenta podem não ser um fator etiológico, mas podem ser uma indicação de aderência anormal da placenta em gestação prévia, que tornou necessário o procedimento.

Quadro clínico

Após parto vaginal

1. *Placenta retida*: esta é a apresentação mais frequente. As tentativas manuais para remoção da placenta podem identificar a ausência de plano de clivagem entre a placenta e o útero.
2. *HPP*: o volume de perda sanguínea depende do grau de aderência placentária. Na placenta acreta completa, pode não haver sangramento. Na variedade parcial, o sangramento ocorre pela ruptura dos vasos uterinos que estão abaixo da área descolada, e a porção aderente impede que o útero se retraia adequadamente. O sangramento pode ser precipitado pela tentativa de remoção manual da placenta. A perda sanguínea associada à tentativa de remoção da placenta acreta pode ser intensa.
3. *Inversão uterina*: é uma complicação rara, porém, grave. Isso pode ocorrer espontaneamente, mas, muitas vezes, resulta de tentativas de remover a placenta.
4. *Ruptura do útero*: isso pode ocorrer durante a realização de esforços muito vigorosos para extração da placenta e seus anexos.

Placenta acreta prévia

A história de placenta prévia aumenta significativamente o risco de placenta acreta, especialmente nos casos de cesariana prévia. Pode-se suspeitar de placenta acreta durante a cesariana por placenta prévia devido à presença de vascularidade anormal na superfície do útero, e nos casos de placenta percreta, pode haver tecido placentário visível através da parede uterina. Se houver suspeita de placentação anormal, é melhor evitar a incisão no segmento inferior e realizar uma cesariana clássica. Logo após o nascimento, a placenta deve ser deixada no local da inserção e a situação deve ser avaliada.

Opções de manejo

1. *Histerectomia:* é preferida por pacientes que não desejam mais engravidar ou em pacientes com quadro clínico instável que apresentam sangramento. Deve haver disponibilidade de sangue, e deve-se ter experiência no ligamento das artérias ilíacas internas nos casos complicados. A placenta não deve ser removida, pois pode ocorrer hemorragia profusa. Se houver invasão extensa do segmento inferior por placenta acreta, uma estratégia que pode evitar a histeretomia em paciente instável é tentar deslocar a bexiga para trás. Se isso for muito difícil devido à vascularização anormal, o manejo conservador ainda pode ser mantido. Se houver suspeita de envolvimento da bexiga no pré-operatório, a cistoscopia pode ser útil no planejamento cirúrgico.
2. *Manejo conservador:* pode ser indicado em pacientes que não apresentam sangramento significativo do local de implantação placentária e nas pacientes em que a preservação da fertilidade é preferida ou quando não houver disponibilidade de um especialista para realizar uma histerectomia complicada. O cordão umbilical é seccionado, e toda a placenta é deixada no local (ou fragmentos retidos nos casos em que uma remoção parcial da placenta tenha sido realizada). O metotrexato tem sido usado no pós-operatório para redução da placenta, mas provavelmente não é necessário e é ineficaz. A embolização da artéria uterina (EAU) angiográfica, se disponível, pode ser um recurso adicional útil para prevenir hemorragia. Em cerca de 80% dos casos, o manejo conservador com preservação uterina será bem sucedido. A placenta leva seis meses ou mais para ser completamente reabsorvida. Gestações bem-sucedidas após manejo conservador e EAU foram relatadas.

Diagnóstico pré-natal

A ultrassonografia é razoavelmente acurada para diagnosticar placenta acreta. As características ultrassonográficas incluem a visualização de vários lagos placentários ou de lacunas vasculares e perda da zona hipolucente normal entre a placenta e a parede uterina. A ausência de características ultrassonográficas de placenta acreta não exclui o diagnóstico, especialmente na situação de alto risco de placenta prévia associada a cesariana prévia. A ressonância magnética pode ser um complemento útil para diagnóstico pré-natal. Se houver suspeita de placenta acreta, o parto pode ser planejado de acordo com o caso.

LEITURA SELECIONADA

National Collaborating Centre for Women's and Children's Health Intrapartum Care: Care of Healthy Women and Their Babies During Childbirth. RCOG Press, 2007.

Royal College of Obstetricians and Gynaecologists: Placenta Praevia, Placenta Praevia Accreta and Vasa Praevia: Diagnosis and Management. Green Top Guideline No. 27, January 2011

Society of Obstetricians and Gynecologists of Canada Clinical Practice Guideline: Diagnosis and Management of Placenta Previa. No. 198, March 2007.

Timmermans S, van Hof AC, Duvekot JJ: Conservative management of abnormally invasive placentation. Obstet Gynecol Surv 62(8):529-539, 2007

CAPÍTULO 20

Hemorragia Pós-Parto

Glenn D. Posner

O termo *hemorragia pós-parto* (HPP), em seu amplo significado, inclui todos os sangramentos que acontecem após o parto – antes, durante e depois da dequitação da placenta. Por definição, a perda de mais de 500 mL de sangue durante as primeiras 24 horas constitui HPP. Quando o sangramento ocorre 24 horas após o parto, é chamado de HPP tardia. A incidência de HPP no mundo é de 5%, sendo a causa mais importante a de mortalidade materna.

Durante um parto normal, o volume médio de perda sanguínea é de 200 mL. A episiotomia aumenta o volume da perda em 100 mL e algumas vezes a perda pode ser maior. A hipervolemia das gestantes, permite que uma paciente saudável suporte uma perda de até 500 mL sem efeitos adversos. Para uma paciente com anemia, contudo, uma quantidade menor de sangramento pode apresentar riscos.

ASPECTOS CLÍNICOS
Quadro clínico
O quadro clínico é de sangramento contínuo e deterioração gradual do estado geral. O pulso torna-se rápido e fraco, a pressão arterial cai, a paciente fica empalidecida e fria, apresenta taquipneia e dificuldade respiratória com sudorese podendo evoluir para coma e morte. A situação pode ficar mascarada devido aos mecanismos vasculares de compensação, que mantém o pulso e a pressão arterial relativamente estáveis, apresentando apenas mudanças moderadas por algum tempo. Quando a função compensatória não pode ser mais mantida, a pulsação acelera rapidamente, a pressão arterial cai subitamente e a paciente entra em choque hipovolêmico. Uma quantidade de sangue considerável pode ficar acumulada dentro da cavidade uterina, mascarando o quadro de hemorragia externa.

Complicações da hemorragia pós-parto
O risco de HPP é duplo. Primeiro, a anemia pode debilitar a paciente, diminuindo sua resistência e predispondo à infecção puerperal. Segundo, se a perda de sangue não for controlada, poderá ocorrer a morte da paciente.

Estudos de mortes maternas
Os estudos de mortalidade materna mostram que a morte materna ocorre associada a um sangramento contínuo, que não foi valorizado clinicamente. Não é a hemorragia aguda que causa a morte, mas a perda constante. Em uma série de casos envolvendo um número grande de pacientes, Beacham mostrou que o intervalo médio entre o parto e a morte foi de 5 h e 20 min. Nenhuma mulher morreu antes de 1 h e 30 min após o parto. Isso mostra que há tempo suficiente para que a terapia seja efetiva, desde que a paciente tenha sido observada com cuidado, o diagnóstico tenha sido precoce e o tratamento adequado seja instituído.

ETIOLOGIA

As causas de HPP dividem-se em quatro principais grupos.

Atonia uterina

O controle do sangramento pós-parto ocorre pela contração e retração das fibras miometriais. Isso provoca a oclusão mecânica dos vasos sanguíneos, interrompendo o fluxo para o sítio placentário. A falha nesse mecanismo, decorrente de uma ação miometrial desordenada, é chamada de *atonia uterina*, sendo essa a principal causa de HPP. A atonia uterina pós-parto eventual é uma ocorrência não esperada, mas em muitas circunstâncias, a presença de fatores de predisposição deve alertar para a possibilidade desse evento.

1. *Disfunção uterina:* a atonia uterina primária é uma disfunção intrínseca do útero.
2. *Manejo inadequado do terceiro período (secundamento):* o erro mais frequente é o de acelerar a dequitação. A massagem e a expressão uterina interferem no mecanismo fisiológico do descolamento placentário e podem causar descolamento parcial da placenta com sangramento aumentado.
3. *Anestesia:* a inalação profunda e prolongada de anestesia pode causar atonia uterina. Há relaxamento excessivo do miométrio e falha da contração e retração, resultando em atonia uterina e HPP.
4. *Ação uterina ineficaz:* a ação uterina ineficaz durante os dois primeiros períodos do trabalho de parto provavelmente será seguida por contração e retração insuficientes durante o terceiro período.
5. *Distensão excessiva do útero:* um útero que foi distendido em excesso por condições como bebê grande, gestação múltipla e poli-hidrâmnio tem tendência a contração fraca.
6. *Exaustão do trabalho de parto prolongado:* não apenas devido a exaustão da fibra uterina, após o nascimento do bebê, mas uma mãe extremamente cansada tem menor capacidade de suportar a perda sanguínea.
7. *Multiparidade excessiva:* um útero com muitos partos anteriores é propenso à ação ineficiente durante todos os períodos do trabalho de parto.
8. *Miomas uterinos:* ao interferir na contração e retração apropriadas, os miomas uterinos predispõem à hemorragia.
9. *Partos operatórios:* incluem procedimentos operatórios como partos com vácuo extrator e com fórceps, em especial os que envolvem versão e extração.

Traumatismo e lacerações

O sangramento aumentado pode ocorrer devido a lacerações durante os partos normais e operatórios. O trajeto de parto deve ser inspecionado após cada parto, para avaliação e controle das possíveis áreas de sangramento.

Os locais de hemorragia incluem:

1. Episiotomia: a perda sanguínea pode atingir 200 mL. Quando as arteríolas ou as grandes veias varicosas são seccionadas ou rompidas, a quantidade de sangue perdido pode ser consideravelmente maior. Assim, os vasos que estão sangrando devem ser clampeados imediatamente para evitar a perda de sangue.
2. Vulva, vagina e colo do útero.
3. Ruptura útero.
4. Inversão uterina.
5. Hematomas do puerpério.

Além disso, outros fatores atuam para causar perda excessiva de sangue onde há trauma do canal de parto. Eles incluem:

1. Intervalo prolongado entre a realização da episiotomia e parto.
2. Atraso indevido para o reparo da episiotomia.
3. Falha em clampear um vaso que está sangrando no ápice da episiotomia.
4. Negligência ao inspecionar a parte superior da vagina e do colo do útero.
5. Falha em reconhecer a possibilidade de múltiplos locais de lesão.
6. Confiança exagerada nos agentes ocitócicos associada ao atraso demasiado para realizar a revisão uterina.

Placenta retida

A retenção uterina parcial da placenta interfere na contração e na retração, mantém os vasos sanguíneos abertos e leva à HPP. Com o descolamento da placenta da parede uterina, há sangramento proveniente dessa área. A parte da placenta que ainda está inserida impede a retração adequada, e o sangramento prossegue até que o restante da placenta tenha se separado e seja expelido.

A retenção da totalidade da placenta, de parte dela, de um lobo succenturiado, um cotilédone simples, ou de um fragmento da placenta pode causar sangramento pós-parto. Em alguns casos, pode ocorrer a placenta acreta. Não há correlação entre a quantidade de placenta retida e a gravidade da hemorragia. A consideração importante é o grau de aderência.

Distúrbios de sangramento

Qualquer uma das doenças hemorrágicas (discrasias sanguíneas) pode afetar as gestantes e, ocasionalmente, é responsável pela HPP.

A coagulação intravascular disseminada (CIVD) pode suceder o descolamento da placenta, a retenção intrauterina prolongada de feto morto e a embolia por líquido amniótico. Uma teoria etiológica postula que o material tromboplástico proveniente da degeneração e da autólise da decídua e da placenta pode penetrar na circulação materna e originar a coagulação intravascular e a perda de fibrinogênio circulante. A condição, uma falha do mecanismo de coagulação, causa sangramento que não pode ser controlado pelas medidas geralmente utilizadas.

INVESTIGAÇÃO

1. Para obter uma ideia razoável da quantidade de sangue perdido, faz-se uma estimativa e dobra-se o número.
2. O fundo do útero é palpado com frequência para se certificar que ele não está cheio de sangue.
3. A cavidade do útero pode ser explorada para verificar se existem restos placentários e para investigar se houve ruptura uterina.
4. A vulva, a vagina e o colo do útero são cuidadosamente examinados em busca de lacerações.
5. O pulso e a pressão arterial são medidos e registrados.
6. Uma amostra de sangue deve ser observada para verificar a formação de coágulo e deve se encaminhada para um hemograma completo, com tipagem e rastreamento de anticorpos.

TRATAMENTO
Profilaxia

1. Cada gestante deve saber o seu grupo sanguíneo e condição de Rh.
2. A anemia anteparto deve ser tratada.
3. Determinadas pacientes são suscetíveis à HPP, e determinadas condições predispõem à HPP. Elas incluem:
    a. Multiparidade.
    b. História de HPP ou remoção manual da placenta.
    c. Descolamento da placenta.
    d. Placenta prévia.
    e. Gestação múltipla.
    f. Poli-hidrâmnio.
    g. Morte intrauterina com retenção prolongada do feto morto.
    h. Trabalho de parto prolongado.
    i. Parto vaginal operatório difícil.
    j. Versão e extração.
    k. Extração pélvica.
    l. Cesariana.
4. Quando a atonia uterina é prevista, uma infusão intravenosa deve ser estabelecida antes do parto e a ocitocina deve ser acrescida para garantir a boa contração uterina. Isso deve ser mantido durante pelo menos uma hora após o parto.
5. A inalação excessiva e prolongada de anestesia deve ser evitada.
6. Após a saída da cabeça fetal, se a criança estiver em boas condições e não houver necessidade de extração rápida, o corpo fetal deve ser liberado lentamente.

Isso facilita o descolamento placentário e permite que o útero se retraia o suficiente para controlar o sangramento do local de implantação placentária.

7. Após a placenta ter sido separada, ela deve ser expelida.
8. Massagear e apertar o útero antes de a placenta ter se separado pode ser traumático e nocivo.
9. A observação pós-parto cuidadosa da paciente deve ser feita, e o fundo do útero deve ser palpado para prevenir o seu preenchimento com sangue. A paciente deve permanecer na sala de parto por pelo menos uma hora após o parto.
10. Avaliação do fibrinogênio sérico deve ser feita em casos de descolamento placentário e feto morto retido.
11. Quando a hemorragia é antecipada, quantidades adequadas de sangue devem estar disponíveis e deve ser feita prova cruzada.

Medidas de apoio

1. Um fator importante para um tratamento bem-sucedido é a transfusão de sangue. A quantidade deve ser adequada para repor pelo menos a quantidade perdida. Em geral, pelo menos 1 L é necessário e deve ser administrado rapidamente. Quando a resposta à reposição de sangue não for satisfatória, as seguintes condições deverão ser consideradas:
   a. Perda não reconhecida contínua.
   b. Sangramento em útero com atonia.
   c. Retenção de sangue na vagina.
   d. Sangramento retido atrás na compressa uterina.
   e. Formação de hematoma.
   f. Sangramento intraperitoneal devido a ruptura do útero.
   g. CIVD.
2. Até o sangue estar disponível, expansores de plasma são usados.
3. Se a pressão arterial estiver caindo, o pé da mesa deve ser elevado.
4. A anestesia geral deve ser interrompida e deve-se administrar oxigênio com uma máscara de oxigênio.
5. A paciente deve ser aquecida com uso de cobertores ou unidades de aquecimento intraoperatório.
6. Morfina deve ser administrada por injeção hipodérmica.
7. Se o sangramento persistir, os fatores de coagulação do sangue devem ser medidos e as deficiências devem ser corrigidas.

Sangramento placentário

O manejo ativo do terceiro período do trabalho de parto é recomendado. Isso inclui a instituição das intervenções, que auxiliam a expulsão da placenta e previnem a perda sanguínea excessiva. Na presença de sangramento excessivo associado ao terceiro período, o tempo não deve ser desperdiçado. A remoção manual da placenta é feita imediatamente e ocitócicos são administrados. Não devem ser feitas manobras uterinas forçadas para extração da placenta.

Atonia uterina

Massagem uterina

O fundo do útero é massageado pelo abdome.

Exploração uterina

A exploração manual do útero é executada e os coágulos sanguíneos e fragmentos da placenta e membrana são removidos. O exame com anestesia, juntamente com dilatação e curetagem na sala de operação, podem ser necessários.

Lacerações

O colo do útero, a vagina e a vulva são examinados em busca de lacerações.

Compressão uterina

A compressão bimanual do útero (Fig. 20-1) é um valioso método para controlar o sangramento devido a atonia uterina. Deve-se colocar uma mão na vagina pressionando a parede anterior do útero. A outra mão, através do abdome, exerce pressão contra a parede posterior do útero. Com um movimento de rotação, o útero é comprimido e massageado entre as duas mãos. Isso fornece o dobro da estimulação uterina, que pode ser atingida com a massagem abdominal isolada. Além disso, a compressão dos seios venosos pode ser efetuada e o fluxo de sangue pode ser reduzido. Como parte desse procedimento, o útero atônico é elevado, antevertido e anteflexionado.

Ocitocina

A ocitocina pode ser administrada de modo intramuscular (IM), e 10 unidades IM constituem a dose e via recomendada para partos vaginais não complicados. De maneira alternativa, um gotejamento intravenoso (IV) contendo 20 a 40 unidades de ocitocina em 1 L de soro pode ser administrado a uma velocidade suficiente para manter o útero contraído, frequentemente, 150 a 500 mL/h. A ocitocina também pode ser administrada em bolo IV de 5 a 10 unidades em 1 a 2 minutos. Rápidas infusões de altas doses de ocitocina devem ser evitadas em pacientes hipotensas.

Carbetocina

A carbetocina é uma ocitocina de ação duradoura que tem mostrado diminuir a necessidade de massagem uterina para atonia uterina. A dose recomendada de carbetocina é 100 μg administrados lentamente por via IV ou IM (em 1 minuto). O

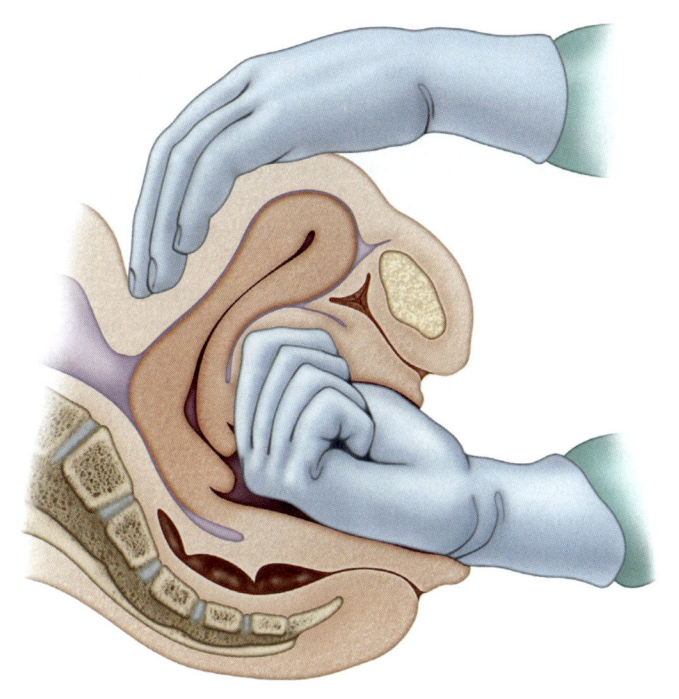

FIGURA 20-1 Compressão bimanual do útero.

uso de carbetocina para prevenção da HPP após o parto vaginal de baixo risco não é autorizado, mas tem sido defendido para reduzir a perda sanguínea no momento da cesariana eletiva ou em pacientes com fatores de risco para HPP.

Quando a terapia de primeira linha com ocitócicos é insuficiente, existem outras intervenções farmacológicas no arsenal.

Ergometrina

O primeiro alcaloide do ergot puro, a ergotamina, foi isolado em 1920. Posteriormente, outro alcaloide ativo foi descoberto e chamado de ergometrina (ergonovina). Apenas o último é usado na obstetrícia. Ele não tem ação de bloqueio adrenérgico e os efeitos eméticos e cardiovasculares são menores do que os da ergotamina. Os alcaloides do ergot são poderosos agentes ecbólicos, estimulando uma contração tônica do miométrio. O efeito máximo ocorre durante o trabalho de parto e o puerpério. Eles nunca são usados durante o primeiro e o segundo períodos do trabalho de parto. Ergometrina, 0,125 ou 0,25 mg, é administrada IV e/ou 0,5 mg, IM.

Os efeitos indesejáveis incluem hipertensão, taquicardia, cefaleia, náusea e vômito. Os alcaloides do ergot não devem ser usados em pacientes hipertensas, nas mulheres com doença cardíaca e em pacientes HIV-positivas que tomam inibidores da protease.

Prostaglandina

As prostaglandinas são ácidos carboxílicos de carbono 20 que são formados por ação enzimática a partir de ácidos graxos essenciais poli-insaturados. A maioria dos órgãos é capaz de sintetizar prostaglandinas, bem como metabolizá-las para componentes menos ativos. Com base em sua estrutura, as prostaglandinas são divididas em quatro grupos principais: E, F, A e B. Três do grupo E e três do grupo F são componentes primários. As outras oito são metabólitos do genitor seis. Treze das 14 prostaglandinas conhecidas ocorrem nos humanos.

Primeiramente isoladas do líquido seminal, essas substâncias estão amplamente distribuídas em todos os tecidos dos mamíferos. Seu exato modo de ação não é conhecido, mas acredita-se que as prostaglandinas participam do mecanismo que controla a transmissão no sistema nervoso simpático. Duas ações gerais são evidentes: (1) alteração da contratilidade do músculo liso e (2) modulação da atividade hormonal. A resposta do órgão depende da (1) prostaglandina específica, (2) dose, (3) via de administração e (4) ambiente hormonal ou do fármaco. As prostaglandinas são rapidamente metabolizadas e seus efeitos sistêmicos são de curta duração.

As prostaglandinas produzem uma ampla variedade de respostas fisiológicas. As prostaglandinas E e F têm efeitos profundamente estimulantes sobre o miométrio. Na dosagem adequada, elas podem iniciar o trabalho de parto em qualquer período da gravidez. As prostaglandinas podem ser administradas de maneira IV, IM, intravaginal e diretamente no miométrio. O último método pode ser usado para controlar a HPP quando outros métodos falharem.

As reações adversas incluem:

1. Sintomas gastrintestinais, incluindo náusea, vômito e diarreia, ocorrem em metade dos pacientes. Na maioria dos casos, os efeitos são de curta duração e não são graves.
2. Síndrome de constrição brônquica (crise de asma) com taquicardia, efeitos vasovagais e alterações na pressão arterial podem ocorrer. Se isso ocorrer, o fármaco é interrompido e a terapia de suporte é instituída. Os sinais vitais retornam ao normal dentro de alguns minutos, provavelmente porque o fármaco é metabolizado com rapidez.
3. A hiperpirexia ocorre ocasionalmente.

As contraindicações às prostaglandinas incluem asma, doença cardiovascular e hipertensão.

As prostaglandinas parecem estar envolvidas na hemostasia pós-parto, através de suas propriedades biológicas, incluindo ação plaquetária, efeitos vasoativos e, especialmente, estimulação do miométrio. Esses fármacos têm poderoso efeito sobre a contratilidade uterina. A HPP resultante da atonia uterina pode ser tratada por injeções IM de prostaglandina $F_{2\alpha}$ ($PGF_{2\alpha}$; carboprost ou hemabate*) e injeção intramio-

---

* N. de R.T. Medicamentos não disponíveis no Brasil.

metrial direta de PGF$_{2\alpha}$. A última técnica é a mais efetiva. A dose é 1 mg administrada de modo transabdominal no miométrio (1 mL de Hemabate diluído em 9 mL de solução salina estéril pode ser injetado de por via suprapúbica após o esvaziamento vesical). Uma abordagem transvaginal também foi usada empregando a mesma dose. Uma contração uterina sustentada desenvolve-se rapidamente e o sangramento se reduz em 2 a 3 minutos. Os efeitos colaterais incluem náusea e hipertensão, e ambos são controlados com facilidade. Deve-se ter cuidado para evitar a injeção IV direta. Em pacientes com asma ou hipertensão, deve-se fazer inicialmente uma dose-teste de 0,25 mg antes de aplicar a quantidade total (Fig. 20-2). O prostokos é um análogo sintético da prostaglandina E1 (PGE1) que foi estudado e utilizado para indução do trabalho de parto, bem como para prevenção e tratamento da HPP. O prostokos é um comprimido que pode ser administrado via oral (VO), de modo sublingual, vaginal ou retal. A dose típica é 600 a 800 μg VO, sublingual ou retal. O prostokos é especialmente adequado para o manejo do terceiro período do trabalho de parto quando

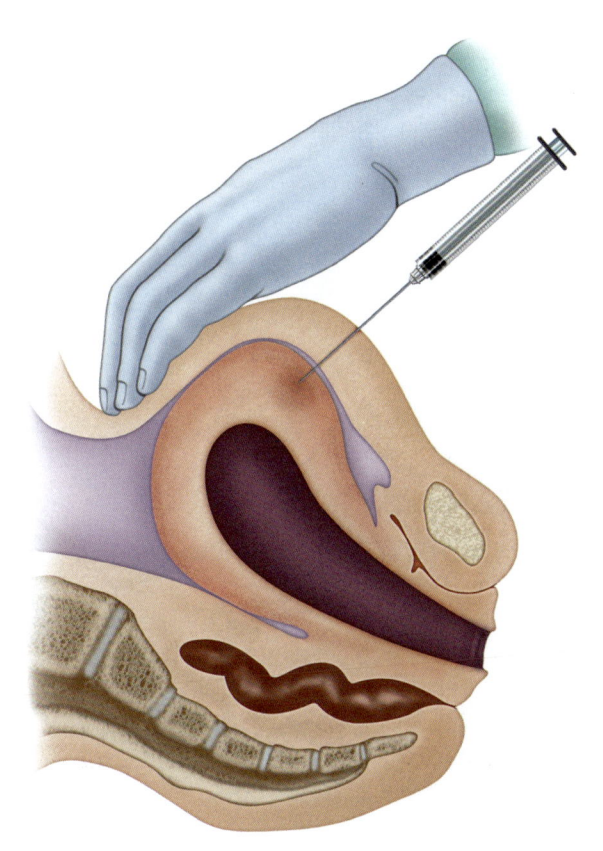

FIGURA 20-2 Injeção intramiometrial transabdominal de prostaglandina.

outras medicações não estiverem disponíveis, por razões de custo, armazenamento ou dificuldade de administração.

Quando a HPP é refratária ao manejo clínico, as técnicas de compressão e intervenção cirúrgica tornam-se necessárias.

Compressa uterina

O tamponamento da cavidade do útero é um assunto controverso (Fig. 20-3). A maioria das autoridades não recomenda o seu uso porque o procedimento não é fisiológico. Até essa fase, são feitas todas as tentativas para esvaziar o útero; agora ele deve ser ser preenchido. É improvável que um útero que não respondeu a ação de farmácos ocitócicos potentes seja estimulado a contrair com uma compressa de gaze. É impossível tamponar um útero atônico tão firmemente a ponto de ocluir os vasos sanguíneos. O útero simplesmente infla e fica preenchido com mais sangue. Assim, a compressa nada acrescenta e torna-se um risco pois pode dar uma falsa impressão de segurança, mascarando o fluxo de sangue. O tamponamento realizado com aproximadamente 9 metros de gaze, de cerca de 3 embalagens, absorvem 1.000 mL de sangue. O uso de maior quantidade aumeta o risco de infecção.

Apesar desses argumentos contra o uso de compressas, muitos obstetras acreditam que vale tentar controlar o sangramento por meio desse método antes que

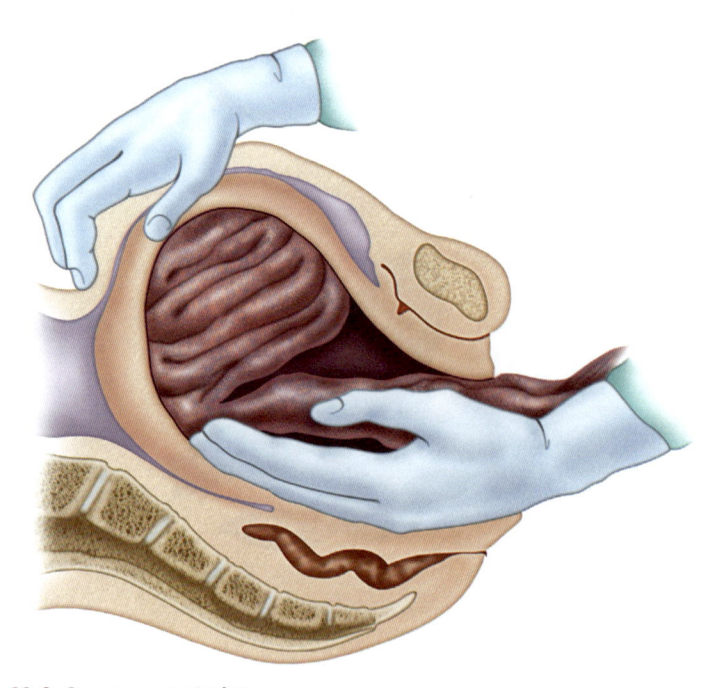

FIGURA 20-3 Compressa uterina.

medidas mais radicais sejam empregadas. A paciente deve ser cuidadosamente observada. A deterioração de sinais vitais, a dilatação do útero e a persistência do sangramento são sinais de que a compressa é ineficaz e deve ser removida. A compressa deve ser aplicada adequadamente. Um ou dois rolos de 4,5 a 9 metros de gaze são necessários. Com uma mão sobre o abdome, o profissional firma o fundo do útero, enquanto a compressa é introduzida pelo colo para dentro da cavidade do útero com os dedos da outra mão. A gaze é colocada primeiramente em um corno do útero e então no outro, preenchendo a cavidade até alcançar a região cervical e tamponando a vagina. Um coxim grande e firme é colocado sobre o abdome, acima do útero, e uma faixa abdominal e perineal é aplicada. A compressa de gaze deve ser removida em 12 horas.

Além do uso de gaze, a compressão uterina interna usando um balão de tamponamento (cateter-balão de tamponamento uterino SOS Bakri) tem se tornado popular (Fig. 20-4). Vários modelos de silicone comercialmente disponíveis estão no mercado, embora os cateteres de Foley regulares e os tubos de Sengstaken-Blakemore também possam ser usados. Essencialmente, o balão é inserido no útero e inflado com um grande volume de água ou solução salina (250 a 500 mL). O balão é mantido no lugar pelo tamponamento da vagina com gaze e é esvaziado lentamente, 8 a 48 horas mais tarde. O uso de dispositivo com saída secundária que drene qualquer sangue acumulado acima do balão permite a monitorização do sangramento. Deve-se destacar que o balão Bakri também pode ser inserido no momento da cesariana

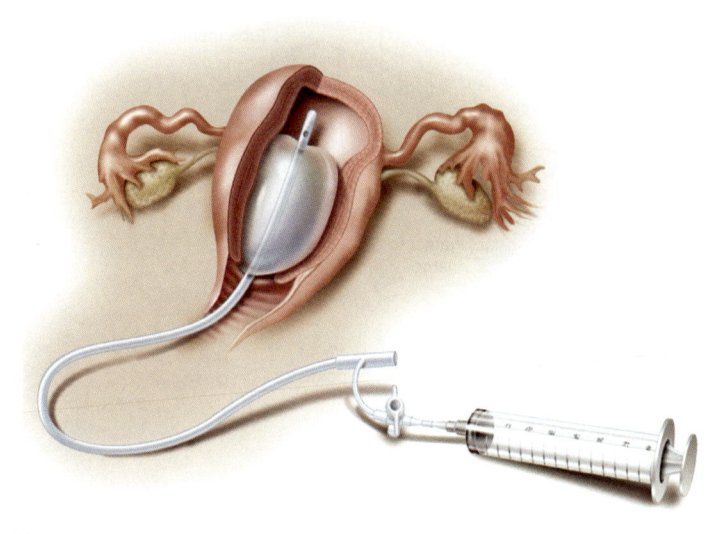

FIGURA 20-4 Cateter-balão de tamponamento uterino SOS Bakri empregado dentro do útero.

em situações de atonia uterina, ou para tamponar o segmento inferior uterino no caso de sangramento proveniente de implantação baixa da placenta. Quando inserido no momento da laparotomia, o canal de inflação é introduzido pela vagina até a cavidade do útero.

Suturas de compressão uterina

Quando ocorre a atonia uterina e a laparotomia é executada para controlar a hemorragia, deve-se considerar as suturas de compressão externa, como popularizadas por B-Lynch e Cho. Nessas técnicas de preservação do útero, suturas absorvíveis, trançadas e relativamente grandes são usadas para comprimir as paredes do útero e forçar a oclusão dos vasos sangrantes. Na técnica de B-Lynch, o objetivo é criar um par de alças para compressão completa do útero (Fig. 20-5). Na técnica de Cho ou "sutura-enquadrada", áreas do miométrio posterior e anterior são juntamente suturadas para forçar a compressão (Fig. 20-6).

Se nem a compressão externa nem a interna forem adequadas para controlar a hemorragia, as técnicas visando à redução do fluxo sanguíneo para o útero são as próximas opções.

Compressão da aorta

Nessas mulheres, a compressão da aorta contra a coluna vertebral pode diminuir o sangramento.

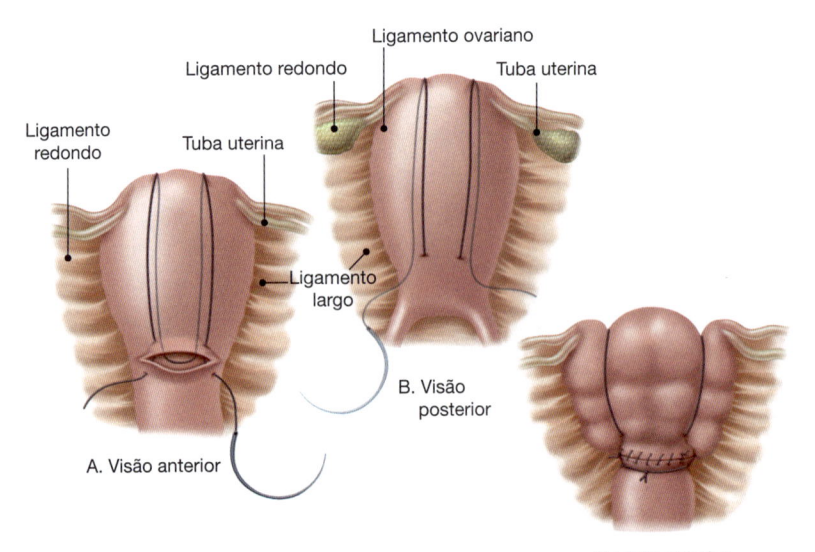

FIGURA 20-5 Técnica de B-Lynch para suturas de compressão uterina.

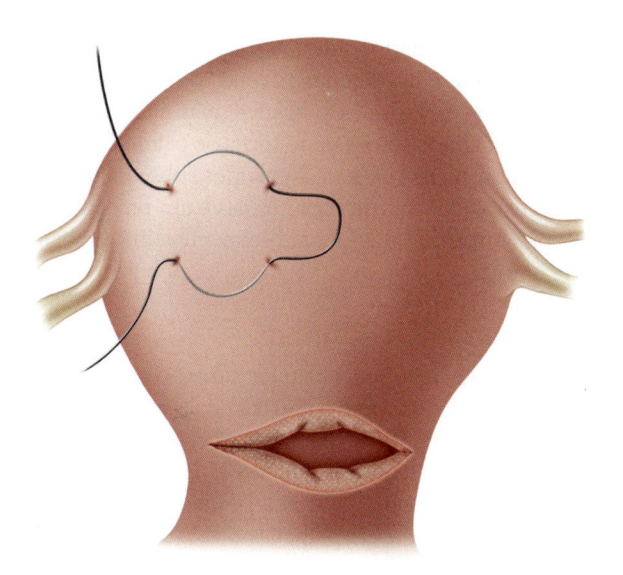

FIGURA 20-6 Técnica de Cho para suturas de compressão uterina.

Embolização das artérias pélvicas

Essa técnica pode ser utilizada em vez da, ou após a falha da histerectomia ou da ligação da artéria ilíaca interna para o tratamento da hemorragia pélvica. Sob controle angiográfico radiológico, um cateter de polietileno é introduzido na aorta via artéria femoral direita. Cada artéria ilíaca interna é cateterizada e ocluída com pequenos fragmentos (2 a 3 mm) de Gelfoam. Em situações de hemorragia pélvica além da causada pela atonia uterina, o vaso específico que está sangrando pode ser identificado e seletivamente embolizado. O procedimento pode ser realizado em menos de 2 horas e impõe pouca morbidade e mortalidade adicionais. Uma vantagem sobre a ligação ilíaca interna é que os vasos sanguíneos distais são ocluídos, de modo que o sangramento dos vasos distais reconstituídos é raro. Além disso, o útero é preservado e uma futura gravidez é possível.

Ligamento das artérias uterinas

Considerando que o suprimento de sangue uterino é feito principalmente pelas artérias uterinas, esta ligadura pode controlar a HPP. O suprimento colateral é suficiente para manter a viabilidade do órgão. O abdome é aberto, o útero é elevado pela mão do cirurgião e a área dos vasos uterinos é exposta. Usando uma agulha grande e uma sutura absorvível, a sutura é feita através do miométrio, no segmento inferior do útero, 2 a 3 cm medialmente aos vasos. A sutura é passada através da área avascular do ligamento largo. Uma quantidade substancial de miométrio é incluída na sutura para ocluir alguns ramos coronários inferiores da artéria uterina. Na maioria dos casos, a veia uterina também é ligada, mas as veias ovarianas hipertrofiadas drenam o útero de modo adequado. Os vasos são ligados, mas não seccionados. A recanalização ocorrerá na maioria dos casos. O útero torna-se pálido com um matiz rosado e o sangramento diminui. A menstruação e a gravidez subsequentes não são afetadas. A ligadura por via transvaginal das artérias uterinas é um procedimento cego e arriscado que não é recomendado. A gravidez subsequente tem sido bem sucedida após a ligação da artéria uterina.

Ligação das artérias ilíacas internas

Esse procedimento pode ser feito em qualquer situação associada ao sangramento pélvico fora de controle (Fig. 20-7). A circulação colateral é tão extensa que o sistema arterial pélvico não sofre prejuízo da circulação, não ocorrendo necrose de qualquer tecido pélvico. A abertura do abdome é feita por uma incisão na linha média ou transversa. Primeiramente, a artéria ilíaca comum e sua bifurcação para as artérias ilíacas externa e interna são palpadas e visualizadas pelo peritônio posterior. A bifurcação assemelha-se à letra Y. O ramo que sai em ângulo reto é a artéria ilíaca externa; sua trajetória é medial e posterior. O ramo contínuo é a artéria ilíaca

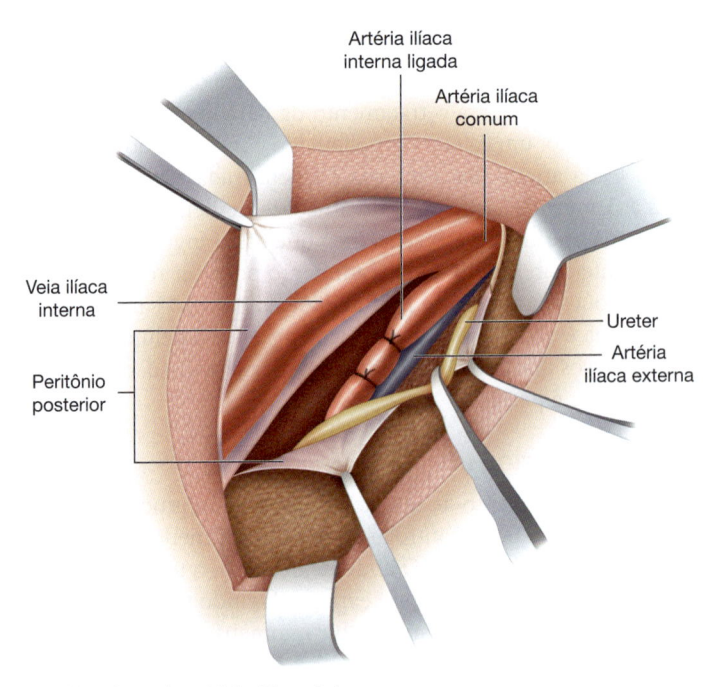

FIGURA 20-7 Ligadura da artéria ilíaca interna.

externa. É essencial que essas duas ramificações sejam bem identificadas. Se a artéria ilíaca externa for ligada por acidente, o resultado pode ser a perda do membro inferior. O ureter situa-se anteriormente aos vasos e atravessa a artéria ilíaca comum da direção lateral para medial em um ponto proximal à bifurcação. O ureter deve ser identificado para prevenir que seja danificado.

O peritônio posterior é protegido e incisado em direção longitudinal, começando proximalmente à bifurcação da artéria ilíaca comum e estendendo-se em direção caudal por 4 a 6 cm. A incisão deve ser lateral ao ureter. O ureter está localizado no retalho peritoneal medial e geralmente permanece inserido a ele. As artérias ilíacas externa e interna podem ser reidentificadas para evitar qualquer erro. Deve-se ter cuidado para evitar lesões às veias. A artéria ilíaca interna é dissecada da veia ilíaca delicadamente para evitar dano à veia. Duas suturas de seda nº 2 são colocadas embaixo da artéria e presas firmemente, sem tração excessiva. A artéria não é seccionada. Se possível, deve-se fazer a identificação e a ligação apenas do ramo anterior da artéria ilíaca interna, porque isso preservará a desvascularização potencial dos músculos supridos pelo ramo posterior. O peritônio é fechado com categute 3-0, com pontos separados ou outra sutura similar; uma sutura contínua pode torcer o ureter. O procedimento é repetido no lado contralateral.

Histerectomia

Se o sangramento persistir, o abdome deve ser aberto e a histerectomia deve ser realizada. Mortes após e durante a histerectomia foram registradas; elas resultaram do atraso para iniciar a operação, aguardando até que a paciente estivesse quase moribunda. Executada em tempo, a histerectomia é efetiva e salva vidas.

Lacerações

1. A ruptura do útero necessita de laparotomia com reparo da ruptura ou histerectomia.
2. As lacerações do colo do útero, da vagina e da vulva são reparadas e o sangramento é controlado com suturas em oito.
3. Em alguns casos, o sangramento através das lacerações vaginais não pode ser controlado com suturas. Quando existem grandes vasos varicosos, cada passagem da agulha através do tecido parece provocar novo sangramento. Nesses casos, a vagina deve ser tamponada firmemente com gaze, a qual é deixada no local por 24 horas.

INSUFICIÊNCIA DA HIPÓFISE

A profunda hipotensão que pode resultar da HPP tem efeito particular sobre o suprimento sanguíneo para a adeno-hipófise. Em 1937, Sheehan descreveu a insuficiência da adeno-hipófise nas mulheres em idade reprodutiva. Os sintomas incluem:

1. Involução mamária e falha na lactação.
2. Fraqueza e letargia.
3. Hipersensibilidade ao frio.
4. Diminuição da transpiração.
5. Involução excessiva do útero.
6. Atrofia dos órgãos genitais externos.
7. Amenorreia ou oligomenorreia.
8. Perda de cabelo, incluindo a área pubiana.
9. Ausência de sintomas de menopausa.
10. Podem aparecer sinais tardios de hipotiroidismo e insuficiência adrenal.

A condição ocorre devido ao choque hipovolêmico grave, decorrente de hemorragia maciça. A hipófise sofre isquemia seguida por necrose. O comprometimento da adeno-hipófise pode variar entre 5 e 99%. Se houver preservação de 10% da glândula, a paciente conservará a função razoavelmente normal. Nos casos graves, pode ocorrer a morte. Em situações menos agudas, a paciente pode viver por anos com a função sub-normal da adeno-hipófise e o comprometimento imune resultante pode levar à infecção.

A natureza exata do distúrbio vascular não é conhecida. As possíveis condições incluem:

1. Espasmo arterial.
2. Interrupção da circulação portal da hipófise.
3. Coagulação nos capilares.
4. Trombose venosa.
5. CIVD.

HEMORRAGIA PÓS-PARTO TARDIA

A HPP tardia é a perda de 500 mL de sangue após as primeiras 24 horas, mas dentro de 6 semanas. Embora a maioria desses episódios ocorra por volta do 21º dia, muitos casos ocorrem entre o quarto e o nono dias pós-parto. A incidência é de cerca de 1%.

Sangramento não uterino

Em alguns casos, a origem é o colo do útero, a vagina ou o vulva. A infecção local leva à deiscência das suturas e à dissolução dos trombos, com hemorragia no local da episiotomia ou das lacerações. A quantidade de sangue perdido depende do tamanho dos vasos. O tratamento inclui antissepsia da ferida infectada, sutura dos pontos em sangramento e, se necessário, compressão vaginal. A transfusão de sangue é administrada se necessário.

Sangramento uterino
Etiologia
1. Retenção de restos placentários.
2. Infecção intrauterina.
3. Subinvolução do útero e do sítio placentário.
4. Mioma uterino, especialmente quando submucoso.

Mecanismo de sangramento
A sequência exata dos eventos não é conhecida, mas algum tipo de subinvolução está presente. Três fatores prováveis são (1) descolamento tardio dos trombos no sítio placentário com reabertura dos seios vasculares, (2) anormalidades no descolamento da decídua verdadeira e (3) infecção intrauterina, levando à dissolução das tromboses hemostáticas vasculares. O mecanismo básico é similar, independentemente de ocorrer ou não retenção placentária.

Quadro clínico
A quantidade de sangramento varia. A maioria das pacientes requer hospitalização e muitas precisam de transfusão sanguínea. O choque hemorrágico pode ocorrer.

Tratamento
1. Ocitócicos devem ser administrados.
2. Se o sangramento persistir, a curetagem deve ser executada com cuidado, de modo a não causar a perfuração do útero. Em muitos casos, não há restos placentários, e o exame histológico mostra coágulo sanguíneo organizado, tecido da decídua ou fragmentos do músculo. O resultado da curetagem é satisfatório, independentemente da presença ou não de restos placentários. A remoção do tecido infectado e dos vasos superficiais em sangramento permite que o útero se contraia, ocluindo os vasos mais profundos e saudáveis, produzindo, assim, hemostasia mais efetiva.
3. A transfusão de sangue deve ser feita para reposição do volume perdido.
4. Antibióticos devem ser administrados para controlar a infecção.
5. Pode ser necessário repetir a curetagem.
6. Se todos os outros tratamentos falharem, a histerectomia deve ser realizada.

ETIOLOGIA DO CHOQUE EM OBSTETRÍCIA
Causas obstétricas diretas
Sítio placentário
1. Abortamento espontâneo.
2. Placenta prévia.
3. Descolamento da placenta.

4. Placenta retida.
5. Atonia uterina pós-parto.

Trauma
1. Lacerações de vagina e da vulva.
2. Ruptura uterina.
3. Inversão uterina.

Extraperitoneal
1. Hematoma do ligamento largo.
2. Hematoma paravertebral.

Intraperitoneal
1. Gravidez ectópica.

Condições obstétricas relacionadas

1. Embolia.
    a. Trombótica.
    b. Amniótica.
    c. Gasosa.
2. Eclâmpsia.
3. Choque séptico.
4. Choque neurogênico.
5. Complicações anestésicas.
    a. Aspiração de líquido gástrico.
    b. Bloqueio espinal ou regional excessivo.
6. Reações a fármacos.

Condições não obstétricas

1. Cardíaca (p. ex., infarto do miocárdio).
2. Respiratória (p. ex., pneumotórax espontâneo).
3. Acidentes cerebrovasculares.
4. Causas abdominais.
    a. Ruptura do baço.
    b. Torsão ou ruptura do cisto ovariano.
    c. Úlcera péptica perfurada.
    d. Pancreatite aguda.

LEITURA SELECIONADA

Bakri YN, Amri A, Abdul Jabbar F: Tamponade-balloon for obstetrical bleeding. Int J Gynaecol Obstet 74:139, 2001

B-Lynch C, Coker A, Lawal AH, Abu J, Cowen MJ: The B-Lynch surgical technique for the control of massive postpartum haemorrhage: An alternative to hysterectomy? Five cases reported. Br J Obstet Gynaecol 104:372, 1997

Cho JH, Jun HS, Lee CN: Hemostatic suturing technique for uterine bleeding during cesarean delivery. Obstet Gynecol 96:129, 2000

Leduc D, Senikas V, Lalonde AB, et al: Active management of the third stage of labour: Prevention and treatment of postpartum hemorrhage. J Obstet Gynaecol Can 31:980, 2009

O'Leary JL, O'Leary JA: Uterine artery ligation for control of post cesarean section emorrhage. Obstet Gynecol 43:849, 1974

Pais SO, Glickman M, Schwartz P, et al: Embolization of pelvic arteries for control of postpartum hemorrhage. Obstet Gynecol 55:754, 1980

CAPÍTULO 21

Episiotomia, Lacerações, Ruptura e Inversão Uterina

Ramadan El Sugy

EPISIOTOMIA

A episiotomia (perineotomia) é a incisão feita no períneo para aumentar o espaço do estreito inferior da pelve, facilitando, assim, o nascimento da criança.

Benefícios maternos

1. Uma incisão é mais simples para reparar e cicatriza melhor que uma laceração irregular.
2. As estruturas do assoalho pélvico são preservadas. Aumentando espaço posteriormente, a distensão muscular é menor, prevenindo as lesões da parede vaginal anterior, da bexiga, da uretra e de tecidos periclitoridianos.
3. O segundo período do trabalho de parto pode ser reduzido.

Benefícios fetais

A episiotomia é feita com os seguintes propósitos: proteção craniana, especialmente para fetos prematuros, redução da asfixia perinatal, redução do sofrimento fetal, melhora dos escores de Apgar, redução da acidose fetal e redução das complicações associadas a distocia de ombro. A episiotomia pode ser útil para facilitar o manejo da distocia do ombro.

Indicações

1. Profilática: preservar a integridade do assoalho pélvico.
2. Parada da evolução do parto, devido a maior resistência do períneo.
    a. Tecido muscular hipertrofiado e resistente.
    b. Cicatrizes operatórias.
    c. Episiotomia prévia bem-reparada.
3. Prevenir lacerações irregulares, incluindo extensão para o reto.
    a. Quando o períneo é curto, havendo pouco espaço entre a parte posterior da vagina e anterior do reto.
    b. Quando grandes lacerações parecerem inevitáveis.
4. Razões fetais.
    a. Fetos prematuros e enfermos.
    b. Fetos macrossômicos.
    c. Posições anormais como occipitoposteriores, apresentações de face e nádegas.
    d. Sofrimento fetal, quando há necessidade de parto rápido e não se pode esperar a dilatação do períneo.
    e. Parto vaginal operatório.
    f. Distocia de ombro.

Estudos recentes e a opinião clínica concluíram que não existem evidências baseadas em estudos clínicos de boa qualidade, demonstrando o benefício da episiotomia e o seu uso, especialmente rotineiro, não é recomendado, e o julgamento clínico permanece sendo a melhor orientação para a sua indicação.

Momento da episiotomia

Há um momento apropriado para fazer a episiotomia. Se postergado, o procedimento não previne as lacerações e não protege o assoalho pélvico. Quando feita muito cedo, a incisão aumenta a perda de sangue. A episiotomia deve ser feita quando o períneo estiver distendido e protuso, quando um diâmetro de 3 a 4 cm do escalpo fetal for visível durante uma contração e quando a apresentação estiver coroando, ou seja, será liberada nas próximas três ou quatro contrações. Desse modo, as lacerações são evitadas e previne-se a distensão excessiva do assoalho pélvico e o sangramento excessivo.

Existem três tipos de episiotomia: (1) mediana, (2) mediolateral, esquerda ou direita e (3) episiotomia lateral, que não é mais utilizada (Fig. 21-1A).

Episiotomia mediana
Técnica

Ao fazer a incisão, dois dedos são colocados na vagina entre a cabeça fetal e o períneo, pressionando a parede vaginal para fora sobre o períneo, afastando-a do feto, para evitar uma lesão fetal. A tesoura deve ser colocada de modo que uma lâmina situe-se contra a mucosa vaginal, e a outra, sobre a pele. A incisão é feita na linha média a partir da fúrcula vaginal, aproximando-se, das fibras externas do músculo do esfíncter anal, sem seccioná-las (Fig. 21-1B). A incisão é realizada na região tendinosa central do períneo, onde se inserem os músculos bulbocavernoso, anteriormente, o músculo transverso superficial do períneo e parte do músculo levador do ânus lateralmente, e o músculo do esfíncter anal posteriormente (Fig. 21-1B). Essa é uma excelente incisão anatômica.

Vantagens
1. A massa muscular não é incisada.
2. Ela é de fácil execução e reparo.
3. Os resultados estruturais são excelentes.
4. O sangramento é menor do que em outras incisões.
5. A dor pós-operatória é mínima.
6. A cicatrização é melhor e a deiscência, rara.

Desvantagens

Se houver necessidade de estender a incisão, quando a cabeça está sendo liberada, pode ocorrer a ruptura das fibras musculares do esfíncter anal e o reto pode ser atingido. Embora a maioria das lesões intestinais apresentem uma boa resolução, quando o reparo é feito de forma adequada, essa complicação deve ser evitada. A episiotomia mediana não é ideal nas seguintes situações:

1. Períneo curto.
2. Feto macrossômico.

Capítulo 21 Episiotomia, Lacerações, Ruptura e Inversão Uterina

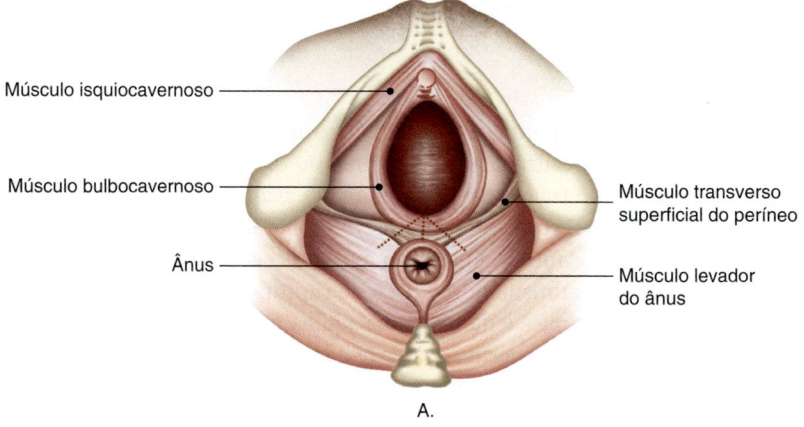

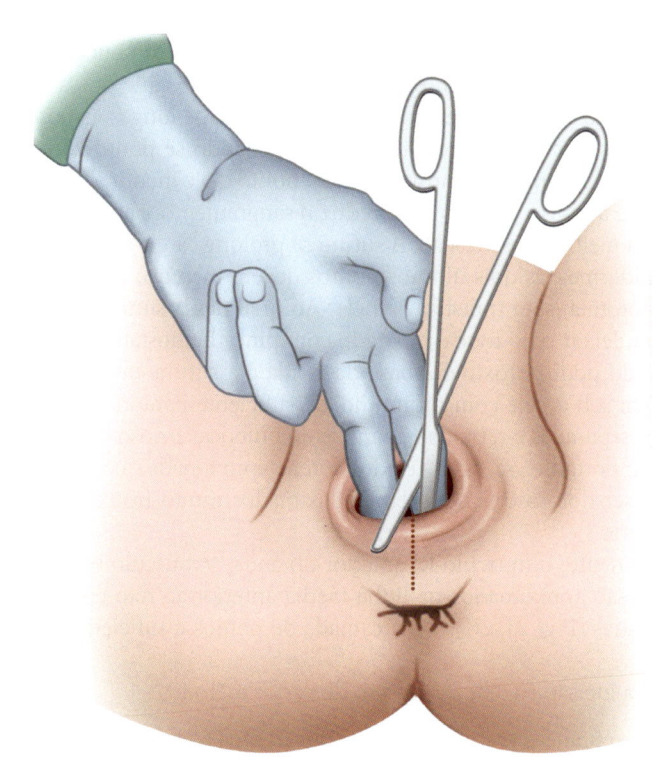

Músculo isquiocavernoso

Músculo bulbocavernoso

Ânus

Músculo transverso superficial do períneo

Músculo levador do ânus

A.

B. Incisão da episiotomia na linha média.

FIGURA 21-1 Episiotomia mediana.

TERCEIRO PERÍODO DO TRABALHO DE PARTO

3. Posições e apresentações anormais.
4. Partos operatórios difíceis.

Episiorrafia

Com frequência o terceiro período se encerra logo após o parto da criança e a sutura da episiotomia deve ser realizada após a dequitação da placenta. O útero deve estar contraído, e a revisão do trajeto deve ser feita para avaliar a integridade do colo do útero e da vagina. Os procedimentos intrauterinos, como a remoção manual da placenta e os procedimentos intravaginais, são mais difíceis de serem executados, após a sutura da episiotomia, aumentando o risco de ruptura de pontos da episiorrafia.

A sutura da episiotomia é feita com uma agulha média e redonda, exceto para a aproximação do tecido subepidérmico. Nos tecidos profundos, uma agulha cortante pode lacerar um vaso sanguíneo e causar hematoma. São usados, preferencialmente, os fios de sutura absorvível, de ácido poliglicólico, minimamente reativos.

Primeiramente, aproxima-se a mucosa vaginal (Fig. 21-2A). O procedimento é iniciado no ápice da incisão e o primeiro ponto é feito um pouco acima do início da incisão, para incluir um eventual vaso sanguíneo roto, que possa estar retraído. Deve-se fazer o nó da sutura deixando uma extremidade longa. As bordas da ferida são aproximadas, sem aplicar tensão excessiva, usando-se ponto contínuo simples ou ancorado para garantir a hemostasia. Cada ponto deve incluir a mucosa da vagina e o tecido entre a vagina e o reto. Isso reduz o sangramento, elimina o espaço morto e permite uma melhor cicatrização. A sutura se prolonga até o anel himenal, junto as bordas da epiderme. Os dois últimos pontos devem incluir o tecido subcutâneo na base da episiotomia, sem transfixar a pele. Ao final dessa sutura contínua, pode-se dar um nó ou deixar o fio livre e reparado com pinça hemostática.

O segundo ponto próximo à base da ferida é a sutura em coroa (Fig. 21-2B). A agulha passa sob a pele com profundidade suficiente para incluir e aproximar as extremidades separadas e retraídas do músculo bulbocavernoso e da fáscia. A sutura em coroa é importante: se esses tecidos forem aproximados com muita tensão, o coito poderá ser doloroso, e se forem aproximados muito frouxamente, o introito pode ficar aberto.

Posteriormente, o músculo levantador do ânus, o músculo transverso do períneo e a fáscia são aproximados na linha média anterior ao reto com três ou quatro suturas separadas (Fig. 21-2C). Uma camada de pontos é suficiente na maioria dos casos.

Por fim, a incisão é fechada por um de vários métodos:

1. As bordas cutâneas são aproximadas por pontos separados, ou por pontos em U ou de colchoeiro, que passam através da pele e do tecido subcutâneo. Esses pontos recebem nós frouxos para evitar o tensionamento que pode ocorrer devido ao edema pós-parto (Fig. 21-2D).

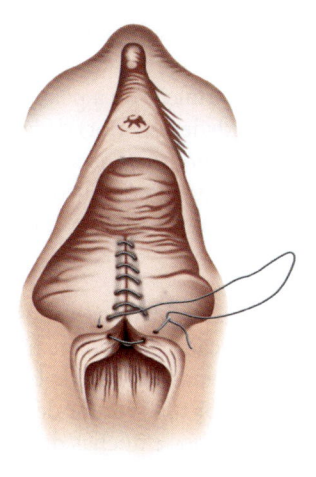

Capítulo 21 Episiotomia, Lacerações, Ruptura e Inversão Uterina **349**

A. Fechamento da mucosa vaginal por uma sutura contínua.

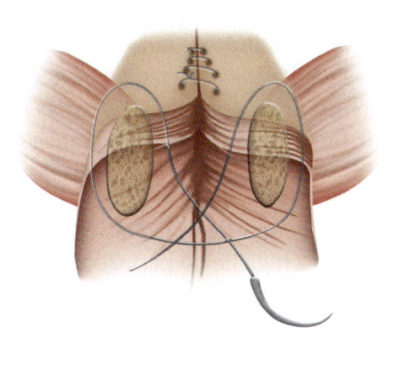

B. Sutura em coroa, aproximando o músculo bulbocavernoso.

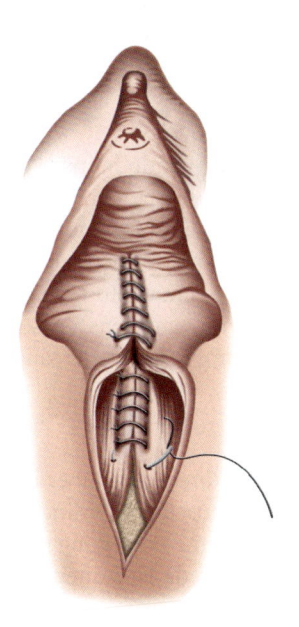

C. Sutura com inclusão dos músculos perineais e da fáscia com pontos separados.

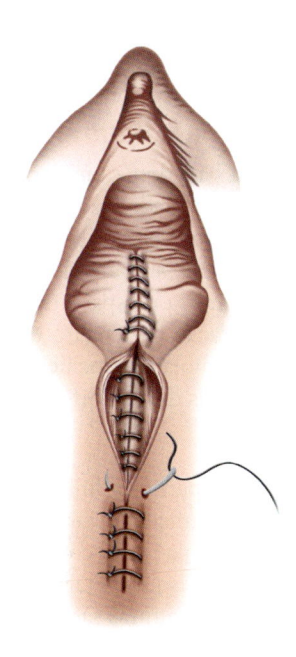

D. Aproximação das bordas cutâneas com suturas separadas.

FIGURA 21-2 Reparo de uma episiotomia mediana.

2. As bordas cutâneas são aproximadas usando um ponto subepidérmico contínuo, com uma agulha pequena cortante, começando na extremidade inferior da incisão. O primeiro ponto é dado no tecido subepidérmico sob a pele, mas não através dela, indo de lado a lado até a base (extremidade superior) da ferida ser atingida. Pode-se fazer o nó e encerrar a sutura ou o ponto pode ser amarrado com a outra extremidade do fio da sutura usada para reparar a mucosa vaginal, que foi reparada com pinça hemostática. Isso conclui o reparo (Fig. 21-3D).

Cuidados com a episiorrafia

Os cuidados depois de uma episiorrafia incluem essencialmente os cuidados com a higiene. Para a higiene do períneo, pode-se usar uma solução moderadamente antisséptica após cada micção e evacuação intestinal. Recomenda-se o uso de banho de assento e analgésicos como o ibuprofeno. Calor, gerado por um secador de cabelos, pode ser utilizado para secar a área e reduzir o edema. Banhos e duchas diárias com água e sabão são excelentes maneiras de manter o períneo limpo e livre de secreções irritantes. Se houver queixa de dor excessiva após a episiorrafia, a paciente deve ser examinada imediatamente, porque a dor é um sinal frequente de infecção na área perineal. Após a episiorrafia, podem ser usados reguladores do trânsito intestinal, como o docusato de sódio, para evitar a constipação e o risco de ruptura do reparo por esforço durante a defecação.

Episiotomia mediolateral

Quando há necessidade de uma grande episiotomia, ou quando há risco de envolvimento retal, a variedade mediolateral é aconselhada. Aqui estão inclusas pacientes com períneos curtos, estreito inferior contraído, bebês grandes, partos com a face voltada para o púbis, atitudes de extensão, partos pélvicos e operações com fórceps médio. Isso maximiza o espaço do períneo para o parto, enquanto reduz a probabilidade de laceração de terceiro ou quarto graus. As desvantagens registradas do procedimento mediolateral incluem dificuldade de reparo, maior perda sanguínea e, possivelmente, mais desconforto pós-parto precoce.

Técnica

A incisão é feita a partir da linha média da fúrcula em direção ao túber isquiático, distanciando-se o suficiente lateralmente para evitar o músculo do esfíncter anal. A incisão da episiotomia tem o comprimento médio de 4 cm e pode atingir os tecidos gordurosos da fossa isquiorretal. Ela pode ser feita à esquerda ou à direita.

As seguintes estruturas são incisadas:

1. Pele e tecido subcutâneo.
2. Músculo bulboesponjoso e fáscia.
3. Músculo transverso do períneo.
4. Músculo levantador do ânus e fáscia. A extensão do envolvimento dessa estrutura é determinada pelo comprimento e profundidade da incisão.

Reparo

A técnica é essencialmente igual à da episiotomia mediana. A mucosa vaginal é reparada iniciando-se no ápice, com aproximação da mucosa e do tecido de sustentação subjacente (Fig. 21-3A). A sutura em coroa é cuidadosamente realizada (Fig. 21-3B).

Os músculos e a fáscia que foram seccionados devem ser aproximados com suturas separadas (Fig. 21-3C). Pode ocorrer retração dos tecidos na porção medial e deve-se ter cuidado para não transfixar o reto. Alguns cirurgiões preferem colocar essas suturas, deixando-as soltas, antes de reparar a mucosa vaginal. Em muitas pacientes, uma camada simples de quatro ou cinco pontos é suficiente. Quando a ferida é profunda ou quando há muito sangramento, duas camadas podem ser necessárias, uma nos músculos e uma para aproximar a fáscia sobreposta. As bordas cutâneas são unidas por um ponto subepidérmico, começando no ápice (Fig. 21-3D), ou por suturas separadas, incluindo a pele e o tecido subcutâneo.

Deiscência da episiotomia: infecção

Etiologia

A deiscência de uma episiotomia pode ocorrer, da mesma forma como ocorre em exemplo de incisões realizadas em outras partes do corpo. Os fatores que predispõem a isso incluem:

1. Menor capacidade de cicatrização:
    a. Deficiências nutricionais.
    b. Anemia.
    c. Exaustão após um trabalho de parto longo e difícil.
    d. Tecido sem vascularização.
2. Falha da técnica:
    a. Aproximação descuidada dos planos.
    b. Hemostasia incompleta, levando à formação de hematoma.
    c. Falha em fechar o espaço morto.
3. Desvitalização do tecido:
    a. Uso de instrumentos traumáticos.
    b. Suturas realizadas com tensão excessiva.
    c. Uso de um categute grosso.
4. Infecção:
    a. Lóquios infectados na infecção puerperal.
    b. Técnica inadequada e negligência com as regras de assepsia.
    c. Proximidade do reto.
    d. Extensão da incisão até o intestino ou transfixação durante a sutura.

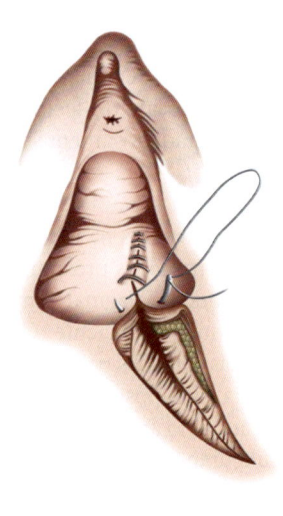

A. Fechamento da mucosa vaginal com sutura contínua.

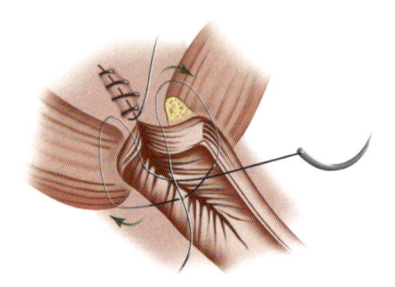

B. Sutura em coroa.

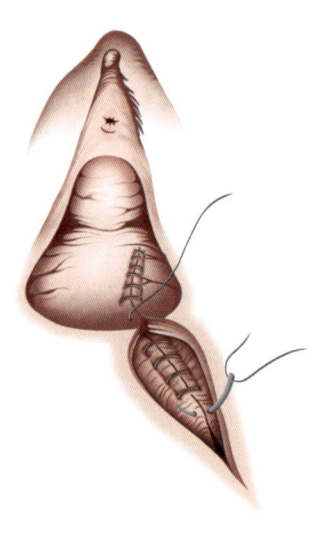

C. Sutura com pontos separados, aproximando os músculos perineais e a fáscia.

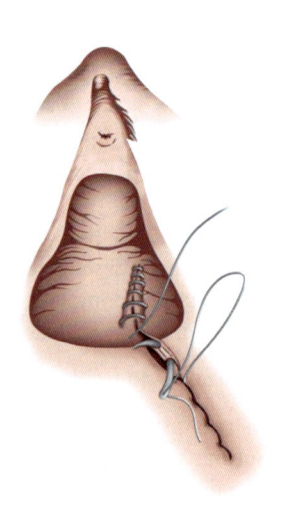

D. Aproximação das bordas cutâneas com uma sutura subepidérmica contínua.

FIGURA 21-3 Sutura da episiotomia mediolateral esquerda.

e. Sepse em um hematoma infectado.
f. Higiene pós-parto inadequada.

Evolução clínica

A episiotomia torna-se extremamente dolorosa, sensível, edematosa, vermelha e endurecida. A paciente pode ou não apresentar febre. Às vezes, há secreção proveniente da incisão. Na maioria dos casos, as infecções são localizadas e podem ser resolvidas através de cuidados com a ferida perineal. Em raros casos, pode ocorrer a formação de um abscesso, tornando necessário a abertura da sutura para drenagem do abscesso ou pode ocorrer a ruptura espontânea das suturas. Nos casos extremos, pode ocorrer infecções graves, como a fascite necrosante, que pode causar a morte materna se o tratamento efetivo não for realizado.

Manejo da deiscência

Medidas de suporte. A área deve ser mantida limpa e livre de secreções irritativas e restos celulares por meio de banhos de assento mornos, realizados 2 vezes ao dia por 20 minutos. Após, pode ser feito um banho de luz por 30 minutos. A granulação e cicatrização da ferida ocorre a partir das camadas profundas. A alta hospitalar pode ser dada no prazo habitual e os cuidados domiciliares devem se mantidos. Na experiência do autor, essa conduta tem apresentado bons resultados, a menos que tenha ocorrido lesão retal. Esse manejo expectante com cuidado perineal permite que a cicatrização espontânea ocorra em um período de algumas semanas. A ferida cicatriza bem, não são observados efeitos colaterais e a hospitalização prolongada é evitada.

Reparo secundário. O manejo de suporte deve ser realizado até que a região esteja limpa. Isso leva de 5 a 6 dias. Depois disso, a paciente deve ser anestesiada e o tecido desvitalizado deve ser debridado, e a episiotomia, reparada.

Na experiência do autor, a terapia de suporte isolada tem produzido os melhores resultados e é a de mais simples execução.

O desenvolvimento de uma fístula retovaginal é uma complicação tardia de uma episiotomia infectada. Pode ocorrer em decorrência de laceração do reto que não foi identificada, ou pela transfixação na sutura, que permaneceu lá.

LACERAÇÕES DO PERÍNEO

Muitas mulheres apresentam rupturas do períneo durante o nascimento do primeiro filho. Em cerca de metade dos casos, essas rupturas são extensas. As lacerações devem ser cuidadosamente reparadas.

As causas maternas incluem:

1. Parto precipitado, descontrolado ou não atendido (a causa mais frequente).
2. A incapacidade de interromper os esforços de parto (puxos).
3. Apressar o parto realizando pressão excessiva no fundo do útero.

4. Edema e fragilidade do períneo.
5. Varicosidades do pudendo feminino, que enfraquecem os tecidos.
6. Arco púbico estreito com contração do estreito inferior da pelve, forçando posteriormente a cabeça.
7. Laceração da episiotomia.

Os fatores fetais são:

1. Bebê grande.
2. Posições anormais da cabeça (p. ex., occipitoposterior e apresentações de face).
3. Partos pélvico.
4. Extrações difíceis com fórceps.
5. Distocia do ombro.
6. Anomalias congênitas, como hidrocefalia.

Classificação das lacerações perineais
Ruptura de primeiro grau
A ruptura de primeiro grau envolve a mucosa vaginal, a fúrcula e a pele do períneo logo abaixo dela.

Reparo. Essas rupturas são pequenas e podem ser reparadas da maneira mais simples possível. O objetivo é a reaproximação do tecido seccionados e sua hemostasia. Em geral, são necessários poucos pontos separados na mucosa vaginal, na fúrcula e na pele do períneo. Se o sangramento for profuso, podem ser usados pontos em oito. Os pontos separados e frouxamente amarrados são melhores, pois causam menos tensão e menos desconforto à paciente.

Ruptura de segundo grau
As lacerações de segundo grau são mais profundas. Elas ocorrem principalmente na linha média e estendem-se pelo corpo do períneo. Muitas vezes, ocorre a ruptura do músculo transverso do períneo e a laceração pode se estender em direção ao esfíncter anal, em geral, sem atingí-lo. Frequentemente, ocorre extensão para cima através da mucosa vaginal e do tecido do submucoso. A laceração se apresenta com um duplo triângulo com a base na fúrcula, um ápice na vagina e o outro próximo do reto.

Reparo. O reparo das lacerações de segundo grau é feito em camadas:

1. Pontos separados, contínuos ou ancorados são usados para aproximar as bordas da mucosa e da submucosa vaginal (Fig. 21-4A).
2. Os músculos profundos do corpo do períneo são aproximados com suturas separadas (Fig. 21-4B).
3. Sutura subdérmica contínua ou suturas separadas e frouxamente amarradas aproximando as bordas cutâneas (Fig. 21-4C).

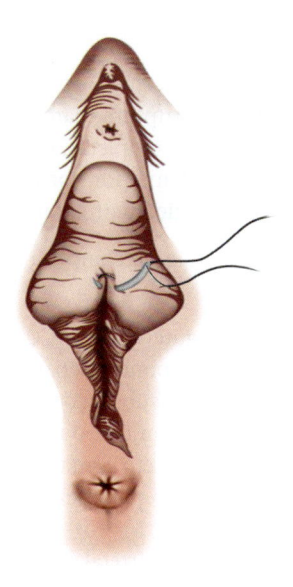

Capítulo 21 Episiotomia, Lacerações, Ruptura e Inversão Uterina **355**

TERCEIRO PERÍODO DO TRABALHO DE PARTO

A. Fechamento da laceração na mucosa vaginal com pontos contínuos.

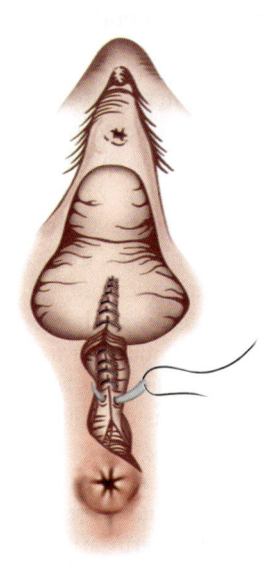

B. Aproximação dos músculos perineais e da fáscia com pontos separados.

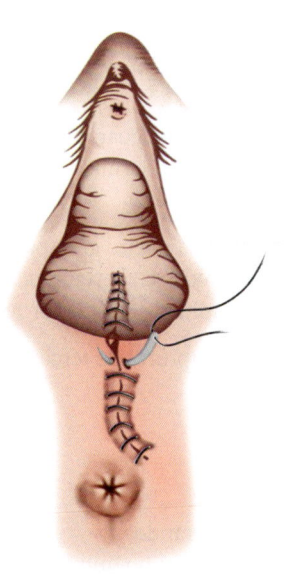

C. Fechamento das bordas cutâneas com pontos separados e frouxamente amarrados.

FIGURA 21-4 Reparo de laceração perineal de segundo grau.

Ruptura de terceiro grau

As rupturas de terceiro grau estendem-se pelo corpo do períneo, do músculo transverso do períneo e do músculo do esfincter do ânus. Nas rupturas parciais de terceiro grau, apenas o esfincter retal está rompido; nas rupturas completas, o esfincter retal está rompido e a laceração estende-se até a parede retal anterior por uma distância variável. Alguns autores referem-se a isso como ruptura de quarto grau.

Reparo da ruptura completa. A ruptura de terceiro grau completa (Fig. 21-5A) é reparada em camadas:

1. A parede anterior do reto é reparada com categute cromado 000 ou 0000 atraumático. Começando no ápice, são colocados pontos separados na submucosa de modo que a serosa, a túnica muscular e a submucosa do reto sejam aproximadas (Fig. 21-5B). Alguns autores aconselham que o nó seja dado no lúmen do intestino. Outros aproximam as bordas do reto com uma sutura contínua, passando por todas as camadas. Esta parte do reparo deve ser executada de maneira meticulosa.
2. Faz-se uma sutura sobreposta aproximando a fáscia perirretal e a fáscia do septo retovaginal. Podem ser usados pontos separados ou contínuos.
3. As extremidades rotas do esfincter retal (retraídas) são identificadas, apreendidas com pinças de Allis e aproximadas com pontos separados ou dois pontos em oito (Figs. 21-5C e D).
4. A mucosa vaginal é, então, reparada como na episiotomia de linha média, com pontos contínuos ou separados.
5. Os músculos perineais são aproximados com pontos separados.
6. As bordas cutâneas são aproximadas com sutura subdérmica contínua ou com pontos separados e frouxamente amarrados.

Reparo da ruptura parcial. O reparo da ruptura de terceiro grau parcial é similar ao da variedade completa, com exceção de que a parede retal está intacta e o reparo começa com a reaproximação das extremidades rompidas do esfincter retal.

Cuidados posteriores. O acompanhamento das rupturas de terceiro grau inclui:

1. Assepsia perineal geral.
2. Uso de banhos de assento.
3. Analgésico, como ibuprofeno.
4. Alimentação pobre em resíduo.
5. Estimulação do trânsito intestinal com laxantes brandos.
6. Pode ser prescrito o uso de um supositório ou enema no quinto ou sexto dia, se o trânsito intestinal não estiver ativo.

Capítulo 21 Episiotomia, Lacerações, Ruptura e Inversão Uterina

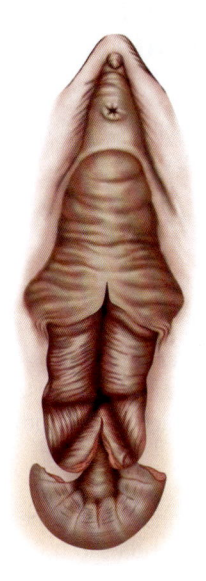

A. Extremidades rompidas e retraídas do esfíncter retal, laceração da parede anterior do reto e ruptura vaginal e perineal.

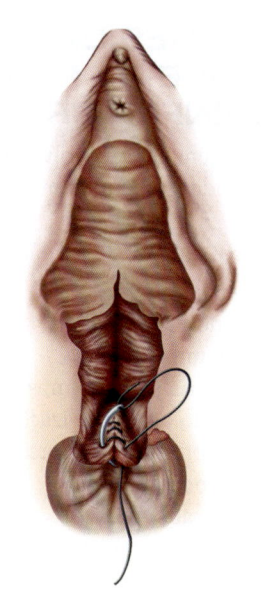

B. Fechamento da ruptura na parede anterior do reto com pontos separados amarrados no lúmen.

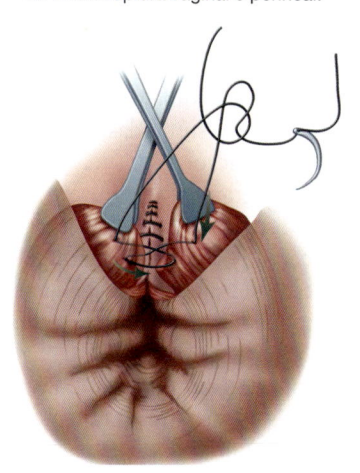

C. Extremidades retraídas do esfíncter retal são apreendidas com pinça de Allis, e o primeiro ponto em oito está sendo colocado.

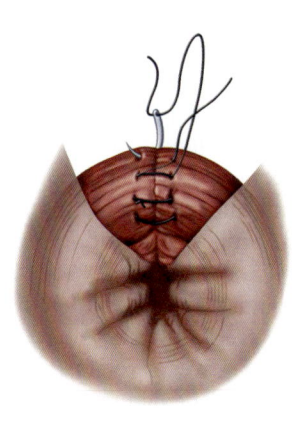

D. Aproximação com ponto em oito do músculo do esfíncter do ânus rompido.

FIGURA 21-5 **Reparo de laceração de terceiro grau (ruptura completa).**

TERCEIRO PERÍODO DO TRABALHO DE PARTO

LACERAÇÕES DA REGIÃO ANTERIOR DA VULVA E DA PAREDE VAGINAL ANTEROINFERIOR

Várias áreas podem estar envolvidas. Rupturas superficiais não são graves, mas as rupturas profundas podem levar ao sangramento profuso.

Locais das lacerações

1. Lateralmente à uretra.
2. Lábios menores.
3. Paredes laterais da vagina.
4. Área do clitóris: nas rupturas profundas, pode haver ruptura dos corpos cavernosos. Devido à vascularização geral dessa estrutura, e pela presença de vasos sanguíneos profundos e dorsais do clitóris, as lacerações são acompanhadas de sangramento intenso.
5. Uretra sob o arco púbico.
6. Bexiga: está próxima à parede vaginal anterior e pode sofrer lesões. Pode ocorrer fístula vesicovaginal. As principais causas de fístula são trabalho de parto prolongado com necrose por compressão da parede vesical e lesões causadas pelo uso de fórceps em partos difíceis.

Reparo das lacerações

Lacerações superficiais pequenas não precisam, na maioria dos casos, de reparo. Quando as pernas são fechadas, as bordas da lesão se aproximam e a cicatrização ocorre espontaneamente. Rupturas maiores precisam ser suturadas, com pontos separados para aproximar as bordas e favorecer a cicatrização.

Lacerações profundas devem ser reparadas. O sangramento profuso é melhor controlado com pontos em oito, que devem incluir os tecidos e os vasos na área da laceração. Infelizmente, em muitos casos, a área lacerada é local de varicosidades e a passagem da agulha pelo tecido provoca sangramento. Se a hemostasia não ocorrer com os pontos da sutura, deve ser feito um tamponamento com uma compressa aplicada com pressão sobre o local de sangramento.

Muitas vezes, a área de sangramento é *próxima da uretra* e, quando a região periclitoridiana estiver envolvida, a hemorragia pode ser excessiva. O reparo é difícil devido à proximidade da uretra. Para prevenir o dano à uretra, um cateter deve ser inserido a fim de orientar a direção da agulha (Fig. 21-6).

As rupturas da *uretra e da bexiga* devem ser reparadas em três planos para aproximar a mucosa vesical, a parede vesical e a parede anterior da vagina. Uma sondagem vesical com cateter de demora deve ser feita.

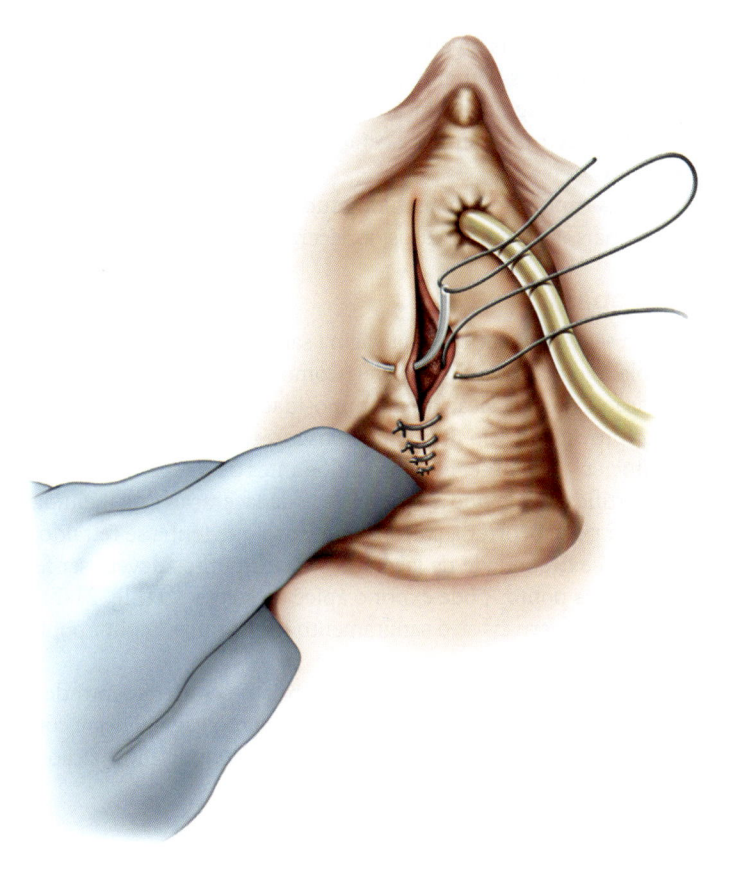

FIGURA 21-6 **Laceração parauretral anterior:** colocação de pontos separados com fio fino. Um cateter está na uretra.

LACERAÇÕES DO SEGMENTO SUPERIOR DA VAGINA

Essas lacerações podem ocorrer durante o parto espontâneo, mas são mais comuns com partos operatórios e estão associadas a uma variedade de condições. Os fatores de predisposição incluem anomalias congênitas da vagina, vagina pequena ou infantil, perda de elasticidade tecidual em primigestas mais velhas, fibrose cicatricial após o uso de substâncias cáusticas, em uma tentativa de induzir abortamento, e tecidos desvitalizados, que se rompem como papel.

A rotação do fórceps e extrações após parada da descida em apresentação transversa profunda, em apresentações occipitoposteriores ou de face persistente, muitas vezes causam rupturas vaginais. O fato de essas malposições serem frequentemente associadas a pelves pequenas ou androides agrava a situação e aumenta a incidência e a extensão das lacerações. Durante a rotação, a borda das colheres pode provocar escoriações na mucosa vaginal. A tração inadequada pode distender excessivamente os tecidos e pode causar uma ampla laceração. Um bebê grande aumenta o risco de lacerações extensas.

A maioria das rupturas vaginais é longitudinal e estende-se nos sulcos ao longo dos fórnices vaginais. Em muitos casos, as lacerações são bilaterais.

Técnica de reparo

As lacerações do segmento superior da vagina sangram em profusão; o sangramento deve ser controlado o mais rápido possível. Como a ruptura é muitas vezes alta e fora do campo de visão, boa exposição, boa luminosidade e boa assistência são essenciais. O sangramento proveniente do útero pode obscurecer o campo. A placenta deve ser removida e ocitócicos devem ser administrados antes de o reparo ser iniciado. O profissional deve certificar-se de que a extremidade da laceração está incluída na sutura, pois a hemorragia pode ocorrer a partir de um vaso que tenha se retraído. Se não for possível alcançar a extremidade da laceração, vários pontos devem ser feitos abaixo dela e a tração desses pontos pode expor o ápice da laceração (Fig. 21-7). As suturas da Figura 21-8 são preferíveis se o sangramento for profuso, ou um ponto ancorado contínuo pode ser empregado.

Em algumas ocasiões, os pontos não controlam o sangramento de modo adequado. Nessa situação, deve ser feito um tamponamento vaginal firme com uma gaze de 4,5 metros. Isso reduz o sangramento e ajuda a prevenir a formação de hematomas. A compressa deve ser removida em 24 horas.

FÍSTULA VESICOVAGINAL

Uma fístula é uma comunicação anormal entre dois ou mais órgãos. Uma variedade é formada entre a vagina e o trato urinário – a uretra, a bexiga ou o ureter. O sintoma clínico clássico de uma fístula do trato urinário é a perda indolor e quase contínua de urina, geralmente a partir da vagina. Uma fístula pode ser confirmada colocando-se um tampão na vagina e instilando uma solução diluída de corante azul de metileno na bexiga urinária.

As fístulas ocorrem: (1) durante o parto, (2) durante a cirurgia ou (3) como complicação do câncer e da radioterapia. Devido a aperfeiçoamentos na obstetrícia, a maioria das fístulas está associada à cirurgia, mas elas podem ocorrer em associação à parturição nos seguintes cenários:

1. Durante o trabalho de parto prolongado e obstruído, a bexiga pode ficar presa entre a cabeça fetal e a sínfise pubiana materna. A necrose isquêmica resultante pode causar fístulas de vários tamanhos. A uretra proximal, o colo da bexiga e o trígono da bexiga estão envolvidos.

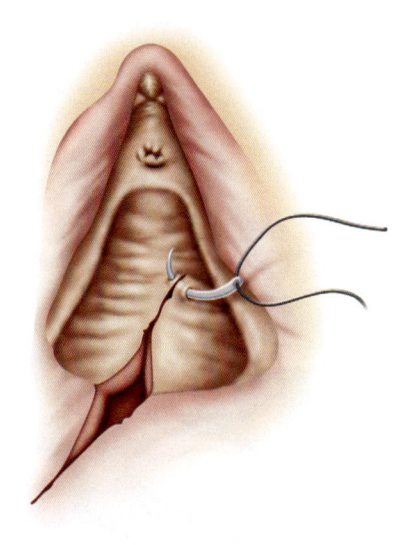

Capítulo 21 Episiotomia, Lacerações, Ruptura e Inversão Uterina 361

A. Introdução do primeiro ponto da sutura no ponto mais alto da mucosa visível.

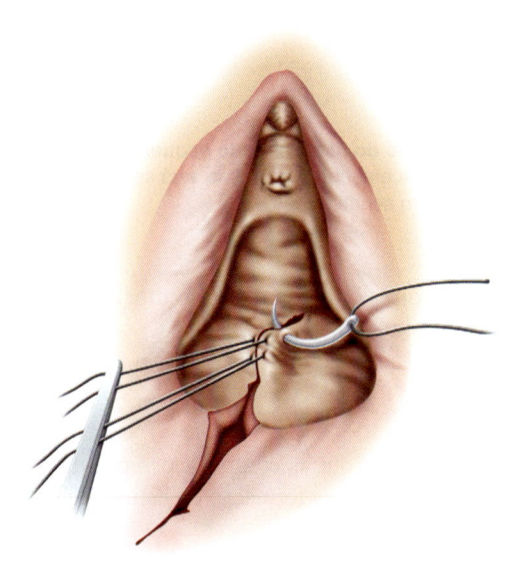

B. Tração sobre os primeiros pontos expõe a extremidade da laceração e permite a colocação de um ponto no ápice. O restante da laceração vaginal é fechado com pontos contínuos ou separados.

FIGURA 21-7 **Episiotomia mediolateral direita com laceração alta do sulco vaginal esquerdo.**

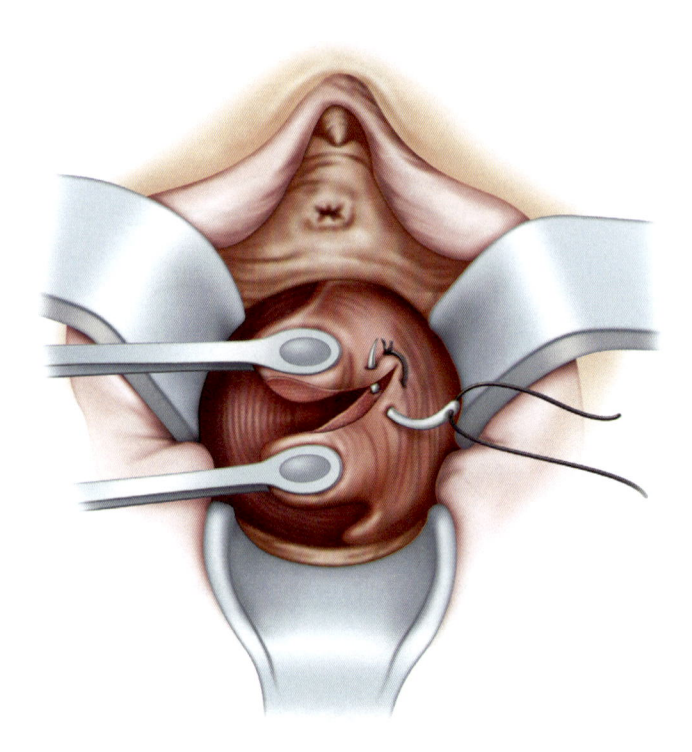

FIGURA 21-8 Laceração do colo do útero no lado esquerdo. O ponto superior é colocado logo acima da extremidade da laceração. A laceração está sendo fechada com pontos separados. Os pontos em oito podem ser utilizados.

2. A lesão direta pode ocorrer durante um parto difícil com fórceps. Em geral, o trígono e a uretra são lesados.
3. Durante a cesariana, a bexiga e o ureter podem ser seccionados ou rompidos.

Manejo

Como ocorre com a maioria das outras complicações pós-operatórias, a medicina preventiva é suprema. A prevenção da formação de fístula inclui:

1. Técnica operatória ideal.
2. Esvaziamento da bexiga urinária.
3. Exposição adequada da região.
4. Dissecção obedecendo os planos dos tecidos, com tração e contração adequadas.
5. Hemostasia adequada.

Capítulo 21 Episiotomia, Lacerações, Ruptura e Inversão Uterina

Se a lesão for diagnosticada, um reparo imediato em dois ou três planos deve ser feito, seguido por sondagem contínua da bexiga durante 10 dias. Os princípios para uma operação bem-sucedida incluem exposição adequada, dissecção e mobilização de cada plano tecidual, excisão da fístula, fechamento de cada plano sem tensão sobre a linha da sutura e excelente hemostasia com fechamento do espaço morto.

Quando a lesão não for reconhecida ou o reparo não for possível, a drenagem contínua da bexiga deve ser instituída. Algumas vezes, ocorre o fechamento espontâneo da fístula. Se a fístula persistir, o tratamento ativo deve ser postergado por 2 a 3 meses para permitir a redução do edema e a eliminação do tecido necrótico e estabelecimento de uma nova circulação. O reparo da fístula é, então, executado. Contudo, a perda de urina proveniente da vagina causa sofrimento considerável a essas mulheres, e seguir em frente é difícil para elas. Com o uso de novas técnicas para reparo e antibióticos para controlar a infecção, a correção inicial da complicação tem sido feita com sucesso.

FÍSTULA RETOVAGINAL

Constitui uma abertura entre o reto e a vagina. A paciente percebe a passagem de ar pela da vagina e secreção vaginal irritativa.

A maioria desses casos ocorre devido a falha no reparo de lacerações de terceiro ou quarto graus. O músculo do esfíncter, ou parte dele, cicatriza, mas a área acima dele se rompe. O resultado é a formação de uma fístula retovaginal baixa. Ocasionalmente, um ponto na extremidade da episiotomia pode transfixar o reto. Em geral, não ocorrem problemas. Em algumas ocasiões, a cicatrização não ocorre e uma fístula pode se formar. O tratamento é feito por meio de reparo cirúrgico.

HEMATOMAS
Vulva e vagina
Hematoma puerperal

1. *Vulvar:* o sangramento é limitado ao tecido do pudendo feminino e é rapidamente aparente.
2. *Vulvovaginal:* o hematoma envolve o tecido paravaginal e o pudendo feminino, períneo ou fossa isquiorretal. A extensão do sangramento é apenas parcialmente visível na inspeção da vulva.
3. *Vaginal ou oculto:* o hematoma está confinado ao tecido paravaginal e não é externamente visível.
4. *Supravaginal ou subperitoneal:* o sangramento ocorre acima da fáscia da pelve e é retroperitoneal ou intraligamentar.

Os hematomas resultam da ruptura dos vasos sanguíneos, especialmente da circulação venosa, sob o epitélio dos órgãos genitais externos e abaixo da mucosa vaginal. O trauma ocorre durante o parto ou durante o reparo. Em raros casos, o acidente ocorre durante a gravidez ou no início do trabalho de parto, e nesses casos pode haver a formação de um grande hematoma, que pode obstruir o progresso do parto. A lesão de um vaso sanguíneo pode provocar necrose, e o hematoma pode não se manifestar durante vários dias.

Os hematomas, em sua maioria, são pequenos e estão localizados embaixo do epitélio perineal. Embora causem dor e descoloração da pele, eles não são graves. Como o sangue é absorvido espontaneamente, nenhum tratamento é necessário, além do cuidado perineal comum.

A ruptura dos vasos sob a mucosa vaginal é grave porque grandes quantidades de sangue podem acumular-se nos tecidos frouxos da submucosa. Muitos hematomas vaginais contêm mais de 0,5 L de sangue no momento em que o diagnóstico é feito. A massa pode ser tão grande que oclui o lúmen da vagina, e pressiona o reto intensamente. Quando o sangramento ocorre na base do ligamento, o sangue pode estender-se para o espaço retroperitoneal, podendo chegar até os rins.

Os hematomas podem ocorrer após um parto espontâneo sem complicações ou pode estar associado a um parto traumático. O hematoma muitas vezes está localizado no lado oposto à episiotomia. A distensão dos tecidos pode resultar em ruptura de vasos profundos sem sangramento externo visível. As varizes representam um fator predisponente. Os distúrbios da coagulação devem ser considerados. A falha na hemostasia é um importante fator etiológico.

Diagnóstico

O diagnóstico pode ser feito nas primeiras 12 horas após parto. Classicamente, as queixas de dor da paciente não são valorizadas, pois são consideradas como parte do desconforto perineal comum após o parto. Depois de passado algum tempo, percebe-se que a dor é desproporcional à que está associada ao trauma comum de parto. Sedativos e analgésicos não aliviam a dor. O exame cuidadoso do pudendo feminino e da vagina mostra edema, alteração da cor, sensibilidade acentuada, sensação de pressão retal e pode-se palpar pelo toque vaginal ou retal uma grande massa flutuante. Quando há grande perda de sangue, as pacientes apresentam palidez, taquicardia, hipotensão e, até mesmo, choque. Se o hematoma é alto e rompe para dentro da cavidade peritoneal, pode ocorrer choque súbito, podendo levar a morte.

Tratamento

O tratamento ativo não é necessário para os hematomas pequenos e estáveis. A antissepsia da área deve ser mantida e agentes antimicrobianos devem ser prescritos, pois a necrose tecidual pode resultar em infecção.

Hematomas grandes e os que estão aumentando requerem terapia cirúrgica. A ferida deve ser aberta, para drenagem dos coágulos sanguíneos e para avaliar se existem pontos de sangramento ativo, que devem ser ligados. A área deve ser tamponada com gaze esterilizada e uma compressa deve ser colocada na vagina. A compressa é deixada na vagina por 24 a 48 horas. Antibióticos devem ser administrados e a transfusão sanguínea pode ser necessária. A paciente deve ser mantida em observação cuidadosa para identificar se persiste o sangramento ativo. Uma sondagem vesical de demora deve ser feita.

A observação cuidadosa é necessária devido ao risco de recorrência do sangramento e reconstituição do hematoma. A maioria das pacientes recupera-se bem, mas a evolução é lenta e a cicatrização e normalização do períneo ocorre após várias semanas.

Ligamento largo
O risco de hematomas no ligamento largo é que eles podem romper para dentro da cavidade peritoneal e podem causar choque súbito e grave.

Diagnóstico
O diagnóstico é feito por exame vaginal. É preciso verificar se existe ruptura do segmento uterino inferior. Se o hematoma for grande, o útero pode ser lateralmente deslocado.

Tratamento
O tratamento depende do grau de sangramento. A terapia conservadora consiste em repouso no leito, antibióticos, transfusão sanguínea e observação. Devem ser realizados hemogramas seriados.

No evento de sangramento contínuo ou anemia progressiva, a intervenção cirúrgica deve ser realizada. O abdome deve ser aberto e os coágulos sanguíneos devem ser retirados. Quando possível, deve-se fazer o ligamento dos vasos sangrantes, com cuidado para evitar o ureter. Um dreno extraperitoneal pode ser inserido. Nas mulheres mais velhas, a histerectomia pode ser considerada, e essa opção também pode ser necessária nas mulheres jovens para controlar a situação.

LACERAÇÕES DO COLO DO ÚTERO
Durante todo o processo de dilatação ocorrem lacerações superficiais do colo do útero. Elas são parcialmente responsáveis pela secreção sanguinolenta desse período. Essas pequenas rupturas cicatrizam espontaneamente e não requerem tratamento.

As lacerações profundas, por outro lado, podem causar hemorragia grave e choque, colocando em risco a vida da paciente. Isso acontece em particular quando a laceração se estende para o segmento uterino inferior, envolvendo os grandes vasos uterinos. As lacerações podem ser unilaterais ou bilaterais. Os locais mais comuns são nas laterais do colo do útero, nas posições de 3 h ou 9 h.

Etiologia
A etiologia das lacerações profundas inclui trabalho de parto precipitado, rigidez ou fibrose do colo do útero, parto forçado por um colo não dilatado, extração pélvica e um bebê grande.

Diagnóstico

O diagnóstico é feito pela inspeção cuidadosa. Acredita-se que o colo do útero e a vagina devem ser inspecionados após cada parto. Alguns obstetras não concordam. Contudo, não há dúvida sobre a necessidade de realizar essa avaliação após todos os partos difíceis e sempre que o sangramento for excessivo. As pinças de anel devem ser utilizadas para apreender o colo do útero e permitir a visualização de toda a circunferência cervical.

Reparo

O reparo das lacerações do colo do útero é importante. O colo do útero deve ser exposto com um espéculo vaginal ou com afastadores. O auxílio de um assistente é de grande valia. As pinças de anel devem ser colocados em cada lado da laceração. Suturas separadas ou em oito devem ser feitas, iniciando pelo ápice, e o nó deve ser dado com firmeza suficiente para controlar o sangramento e aproximar os tecidos. Deve-se ter cuidado para que o ponto não transfixe a pinça. É importante que o primeiro ponto seja colocado um pouco acima do ápice da laceração (Fig. 21-8), para incluir qualquer vaso que possa estar retraído. Se a ruptura for alta, há risco de lesão do ureter. Quando houver extensão da ruptura para o segmento uterino inferior ou para dentro do ligamento largo, a sutura por via vaginal pode ser impossível e a laparotomia, necessária.

A sutura cuidadosa da laceração cervical é importante, não apenas para controlar o sangramento, mas também para a evitar a formação de fibrose, erosões e infecções ascendentes crônicas. Existe indicação para sutura das lacerações com mais de 1 cm de comprimento.

INCISÕES DE DÜHRSSEN DO COLO DO ÚTERO

As incisões do colo do útero são utilizadas para facilitar o parto imediato, quando o colo do útero está completamente apagado, mas não completamente dilatado. Atualmente, esse procedimento raramente é usado, e a sua incidência está abaixo de 1% e é necessária com mais frequência nas primigestas.

As razões pelas quais esse procedimento é utilizado tão raramente hoje incluem as seguintes:

1. O uso de ocitocina IV tem reduzido a incidência de falha na dilatação do colo do útero.
2. O aumento na segurança da cesariana tem levado os obstetras a se afastarem dessa incisão.
3. Percebeu-se que a falha da dilatação do colo do útero pode estar associada a desproporção.
4. Na presença de sofrimento fetal, as incisões do colo do útero e o uso de fórceps médio podem representar um risco excessivo para o feto.

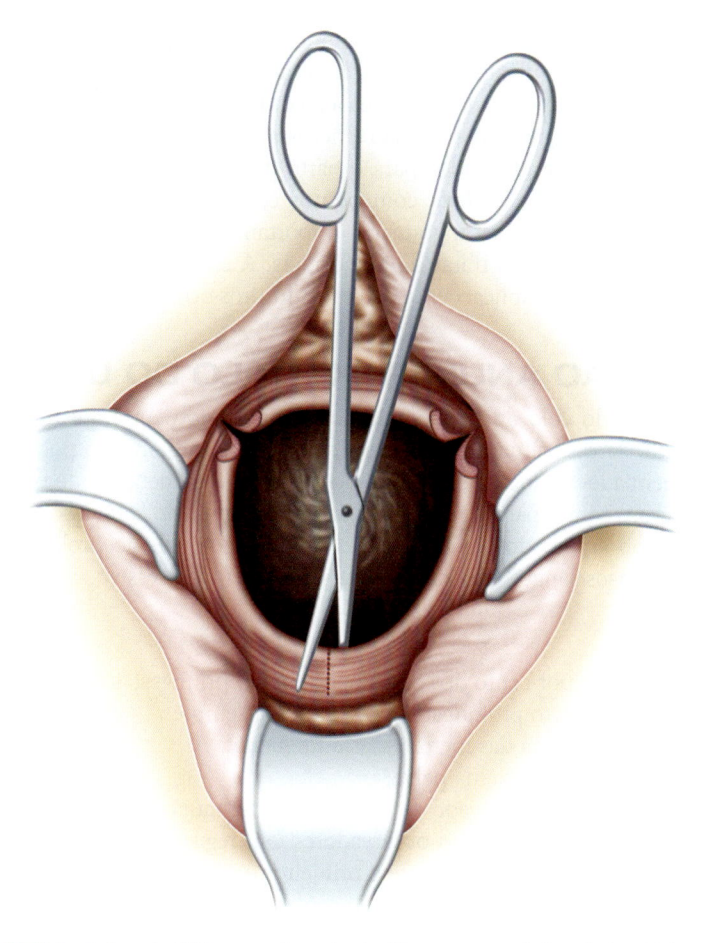

FIGURA 21-9 Incisões de Dührssen do colo do útero nas posições 2, 6 e 10 h.

Indicações

As incisões de Dührssen podem ser necessárias no parto pélvico quando a cabeça fetal é aprisionada pelo colo do útero incompletamente dilatado. Contudo, a incisão pode se estender para o segmento inferior do útero, e o médico deve estar preparado para lidar com essa complicação.

Técnica

O colo do útero deve ser apreendido com duas pinças de anel e as incisões devem ser feitas entre elas nas posições 2, 6 e 10 h (Fig. 21-9). A incisão deve se estender até a junção cervicovaginal. Quando as três incisões tiverem sido feitas, o diâmetro do colo do útero será equivalente à dilatação total.

Como a bexiga é tracionada para cima à medida que o apagamento ocorre, a sua dissecção da parede vaginal anterior não é necessária.

Os procedimentos adequados para o parto do bebê podem ser executados. A sutura das incisões pode ser feita com pontos contínuos, separados ou em oito. Embora raramente ocorra um sangramento importante, deve-se ter prontamente disponível as preparações para tratar da hemorragia. A cicatrização do colo do útero, em geral, ocorre sem complicações, e os partos futuros ocorrem normalmente.

SEPARAÇÃO ANULAR DO COLO DO ÚTERO

O lábio anterior do colo do útero pode ficar comprimido entre a cabeça fetal e a sínfise púbica. Se essa situação se mantiver por tempo prolongado podem ocorrer edema, isquemia local, anoxia e, até mesmo, necrose. Raramente, todo o anel cervical sofre necrose com separação completa da parte vaginal do colo. Isso é conhecido como separação anular do colo do útero. Como a compressão prolongada causa trombose dos vasos sanguíneos, não ocorre sangramento excessivo.

Etiologia

1. Setenta e cinco por cento dos casos ocorrem em primigestas.
2. O trabalho de parto prolongado é regra, quase sempre.
3. A ruptura prematura das membranas é frequente.
4. A cabeça fetal está baixa na pelve.
5. O colo do útero está apagado e, frequentemente, muito fino. O orifício cervical externo não se dilata. Vários observadores têm registrado que o colo do útero parece rígido na palpação durante o primeiro período do trabalho de parto.
6. As contrações uterinas são fortes e eficientes.

Mecanismo

As contrações miometriais impulsionam a apresentação fetal contra o orifício cervical externo, que se apresenta rígido e contraído; e o segmento superior traciona o colo do útero para cima. Essa ação dupla reduz a circulação cervical, resultando em anoxia e necrose. Uma ruptura começa na junção cervicovaginal e uma linha de clivagem desenvolve-se e continua até ocorrer a separação completa. O anel de tecido descrito como em formato de "rosca", destaca-se quando o colo do útero está com 3 a 5 cm de dilatação. Exames histológicos macroscópicos não têm revelado diferenças entre esse colo e os colos normais a termo.

Quadro clínico

O quadro clínico é o de um trabalho de parto com contrações regulares e obstruído por um orifício cervical externo rígido. Em quase todos os casos, o nascimento ocorre sem dificuldade, após a superação da obstrução cervical. A separação anular é o resultado de distocia verdadeira do colo do útero.

Tratamento

Como os vasos estão trombosados, é raro ocorrer sangramento grave a partir do coto. Nenhum tratamento ativo é necessário. A morte materna é rara e pode ocorrer por sepse ou por sangramento uterino associado a trabalho de parto prolongado e atonia uterina pós-parto. Qualquer hemorragia que se origine no colo do útero deve ser controlada por pontos em oito.

Prevenção

A prevenção pode ser feita pelo reconhecimento da situação antes que a separação real ocorra. Quando o colo do útero está apagado e fino, podem ser feitas as incisões do colo; em geral, o parto ocorre a seguir. Se não houver condições adequadas para realizar as incisões, deve-se fazer uma cesariana.

Prognóstico

Muitas mulheres evitam novas gestações. Estenose e hematometra foram relatadas. Várias gestações subsequentes tiveram parto vaginal sem dificuldade e há relato de uma cesariana eletiva e de um abortamento por incompetência cervical.

RUPTURA UTERINA

A ruptura uterina é uma complicação grave da gestação. Ela é responsável por 5% das mortes maternas nos Estados Unidos e no Canadá e o risco é maior em países subdesenvolvidos. *A causa mais frequente de ruptura uterina é a separação de uma cicatriz de cesariana prévia.*

Incidência

A incidência relatada no Canadá é de 0,075%. Publicações recentes sugerem que o número de rupturas uterinas está aumentando e as justificativas incluem os seguintes fatores (1) uso mais frequente de cesariana, resultando em cicatriz uterina prévia na próxima gravidez, (2) administração inadequada de ocitócicos, (3) acompanhamento profissional inadequado durante o trabalho de parto e (4) manejo de má qualidade do trabalho de parto e do parto (i.e., falha no reconhecimento de um trabalho de parto obstruído).

Tipos de ruptura

1. *Ruptura completa*, quando todas as camadas do útero estão envolvidas e há comunicação direta entre as cavidades uterina e abdominal. Essa é a variedade mais comum.

2. *Ruptura incompleta* inclui o miométrio, mas o peritônio que recobre o útero permanece intacto.
3. Uma *terceira variedade* pode ocorrer. Nessa situação, a serosa e parte do miométrio externo sofrem ruptura, mas a laceração não se estende para a cavidade do útero. Uma hemorragia intraperitoneal grave pode ocorrer, sem que a condição seja diagnosticada. Deve-se suspeitar dessa situação quando existirem sinais de um evento grave intra-abdominal, durante ou após o trabalho de parto, sem que se detecte um defeito uterino na exploração manual da cavidade do útero.

Local e tempo de ruptura

As rupturas que ocorrem durante a gravidez se localizam, muitas vezes, no segmento superior do útero, no local da operação ou de lesão prévia. Durante o trabalho de parto, a ruptura ocorre normalmente no segmento inferior. Quanto mais longo o trabalho de parto, mais fino fica o segmento inferior, e maior é o risco de ruptura. A ruptura pode estender-se para os vasos uterinos e causar hemorragia profusa. As rupturas nas paredes anteriores ou posteriores do útero normalmente se estendem de forma transversa ou oblíqua. Na região do ligamento largo do útero, a laceração sobe longitudinalmente pelas laterais do útero.

A ruptura uterina pode ocorrer durante a gravidez, no trabalho de parto normal ou no trabalho de parto difícil, ou pode ocorrer depois do trabalho de parto. A maioria das rupturas ocorre no termo ou próximo ao termo. As que acontecem antes do início do trabalho de parto são normalmente deiscências de cicatrizes de cesariana.

Classificação

Ruptura espontânea do útero normal

Esses acidentes ocorrem durante o trabalho de parto, são mais comuns no segmento inferior do útero e resultam da má assistência e negligência. Os fatores etiológicos incluem:

1. Multiparidade.
2. Desproporção cefalopélvica.
3. Apresentação anormal (de fronte, pélvica, situação transversa).
4. Uso impróprio de ocitocina.
5. Anomalias uterinas.

Ruptura traumática

É causada por partos vaginais operatórios mal indicados ou mal executados. A incidência está diminuindo. Os fatores etiológicos incluem:

1. Versão e extração.
2. Operações com fórceps difíceis.
3. Extração pélvica forçada.
4. Craniotomia.

5. Pressão manual excessiva sobre o fundo do útero.
6. Dilatação manual do colo do útero.

Ruptura pós-cesariana

Atualmente, essa é a variedade mais comum. Pode ocorrer antes ou durante o trabalho de parto. As cicatrizes do segmento superior rompem-se com mais frequência do que as incisões do segmento inferior. Embora histerografias feitas 3 meses após a operação possam indicar se ocorreu boa cicatrização, não há forma acurada de predizer o comportamento de uma cicatriz uterina. Todas as cicatrizes de cesariana apresentam risco.

Ruptura após trauma que não seja a cesariana

O risco é que, muitas vezes, a lesão não é reconhecida, e o acidente é inesperado. Nesse grupo, estão inclusos:

1. Miomectomia prévia.
2. Curetagem muito vigorosa.
3. Perfuração durante a curetagem.
4. Laceração do colo do útero.
5. Remoção manual de uma placenta aderida.
6. Placenta percreta.
7. Endometrite e miometrite.
8. Mola hidatiforme.
9. Ressecção de gravidez ectópica cornual.
10. Histerotomia.
11. A amniocentese durante a gravidez pode produzir uma área enfraquecida no miométrio.

Deiscência de uma cicatriz de cesariana prévia sem sangramento e silenciosa

Essa é uma complicação das cesarianas realizadas no segmento inferior. Parte ou toda a incisão pode estar envolvida. Normalmente, o peritônio sobre a cicatriz está intacto. Muitas dessas janelas são áreas, não de ruptura, mas de falha de cicatrização na incisão original. Essa complicação não é tão grave quanto a ruptura uterina verdadeira. As características dessa complicação incluem:

1. Normalmente, é diagnosticada durante cesariana repetida, e não há suspeita antes da cirurgia.
2. Não há hemorragia no local da deiscência.
3. Ausência de choque.
4. Histerectomia não é necessária.
5. Sem morte fetal.
6. Sem mortalidade materna.

Quadro clínico

O quadro clínico de ruptura uterina é variável porque depende de muitos fatores:

1. Tempo de ocorrência (gravidez, trabalho de parto inicial ou tardio).
2. Causa da ruptura.
3. Grau da ruptura (completa ou incompleta).
4. Localização da ruptura.
5. Extensão da ruptura.
6. Volume de drenagem intraperitoneal.
7. Tamanho dos vasos sanguíneos envolvidos e volume de sangramento.
8. Extrusão parcial ou completa do feto e da placenta.
9. Grau de contração do miométrio.
10. Condição geral da paciente.

De acordo com a avaliação clínica, a ruptura do útero pode ser dividida em quatro grupos:

1. *Ruptura silenciosa:* o acidente ocorre sem os sinais e sintomas normais (inicialmente). O diagnóstico é difícil e, muitas vezes, tardio. Não ocorre alteração importante, mas o assistente pode observar aumento na frequência do pulso, palidez e, talvez, sangramento vaginal leve. A paciente pode queixar-se de dor leve. As contrações podem continuar, mas o colo do útero não se dilata. Esse tipo é geralmente associado à cicatriz de cesariana prévia.
2. *Variedade usual:* o quadro desenvolve-se durante um período de algumas horas. Os sinais e sintomas incluem dor abdominal, vômito, fraqueza, sangramento vaginal, frequência de pulso rápida, palidez, sensibilidade à palpação e ausência dos batimentos cardíacos fetais. Essas características podem ocorrer durante a gravidez ou no trabalho de parto. Se o diagnóstico não for feito, ocorre hipotensão e choque.
3. *Ruptura violenta:* é possível observar, quase imediatamente, que uma condição grave aconteceu. Em geral, uma contração uterina forte é seguida pela sensação de que algo cedeu e dor aguda e intensa no hipogástrio. Frequentemente, ocorre a parada das contrações, há mudança no caráter da dor e a paciente fica ansiosa. O feto pode ser palpado com facilidade e pode ser sentido próximo dos dedos do médico. A apresentação fetal desloca-se do estreito inferior e pode ser movida com facilidade. Às vezes, o útero e o feto podem ser palpados em diferentes partes do abdome. Os movimentos fetais cessam e o coração fetal não é mais ouvido. Os sinais e sintomas de choque aparecem, e pode ocorrer colapso completo.
4. *Ruptura com diagnóstico tardio:* nesse caso, a condição não é diagnosticada até a paciente estar em processo de piora gradual. A anemia não explicada leva à cuidadosa investigação, um hematoma palpável desenvolve-se no ligamento largo, aparecem sinais de irritação peritoneal ou a paciente entra em choque

(gradual ou subitamente, similar ao que ocorre na ruptura de um hematoma no ligamento largo). Às vezes, o diagnóstico é feito apenas na autópsia.

Diagnóstico

O diagnóstico é feito com facilidade quando o quadro clássico está presente ou quando a ruptura é catastrófica. Nos casos atípicos, o diagnóstico pode ser difícil. É preciso manter um grau de suspeita para fazer o diagnóstico. A exploração manual da cavidade do útero e do segmento inferior deve ser feita em todos os partos difíceis, sempre que houver choque não explicado ou sangramento pós-parto.

Os achados da palpação, como descrito na seção anterior, podem ser patognomônicos. Os batimentos cardíacos fetais estão ausentes na maioria dos casos. Uma radiografia do abdome pode mostrar o feto localizado na cavidade peritoneal, circundado pelos intestinos com a sombra do útero lateralizada.

Tratamento

O tratamento deve ser imediato para manter o estado geral da paciente. A laparotomia deve ser realizada e o sangramento deve ser controlado o mais rápido possível. A compressão da aorta (manual ou com instrumentação especial) é útil para reduzir o sangramento até que a situação possa ser melhor avaliada. A maioria das pacientes apresenta-se em uma condição grave e não suporta uma cirurgia prolongada.

Em muitos casos, a histerectomia total pode ser necessária. Se as condições da paciente não forem boas, pode ser feita a histerectomia subtotal. Mas, se houver extensão da ruptura para o colo do útero, o sangramento não será controlado pela histerectomia subtotal. Nessa situação, se o colo não puder ser removido, deve ser feita uma sutura hemostática do colo.

Nas mulheres jovens e nas que desejam ter mais filhos, pode ser feito somente a sutura da ruptura. Isso deve ser feito apenas quando a musculatura uterina puder ser reconstituída de modo a garantir grau razoável de sucesso e segurança para uma futura gravidez. No reparo da laceração, as bordas da ferida devem ser debridadas e os tecidos devem ser aproximados em duas ou três camadas. Como forma de tratamento de suporte, o sangue deve ser rapidamente reposto. A fertilidade subsequente é prejudicada, e os índices de ruptura recorrente relatados é de 4 a 19%.

Mortalidade materna

As mortes maternas devido a ruptura são incomuns. Entre 2,5 milhões de mulheres que deram à luz no Canadá entre 1991 e 2001, houve 1.898 casos de ruptura uterina, e 4 deles – 0,2% – resultaram em morte materna.

A ruptura espontânea do útero é responsável pelo maior número de mortes, seguida pela variedade traumática. O volume de hemorragia é maior nesses tipos. A menor incidência de morte está associada às rupturas pós-cesariana, provavelmente porque essas pacientes são observadas com muito cuidado durante o trabalho de parto.

As principais causas de morte são choque e perda sanguínea (em geral, mais de 1.000 mL). Sepse e íleo paralítico são fatores que contribuem para que isso ocorra.

O prognóstico para a mãe depende (1) do diagnóstico e tratamento imediatos, sendo que o intervalo entre a ruptura e a cirurgia é importante, (2) do volume da hemorragia e disponibilidade de sangue, (3) de infecção associada e (4) do tipo e local da ruptura.

O índice de mortalidade atual é mais baixo devido a:

1. Diagnóstico inicial.
2. Laparotomia imediata.
3. Transfusão sanguínea.
4. Antibióticos.
5. Redução ou eliminação dos partos operatórios vaginais traumáticos.
6. Melhor manejo do trabalho de parto prolongado ou obstruído.

Mortalidade fetal

A mortalidade fetal é alta, variando de 30 a 85%. A maioria dos fetos morre devido ao descolamento da placenta. Há redução do suprimento sanguíneo disponível ao feto após o rompimento do útero. É provável que o trabalho de parto prolongado antes da ruptura contribua para causar hipoxia fetal. Muitos desses bebês são prematuros. O índice mais elevado de mortalidade está associado à ruptura do fundo, no qual o feto é expulso para a cavidade abdominal.

Gravidez após ruptura do útero

Ritchie fez o relato de 28 pacientes que tiveram gestações após o reparo de ruptura uterina. A recorrência da ruptura ocorreu em 13% das pacientes, com duas mortes maternas. O risco de ruptura repetida é:

1. Menor quando a cicatriz é confinada ao segmento inferior.
2. Maior se a cicatriz se estender para o segmento superior.
3. Maior nas mulheres cuja primeira ruptura ocorreu após a cesariana clássica.

Manejo

A cesariana deve ser feita antes de a cicatriz estar sujeita a tensão.

1. Cicatriz no segmento inferior: cesariana com 39 semanas.
2. Cicatriz no segmento superior: cesariana com 36 semanas.

INVERSÃO UTERINA

A inversão uterina ocorre quando o fundo do útero se desloca para o interior da cavidade endometrial e "vira pelo avesso". No caso extremo, o endométrio pode ser visualizado com coloração púrpura e com a placenta, em geral, ainda aderida. Na situação grave, a paciente pode apresentar um sangramento intenso com hipotensão e, às vezes, sem pulso. A incidência registrada varia de 1:100.000 a 1:5.000 partos. Pode ocorrer, raramente, em um útero não gravídico em associação a um mioma pediculado submucoso. A mortalidade materna varia entre 0 e 18%, dependendo do diagnóstico e do manejo.

Hipócrates (460-370 a.C.) reconheceu a inversão uterina, e Avicenna (980-1037 d.C.) descreveu a inversão uterina e o prolapso, mas é principalmente desde o tempo de Ambroise Paré, no século XVI, que uma verdadeira compreensão da inversão uterina existe.

Etiologia

O mecanismo do distúrbio não é compreendido por completo. Acredita-se que ele esteja relacionado com uma anormalidade do miométrio. Algumas inversões são espontâneas e tendem a recorrer em partos subsequentes; contudo, ocorrem em sua maioria em primigestas.

Muitas vezes são causadas por manipulações obstétricas inadequadas, mas podem ocorrer após o trabalho de parto normal ou anormal. Na maioria das vezes, a inversão é uma condição muito grave e aguda do terceiro período do trabalho de parto.

Fatores predisponentes

1. Anormalidades do útero e seu conteúdo.

    a. Acretismo de placenta.
    b. Cordão umbilical curto.
    c. Anomalias congênitas.
    d. Fraqueza da parede uterina no local de inserção placentária.
    e. Implantação fúndica da placenta.
    f. Neoplasia uterina.

2. Condições funcionais do útero.

    a. Relaxamento do miométrio.
    b. Distúrbio do mecanismo contrátil.

Causas prováveis

1. Remoção manual da placenta.
2. Aumento da pressão abdominal.

    a. Tosse.
    b. Espirro.

3. Manejo inadequado do terceiro período do trabalho de parto.
   a. Pressão do fundo do útero inadequada.
   b. Tração do cordão.
   c. Uso de ocitócicos.

Classificação

A classificação, de acordo com o estágio, é a seguinte:

1. *Aguda:* ocorre imediatamente após o nascimento ou dequitação da placenta, antes que ocorra a contração do anel cervical.
2. *Subaguda:* inicia quando a contração do colo do útero já ocorreu.
3. *Crônica:* ocorre por mais de 4 semanas após o parto.

A classificação com base no grau inclui três tipos:

1. *Incompleta:* o fundo do útero não ultrapassa o orifício cervical interno.
2. *Completa:* o fundo do útero encontra-se abaixo do orifício cervical externo.
3. *Prolapso:* o fundo do útero é visualizado na vulva.

Patologia

A seguinte sequência de eventos pode ocorrer, *especialmente* se o diagnóstico não for feito:

1. Inversão aguda.
2. Contração do anel cervical e do segmento inferior em torno da porção invertida do útero.
3. Edema.
4. Redução do suprimento sanguíneo.
5. Gangrena e necrose.
6. Formação de crosta.

Quadro clínico

Às vezes, os sintomas são mínimos e o diagnóstico não é feito, ou a condição é reconhecida, mas o tratamento não é realizado no momento. Essas são as inversões crônicas. As inversões que causam choque e requerem terapia imediata são as agudas.

No caso típico, após o nascimento do bebê, a tração sobre o cordão, em um esforço para descolar a placenta, leva a inversão do útero, e se a paciente estiver acordada, a dor pode ser intensa. Com a tração continuada sobre o cordão ocorre a saída da placenta, mas ela está aderida a uma massa cinza azulada que preenche a saída vaginal. O que se visualiza é a face interna do fundo do útero. Se o diagnóstico for feito e a reposição for realizada rapidamente, a paciente permanecerá em boas condições e o sangramento não será excessivo.

Capítulo 21 Episiotomia, Lacerações, Ruptura e Inversão Uterina

Em uma situação diferente, a placenta é liberada com alguma dificuldade por pressão no fundo do útero e tração no cordão umbilical. À medida que a episiotomia está sendo reparada, o médico observa um sangramento profuso. O útero não pode ser palpado no abdome. No exame, o colo do útero não pode ser localizado; em vez disso, é visualizada uma massa acinzentada na vagina, com sangramento intenso. O diagnóstico rápido e a restituição do útero a sua posição normal podem evitar a perda sanguínea, o trauma e o choque. O choque ocorrerá se o diagnóstico não for feito.

Quando a inversão é completa, o diagnóstico é fácil. Inversões parciais podem ser mais difíceis e enganosas. Classicamente, o choque é maior do que o esperado para o volume de sangramento. O choque grave provavelmente é causado pela tração do ligamento largo do útero, com tensão das fibras nervosas, que são arrastadas pelo anel cervical e por irritação peritoneal. Sempre que o choque for desproporcional à hemorragia, deve-se pensar em inversão uterina. O descolamento da placenta pode ou não ocorrer. A hemorragia pode ser excessiva ou mínima.

Diagnóstico

1. Alto índice de suspeita.
2. O fundo do útero não é palpável pelo exame abdominal.
3. Exame vaginal.
4. Ruptura uterina deve ser excluída.

Profilaxia

1. Nenhuma tentativa deve ser feita para desprender a placenta antes que ela esteja descolada.
2. Para liberar a placenta, a manobra de Brandt é mais segura do que o método de Credé de expressão pela compressão do fundo do útero, ou por tração sobre o cordão.
3. A exploração rotineira do útero no pós-parto detectará inversão uterina em seu estágio incompleto antes que ele tenha descido pelo introito vaginal.

Tratamento da inversão aguda

O objetivo do tratamento é recolocar o útero o mais rápido possível. Deve-se ter sangue tipado disponível para a paciente e uma transfusão pode ser feita quando necessário. A restituição do útero não deve ser postergada, enquanto se aguarda o tratamento do choque, pois o choque só poderá ser controlado após a recolocação do útero em sua posição normal.

Na maioria dos casos, ocorre o descolamento da placenta. Se isso não ocorrer, o descolamento pode ser feito manualmente, antes ou depois de restituir o útero a sua posição normal de acordo com a situação. A remoção da placenta antes da recolocação uterina pode levar a um sangramento profuso, mas a correção da inversão poderá ser mais fácil se a placenta estiver liberada, porque a massa a ser recolocada é menor.

Técnica da recolocação

A paciente deve ser anestesiada. Na primeira etapa do procedimento, o fundo do útero é pressionado com a palma da mão com os dedos colocados próximos à junção uterocervical (Fig. 21-10). À medida que a pressão é exercida sobre o útero, ele gradualmente retorna para a vagina. Na segunda etapa (Fig. 21-10B), o útero na região invertida é empurrado em direção a cicatriz umbilical e mantido na cavidade abdominal acima do nível do umbigo. Isso alonga e tensiona os ligamentos uterinos. À medida que os ligamentos uterinos são colocados sob tensão, a pressão resultante amplia o anel do colo do útero e, puxa o fundo através de si. Desse modo, o útero é recolocado em sua posição normal. O sucesso pode não ser imediato e pode levar entre 3 e 5 minutos até que o fundo do útero afaste-se da palma da mão.

Tratamento da inversão subaguda

Uma vez que o colo do útero tenha se contraído, a recolocação imediata do útero não é mais viável.

1. A vagina é tamponada com uma gaze de 5 cm sem recolocar o útero, pressionando o colo do útero para a cavidade abdominal. Uma sonda de Foley é inserida na bexiga.
2. A paciente é tratada para choque, e transfusão de sangue é feita de acordo com o volume perdido.
3. Antibióticos podem ser usados.
4. Durante as próximas 48 horas, líquido e eletrólitos são infundidos em uma tentativa de restaurar a paciente a uma condição adequada para a cirurgia. Ao mesmo tempo, espera-se que alguma involução uterina ocorra.
5. A laparotomia é realizada e a inversão é corrigida por uma cirurgia abdominovaginal combinada, como para a inversão crônica.

Tratamento da inversão crônica

Procedimento de Spinelli

Com a utilização da abordagem vaginal, o anel do colo do útero contraído é incisado anteriormente, de modo que o fundo do útero possa ser pressionado de volta para o lugar.

Procedimento de Haultain

A laparotomia é realizada. O anel do colo do útero é incisado posteriormente e o fundo do útero é tracionado.

Procedimento de Huntington

A abordagem é por incisão abdominal. São colocadas duas pinças de Allis de cada lado da depressão formada pelo útero invertido e a tração para cima é exercida. À medida que o útero aparece através do anel, pinças adicionais são colocadas abaixo

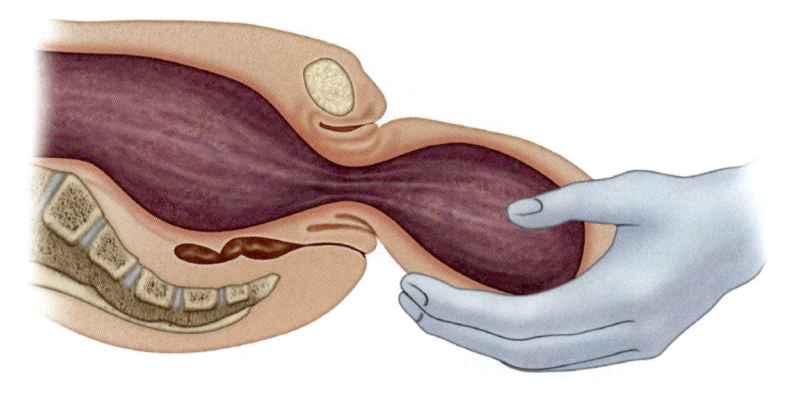

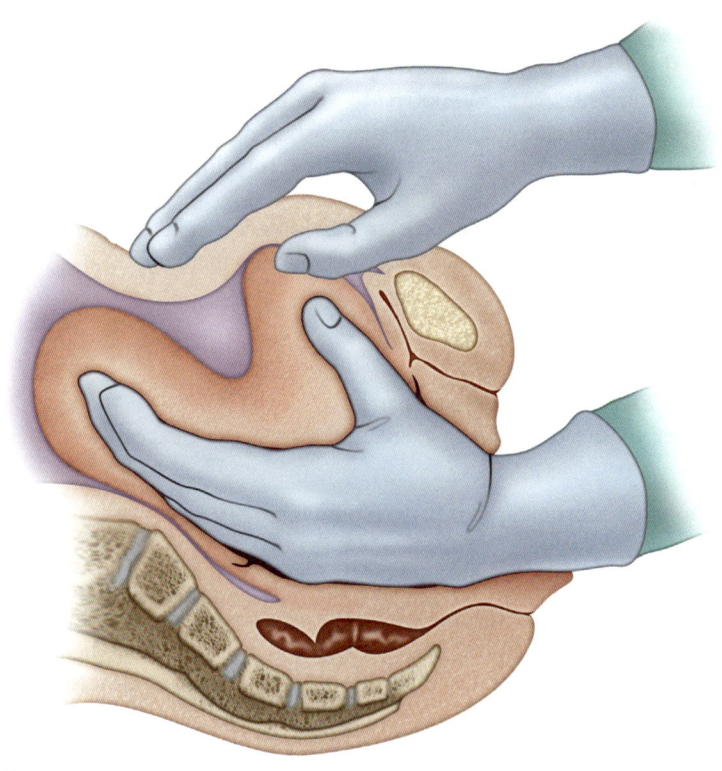

FIGURA 21-10 Recolocação do útero invertido. **A**, Etapa 1. **B**, Etapa 2.

das originais e uma tração adicional é exercida. Esse procedimento prossegue até a inversão estar completamente revertida. A pressão simultânea sobre o fundo através da vagina feita por um assistente pode tornar o procedimento mais fácil.

Prognóstico

O índice de recorrência relatado está acima de 40%. Algumas autores recomendam evitar uma gravidez subsequente. É provável que o parto subsequente deva ser por cesariana. Contudo, isso não elimina totalmente o problema, porque a inversão pode ocorrer mesmo durante a cesariana.

SEPARAÇÃO DA SÍNFISE PÚBICA

Durante a gravidez, ocorre o relaxamento e o enfraquecimento das articulações pélvicas. Isso inicia durante a primeira metade da gravidez e atinge o ápice no sétimo mês. O retorno ao normal inicia após o parto e é concluído por volta do sexto mês.

Incidência e etiologia

A incidência varia de 1:250 a 1:30.000 partos. Graus menores de separação ocorrem, mas como os sintomas são mínimos, o diagnóstico não é feito e ocorre a correção espontânea. Esse acidente pode ocorrer durante o trabalho de parto ou na segunda metade da gravidez.

A ruptura da sínfise púbica ocorre em pacientes com relaxamento excessivo das articulações pélvicas. Os fatores que predispõem a isso incluem:

1. Trabalho de parto complicado.
2. Extração difíceis com fórceps.
3. Desproporção cefalopélvica.
4. Abdução excessiva das coxas no parto.
5. Qualquer condição que possa exercer pressão súbita e excessiva sobre a sínfise púbica.

Muitos casos ocorrem após o parto espontâneo.

Patologia

Há ruptura real dos ligamentos que conectam os ossos púbicos. A ruptura é geralmente incompleta e uma ponte fibrocartilaginosa permanece. A hemorragia e o edema estão presentes. Artrite e osteomielite são possíveis complicações.

Quadro clínico e diagnóstico

O início dos sintomas é geralmente súbito, mas pode não ser notado até que a paciente tente caminhar. No momento da ruptura, a paciente pode sentir uma sensação de rompimento ou um ruído de estalido pode ser ouvido.

A mobilização da sínfise (pelo movimento das pernas) causa grande dor. Se a paciente puder caminhar, irá apresentar uma marcha hesitante.

Há sensibilidade acentuada da sínfise púbica. Edema e equimose estão presentes com frequência. Um defeito de hiato na articulação é muitas vezes palpável. Caminhar ou pressionar ocasiona o movimento da articulação frouxa.

O diagnóstico é feito pelos sinais e sintomas. A radiografia pode auxiliar, mas o grau de separação observado no estudo radiológico pode não ser proporcional às manifestações clínicas. Para ser considerada patológica, a separação observada nas radiografias deve ser maior do que 1 cm.

O manejo da separação sintomática deve ser direcionado ao alívio do desconforto da paciente e para compensar sua incapacidade. O tratamento é ditado pela gravidade da condição. A analgesia é essencial.

Algumas pacientes requerem repouso no leito prolongado, com um corpete apertado ou cinto peritrocantérico para aproximar ossos separados. A injeção local de procaína pode ajudar. Enquanto hospitalizada, a paciente deve dormir com uma prancha de cama sob o colchão; ela deve também usar um trapézio para auxiliar na sua mobilização para ficar sentada e não forçar a pelve.

Quando a ruptura for menor, a deambulação inicial é permitida. Quando o problema for mais grave, muletas devem ser utilizadas. Medidas de suporte são necessárias por 6 semanas. A paciente deve evitar o uso de escadas.

A intervenção cirúrgica raramente é indicada. Quando necessário, podem ser realizadas fusões, muitas vezes suplementadas por enxertos ósseos, parafusos e fios cruzados.

LEITURA SELECIONADA

ACOG Practice Bulletin, Number 71, April 2006—Episiotomy
Bodner-Adler B, Bodner K, Kaider A, Wagenbichler P, Leodolter S, Husslein P, et al: Risk factors for third-degree perineal tears in vaginal delivery, with an analysis of episiotomy types. J Reprod Med 46:752, 2004
Harris BA: Acute puerperal inversion of the uterus. Clin Obstet Gynecol 27:134, 1984
Hartmann K, Viswanathan M, Palmieri R, Gartlehner G, Thorp J, Lohr KN: Outcomes of routine episiotomy: A systematic review. JAMA 293:2141, 2005
Lee WK, Baggish MS, Lashgari M: Acute inversion of the uterus. Obstet Gynecol 51:144, 1978
Leeman L, Spearman M, Rogers R: Repair of obstetric perineal lacerations. Am Fam Physician 68:1585, 2003
Ritchie EA: Pregnancy after rupture of the pregnant uterus. J Obstet Gynecol Brit Commonw 78:642, 1971
Schrinsky DC, Benson RC: Rupture of the pregnant uterus: A review. Obstet Gynecol Surv 33:217, 1978
Shiono P, Klebanoff MA, Carey JC: Midline episiotomies: More harm than good? Obstet Gynecol 75:765, 1990

Spaulding LB, Gallup DG: Current concepts of management of rupture of the gravid uterus. Obstet Gynecol 54:437, 1979

Thacker SB, Banta HD: Benefits and risks of episiotomy: An interpretive view of the English language literature, 1860-1980. Obstet Gynecol Survey 38:322, 1983

Watson O, Besch N, Bowes WA: Management of acute and subacute puerperal inversion of the uterus. Obstet Gynecol 55:12, 1980

PARTE V

Trabalho de Parto Complicado

CAPÍTULO 22

Cesariana

Darine El-Chaar

A cesariana é uma cirurgia realizada para retirar o feto através de uma incisão na parede abdominal e no útero. A primeira cesariana profissional foi realizada nos Estados Unidos em 1827. Antes de 1800, a cesariana era realizada raramente e, em geral, era fatal. Em Londres e em Edimburgo, em 1877, de 35 cesarianas realizadas, 33 resultaram na morte da mãe. Por volta de 1877, tinham sido realizadas 71 cesarianas nos Estados Unidos. A taxa de mortalidade era de 52%, principalmente devido a infecção e hemorragia.

FREQUÊNCIA DE CESARIANAS

O índice de cesarianas tem crescido regularmente, de uma incidência de 3 a 4% há 25 anos até a atual incidência de 25 a 30%. A operação não só tem se tornado segura para a mãe, como também o número de bebês com sequelas decorrentes do trabalho de parto prolongado e de operações vaginais traumáticas tem reduzido. Além disso, preocupações quanto à qualidade de vida e ao desenvolvimento intelectual da criança ampliaram as indicações para cesariana.

A maior frequência na indicação de cesariana ocorreu nos casos descritos como "distócicos". Embora condições como desproporção, má apresentação e ação uterina descoordenada estejam inclusas nesse grupo, em muitos casos, o diagnóstico exato não é feito e o diagnóstico de "distocia" representa progresso lento no trabalho de parto por qualquer causa. A indicação de cesariana para essas pacientes é um manejo mais agressivo de progresso insatisfatório no trabalho de parto e do abandono de operações difíceis com fórceps médio.

Embora a substituição de operações com fórceps médio difíceis e com fórceps alto por cesariana tenha reduzido a morbidade e a mortalidade perinatal nessa situação, as evidências disponíveis não sustentam a alegação de que a grande expansão na incidência de cesariana para outras indicações tenha contribuído significativamente para a redução da mortalidade perinatal nos últimos anos. Certamente, a realização mais frequente de cesariana tem levado a um aumento da morbidade materna. A frequência mais alta de cesarianas repetidas constituem uma causa de complicações com anomalias placentárias em gestações subsequentes.

INDICAÇÕES DE CESARIANA

As indicações de cesariana são absolutas ou relativas. Qualquer condição que torne impossível o parto vaginal é uma indicação absoluta para parto abdominal. Entre elas estão graus extremos de contração pélvica e neoplasias que bloqueiam a passagem. Na indicação relativa, o parto vaginal é possível, mas a cesariana é mais segura para a mãe, para o bebê, ou para ambos.

Contração pélvica e distocia
1. Desproporção fetopélvica.
2. Má apresentação e má posição.

3. Disfunção uterina.
4. Distocia de tecidos moles.
5. Neoplasias.
6. Falha de progressão.
7. Distocia de ombro prévia.

Cirurgia uterina prévia
1. Cesariana.
2. Histerotomia.
3. Miomectomia.
4. Sutura do colo do útero.

Hemorragia
1. Placenta prévia ou vasa prévia.
2. Descolamento prematuro de placenta.

Toxemia da gravidez
1. Pré-eclâmpsia e eclâmpsia.
2. Hipertensão.
3. Doença renal.

Indicações fetais
1. Sofrimento fetal.
2. Morte ou dano fetal prévio.
3. Prolapso do cordão umbilical.
4. Insuficiência placentária (restrição de crescimento intrauterino [RCIU]).
5. Diabetes materno.
6. Incompatibilidade Rh.
7. Pós-morte materna.
8. Herpes genital materno.
9. Prevenção da transmissão vertical da infecção por HIV.

Outros
1. Primigesta mais velha.
2. Cirurgia vaginal ou pélvica prévia.
3. Anomalia uterina congênita.
4. Má história obstétrica.
5. Falha com fórceps ou vácuo.
6. Cesariana eletiva: cesariana por solicitação materna.

Contração pélvica e distocia mecânica

Desproporção fetopélvica

A desproporção fetopélvica inclui pelve contraída, crescimento fetal excessivo, ou disparidade relativa entre o tamanho do bebê e o da pelve. As condições que contribuem para desproporção são o formato da pelve, a apresentação fetal e a capacidade de moldagem e insinuação, a dilatação do colo do útero e a eficácia das contrações uterinas.

Má posição e má apresentação

Essas anormalidades podem tornar a cesariana necessária em casos onde um feto em posição normal poderia nascer pela vagina. Grande parte da incidência aumentada de cesariana nesse grupo está associada à apresentação pélvica. Hoje, mais da metade dos fetos em apresentação pélvica nasce por cesariana. Diretrizes recentes estão atualmente encorajando o parto pélvico com critérios específicos, mas ele ainda não é rotineiramente implementado devido à inexperiência dos obstetras com o parto pélvico nos últimos 10 anos.

Disfunção uterina

A disfunção uterina inclui incoordenação da atividade uterina, inércia, presença do anel de constrição e falha de dilatação do colo do útero. O trabalho de parto é prolongado e o progresso pode cessar totalmente. Essas condições estão, muitas vezes, associadas à desproporção e à má apresentação.

Distocia de tecidos moles

A distocia de tecidos moles pode impedir ou dificultar o parto normal. Isso inclui condições como cicatrizes no trato genital, rigidez do colo do útero por lesão ou cirurgia, e atresia ou estenose da vagina. O parto vaginal difícil resulta em lacerações grandes e hemorragia.

Neoplasias

As neoplasias que bloqueiam a pelve tornam o parto normal impossível. O câncer invasivo do colo do útero diagnosticado durante o terceiro trimestre de gravidez é tratado por cesariana seguida por radioterapia, cirurgia radical, ou ambas. Os tumores benignos, como miomas, também representam um problema.

Falha da progressão

Esse grupo inclui condições como desproporção cefalopélvica, contrações uterinas ineficazes, vício pélvico, feto grande e apresentação fetal defletida. Muitas vezes, um diagnóstico exato não pode ser feito e é apenas de interesse acadêmico. A decisão em favor da cesariana é tomada com base na falha de progressão do trabalho de parto e parada da dilatação do colo do útero e/ou da descida da apresentação fetal independentemente da etiologia.

Cirurgia uterina prévia

Cesariana

Em 1916, E.B. Cragin expressou a opinião de que em mulheres que tinham tido uma cesariana prévia, o risco de ruptura uterina era tão alto e as consequências desse acidente eram tão graves que uma cesariana repetida deveria ser realizada antes do início do trabalho de parto. Sua máxima, "Uma vez cesariana, sempre cesariana", tem sido observada por muitos anos, mas o conceito está sendo reavaliado, devido à incidência crescente de cesariana, à alta morbidade materna associada ao parto abdominal e ao risco mais baixo de ruptura quando a incisão original foi transversa e restrita ao segmento inferior do útero. Sob determinadas condições, uma tentativa de trabalho de parto é aceitável para mulheres que tiveram uma cesariana. Quando bem sucedida, a morbidade materna, a duração da permanência hospitalar e o período de convalescença são reduzidos. A recuperação mais rápida permite que a mulher participe mais precocemente dos cuidados do bebê, de si e de sua família. Dados recentes sugerem que cerca de metade das mulheres com cesariana prévia pode ter uma tentativa de trabalho de parto em futuras gestações (ver Cap. 23).

Histerotomia
A histerotomia realizada em uma gestação prévia apresenta um risco maior de ruptura uterina em gravidez posterior. O risco é similar ao da cesariana clássica. A histerotomia deve ser evitada sempre que possível, considerando que uma cesariana deverá ser feita na próxima gravidez.

Miomectomia extensa
A miomectomia no passado era indicação para cesariana apenas se a operação fosse extensa, o miométrio fosse desorganizado e a incisão se estendesse para dentro da cavidade endometrial. A remoção prévia de miomas pediculados ou subserosos não exige cesariana.

Cerclagem do colo do útero
Em alguns casos, quando houver sutura do colo do útero ou reparo de um orifício cervical incompetente, a cesariana é necessária se a cerclagem tiver sido realizada por via abdominal, seja por laparotomia ou por uma abordagem laparoscópica.

Hemorragia
Placenta prévia
Em todos os casos de placenta prévia oclusiva central e em muitos casos de placenta prévia marginal, a cesariana reduz as mortalidades fetal e materna. A cesariana também é indicada na suspeita de vasa prévia em pacientes com história de placenta de inserção baixa.

Descolamento da placenta
O descolamento da placenta que ocorre antes ou no início do trabalho de parto pode ser conduzido com amniotomia e uso de ocitocina. Quando a hemorragia é intensa, o colo do útero apresenta-se firme e fechado, ou há suspeita de apoplexia uteroplacentária, a cesariana pode ser necessária para salvar o feto, controlar a hemorragia,

prevenir coagulação intravascular disseminada e avaliar as condições do útero e sua capacidade de contração e controle do sangramento. Em alguns casos, é necessária a histerectomia.

Toxemia da gravidez

Estas situações devem ser consideradas:

1. Pré-eclâmpsia e eclâmpsia.
2. Hipertensão essencial.
3. Nefrite crônica.

A toxemia da gravidez pode requerer interrupção da gravidez antes do termo. Em muitos casos, a indução do trabalho de parto é o método de escolha. Quando o colo do útero não está maduro e a indução poderia ser difícil, a cesariana às vezes é preferível.

Indicações fetais

FREQUÊNCIA CARDÍACA FETAL (FCF) ANORMAL Sofrimento fetal, bradicardia grave, irregularidade da FCF ou padrões de desaceleração tardia podem indicar uma cesariana de emergência. A incidência de cesariana é alta nos casos de monitorização. Isso não surpreende, pois as principais indicações para monitorização são as que predispõem à hipoxia fetal. Contudo, o sofrimento fetal não é a razão principal para o aumento da incidência de cesariana. Problemas associados à distocia são as principais indicações para parto abdominal. A intolerância fetal ao trabalho de parto é uma nova indicação, que tem sido descrita nos casos de contrações irregulares do trabalho de parto. A estimulação com ocitocina pode provocar alterações da FCF e muitas vezes é realizada uma cesariana de emergência, mas nasce um bebê normal sem evidência de asfixia.

MORTE OU DANO FETAL PRÉVIO A cesariana pode ser indicada especialmente no caso de mulheres mais velhas com história de morte fetal intraparto ou de criança com lesões no parto.

PROLAPSO DO CORDÃO UMBILICAL O prolapso do cordão umbilical na presença de colo do útero não dilatado é melhor tratado por cesariana, contanto que o feto esteja vivo.

INSUFICIÊNCIA PLACENTÁRIA Nos casos de RCIU ou de gravidez pós--termo, quando exames clínicos e vários testes sugerirem risco fetal, o parto pode ser necessário. Se a indução não for possível ou falhar, a cesariana é indicada. Há capacidade de ressuscitação e de cuidados neonatais de fetos pequenos é maior e, quando existe a necessidade, a cesariana pode oferecer uma melhor chance de sobrevida e boa chance de desenvolvimento normal.

DIABETES MATERNO Os fetos de mães com diabetes apresentam uma tendência de serem maiores do que os fetos de mães sem diabetes e isso pode levar a trabalho de parto e parto difíceis. Embora esses bebês sejam grandes, eles comportam-se como prematuros e não resistem bem ao sofrimento de um trabalho de parto longo. A morte durante o trabalho de parto e no período pós-natal é comum. Além disso, há risco aumentado de natimortalidade com diabetes materno. Devido a esses riscos para o feto e como uma alta proporção de mulheres grávidas com diabetes desenvolvem toxemia, a gravidez pode exigir a interrupção antes do termo. Quando as condições forem favoráveis e um trabalho de parto rápido e fácil for previsto, a indução do trabalho de parto pode ser realizada. Contudo, se houver indicação para parto imediato, se a indução falhar ou se não houver bom progresso do trabalho de parto, deve-se realizar cesariana.

INCOMPATIBILIDADE Rh Quando um feto está sendo progressivamente prejudicado pelos anticorpos maternos, de uma mãe Rh-negativa sensibilizada, a indução e o parto vaginal forem difíceis, a cesariana pode ser feita em casos selecionados para salvar a vida fetal.

CESARIANA PÓS-MORTE Cesarianas pós-morte foram realizadas em Roma no início de 715 a.C., quando Numa Pompílio decretou que se uma mulher grávida morresse, o feto tinha que ser retirado de seu abdome. A intenção do decreto não era salvar a vida do bebê, mas prevenir que ele fosse sepultado com a mãe. Em 237 a.C., o primeiro relato de um bebê que sobreviveu a uma cesariana pós-morte foi de Cipião, o Africano. Ele cresceu tornando-se o general romano que derrotou Aníbal. Cerca de 15% dos bebês nascidos nessas circunstâncias apresentam boas condições. Sua sobrevivência depende da rapidez com que eles nascem, de sua maturidade, da natureza e da duração da doença materna, do desempenho das manobras de ressuscitação cardiopulmonar materna e da disponibilidade de cuidado intensivo neonatal.

INFECÇÃO DO TRATO GENITAL POR HERPES-VÍRUS Essa é uma causa de infecção grave, muitas vezes fatal do recém-nascido. Quando a infecção por herpes genital está presente no termo, o risco de infecção clinicamente aparente no bebê nascido por via vaginal tem sido estimado entre 40 e 60%. Em cerca de metade desses, a infecção será grave ou fatal. A infecção por herpes no recém-nascido é quase sempre adquirida a partir do canal de parto infectado da mãe, seja por infecção ascendente após a ruptura das membranas ou durante a passagem pela vagina. Na última situação, pode ocorrer a contaminação dos olhos, do couro cabeludo, da pele, do cordão umbilical e do trato respiratório superior da criança. A possibilidade de transmissão transplacentária é pequena, certamente menor do que pelo contato direto durante o trabalho de parto e o parto. O maior risco para o bebê existe quando a infecção genital primária tiver ocorrido 2 a 4 semanas antes do parto. O risco de infecção fetal no termo é maior associado a infecção genital primária do que na infecção genital recorrente. Muitas vezes, é difícil distinguir entre os dois tipos de herpes. Pode ocorrer transferência placentária de anticorpos maternos e isso pode contribuir para limitar a infecção e proteger o feto.

Todas as mulheres com infecção por herpes-vírus simples (HSV) genital recorrente devem receber orientações para o uso de aciclovir ou de valaciclovir a partir de 36 semanas de gestação, para reduzir o risco do aparecimento de lesões clínicas e a propagação viral no momento do parto. Dessa forma é possível reduzir a necessidade de cesariana.

A *cesariana* é indicada para mulheres com sintomas prodrômicos ou em casos clinicamente suspeitos de infecção por herpes genital no momento do trabalho de parto. Embora o risco de infecção fetal seja mais alto quando o tempo de ruptura de membranas é maior do que 4 a 6 horas, a cesariana deve ser realizada em todos os casos de infecção por herpes comprovada ou fortemente suspeita, independentemente da duração do trabalho de parto ou do momento em que as membranas foram rompidas.

A *amamentação* por mães infectadas é permitida, contanto que o contato direto entre o bebê e as áreas infectadas na mãe seja evitado. A amamentação é proibida quando lesões herpéticas estiverem presentes no seio materno.

INFECÇÃO POR HIV A evidência disponível quanto ao papel profilático da cesariana na prevenção da transmissão vertical de HIV para o neonato se aplica apenas às mulheres que não receberam terapia antirretroviral adequada.

Outros

PRIMIGESTA IDOSA É difícil definir a primigesta mais velha. Embora a idade varie de 35 a 40 anos, outros fatores são igualmente importantes. Estes incluem a presença ou ausência de um bom segmento uterino inferior, elasticidade ou rigidez do colo do útero e dos tecidos moles do canal de parto, facilidade de engravidar, número de abortos, apresentação fetal e coordenação das forças uterinas. Quando todos esses pontos forem favoráveis, o parto vaginal deve ser considerado. Quando os fatores adversos estiverem presentes, a cesariana pode ser o procedimento mais prudente e seguro.

CIRURGIA VAGINAL PRÉVIA A preocupação com o risco de que o parto vaginal cause recorrência de cistocele, retocele e prolapso uterino pode levar a uma cesariana eletiva. Uma história de cirurgia pélvica por fístulas devido a doença intestinal inflamatória pode ser uma indicação de cesariana.

ANOMALIA UTERINA CONGÊNITA Um útero anormal não apenas funciona mal, mas, no caso de anomalias como útero bicorno, um corno pode bloquear a passagem do feto no outro. Nesses casos, a cesariana deve ser realizada.

MÁ HISTÓRIA OBSTÉTRICA A história de um parto prévio difícil e traumático com lesão extensa do colo do útero, da vagina e do períneo, ou de lesão fetal pode ser uma indicação de cesariana em casos subsequentes selecionados.

FALHA DO PARTO VAGINAL INSTRUMENTADO O fracasso no parto com fórceps ou a vácuo é uma indicação de cesariana. É mais prudente mudar para parto abdominal do que fazer uma extração fetal forçada.

> **CESARIANA ELETIVA OU CESARIANA POR SOLICITAÇÃO MATERNA** Esse é um tópico controverso em que algumas mulheres preferem cesariana. As razões para isso incluem evitar lesão no diafragma da pelve, medo do trabalho de parto, conveniência e percepção de redução do risco para o feto. O National Institutes of Health realizou uma conferência sobre esse assunto, mas a falta de dados disponíveis, atualmente, não permitiu que recomendações fossem feitas. As conclusões delineadas sugerem que mais estudos devem ser realizados nessa área, que a cesariana deve ser realizada após 39 semanas de gestação e que deve ser evitada em mulheres que desejam ter vários filhos, devido ao risco de invasão e acretismo placentário em gestações futuras.

TIPOS DE CESARIANA
Posição da paciente na mesa cirúrgica

A conduta de colocar uma cunha sob o quadril direito da paciente para incliná-la para o lado esquerdo no momento da cesariana está bem estabelecida. Isso permite que o útero e seus conteúdos se desloquem lateralmente da veia cava inferior e da aorta. Dessa forma, o retorno venoso dos membros inferiores da paciente para o lado direito do coração melhora, evita-se a hipotensão supina e é mantida a boa perfusão placentária. Quando existe a previsão de um parto difícil com uma cabeça impactada (p. ex., após falha do fórceps ou do vácuo ou após segundo período prolongado) ou de sangramento excessivo (p. ex., placenta prévia ou acreta), as pernas podem ser colocadas com um apoio para os pés para permitir abdução e melhorar o acesso ao local cirúrgico para a pelve inferior e a vagina.

Incisões na pele
Incisão vertical

A incisão na pele usada para cesariana em uma emergência é a incisão hipogástrica, vertical, na linha média, que se estende da sínfise púbica até o umbigo e acima do umbigo, quando necessário. As vantagens dessa abordagem é permitir excelente exposição e acesso rápido a cavidade abdominal. Em casos de sofrimento fetal agudo, em que o tempo é de extrema importância, a incisão vertical é a escolha.

Incisão transversa

A incisão transversa acima da sínfise, de Pfannenstiel é a mais comumente utilizada. A incisão na pele é semilunar, logo acima da linha de pelos pubianos, com os ângulos inclinados levemente para cima na direção das cristas ilíacas anterossuperiores. Essa incisão tem várias vantagens. O resultado estético é bem melhor do que o da incisão vertical, a cicatriz é pequena e, muitas vezes, é parcialmente escondida por pelos no monte do púbis. A parede abdominal, no período pós-operatório, é mais resistente devido à relação perpendicular entre as incisões na fáscia, nos músculos e no peritônio e porque há menos tensão latero-lateral sobre a cicatriz. A dor pós-operatória é menor e a mobilização da paciente pode ser mais precoce. O risco de deiscência é baixo. As desvantagens da incisão de Pfannenstiel são a menor exposição do que na incisão vertical e o tempo maior para alcançar a cavidade abdominal em uma situação de emergência.

Incisões uterinas
Segmento inferior do útero: incisão transversa
Por permitir um parto abdominal com segurança mesmo quando realizado tardiamente no trabalho de parto e mesmo quando a cavidade do útero está infectada, a incisão transversal no segmento inferior (Fig. 22.1A) tem revolucionado a prática obstétrica nos seguintes aspectos:

1. Introduziu o conceito de tentativa de trabalho de parto, tentativa de estimulação com ocitocina e tentativa do uso de fórceps.
2. A indicação de parto com fórceps traumático tem sido praticamente eliminada.
3. As indicações para cesariana foram ampliadas.
4. As taxas de morbidade e mortalidade maternas são mais baixas do que com procedimentos no segmento superior.
5. O útero apresenta uma cicatriz mais resistente.

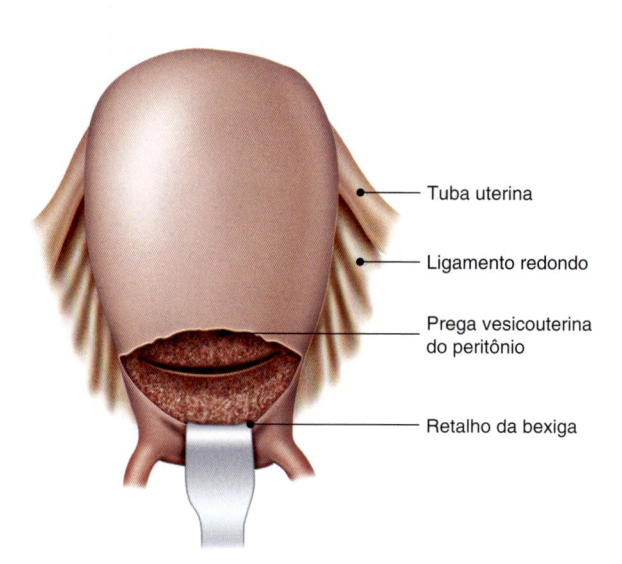

A. Incisão transversa no segmento inferior.

FIGURA 22-1 Incisões da cesariana.

B. Incisão em J.

C. Incisão em T.

D. Incisão vertical no segmento inferior.

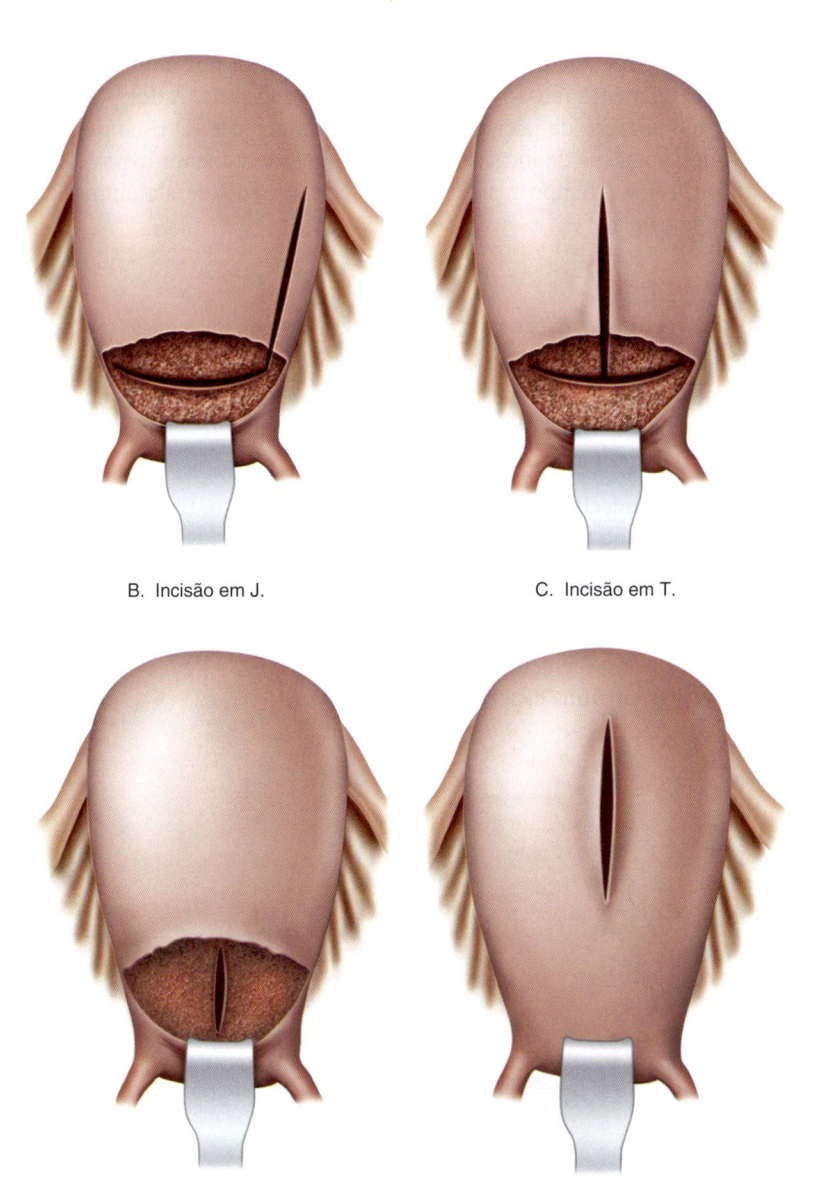

E. Incisão clássica (vertical no segmento superior).

FIGURA 22-1 *(Continuação).*

A incisão transversa no segmento uterino inferior é o procedimento de escolha. O abdome é aberto e o útero é exposto. A prega vesicouterina do peritônio (retalho de bexiga), que fica próxima à junção dos segmentos uterinos superior e inferior, é identificada e seccionada transversalmente; é feita a dissecção do segmento inferior e a bexiga é descolada e afastada. Uma incisão transversa pequena é feita no segmento inferior do útero com divulsão digital lateral ou com uso de tesouras, interrompendo a secção próxima a área dos vasos uterinos. É importante fazer uma incisão mais alta sobre o útero em mulheres com dilatação avançada ou completa, para minimizar a extensão lateral e evitar lesão vesical, pois nessas situações ela pode ser mais alta e, em alguns casos, pode estar localizada quase no nível da cicatriz umbilical. Para evitar lesão do escalpo fetal com o uso de bisturi, essa incisão pode ser feita facilmente com o cabo do bisturi. A cabeça fetal, que em muitos casos está sob a incisão, é extraída, seguida pelo corpo e depois pela placenta e pelas membranas. A cabeça é liberada através de um movimento de elevação delicada em direção à incisão; isso pode ser auxiliado pela pressão transabdominal no fundo do útero. Em alguns casos, um dispositivo a vácuo ou fórceps pode ser usado para ajudar na expulsão da cabeça.

A pressão no fundo deve ser iniciada após o parto para reduzir o sangramento e ajudar na expulsão da placenta. A incisão uterina deve ser clampeada com pinças de anel ou pinças Green-Armytage para reduzir o sangramento maior, até a incisão ser fechada. A incisão transversa é fechada em camada única ou dupla de sutura com fio absorvível nº 0 ou nº 1 contínua. Tradicionalmente, o retalho de bexiga do peritônio é suturado sobre a parede do útero acima da incisão, cobrindo e isolando completamente a cavidade abdominal. Muitos estudos têm sugerido que a omissão dessa etapa não causa complicações adicionais pós-operatórias e não está associada ao aumento de formação de aderência. O abdome é fechado em camadas após inspeção adequada e hemostasia. O fechamento do peritônio parietal não é necessário, pois não está demonstrado nenhum benefício adicional. O tecido subcutâneo é fechado se tiver mais de 2 cm de espessura para prevenir deiscência da sutura; alguns estudos mostraram que esse procedimento é superior à colocação de um dreno subcutâneo (ver Cap. 24).

Vantagens

1. A incisão é no segmento inferior do útero. Contudo, deve-se ter certeza de que ela é feita no segmento inferior fino e não na parte inferior do segmento superior.
2. O músculo é dividido lateralmente em vez de seccionado; isso reduz o sangramento.
3. A incisão transplacentária é rara.
4. A cabeça está geralmente localizada sob a incisão e é extraída facilmente.
5. A fina camada muscular do segmento inferior é mais fácil de ser reaproximada do que o segmento superior espesso.

6. A ruptura da cicatriz transversa em uma gravidez subsequente acrescenta um risco menor para a mãe e para o feto.
   a. A incidência de ruptura é menor.
   b. Esse acidente ocorre raramente antes do termo. Por isso, a paciente deve ser hospitalizada no início do trabalho de parto ativo para vigilância.
   c. A perda de sangue pelo segmento inferior menos vascularizado é menor.
   d. Raramente ocorre a expulsão do feto ou descolamento da placenta, após ruptura da incisão transversa baixa de modo que há chance de salvar o bebê.

Desvantagens
1. A extensão lateral excessiva da incisão, quando o feto é grande, pode comprometer e lacerar os vasos uterinos, causando hemorragia importante.
2. O procedimento não é aconselhável quando há anormalidade no segmento inferior, como miomas ou varizes extensas.
3. Cirurgia prévia ou aderências densas que impeçam o acesso fácil para o segmento inferior tornam a operação longa.
4. Quando o segmento inferior não está formado, a incisão transversal é mais difícil.
5. Às vezes, a bexiga está aderida a uma cicatriz prévia e ela pode ser lesionada.
6. Em raras ocasiões, sendo o segmento uterino inferior estreito ou o feto grande, não é possível liberar o bebê pela incisão transversa. Nessas situações, é necessária fazer uma extensão da incisão em forma de J (Fig. 22-1B) ou em forma de T (Fig. 22-1C) para ampliar o espaço. Isso deve ser evitado, se possível, porque causam efeito de enfraquecimento da parede uterina. Partos futuros devem ser feitos por cesariana.

Incisão vertical: segmento inferior do útero

A exposição é a mesma que a da incisão transversa. A incisão vertical (Fig. 22-1D) é feita com o bisturi e ampliada com tesouras rombas para evitar lesão ao bebê.

A incisão vertical tem a vantagem de poder ser prolongada, para cima, quando necessário. Isso pode ser conveniente quando o bebê é grande, quando o segmento inferior não está formado, como na prematuridade extrema, quando há má posição fetal, como a situação transversa, ou quando há anomalia fetal, como gêmeos unidos. Alguns obstetras preferem essa incisão para placenta prévia.

Uma das principais desvantagens é o fato de que, como o músculo é seccionado, há sangramento aumentado a partir das bordas incisadas do músculo mais espesso. O útero é geralmente fechado em duas ou três camadas para obter hemostasia excelente; muitas vezes, a incisão estende-se inadvertidamente para o segmento superior e o valor de um fechamento completamente retroperitoneal é perdido. Partos futuros devem ser feitos por cesariana, pois a incisão vertical enfraquece o músculo uterino e aumenta o risco de ruptura uterina em comparação com o da incisão transversa.

Cesariana clássica: segmento superior do útero

Uma incisão longitudinal na linha média (Fig. 22-1E) é feita com o bisturi na parede anterior do útero e é ampliada para cima e para baixo com tesouras rombas. Uma incisão uterina vertical clássica do segmento superior é realizada para as mesmas indicações que as de uma incisão vertical no segmento inferior, mas onde uma abertura maior é requerida. A dificuldade técnica em expor o segmento inferior ou de querer evitar o segmento inferior devido à placenta acreta ou prévia são outras indicações para o procedimento no segmento superior. O feto e a placenta são removidos e o útero é fechado em três camadas. Nos tempos modernos, uma incisão clássica raramente é indicada. Partos futuros devem ser por cesariana, visto que a incisão vertical enfraquece o músculo uterino e o risco de ruptura uterina é aumentado, em comparação com o da incisão transversa.

Indicações
1. Dificuldade em expor o segmento uterino inferior.
    a. Vasos sanguíneos grandes na parede anterior.
    b. Bexiga alta e aderida.
    c. Mioma no segmento inferior.
2. Situação transversa impactada (de costas, transversa).
3. Alguns casos de placenta prévia ou acreta anterior.
4. Certas malformações uterinas.
5. Obesidade mórbida materna.
6. Feto prematuro com segmento uterino inferior não desenvolvido.

Desvantagens
1. O miométrio espesso é seccionado, grandes seios venosos são abertos e o sangramento é profuso.
2. O feto é muitas vezes extraído no modo pélvico com maior risco de aspiração de líquido amniótico.
3. Se a placenta estiver aderida na parede anterior do útero, a incisão pode transfixá-la e pode levar à perda importante de sangue da circulação fetal.
4. A abertura uterina fica em contato com a cavidade abdominal e há maior chance de extravazamento do conteúdo uterino contaminado e aumento do risco de peritonite.
5. Há incidência mais alta de formação de aderências dos órgão e tecidos abdominais na parede uterina.
6. Há incidência mais alta de ruptura uterina em gestações subsequentes.

MORTALIDADE E MORBIDADE APÓS CESARIANA

Mortalidade materna

A mortalidade materna associada à cesariana no mundo ocidental continua caindo acentuadamente. Em 2008, a mortalidade devido a cesarianas nos Estados Unidos foi de 2,2:100.000 partos por cesariana. Existem fatores de confusão na comparação direta da mortalidade entre os partos vaginais e cesarianas. As mulheres com condições médicas adversas ou com gestações de alto risco muitas vezes requerem cesariana, o que pode alterar os índices de mortalidade.

Fatores que aumentam o risco
1. Idade materna acima de 35 anos.
2. Grande multiparidade.
3. Obesidade, índice de massa corporal (IMC) > 30.
4. Trabalho de parto prolongado.
5. Tempo prolongado de ruptura das membranas.
6. Inúmeros exames vaginais.
7. Condição socioeconômica baixa.

Causas de morte materna
1. Hemorragia.
2. Infecção.
3. Anestesia.
4. Embolia pulmonar.
5. Insuficiência renal após hipotensão prolongada.
6. Obstrução intestinal e íleo paralítico.
7. Insuficiência cardíaca.
8. Pré-eclâmpsia.
9. Ruptura da cicatriz uterina.
10. Causas variadas não relacionadas à operação (p. ex., câncer).

Razões para redução da mortalidade
1. Transfusão sanguínea adequada.
2. Uso de fármacos antimicrobianos.
3. Métodos cirúrgicos melhorados.
4. Técnicas anestésicas melhores e anestesiologistas especialmente treinados.
5. Reconhecimento de que o parto vaginal é mais adequado do que a cesariana para pacientes com doença cardíaca.
6. Tratamento básico de pré-eclâmpsia por métodos clínicos e não por métodos cirúrgicos.
7. Tratamento médico alternativo de hemorragia maciça.

Morbidade materna

A cesariana está associada à morbidade materna significativa. As pacientes que realizam cesariana desenvolvem complicações operatórias e/ou pós-operatórias, sendo que algumas são graves e potencialmente letais. Deve-se aceitar que a cesariana é uma operação importante com riscos associados.

Complicações graves

1. *Hemorragia por:*
   a. Atonia uterina.
   b. Extensão da incisão uterina.
   c. Dificuldade para remover a placenta.
   d. Hematoma do ligamento largo do útero.

2. *Infecção:*
   a. Trato genital (endometrite).
   b. Incisão.
   c. Trato urinário.
   d. Pulmões e trato respiratório superior.
   e. Abscesso pélvico.

3. *Eventos tromboembólicos venosos e tromboflebite.*

4. *Lesão do trato urinário*, com ou sem a formação de uma fístula, ocorre em menos de 1% das cesarianas. O mais importante é o reconhecimento da lesão no momento em que ela acontece. As lesões que são identificadas durante a operação podem ser reparadas imediatamente e o retorno da função normal é provável. O diagnóstico tardio exige uma segunda cirurgia, e causa um desconforto considerável nesse intervalo. A queixa de dor em região lateral após uma cesariana difícil com sangramento aumentado, deve ser investigada através de pielografia IV.

   a. A lesão na bexiga é causada principalmente durante a incisão, dissecção e rebaixamento da bexiga sobre o segmento uterino inferior. Na cesariana repetida, as aderências e o tecido cicatricial da operação prévia podem dificultar a dissecção. Os defeitos na bexiga causados por incisão acidental são reparados com uma sutura em camada dupla com fio 3-0 absorvível ou de absorção lenta. A drenagem da bexiga é mantida por 7 a 10 dias. Na maioria dos casos, quando a lesão é identificada e reparada, ocorre a cicatrização.

   Uma complicação rara da cesariana é a formação de uma fístula vesicouterina. Essa condição pode ocorrer durante uma cesariana de segmento inferior quando a lesão vesical não é identificada ou quando a bexiga é incluída no fechamento da incisão uterina. A fístula localiza-se entre a bexiga e o útero, no local da incisão da cesariana. Essas pacientes possuem incontinência, a urina passa da bexiga para dentro do útero e do colo do útero para a vagina. Pode haver infecção urinária. A investigação inclui: (1) a utilização de um corante azul de metileno instilado na bexiga extravaza através da vagina; (2) uma cistoscopia revela o local da fístula e determina a relação da fístula com os orifícios ureterais; (3) uma pielografia IV ou a pielografia retrógrada avaliará o trato urinário superior.

Várias dessas condições podem fechar espontaneamente, por isso uma tentativa de manejo conservador é razoável. O manejo conservador consiste em drenagem contínua da bexiga por cateter uretral e no uso de antibióticos para prevenir uma infecção. Se esse manejo falhar, é realizado o fechamento cirúrgico da fístula. Uma abordagem abdominal é preferida. O reparo inicial tem sido realizado com sucesso. No entanto, provavelmente seja aconselhável esperar até que a involução uterina tenha ocorrido.

b. A lesão ureteral é causada por extensão da incisão transversa no segmento uterino inferior, ou na vagina, e durante tentativas de controlar o sangramento profuso no ligamento largo do útero. O ureter pode ser cortado, esmagado, amarrado ou desvitalizado. Se houver suspeita de que o ureter foi lesionado, a bexiga pode ser aberta e os orifícios ureterais, inspecionados. Uma forma de diagnóstico é injetar 10 mL de indigocarmina IV e observar o efluxo de urina azul a partir dos ureteres, indicando que eles estão intactos. Ou o corante pode ser visto no tecido adjacente, sugerindo que o ureter foi seccionado. Se identificado, o reparo deve ser realizado imediatamente.

5. *Complicações intestinais:*

a. As lacerações devem ser reparadas imediatamente por uma camada de sutura dupla com fio 3-0 absorvível ou de absorção lenta. Um cirurgião geral deve ser consultado sobre a lesão.

b. A obstrução pode ser paralítica ou mecânica. Os volvos são responsáveis por cerca de 25% das obstruções intestinais associadas à gravidez. O sigmoide é o local mais comum. Volvos do colo transverso, do intestino delgado ou do ceco ocorrem com menos frequência. O diagnóstico de obstrução intestinal no período pós-cesariana é difícil de ser feito e, muitas vezes, tardio. O tratamento é cirúrgico.

6. *Incisão vaginal inadvertida* durante a cesariana. A paciente em risco é uma parturiente com dilatação completa do colo, em período expulsivo prolongado e realizando os esforços de puxos. Nessa situação, ao realizar a incisão no segmento uterino inferior fino, pode-se atingir a vagina. Possíveis complicações incluem lesão na bexiga ou ureter, fístula vesical, laceração de estruturas ligamentosas adjacentes e hemorragia. O manejo requer hemostasia meticulosa, avaliação de lacerações vesicais e fechamento anatômico da vagina. Essa complicação pode ser evitada se for feita a incisão no segmento uterino inferior acima da reflexão do peritônio vesicouterino.

Prevenção de infecção

Juntamente com elevação das taxas de cesariana, tem havido aumento na incidência de morbidade febril materna, infecções do endométrio e da ferida operatória e hospitalização prolongada. A morbidade febril materna é definida como uma temperatura de 38°C (ou mais) que ocorre em 2 dias quaisquer dos 10 primeiros dias após o parto, com exceção das primeiras 24 horas. É mais comum após cesariana do que após o parto normal, e a incidência fica entre 5 e 20%. Antimicrobianos, transfusões sanguíneas, melhor técnica cirúrgica, a cirurgia no segmento inferior e melhores técnicas de anestesia contribuíram para a diminuição significativa na morbidade materna após a cesariana. A administração pré-operatória de um antibiótico de amplo espectro 30 minutos antes da incisão na pele tem mostrado reduzir significativamente o risco de infecção pós-operatória materna. Isso é verdadeiro para pacientes em trabalho de parto de alto risco e para pacientes que realizam cesariana eletiva. Não há evidência para justificar o adiamento de antibióticos até o parto do bebê.

Antibiótico de escolha Quando usado profilaticamente, um único antibiótico com cobertura de amplo espectro contra muitos patógenos pélvicos parece ser tão eficaz quanto uma combinação de dois ou mais fármacos e estaria associado a menos efeitos colaterais. O antibiótico mais comumente usado é uma dose única de 1 a 2 g (com base no IMC) de um fármaco β-lactâmico, seja cefalosporina ou penicilina de amplo espectro.

Mortalidade fetal

A mortalidade fetal associada à cesariana é mais alta do que a do parto vaginal. Seguem algumas das razões:

1. Condições como toxemia da gravidez, eritroblastose e placenta prévia que exigem uma cesariana para tratamento, podem resultar em bebês prematuros e pequenos.

2. Prematuridade iatrogênica. Nessa situação, a cesariana eletiva realizada em data determinada inteiramente pela história menstrual pode levar ao nascimento de um bebê prematuro. Em alguns casos, desenvolve-se a síndrome do sofrimento respiratório e, ocasionalmente, morte do recém-nascido. É importante, portanto, que uma avaliação acurada da idade gestacional fetal seja feita antes de interromper a gravidez. A cesariana eletiva em gestações não complicadas deve ser programada para a idade gestacional de 39 semanas ou mais para reduzir as complicações de prematuridade iatrogênica. Determinadas situações podem ser isentas dessa regra com base na avaliação de riscos e benefícios.

Os métodos para realizar a avaliação da idade gestacional incluem:

    a. Parâmetros clínicos, incluindo data do início da última menstruação, tamanho uterino na primeira consulta de pré-natal, data de percepção de movimentos fetais, data em que os batimentos cardíacos fetais foram ouvidos pela primeira vez com um estetoscópio fetal comum e data de um resultado de teste de gravidez positivo inicial, avaliados de forma associada se correlacionam bem com a idade gestacional do feto.

b. Ultrassonografia. A medida do comprimento craniocaudal entre a 8ª e a 14ª semanas de gestação permite definir a idade gestacional com um desvio de ± 5 dias e a medida do diâmetro biparietal entre 15 e 25 semanas, permite definir a idade gestacional com um desvio de ± 10 dias. Exames seriados de ultrassonografia podem diminuir a margem de erro.

c. Amniocentese com mensuração da razão lecitina-esfingomielina (L/E) no líquido amniótico é uma maneira acurada de determinar a maturidade pulmonar fetal. Ela é, contudo, uma técnica invasiva e carrega um pequeno risco. Por essa razão, muitos médicos restringem seu uso para situações nas quais os outros métodos de determinar a maturidade do feto deixam sérias dúvidas.

3. Embora complicações respiratórias, como atelectasia e doença da membrana hialina, e a síndrome do sofrimento respiratório sejam mais comuns em bebês prematuros, a incidência é mais alta quando o bebê prematuro nasce por cesariana.

4. Condições como placenta prévia, descolamento da placenta, diabetes, pré-eclâmpsia, eclâmpsia, hipertensão essencial, nefrite crônica e prolapso do cordão umbilical resultam em bebês cuja condição geral e forças de resistência e de recuperação são baixas. Quando essas condições exigem uma cesariana, há um aumento da mortalidade fetal.

Tem havido declínio na mortalidade de recém-nascidos por cesariana e por parto vaginal. A grande maioria das mortes fetais é associada à prematuridade. Por um lado, a cesariana tem reduzido o número de fetos com sequelas devido a procedimentos vaginais traumáticos. Por outro lado, têm sido observado o nascimento de muitos fetos vivos com defeitos congênitos incompatíveis com continuação de uma existência razoável.

Histerectomia por cesariana

É a realização de uma cesariana seguida por remoção do útero. Sempre que possível, a histerectomia total deve ser realizada. Contudo, como a cirurgia subtotal é mais fácil e pode ser feita mais rapidamente, ela é o procedimento de escolha quando há hemorragia profusa e a paciente está em choque ou quando ela está em condição insatisfatória por outras razões. Nesses casos, o objetivo é terminar a operação o mais rápido possível. A incidência de histerectomia periparto é de aproximadamente 0,4 a 0,8% de todos os partos.

Indicações
1. Hemorragia por atonia uterina após falha da terapia conservadora.
2. Hemorragia incontrolável em certos casos de placenta prévia e descolamento da placenta.
3. Placenta acreta.
4. Fibromiomas múltiplos macroscópicos.
5. Certos casos de câncer do colo do útero ou do ovário.
6. Ruptura do útero que não é reparável.
7. Corioamnionite grave. Há risco de contaminação grave da cavidade abdominal, quando é feita a nova incisão no útero suturado, devido ao extravazamento de seu conteúdo. Nesses casos, e especialmente se uma gravidez futura não estiver em questão, pode ser mais seguro remover o útero infectado *se terapia antimicrobiana adequada não puder ser administrada.*
8. Cicatrização uterina defeituosa.
9. Extensão da incisão atingindo os vasos uterinos, resultando em sangramento que não cessa com a sua ligadura.

Complicações
1. Índice de morbidade de 20%.
2. Perda sanguínea aumentada e taxa mais alta de transfusão de sangue.
3. A incidência de lesão do trato urinário e das alças intestinais é mais alta do que com cesariana ou histerectomia isolada.
4. Trauma psicológico devido à perda do útero.
5. Mortalidade materna. Se as condições que criam a necessidade de histerectomia por cesariana forem eliminadas, a mortalidade não é mais alta do que a de cesariana ou de histerectomia isolada.
6. Hemorragia pós-operatória. Há risco significativo de essa complicação ocorrer. Cerca de 1% das pacientes requerem reintervenção no período pós-operatório imediato para o controle de sangramento intraperitoneal.

LEITURA SELECIONADA

Alinovi V, Herzberg FP, Yannopoulos D, et al: Cecal volvulus following cesarean section. Obstet Gynecol 55:131, 1980

American College of Obstetricians and Gynecologists: Use of Prophylactic Antibiotics in Labor and Delivery. Washington, DC: American College of Obstetricians and Gynecologists. ACOG Practice Bulletin no. 120, 2011

Bryan B, Strickler RC: Inadvertent primary vaginal incision during cesarean section. Can J Surg 23:581, 1980

Buckspan MB, Simha S, Klotz PG: Vesicouterine fistula: A rare complication of cesarean section. Obstet Gynecol 62:645, 1983

Chervenak FA, Shamsi HH: Is amniocentesis necessary before elective repeat cesarean section? Obstet Gynecol 60:305, 1982

Cunningham FG, Gant NF, Leveno KJ, et al: Cesarean delivery and peripartum hysterectomy. In: *Williams Obstetrics*, 23rd ed. New York: McGraw-Hill, 2009

DePace NL, Betesh JS, Kotler MN: "Postmortem" cesarean section with recovery of both mother and offspring. JAMA 248:971, 1982

Eisenkop SM, Richman R, Platt LD, et al: Urinary tract injury during cesarean section. Obstet Gynecol 60:591, 1982

Lavin JP, Stephens RJ, Miodovnik M: Vaginal delivery in patients with a prior cesarean section. Obstet Gynecol 59:135, 1982

Ledger WJ: Management of postpartum cesarean section morbidity. Clin Obstet Gynecol 23:621, 1980

O'Driscoll K, Foley M: Correlation of decrease in perinatal mortality and increase in cesarean section rates. Obstet Gynecol 61:1, 1983

Park RC, Duff WP: Role of cesarean hysterectomy in modern obstetric practice. Clin Obstet Gynecol 23:601, 1980

Perkins RP: Role of extraperitoneal cesarean section. Clin Obstet Gynecol 23:583, 1980

Rayburn, WF: Prophylactic antibiotics during cesarean section: An overview of prior clinical investigations. Clin Perinatol 10:461, 1983

Society of Obstetricians and Gynaecologists of Canada: Antibiotic Prophylaxis in Obstetric Procedures. Clinical Practice Guideline No. 247. Ottawa, ON: Society of Obstetricians and Gynaecologists of Canada, September 2010.

Sullivan SA, Smith T, Chang E, Hulsey T, Vandorsten JP, Soper D: Administration of cefazolin prior to skin incision is superior to cefazolin at cord clamping in preventing postcesarean infectious morbidity: A randomized, controlled trial. Am J Obstet Gynecol 196:455.e 1–5, 2007

Wallace RL, Eglinton GS, Yonekura ML, Wallace TM: Extraperitoneal cesarean section: A surgical form of infection prevention? Am J Obstet Gynecol 148:172, 1984

CAPÍTULO 23

Prova de Trabalho de Parto após Cesariana Prévia

Darine El-Chaar

O parto vaginal após cesariana (PVAC) foi relatado pela primeira vez em 1923 quando Schell descreveu o parto vaginal bem-sucedido em 24 gestantes com cesariana prévia e 34 recém-nascidos. Uma prova de trabalho de parto (PTP) após cesariana deve ser considerada em todas as mulheres que consultam no pré-natal, discutindo-se os riscos e os benefícios de PVAC, enquanto se planeja o parto. Os índices de sucesso de PTP variam de 50 a 86%.

A decisão para uma PTP após cesariana deve ser tomada em conjunto pela paciente e seu médico, considerando o cenário apropriado para tentativa de PVAC. Essa discussão com base nas indicações deve ser bem documentada nos registros do pré-natal.

PRÉ-REQUISITOS

1. Incisão uterina prévia, transversal no segmento inferior sem extensão, registrado no prontuário hospitalar e no laudo cirúrgico.
2. A indicação para cesariana anterior não existe mais.
3. Apresentação cefálica.
4. Ausência de sinais de desproporção.
5. Ausência de ruptura uterina prévia.
6. Expectativa de um trabalho de parto e parto normais.
7. Ausência de complicações médicas ou obstétricas.
8. Sangue, instalações para cirurgia e anestesia prontamente disponíveis.
9. A paciente deve entender e aceitar os riscos.

CONTRAINDICAÇÕES

1. Mais de uma cesariana prévia.
2. Incisão vertical prévia no corpo uterino no segmento inferior ou uma extensão em formato de T.
3. Histerotomia ou miomectomia prévia atingindo a cavidade do útero.
4. Ruptura uterina prévia.
5. Incisão uterina desconhecida.
6. O cirurgião que fez a primeira cesariana não aconselha uma PTP.
7. Apresentação anormal, como de fronte, pélvica ou situação transversa.
8. Placenta prévia.
9. Pelve contraída ou desproporção.
10. Indicação recorrente.
11. Indicação médica ou obstétrica urgente para parto.
12. Indisponibilidade de sangue ou recusa da paciente em aceitar transfusão de sangue.
13. Sala cirúrgica afastada da sala de trabalho de parto; indisponibilidade para a realização de uma cesariana imediata.
14. Recusa da paciente em realizar uma PTP.

Capítulo 23 Prova de Trabalho de Parto após Cesariana Prévia

DIRETRIZES PARA MANEJO

1. De maneira ideal, o início do trabalho de parto deve ser espontâneo.
2. A paciente deve ir para o hospital imediatamente se:
   a. Os primeiros sinais do trabalho de parto forem identificados.
   b. Ocorrer ruptura das membranas.
   c. Ocorrer sangramento vaginal.
3. Após a internação no hospital:
   a. O estado materno-fetal deve ser avaliado.
   b. Um acesso venoso deve ser disponibilizado para iniciar uma infusão intravenosa.
   c. Deve ser feita a tipagem sanguínea com prova cruzada.
   d. A monitoração fetal eletrônica deve ser realizada.
4. Durante o trabalho de parto:
   a. A monitorização cardíaca fetal eletrônica contínua deve ser realizada.
   b. As contrações uterinas devem ser avaliadas frequentemente por meio de um sistema eletrônico ou pela palpação do abdome. A colocação de um cateter de pressão intrauterino também pode ser considerada.
   c. Os sinais vitais maternos devem ser verificados a cada 15 minutos.
   d. A paciente nunca é deixada sem assistência.
   e. O médico deve estar próximo durante todo o período do trabalho de parto.
   f. O trabalho de parto deve progredir normalmente.
5. O uso de ocitocina para estimular o trabalho de parto não é contraindicado, mas a ocitocina deve ser usada com muito cuidado e apenas em casos selecionados. Há evidência insuficiente sobre a segurança das prostaglandinas na PTP após cesariana.
6. Se a indução de trabalho de parto for indicada, métodos mecânicos usando amniotomia ou cateteres de Foley são preferíveis.
7. O prostokos é contraindicado para amadurecimento do colo do útero nos casos de cesariana prévia. Todos as prostaglandina estão associadas ao risco aumentado de ruptura uterina.
8. O bloqueio epidural pode mascarar os sinais e sintomas de ruptura iminente ou real do útero e por isso existe receio na sua indicação. Isso não parece ser justificado, contudo, e o bloqueio epidural é recomendado em caso de cirurgia ou intervenção de emergência.
9. O parto deve ser espontâneo ou por fórceps baixo ou vácuo. Operações vaginais difíceis são contraindicadas.

10. Após o parto, a exploração da cavidade do útero somente deve ser feita se houver sinais ou sintomas sugestivos de ruptura uterina.
11. A PTP deve ser mantida até que ocorra o parto vaginal ou que a cesariana seja realizada.
12. As principais indicações para interromper a PTP e realizar cesariana são:
    a. Parada de progresso
    b. Padrão de frequência cardíaca fetal atípico ou anormal
    c. Suspeita de deiscência uterina ou de ruptura uterina

SINAIS DE RUPTURA UTERINA

Ruptura uterina é a separação completa do miométrio, e também pode estar associada à expulsão de partes fetais. Essa é uma situação que requer cesariana imediata. O sinal mais frequente de uma ruptura uterina é a frequência cardíaca fetal anormal. Outros sinais são diminuição na força das contrações, perda do nível da apresentação fetal no exame digital pélvico, dor abdominal fora das contrações, sangramento vaginal, hematuria ou instabilidade hemodinâmica materna.

RESULTADOS E SEGURANÇA

Metanálises e revisões recentes mostraram que o parto vaginal conduzido de maneira apropriada após cesariana prévia é relativamente seguro.

1. A incidência de ruptura uterina variou de 0,2 a 1,5%. O risco aumenta com incisão vertical e incisão em forma de T. O risco de ruptura diminui com cada PVAC bem-sucedido.
2. Os índices registrados de morte materna devido à ruptura uterina são muito pequenas a inexistentes.
3. A mortalidade perinatal associada à ruptura uterina variou de 0,02 a 0,58%.
4. Pode-se esperar um parto vaginal seguro em 70 a 80% das pacientes cuja indicação para a primeira cesariana não seja recorrente. Essa porcentagem é menor em pacientes cuja cesariana prévia foi realizada devido a desproporção cefalopélvica.
5. As pacientes com um parto vaginal prévio parecem ter um prognóstico melhor para parto vaginal bem-sucedido do que as sem um parto vaginal prévio.
6. Uma cicatriz de cesariana clássica aumenta a probabilidade de ruptura uterina em uma gravidez subsequente, sendo mais provável que a ruptura seja completa e a incidência de morte fetal seja mais alta.
7. Uma PTP é altamente aceitável para a maioria das pacientes.

OUTRAS CONSIDERAÇÕES

1. Os dados sugerem que uma PTP em pacientes com mais de uma cesariana prévia pode ser bem-sucedida, mas está associada a um risco mais alto de ruptura.
2. A versão cefálica externa não é contraindicada com cesariana prévia.
3. Gestação múltipla não é uma contraindicação para PTP após cesariana.
4. O diabetes e a macrossomia fetal constituem contraindicação para PTP após cesariana.
5. Recomenda-se que o intervalo entre tentativa de parto vaginal e cesariana seja superior a 24 meses porque há um risco aumentado de ruptura em um intervalo mais curto.
6. A indução do trabalho de parto nas gestações pós-termo não é contraindicada: contudo, os métodos mecânicos de indução de trabalho de parto são preferidos.
7. O fechamento da parede uterina em duas camadas está associado a um risco mais baixo de ruptura uterina em uma PTP após cesariana.
8. A obesidade está associada a uma taxa de sucesso mais baixa de PVAC (ver Cap. 24).

LEITURA SELECIONADA

American College of Obstetricians and Gynecologists: Vaginal birth after previous cesarean delivery. Washington (DC): American College of Obstetricians and Gynecologists; 2010 Aug. 14 p. (ACOG practice bulletin; no. 115).

Cahill A, Stamilio DM, Paré E, Peipert JP, Stevens EJ, Nelson DB, et al: Vaginal birth after cesarean (VBAC) attempt in twin pregnancies: is it safe? Am J Obstet Gynecol 193:1050, 2005

Chauhan SP, Martin JN Jr, Henrichs CE, Morrison JC, Magann EF: Maternal and perinatal complications with uterine rupture in 142,075 patients who attempted vaginal birth after cesarean delivery: A review of the literature. Am J Obstet Gynecol 189:408, 2003

Macones GA, Peipert J, Nelson DB, Odibo A, Stevens EJ, Stamilio DM, et al: Maternal complications with vaginal birth after cesarean delivery: a multicenter study. Am J Obstet Gynecol 193:1656, 2005

Society of Obstetricians and Gynaecologists of Canada: Vaginal birth after previous Caesarean birth. Clinical Practice Guideline No. 155. Ottawa, ON: SOGC; February 2005

CAPÍTULO 24

Obesidade na Gravidez

Darine El-Chaar

A prevalência da obesidade vem crescendo drasticamente em países desenvolvidos, incluindo um aumento de obesidade mórbida (índice de massa corporal [IMC] >35). Essa tendência tem levado a um aumento das preocupações com a saúde das mulheres em idade reprodutiva e, hoje está bem estabelecido que o ganho de peso e a obesidade causam comorbidades maiores na gravidez que contribuem para resultados maternos e neonatais adversos.

DEFINIÇÃO DE OBESIDADE

O Institute of Medicine (Instituto de Medicina) recomenda o uso do IMC para classificar categorias de peso materno, utilizando a altura e o peso pré-gravidez. De acordo com a classificação da Organização Mundial de Saúde, a obesidade ocorre quando o IMC está acima de 29 kg/m^2. Outras definições de obesidade encontradas na literatura incluem mulheres que estão com o peso de 110 a 120% de seu peso ideal ou pesam mais de 91 kg.

GANHO DE PESO NA GRAVIDEZ

Para reduzir o risco e as complicações do ganho de peso na gravidez, as mulheres devem estabelecer objetivos de ganho de peso na gravidez de acordo com a Tabela 24.1.

TABELA 24-1 Ganho de peso na gravidez de acordo com o IMC

	IMC (kg/m^2)	Ganho de peso (kg)	Ganho de peso (lb)
Abaixo do peso	<18,5	12,5 a 18	28-40
Peso normal	18,5 a 24,9	11,5 a 16	25-35
Sobrepeso	25,0 a 34,9	7 a 11,5	15-25
Obesidade	>30	5 a 9	11-20

IMC, índice de massa corporal.

Adaptada de: Weight Gain During Pregnancy: Reexamining the Guidelines. Institute of Medicine (US) and National Research Council (US) Committee to Reexamine IOM Pregnancy Weight Guidelines, Rasmussen KM, Yaktine AL (Eds), National Academies Press (US), 2009.

ANORMALIDADES DO TRABALHO DE PARTO

As mães obesas têm incidência aumentada de complicações médicas como hipertensão e diabetes melito. Elas também apresentam um aumento dos fatores médicos predisponentes, o que contribui para o aumento da frequência de indução de trabalho de parto nesse grupo.

Existem alguns estudos sobre características do trabalho de parto em mulheres grávidas obesas, que apresentam resultados conflitantes e limitados. Os melhores estudos sugerem que as mulheres obesas têm trabalhos de parto mais longos. Em um estudo de coorte de mulheres nulíparas, foi observado que à medida que o peso materno aumentava, a taxa de dilatação do colo do útero diminuía e o intervalo da indução até o parto era mais longo. O aumento da duração do trabalho de parto não parece ser devido a esforços expulsivos maternos insatisfatórios. Um estudo recente, envolvendo mulheres nulíparas obesas, mostrou um aumento da frequência de cesariana no primeiro período do trabalho de parto, mas não no segundo período. Portanto, o problema não é a expulsão do bebê, mas sim chegar ao segundo estágio.

Além disso, muitos estudos encontraram uma associação entre a obesidade na gravidez e índices mais altos de cesariana. O mecanismo subjacente que causa o aumento da incidência de cesariana em pacientes obesas permanece incerto. Alguns dados sugerem que a contratilidade uterina diminuída e o aumento da indução em mulheres obesas podem contribuir para esse fenômeno. Existe também um aumento da incidência de cesariana eletiva associada aos resultados maternos adversos, macrossomia fetal, ou uma cirurgia repetida programada devido à história de cesariana prévia. Os estudos observacionais tem relatado consistentemente a redução nos índices de parto vaginal após cesariana em mulheres grávidas obesas. Os obstetras também podem ficar relutantes na indicação de um parto vaginal instrumentado em pacientes obesas, devido a um risco aumentado de distocia de ombro causada por macrossomia, que muitas vezes é vista em bebês de mães obesas.

CRESCIMENTO FETAL E RESULTADO NEONATAL

O peso médio ao nascer de recém-nascidos de mães obesas é maior. A incidência de macrossomia ($>$ 4.000 g) em mulheres obesas é quase duas vezes a das mulheres não obesas. A macrossomia fetal está associada com um risco aumentado de distocia de ombro, má apresentação e hemorragia e lacerações vaginais e perineais de grau mais alto. A incidência de bebês com baixo peso ao nascer ($<$ 2.500 g) em mulheres obesas é reduzida pela metade.

A obesidade materna tem sido associada com um aumento nas anomalias congênitas, especificamente defeitos do tubo neural. Os resultados perinatais também são afetados, com um risco aumentado de natimortalidade associado a um IMC pré-gravidez mais alto.

CESARIANA EM MULHERES OBESAS

Estudos de metanálises têm mostrado que a obesidade aumenta o risco de cesarianas eletiva e de emergência. As cirurgias maiores, de qualquer tipo, na paciente obesa, estão associadas com um aumento de complicações intraoperatórias e pós-operatórias. Na gravidez, existem preocupações especiais, como o parto de emergência, tempo operatório prolongado, aumento da perda sanguínea, infecção de ferida, endomiometrite e tromboembolismo. O procedimento não deve ser postergado, se houver uma indicação obstétrica.

Cuidado da pele

Os cuidados pré-operatórios da pele incluem a antissepsia, sendo importante realizar o tratamento local de intertrigo.

Antibióticos profiláticos

A incidência de infecção de ferida é alta. A obesidade aumenta o risco de sepse materna grave após cesariana. Consequentemente, os antibióticos profiláticos devem ser prescritos para essas pacientes em dose mais alta de acordo com seu peso atual.

Tromboprofilaxia

A incidência de trombose e de embolia é mais alta em pacientes obesas. As razões para isso incluem o tempo cirúrgico e o período pós-operatório de imobilização prolongados. Heparina em baixa dose pode reduzir o risco de formação de trombos e é indicada em mulheres muito obesas que fizeram cesariana. A injeção subcutânea de heparina, heparina de baixo peso molecular, ou dalteparina em doses apropriadas estão entre as escolhas disponíveis, e podem ser prescritas de acordo com a preferência da instituição; devem ser administradas até o início da deambulação. Essa dose profilática não está associada ao aumento do sangramento materno.

Anestesia

Devido à incidência aumentada de problemas médicos incluindo hipertensão crônica, pré-eclâmpsia, doenças coronarianas, diabetes melito e insuficiência pulmonar, a anestesia em pacientes obesas pode ser difícil. A consulta com o anestesista deve, quando possível, ser feita bem antes da operação.

Função respiratória

Em mulheres obesas, a complacência respiratória total está reduzida, devido a uma parede torácica pesada e aumento da pressão abdominal sobre o diafragma. A quantidade de trabalho necessário para respirar está aumentada. O volume residual e a capacidade funcional residual são mais baixos.

Escolha de anestesia

Cesariana de emergência. Nessa situação, a anestesia geral pode ser a melhor opção, pois pode ser necessário um tempo maior para realizar a anestesia regional.

Cesariana não emergencial. Devido à redução na função respiratória, a anestesia regional oferece algumas vantagens e é a opção preferida, mesmo que a colocação do cateter possa ser difícil em mulheres obesas. A ultrassonografia tem sido usada para guiar a anestesia regional e melhorar os resultados.

Incisões na parede abdominal
Incisão de Pfannenstiel (transversal)
A incisão transversal é solicitada pelas pacientes por causa do resultado estético. Ela pode ser realizada após o panículo adiposo ter sido afastado no sentido craniano.

Vantagens
1. Após o afastamento do panículo adiposo, a quantidade de tecido adiposo subcutâneo é menor do que em pacientes não obesas.
2. O fechamento é mais seguro porque os músculos abdominais tendem a aproximar os bordos da incisão.
3. A dor pós-operatória é menor do que com a incisão vertical e isso facilita a mobilização precoce e favorece os movimentos respiratórios amplos.
4. Em geral, as incisões transversas apresentam uma boa cicatrização.

Desvantagens
1. A área da incisão transversal é quente e úmida e a antissepsia é mais difícil de ser feita, podendo ocorrer contaminação bacteriana e o desenvolvimento de intertrigo é comum.
2. O parto de um bebê grande pode ser difícil.
3. É possível ampliar uma incisão vertical, mas isso não pode ser feito com a incisão transversal.
4. O deslocamento cranial do panículo adiposo pode causar um efeito adverso sobre as funções cardiovasculares maternas.
5. A incisão transversal pode ser mais demorada.

Incisão vertical
1. Baixa.
2. Alta, periumbilical.

Essas incisões apresentam as mesmas vantagens e desvantagens, exceto pelo fato de que no abdome superior, a camada de tecido subcutâneo a ser cortada é muito menor. O segmento uterino inferior pode ser alcançado com qualquer incisão.

Vantagens. Velocidade: Leva menos tempo para alcançar a cavidade abdominal.

Desvantagens
1. Há um risco aumentado de deiscência comparada com a incisão transversal.
2. Há mais dor.
3. A mobilização da paciente é reduzida.

Fechamento da incisão
Atenção especial é necessária em pacientes obesas.

Incisão transversal. O fechamento-padrão em planos pode ser feito.

Incisão vertical na linha média. Existem algumas recomendações que sugerem o fechamento em planos com suturas de retenção completa. As suturas de retenção interna do tipo Smead-Jones podem ser feitas (Fig. 24.1).

Tecido subcutâneo. A colocação de drenos cirúrgicos no momento do fechamento é às vezes importante em pacientes obesas. Um dreno do tipo Hemovac pode ser colocado através de um pequeno corte lateral à incisão e estendendo-se acima da fáscia. Um outro método para drenagem de secreções pode ser feito com a colocação de um pequeno dreno de Penrose na camada subcutânea, que se exterioriza por uma extremidade da incisão e deve ser removido em 24 horas. Isso assegura a eliminação das secreções serosas do tecido adiposo liquefeito, que representam um bom meio de cultura. Os estudos observacionais realizados para avaliar os resultados do uso de dreno não encontraram uma melhora nas infecções e complicações da ferida. Contudo, estudos recentes avaliaram a prática de fechar o tecido subcutâneo, quando ele é mais espesso do que 2 cm, com pontos separados e fios absorvíveis para reduzir o risco de seromas e hematomas. Isso tem mostrado resultados melhores.

Complicações pós-operatórias
1. Período de recuperação pós-operatória mais longo.
2. Infecção da ferida.
3. Deiscência da ferida.
4. Atelectasia.
5. Embolia pulmonar ou trombose venosa profunda.
6. Aumento da morbidade e mortalidade maternas.

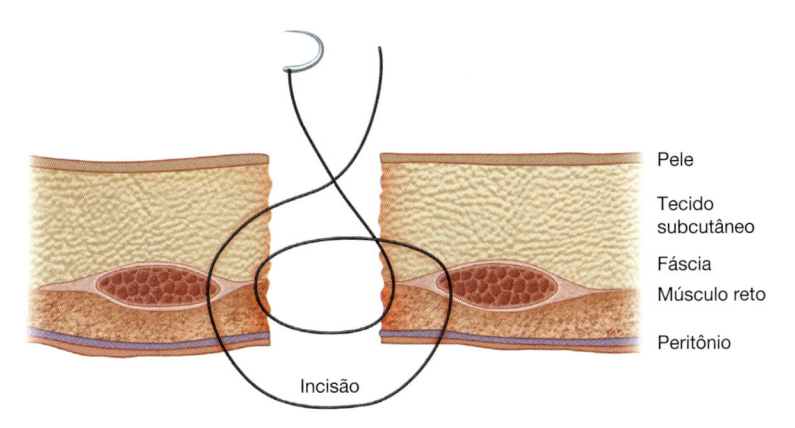

FIGURA 24-1 Fechamento de Smead-Jones.

LEITURA SELECIONADA

Chauhan SP, Magann EF, Carroll CS, Barrilleaux PS, Scardo JA, Martin JN Jr: Mode of delivery for the morbidly obese with prior cesarean delivery: Vaginal versus repeat cesarean section. Am J Obstet Gynecol 185:349, 2001

Crane JM, White J, Murphy P, Burrage L, Hutchens D: The effect of gestational weight gain by body mass index on maternal and neonatal outcomes. J Obstet Gynaecol 31:28, 2009

Davies GA, Maxwell C, McLeod L, Gagnon R, Basso M, Bos H, et al: SOGC Clinical Practice Guidelines: Obesity in pregnancy. Int J Gynaecol Obstet 110:167, 2010

Fyfe EM, Anderson NH, North RA, Chan EH, Taylor RS, Dekker GA, McCowan LM: Risk of first-stage and second-stage cesarean delivery by maternal body mass index among nulliparous women in labor at term. Obstet Gynecol 117:1315, 2011

Gross TL: Operative considerations in the obese pregnant patient. Clin Perinatol 10:411, 1983

Institute of Medicine, National Research Council: Weight Gain During Pregnancy: Reexamining the Guidelines. Washington, DC: National Academies Press, 2009

Kore S, Vyavaharkar M, Akolekar R, Toke A, Ambiye V: Comparison of closure of subcutaneous tissue versus non-closure in relation to wound disruption after abdominal hysterectomy in obese patients. J Postgrad Med 46:26, 2000

Robinson HE, O'Connell CM, Joseph KS, McLeod NL: Maternal outcomes in pregnancies complicated by obesity. Obstet Gynecol 106:1357, 2005

Vahratian A, Zhang J, Troendle JF, Sciscione AC, Hoffman MK: Labor progression and risk of cesarean delivery in electively induced nulliparas. Obstet Gynecol 105:698, 2005

Weiss JL, Malone FD, Emig D, Ball RH, Nyberg DA, Comstock CH, Saade G, et al: Obesity, obstetric complications and cesarean delivery rate – a population-based screening study. Am J Obstet Gynecol 190:1091, 2004

World Health Organization: BMI Classification. *http://apps.who.int/bmi/index.jsp?introPage=intro_3.html*, 2012

Apresentação Pélvica

Jessica Fy
Darine El-Chaar

CAPÍTULO 25

CONSIDERAÇÕES GERAIS

Definição

A apresentação pélvica é uma situação longitudinal com uma variação na polaridade. A pelve fetal é o polo principal. O denominador é o sacro. Uma posição sacroanterior direita (SAD) é uma apresentação pélvica na qual o sacro fetal está no quadrante anterior direito da pelve materna e o diâmetro bitrocantérico do feto está no diâmetro oblíquo direito da pelve (Fig. 25.1).

Incidência

A apresentação pélvica no parto ocorre em 3 a 4% das gestações. Contudo, antes das 28 semanas de gestação, a incidência é de cerca de 25%. À medida que a gestação a termo se aproxima, a incidência diminui. Na maioria dos casos, o feto converte-se para a apresentação cefálica por volta de 34 semanas de gestação.

Etiologia

À medida que a gestação evolui e o termo se aproxima, a cavidade do útero, na maioria dos casos, acomoda o feto em uma situação longitudinal em apresentação

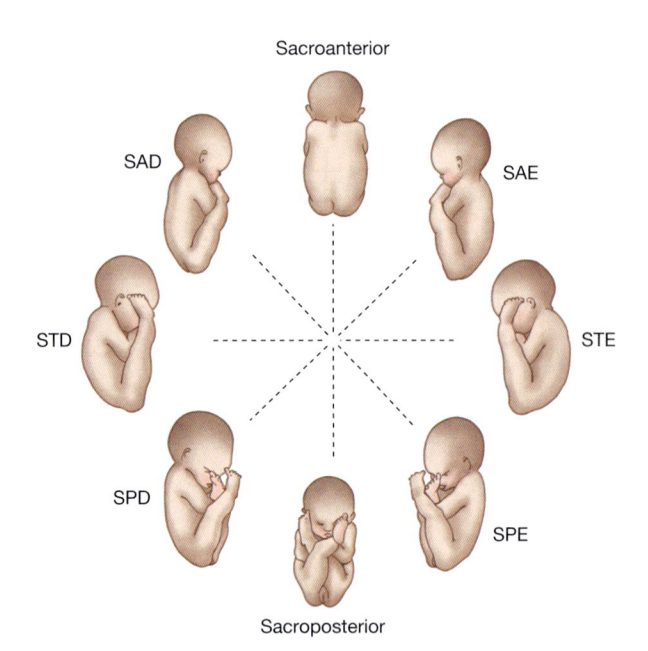

FIGURA 25-1 Posições da apresentação pélvica. SAE, sacroanterior esquerda; SPE, sacroposterior esquerda; STE, sacrotransversa esquerda; SAD, sacroanterior direita; SPD, sacroposterior direita; STD, sacrotransversa direita.

cefálica. Na maioria dos casos da apresentação pélvica, não existe uma razão para má apresentação e, por exclusão, a causa é atribuída ao acaso. Algumas mulheres têm parto pélvico de todos os filhos com apresentações pélvica, sugerindo que a pelve está tão formatada que a nádega se encaixa melhor do que a cabeça.

A apresentação pélvica é mais frequente no final do segundo trimestre do que próximo ao termo; em virtude disso, a prematuridade fetal está associada com aumento da frequência dessa apresentação.

Fatores maternos
Os fatores que influenciam a ocorrência da apresentação pélvica incluem (1) o relaxamento uterino associado com alta paridade; (2) poli-hidrâmnio, devido ao aumento do líquido amniótico que favorece a mobilização e alteração da situação fetal; (3) oligo-hidrâmnio, a pequena quantidade de líquido amniótico impede a mudança da posição fetal assumida no segundo trimestre; (4) anomalias uterinas; (5) neoplasias, como miomas uterinos; (6) enquanto a pelve contraída é uma causa incomum de apresentação pélvica, outros fatores que interferem com a entrada da cabeça fetal na pelve podem desempenhar um papel na etiologia da apresentação pélvica.

Fatores placentários
Local de implantação placentária: há evidência de que a implantação da placenta na região cornual-fúndica pode favorecer o modo de apresentação pélvica. Há uma associação positiva da apresentação pélvica com a placenta prévia.

Fatores fetais
Os fatores fetais que influenciam a ocorrência da apresentação pélvica incluem gestação múltipla, hidrocefalia, anencefalia, anomalias cromossômicas e morte fetal intrauterina.

Observações e comentários
1. Em geral, a paciente percebe os movimentos fetais na parte inferior do abdome e pode queixar-se de chutes dolorosos contra o reto, a vagina e a bexiga.
2. A insinuação antes do início do trabalho de parto é incomum. Raramente a paciente sente a descida do abdome.
3. O encaixamento irregular das nádegas na pelve predispõe à ruptura precoce das membranas, com risco de prolapso do cordão umbilical. A incidência de prolapso de cordão que é de 4 a 5%, é mais alta nas apresentações pélvicas podálicas. Portanto, quando ocorre ruptura da bolsa amniótica recomenda-se a realização de um exame vaginal estéril para determinar a condição exata do colo e para verficar a existência de prolapso de cordão.
4. Teoricamente, a pelve apresenta um efeito menor sobre a dilatação cervical em comparação com a cabeça bem flexionada e o trabalho de parto, a descida e a dilatação cervical ocorrem de forma lenta. Embora isto seja verdade em alguns

casos, a duração média do trabalho de parto de 9,2 horas em primigestas e de 6,1 horas em multíparas sugere que na maioria dos casos, o trabalho de parto não é prolongado.

5. Na apresentação pélvica modo franco (incompleta, modo de nádegas), os membros inferiores do feto estão fletidos sobre o quadril e estendidos nos joelhos, posicionados anteriormente sobre o abdome fetal. Isto tem o efeito de uma tala e diminui a capacidade de adaptação fetal, podendo resultar em atraso ou interrupção do progresso.
6. Na apresentação pélvica modo franco, a parte que se apresenta é maior e menos moldável, o que representa uma desvantagem, pois pode trazer dificuldades para passar através da pelve. Entretanto, pode favorecer a distensão dos tecidos moles e ampliar o espaço para a passagem da cabeça. A apresentação pélvica incompleta modo de pés é menor e pode passar com facilidade através da pelve, mas não favorece a dilatação completa para a cabeça derradeira.
7. Um risco para o feto em apresentação pélvica é que a passagem do maior e menos compressível diâmetro ocorre por último.
8. Há um risco adicional nos fetos prematuros porque a cabeça é relativamente maior em proporção ao restante do corpo dos fetos a termo. Assim, embora o corpo pequeno deslize sem dificuldades, ele não dilata os tecidos moles o suficiente para permitir que a cabeça passe com facilidade.
9. Como o segmento posterior da pelve é mais espaçoso do que o segmento anterior, as partes posteriores do feto geralmente nascem primeiro.
10. Devido à rápida passagem da cabeça através da pelve, não há tempo para que ocorra a moldagem. A cabeça fetal é redonda e simétrica.
11. O recém-nascido que estava em situação longitudinal e apresentação pélvica mantém essa posição com seus quadris flexionados e os pés próximos de sua face por algum tempo após o nascimento.
12. As genitálias externas podem estar edemaciadas.
13. A passagem de mecônio em uma apresentação pélvica não tem o mesmo significado de sofrimento fetal como na apresentação de vértice. O mecônio é eliminado por expressão das alças intestinais pelas contrações uterinas pressionando o abdome fetal contra a pelve.

CLASSIFICAÇÃO

Existem quatro tipos de apresentação pélvica:

1. *Completa:* flexão das coxas e joelhos (Fig. 25.2A).
2. *Pélvica franca (incompleta, modo de nádegas):* flexão das coxas; extensão dos joelhos. Esta é a variedade mais comum e representa quase dois terços das apresentações de nádegas (Fig. 25-2B).
3. *Podálica (incompleta modo de pés):* simples ou dupla com extensão das coxas e joelhos. O pé é a parte apresentada (Fig. 25-2C).

Capítulo 25 Apresentação Pélvica **421**

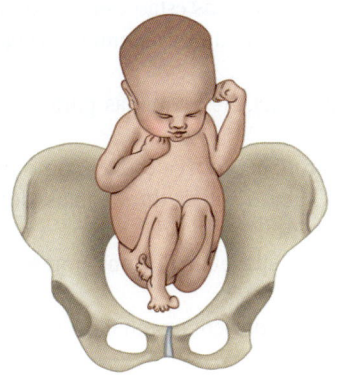

A. Apresentação completa.

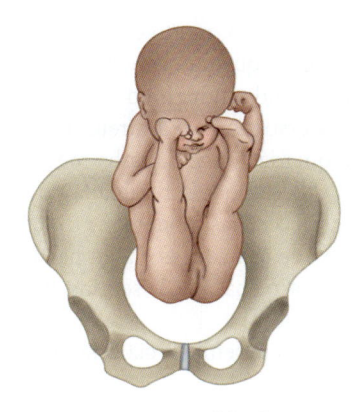

B. Apresentação pélvica franca.

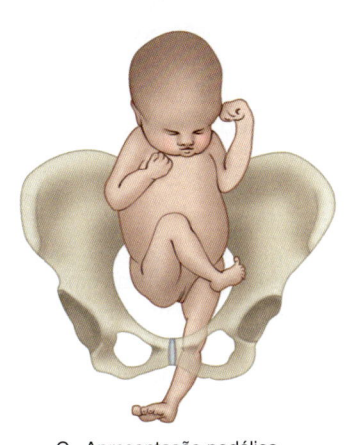

C. Apresentação podálica.

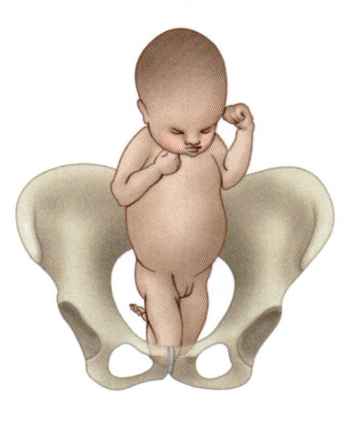

D. Apresentação de joelhos.

FIGURA 25-2 Atitudes da apresentação pélvica.

4. *De joelho*: simples ou dupla com extensão das coxas e flexão dos joelhos. O joelho é a parte apresentada (Fig. 25-2D).

SACROANTERIOR DIREITA
Diagnóstico da posição
Exame abdominal
1. A situação é longitudinal (Fig. 25-3A).
2. Uma massa irregular e macia situa-se sobre a pelve, diferente da cabeça fetal. Logo suspeita-se de apresentação pélvica. Na apresentação pélvica franca

(incompleta, modo de nádegas), os músculos das coxas estão estendidos sobre os ossos que dão suporte, dando uma impressão de dureza similar a da cabeça e podendo induzir ao erro no diagnóstico.
3. O dorso situa-se à direita próximo à linha média. As pequenas partes estão à esquerda, longe da linha média e posteriores.
4. A cabeça pode ser palpada no fundo do útero. Se a cabeça estiver sob o fígado ou as costelas, poderá ser difícil palpá-la. A cabeça é mais dura e mais globular do que as nádegas e algumas vezes ela pode estar rechaçada. Sempre que uma massa rechaçável é sentida no fundo, deve-se suspeitar de uma apresentação pélvica.
5. Não há proeminência cefálica e as nádegas não apresentam sinal do rechaço.

Coração fetal

Os batimentos cardíacos fetais podem ser mais audíveis na região umbilical ou um pouco acima e no mesmo lado do dorso. Na apresentação SAD o coração fetal é ouvido com mais nitidez no quadrante superior direito do abdome materno. Algumas vezes o coração fetal é ouvido abaixo do umbigo; consequentemente, o diagnóstico feito por palpação não deve ser modificado devido à localização do coração fetal.

Exame vaginal

1. A apresentação está alta.
2. Não se identifica a cabeça fetal com superfície lisa, regular, firme e não são palpadas as fontanelas e suturas características. Este achado negativo sugere uma má apresentação.
3. A apresentação é macia e irregular. O orifício anal e as tuberosidades isquiáticas estão em linha reta (Fig. 25.3B). A nádega pode ser confundida com a face.
4. Algumas vezes na apresentação pélvica incompleta, modo de nádegas, ocorre a descida do sacro e no toque vaginal ele pode ser confundido com a cabeça devido à rigidez óssea.
5. O sacro está no quadrante anterior direito da pelve e o diâmetro bitrocantérico está no oblíquo direito.
6. Algumas vezes pode-se palpar o pé, devendo-se distinguí-lo da mão.

Ultrassonografia

A ultrassonografia é um exame complementar especialmente importante no manejo da apresentação pélvica para: (1) confirmar o diagnóstico clínico; (2) fazer o diagnóstico de hiperextensão da cabeça fetal; (3) avaliar o tamanho da cabeça fetal; (4) estimar o peso fetal; (5) verificar a presença de anomalias congênitas maiores, como hidrocefalia, anencefalia e espinha bífida. Se a ultrassonografia não estiver disponível, recomenda-se realizar uma cesariana.

Capítulo 25 Apresentação Pélvica **423**

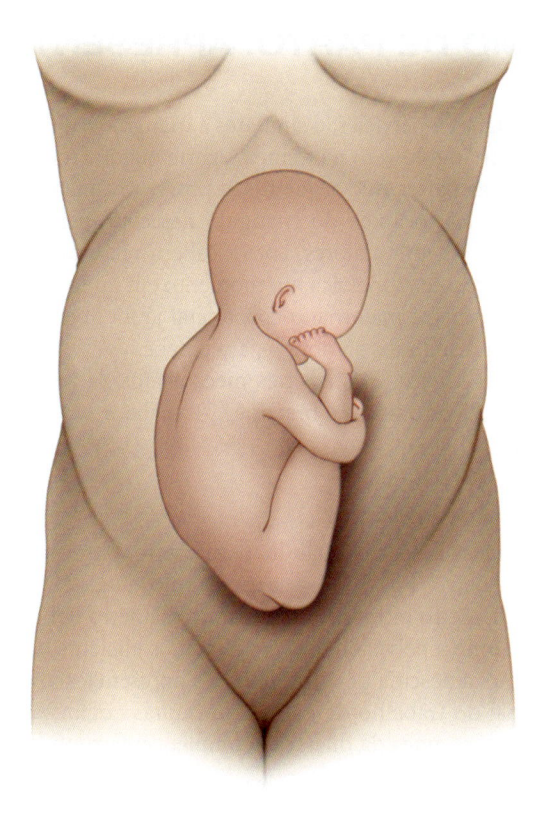

A. Visão abdominal.

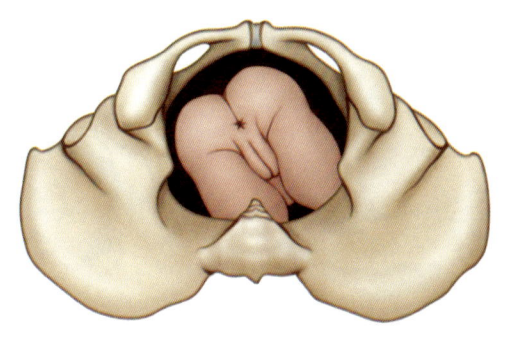

B. Visão vaginal.

FIGURA 25-3 Posição sacroanterior direita.

MECANISMO DE PARTO: APRESENTAÇÃO PÉLVICA

As apresentações cefálica e pélvica são similares a triângulos. Quando a apresentação é cefálica, a base do triângulo vem na frente. A parte maior e menos compressível do feto vem primeiro e as partes que seguem são progressivamente menores. Quando a apresentação é pélvica, o ápice do triângulo desce primeiro e as partes subsequentes são progressivamente maiores, com a cabeça relativamente grande sendo a última. Na desproporção cefalopélvica, no momento em que se percebe que a cabeça é muito grande para a pelve materna, o corpo fetal já foi liberado e o parto vaginal deve prosseguir, com resultados sombrios para o bebê.

Na apresentação pélvica, existem três mecanismos de parto: (1) as nádegas e membros inferiores, (2) os ombros e braços e (3) a cabeça.

Mecanismo de parto: SAD
Nádegas e membros inferiores

Descida. A insinuação ocorre quando o diâmetro bitrocantérico ultrapassa o estreito superior da pelve. Em SDA, o sacro está no quadrante anterior direito da pelve materna e o diâmetro bitrocantérico está no diâmetro oblíquo direito da pelve (Figs. 25.4A e B). Como a pelve tem um efeito menos eficiente do que a cabeça para promover a dilatação, a descida pode ser lenta e a apresentação pélvica pode permanecer alta até o final do trabalho de parto. Em muitas circunstâncias, a descida da apresentação não ocorre antes da dilatação completa e da ruptura das membranas.

Flexão. Para facilitar a passagem das nádegas pela pelve, ocorre um movimento de flexão lateral na altura da cintura. O quadril anterior é a primeira parte a descer.

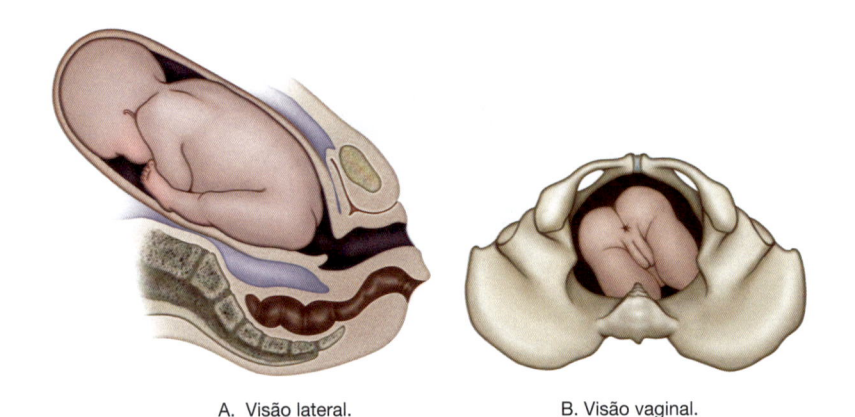

A. Visão lateral.   B. Visão vaginal.

FIGURA 25-4 Sacroanterior direita: início do parto.

Quando a apresentação é incompleta, modo de nádegas, as pernas do bebê agem como uma tala ao longo do corpo e podem reduzir a mobilidade, a flexão lateral e impedir a descida para a pelve.

Rotação interna. O quadril anterior alcança o estreito inferior e encontra a resistência do assoalho pélvico, nesse ponto ocorre a rotação anteroinferior em direção à linha média (Figs. 25-5A e B). O diâmetro bitrocantérico gira 45° a partir do diâmetro oblíquo direito da pelve para o anteroposterior (AP). O sacro gira se afastando da linha média, do quadrante direito anterior para o transverso direito (SAD para STD).

Desprendimento pélvico por flexão lateral. O quadril anterior se coloca sob a sínfise púbica e ocorre a flexão lateral, com elevação do quadril posterior que desprende-se sobre o períneo. As nádegas caem em direção ao ânus e o quadril anterior desliza sob a sínfise (Fig. 25.6).

Braços e ombros

Insinuação. A insinuação dos ombros ocorre no diâmetro oblíquo direito da pelve à medida que o sacro gira de STD para SAD (Fig. 25-7A).

Rotação interna dos ombros. O ombro anterior gira sob a sínfise e o diâmetro biacromial gira 45° do diâmetro oblíquo direito para o diâmetro AP da saída. O sacro acompanha o movimento de SAD para STD (Fig. 25.7B).

Desprendimento dos ombros por flexão lateral. O ombro anterior se coloca sob a sínfise e o ombro posterior e braço se desprendem sobre o períneo à medida que o corpo do bebê é elevado (Fig. 25.7C). O bebê é então abaixado e o ombro anterior e o braço passam sob a sínfise.

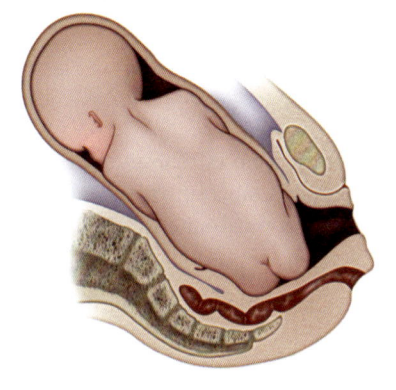

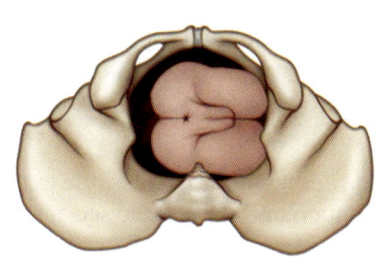

A. Visão lateral.　　　B. Visão vaginal.

FIGURA 25-5 Descida e rotação interna das nádegas.

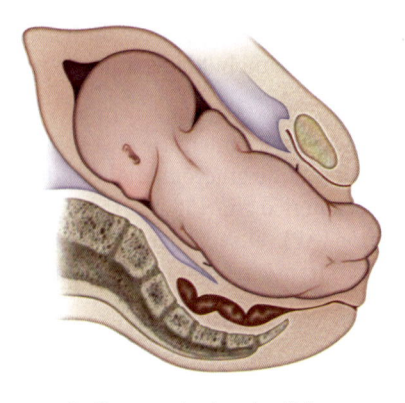

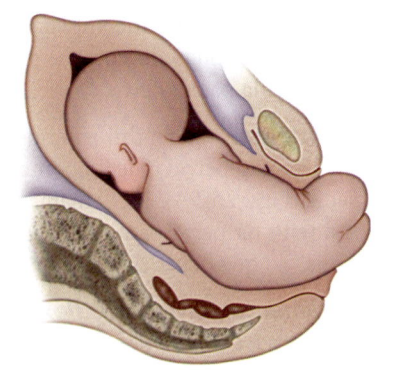

A. Coroamento do polo pélvico.

B. Desprendimento da nádega posterior.

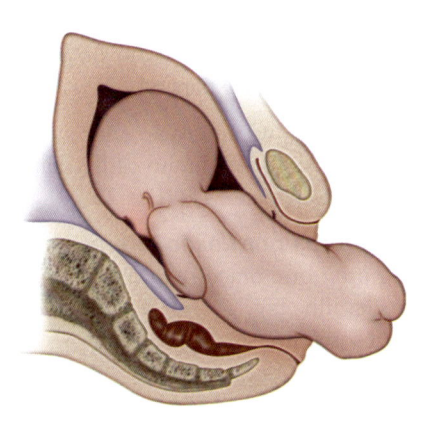

C. Desprendimento da nádega anterior.

FIGURA 25-6 Nascimento das nádegas.

Cabeça

Descida e insinuação. Quando os ombros chegam no estreito inferior, a cabeça está entrando na pelve (Fig. 25.8A). Ela entra na pelve com a sutura sagital orientada no diâmetro esquerdo oblíquo e o occipúcio está no quadrante direito anterior da pelve.

Flexão. A flexão da cabeça ocorre exatamente como em qualquer outra apresentação. É importante que a flexão seja mantida.

Rotação interna. A cabeça atinge o assoalho pélvico e sofre rotação interna orientando a sutura sagital no diâmetro AP, a fronte fica posicionada na concavidade do

Capítulo 25 Apresentação Pélvica

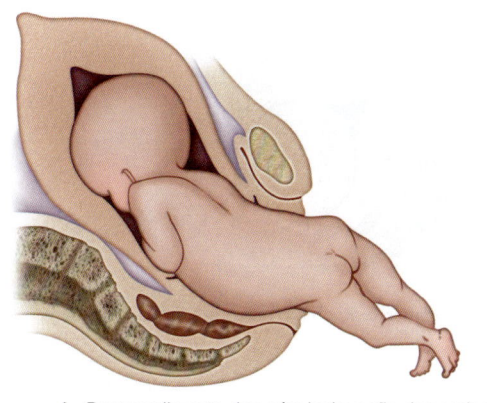

A. Desprendimento dos pés; insinuação dos ombros.

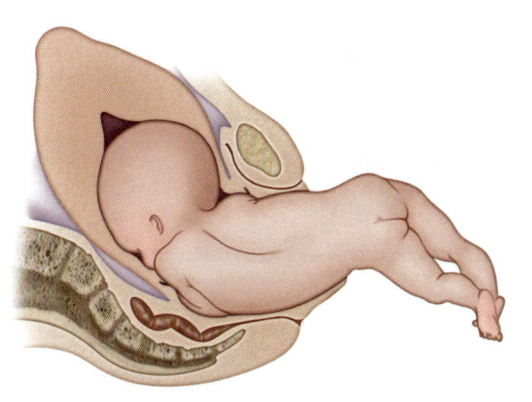

B. Descida e rotação interna dos ombros.

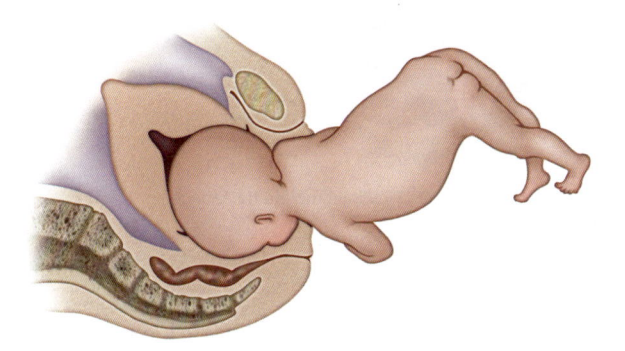

C. Desprendimento do ombro posterior; a cabeça entrou na pelve.

FIGURA 25-7 **Nascimento dos ombros.**

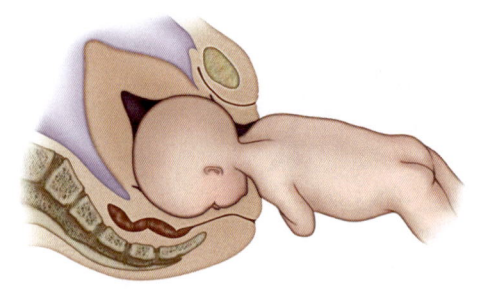

A. Desprendimento do ombro anterior, descida da cabeça.

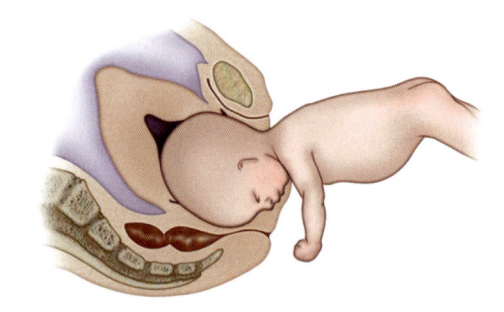

B. Rotação interna e início da flexão da cabeça.

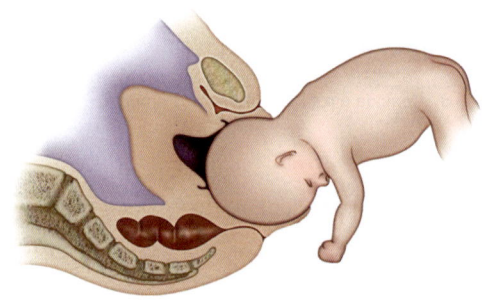

C. Flexão completa da cabeça.

FIGURA 25-8 **Desprendimento da cabeça.**

sacro e o occipúcio sob a sínfise (Fig. 25.8B). Ocorre a rotação externa do sacro em direção ao púbis e o dorso rota anteriormente.

Desprendimento da cabeça por flexão. Os diâmetros são os mesmos das posições occipitoanteriores, mas em ordem inversa. A base do pescoço roda sob a sínfise e o mento, boca, nariz, fronte, bregma e occipúcio se desprendem sobre o períneo por um movimento de flexão (Fig. 25.8C).

Mecanismo de parto: sacroanterior

Descida
A insinuação ocorre com o diâmetro bitrocantérico orientado no sentido do diâmetro transverso do estreito superior. O sacro é anterior e está posicionado atrás da sínfise púbica (SA).

Flexão
O mecanismo de flexão é o mesmo do SAD.

Rotação interna
O diâmetro bitrocantérico gira 90° a partir do diâmetro transverso da pelve para o AP. O sacro faz uma rotação da linha média para o diâmetro transverso (SA para STD). O restante do mecanismo do trabalho de parto é o mesmo do SAD.

Mecanismo de parto: sacroposterior

Em raros casos, o sacro e a cabeça fazem uma rotação posterior e o occipúcio se posiciona na concavidade do sacro e a face fica sob o púbis. Se a cabeça está fletida (Fig. 25.9A), o parto ocorre com o occipúcio posterior. O naso apóia-se e roda sob o ângulo subpúbico e a base do pescoço, o occipúcio e o vértice se desprendem sobre o períneo. A face então emerge atrás do púbis. O mecanismo de desprendimento desse parto pode ser auxiliado pela elevação do corpo da criança.

Se a cabeça está defletida, em atitude de extensão (Fig. 25.9B), o mento fica preso atrás do púbis e a área submentoniana do pescoço se apoia no ângulo subpúbico para alavancar o movimento de liberação da cabeça. Para que ocorra o parto, o corpo da criança deve ser erguido pelo auxiliar para que o occipúcio, o vértice e a fronte possam passar sobre o períneo nesta ordem.

O desprendimento da cabeça nesta posição pode ser difícil. A melhor conduta neste tipo de complicação está em sua prevenção. Após a liberação do polo pélvico, se houver alguma tendência de rotação posterior do sacro, isto deve ser impedido por um auxiliar e ao mesmo tempo em que deve ser tentada a rotação anterior do sacro em direção à sínfise púbica.

Mecanismo de parto na apresentação pélvica, modo de pés ou de joelho

O mecanismo de parto é semelhante ao descrito em SAD, com a diferença de que nas apresentações pélvicas completas e incompletas no modo de nádegas, são as nádegas que se apresentam primeiro. Nas apresentações podálicas, a parte fetal que se apresenta primeiro são os pés, e nas apresentações de joelho, são os joelhos.

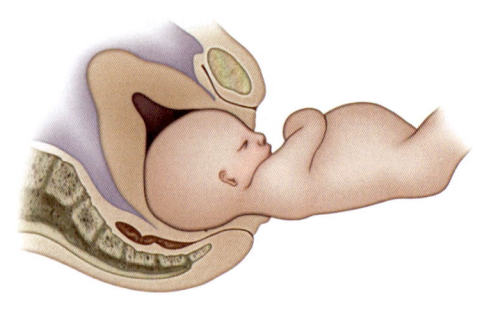

A. Cabeça fletida.

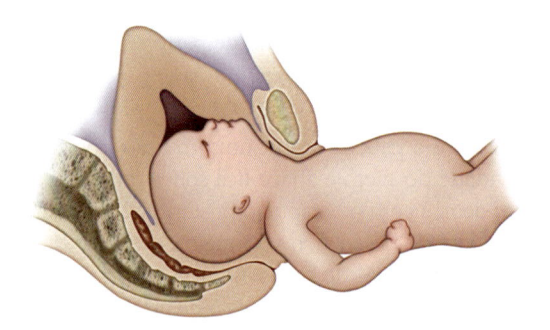

B. Cabeça defletida.

FIGURA 25-9 Parada da cabeça: sacroposterior.

PROGNÓSTICO: APRESENTAÇÃO PÉLVICA

Mãe

Quando o parto ocorre espontaneamente, o prognóstico materno é bom. O desprendimento excessivamente rápido ou forçado do feto, uma pelve estreita ou a passagem através do colo sem dilatação completa podem causar lacerações e hemorragias do trato genital.

Feto

A mortalidade e a morbidade fetal no parto vaginal associada com a apresentação pélvica a termo é três vezes maior do que na apresentação cefálica. O pior prognóstico é para os prematuros em apresentação pélvica. O risco é mais alto na apresentação modo de pés duplos e mais baixo no modo de nádegas. Os fatores que influenciam a mortalidade e a morbidade perinatal incluem (1) prematuridade, (2) anomalias congênitas, (3) prolapso do cordão umbilical, (4) asfixia fetal de outra etiologia e (5) lesão fetal. A hemorragia intracraniana, mais comum nas apresentações pélvicas do que nas cefálicas, é uma das principais causas de mortalidade fetal. Às vezes, a cabeça passa rapidamente e com dificuldade por uma pelve estreita sem sofrer moldagem.

O prolapso do cordão umbilical é mais comum do que na apresentação cefálica, em especial quando a apresentação é podálica e quando a mãe é multípara. A apresentação pélvica franca ou incompleta, modo de nádegas, está associada com a menor incidência de prolapso de cordão.

O perigo de lesão é grande nas multíparas e nas nulíparas. Nos partos difíceis, o risco de lesão fetal é de 20%; nos partos fáceis é de 3,5%. O desfecho fetal é pior quando o diagnóstico não é feito antes do início do trabalho de parto.

O parto vaginal em apresentação pélvica está associado a um aumento significativo de morbidade afetando o sistema nervoso central, incluindo paralisia cerebral, epilepsia, retardo mental e hemiplegia.

Mortalidade perinatal

Cerca de 15% das mortes ocorrem durante o trabalho de parto. Os demais casos de mortalidade dividem-se de forma similar entre morte fetal intrautero, antes do início do trabalho de parto, anomalias congênitas incompatíveis com a vida e morte neonatal.

Causas de mortalidade ou de lesão fetal

1. Prematuridade é o principal fator etiológico na morbidade e mortalidade perinatal dos fetos em apresentação pélvica. O risco de morte durante o trabalho de parto é muito mais alto para fetos prematuros nas apresentações pélvicas do que nas cefálicas.

2. Malformação congênita. A incidência de anomalias fetais na apresentação pélvica é duas vezes maior que a observada na apresentação cefálica, 6,3 *versus* 2,4%. Os distúrbios fetais associados a apresentação pélvica incluem luxação congênita do quadril, hidrocefalia, anencefalia e meningomielocele, e outras anomalias menos comuns.

3. Asfixia.
    a. Compressão prolongada do cordão umbilical entre a pelve e a cabeça derradeira.
    b. Prolapso do cordão.
    c. Aspiração de líquido amniótico e de secreções vaginais, devido a presença de movimentos respiratórios ativos antes do desprendimento da cabeça.
    d. Trabalho de parto prolongado e difícil.

4. Lesão cerebral e craniana.
    a. Desprendimento rápido da cabeça. O desprendimento pode ocorrer sem moldagem com compressão e descompressão muito rápida, às vezes ocorrendo em poucos minutos. Existe um risco de laceração e hemorragia intracraniana associado a tração e distensão acentuada dos ligamentos cerebrais. A lesão cerebral pode ocorrer após o desprendimento da cabeça fetal com colo não completamente dilatado ou com pelve estreita.
    b. Hemorragias pequenas.
    c. Fratura craniana.
    d. Disfunção cerebral mínima. Um estudo encontrou uma frequência mais alta de distúrbios do aprendizado e de disfunção motora em crianças com parto vaginal em apresentação pélvica em comparação com o parto vaginal em apresentação cefálica. Os distúrbios relatados incluíam dificuldades de leitura e escrita e distúrbios de audição, visão e fala. Não está definido se esses distúrbios são causados pela anoxia ou pelo traumatismo. Infelizmente, algumas variáveis importantes não foram incluídas no estudo e uma relação de causa e efeito não pode ser demonstrada. Um estudo de caso-controle realizado na Holanda, para avaliação da condição neurológica, envolveu 256 crianças com parto vaginal e encontrou uma diferença significativa apenas para disfunções neurológicas menores. O estudo concluiu que o principal fator de risco para complicações na apresentação pélvica é a presença de complicações da gravidez e não o tipo de parto. O estudo de acompanhamento de dois anos do *Term Breech Trial* publicado em 2007 não encontrou diferenças nos desfechos entre o grupo de cesariana planejada e o grupo do parto vaginal planejado.
5. Lesões decorrentes de um parto difícil
    a. Fraturas do pescoço, do úmero, da clavícula ou do fêmur.
    b. Paralisias do plexo braquial e cervical.
    c. Ruptura hepática causada pela tração e preensão excessiva do abdome fetal durante a sua extração.
    d. Lesão das glândulas suprarrenais fetais.
    e. Lesão da medula espinal.
    f. Traumatismo da faringe devido a introdução dos dedos na boca do feto para auxiliar o desprendimento da cabeça fetal.
    g. Lesão dos órgãos abdominais. O feto deve ser tracionado pelos quadris e não pelo tronco.
6. Tamanho do bebê.
    a. Bebês, com mais de 4000 gramas, podem ser demasiadamente grandes para a pelve materna.

b. O corpo dos fetos prematuros é relativamente menor do que a cabeça. O polo pélvico pequeno não tem um efeito de dilatação efetivo e não amplia o espaço para a passagem da cabeça. Não se recomenda tentar o parto vaginal, quando o peso fetal for inferior a 2500 gramas

7. Ruptura das membranas. Alguns estudos mostraram que a mortalidade fetal é significativamente mais alta se o intervalo entre a ruptura das membranas e o parto for prolongado.

AVALIAÇÃO NA APRESENTAÇÃO PÉLVICA A TERMO

Ultrassonografia

A ultrassonografia deve ser realizada antes do início do trabalho de parto no cenário da apresentação pélvica. Se isto não for possível, a cesariana deve ser realizada.

1. Confirmar a apresentação e diagnosticar o tipo de apresentação pélvica – incompleta, modo de nádegas, completa ou modo de pés.
2. Diagnosticar anomalias fetais congênitas.
3. Avaliar a atitude fetal – flexão ou extensão. Afastar a possibilidade de hiperextensão da cabeça fetal.
4. Estimar o peso fetal.
5. Medir o diâmetro biparietal da cabeça fetal e as cinturas abdominal e torácica.
6. Comparar o diâmetro biparietal da cabeça fetal e as medidas da pelve materna.
7. Localizar a área de implantação placentária e afastar a possibilidade de placenta prévia.

MANEJO DA APRESENTAÇÃO PÉLVICA NO FINAL DA GRAVIDEZ

Versão cefálica externa

Estudos clínicos recentes, controlados e randomizados comparando a versão cefálica externa (VCE) e a não realização da VCE encontraram uma redução significativa de nascimentos não cefálicos e de cesariana. Não houve nenhum efeito significativo sobre a mortalidade perinatal. É, portanto, recomendado oferecer a manobra de VCE para as mulheres com apresentação pélvica. A versão cefálica externa deve ser feita com 36 semanas de gestação ou acima disso.

Período

Realizar a manobra de VCE depois de 36 semanas de gestação apresenta as seguintes vantagens: (1) Menos procedimentos são necessários, porque a versão espontânea irá ocorrer em muitos casos, mesmo no final da gravidez. (2) A reversão para a apresentação original é rara. (3) Se houver necessidade de um parto imediato, devido a complicações fetais durante o procedimento, já existe maturidade fetal. (4) As contraindicações para manobra de VCE, como restrição de crescimento intrauterino (RCIU), podem se tornar evidentes apenas no estágio final da gravidez.

Em algumas circunstâncias, a VCE pode ser oferecida durante o trabalho de parto.

Pré-requisitos
1. Gravidez única
2. Ausência de contraindicações para o trabalho de parto e parto vaginal.
3. Bem-estar fetal normal.
4. Líquido amniótico normal.
5. Posição confirmada antes da VCE.
6. Condições para realizar uma cesariana imediata.

Contraindicações
1. Absolutas.
    a. Qualquer contraindicação ao trabalho de parto.
    b. Hemorragia anteparto.
    c. Algumas anomalias fetais maiores.
    d. Gestação múltipla.
    e. Ruptura de membranas.
2. Relativas.
    a. Oligo-hidrâmnio.
    b. Hiperextensão da cabeça fetal.
    c. Duas ou mais cesarianas prévias.
    d. Obesidade mórbida.
    e. Trabalho de parto ativo.
    f. Anomalias uterinas.

Procedimento
1. O consentimento da paciente deve ser obtido antes do procedimento. O procedimento deve ser executado em um ambiente onde uma intervenção imediata, incluindo uma cesariana, pode ser realizada.
2. Uma cardiotocografia sem estresse e um perfil biofísico fetal devem ser realizados antes do procedimento para garantir o bem-estar fetal. Uma ultrassonografia deve ser feita para confirmar a posição.
3. A lubrificação da parede abdominal pode ser feita para facilitar a versão. A primeira tentativa, em geral, é feita usando-se a técnica de rolagem para frente. Segura-se o polo pélvico com ambas as mãos e as nádegas são elevadas e des-

locadas lateralmente. Com uma mão o polo pélvico é orientado em direção ao fundo do útero, enquanto a outra mão segura e faz descer a cabeça fetal em direção à pelve, o movimento de ambas as mãos deve ser simultâneo. Se essa não for bem-sucedida pode-se tentar a versão para trás.
4. O relaxamento uterino pode ser considerado em alguns casos. Nitroglicerina, terbutalina e ritodrina foram usados na VCE em doses semelhantes as usadas para tratamento da hiperestimulação uterina no trabalho de parto.
5. O procedimento deve ser feito delicadamente, sem força excessiva, porque existe um risco de descolamento prematuro de placenta ou lesão fetal. A tentativa de versão pode não ter sucesso e o procedimento deve ser abandonado. O procedimento deve também ser abandonado se a paciente apresentar desconforto ou se houver anormalidades da frequência cardíaca fetal (FCF). Quando a versão é bem-sucedida e a apresentação foi modificada para cefálica, a maioria dos fetos permanecerá na nova posição, mas em algumas situações pode haver recorrência à apresentação original.
6. A avaliação do bem-estar fetal com uma cardiotocografia sem estresse deve ser feita 20 minutos após a tentativa da manobra da VCE, independente de ter sucesso ou não. É importante administrar imunoglobulina Rh em mulheres Rh-negativas não sensibilizadas.

Riscos da versão cefálica externa
1. Descolamento prematuro de placenta.
2. Ruptura de membranas e risco de prolapso de cordão.
3. Trabalho de parto ou trabalho de parto de pré-termo.
4. Anormalidades da FCF.
5. Aloimunização e hemorragia fetomaterna.
6. Aumento dobrado da incidência de cesariana intraparto apesar da VCE.

MANEJO DO PARTO NA APRESENTAÇÃO PÉLVICA
Classificação do parto pélvico
Parto vaginal
1. *Parto pélvico espontâneo:* O feto nasce inteiramente pela ação natural da força materna sem nenhum auxílio a não ser as medidas de suporte ao feto a medida em que é liberado.
2. *Parto pélvico assistido (ou extração pélvica parcial):* O feto é liberado até a altura da região umbilical por ação natural da força materna. O restante do feto é extraído pelo médico. Em casos normais, acredita-se que esse seja o melhor modo de nascimento pélvico.
3. *Extração pélvica total:* Todo o corpo fetal é extraído pelo médico.

Cesariana

Deve ser destacado que a retirada de um feto em apresentação pélvica por cesariana exige habilidade. Pode ocorrer lesão fetal durante o procedimento. O tamanho da incisão deve ser adequado para evitar dificuldades com a extração da cabeça. Se o segmento inferior não estiver bem formado, como ocorre frequentemente nas gestações pré-termo, é preferível realizar uma incisão vertical baixa, que pode ser facilmente ampliada.

Cesariana eletiva

Os seguintes fatores são desfavoráveis ao parto vaginal e a cesariana pode ser mais segura.

1. Má história obstétrica, como um parto difícil ou com lesão fetal.
2. Pelve contraída, limítrofe ou anormal.
3. Insuficiência placentária, incluindo RCIU, diabetes melito e distúrbios hipertensivos.
4. Ruptura das membranas pré-termo ou trabalho de parto pré-termo.
5. Placenta prévia de qualquer grau.
6. Prolapso do cordão umbilical, especialmente nas apresentações podálicas.
7. Feto pequeno (<2500 g).
8. Feto grande (>4000 g).
9. Hiperextensão da cabeça fetal.
10. Apresentação podálica. Os membros e a pelve da apresentação podálica nascem com facilidade, mas não promovem a dilatação suficiente das partes moles para a passagem da cabeça derradeira. Isto pode tornar muito difícil a liberação da cabeça, em especial nos prematuros.

Cesariana eletiva

Como nenhuma avaliação ultrassonográfica ou clínica pode garantir um parto seguro e fácil da cabeça, muitos obstetras consideram a cesariana a melhor opção para o nascimento do fetos em apresentação pélvica. Atualmente, muitos bebês em apresentação pélvica nascem por via abdominal, sem uma prova de trabalho de parto.

Embora a mortalidade materna devido à cesariana seja rara, a morbidade global associada com a cesariana é duas vezes mais alta comparada com o parto vaginal. Além disso, é difícil obter uma prova definitiva da superioridade da cesariana sobre o parto vaginal. O *Term Breech Trial*, publicado em 2000, foi um ensaio clínico multicêntrico no qual as mulheres com gravidez única e apresentação pélvica foram randomizadas para cesariana planejada ou para parto vaginal planejado. Os resultados do ensaio clínico mostraram que a taxa de mortalidade perinatal ou neonatal e de morbidade neonatal grave foi de 1,6% no grupo da cesariana planejada e 5% no grupo do parto vaginal planejado.

Os resultados do estudo *PREsentation et MODe d'Accouchement (PREMODA)* foram publicados em 2006 por Goffinet e colegas. O estudo publicou os resultados observacionais prospectivos de centros na França e na Bélgica, envolvendo 8.105 mulheres. A cesariana foi planejada em 69% dessas mulheres e uma prova de trabalho de parto foi tentada em 31% das mulheres. Das 2.526 mulheres submetidas a uma prova de trabalho de parto com apresentação pélvica, 71% tiveram parto vaginal. Esse estudo não encontrou diferença na morbidade perinatal ou neonatal grave entre a cesariana planejada e a prova de trabalho de parto.

Existem evidências que comprovam, que a cesariana reduz acentuadamente ou até elimina o risco de morte fetal no parto, quando o feto é normal. Ao mesmo tempo, há evidências de que o parto vaginal pode ser realizado com segurança em casos selecionados de forma adequada, com manejo cuidadoso e considerando indicações ampliadas para parto abdominal, incluindo todas as situações desfavoráveis, mesmo de grau menor.

A controvérsia sobre o modo de nascimento na apresentação pélvica não está encerrada.

Prova de trabalho de parto

Critérios. Os critérios para considerar um parto vaginal são:
1. Apresentação incompleta modo de pés ou completa.
2. Idade gestacional a termo entre 36 a 42 semanas.
3. Peso fetal estimado entre 2.500 e 4.000 gramas.
4. Cabeça fetal flexionada ou neutra.
5. Pelve materna adequada.
6. Nenhuma indicação materna ou fetal para cesariana.

Condições. A prova de trabalho de parto é realizada sob as seguintes condições, com o reconhecimento de que qualquer desvio da normalidade é uma indicação para a cesariana.

1. A FCF deve ser monitorada de forma contínua.
2. O progresso do trabalho de parto deve ser cuidadosamente observado.
3. A dilatação cervical deve ocorrer de forma progressiva.
4. A descida da apresentação deve ocorrer de forma adequada.
5. Não devem ser realizados procedimentos vaginais arriscados.
6. A paciente deve estar preparada e pronta para a cesariana. A organização da sala de parto, as enfermeiras, o anestesista e o obstetra devem permitir a realização imediata da cesariana se houver necessidade.
7. Não deve ser feita a indução do trabalho de parto na apresentação pélvica.
8. Um profissional treinado em ressuscitação neonatal deve estar disponível na sala de parto.
9. Um obstetra treinado e experiente em parto pélvico vaginal deve estar presente no parto.

Manejo do trabalho de parto e parto
Primeiro período do trabalho de parto
1. A evolução normal para o parto ocorre na maior parte dos casos de apresentação pélvica, que satisfazem os critérios para uma prova de trabalho de parto. Portanto, a conduta expectante, com medidas de suporte e apoio sem interferência é o procedimento de escolha.
2. A deambulação pode ser liberada, se a apresentação estiver encaixada.
3. As membranas devem estar íntegras até que a dilatação cervical esteja bem avançada. Os procedimentos que podem contribuir para a ruptura prematura das membranas, como o exames vaginal ou retal muito frequente devem ser evitados.
4. Quando ocorrer a ruptura das membranas, o exame vaginal deve ser feito para verificar se há prolapso do cordão umbilical e para avaliar as condições do colo do útero.
5. A eliminação de mecônio não é uma situação de risco, desde que os batimentos cardíacos fetais estejam normais.
6. Uma infusão intravenosa de solução cristaloide (solução salina normal ou de Ringer lactato) deve ser empregada.
7. O bem-estar fetal deve ser registrado.
8. A correção das contrações com uso de ocitocina pode ser feita, cuidadosamente, quando o progresso do trabalho de parto for lento devido as contrações uterinas inadequadas (p. ex., causada por anestesia epidural). Se o progresso da dilatação for menor do que 0,5 cm/h ou se não houver progresso em 2 horas, apesar das contrações uterinas adequadas, a cesariana deve ser realizada.

Segundo período do trabalho de parto
Quando a dilatação do colo está completa, o segundo período passivo pode durar até 90 minutos. Isto permite a descida da apresentação pélvica até o estreito inferior. Se o parto não ocorrer após 60 minutos de esforços expulsivos, a cesariana deve ser realizada.

Quando o polo pélvico distende o períneo, a paciente pode ser em colocada em posição semisssupina ou e na posição de mãos e joelhos para auxiliar o parto. A melhor posição para acompanhar o parto e realizar os procedimentos necessários é a posição semisssupina. É importante manter a bexiga vazia.

Parto assistido. Os batimentos cardíacos fetais devem ser verificados frequentemente. Pode-se aguardar a evolução normal do parto espontâneo, se o feto apresentar boas condições. As manobras para liberação do feto, somente devem ser feitas após o desprendimento espontâneo do feto até a altura do umbigo. A tração prematura, especialmente entre as contrações, deve ser evitada porque pode levar à deflexão da cabeça e à extensão dos braços acima ou atrás da cabeça. É importante que a paciente faça os esforços expulsivos durante as contrações e ela deve ser estimulada a fazer isso. Após a liberação do corpo, a cabeça encontra-se no segmento inferior, no colo ou na região superior da vagina, fora da área de contração uterina. Para que ocorra a descida e a liberação da cabeça é necessária a ação voluntária dos músculos abdominais e o apoio do médico exercendo pressão suprapúbica.

A experiência tem sido a de que, os melhores resultados são obtidos com a seguinte conduta:

1. Não interferir (com exceção da episiotomia) até que o corpo tenha sido liberado até o umbigo. Isto permite a dilatação total do colo, sem retração, o que representa um fator importante para reduzir o risco de distocia com a cabeça derradeira.
2. Estimular os esforços expulsivos maternos durante as contrações uterinas.
3. Manter a pressão suprapúbica durante a descida para auxiliar o desprendimento e manter a cabeça fletida.

Existem boas razões para esta conduta:

1. Apresenta bons resultados confirmados.
2. É segura e menos traumática para o feto.
3. A flexão da cabeça fetal é mantida.
4. O perigo de extensão dos braços acima da cabeça é reduzido.
5. Há menor probabilidade de retração do colo com pressão da cabeça ou pescoço do bebê.

Anestesia. Um bloqueio do pudendo ou a infiltração perineal permite a realização da episiotomia sem dor e facilita o parto pelo relaxamento dos músculos. Durante cada contração, a paciente pode inspirar um vapor anestésico, que atua como sedativo, alivia a dor e permite a realização de esforços expulsivos mais efetivos. A anestesia epidural permite uma analgesia mais adequada.

Equipamento necessário. Para realizar o parto pélvico são necessários cuidados e dispositivos específicos.

1. Deve-se dispor de uma toalha aquecida, seca para ser enrolada ao redor do corpo do feto, logo após a sua liberação. Os objetivos são:
    a. Reduzir o efeito estimulante do ar frio para evitar o início dos movimentos respiratórios antes do desprendimento da cabeça, para prevenir a aspiração de líquido amniótico ou de conteúdo vaginal.
    b. Tornar mais fácil a apreensão do feto.
2. Fórceps de Piper para a cabeça derradeira, se o desprendimento não ocorrer facilmente.
3. Material para manobras de ressuscitação do recém-nascido para o uso imediato.
4. Disponibilidade para realizar uma cesariana de emergência.

Parto da pelve

1. A paciente deve ser estimulada a fazer os esforços de expulsão durante as contrações, mas deve descansar entre elas.

2. O parto espontâneo deve ser aguardado até a liberação do corpo fetal, na altura do umbigo, se não houver sofrimento fetal. Até esse ponto, não há urgência e o médico não deve interferir.
3. Após a liberação do corpo, o tempo se torna um fator importante e o restante do nascimento é realizado com habilidade e delicadeza. Em 3 a 5 minutos deve haver uma via área livre para prevenir o dano cerebral por anoxia.
4. O deprendimento das pernas ocorre, em geral, espontaneamente; se isso não ocorrer, podem ser liberadas com facilidade. As pernas não devem ser extraídas antes de visualizar as fossas poplíteas (manobra de Pinard).
5. O corpo fetal deve ser coberto com uma toalha aquecida e deve ser apoiado.
6. Deve ser feita uma alça do cordão umbilical (Fig. 25.10) para minimizar a tração em caso de estar presa entre a cabeça e a parede pélvica. Ao mesmo tempo, é verificado a pulsação.

Parto dos ombros e braços
1. O médico deve exercer pressão suprapúbica sobre a cabeça para manter sua flexão.
2. O médico baixa a pelve fetal, liberando o corpo até a escápula anterior de modo que o ombro anterior fique atrás da sínfise.

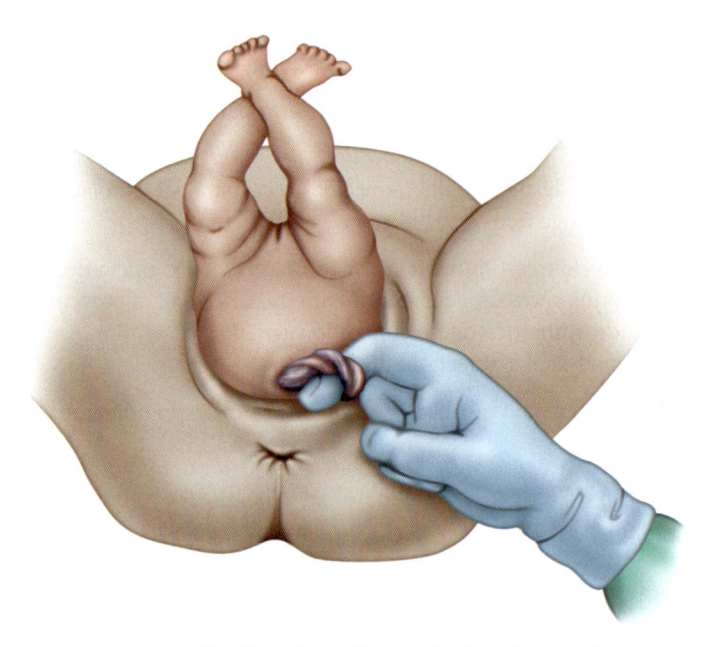

FIGURA 25-10 Parto do cordão. Alça do cordão umbilical sendo puxada.

3. Para liberar o braço anterior, o obstetra passa sua mão pelo dorso fetal, sobre o ombro e para baixo no tórax, arrastando assim o braço e a mão sob o púbis com seu dedo (manobra de Loveset; Fig. 25.11A).
4. O feto é erguido de modo que a escápula posterior e então o braço posterior sejam liberados sobre o períneo pela mesma manobra (Fig. 25.11B).
5. Alguns obstetras liberam o braço posterior primeiro.

Parto da cabeça

1. Em quase todos os casos, ocorre a rotação anterior espontânea do dorso fetal. Essa rotação leva o occipúcio até o púbis e a face fica no sacro. Raramente, ocorre a rotação posterior do dorso. O obstetra deve prevenir a rotação anterior

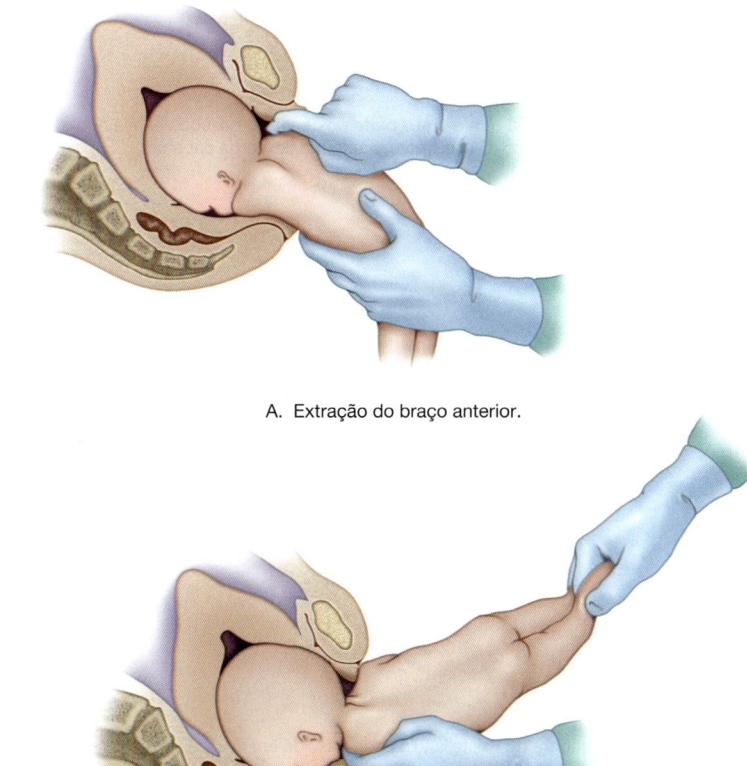

A. Extração do braço anterior.

B. Extração do braço posterior.

FIGURA 25-11 Parto dos braços e ombros.

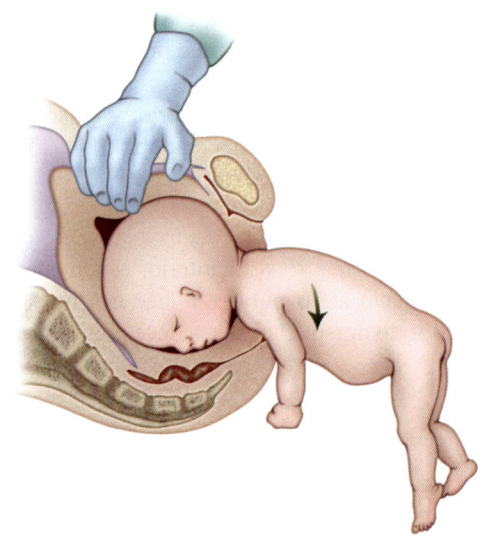

A. Corpo abaixado de modo que a parte posterior do pescoço esteja no ângulo suprapúbico. O assistente mantém a flexão da cabeça.

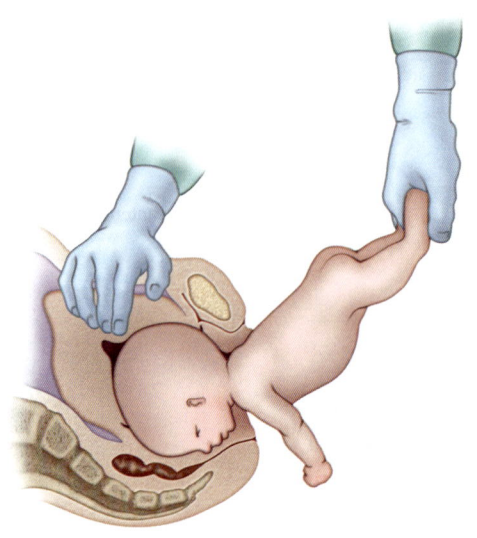

B. Manobra de Kristellar; Cabeça nascida em flexão.

FIGURA 25-12. Parto da cabeça.

do dorso, evitando que a cabeça gire a face para o púbis, uma complicação séria e sempre evitável.
2. Com a rotação anterior do dorso e com a cabeça fetal no diâmetro AP da pelve, o corpo pode ser baixado de modo que o occipúcio apareça sob a sínfise e a parte traseira do pescoço faça um movimento de alavanca (Fig. 25.12A).
3. Ao mesmo tempo, o assistente mantém a pressão suprapúbica orientado a cabeça em direção a pelve e mantendo a flexão.
4. O corpo é então erguido gentilmente de modo que haja uma leve extensão no pescoço.
5. Então, com a aplicação de uma pressão suprapúbica adicional (manobra de Kristellar, também conhecida como manobra de Bracht) a cabeça é liberada em flexão – o mento, a boca, o nariz, a fronte, o bregma e o vértice nascendo, nesta ordem, sobre o períneo (Fig. 25.12B).
6. A velocidade do parto da cabeça derradeira deve ser considerada. A rápida passagem da cabeça pela pelve pode causar compressão e descompressão súbita do conteúdo craniano. Pode haver rompimento dos ligamentos cerebrais levando à hemorragia, dano cerebral e morte. Por outro lado, o parto muito lento da cabeça resulta em asfixia, o que também pode ser fatal. A experiência ensina o meio termo – lento o suficiente para prevenir a lesão ao cérebro e suficientemente rápido para evitar a asfixia.

PARADA NA APRESENTAÇÃO PÉLVICA

Muitos fetos em apresentação pélvica têm parto vaginal espontâneo ou com auxílio, mas sem interferência. A manobra de Kristellar/Bracht (pressão suprapúbica) é suficiente para liberar a cabeça derradeira. Contudo, o progresso pode cessar e a interferência ativa se torna obrigatória. A parada pode ocorrer na cabeça, no pescoço, nos ombros e nos braços ou nas nádegas.

Parada da cabeça

Algumas vezes o corpo, os ombros e os braços nascem, mas os esforços de expulsão realizados pela mãe e a manobra de Kristellar/Bracht não são bem-sucedidos na liberação da cabeça. Quando ocorre a parada, várias medidas podem ser empregadas para auxiliar a sua liberação.

Manobra de Wigand-Martin

O corpo do feto é apoiado sobre o braço do obstetra, o dedo médio é colocado na boca do feto e os dedos indicador e anelar sobre os ossos malares do feto (Fig. 25.13A). O objetivo dessa manobra é estimular e manter a flexão, sem exercer tração. Com a outra mão, o obstetra deve fazer uma pressão suprapúbica sobre a cabeça fetal, pelo abdome materno.

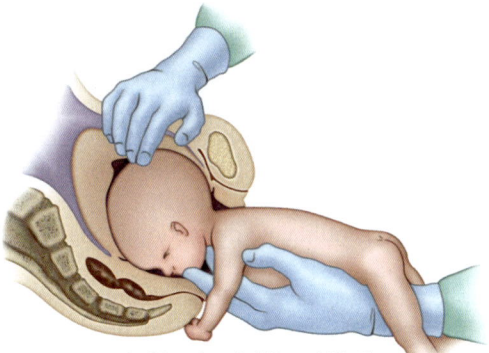

A. Manobra de Wigand-Martin.

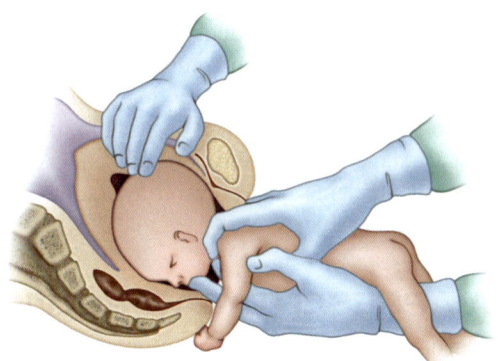

B. Manobra de Mauriceau-Smellie-Veit.

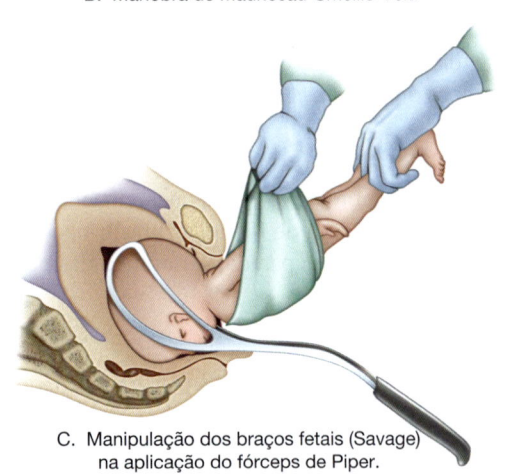

C. Manipulação dos braços fetais (Savage) na aplicação do fórceps de Piper.

FIGURA 25-13 **Manobras para a parada da cabeça.**

Manobra de Mauriceau-Smellie-Veit

A posição é a mesma da manobra de Wigand-Martin, com um dedo na boca do feto e dois sobre os ossos malares. A diferença é que o obstetra coloca sua outra mão sobre os ombros do feto para realizar um movimento de tração (Fig. 5.13B). Um auxiliar pode exercer uma pressão suprapúbica sobre a cabeça fetal, enquanto o médico realiza a manobra de Mauriceau, para aumentar a eficácia do procedimento.

Fórceps de Piper sobre a cabeça derradeira

Com exceção da manobra simples de exercer uma pressão suprapúbica, o melhor método para liberar a cabeça derradeira é o uso do fórceps de Piper. Em contraste com as manobras, que realizam tração sobre o pescoço, o fórceps exerce tração diretamente sobre a cabeça, evitando lesões às estruturas cervicais do feto.

O fórceps de Piper foi projetado especialmente para essa operação e embora qualquer tipo de fórceps possa ser usado, o fórceps de Piper é o melhor. Os cabos são mais baixos que as hastes, a curvatura pélvica é menor e as hastes são longas e curvas. Essas características facilitam a aplicação do fórcipe na cabeça derradeira.

Condições
Exame vaginal
1. O eixo longo da cabeça está no diâmetro AP da pelve.
2. O occipúcio é anterior.
3. A face é posterior.

Orientação e aplicação ideal
1. A aplicação cefálica é a biparietal e occipitomentoniana, com a frente do fórceps (bordas côncavas) direcionadas para o occipito e as bordas convexas em direção à face.
2. A boa aplicação pélvica é com o diâmetro do fórceps colocado no diâmetro transverso da pelve, com concavidade das colheres apontando em direção ao púbis e as bordas convexas em direção ao sacro. As laterais das colheres estão junto as paredes laterais da pelve.

Aplicação do fórceps
1. Os pés do feto devem ser seguros por um assistente e o corpo deve ser erguido (Fig. 25.13C). O corpo não deve ser elevado excessivamente para evitar o risco de lesão dos músculos esternocleidomastóideos. Os membros superior e inferior e o cordão umbilical devem ser mantidos afastados do trajeto. Uma maneira efetiva de manter os braços afastados é pela manobra de Savage, colocando uma toalha dobrada em volta do corpo fetal.
2. O cabo da colher esquerda é pego com a mão esquerda.

3. A mão direita deve ser introduzida entre a cabeça e a parede posterolateral esquerda da vagina.
4. A colher esquerda é então inserida entre a cabeça e a mão em uma aplicação occiptomentoniana.
5. A mão é removida da vagina, e o cabo deve ser mantido na posição por um assistente.
6. O cabo da colher direita é pego com a mão direita.
7. A mão esquerda é introduzida entre a cabeça e a parede posterolateral direita da vagina.
8. A colher direita é introduzida entre a cabeça e a mão em uma aplicação occiptomentoniana.
9. A mão é removida da vagina.
10. O fórceps deve ser travado (Fig. 25.14) e um exame vaginal deve ser feito para confirmar a aplicação correta.

Extração da cabeça

1. A tração é feita no sentido posterior até que a região posterior do pescoço esteja posicionada no ângulo suprapúbico.
2. Nessa etapa a direção é modificada e a tração deve ser feita no sentido anterior com desprendimento da face e da fronte em flexão sobre o períneo.
3. Deve ser feita uma episiotomia.

Vias aéreas

Quando ocorre um retardo na liberação da cabeça e enquanto se aguarda um auxílio ou algum instrumento, pode ser usado um retrator vaginal para ampliar o espaço vaginal e desobstruir as vias aéreas do feto (Fig. 25.15). O retrator é colocado na vagina com pressão posterior. O conteúdo vaginal deve ser retirado para facilitar a respiração fetal.

Rotação mentopubica

A rotação anterior do mento é rara e ocorre geralmente associada a rotação posterior do dorso fetal. A melhor conduta nessa situação é: (1) Realizar anestesia profunda. (2) Interromper a tração. (3) Deslocar o mento da região posterior do púbis. (4) Fazer a rotação posterior da face e anterior do dorso. (5) Fazer a flexão do mento. (6) Fazer a insinuação mediante pressão suprapúbica. (7) Fazer a extração cefálica com fórceps de Piper.

A manobra de Prague (Fig. 25.16) pode ser usada, quando houver falha dessa técnica. Nessa manobra os dedos devem ser colocados sobre os ombros e uma tração para fora e para cima deve ser exercida. As pernas são seguras com a outra mão e o corpo deve ser girado sobre o abdome materno. Com este procedimento, o occipito é liberado sobre o períneo. Esse método está associado ao risco de distensão excessiva ou traumatismo cervical e, raramente é indicado.

A. Orientação: Fórceps de Piper.

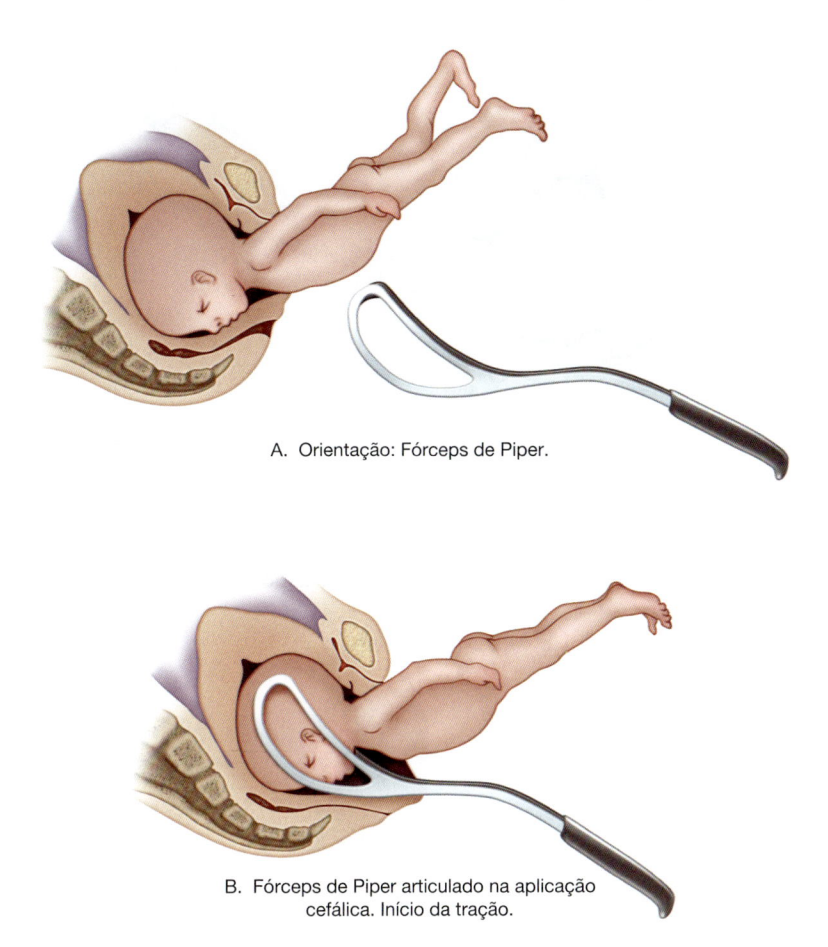

B. Fórceps de Piper articulado na aplicação cefálica. Início da tração.

FIGURA 25-14 Fórceps de Piper para liberação da cabeça derradeira.

Embriotomia

A morte fetal pode ocorrer, quando a liberação da cabeça fetal não é feita em tempo adequado. Se ocorrer a morte, apenas o bem-estar materno deve ser considerado. Para evitar lesões desnecessárias, pode ser feita a redução do tamanho da cabeça fetal pela perfuração do crânio, sendo essa manobra preferível à extração por força bruta.

Parada cervical

Ocasionalmente, pode ocorrer a retração cervical com apreensão da cabeça fetal no útero, após a passagem do tronco e dos ombros. O risco dessa complicação é maior no parto prematuro, quando o corpo não desenvolveu seu tecido adiposo e tem um

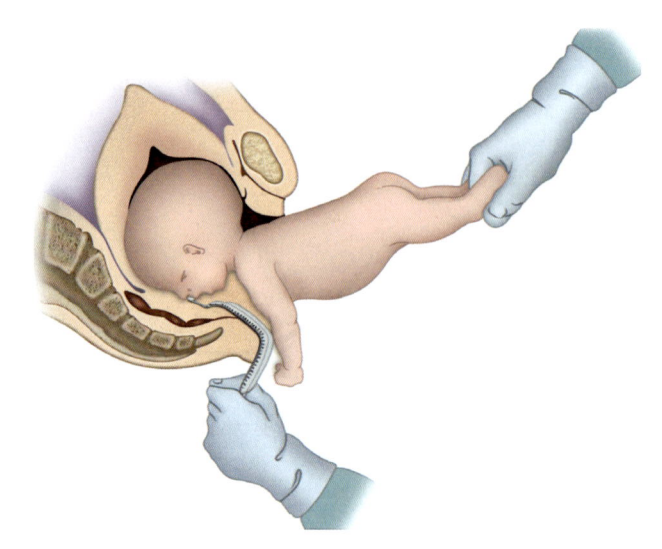

FIGURA 25-15 Retrator vaginal liberando as vias aéreas do feto.

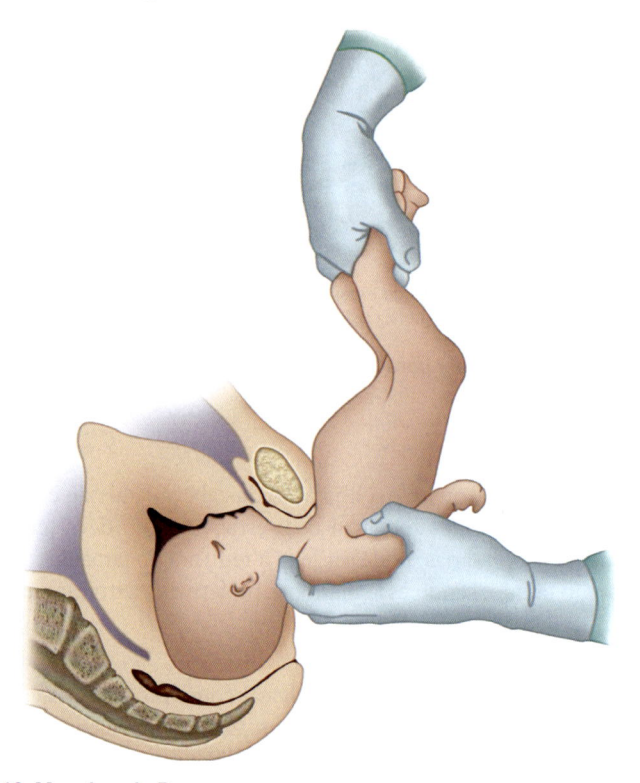

FIGURA 25-16 Manobra de Prague.

efeito fraco para promover a dilatação. Esta situação de alto risco exige uma ação rápida para evitar a retração do colo. Pode ser feita uma incisão simples da cérvice com tesoura. O relaxamento resultante permite a liberação da cabeça.

Parada dos ombros e braços
Braços estendidos
Os braços estão simplesmente estendidos sobre a cabeça fetal (Fig. 25.17A).

Braços na região cevical
Há extensão dos ombros e flexão dos cotovelos e o antebraço está preso atrás da cabeça fetal (Fig. 25.17B). Um ou ambos os braços podem ser afetados.

Profilaxia
Essa complicação pode ser evitada tomando-se o cuidado de realizar tração sobre as pernas do feto para acelerar o parto, em especial quando o útero está em estado de relaxamento.

Extração simples
Quando ocorre essa complicação, deve ser feito primeiro uma tentativa de liberar os braços arrastando-os sobre o tórax. Em geral, a manobra tem sucesso nos casos de extensão simples e em alguns casos em que os braços estão na nuca, mas não estão presos atrás da cabeça.

Rotação do corpo
Se ocorrer a falha da extração com o braço preso na nuca, o corpo do feto deve ser girado na mesma direção apontada pela mão (Fig. 25.17C). Isto desloca o braço de trás da cabeça e a sua liberação é geralmente possível como descrito anteriormente (Fig. 25.17D). Se ambos os braços estão atrás da nuca, o corpo é girado em uma direção para liberar o primeiro braço, que é então extraído e, na direção oposta para liberar o outro braço.

Fratura
Em situações raras a manobra de rotação pode falhar, nesses casos o úmero ou a clavícula devem ser fraturados. Isto pode ser feito diretamente ou pode ser por tração do braço até ocorrer a fratura. Ocorrendo a fratura, o desprendimento pode ser feito. A fratura geralmente é curada com rapidez e como a escolha pode ser entre a morte fetal ou uma fratura do braço essa medida extrema é justificada.

Falha da descida do polo pélvico
Etiologia
Em qualquer situação, o tamanho do passageiro, a capacidade da pelve, a capacidade de dilatação dos tecidos moles maternos e o caráter das contrações uterinas desem-

penham um papel determinante na evolução do parto espontâneo. Na apresentação pélvica incompleta, modo de nádegas, há um fator adicional. O efeito das pernas do feto estendidas sobre o abdome, pode reduzir a mobilidade fetal e impedir o progresso.

Desproporção

Quando as contrações uterinas são efetivas, e a descida do feto não ocorre, deve-se fazer uma reavaliação cuidadosa, evitando uma interferência precipitada. Tendo em mente o fato de que umas das causas da apresentação pélvica é uma cabeça grande que não se insinua facilmente, o obstetra deve confirmar não a capacidade geral da pelve, mas sim a sua adequação em relação ao feto. Quando a descida fetal não ocorre apesar das contrações efetivas, existe desproporção e a cesariana deve ser realizada.

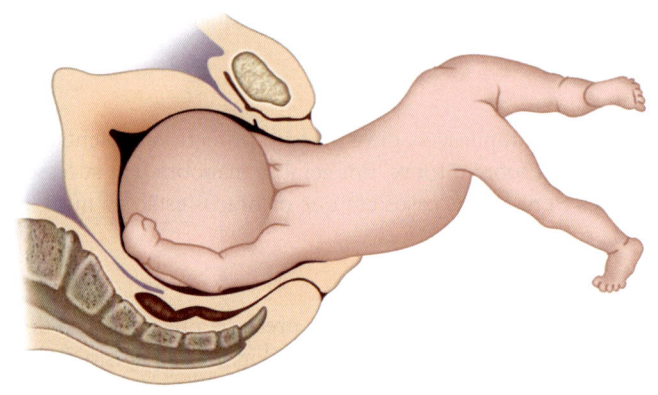

A. Braço estendido acima da cabeça.

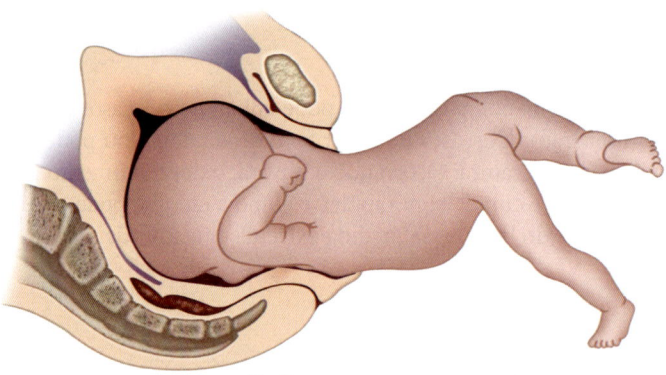

B. Braço na nuca.

FIGURA 25-17 Braços estendidos e atrás da nuca.

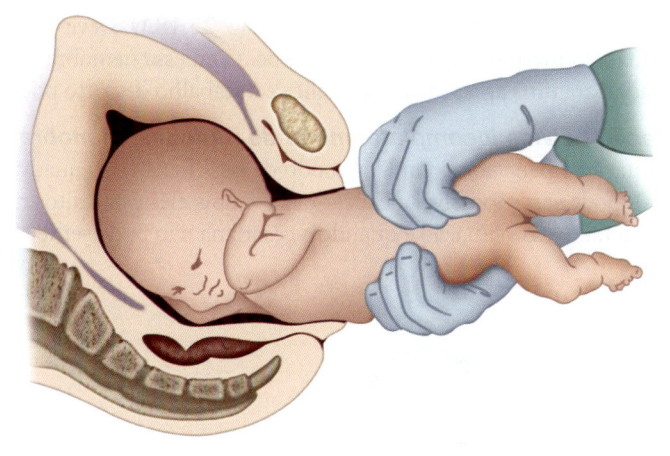

C. Braço na nuca: rotação de 90° do tronco fetal na direção apontada pela mão.

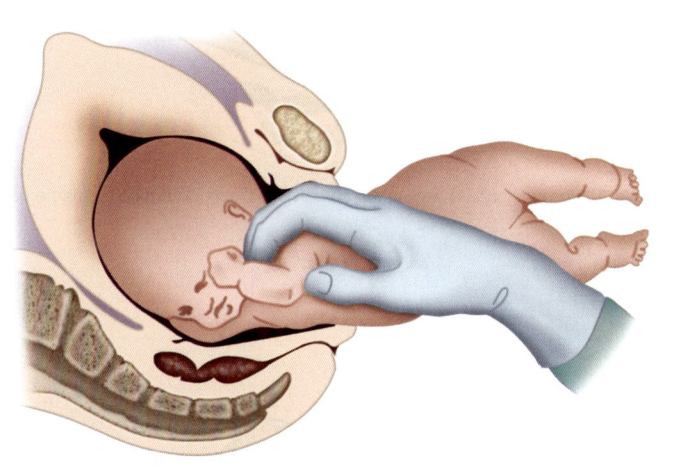

D. Braço na nuca: a mão introduzida no útero para fletir e baixar o braço de trás da nuca.

FIGURA 25-17 *(Continuação)*

Decomposição

Apresentação pélvica completa, pélvico fletido. Se a cesariana não puder ser realizada, o progresso e a descida podem ser acelerados reduzindo o polo pélvico por uma operação conhecida como decomposição. Isto é feito pela tração das pernas, ambas sempre que possível. Quando há flexão nos quadris e joelhos, os pés podem facilmente serem apreendidos. A mão é colocada no útero, deve ser feita a ruptura das membranas e um pé é apreendido e tracionado (Fig. 25.18A). Deve-se assegurar que não é uma mão. O mesmo é feito com o outro pé. Com essa manobra a apresentação foi modificada para uma apresentação podálica e o trabalho de parto pode prosseguir.

Apresentação pélvica incompleta, modo de nádegas: manobra de Pinard.
Se a apresentação é pélvica incompleta, modo de pés (flexão dos quadris e extensão nos joelhos), pode ser impossível alcançar os pés, pois eles estão altos no útero próximos a face fetal. Nessa situação e quando a cesariana não pode ser feita, a manobra

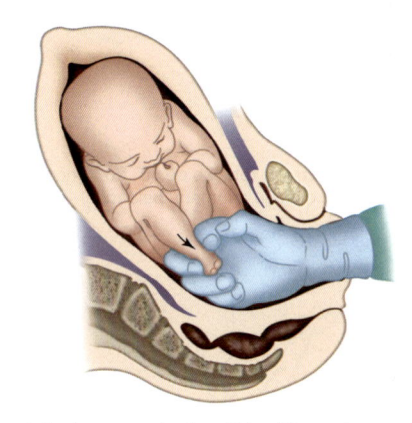

A. Decomposição da apresentação pélvica: Trazendo um pé e uma perna.

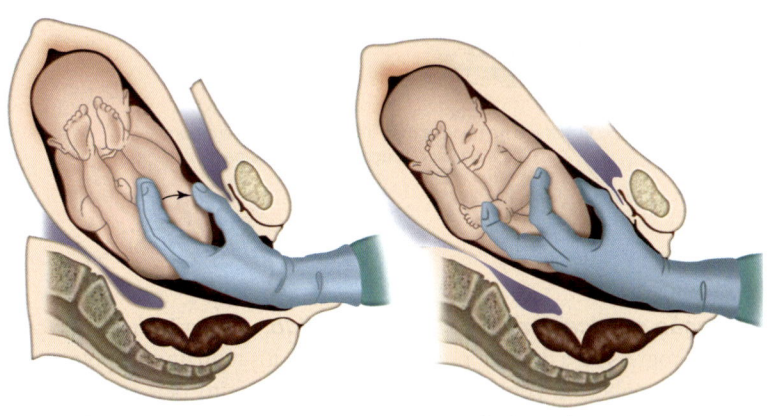

B. Primeiro passo.   C. Segundo passo.

FIGURA 25-18 Decomposição da apresentação pélvica feto.

de Pinard é realizada sob anestesia (Figs. 25.18B e C). Com uma mão sobre o útero é realizada uma pressão com os dedos colocados sobre o quadril fetal e feita uma pressão contra a fossa poplítea em direção posterior e para cima, levando a flexão suficiente do joelho de modo que o pé possa ser apreendido e liberado. Quando possível, ambos os pés devem ser trazidos. A menos que existam indicações urgentes para a extração imediata do feto, o trabalho de parto pode prosseguir como na apresentação podálica.

EXTRAÇÃO PÉLVICA

Esta manobra tem o objetivo de fazer a extração vaginal imediata do feto, quando existem sinais de sofrimento fetal exigindo o parto sem demora e não é possível realizar a cesariana de urgência. Essa manobra pode ser usada também para o parto do segundo gêmeo na apresentação pélvica. Em geral, a extração pélvica total nos fetos a termos *não* é apropriada.

Pré-requisitos

Para realizar esse procedimento algumas condições devem estar presentes. (1) A pelve deve ser ampla, sem sinal de desproporção. (2) O colo do útero deve estar completamente dilatado. (3) A bexiga e o reto devem estar vazios. (4) A anestesia especial e profunda é essencial. (5) Uma boa assistência é obrigatória. (6) A ressuscitação neonatal deve estar prontamente disponível.

Procedimento

A paciente deve ser colocada na posição de litotomia, a bexiga deve ser cateterizada e deve ser feita a anestesia. Como descrito na seção anterior, a apresentação pélvica é decomposta e as pernas são puxadas para baixo. Na apresentação pélvica completa os pés são tracionados e a manobra de Pinard é usada se a apresentação é pélvica incompleta, modo de nádegas. A extração fetal deve ser realizada, sem aguardar o parto espontâneo. A tração para baixo e a pressão sobre o fundo do útero, substituem as contrações uterinas, mas as manobras para o desprendimento dos ombros, dos braços e da cabeça são as descritas para o manejo de parada da evolução.

HIPEREXTENSÃO DA CABEÇA FETAL

A hiperextensão da cabeça fetal (Fig. 25.19) é mais comumente observada na apresentação de face, mas também ocorre com a situação transversa e na apresentação pélvica. Na apresentação pélvica é uma complicação grave.

Etiologia

1. Espasmo ou encurtamento congênito dos músculos extensores do pescoço.
2. Circular cervical de cordão umbilical.

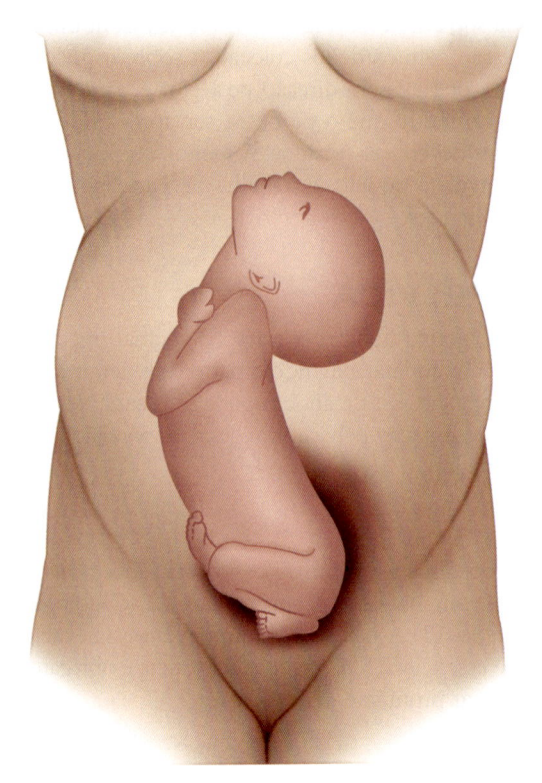

FIGURA 25-19 Hiperextensão da cabeça fetal.

3. Tumores congênitos do pescoço fetal.
4. Malformações fetais.
5. Anomalias uterinas.
6. Tumores no sítio placentário.

Diagnóstico

O diagnóstico é feito pela ultrassonografia; a imagem é característica. Na apresentação cefálica é denominada apresentação de face. Quando a apresentação é pélvica, a imagem é descrita como "contemplação das estrelas". Na situação transversa, a condição é vista como um "feto voador".

Risco fetal

Há um risco definitivo de dano à medula espinal cervical inferior do feto durante o parto vaginal. Os mecanismos que causam a lesão incluem (1) alongamento longitudinal excessivo da medula espinal, (2) flexão extrema do pescoço durante o parto e (3) torsão acentuada. A lesão resultante é a laceração parcial ou completa da medula espinal cervical, rupturas ocasionais na dura-máter e hemorragia epidural. A hemorragia epidural é a manifestação mais comum e está associada com graus variados de dano ao cordão, tronco encefálico, raízes nervosas e meninges. A luxação ou fratura das vértebras é rara. Na maioria dos casos, a lesão é causada por flexão súbita da cabeça à medida ela desce pela vagina. Ocasionalmente, o dano pode ocorrer durante a gravidez como resultado da má posição do feto.

Prognóstico fetal

Em uma série de 73 casos, a mortalidade perinatal foi de 13,7% entre fetos nascidos por parto vaginal e nenhuma morte naqueles nascidos por cesariana. A lesão medular ou vertebral ocorreu em 20,6% dos fetos nascidos por via vaginal e em 5,7% dos nascidos por cesariana. A hemorragia meníngea foi encontrada em 6,9% das crianças nascidas por via vaginal, mas nenhuma hemorragia foi observada após a cesariana. Em um estudo de série de casos envolvendo 814 situações em apresentação pélvica, houve 33 casos de hiperextensão da cabeça fetal, correpondendo a uma incidência de 7,4%. Todos os 33 fetos sobreviveram. O acompanhamento por 2 a 4 anos mostrou sequelas neurológicas em 5 de 26 crianças nascidas por via vaginal, mas nenhuma sequela nas 7 nascidas por cesariana.

A cesariana deve ser realizada quando existe hiperextensão da cabeça fetal.

LEITURA SELECIONADA

American College of Obstetricians and Gynecologists: ACOG Committee Opinion No. 340, Mode of term singleton breech delivery. Obstet Gynecol 108:235, 2006

Ben-Meir A, Erez Y, Sela HY, Shveiky D, Tsafrir A, Ezra Y: Prognostic parameters for successful external cephalic version. J Matern Fetal Neonatal Med 21:660, 2008

Collea JV: The intrapartum management of breech presentation. Clin Perinatol 8:173,1981

Collea JV, Chein C, Quilligan EJ: The randomized management of term frank breech presentation: A study of 208 cases. Am J Obstet Gynecol 137:235, 1980

Cox C, Kendall AC, Hommers M: Changed prognosis of breech-presenting low birthweight infants. Br J Obstet Gynaecol 89:881, 1982

Cunningham FG, Gant NF, Leveno KJ, et al: Breech presentation and delivery. In: *Williams Obstetrics*, 23rd ed. New York: McGraw-Hill, 2009.

Effer SB, Saigal S, Rand C, et al: Effect of delivery method on outcomes in the very low-birth weight breech infant: Is the improved survival related to cesarean section or other perinatal care maneuvers? Am J Obstet Gynecol 145:123, 1983

Faber-Nijholt R, Huisjes HJ, Touwen BCL, Fidler VJ: Neurological follow-up of 281 children born in breech presentation: A controlled study. Br Med J 286:9, 1983

Fall O, Nilsson BA: External cephalic version in breech presentation under tocolysis. Obstet Gynecol 53:712, 1979

Gimovsky ML, Wallace RL, Schiffrin BS, Paul RH: Randomized management of the nonfrank breech presentation at term: A preliminary report. Am J Obstet Gynecol 146:34, 1983

Goffinet F, Carayol M, Foidart JM, Alexander S, Uzan S, Subtil D, et al: PREMODA Study Group. Is planned vaginal delivery for breech presentation at term still an option? Results of an observational prospective survey in France and Belgium. Am J Obstet Gynecol 194:1002, 2006

Green JE, McLean F, Smith LP, Usher R: Has an increased cesarean section rate for term breech delivery reduced the incidence of birth asphyxia, trauma, and death? Am J Obstet Gynecol 143:643,1982

Hannah ME, Hannah WJ, Hewson SA, Hodnett ED, Saigal S, Willan AR, et al: Planned cesarean section versus planned vaginal birth for breech presentation at term: a randomised multicentre trial. Lancet 356:1375, 2000

Hofmeyr GJ: Effect of external cephalic version in late pregnancy on breech presentation and cesarean section: A controlled trial. Br J Obstet Gynaecol 90:392, 1983

Ridley WJ, Jackson P, Stewart JH, Boyle P: Role of antenatal radiography in the management of breech deliveries. Br J Obstet Gynaecol 89:342, 1982

Royal College of Obstetricians and Gynaecologists: RCOG Green Top Guidelines: The management of breech presentation. Guideline no. 20b. London: Royal College of Obstetricians and Gynaecologists, December 2006.

Society of Obstetricians and Gynaecologists of Canada: Vaginal Delivery of Breech Presentation. Clinical Practice Guideline No. 226. Ottawa, ON: Society of Obstetricians and Gynaecologists of Canada, June 2009.

Westgren M, Grundsell I, Ingemarsson A, et al: Hyperextension of the fetal head in breech presentation: A study with long-term follow-up. Br J Obstet Gynaecol 88:101, 1981

Whyte H, Hannah ME, Saigal S, Hannah W, Hewson S, Amankwah K, et al: Outcomes of children at 2 years after planned cesarean birth versus planned vaginal birth for breech presentation at term: The International Randomized Term Breech Trial. Am J Obstet Gynecol 191:864, 2004

Situação Transversa

George Tawagi

CAPÍTULO 26

CONSIDERAÇÕES GERAIS
Definição
A situação transversa é aquela em que o maior eixo fetal é perpendicular ao maior eixo materno. Muitas vezes, nessa situação o ombro está posicionado na entrada do estreito superior e, essa má situação é frequentemente referida como apresentação córmica. O feto pode situar-se horizontalmente no abdome materno (Fig. 26.1) ou pode situar-se obliquamente com a cabeça ou nádega posicionada na fossa ilíaca (Figs. 26.2A e B). Em geral, o polo pélvico está mais elevado que a cabeça. O ponto de referência é a escápula ou acrômio; a localização da cabeça determina se a posição é esquerda ou direita e a localização do dorso indica se é anterior ou posterior. Por isso, TEP significa que a situação é transversa, a cabeça está no lado esquerdo da mãe e o dorso fetal está na posição posterior. A parte que se apresenta no estreito superior pode ser o ombro, o dorso, o abdome, o tórax ou a região lateral. Está é uma situação grave, que exige intervenção.

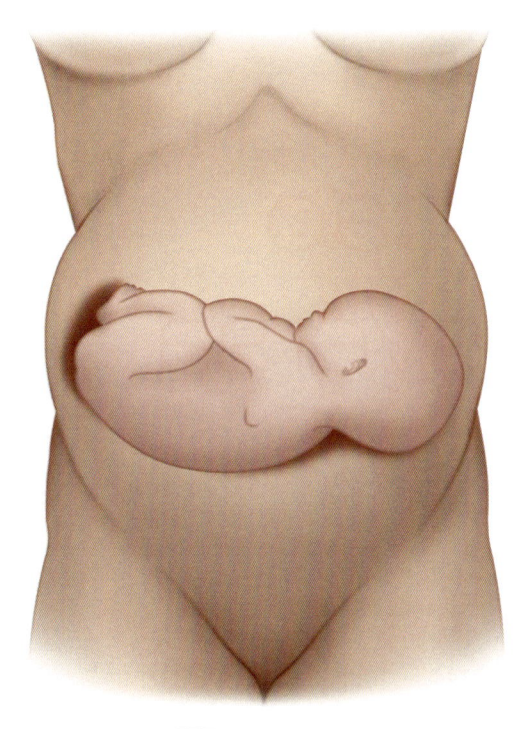

FIGURA 26-1 Situação transversa: TEP.

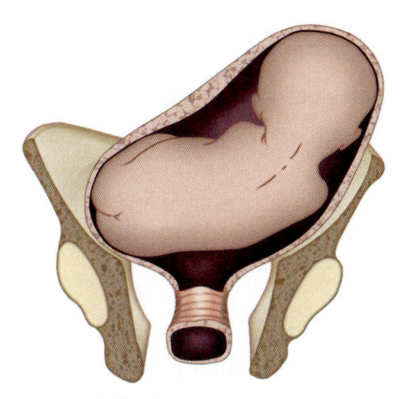

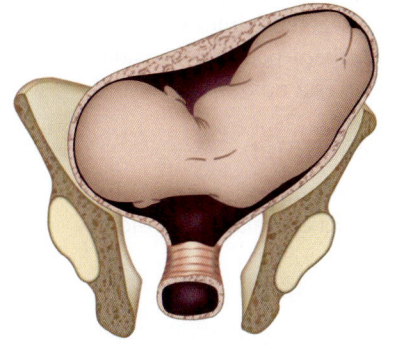

A. Polo pélvico na fossa ilíaca. B. Polo cefálico na fossa ilíaca.

FIGURA 26-2 Situação oblíqua.

Incidência
A incidência da posição transversa é de 1:500. A incidência é mais alta antes do termo (de até 1: 50 com 32 semanas de gestação).

Etiologia
Essa anormalidade é mais comum em multíparas do que em nulíparas, devido ao relaxamento da musculatura uterina e abdominal. O poli-hidrâmnio e a prematuridade apresentam condições similares com relativamente excesso de espaço para o feto. A presença de qualquer fator que impeça a insinuação da cabeça ou da pelve fetal é predisponente da situação transversa como placenta prévia, neoplasias que causam obstrução, gestação múltipla, anomalias fetais; desproporção fetopélvica, pelve contraída e anormalidades uterinas como útero septado, útero arqueado e útero bicorno. Em muitas circunstâncias, nenhum fator etiológico pode ser determinado e presume-se que é acidental. No início do trabalho de parto a cabeça não está no segmento uterino inferior e o ombro é pressionado para o estreito superior.

DIAGNÓSTICO DA SITUAÇÃO: SITUAÇÃO TRANSVERSA
Exame abdominal
1. A aspecto do abdome é assimétrico.
2. O eixo longo do feto situa-se transversalmente no abdome materno.
3. O fundo do útero é mais baixo do que o esperado para a idade gestacional. Tem sido descrito como achatado. O limite superior do útero está próximo a cicatriz umbilical e a sua forma é mais alargado.

4. Não é possível palpar a apresentação cefálica ou a pélvica no fundo do útero e no segmento inferior.
5. A cabeça pode ser palpada em uma das regiões laterais maternas. O polo pélvico está no outro lado.

Coração fetal

O coração fetal pode ser auscultado abaixo da linha umbilical e não tem significância diagnóstica em relação à posição.

Exame vaginal

O achado mais importante é que não se pode palpar nenhum polo, cefálico ou pélvico. A parte apresentada é alta. Em alguns casos, pode-se sentir o ombro, uma mão, a caixa torácica ou o dorso. Como a apresentação não se insinua na pelve, pode haver a descida da bolsa amniótica para a vagina.

Ultrassonografia

O exame de ultrassonografia confirma o diagnóstico e pode detectar anormalidades fetais ou a presença de uma massa pélvica materna.

Radiografia

Uma radiografia do abdome pode ser feita para definir a situação fetal, quando não se dispõem de ultrassonografia.

MECANISMO DO TRABALHO DE PARTO: SITUAÇÃO TRANSVERSA

Com exceção dos fetos com prematuridade extrema (que podem nascer por via vaginal em situação transversa), o parto normal não pode ocorrer em uma situação transversa persistente. Se a situação não for corrigida ocorre a impactação durante o trabalho de parto (Fig. 26.3A). O ombro fica impactado na pelve, a cabeça e as nádegas permanecem acima do estreito superior, ocorre distensão e alongamento do pescoço e parada da progressão.

Versão espontânea

Ocasionalmente, ocorre a versão espontânea, mais frequentemente nas situações oblíquas do que nas transversas. Antes ou logo após o início do trabalho de parto, a situação pode se alterar para uma longitudinal (cefálica ou pélvica) e o trabalho de parto prossegue na nova situação. Infelizmente, a probabilidade de que ocorra uma versão espontânea é pequena demais para permitir que se aguarde para se instituir medidas corretivas.

Capítulo 26 Situação Transversa **461**

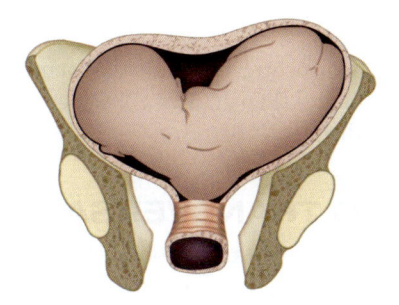

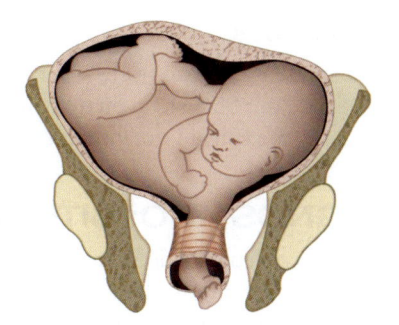

A. Ombro impactado.

B. Prolapso de braço.

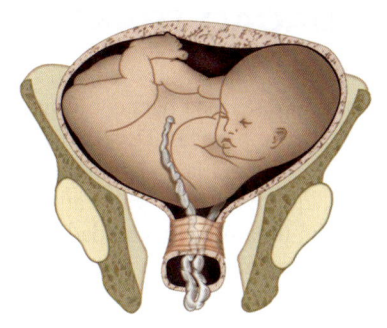

C. Prolapso de cordão umbilical.

FIGURA 26-3 Complicações.

Situação transversa negligenciada

A situação transversa negligenciada é resultado de erro diagnóstico ou do tratamento inadequado. Inicialmente, as contrações são fracas e irregulares e a dilatação cervical ocorre lentamente. Pode ocorrer a ruptura precoce das membranas devido à irregularidade da apresentação. À medida que as contrações se tornam mais fortes, o ombro fetal é forçado para o interior da pelve, o útero envolve o feto, resultando na impactação e para a progressão. Nesta situação dois desfechos podem ocorrer:

1. *Ruptura uterina:* o trabalho de parto prossegue. A parte superior do útero torna-se mais curta e mais espessa e o segmento inferior vai se distendendo e afinando progressivamente até romper.
2. *Inércia uterina:* as contrações cessam devido a exaustão das fibras uterinas. Pode ocorrer sepse intrauterina com infecção generalizada.

Em qualquer um dos eventos, a morte fetal é certa e a mortalidade materna possível. A posição transversa não pode ser negligenciada!

Complicações

Como a apresentação não se encaixa na pelve pode ocorrer a ruptura das membranas e prolapso de um braço fetal ou do cordão umbilical (Fig. 26.3B e C). São complicações graves, que exigem uma intervenção imediata.

PROGNÓSTICO: SITUAÇÃO TRANSVERSA

O prognóstico depende do manejo. Se o diagnóstico é feito precocemente e o tratamento adequado, o desfecho é favorável. A negligência leva à morte de quase todos os fetos e coloca a mãe em uma situação de alto risco.

MANEJO DA SITUAÇÃO TRANSVERSA

Manejo antes do trabalho de parto

1. Uma avaliação cuidadosa deve ser feita para confirmar o diagnóstico e para eliminar as anormalidades fetais e pélvicas. Deve-se incluir o exame abdominal e pélvica, o emprego de ultrassonografia e, se necessário, um exame radiológico.
2. A apresentação córmica, que é diagnosticada antes do termo pode ter um manejo expectante, pois há uma boa possibilidade de correção espontânea da situação. Porém, se o colo está dilatado e a paciente não está a termo, a hospitalização deve ser considerada devido ao risco de ruptura das membranas e de prolapso do cordão.
3. Se a paciente estiver no termo ou próxima dele, pode-se fazer uma tentativa de versão externa para uma apresentação pélvica ou preferivelmente cefálica.

Manejo durante o trabalho de parto prematuro

No trabalho de parto prematuro, também se deve tentar a versão externa e, se bem-sucedida, a nova apresentação é mantida por uma firme faixa abdominal até que esteja fixa à pelve.

Manejo da paciente em franco trabalho de parto: situação transversa persistente

Cesariana

A cesariana é o tratamento de escolha. Ela é mais segura para a mãe e para a criança. Ela é mais segura para a mãe mesmo no caso de um feto morto. Devido a morbidade e mortalidade excessivamente altas para a mãe e para o feto, não existe indicação para a versão podálica interna e extração no manejo da situação transversa em uma gestação de feto único. Em algumas circunstâncias, a extração do feto por meio uma incisão transversal no segmento inferior pode ser difícil e uma incisão vertical no segmento inferior, que pode ser ampliada se necessário, é preferida por muitos obstetras.

Manejo da situação transversa negligenciada

O trabalho de parto com o feto em situação transversa é uma emergência obstétrica. Em geral, o trabalho de parto é prolongado, o segmento uterino inferior está muito fino e, frequentemente sofre ruptura uterina. Com a evolução das contrações ocorre a impactação do ombro fetal. Pode haver infecção intrauterina. Ocorre sofrimento fetal ou morte intrauterina.

O manejo nestas circunstâncias é muito difícil.

1. A cesariana deve ser realizada, mesmo com feto morto, e a terapia intensiva com uso de antibióticos deve ser iniciada.
2. Se a infecção for grave e disseminada, a histerectomia pode ser necessária após a cesariana.
3. As manobras de versão podálica interna com extração fetal ou a realização de operações fetais destrutivas não devem ser consideradas, devido ao risco elevado de ruptura uterina.

CONCLUSÃO

Se a tentativa de versão externa falhar, a cesariana é o método de escolha para o nascimento de fetos a termo em situação transversa. A situação transversa não deve ser negligenciada e a evolução para o parto espontâneo nunca deve ocorrer.

CAPÍTULO 27

Apresentação Composta

George Tawagi

PROLAPSO DE MÃO E BRAÇO OU DE PÉ E PERNA

Definição

A apresentação é composta quando ocorre o prolapso de um ou mais membros, que juntamente com a cabeça ou com as nádegas, se insinua na pelve materna. A apresentação pélvica, modo de pés ou a apresentação de ombro não estão incluídas nesse grupo. O prolapso associado do cordão umbilical ocorre em 15 a 20% dos casos.

Incidência

As apresentações compostas identificadas ocorrem com uma frequência de um caso entre 500 ou 1.000 partos. Não é possível determinar a incidência exata pois:

1. Frequentemente ocorre a correção espontânea e o diagnóstico não pode ser feito pelo exame realizado no final do trabalho de parto.
2. Prolapsos menores somente podem ser detectados pelo exame vaginal cuidadoso e feito no início do trabalho de parto.

Classificação da apresentação composta

1. Apresentação cefálica com prolapso do:
   a. Membro superior (mão-braço), um ou ambos.
   b. Membro inferior (perna-pé), um ou ambos.
   c. Braço e perna juntos.
2. Apresentação pélvica com prolapso da mão ou braço.

A combinação mais frequente é da apresentação cefálica com prolapso da mão ou braço (Fig. 27.1). Em contraste, muito menos comum é a ocorrência do prolapso de pé com a apresentação cefálica ou de braço junto com a nádega. O prolapso de mão e pé juntos com a cabeça é raro. O prolapso de cordão é uma complicação grave, que pode ocorrer em todos os casos de apresentação composta.

Etiologia

A etiologia da apresentação composta inclui todas as condições que impedem o preenchimento completo e a oclusão do estreito superior pela apresentação. O fator causal mais comum é prematuridade. Outros fatores incluem a ruptura das membranas com apresentação alta, poli-hidrâmnio, multiparidade, pelve contraída, tumores pélvicos e gemelaridade. A apresentação composta também é mais comum na indução do trabalho de parto com apresentação alta, flutuando. Outro fator de predisposição é a versão cefálica externa. Durante o processo da versão externa, um membro fetal (comumente braço-mão, mas ocasionalmente o pé) pode ficar "preso" na frente da cabeça fetal e tornar-se a parte apresentada no início do trabalho.

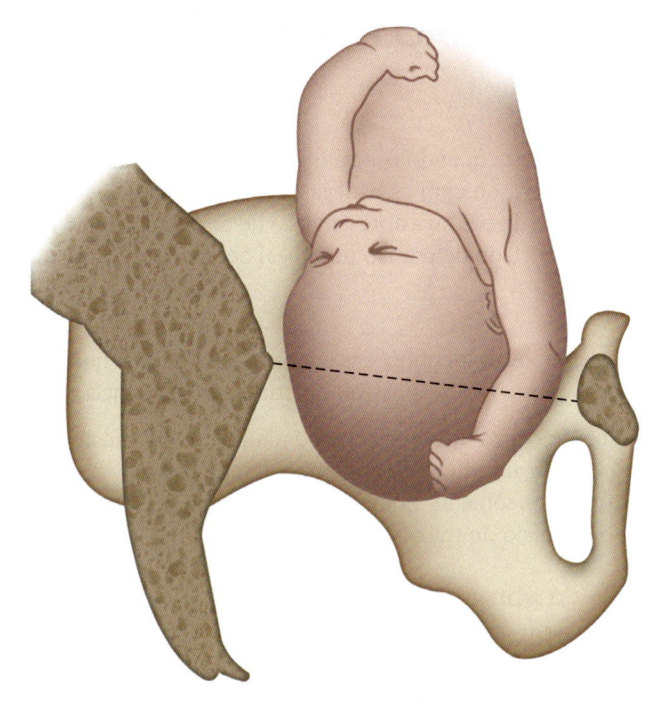

FIGURA 27-1 Apresentação composta: cabeça e mão.

Diagnóstico

O diagnóstico é feito pelo exame vaginal e, em muitos casos, a condição só é identificada no final do trabalho de parto com o colo do útero completamente dilatado.

Pode-se suspeitar de apresentação composta quando:

1. A evolução da fase ativa do trabalho de parto é lenta.
2. Não ocorre a insinuação.
3. A cabeça fetal permanece alta e desviada da linha média durante o trabalho de parto, especialmente após a ruptura das membranas.

Prognóstico

Na ausência de outras complicações e com o manejo conservador, os riscos não são maiores em comparação as outras apresentações.

Mecanismo do trabalho de parto

O mecanismo do trabalho de parto é a principal parte da apresentação. Devido ao maior diâmetro da apresentação composta, existe um risco maior de interrupção da evolução do trabalho de parto. Em muitos casos, não ocorre obstrução do trabalho de parto e a parte principal passa pelo estreito inferior. Se ocorrer distocia, o feto permanece alto e a cesariana deve ser feita.

MANEJO DAS APRESENTAÇÕES COMPOSTAS

A melhor conduta nas apresentações compostas (na ausência de complicações como prolapso do cordão) é expectante.

Evolução normal do trabalho de parto

Em muitos casos, quando a dilatação do colo está completa, ocorre a descida da apresentação e o braço ou a perna se retraem, permitindo que o trabalho de parto prossiga normalmente. Raramente, o braço ou mão descem junto com a cabeça. Por isso, se o trabalho de parto estiver evoluindo normalmente, nenhuma interferência é necessária.

Interrupção do evolução do trabalho de parto

1. *Reposicionamento da parte prolapsada:* em uma pelve normal, se ocorre interrupção da evolução do trabalho de parto, o braço ou perna devem ser recolocados, sob anestesia e a cabeça deve ser empurrada para baixo para dentro da pelve. Isto é feito empurrando-se gentilmente o braço para cima ao mesmo tempo que a cabeça ou a nádega é empurrada para baixo com uma pressão sobre o fundo do útero. O fórceps ou o vácuo podem ser usados se a cabeça estiver baixa na pelve e se o colo estiver com a dilatação completa.
2. *Cesariana:* a cesariana deve ser realizada se houver desproporção céfalopelvica, se não for possível fazer o reposicionamento, ou se houver alguma outra condição que desfavoreça o parto vaginal.
3. *Versão podálica interna e extração:* esse procedimento está associado ao risco de ruptura uterina e morte fetal. Por isso, não deve ser usado no manejo de apresentações compostas.

Prolapso do cordão

A frequência de prolapso de cordão associado a apresentação composta varia entre 13 e 33%. O prolapso de cordão é a complicação mais importante e urgente e a conduta deve ser tomada em função desta complicação (ver Capítulo 28).

CAPÍTULO 28

Cordão Umbilical

Yvonne Cargill

CORDÃO UMBILICAL NORMAL

O cordão *umbilical conecta* o feto à placenta e é a ligação vital do feto. O cordão tem entre 30 e 60 cm de comprimento, em média 50 cm. Externamente é revestido pelo âmnio, que se conecta ao feto no umbigo. Internamente apresenta uma substância mixomatosa espessa, a geleia de Wharton. Os vasos umbilicais, uma veia e duas artérias em um arranjo espiral correm pela geleia de Wharton e são protegidos por ela. A circulação é inversa à do adulto, pois a veia transporta o sangue oxigenado para o feto e as artérias trazem o sangue venoso de volta para a placenta.

A superfície fetal da placenta é coberta pela membrana amniótica, sob a qual correm os grandes vasos sanguíneos, ramos da veia e artérias umbilicais. Normalmente o cordão insere-se na região central da placenta.

ANORMALIDADES DO CORDÃO UMBILICAL
Comprimento

Existem relatos de comprimento de cordão umbilical variando de 0 cm a 104 cm.

1. Um cordão curto pode retardar a descida do feto, causar sofrimento fetal, descolamento prematuro da placenta, inversão do útero e ruptura que pode levar à hemorragia e possível perda sanguínea fetal.
2. Um cordão longo pode se enrolar formando nós, circulares envolvendo o feto ou pode prolapsar.
3. Na ausência do cordão, o feto liga-se diretamente à placenta no umbigo. Ocorre a onfalocele. A síndrome de bandas amnióticas está associada com a patogênese.
4. O comprimento do cordão umbilical pode ser determinado, pelo menos parcialmente, pela quantidade de líquido amniótico presente no primeiro e no segundo trimestres de gravidez e pela mobilidade do feto. Se houver oligo-hidrâmnio, banda amniótica, ou limitação da movimentação fetal por qualquer razão, o cordão umbilical não atinge o comprimento médio.

Artéria umbilical única

Essa anomalia ocorre em 1% dos nascimentos de gestação única e em 7 a 14% das gestações múltiplas. Se isolada, há um risco de restrição de crescimento intrauterino (RCIU) na gravidez. Se outras anomalias estiverem presentes, há 50% de risco de aneuploidia. Não há associação com trissomia do 21.

Cisto do cordão umbilical

Há prevalência de 2% de cistos de cordão umbilical. Muitas vezes eles são um achado transitório no primeiro trimestre. O prognóstico associado a presença de cistos transitórios é bom. Os cistos podem estar associados a trissomia do 13 e do 18 e o prognóstico é pior se forem múltiplos.

Aneurisma de vaso umbilical

O diâmetro maior do que 9 mm da veia umbilical caracteriza uma dilatação varicosa. As varizes em geral são vistas na porção intra-abdominal da veia. A dilatação da veia umbilical pode ser a primeira manifestação de aumento da pressão venosa, por isso deve ser feito uma avaliação de outros sinais e as possíveis etiologias devem ser investigadas.

O aneurisma de artéria umbilical pode ser visto próximo da extremidade placentária do cordão. A Dopplerfluxometria poderá confirmar sua origem arterial. Se outras anomalias estão presentes, a trissomia do 18 é comum.

Os aneurismas dos vasos umbilicais, de artérias e veias, estão associados à interrupção do fluxo do cordão umbilical, comprometimento fetal e morte. O comprometimento venoso pode ocorrer devido a trombose venosa. Os aneurismas de artéria umbilical que se expandem podem comprimir a veia umbilical, levando à hipoxia e à morte.

Inserção velamentosa do cordão

Nesse caso, a ramificação dos vasos do cordão ocorre antes da conexão com a placenta e a inserção do cordão se faz nas membranas e não no disco placentário. O resultado é que grandes vasos correm sob a membrana e não são protegidos pela geleia de Wharton. Essa alteração está associada a anomalias de crescimento fetal, ruptura do cordão e sangramento fetal, resultando em morte fetal e retenção de placenta.

Vasa prévia

Nessa situação, os vasos velamentosos situam-se sobre o colo do útero, na frente da apresentação. Ocorre ruptura quando as membranas se rompem durante ou antes do trabalho de parto. Isso leva ao sangramento fetal, que pode ser fatal dentro de poucos minutos.

O diagnóstico pode ser feito por ultrassonografia. Essas pacientes não apresentam sintomas, portanto para fazer o diagnóstico é preciso um alto índice de suspeita. A vasa prévia é mais comum na placenta de inserção baixa, com inserção velamentosa de cordão, mas não exclusiva desta condição. A Dopplerfluxometria a cores pode ser usada para identificar os vasos umbilicais atravessando o orifício cervical.

Quando esse diagnóstico é feito, o parto pré-termo, com 34 semanas, por cesariana é aconselhado, devido à alta taxa de morte fetal associada a ruptura das membranas nessa situação.

CIRCULARES DE CORDÃO

A variedade mais comum de circular de cordão é a circular ao redor do pescoço fetal. Foram relatadas até 9 voltas de cordão ao redor do pescoço. Uma laçada única de cordão está presente em 21% dos partos. Duas laçadas estão presentes em 2,5% e três laçadas em 0,2% dos partos normais.

É incerto se o cordão cervical está associado a um risco estatisticamente aumentado de resultado perinatal adverso. Uma relação positiva tem sido encontrada em alguns estudos entre circular de cordão cervical e morte fetal, crescimento fetal restrito, líquido amniótico meconial, anomalias da frequência cardíaca fetal, parto operatório, acidose de artéria umbilical e anormalidades do neurodesenvolvimento.

A circular de cordão é mais comum nos gêmeos monoamnióticos. O índice de natimortalidade é de 50%. Recomenda-se o parto por cesariana com 34 semanas de gestação.

NÓS DO CORDÃO

Nó verdadeiro

Ocasionalmente, um nó verdadeiro do cordão umbilical é observado após o parto. Essa complicação pode ocorrer quando há um cordão longo, grande quantidade de líquido amniótico, um feto pequeno, ou um feto muito ativo ou associado a versão externa. Em muitos casos, o nó é formado quando uma alça do cordão desliza sobre a cabeça ou sobre os ombros do feto durante o parto.

Raramente a tração sobre o nó é suficientemente forte para causar a morte fetal por restrição da circulação no cordão. Os vasos umbilicais, protegidos pela geleia de Wharton mixomatosa e espessa, raramente sofrem oclusão completa. A mortalidade fetal associada a nós verdadeiros é baixa. A mortalidade ocorre quando existe redução da geleia de Wharton com congestão venosa distal ao nó e formação de trombos vasculares parcial ou completamente oclusivos.

Nós falsos

Os vasos sanguíneos são mais longos do que o cordão. Muitas vezes eles se dobrados sobre si mesmos e produzem nodulações na superfície do cordão. São chamados de *nós falsos*.

PROLAPSO DO CORDÃO UMBILICAL

Nessa situação, o cordão umbilical situa-se ao lado ou abaixo da apresentação parte apresentada. Embora seja uma complicação rara (0,3 a 0,6%), sua significância é desproporcionalmente grande devido à alta mortalidade fetal.

A compressão do cordão umbilical entre a apresentação e a pelve materna reduz ou interrompe o suprimento sanguíneo para o feto e, se não corrigido, leva à morte fetal.

Classificação de cordão prolapsado

1. *Apresentação do cordão umbilical (apresentação fúnica):* O cordão é visualizado pela ultrassonografia ou pode ser palpado no exame pélvico na frente da apresentação fetal. As membranas fetais estão intactas.

2. *Prolapso do cordão umbilical:* As membranas estão rotas e o cordão é palpado na frente da apresentação fetal (Fig. 28.1).
3. *Prolapso de cordão oculto:* O cordão não é palpável, mas está sendo comprimido pela apresentação. Esse diagnóstico pode ser confirmado somente durante a cesariana.

Fatores de risco para prolapso de cordão

A má apresentação é o fator de risco mais comum para prolapso de cordão. A apresentação podálica é a apresentação com a incidência mais alta de prolapso de cordão. A prematuridade e o segundo gêmeo são os outros fatores de risco fetais para prolapso de cordão.

Os fatores maternos incluem uma pelve estreita, impedindo a descida da apresentação fetal e multiparidade.

Cordão longo, placenta baixa e poli-hidrâmnio também aumentam o risco de prolapso de cordão.

Muitas intervenções obstétricas podem estar associadas ao prolapso de cordão. A intervenção mais comum é a ruptura artificial das membranas com apresentação não encaixada. Qualquer intervenção que possa deslocar a apresentação, incluindo inserção de um eletrodo no escalpo, inserção de um cateter de pressão intrauterino, amostra de pH no escalpo, rotação fetal manual, ou parto a vácuo ou fórceps, pode causar prolapso de cordão se a apresentação fetal for deslocada da pelve.

Sinais de prolapso de cordão

O primeiro sinal de prolapso de cordão quase sempre é a bradicardia ou a presença de desacelerações variáveis prolongadas. Nessa situação, deve ser feito um exame digital para verificar se existe prolapso de cordão.

Algumas vezes, o cordão pode ser visto ou percebido no toque vaginal.

Conduta no prolapso de cordão

Os desfechos associados ao prolapso de cordão estão relacionados ao tempo de demora entre a ocorrência do prolapso do cordão e o parto. Em muitos casos, o método mais seguro e mais rápido de parto é a cesariana.

Enquanto se aguarda o preparo para iniciar a cesariana, algumas medidas devem ser realizadas:

1. Colocar a mãe em posição de Trendelenburg ou com os joelhos fletidos sobre o tórax e pelo toque vaginal empurrar a cabeça fetal para cima, desencaixando-a.
2. Reposicionar o cordão acima da apresentação. Com frequência isso é difícil de ser feito, pois em geral a paciente está em trabalho de parto e existe risco de comprometimento adicional da circulação fetal.
3. Tocólise.

Capítulo 28 Cordão Umbilical

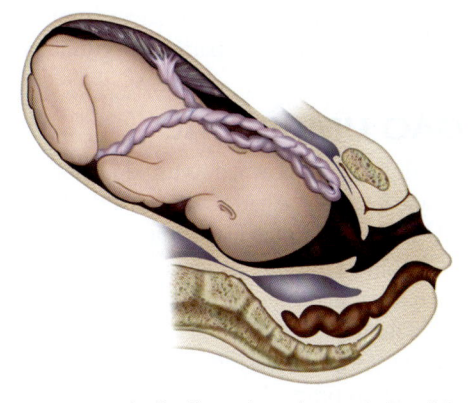

A. Cordão prolapsado no estreito pélvico.

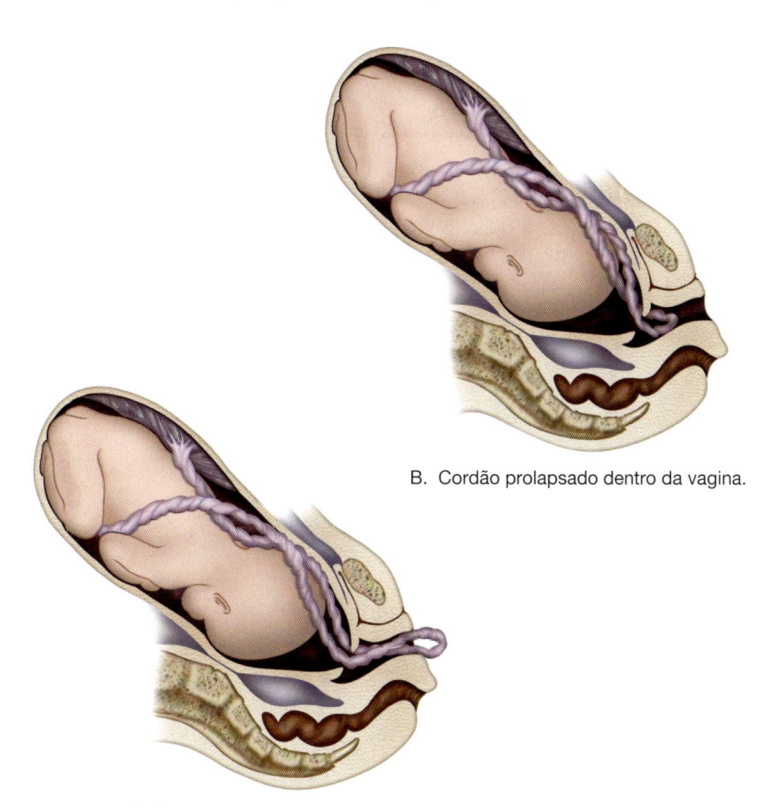

B. Cordão prolapsado dentro da vagina.

C. Cordão prolapsado no introito vaginal.

FIGURA 28-1 **Prolapso do cordão umbilical.**

4. O parto vaginal pode ser uma opção se o colo do útero estiver completamente dilatado. Isso pode ser particularmente uma opção para um segundo gêmeo.

DOPPLER DE CORDÃO UMBILICAL

Um grande número de estudos têm sido feitos para avaliar o uso do Doppler de cordão umbilical como teste de bem-estar fetal. Os achados alterados do Doppler são vistos com mais frequência na RCIU no início do terceiro trimestre. Normalmente, há um fluxo anterógrado na artéria umbilical durante o ciclo cardíaco fetal. A razão do fluxo sistólico máximo para o fluxo diastólico é menor do que 3 após 30 semanas. A ausência do fluxo diastólico final e o fluxo diastólico reverso estão associados com RCIU, oligo-drâmnio e natimortalidade. O fluxo diastólico final reverso na artéria umbilical está associado com morte fetal no prazo de 1 a 7 dias. Após 30 semanas, se o fluxo diastólico final reverso estiver presente, recomenda-se a interrupção da gestação, normalmente por cesariana.

LEITURA SELECIONADA

Clare NM, Hayashi R, Khodr G: Intrauterine death from umbilical cord hematoma. Arch Pathol Lab Med 103:46, 1979

Katz Z, Lancet M, Borenstein R: Management of labor with umbilical cord prolapse. Am J Obstet Gynecol 142:239, 1982

Gravidez Múltipla

Karen Fung Kee Fung

CAPÍTULO 29

INCIDÊNCIA

Em 1895, Hellin descreveu uma regra matemática simples para calcular os índices de gemelaridade e de gestação múltipla de maior ordem na população geral. Essa regra, que foi amplamente citada e aceita, propõe os seguintes índices de gravidez múltipla:

Gêmeos	1:89
Trigêmeos	$1:89^2$
Quadrigêmeos	$1:89^3$
Quíntuplos	$1:89^4$

Essa regra não é exata, especialmente quando múltiplos de maior ordem e gestantes idosas estão envolvidos. Vários autores tentaram refiná-la. A expansão das técnicas de reprodução, a tendência da sociedade em retardar a maternidade e um aumento na incidência de gemelaridade espontânea tornaram essa regra apenas de interesse histórico.

Desde de 1970, houve uma elevação muito grande nos índices de gemelidade, com uma frequência de até 80% em alguns países. A França, por exemplo, relata índices de aproximadamente 17:1.000 nascidos vivos. Em 2006 nos Estados Unidos, a proporção de gêmeos era de 32:1.000 nascidos vivos. Trigêmeos ou nascimentos múltiplos de maior ordem apresentaram uma tendência similar até o final dos anos 1990, mas depois dessa época houve uma estabilização, provavelmente devido ao controle dos ciclos de reprodução. A contribuição das técnicas de reprodução assistida para o aumento dos nascimento múltiplos é enorme, com um aumento de 20 vezes na frequência de gêmeos e de 400 vezes na frequência de trigêmeos e de quádruplos. Aproximadamente dois terços do aumento é atribuído aos tratamentos de infertilidade e o terço restante está associado a tendência de postergar a gravidez.

Embora a etiologia de gravidez múltipla seja desconhecida em muitos casos, é reconhecido o efeito da estimulação gonadotrópica, levando à superovulação e a gemelaridade dizigótica. Esse fenômeno é evidente também em mulheres mais velhas com idade aproximada de 37 anos.

Independentemente da etiologia, o impacto da epidemia da gestação múltipla apresenta uma repercussão no sistema de saúde afetando os custos e com piora nos desfechos perinatais. Em qualquer unidade neonatal de nível terciário, os recém-nascidos de gestação múltipla estão super-representados. Foi estimado que o custo anual da assistência e dos cuidados de saúde com os recém-nascidos prematuros de gestação múltipla após fertilização *in vitro* ultrapassa um bilhão de dólares nos Estados Unidos ou 52 mil dólares por bebê. A morbidade e a mortalidade na gestação múltipla são muito altas. Estudos de base populacional têm relatado índices de natimortalidade e de mortalidade neonatal em gêmeos na ordem de 18:100 nascimentos e de 23:1.000, respectivamente. O índice de sobrevivência entre recém-nascidos de gestação múltipla não apresenta uma distribuição uniforme e o efeito da corionicidade é importante. A frequência de perda fetal é substancialmente mais elevada entre gêmeos monocoriônicos (44,4:1.000 natimortos) do que em gêmeos dicoriônicos (12,2:1.000 nascimentos; risco relativo [RR], 3,6) e a frequência das perdas neonatais é de 32,4:1.000 monocoriônicos *versus* 21,4:1.000 dicoriônicos; RR, 1,5. O risco prospectivo de natimortalidade foi mais alto em gestação monocoriônica em todas as idades gestacionais e mais alto antes de 28 semanas de gestação. Os índices de sobrevida caem drasticamente à medida que o número de fetos no útero aumenta e foram relatados índices de perda de trigêmeos de 93 a 203:1.000 nascidos vivos.

"DESAPARECIMENTO" DE UM GEMELAR

Tem sido reconhecido que nem todas as concepções de gêmeos resultarão em parto de dois bebês. Existe um alto índice de perda espontânea de um gemelar no início da gravidez, esse fenômeno é denominado síndrome do "desaparecimento de um gemelar". Estudos de gravidez gemelar resultante de técnicas de reprodução assistida (TRA) têm demonstrado que aproximadamente 10 a 15% dos nascimentos de um só feto iniciaram como gestação gemelar. A perda de um gemelar no início do primeiro trimestre pode resultar em sangramento vaginal e sintomas de abortamento espontâneo sem morbidade materna significativa. A morte de um gemelar no segundo trimestre pode levar à compressão e à reabsorção do feto com o desenvolvimento de um "feto papiráceo". O feto morto torna-se edemaciado, descorado e desidratado com aspecto de pergaminho (papiro). O diagnóstico de feto papiráceo pode ser feito, em geral, pela avaliação da superfície fetal da palcenta após o parto, que revela o contorno do feto tipo papel.

FISIOLOGIA DE GEMELARIDADE

Existem tipos biologicamente diversos de gestação gemelar, dependendo do número de ovos fertilizados na concepção e do momento de clivagem do embrião.

A incidência verdadeira de gestação gemelar resultante de ovo duplo ou de ovo único pode ser estabelecida após determinação do gênero, de exame histológico da placenta e das membranas e análise detalhada do DNA do sangue do cordão umbilical. Essa avaliação em geral não é oferecida em muitas instituições. Em alguns centros onde a zigosidade dos gêmeos foi bem-estabelecida por esses métodos, a frequência de gêmeos dizigóticos foi de 71,0% e de gêmeos monozigóticos foi de 29,0%. Esse último grupo pode ser dividido ainda em gêmeos de ovo único tendo uma única placenta (i.e., gêmeos monozigóticos, monocoriônicos) (72%) *ou* gêmeos de ovo único com duas placentas (i.e., gêmeos monozigóticos, dicoriônicos) (27,9%).

Dizigótico: ovo duplo

Na gemelaridade biovular (Figs. 29.1A e B), os dois fetos desenvolvem-se a partir da fertilização de dois óvulos liberados durante o mesmo ciclo menstrual. A incidência

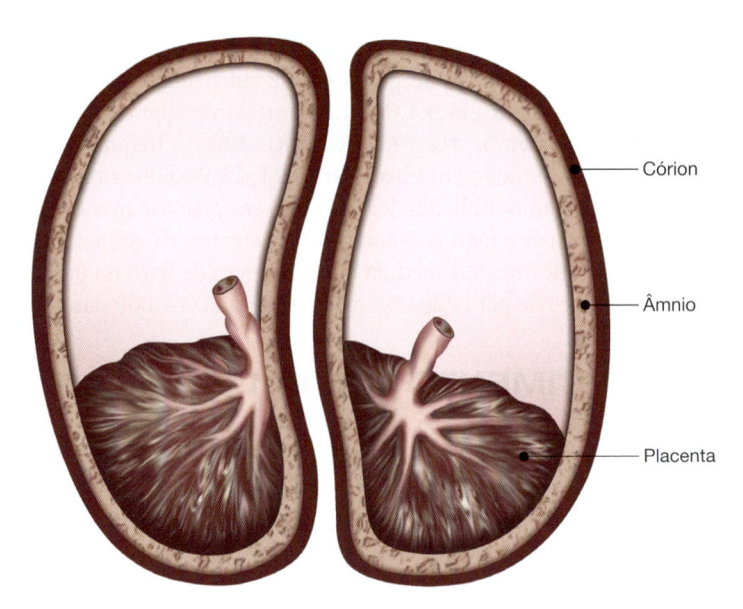

A. Placenta diamniótica dicoriônica separada.

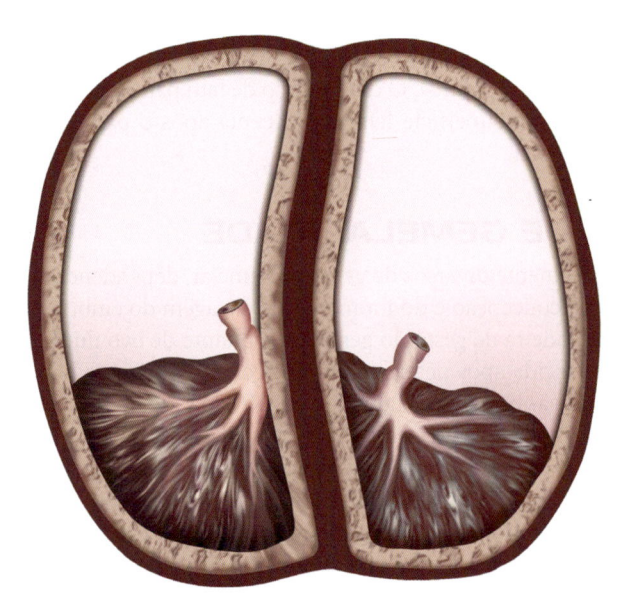

B. Placenta diamniótica dicoriônica fundida.

FIGURA 29-1 **Placenta e membranas na gravidez gemelar.**

Capítulo 29 Gravidez Múltipla **479**

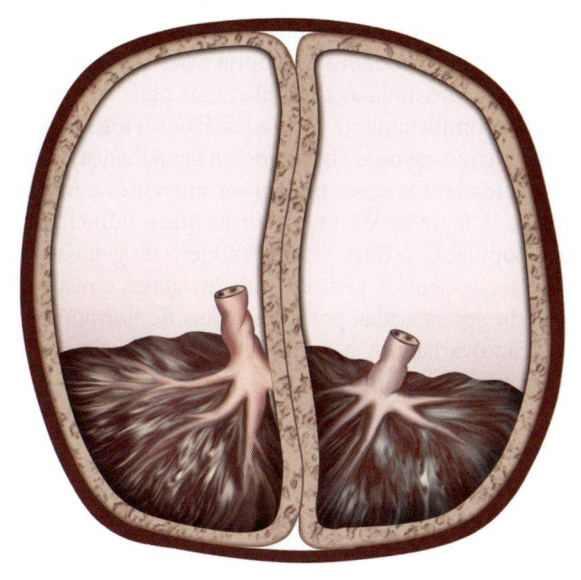

C. Placenta diamniótica monocoriônica.

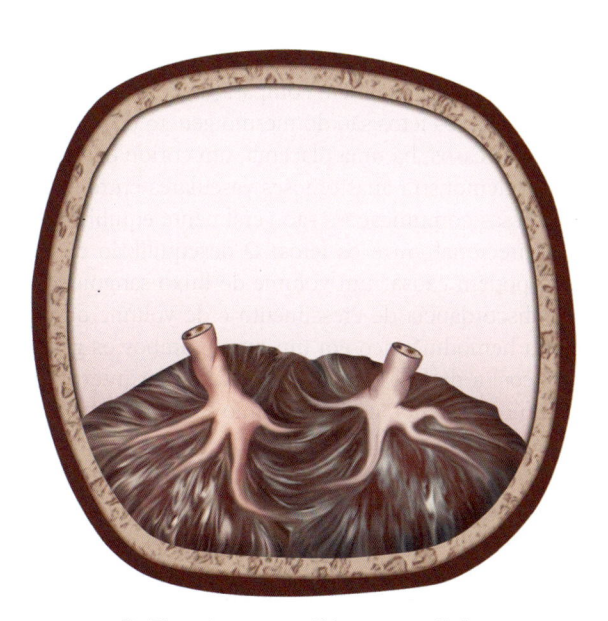

D. Placenta monoamniótica monocoriônica.

FIGURA 29-1 *(Continuação)*

de gemelar de ovo duplo espontânea é influenciada pela hereditariedade, raça, idade materna e paridade. Cada gêmeo tem sua própria placenta, córion e saco amniótico. Quando a implantação é próxima, as duas placentas parecem se fundir, mas as circulações permanecem completamente separadas. Esses fetos são gêmeos dizigóticos ou em termos vernaculares, gêmeos "fraternos". A semelhança entre eles é a mesma de irmãos da mesma idade. Os sexos podem ser diferentes e muitas vezes eles são totalmente diferentes. A regra de Weinberg afirma que o número de gêmeos dizigóticos em qualquer população é duas vezes o número de gêmeos de sexo diferente e os demais são monozigóticos. A gemelaridade dizigótica é resultado de ovulações múltiplas, que podem ser causadas por altos níveis de hormônios gonadotrópicos com superestimulação ovariana. A indução artificial da ovulação aumenta muito a chance de ocorrer gravidez múltipla.

Monozigótico: ovo único

Gêmeos uniovulares ou monozigóticos são comumente chamados de gêmeos "idênticos". Eles representam a clivagem completa da vesícula blastodérmica. Um óvulo é fertilizado por um único espermatozoide e, portanto a prole surge do mesmo plasma germinativo. A frequência de gemelaridade de um único óvulo é independente de hereditariedade, etnia, idade materna e paridade e é constante no mundo. A explicação fisiopatológica para esse fenômeno de gemelaridade é desconhecida. O compartilhamento da placenta em gêmeos monozigóticos contribui para a morbidade elevada vista nessa categoria de gemelar em comparação com os dicoriônicos. Devido a biologia e origem comum, os fetos são do mesmo gênero e apresentam uma mesma aparência. Em 99% dos casos, há uma placenta, um córion e dois sacos amnióticos. O exame placentário demonstra anastomoses vasculares entre as artérias e as veias de ambos os fetos. Essas comunicações são geralmente equilibradas, levando a um fluxo sanguíneo bidirecional entre os fetos. O desequilíbrio das anastomoses e o fluxo unidirecional podem causar um volume de fluxo sanguíneo desproporcional entre os gêmeos e discordância de crescimento e de volume de líquido amniótico e comprometimento hemodinâmico em um ou em ambos os gêmeos. Em 1% dos gêmeos monozigóticos, a divisão tardia da massa celular interna pode resultar em gêmeos com uma única placenta, córion e âmnio e o compartilhamento do mesmo saco amniótico apresenta um risco de eventos adversos como circulares dos cordões umbilicais. A divisão incompleta da massa celular interna, é mais rara, e resulta em gêmeos unidos, que podem estar unidos por vísceras ou outras estruturas do corpo.

O índice de sobrevida de gêmeos monozigóticos é cerca de 10% mais baixa do que dos gêmeos dizigóticos e a incidência de anomalias congênitas em gêmeos monozigóticos é maior do que nos gêmeos dizigóticos. Devido ao compartilhamento genético, os gêmeos podem apresentar malformação similar e os gêmeos que compartilham a mesma placenta podem apresentar alterações congênitas ou adquiridas associado ao sistema hemodinâmico único.

PLACENTAÇÃO EM GÊMEOS MONOZIGÓTICOS

Apesar da incerteza sobre os mecanismos fisiológicos que causam a clivagem do ovo fertilizado ou da massa celular interna originando dois indivíduos geneticamente idênticos, sabe-se que o momento em que esse evento na fase embriônica inicial influencia o tipo de placentação que irá se desenvolver e isto está associado a morbidade.

1. *Gêmeos diamnióticos dicoriônicos:* A divisão ocorre no estágio de blastômero, não mais do que 2 a 3 dias após a fertilização. A massa celular interna ainda não está formada. Os embriões desenvolvem-se separados e são indistinguíveis dos gêmeos dizigóticos no nascimento. Cada gemelar tem seu próprio córion, âmnio e placenta. A placenta pode ser separada ou fundida dependendo do local de implantação (Figs. 29.1A e B).
2. *Gêmeos diamnióticos monocoriônicos:* A divisão ocorre no estágio de blastocisto entre 4 e 6 dias. A massa celular interna, que está formada, divide-se em duas. A placenta tem um córion, mas dois âmnios. Cada gêmeo fica no seu próprio saco (Fig. 29.1C).
3. *Gêmeos monoamnióticos monocoriônicos.* A divisão ocorre no disco germinativo primitivo entre 7 e 13 dias. O âmnio já está formado. Os gêmeos ocupam o mesmo saco amniótico. Gêmeos monoamnióticos são raros (Fig. 29.1D).
4. *Gêmeos unidos – monoamnióticos monocoriônicos:* Após o aparecimento da linha primitiva do embrião e formação do arranjo axial do disco germinativo (ao redor de 14 dias), a separação completa não ocorre e gêmeos unidos podem se desenvolver.

ESTABELECENDO ZIGOSIDADE EM GEMELAR

Uma pergunta feita frequentemente pelos pais que esperam o nascimento de gemelar é se os gêmeos são "idênticos", isto é, se resultaram de um único óvulo fertilizado. Mesmo para o obstetra, a resposta para essa pergunta é específica. O gênero fetal discordante é uma evidência confiável de zigosidade dos gêmeos. Fetos fenotipicamente de gênero oposto são dizigóticos por definição. Gêmeos idênticos, uniovulares tem o mesmo gênero, mas podem ter dois sacos coriônicos. A zigosidade só pode ser confirmada, quando a gestação for monoamniótica. Os gemelares monocoriônicos são sempre monozigóticos. Gemelares do mesmo sexo e dicoriônicos podem ser monozigóticos ou dizigóticos e nenhum exame da placenta ou das membranas pode estabelecer a verdadeira zigosidade. Em 80% dos gemelares, a zigosidade pode ser demonstrada no nascimento pelo exame das membranas placentárias. Nos outros casos, pode ser necessário o estudo do tipo sanguíneo e dos aspectos morfológicos dos fetos. A confirmação de zigosidade pode ser feita pelo teste do DNA e do antígeno leucocitário humano dos fetos, mas essa avaliação raramente é realizada na prática de rotina.

COMPLICAÇÕES ESPECÍFICAS DO GEMELAR MONOCORIÔNICO

A morbidade e a mortalidade entre gemelares que compartilham a mesma placenta monocoriônica é desproporcionalmente maior. A presença de anastomoses vasculares pode provocar vários desarranjos hemodinâmicos e estruturais peculiares aos gêmeos monocoriônicos.

Síndrome da transfusão feto-fetal

Essa condição afeta aproximadamente 15% dos gêmeos monocoriônicos. A fisiopatologia básica é o desequilíbrio na circulação entre os fetos, devido a presença de anastomoses intraplacentárias, não balanceadas. Essas conexões vasculares são principalmente do tipo arteriovenoso e por isso são de natureza unidirecional. As manifestações clínicas dessa condição resultam da alteração hemodinâmica, sendo um feto doador para o feto receptor. O feto doador torna-se progressivamente anêmico e hipovolêmico, com oliguria e restrição de crescimento e o receptor torna-se pletórico, policitêmico e poliúrico. Pode ocorrer comprometimento cardíaco no feto receptor com hidropisia fetal cardiogênica, miocardiopatia e insuficiência cardíaca congestiva. O gemelar doador pode apresentar hipoplasia pulmonar causada por oligo-hidrâmnio ou anidrâmnio, que pode ser letal. O trabalho de parto pré-termo é frequente, geralmente é secundário à hiperdistensão do útero pelos poli-hidrâmnio. A história natural desse distúrbio é conhecida: a mortalidade perinatal, após o diagnóstico no segundo trimestre e na ausência de tratamento pode ser de 80 a 90%.

O manejo inclui (1) fetoscopia com coagulação a *laser* das anastomoses vasulares, (2) amniorredução seriada e (3) septostomia. A coagulação com *laser* é o tratamento preferido porque atua diretamente na fisiopatologia da síndromee em estudos clínicos controlados e randomizados foi demonstrado que apresenta os melhores resultados neurológicos na avaliação a curto prazo.

Sequência da perfusão arterial reversa do gemelar

A sequência da perfusão arterial reversa (TRAP) de gemelar, ou "gêmeo acárdico" é encontrada na proporção deem 1:35.000 gestações. As anastomoses arteriais diretas entre o feto estruturalmente normal e o cogêmeo resultam em perfusão retrógrada de sangue desoxigenado, que flui da artéria umbilical do gêmeo doador normal para o gêmeo anômalo ou "perfundido". Um amplo espectro de defeitos do desenvolvimento podem ocorrer, dependendo da alteração de perfusão. O feto anômalo apresenta uma estrutura cardíaca rudimentar ou ausente e é totalmente dependente do gêmeo doador. A mortalidade para o gêmeo receptor é de 100% e a mortalidade do gêmeo doador pode ser de 50% normais sobrevivem. Distúrbios do desenvolvimento neurológico foram relatados nos sobreviventes. Poli-hidrâmnio é um achado comum e está associado ao aumento da incidência de parto pré-termo nessa condição. O gêmeo doador precisa manter a sua circulação e a do receptor, isso pode levar a sobrecarga cardíaca com insuficiência cardíaca fetal e hidropisia. O manejo conservador tem sido recomendado quando o gemelar receptor é pequeno, 50% menor do que o gêmeo doador. A terapia fetal deve ser oferecida quando o gêmeo perfundido é grande ou está crescendo rapidamente ou apresenta hidropisia. O tratamento deve interromper o fluxo sanguíneo para o gêmeo perfundido pela oclusão do cordão ou ablação por radiofrequência de fluxo sanguíneo do gêmeo anômalo. Em aproximadamente 33% dos casos, a morte espontânea do gêmeo perfundido pode ocorrer antes da intervenção fetal planejada com 16 a 18 semanas.

GÊMEOS UNIDOS

Os gêmeos unidos são gêmeos uniovulares que ocorrem quando a área embriônica não sofre a divisão completa e os dois indivíduos permanecem unidos. Os gêmeos "siameses" são uma variedade de gêmeos unidos.

Incidência

A incidência é de 1:50.000 até 1:60.000 nascimentos. Aproximadamente 70% são do sexo feminino.

Etiologia

Como esses fetos se originam de um único óvulo, eles são monovulares, monozigóticos e monoamnióticos com o mesmo sexo e padrão cromossômico. O defeito básico pode ser a divisão retardada e incompleta, do embrioblasto, que ocorre 140 dias após a fertilização. A etiologia precisa de gêmeos unidos não é conhecida, mas apresenta os mesmos fatores associados da gemelaridade monozigótica.

Classificação

Os vários fenótipos de gêmeos unidos podem ser classificados em duas categorias principais. A primeira é diplópago (*duplicatas completas*). Nesse grupo, ocorre a duplicação igual ou quase igual e simétrica das estruturas. O segundo grupo é heterópago (*duplicatas incompletas*). Nesse grupo, a duplicação das estruturas é parcial. Um componente é menor e dependente do outro.

Os arranjos anatômicos encontrados com mais frequência incluem:

1. União no nível do tronco médio: 73% de todos os gêmeos unidos.
   a. Toracópagos: unidos pelo tórax (40%).
   b. Xifópagos ou onfalópagos: unidos na parede abdominal anterior desde o apêncice xifóide até o umbigo (23%).
2. União ao nível do tronco inferior: 23% de todos os gêmeos unidos.
   a. Pigópagos: unidos pelas nádegas (18%).
   b. Isquiópagos: unidos pelo ísquio (6%).

3. União ao nível do tronco superior: 4% dos gêmeos unidos.

   a. Craniópagos: unidos pela cabeça (4%).

Diagnóstico

É importante fazer o diagnóstico anteparto de gêmeos conjugados para:

1. Fazer o aconselhamento dos pais fornecendo informações sobre as alterações anatômicas.
2. Organizar o encaminhamento adequado e no momento certo para outros serviços de cuidado terciário e profissionais de saúde como especialistas em medicina materno-fetal, cirurgiões pediátricos, geneticistas e psicólogos.
3. Oferecer aos pais a opção da interrupção da gravidez se eles assim desejarem.
4. Planejar o parto para reduzir a morbidade materna.
5. Melhorar a sobrevida do(s) feto(s).

Antes da ultrassonografia o diagnóstico de gêmeos conjugados raramente era feito antes do momento do parto. Muitos casos eram diagnosticados apenas no segundo período do trabalho de parto, quando ocorria obstrução. A ultrassonografia com Doppler a cores e em escala de cinza alterou esse cenário. O diagnóstico de gêmeos conjugados tem sido feito desde sete semanas por ultrassonografia transvaginal. Um diagnóstico falso-positivo pode ser feito antes de 10 semanas de gestação, pois os gêmeos monoamnióticos podem apresentar uma imagem de falsa união.

Em todas as gestações múltiplas, a possibilidade de gêmeos conjugados deve ser considerada e investigada. Os fatores que sugerem a possibilidade de gemelar unido incluem:

1. O poli-hidrâmnio, é encontrado em 50% dos casos de gêmeos conjugados.
2. O achado de um coração fetal único em uma gravidez múltipla.
3. A falha da insinuação quando a posição fetal é longitudinal.
4. Posição fetal similar (vértice-vértice, nádegas-nádegas).
5. Atitude anormal do feto.

Métodos de diagnóstico

A imagem bidimensional das estruturas fetais é o principal método diagnóstico dessa condição. As imagens com Doppler a cores e tridimensional fornecem informações adicionais sobre a circulação compartilhada e sobre a anatomia.

1. *Ultrassonografia:* os critérios diagnósticos incluem:

   a. Contornos fetais pouco nítidos e ausência de membrana divisória entre os fetos
   b. A presença de estruturas fetais paralelas e no mesmo plano.
   c. Não há mudança de posição entre os gêmeos em exames sucessivos.

d. A identificação de uma relação face a face no caso de gêmeos toracópagos.
   e. A demonstração de uma placenta única estar presente durante a realização do exame é importante para avaliar os movimentos fetais e para identificar estruturas individuais, tais como o coração.
2. *Ressonância magnética (RM):* A ressonância magnética é um método complementar muito valioso para investigação dos arranjos anatômicos complexos característicos de gêmeos conjugados. A RM fornece imagens de alta resolução permitindo a visualização dos detalhes anatômicos, da extensão das anomalias fetais e dos órgãos compartilhados.

   Atualmente, é muito raro fazer um diagnóstico intraparto de gêmeos conjugados, devido a realização da ultrassonografia no segundo trimestre na rotina do pré-natal. Contudo, pode-se levantar uma suspeita clínica de gêmeos conjugados, gêmeos unidos ou de anomalias congênitas nos casos de distocia do trabalho de parto ou de má apresentação, quando a ultrassonografia não foi realizada no pré-natal. Como os gêmeos conjugados sempre se desenvolvem dentro de um único saco amniótico, a palpação de um segundo saco após a ruptura do primeiro descarta a possibilidade de gêmeos conjugados. A presença de membros fetais múltiplos, próximos uns dos outros, falha da descida do primeiro gêmeo no segundo período do trabalho de parto e a impossibilidade de mobilizar um gêmeo sem movimentar o outro sugerem gêmeos conjugados. O diagnóstico pode ser confirmado pelo exame vaginal, quando é percebido uma ligação entre os fetos.
3. *Ecocardiografia fetal.* A ecocardiografia fetal fornece uma avaliação da estrutura e da função cárdica de forma detalhada.
4. *Radiografia.* Esse método tem menor valor e pode ser usado para o diagnóstico de casos com fusão óssea dos esqueletos fetais. Os critérios diagnóstico incluem:
   a. As cabeças fetais estão no mesmo nível e no mesmo plano corporal.
   b. As colunas vertebrais estão muito próximas.
   c. As colunas vertebrais estão estendidas.
   d. Não há alteração da posição dos fetos após manobras de mobilização ou após algum tempo de observação. O diagnóstico radiográfico só é confiável, quando existe fusão óssea e a radiografia tem sido amplamente substituída pela ultrassonografia.

Manejo

A decisão sobre a via de parto é baseada nos seguintes fatores:

1. A possibilidade de sobrevida dos gêmeos: Em muitos casos, isso não pode ser previsto com precisão. Contudo, quando existem anomalias graves como anen-

cefalia, a resposta é clara. O desenvolvimento de métodos diagnósticos mais precisos e o aperfeiçoamento das técnicas cirúrgicas e a melhoria nos cuidados neonatais aumentaram as chances de sobrevida de gêmeos conjugados como indivíduos separados. Em todos os casos o bem-estar dos gêmeos é de extrema importância.

2. A idade gestacional e o tamanho dos bebês: Em muitos casos, o relato do peso combinado é menor do que 5.000 g e muitas vezes o peso combinado não excede o peso de um feto normal. Frequentemente o baixo peso é o resultado de trabalho de parto e parto pré-termo.
3. A extensão e a localização da fusão: Em vários casos, a união é suficientemente flexível, com mobilização suficiente para permitir um parto vaginal com ou sem uso de fórceps. A fusão óssea extensa pode impedir a mobilização e o parto vaginal é impossível.
4. Apresentação fetal: Apresentações anormais, como a apresentação pélvica e córmica ocorrem com frequência.
5. Possibilidade de separação cirúrgica.
6. Atitude dos pais.

Método de parto

1. *Cesariana:* esse procedimento apresenta as melhores chances para sobrevida fetal, diminui o risco de lesões maternas associadas a um parto vaginal difícil e é considerado o método de escolha para o parto quando o diagnóstico de gêmeos conjugados foi feito durante a gravidez. A cesariana eletiva é realizada quando a maturidade fetal for atingida. Mesmo nos casos de morte fetal, especialmente quando os fetos são grandes, a cesariana é aconselhável para evitar lesão materna. Durante a cesariana, a escolha de incisão uterina é determinada pela apresentação e situação dos gêmeos com o objetivo de conseguir um campo operatório amplo. A incisão vertical no segmento inferior pode ser feita, pois permite a sua extensão se necessário.
2. *Parto vaginal:* se a gravidez for pré-viável o local e o tipo de união permitirem mobilização ou se os fetos estiverem mortos, o parto vaginal pode ser efetuado sem risco de lesão materna grave. Contudo, a distocia é comum, e manipulações como extração a fórceps ou tração sobre a cabeça, pernas, ou nádegas podem ser necessárias.
3. *Operações destrutivas:* quando ocorre o desprendimento de parte do feto e o parto completo é impossível, uma operação destrutiva pode ser a única alternativa. Estes procedimentos podem incluir evisceração e amputação de partes do corpo fetal. O diagnóstico precoce e a avaliação anatômica detalhada dos órgãos e membros compartilhados e a realização liberal torna desnecessário a realização destes procedimentos destrutivos.

Restrição seletiva do crescimento intrauterino

Apesar da genética e do ambiente intrauterino similar, os pesos fetais podem variar significativamente entre gêmeos monocoriônicos. Pode ser encontrada uma diferença de peso acima de 25% em até 20% de todos os gêmeos monocoriônicos. Essa discordância de crescimento significativa está associada a desfechos fetais adversos. Aproximadamente 10 a 15% desses gêmeos podem apresentar restrição de crescimento intrauterino (RCIU), com um peso fetal abaixo do percentil 10º. Essa grande discordância de crescimento e o baixo peso fetal em um dos gêmeos monocoriônicos é conhecido como RCIU "seletiva" (RCIUs) e apresenta um mau prognóstico fetal. As consequências da RCIUs são a morte fetal intrauterina do feto menor, risco de morte do gêmeo sobrevivente ou risco de lesão cerebral isquêmica no gêmeo sobrevivente em consequência à hipoperfusão aguda após a morte de um dos fetos, devido as anastomoses vasculares.

São reconhecidos três tipos de RCIU, caracterizados pelo padrão de fluxo arterial no cordão umbilical do feto menor na ultrassonografia com Doppler. O tipo I apresenta fluxo normal anterógrado na artéria umbilical do gêmeo afetado durante a sístole e a diástole, no tipo 2 o fluxo da artéria umbilical é ausente ou reverso e o tipo 3 apresenta fluxo diastólico final ausente. Os desfechos fetais são piores com a progressão da classificação. A terapia fetal por oclusão do cordão ou por fotocoagulação a *laser* dos vasos comunicantes é reservada para as situações mais graves (tipo 2 ou 3) e o parto é geralmente realizado antes do termo.

Gêmeos monoamnióticos

Existe um risco grande de circulares, entrelaçamento e compressão de cordão nos gemelares monoamnióticos, pois eles não estão separadas pela membrana amniótica. Pode ocorrer anoxia. O prognóstico de gemelares monoamnióticos é reservado e o índice de sobrevida do dois gêmeos é de apenas 50%, por isso o diagnóstico pré-natal dessa condição e a monitoração intensiva é importante. A ultrassonografia realizada de rotina no pré-natal possibilita que esse diagnóstico seja feito e permite oferecer um aconselhamento aos pais com informações mais específicas e planejar o manejo. A identificação de cordões entrelaçados no exame ultrassonográfico no pré-natal confirma o diagnóstico. A sobrevida fetal permanece em risco, pois os cordões entrelaçados podem estrangular a qualquer momento durante a gravidez. O manejo moderno dessa condição consiste na avaliação intensiva usando múltiplos métodos de avaliação fetal, incluindo (1) perfil biofísico fetal (2) cardiotocografia sem estresse frequente, para identificar sinais de compressão do cordão e de comprometimento fetal. A interrupção precoce da gestação por cesariana pode ser realizada com 32 ou mais semanas de gestação, após o uso de glicocorticoides materno para acelerar a maturidade pulmonar fetal. A conduta de acompanhamento fetal intensivo e interrupção precoce por cesariana entre 32 e 35 semanas, resultou índices de sobrevida fetal melhores em comparação aos índices citados na literatura.

Redução seletiva do número de fetos em gestação múltipla de maior ordem

A ocupação do útero por mais de um feto ao mesmo tempo coloca a gravidez em alto risco de resultado adverso. Muitos pais, confrontados com a perspectiva de um parto muito prematuro ou com o risco elevado de paralisia cerebral em gestações multifetais, podem optar pela redução para uma gravidez múltipla de gêmeos ou de um só feto. A redução seletiva do número de fetos em gestação múltipla é realizada por injeção intracardíaca de cloreto de potássio em um ou mais fetos no final do primeiro trimestre. Foram relatados índices de perda total de 5%. A redução seletiva de fetos em gestação múltipla está associada menor índice de perda fetal, prematuridade, mortalidade e morbidade para os fetos sobreviventes.

Morte *in utero* de um cogêmeo

Felizmente, 97% dos nascimentos de gêmeos que alcançam a viabilidade resultam no nascimento de dois recém-nascidos. A morte fetal intrauterina de um cogêmeo ocorre em cerca de 2,5% dos gêmeos e a perda dos dois fetos acontece em 0,6% das gestações gemelares. Apesar da monitoração cuidadosa e frequente do bem-estar fetal, o risco de morte fetal inesperada é mais alto entre gêmeos monocoriônicos, alguns estudos mostram uma proporção 1: 23. Em muitos casos, a etiologia é desconhecida, embora a transfusão feto-fetal de início tardio esteja associada em alguns casos. A morte fetal intrauterina de um cogêmeo ocorre em geral em torno de 34 semanas.

Nos casos de placentação dicoriônica, a morte de um gêmeo não apresenta consequências maternas ou para o outro gêmeo sobrevivente. Na gestação monocoriônica a morte de um cogêmeo leva a um risco de 20% de morbidade significativa do neurodesenvolvimento para o gêmeo sobrevivente. Anemia fetal grave ou hipoperfusão do sobrevivente, devido as anastomoses vasculares intraplacentárias pode levar à hipoxia e perfusão cerebral diminuída. Lesões cerebrais hipóxicas, incluindo cistos porencefálicos, leucomalácia periventricular e infartos cerebrais e cerebelares, podem ocorrer. Eventos trombóticos ou isquêmicos variados podem ocorrer após a morte de um cogêmeo, levando à necrose cortical renal, atresias intestinais, ou aplasia cútis congênita. A idade gestacional em que ocorre a morte de um cogêmeo monocoriônico também influencia o resultado. A perda de um cogêmeo no primeiro trimestre tem um prognóstico mais favorável do que a morte que ocorre no segundo ou terceiro trimestres. Nos casos de síndrome de transfusão feto-fetal, a morte intrauterina de um gêmeo receptor está associada a um índice mais alto de lesões intracranianas no doador sobrevivente do que se o doador tivesse perda intrauterina.

A detecção antenatal de lesões cerebrais destrutivas em gêmeos pode não ser visível antes de algumas semanas após a morte intrauterina de um cogêmeo. A ultrassonografia tem menor sensibilidade do que a RM para o diagnóstico de alterações isquêmicas precoces e discretas cerebrais. A identificação de ventriculomegalia pode ser o único sinal ultrassonográfico de lesão subjacente. A lesão neurológica do gêmeo sobrevivente, devido a hipoperfusão ocorre de forma aguda e a redução do intervalo entre a morte de um gêmeo e parto do outro não melhora os resultados do gêmeo sobrevivente.

Estratégias preventivas como a interrupção precoce da gestação de gêmeos monocoriônicos entre 32 e 34 semanas foram propostas para reduzir o risco de morte intrauterina de um cogêmeo (após administração de esteroides antenatais para acelerar a maturidade pulmonar). Estima-se que 23 gestações monocoriônicas teriam que ter o parto nesse tempo de gravidez para prevenir uma morte fetal intrauterina.

Gêmeos com anomalias cromossômica ou estrutural discordantes

A incidência de anomalias fetais é substancialmente mais alta em gestação múltipla, mas os gêmeos podem não apresentar a mesma a anomalia, mesmo quando eles se originam de um único óvulo fertilizado. Vários eventos pós-zigóticos surgem no período embrionário inicial que podem provocar diferenças discretas entre os gêmeos monocoriônicos, como diferenças em "imagem de espelho" ou assimetria lateral ou anomalias maiores que não são compartilhadas pelos dois fetos. Até mesmo gêmeos monocoriônicos com cariótipos idênticos podem ter fenótipos diferentes, por causa das diferenças na distribuição de blastômeros ou outros fenômenos genéticos ou epigenéticos.

Nos fetos discordantes para uma anormalidade estrutural ou cromossômica, a redução seletiva do feto afetado pode ser uma opção a ser oferecida. A determinação acurada de corionicidade é essencial, se a redução seletiva está sendo considerada. Para gêmeos dicoriônicos, a administração intracardíaca de KCl causa assistolia cardíaca no feto anômalo. Essa abordagem é contraindicada em gestações gemelares monocoriônicas, devido a presença de anastomoses vasculares placentarias entre as circulações fetais que podem permitir a passagem da solução de potássio para o feto não afetado ou pode ocorrer sangramento do gêmeo sobrevivente para o feto anômalo. Nas gestações de placenta única, uma abordagem cirúrgica é muitas vezes realizada para ocluir completamente os vasos do cordão umbilical do feto afetado, usando cauterização bipolar de cordão, coagulação a *laser* de cordão, ablação por radiofrequência, ou oclusão fetoscópica de cordão. A sobrevivência do feto não afetado após a redução seletiva é na ordem de 70 a 80%.

DIAGNÓSTICO DE GRAVIDEZ MÚLTIPLA

1. Achados sugestivos:
   a. História familiar.
   b. Hiperêmese da gravidez.
   c. O útero e o abdome parecem maiores do que o esperado para o período de amenorreia.

2. Sinais positivos:
   a. A ultrassonografia demonstra a presença de dois embriões.
   b. Palpação de duas cabeças ou de duas pelves.
   c. Dois corações fetais auscultados ao mesmo tempo diferindo na frequência pelo menos 10 bpm.

EFEITOS DA GRAVIDEZ MÚLTIPLA

Efeitos maternos

1. Como o volume do conteúdo intrauterino é grande, o centro de gravidade é modificado ainda mais do que em uma gravidez de um só feto e sintomas de desconforto e fadiga são frequentes. A pressão contra o diafragma pode levar à dispneia.
2. A sobrecarga mecânica e metabólica aumenta com a multiplicidade da gravidez.
3. A presença de poli-hidrâmnio, aumento excessivo de volume do líquido amniótico é mais comum do que nas gestações únicas.
4. A incidência de pré-eclâmpsia (23%) e de diabetes gestacional (69%) é mais alta do que na gestação única.
5. A anemia é frequente (36%).
6. Um ganho de peso adicional de 992 g a 1.275 g é esperado por causa da presença de mais de um feto, o aumento do volume de sangue materno e placentário e ao poli-hidrâmnio.
7. Aumento do risco aumentado de coléstase da gravidez.
8. A gravidez múltipla é um fator de risco independente para doença do fígado gorduroso aguda.
9. Edema pulmonar secundário à sobrecarga de volume é mais frequente.

Efeitos fetais

1. O peso individual de cada gêmeo é menor do que a média, mas o peso combinado dos gêmeos é maior do que o de um único feto. O baixo peso ao nascer é comum, mais de 50% dos gêmeos apresentam peso ao nascer menor do que 2.500 g. Isso se deve principalmente ao risco de nascimento pré-termo em gêmeos, mas também está associado aos aspectos de crescimento específicos de gêmeos descrito anteriormente. Mesmo em um gêmeo com crescimento apropriado para a idade gestacional, o segundo gêmeo, em média, é cerca de 80 g menor do que seu cogêmeo.
2. Existe um risco maior de má apresentação e de parto cirúrgico associado ao tamanho pequeno dos fetos e ao aumento do volume de líquido amniótico.
3. Há um aumento de até 4 vezes na mortalidade fetal na gravidez gemelar em comparação a gestação única. A má apresentação e as anomalias congênitas são

fatores contribuintes, mas a principal causa de morte é a prematuridade. Nas gestações únicas, aproximadamente 10% dos fetos nascem prematuramente, enquanto o índice de nascimento antes de 37 semanas nas gestações gemelares é de 50% e entre trigêmeos é de 88%.

4. O risco para o segundo gêmeo é maior do que para o primeiro. As razões incluem:
   a. Incidência mais alta de partos cirúrgicos.
   b. Intervalo muito longo entre o nascimento do primeiro e do segundo gêmeo.
   c. Redução da capacidade uterina após o nascimento do primeiro bebê: isso pode alterar a hemodinâmica placentária e resultar em anoxia fetal.
   d. O segundo gêmeo ocupa uma posição menos favorável no segmento uterino superior que se contrai ativamente.
   e. Há incidência aumentada de má apresentação no segundo gêmeo.

5. O intervalo entre o parto do primeiro e do segundo gêmeo não deve ser demorado. Após o nascimento do primeiro gêmeo, a mãe deve receber oxigênio para tentar prevenir a anoxia do segundo gêmeo. A mortalidade do segundo gemelar ocorre principalmente no período neonatal e não antes ou durante o trabalho de parto.

6. Malformações congênitas, particularmente defeitos cardiovasculares, são mais comuns em gêmeos do que em gestações de um só feto e os gêmeos com anomalias congênitas têm mais probabilidade de morrer dessas anomalias do que os bebês de gestação de um só feto.

7. Em gestações múltiplas de ordem maior, essas complicações são ainda mais pronunciadas. O resultado fetal diminui com o aumento da ordem fetal devido às razões supracitadas.

Efeitos sobre o trabalho de parto

1. A distensão excessiva das fibras uterinas devido ao grande volume uterino ocupado pelos gêmeos, pelas duas placentas e pelo líquido amniótico traz como consequências as seguintes alterações:
   a. Risco de trabalho de parto pré-termo, em média, 3 semanas antes do termo.
   b. Risco de ruptura prematura das membranas aumentado, com uma frequência de 4%, sendo uma causa de trabalho de parto prematuro.
   c. O parto muitas vezes ocorre sem complicações, mas a distensão das fibras musculares uterinas pode interferir e resultar em contrações fracas e ineficientes e evolução lenta do trabalho de parto.
   d. Há uma incidência elevada (19%) de hemorragia pós-parto e esse risco deve ser considerado no acompanhamento do parto.
   e. A incidência de má apresentação é mais frequente.

f. Pode ocorrer o prolapso do cordão umbilical, devido a ruptura das membranas com saída de grande quantidade de líquido, especialmente com o segundo gêmeo.
   g. A gravidez múltipla pode agravar a incompetência do colo do útero e o apagamento e dilatação do colo do útero podem ocorrer no início do primeiro trimestre.
2. Em 80% dos casos, o parto do segundo gêmeo ocorre no intervalo de até 30 minutos após o nascimento do primeiro.
3. Os dois fetos nascem primeiro e depois as duas placentas.
4. A frequência, em ordem decrescente, das combinações de apresentações (Fig. 29.2) é:
   a. Cefálica/cefálica (apresentação mais comum e mais favorável).
   b. Cefálica/pélvica.
   c. Pélvica/ pélvica.
   d. Cefálica/acrômio.
   e. Pélvica/acrômio.
   f. Ambos na situação transversal.

CONDUTA NA GRAVIDEZ MÚLTIPLA
Conduta durante a gravidez
Os princípios da assistência pré-natal da gravidez gemelar incluem o seguinte:

1. O diagnóstico precoce permite que os pais se preparem para mais de uma criança e alerta o médico sobre o risco das complicações associadas à gravidez múltipla. As duas principais complicações são o trabalho de parto prematuro e a pré-eclâmpsia.
2. A determinação precoce da corionicidade.
3. O rastreamento de aneuploidias pode ser considerado.
4. A suplementação de vitaminas no pré-natal deve ser instituída.
5. O aumento no número de consultas no pré-natal para detecção precoce de trabalho de parto pré-termo, pré-eclâmpsia e RCIU.
6. Se os gêmeos atingirem um bom tamanho, a paciente pode retomar suas atividades gradualmente.

Planejamento do parto na gravidez múltipla
Modo de parto
Os fatores que influenciam o modo de parto em gêmeos incluem (1) apresentação, (2) peso fetal estimado, (3) idade gestacional, (4) habilidade do cirurgião, (5) parto

Capítulo 29   Gravidez Múltipla   **493**

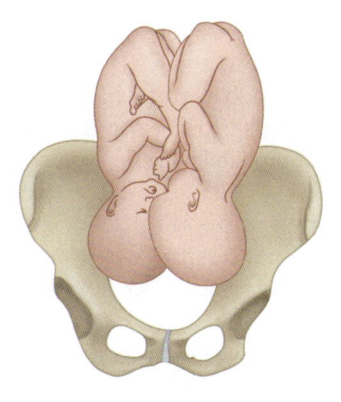

A. Duas cefálicas

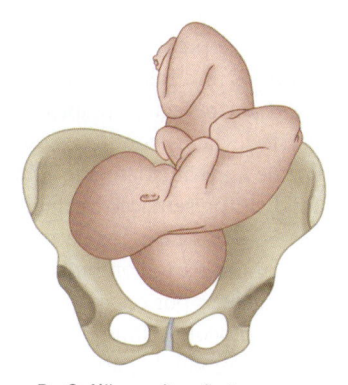

D. Cefálica e situação transversa

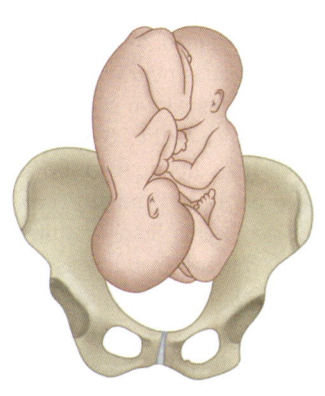

B. Cefálica e pélvica

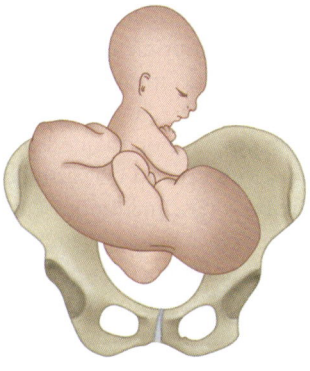

E. Pélvica e situação transversa

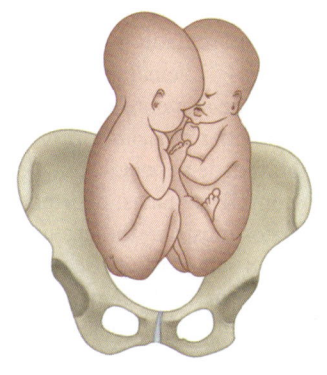

C. Duas pélvicas

F. Duas situações transversas

FIGURA 29-2 Apresentação de gêmeos.

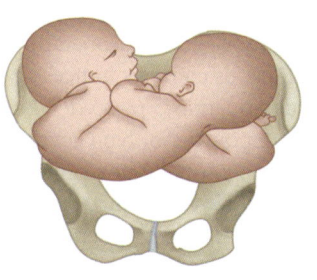

TRABALHO DE PARTO COMPLICADO

cirúrgico prévio, (6) se a paciente está participando de um estudo clínico controlado e randomizado, e possivelmente (7) corionicidade.

Devido aos múltiplos fatores que influenciam o modo de parto, não é surpreendente que o parto vaginal planejado de gêmeos viáveis ocorra em menos de 50% dos casos. Todavia, as condições são favoráveis e a probabilidade de evolução bem sucedida é de aproximadamente 77% dos casos.

Quando a apresentação é cefálica/cefálica ocorre o parto vaginal dos dois gêmeos em apenas 53% dos casos, os outros 43% irão nascer por cesariana e os demais casos resultarão em um parto combinado no qual o primeiro gêmeo nasce por via vaginal e o segundo gêmeo por cesariana.

Vários protocolos clínicos recomendam que o peso fetal estimado seja utilizado para planejar o modo de parto em gêmeos. Quando o peso fetal é estimado é menor do que 1.500 g, a cesariana é recomendada mesmo quando os dois fetos estão na apresentação cefálica.

Os índices de cesariana de emergência do segundo gêmeo, após parto vaginal bem-sucedido do primeiro gêmeo parecem ser influenciadas pelo peso fetal. Índices de cesariana de aproximadamente 5,7% foram relatados para o segundo gêmeo com peso acima de 2.500 g, em comparação com um índice de 11,3% se o segundo gêmeo tem peso menor do que 1.500 g. A mortalidade mais alta do segundo gemelar é observada no cenário de parto combinado, com o parto do primeiro gêmeo por via vaginal e o nascimento do segundo gemelar por cesariana. Esses resultados de estudos observacionais e o aumento do risco de morbidade materna associado à cesariana de emergência em comparação à cesariana eletiva, levantaram questões sobre a via ideal de parto na gestação gemelar. Estudos clínicos randomizados internacionais, multicêntricos estão em andamento para responder essas questões.

Momento do parto

Não somente a via ideal de parto na gestação gemelar é controversa, mas o momento favorável de parto também permanece em questão. A morbidade respiratória neonatal é mais baixa quando o parto eletivo é realizado após 37 semanas completas de gestação. A controvérsia está fundamentada nos relatos de aumento da natimortalidade e de mortalidade neonatal precoce, quando a gravidez gemelar é prolongada. Na Austrália, os menores índices de morbidade e mortalidade neonatal composta são observados quando o parto de gêmeos é realizado com 37 semanas, ocorrendo um aumento depois disso. No Canadá e no Japão os relatos mostram índices mais baixos de morte perinatal nos gêmeos que nascem com 38 semanas. O risco de morte perinatal em gêmeos é alto, sendo razoável considerar o parto de gêmeos ao redor de 38 semanas. Esses números não levam em consideração a influência da corionicidade nos resultados observados. O risco de perda fetal tardia em gestação gemelar monocoriônica é muito elevado e os centros perinatais no Reino Unido recomendam realizar o parto eletivo desses gêmeos entre 36 e 37 semanas e o parto de gêmeos dicoriônicos deve ser realizado aproximadamente 1 a 2 semanas depois.

Contudo, a realização da cesariana eletiva de gêmeos com 35 semanas ou mais, porém antes de 37 semanas está associada a uma morbidade respiratória de 5% e as pacientes devem ser aconselhadas e informadas sobre os riscos.

Manejo intraparto

O planejamento e a assistência ao parto gemelar é um trabalho de equipe que envolve a colaboração e comunicação efetiva de vários profissionais de saúde. Os elementos essenciais da organização da sala de parto incluem o seguinte:

1. Presença de profissionais de obstetrícia experientes habilitados para o manejo cirúrgico do parto gemelar.
2. Disponibilidade de monitoração fetal e materna acurada.
3. Conjuntos duplicados de instrumental.
4. Conjuntos de infusão de ocitocina.
5. Disponibilidade imediata de anestesia.
6. Equipe de pediatria adequada e habilitada em medidas de ressuscitação.
7. Aparelho de ultrassonografia portátil.
8. Disponibilidade imediata de produtos do sangue.

Conduta para o parto de gêmeos

1. O diagnóstico acurado da apresentação dos gemelares é essencial. A confirmação ultrassonográfica da apresentação pode ser necessária.

2. O controle adequado da dor é importante para obter a cooperação materna e facilitar o parto assistido se necessário. Sedativos e analgésicos devem ser administrados criteriosamente, devido a suscetibilidade dos fetos pequenos a drogas que deprimem os centros vitais. A anestesia epidural é preferida, pois previne os efeitos fetais da droga e permite a intervenção cirúrgica rápida se necessário e reduz os riscos de anestesia geral.

3. A incidência mais alta de hemorragia pós-parto exige que medidas preventivas sejam tomadas, como a tipagem sanguínea com prova cruzada disponível, especialmente se houver anemia materna.

4. A conduta expectante cautelosa é o procedimento de escolha durante o trabalho de parto. Os melhores resultados estão associados ao menor nível de interferência.

5. Todas as mulheres em trabalho de parto de gêmeos devem ter acesso endovenoso disponível para infusão de cristaloides. Essa medida de precaução tem duas aplicações:

    a. Em caso de atonia uterina antes ou depois do nascimento de um ou de ambos os gêmeos, a ocitocina poderá ser adicionada à solução para estimular o miométrio.
    b. Se ocorrer hemorragia pós-parto, a rota para administração de fluidos ou de sangue estará disponível imediatamente.

6. O parto do primeiro feto ocorre da mesma forma como o de um feto de gestação única.

7. O clampeamento do cordão não deve ser retardado em gêmeos monocoriônicos, devido ao risco de sangramento pelo cordão em gêmeos uniovulares, onde ocorre a comunicação das circulações placentárias.

8. Agentes uterotônicos intravenosos não devem ser utilizados antes do nascimento do segundo gêmeo, pois o aumento de contrações fortes pode comprometer o bem-estar do segundo gêmeo, especialmente se ele estiver mal posicionado.

9. Deve ser determinado com precisão a posição e a altura do segundo feto. Se o vértice ou as nádegas estiverem no estreito pélvico superior, a ruptura das membranas deve ser feita durante a contração uterina cuidadosamente para evitar o prolapso de cordão. Se ocorre a parada das contrações uterinas, pode-se iniciar a infusão de ocitocina endovenosa para estimular as contrações, somente após o restabelecimento das contrações uterinas a amniotomia pode ser realizada. A apresentação fetal é orientada dentro da pelve pela mão vaginal. Se necessário, realiza-se pressão sobre o fundo do útero com a outra mão. Como o primeiro feto já dilatou o canal de parto, o segundo desce rapidamente para o assoalho pélvico.

10. Quando a apresentação atinge o períneo, ocorre a expulsão espontaneamente ou por medidas cirúrgicas simples.

11. Se a apresentação for anômala, se ocorrer sofrimento materno ou fetal, ou se o parto espontâneo do segundo gêmeo não ocorrer dentro de 30 minutos, a intervenção cirúrgica deve ser considerada porque o risco para o segundo bebê aumenta com decorrer do tempo. As opções incluem extração de nádegas ou versão cefálica externa (VCE) se o segundo gêmeo estiver em apresentação pélvica. A escolha da abordagem varia com o treinamento e com a experiência do médico. Em geral, a extração pélvica pode ser realizada mais rapidamente e antes de ocorrer a retração do colo do útero do que com o procedimento de VCE. A versão podálica interna e a extração pode ser realizada se o feto estiver em uma apresentação cefálica ou situação transversa. Versão e extração de rotina não é aconselhada para posições normais.

12. A redução súbita do conteúdo intrauterino, após o parto do primeiro gêmeo pode causar o descolamento prematuro da placenta, colocando em risco o segundo gemelar. Monitoração acurada com registro da frequência cardíaca fetal, fazendo a diferenciação da frequência cardíaca materna é obrigatório para a detecção precoce de comprometimento fetal, que justifica um parto imediato.

13. A dequitação das placentas ocorre após o nascimento dos dois gêmeos.

14. A indicação de cesariana é reservada para gêmeos com comorbidade como pré-eclâmpsia, placenta prévia e descolamento da placenta, situação transversal ou prolapso do cordão umbilical. A gravidez gemelar não impõe um risco especial à cicatriz de cesariana transversal baixa preexistente. Não é necessário programar uma cesariana repetida mais cedo em uma gravidez gemelar do que para uma gravidez de um só feto.

15. Cesariana para o segundo gêmeo: em aproximadamente 7% dos gêmeos, o parto vaginal do primeiro gêmeo é seguido por cesariana de emergência do segundo gêmeo. Essas situações geralmente surgem quando ocorre sofrimento fetal agudo e o parto vaginal do segundo gêmeo não pode ser imediato. Os outros fatores para indicação de parto imediato e cesariana são o descolamento prematuro de placenta, a restrição do colo, prolapso do cordão umbilical e outros acidentes do parto.

Parto gemelar com intervalo prolongado

Em 1880, o primeiro relato publicado de parto prematuro com intervalo prolongado de cogêmeos com 27 e 32 semanas de gestação foi publicado na literatura médica com sobrevida do segundo gêmeo. Desde o fim dos anos 1970, houve um interesse renovado nessa estratégia de manejo, com vários relatos de casos de partos bem-sucedidos de gêmeos e trigêmeos com intervalo prolongado. Existem relatos de até 153 dias de intervalo entre os partos. O pequeno número de casos impede a avaliação dessa abordagem em estudos clínicos. Os estudos publicados sobre esse manejo são relatos de casos ou pequenas séries de casos. A falta de estudos utilizando uma abordagem e um manejo padronizados e a possibilidade de vieses nos estudos de relatos de casos torna desafiador o aconselhamento informado da paciente.

Recentemente, a experiência de um único centro de cuidado terciário usando um protocolo padrão para parto com intervalo prolongado foi relatada em uma série de 93 gêmeos e 34 trigêmeos. Os índices de sobrevivência dos primeiros gêmeos nascidos com mais de 25 semanas foram de 65%, comparados com 95% nos segundos gêmeos, com intervalo médio entre os partos de 19 dias (variação, 1 a 107 dias). Todavia, apenas 41% dos gêmeos e 35% dos trigêmeos foram considerados incluídos na tentativa de parto com intervalo. O parto assincrônico não foi indicado nos 60% remanescentes, devido ao parto imediato dos fetos remanescentes ou devido a contraindicações médicas para prolongar a gravidez. Os elementos da abordagem padronizada para intervenção nesses casos bem-sucedidos incluíram quatro etapas:

1. Preparação
   - Identificação precoce de candidatos potenciais em risco de parto pré-termo extremo.
   - Aconselhamento e consentimento informado dos pais quanto aos detalhes de procedimento, indicações e contraindicações, riscos e benefícios.
   - Administração de tocolíticos (p.ex., nifedipina, indometacina).

- Culturas vaginal e urinária.
- Administração de antibióticos de amplo espectro.
- Administração de betametasona materna para acelerar a maturidade pulmonar na gestação acima de 24 semanas.

2. Parto do primeiro gêmeo
   - Uso intraparto de tocolíticos e antibióticos.
   - Evitar episiotomia.
   - Fazer cultura do colo do útero e do cordão do primeiro bebê.
   - Evitar a dequitação da placenta.
   - Antissepsia vaginal e do colo do útero com clorexidina.
   - Clampeamento alto do cordão umbilical do primeiro gêmeo com fios não absorvíveis.
   - Evitar a cerclagem.
   - Administração de profilaxia anti-D se necessário.

3. Prolongamento do intervalo entre o nascimento do primeiro e do segundo gêmeos.
   - Evitar a realização de exame vaginal para avaliar o colo do útero.
   - Ultrassonografia transvaginal para avaliar o comprimento e a condição do colo do útero.
   - Monitoração diária da temperatura corporal para identificar sinais de corioamnionite.
   - Cultura seriadas do colo do útero e antibióticos conforme indicação.
   - Avaliação seriada do bem-estar fetal (ultrassonografia e cardiotocografia).

4. Parto dos múltiplos remanescentes.
   - Exame cuidadoso da placenta para afastar retenção de restos placentários.
   - Exame histológico da placenta.

Tradicionalmente, o parto com intervalo prolongado tem sido contraindicado em gêmeos monocoriônicos devido ao risco de infecção que limitam o sucesso dessa abordagem. A abordagem padronizada supradescrita foi utilizada com sucesso à curto prazo em quatro casos de gêmeos monocoriônicos com um intervalo médio de 9 dias no parto entre gêmeos (variação, 3 a 16 dias).

Tentativas similares realizadas com gestação de trigêmeos mostraram um atraso médio de 18 dias no parto entre o primeiro e o terceiro feto (variação, 1 a 118 dias), mas o pequeno número de casos impede a avaliação sobre a diferença de resultados nos desfechos fetais.

O consentimento informado para essa intervenção requer o aconselhamento quanto às complicações maternas dessa abordagem, que podem incluir corioamnionite (24%), descolamento da placenta (5%), hemorragia pós-parto de mais de 1 L (11%) e remoção manual da placenta (11%).

O uso de cerclagem do colo do útero após o parto do primeiro gêmeo é controverso na literatura. De maneira similar, séries de casos publicadas sugeriram taxa de sucesso melhorada quando o primeiro feto nasceu em um estágio pré-viável (i.e., menos de 24 semanas).

GRAVIDEZ DE TRIGÊMEOS E QUADRIGÊMEOS

No passado, a gravidez múltipla envolvendo mais de dois bebês era rara, mas o uso difundido de agentes de indução de ovulação, como citrato de clomifeno e gonadotropinas, bem como outras TRAs, aumentaram significativamente a incidência de partos de maior ordem. Entre os anos 1980 e 1997 nos Estados Unidos, observou-se aumento de 400% nos partos de trigêmeos. Desde aquela época, de 1998 até 2005, houve uma queda importante (16%) no parto desses múltiplos de maior ordem. A causa dessa mudança pode ser de natureza multifatorial, devido ao melhor controle dos ciclos de reprodução assistida, vigilância aumentada quanto ao número de embriões transferidos por ciclo e/ou acesso aumentado à RGMF de trigêmeos para gêmeos ou um só bebê.

Independentemente da causa que levou ao declínio, a redução no número de múltiplos de maior ordem é uma boa notícia, devido aos riscos inerentes dessas gestações múltiplas, conforme descrito na Tabela 29.1.

TABELA 29-1 Riscos para gêmeos e MMO versus gestação única

	Feto único	Gêmeos	MMO
Mortalidade		5 a 7 vezes mais alta	10 a 12 vezes mais alta
Idade gestacional no parto	39 a 40 semanas	35,8 a 36 semanas	32,5 a 34 semanas
SDRA	60%	70%	15% mais alta (75%)
Paralisia cerebral	1,6%	7,4%	28%

SDRA, síndrome do desconforto respiratório agudo; MMO, múltiplos de maior ordem.

Essa lista não aborda o outro fator de confusão, a corionicidade, que é um fator de risco independente adicional que influencia a morbidade e a mortalidade para múltiplos de maior ordem, assim como na gravidez de gêmeos.

Em geral, todos os aspectos especiais e complicações de gravidez gemelar para mães e fetos estão aumentados em múltiplos de maior ordem. Os resultados fetais tendem a piorar com o aumento da pluralidade, com índices de mortalidade perinatal cerca de 10 a 12 vezes mais altos do que as encontradas em gestações de um só feto.

A principal causa de perda fetal é o trabalho de parto pré-termo, muitas vezes precedido por ruptura espontânea das membranas. A idade gestacional média no parto é 32,5 a 34 semanas. Uma preocupação particular é a paralisia cerebral em múltiplos de maior ordem, que é mais do que 15 vezes maior do que nas gestações de um só feto. A diplegia espástica e a paralisia cerebral bilateral são mais comuns nesse grupo.

Manejo

Como nos gêmeos, o manejo clínico moderno inclui (1) diagnóstico precoce, (2) vigilância fetal aumentada, (3) avaliação seriada de crescimento e de bem-estar fetais, (4) observação intensiva dos sinais de parto pré-termo iminente com avaliação do colo do útero frequente, através do toque digital ou por ultrassonografia do comprimento do colo do útero, (5) esteroides profiláticos (betametasona 12 mg intramuscular a cada 24 horas por duas doses) para acelerar a maturidade pulmonar fetal se o parto pré-termo precoce (<34 semanas) for previsto.

Modo de parto em gêmeos

A cesariana de rotina para o parto desses múltiplos de maior ordem é recomendada quando a viabilidade fetal é alcançada. O uso liberal de parto cirúrgico evita a instrumentação e a manipulação intrauterina de um útero muito distendido e minimiza o trauma materno. O planejamento cuidadoso com equipe neonatal é obrigatório para o atendimento de três fetos prematuros com necessidades especiais, que podem exigir o comprometimento de toda a unidade de cuidado neonatal intensivo. O parto com intervalo prolongado de trigêmeos foi implementado com sucesso quando pelo menos um feto nasce em uma idade gestacional pré-viável.

LEITURA SELECIONADA

Aaronson D, Harlev A, Sheiner E, Levy A: Trial of labor after cesarean section in twin pregnancies: maternal and neonatal safety. J Matern Fetal Neonatal Med 23:550, 2010

Arabin B, van Eyck J: Delayed-interval delivery in twin and triplet pregnancies: 17 years of experience in 1 perinatal center. Am J Obstet Gynecol 200:154.e1-8, 2009

Arabin B, van Eyck J: The role of ultrasound in multiple pregnancy. Twin Res 4:141, 2001

Barigye O, Pasquini L, Galea P, Chambers H, Chappell L, Fisk NM: High risk of unexpected late fetal death in monochorionic twins despite intensive ultrasound surveillance: A cohort study. PLoS Med 2:e172, 2005

Chalouhi GE, Stirnemann JJ, Salomon LJ, Essaoui M, Quibel T, Ville Y: Specific complications of monochorionic twin pregnancies: Twin-twin transfusion syndrome and twin reversed arterial perfusion sequence. Semin Fetal Neonatal Med 15:349, 2010

Chauhan SP, Scardo JA, Hayes E, Abuhamad, AZ, Berghella V: Twins: prevalence, problems, and preterm births. Am J Obstet Gynecol 203:305, 2010

Fisk NM, Duncombe GJ, Sullivan MHF: The basic and clinical science of twin-twin transfusion syndrome. Placenta 30:379, 2009

Ford AA, Bateman BT, Simpson LL: Vaginal birth after cesarean delivery in twin gestations: A large, nationwide sample of deliveries. Am J Obstet Gynecol 195:1138, 2006

Glinianaia SV, Obeysekera MA, Sturgiss S, Bell R: Stillbirth and neonatal mortality in monochorionic and dichorionic twins: A population-based study. Hum Reprod 26:2549, 2011

Hubinont C, Santolaya-Forgas J: A systematic approach to first-trimester ultrasound assessment of twins. Am J Perinatol 27:595, 2010

Ishii K, Murakoshi T, Hayashi S, Saito M, Sago H, Takahashi Y, Sumie M, et al: Ultrasound predictors of mortality in monochorionic twins with selective intrauterine growth restriction. Ultrasound Obstet Gynecol 37:22, 2011

Karageyim Karsidag AY, Kars B, Dansuk R, Api O, Unal O, Turan MC, Goynumer G: Brain damage to the survivor within 30 min of co-twin demise in monochorionic twins. Fetal Diagn Ther 20:91, 2005

Lee KA, Oh KJ, Lee SM, Kim A, Jun JK: The frequency and clinical significance of twin gestations according to zygosity and chorionicity. Twin Res Hum Genet 13:609, 2010

Lewi L, Valencia C, Gonzalez E, Deprest J, Nicolaides KH: The outcome of twin reversed arterial perfusion sequence diagnosed in the first trimester. Am J Obstet Gynecol 203:213.e1-4, 2010

Oyelese Y, Ananth CV, Smulian JC, Vintzileos AM: Delayed interval delivery in twin pregnancies in the United States: Impact on perinatal mortality and morbidity. Am J Obstet Gynecol 192:439, 2005

Roman AS, Fishman S, Fox N, Klauser C, Saltzman D, Rebarber A: Maternal and neonatal outcomes after delayed-interval delivery of multifetal pregnancies. Am J Perinatol 28:91, 2011

Rossi AC, D'Addario V: Laser therapy and serial amnioreduction as treatment for twin-twin transfusion syndrome: A metaanalysis and review of literature. Am J Obstet Gynecol 198:147, 2008

Rossi AC, Mullin PM, Chmait RH: Neonatal outcomes of twins according to birth order, presentation and mode of delivery: A systematic review and meta-analysis. BJOG 118:523, 2011

Sabourin J, DeDoming E, Chandra S, Jain V: Twin reversed arterial perfusion syndrome. J Obstet Gynaecol Can 33:315, 2011

Shinwell ES, Haklai T, Eventov-Friedman S: Outcomes of multiplets. Neonatology 95:6, 2009

Smith NA, Wilkins-Haug L, Santolaya-Forgas J, Acker D, Economy KE, Benson CB, Robinson JN: Contemporary management of monochorionic diamniotic twins: Outcomes and delivery recommendations revisited. Am J Obstet Gynecol 203:133.e1-6, 2010

Stock S, Norman J: Preterm and term labor in multiple pregnancies. Semin Fetal Neonatal Med 15:336, 2010

Valsky DV, Eixarch E, Martinez JM, Crispi F, Gratacós E: Selective intrauterine growth restriction in monochorionic twins: Pathophysiology, diagnostic approach and management dilemmas. Semin Fetal Neonatal Med 15:342, 2010

Vayssière C, Benoist G, Blondel B, Deruelle P, Favre R, Gallot D, Jabert P, et al: Twin pregnancies: Guidelines for clinical practice from the French College of Gynaecologists and Obstetricians (CNGOF). Eur J Obstet Gynecol Reprod Biol 156:12, 2011

Wan JJ, Schrimmer D, Taché V, Quinn K, Lacoursiere DY, James G, Benirschke K, et al: (2011). Current practices in determining amnionicity and chorionicity in multiple gestations. Prenat Diagn 31:125, 2011

Zhang J, Hamilton B, Martin J, Trumble A: Delayed interval delivery and infant survival: a population-based study. Am J Obstet Gynecol 191:470, 2004

PARTE VI

Outros Assuntos

CAPÍTULO 30

Trabalho de Parto Pré-Termo

Griffith D. Jones

DEFINIÇÃO

Na gravidez, *termo* refere-se ao período gestacional entre 37^{+0} até 41^{+6} semanas. O parto pré-termo é aquele que ocorre entre 24^{+0} e 36^{+6} semanas. Embora o nascimento antes de 24 semanas seja definido como aborto, eventualmente existe um feto que sobrevive após um parto com 23 semanas, e esse representa uma zona de incerteza da viabilidade.

O parto prematuro ocorre porque existe uma indicação para o parto eletivo devido a alguma complicação materna, ou fetal, ou devido ao início espontâneo das contrações uterinas ou após ruptura prematura de membranas. O parto prematuro de início espontâneo é classificado em duas categorias: trabalho de parto pré-termo espontâneo (TPPE) e ruptura prematura de membranas em gestação pré-termo (RUPREME). O parto prematuro eletivo, TPPE e RUPREME correspondem cada um a aproximadamente um terço dos partos prematuros.

PREVALÊNCIA

No período entre 2005 a 2009, 647.088 mulheres tiveram um parto entre 24 e 42 semanas de gestação em Ontário, de acordo com os dados do "Niday Perinatal Database, BORN" de Ontario. Um total de 7,5% destes partos foi pré-termo, ocorrendo antes de 37 semanas, mas a proporção de partos com prematuridade extrema é muito menor (Fig. 30.1). Esses índices são similares aos relatados no Reino Unido em 2005, mas os índices registrados nos Estados Unidos são significativamente mais altos, com uma frequência de até 12% de parto pré-termo. Muitos países nórdicos, onde o registro das informações é muito confiável, apresentam índices ao redor de 5%. Isto deve refletir, pelo menos em parte, diferentes fatores socioeconômicos e culturais. Não há evidência de declínio na incidência do parto pré-termo. Na verdade, tem se observado um aumento lento nesses índices e isso pode estar parcialmente

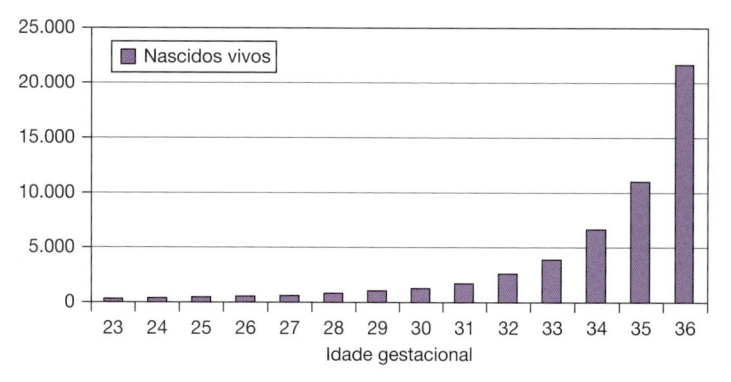

FIGURA 30-1 Nascidos vivos pré-termo de Ontário, 2005-2009 (Dados fornecidos por: BORN Ontário, Niday Perinatal Database).

associado à crescente incidência de gestação múltipla. A publicação da Agência de Saúde Pública do Canadá dos informes epidemiológicos de 2008 do "Canadian Perinatal Health Report" mostrou um aumento na incidência de parto pré-termo de 6,4% em 1985 para 8,2% em 2004. Menos de 1% dos partos com feto único ocorreu antes de 32 semanas, em 8,3% ocorreu antes de 32 semanas dos gemelares e em 21% das gestações múltiplas de maior ordem.

O partos pré-termo contribui de forma significativa para a mortalidade perinatal, sendo que a metade dos casos de morte perinatal ocorre em recém-nascidos com menos de 32 semanas. A sobrevida até a alta hospitalar dos fetos com prematuridade extrema admitidos em unidades de cuidado intensivo neonatais (UCIN) do Canadá em 2010 é mostrada na Figura 30.2. A chance de sobrevida pode ser modificada, se informações de sexo, peso e bem-estar fetal estiverem disponíveis. Existe uma grande preocupação, especialmente dos pais, sobre os riscos de comprometimento do desenvolvimento e de danos. Estes riscos são especialmente significativos antes da 26ª semana de gestação. A avaliação aos 6 anos de idade dos recém-nascidos com idade gestacional entre 23 e 25 semanas de gestação mostra deficiências de moderada a grave. Muitas destas incapacidades se tornam aparentes somente após 2 a 3 anos de idade. A sobrevida sem incapacidade é observada em apenas 1, 3 e 8% dos nascidos vivos com menos de 24 e entre 24 e 25 semanas, respectivamente. Existem outras preocupações a longo prazo após um parto com prematuridade extrema, que incluem o crescimento subsequente, as necessidades educacionais e o comportamento social. Podem também haver influências sobre a saúde na vida adulta. Felizmente, a morbidade e a mortalidade caem acentuadamente com o prosseguimento da gestação.

É importante reconhecer o efeito das diferenças de denominador nos índices de sobrevida, em especial nas gestações mais prematuras. Se os números são baseados

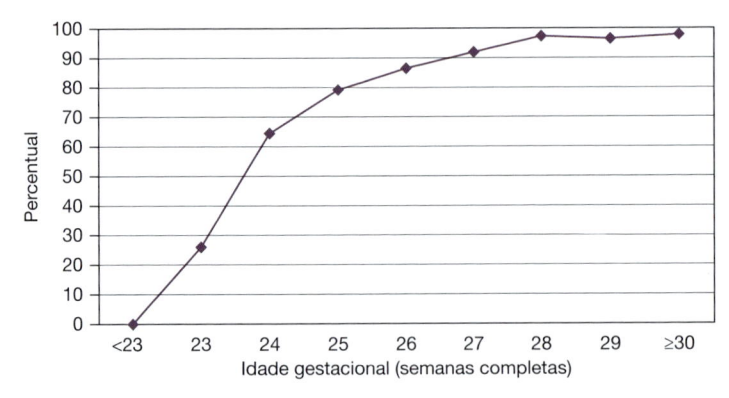

FIGURA 30-2 Sobrevida na alta hospitalar da UTI neonatal versus idade gestacional no nascimento (Do 2010 Canadian Neonatal Ntework Report, publicado com permissão).

em fetos vivos no início do trabalho de parto, os índices de sobrevida serão mais baixos, devido ao risco inerente de morte intraparto. Se os números são baseados nas admissões na UTI neonatal, os números serão mais altos porque alguns nascidos vivos irão falecer durante as primeiras medidas de ressuscitação na unidade da maternidade. Com 25 semanas ou menos, essas manipulações estatísticas podem levar a uma mudança significativa nos números de sobrevida citados. Nem todos os centros no Canadian Neonatal Network incluíram mortes na sala de parto; portanto, os dados de sobrevida acima podem ser superestimados nas gestações mais precoces.

CLASSIFICAÇÃO

De acordo com a etiologia, ao desfecho e ao risco de recorrência, os partos pré-termo são classificados em três períodos gestacionais: parto pré-termo de 32^{+0} a 36^{+6} semanas (incidência, 6,4%), parto muito pré-termo de 28^{+0} a 31^{+6} semanas (incidência, 0,7%) e parto extremamente pré-termo de 24^{+0} a 27^{+6} semanas (incidência, 0,4%).

ETIOLOGIA

O trabalho de parto a termo e antes do termo apresenta uma evolução comum envolvendo a contratilidade uterina, o apagamento e a dilatação do colo do útero e a ruptura das membranas. Na gestação a termo, a ativação do trabalho de parto é fisiológica. Na gestação pré-termo, algumas patologias são subjacentes ao início do trabalho de parto distante do termo. Alguns autores têm sugerido que o trabalho de parto pré-termo seja considerado como uma síndrome devido a sua natureza multifatorial.

Infecção

A infecção intrauterina subclínica, envolvendo o córion e a decídua, e o líquido amniótico é o fator etiológico associado ao parto pré-termo espontâneo mais estudado. A cavidade do útero é normalmente estéril, mas a vagina contém bactérias comensais. Dependendo da carga bacteriana e da resistência do colo do útero, as bactérias podem ascender pelo canal do colo e atingir as membranas fetais. Isto pode estimular a decídua e aumentar a liberação de prostaglandina, desencadeando as contrações. A infecção pode causar a redução da resistência das membranas amnióticas, levando à ruptura. A sepse neonatal de início prematuro, a endometrite pós-parto materna e a corioamnionite histológica são eventos significativamente mais frequentes após o parto pré-termo, em particular nos partos extremamente prematuros antes de 32 semanas.

Superdistensão

A causa mais comum de superdistensão uterina é a gestação múltipla. O poli-hidrâmnio tem um efeito similar. O alongamento excessivo do miométrio, e possivelmente das membranas, aumenta a atividade contrátil e provoca o encurtamento e a dilatação prematura do colo do útero.

Vascular

Os distúrbios na interface uteroplacentária podem causar sangramento intrauterino. O sangramento pode fluir pelo colo do útero e ser visualizado na vagina, ou pode ficar retido e permanecer oculto. O sangramento tem um efeito irritativo sobre as fibras uterinas, levando a contrações e lesões nas membranas, causando a ruptura prematura.

Procedimentos cirúrgicos e doença intercorrente

As doenças infecciosas maternas, como pielonefrite, apendicite e pneumonia estão associadas com o trabalho de parto pré-termo. Nesses casos, o trabalho de parto pré-termo é causado pela disseminação hematogênica direta da infecção para a cavidade do útero ou indiretamente devido a estimulação de ativadores químicos, como endotoxinas ou citocinas. Muitas outras doenças, como a coléstase da gravidez e os procedimentos cirúrgicos não obstétricos, estão associadas ao trabalho de parto pré--termo, embora o mecanismo não esteja definido.

A amniocentese é um procedimento específico da gravidez a e está associado a um risco aumentado de aborto tardio e parto prematuro. Em geral, a amnicentese é realizada entre 15 e 18 semanas de gestação. Está associada a um risco de 0,5% de perda subsequente da gravidez antes da viabilidade. Isto pode ocorrer alguns dias após o procedimento, mas muitas perdas ocorrem várias semanas mais tarde e um pequeno aumento no risco de parto pré-termo persiste após atingir a viabilidade.

Cavidade do útero anormal

Uma cavidade do útero distorcida por malformação congênita pode ser menos capaz de acomodar uma gravidez em desenvolvimento. A placentação anormal associada e a insuficiência do colo do útero também podem contribuir. Os miomas submucosos podem causar complicações. Contudo, os miomas são comuns e a maioria das gestações são bem-sucedidas apesar de sua presença.

Insuficiência do colo do útero

O apagamento e a dilatação do colo do útero podem ocorrer prematuramente, devido a um dano cirúrgico prévio ou a um defeito congênito. As membranas podem prolapsar, sofrendo lesões devido a distensão e ao contato direto com patógenos vaginais. Estes mesmos patógenos podem ascender e desencadear contrações. Muitas vezes referidas como *incompetência do colo do útero, a insuficiência* é um termo mais adequado, que deve ser empregado. As evidências sugerem que existem graduações de deficiência, em vez de um fenômeno "tudo ou nada". O grau de insuficiência também pode variar de uma gravidez para a outra.

Esse diagnóstico permanece muito difícil de ser feito, pois a dilatação do colo do útero é a evolução comum em todos os casos de abortos tardios e partos prematuros. Fazer um diagnóstico diferencial seguro da causa da dilatação, se é um evento primário ou secundário a outras patologias, é desafiador.

Idiopático

Em muitos casos nenhuma causa é encontrada, especialmente nos casos de parto pré-termo entre 34 e 36 semanas de gestação. Nesses casos, o fenômeno fisiológico do início do processo de parturição podem simplesmente ter começado muito cedo.

FATORES DE RISCO

Maiores, não modificáveis

Último parto pré-termo: risco de 20%.
Dois últimos partos pré-termo: risco de 40%.
Gestação gemelar: risco de 50%.
Anormalidades uterinas.
Anormalidades do colo do útero.
- Lesão do colo do útero (conização, dilatações repetidas).
- Miomas (cervical).

Fatores na gravidez atual.
- Hemorragia anteparto recorrente.
- Doença intercorrente (p.ex., sepse).
- Qualquer procedimento ou cirurgia invasiva.

Menor, não modificáveis

Adolescentes secundigesta ou mais.
Paridade (nulípara ou ≥5).
Etnia (mulheres de cor negra).
Condição socioeconômica desfavorável.
Educação (menos do que o nível secundário).

Modificáveis

Tabagismo: aumenta duas vezes o risco de RUPREME.
Abuso de drogas ilícitas: especialmente cocaína.
Índice de massa corporal (IMC) <20: mulheres com peso abaixo do normal.
Intervalo entre gravidezes <1 ano.

A identificação de fatores de risco maiores pode ajudar a modificar o risco de parto pré-termo, especialmente em pacientes sintomáticas, mas sem sinais definitivos de trabalho de parto.

ASPECTOS CLÍNICOS

História

É essencial determinar de forma precisa a idade gestacional, principalmente em gestações próximas à viabilidade. Para isso, deve ser confirmada a data da última menstruação, revisando a história menstrual e os exames de ultrassonografia prévios.

Menos de 50% de todas as mulheres com sintomas de parto prematuro terão o parto em 7 dias. Muitas vezes, muita ênfase é colocada sobre a frequência das contrações mas, isoladamente, ela se correlaciona mal com o risco de parto pré-termo. Os marcadores de intensidade, como necessidade de analgésicos ou a impressão clínica, podem melhorar a correlação. As queixas vagas, como aumento de secreção, pressão pélvica ou dor lombar tem sido descritas e as duas últimas, em geral, mostram um padrão cíclico. Todavia, o diagnóstico de trabalho de parto pré-termo permanece notoriamente difícil, a menos que as contrações sejam acompanhadas por dilatação do colo acima de 3 cm, ruptura das membranas ou sangramento vaginal significativo.

Exame

Um exame geral breve é importante para avaliar a saúde global. Ele deve incluir a pulsação, a pressão arterial, a temperatura e as condições de hidratação.

O exame abdominal pode revelar a presença de sensibilidade uterina aumentada, sugerindo descolamento ou corioamnionite. Um exame especular cuidadoso feito pelo médico experiente pode acrescentar informações importantes, podem ser observadas coleções de líquido amniótico, sangue e/ou secreção anormal. A avaliação visual da dilatação do colo do útero é geralmente possível e tem se mostrado tão precisa quanto os achados do exame de toque digital. Os exames de toque digital devem ser limitados, pois estão associados ao estímulo da produção de prostaglandina e podem introduzir organismos no canal do colo do útero.

Diagnóstico diferencial

- Infecção do trato urinário (ITU).
- Degeneração miomatosa.
- Constipação.
- Gastrenterite.

Investigações

Fibronectina de Cabeceira

A fibronectina fetal (FNf) é uma proteína com função adesiva encontrada na interface materno-fetal que liga as membranas coriodeciduais. Raramente ela está presente nas secreções vaginais entre 23 e 34 semanas de gestação. Qualquer ruptura na interface coriodecidual resulta na liberação de FNf, sendo possível detectá-la nas secreções cervicovaginais. A avaliação da FNf é indicada em mulheres sintomáticas que não apresentam os principais critérios diagnósticos para trabalho de parto pré--termo, que são a dilatação avançada, RUPREME ou sangramento significativo.

O teste de FNf permite uma rápida avaliação do risco em mulheres sintomáticas com dilatação do colo do útero mínima. Se executado corretamente, o teste tem um valor preditivo maior do que o toque digital. Em um estudo, 30% das mulheres com um resultado de teste de fibronectina positivo tiveram parto em 7 dias em comparação com apenas 10% das mulheres que tinham 2 a 3 cm de dilatação. Apenas 1% das mulheres com teste negativo para FNf tiveram parto no período de uma semana. Nessas mulheres, a intervenção agressiva pode ser evitada.

Comprimento do colo do útero

Tem sido demonstrado que a medida de comprimento do colo do útero por ultrassonografia transvaginal pode melhorar a precisão diagnóstica. Um colo do útero normal mede aproximadamente 35 mm de comprimento (Fig. 30.3A). O encurtamento cervical significativo é muitas vezes acompanhado por dilatação e afunilamento das membranas no canal do colo do útero (Fig. 30.3B). As medidas podem ser repetidas com frequência, mas para realizar o exame com acurácia é necessário ter profissionais treinados de ultrassonografia, e aparelhos e transdutores transvaginais adequados.

Exame vaginal repetido

O exame vaginal deve ser repetido no prazo de uma a 4 horas, quando não estão disponíveis testes especializados. O intervalo entre as avaliações deve ser orientado pela gravidade dos sintomas.

ASPECTOS CLÍNICOS: RUPTURA PREMATURA DAS MEMBRANAS PRÉ-TERMO

História

O aspecto da história de RUPREME mais característico é o relato de saída de "esguicho de líquido" pela vagina, em geral seguido por umidade contínua. Esta "história" é tão forte para confirmar o diagnóstico quanto os testes com nitrazina e avaliação de muco do colo do útero. A perda de líquido amniótico deve ser diferenciada da perda de urina, porque a incontinência ou uma ITU podem se apresentar de maneira similar. A presença de qualquer secreção vaginal deve ser investigada. Pode haver redução dos movimentos fetais, após a RUPREME, na intensidade e na frequência e, ocasionalmente, pode ocorrer um aumento da sensibilidade ou contrações uterinas.

Exame

A infecção pode causar o aumento da pulsação e da temperatura, e uma aparência ruborizada. O exame abdominal pode mostrar sinais de oligo-hidrâmnio e aumento da sensibilidade uterina, se houver corioamnionite. O diagnóstico definitivo de

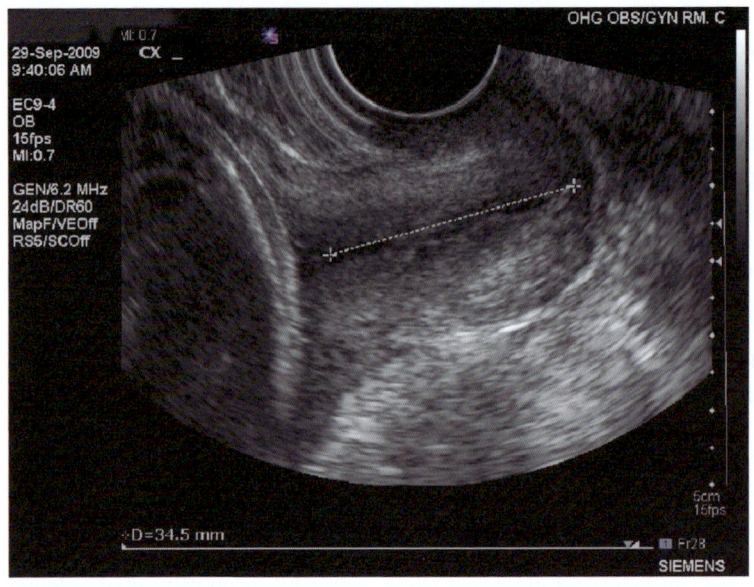

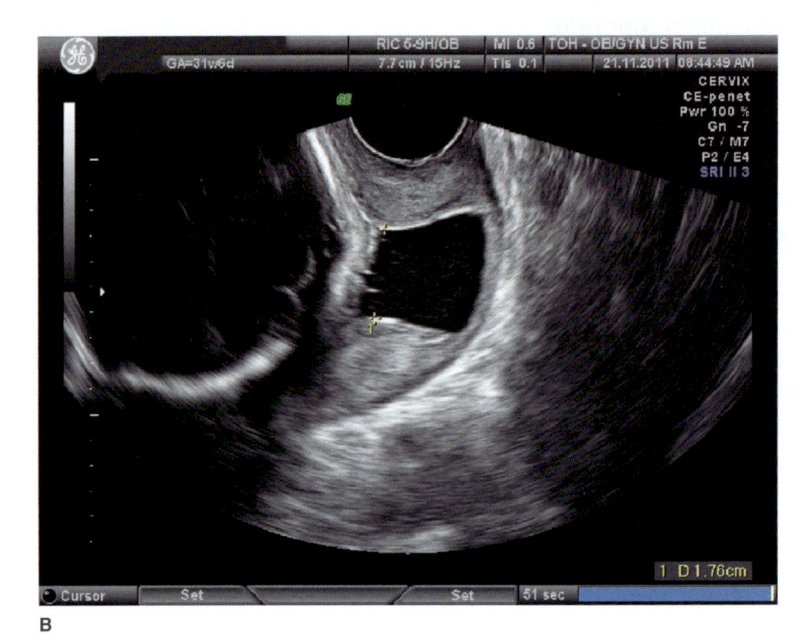

FIGURA 30-3 A, Aparência do colo do útero normal no exame transvaginal. **B,** Colo do útero encurtada com afunilamento de membranas no exame transvaginal.

RUPREME pode apenas ser feito pelo exame com espéculo esterilizado, de preferência após a paciente permanecer em pé durante 20 a 30 minutos. A visualização de uma coleção de líquido amniótico no fundo de saco posterior da vagina é diagnóstica. O colo do útero deve ser observado, pode ser visualizado líquido amniótico fluindo pelo orifício cervical externo e a dilatação pode ser visualmente avaliada. Os exames vaginais digitais devem ser evitados na RUPREME, porque estão associados com uma redução significativa no intervalo latente antes do início do trabalho de parto. Esta redução é mais importante nas gestações mais precoces.

Diagnóstico diferencial

- Perda de urina: Incontinência e ITU são mais comuns na gravidez.
- Infecção vaginal.
- Leucorreia: As glândulas do colo do útero muitas vezes se tornam hiperativas durante a gravidez.

Exame complementares

Teste de Nitrazina

O líquido amniótico é alcalino e as secreções vaginais são geralmente ácidas. Um pH elevado torna a fita de nitrazina preta. Alguns serviços usam as fitas de nitrazina para definir a presença de líquido amniótico. Infelizmente, resultados falso-positivos ocorrem em 17% dos casos devido a contaminação com sangue, sêmen e até mesmo urina, limitando sua utilidade. Contudo, o valor preditivo de um resultado negativo é alto.

Exame do muco do colo do útero

Pode-se coletar líquido do fundo de saco vaginal e deixá-lo para secar em uma lâmina de vidro, para exame posterior com um microscópio. O cloreto de sódio e as proteínas do líquido amniótico, quando deixados para secar em uma lâmina limpa, cristalizam e apresentam um aspecto arboriforme característico. A sensibilidade desse exame é de 90%, com um índice de falso-positivo de 6%.

Exames altamente específicos

Testes que usam marcadores altamente específicos para líquido amniótico podem ser usados para um diagnóstico rápido. Estes testes incluem os imunoensaios para proteína-1 ligadora do fator de crescimento semelhante à insulina e da microglobulina placentária do tipo α-1. Esta última tem uma sensibilidade registrada de 98,9% para ruptura das membranas, com especificidade de 100%. Como sempre, o custo é um problema.

Culturas do trato genital

Uma coleta de secreção vaginal alta (SVA) pode orientar a terapia antibiótica se for necessário subsequentemente. O rastreamento para estreptococo do grupo B (EGB) também pode ser realizado, porque há um risco substancial de trabalho de parto nos dias subsequentes.

Ultrassonografia

A ultrassonografia pode fornecer informações importantes sobre o volume do líquido amniótico. A presença ou ausência de oligo-hidrâmnio pode auxiliar na confirmação do diagnóstico. Na RUPREME confirmada, há uma correlação direta entre a quantidade de líquido amniótico remanescente e o período de latência. Diferente do trabalho de parto pré-termo, as medidas de comprimento do colo do útero têm valor preditivo limitado na RUPREME.

Amniocentese

Uma amostra de líquido amniótico pode ser enviada para coloração de Gram, microscopia e cultura para estabelecer se uma infecção intrauterina (corioamnionite) está presente. Contudo, há risco de estimular o trabalho de parto pré-termo por meio da realização de um teste invasivo, e a amniocentese pode ser tecnicamente muito difícil quando há pouco líquido amniótico.

Monitorização

Bem-estar materno. Inclui a avaliação regular da pressão arterial, pulso e temperatura. A realização de leucograma e proteína-C reativa (PCR) tem sido recomendada por alguns autores, como marcadores iniciais da infecção, embora não tenha sido demonstrado nenhum benefício no manejo.

Bem-estar fetal. A cardiotocografia anteparto seriada deve ser feita após a RUPREME, o aumento gradual da linha de base da frequência cardíaca ou a taquicardia fetal podem ser os primeiros sinais de infecção intrauterina.

CONDUTA EM MULHERES SINTOMÁTICAS

Comunicação e suporte

Uma abordagem holística para a situação é essencial. É muito importante tranquilizar e fornecer informações, esclarecendo as dúvidas com uma atitude simpática. Existem duas áreas vitais de comunicação no manejo da ameaça de trabalho de parto pré-termo ou RUPREME. A comunicação com a mulher e sua família garante que eles terão uma compreensão total dos riscos e permite que um claro plano de manejo seja abordado. A comunicação com a equipe da unidade neonatal garante que recursos adequados e apropriados estejam disponíveis no momento do parto. Os pais muitas vezes apreciam a oportunidade de poder discutir os cuidados de seu bebê com a equipe de neonatologia antes do parto.

Esteroides maternos

As evidências atuais demonstram que um curso simples de corticoide materno, aplicado em duas injeções com intervalo de 12 a 24 horas, entre 24 e 34 semanas de gestação e antes de 7 dias do parto, melhora os desfechos neonatais acentuadamente.

Isto ocorre primariamente devido a uma redução na síndrome do desconforto respiratório agudo (SDRA) neonatal. O benefício máximo do corticoide é observado após 48 horas. O benefício ainda é observado quando o parto ocorre antes de 48 horas ou após 7 dias antes do parto da aplicação. Não estão indicados para uso antes de 24 semanas. Os corticoides mais comumente usados são a betametasona ou a dexametasona na dose de 12 mg.

Há evidências consideráveis de acompanhamento pediátrico na adolescência sobre a segurança a longo prazo dos cursos simples de esteroides maternos. Contudo, há uma preocupação crescente sobre as consequências adversas com o uso de doses múltiplas. De forma similar aos antibióticos, os esteroides têm um risco potencial de efeitos adversos na gravidez e devem ser usados com cautela.

Tocolíticos

O estudo clínico Canadian Preterm Labor Trial permanece o ensaio clínico mais influente até o momento. As conclusões desse estudo mostraram que a ritodrina, um beta-agonista que relaxa o músculo liso, não tem benefício significativo sobre a mortalidade perinatal ou prolongamento da gravidez a termo. Contudo, o seu uso reduziu em 40% o número de mulheres que tiveram parto em 2 dias. Esta janela de oportunidade de 48 horas é a única razão para o uso de tocolíticos. Os beta-agonistas apresentam efeitos colaterais maternos significativos e são descritos casos de morte materna, devido ao comprometimento cardiopulmonar agudo. Outros relaxantes do músculo liso usados para tratar o trabalho de parto pré-termo incluem a nifedipina e a trinitroglicerina. A primeira se tornou popular porque é barata, administrada por via oral e tem um perfil de efeitos colaterais baixo. Um esquema comum de emprego de nifedipina é o uso de uma dose inicial de 20 mg por via oral, seguido por 10 a 20 mg a cada 6 a 8 horas com uma dose diária máxima de 60 mg. O antagonista da ocitocina, atosibano, é licenciado em alguns países, mas não na América do Norte. Apresenta efeitos colaterais com menos frequência do que a ritodrina, mas o custo é muito mais alto. Como as prostaglandinas parecem ser um dos agentes químicos envolvidos na parturição, drogas anti-inflamatórias não esteroidais como a indometacina têm atraído considerável interesse como tocolíticos. Estão associadas com efeitos colaterais cardiovasculares fetais significativos, embora estes possam ser reduzidos, quando usados por prazo curto menor do que 72 horas e apenas em gestações com menos do que 30 semanas.

Apesar da grande variedade de abordagens farmacológicas, nenhuma medicação tocolítica mostrou resultados conclusivamente melhores dos desfechos neonatais. Até este momento, o papel para tocólise é permitir que um curso de esteroides para a maturação pulmonar fetal possa ser concluído e facilitar a transferência da mãe que ainda não teve o parto para uma unidade com capacidade de assistência neonatal adequada. Os tocolíticos devem ser usados com cautela se houver ruptura das membranas.

Neuroproteção

O uso de sulfato de magnésio em gestações de prematuridade extrema tem mostrado redução na paralisia cerebral. O maior benefício é observado nas gestações mais prematuras. Contudo, o limite da idade gestacional superior para uso permanece incerto entre 30 e 33 semanas. O esquema de admnistração que tem sido sugerido é o mesmo esquema usado para prevenção da eclâmpsia, como uma dose de ataque e terapia de manutenção por até 24 horas. O tratamento deve apenas ser iniciado em pacientes com risco iminente de parto pré-termo e atualmente não há evidência para sustentar cursos repetidos.

Antibióticos

Os antibióticos de amplo espectro que oferecem cobertura aeróbia e anaeróbia são necessários na presença de infecção clínica explícita, como corioamnionite. O papel dos antibióticos na ausência de sinais clínicos de infecção é muito menos compreendido.

O MRC Oracle Study concluiu inicialmente que o uso de antibióticos profiláticos no trabalho de parto pré-termo sem complicações antes de 37 semanas com membranas intactas, não apresentou qualquer benefício neonatal a curto prazo. O acompanhamento a longo prazo mostrou um aumento significativo do comprometimento do desenvolvimento neurológico naqueles que receberam eritromicina ou amoxaciclina+cluvulanato.

Na RUPREME, o mesmo estudo concluiu que um curso de 10 dias de eritromicina melhorou os desfechos neonatais a curto prazo. Um estudo norte-americano muito menor que envolveu apenas mulheres abaixo de 32 semanas com RUPREME também confirmou o benefício dos antibióticos a curto prazo.

A maioria dos centros norte-americanos continua a administrar antibióticos intraparto a mulheres no trabalho de parto pré-termo, a menos que a condição de EGB seja negativa. Por razões não confirmadas, o risco de doença neonatal de início precoce é muito menor em outros países, como o Reino Unido.

Avaliação fetal

A atividade fetal e a variabilidade da frequência cardíaca podem ser suprimidas 24 horas após o uso de corticoide materno, embora estudos com Doppler não mostrem alteração. Sempre que possível, o trabalho de parto pré-termo deve ser confirmado por ultrassonografia, porque a palpação clínica é notoriamente não confiável. A estimativa de peso fetal, em particular antes de 28 semanas, pode ser útil. Os fetos pré-termo têm menos reserva para tolerar o estresse do trabalho de parto, em particular na presença de oligo-hidrâmnio. A monitoração fetal contínua pode ser necessária, embora existam dificuldades consideráveis para interpretar o padrão da frequência cardíaca em fetos extremamente prematuros. Nos extremos da viabilidade, os pais podem declinar a intervenção por suspeita de comprometimento fetal ou para ressuscitação agressiva do recém-nascido. Nestes casos, a monitorização contínua seria inadequada.

Transferência intrauterina

A transferência com o feto intrautero deve ser providenciada, se as condições locais não forem adequadas para prestar assistência neonatal intensiva para prematuros. É reconhecido que este procedimento melhora o desfecho para os recém-nascidos, em particular antes de 30 semanas de gestação. Contudo, deve-se ter cuidado para não transformar um estabelecimento autorizado em um local para encaminhar qualquer caso. A avaliação imediatamente antes da transferência é importante.

Modificação da atividade

Os ensaios clínicos randomizados que avaliaram as medidas de suporte social no Reino Unido não demonstraram melhora nos desfechos de gravidez e, em alguns estudos, a hospitalização para repouso no leito mostrou um aumento no índice de parto pré-termo. O papel da abstinência sexual e/ou do apoio psicológico não está claro. Não existem evidências que demonstrem influência do nível de atividade nos desfechos, embora isso deva ser ajustado pela tendência de analisar o intervalo para parto pré-termo, procurando por fatores desencadeantes, mas as pacientes devem receber essa informação. As pacientes devem ser cautelosas e evitar o esforço excessivo ou estresse extremo, pelo menos para minimizar as sensações de culpa, mesmo que não justificadas.

Cerclagem cervical de emergência

Quando uma paciente se apresenta com orifício cervical aberto e protrusão das membranas amnióticas antes da viabilidade, a ideia de ocluir o colo do útero passando um ponto ao seu redor parece lógica. Contudo, os resultados da cerclagem cervical emergencial são ruins e estão relacionados ao grau de dilatação do colo. O procedimento pode ser tecnicamente difícil. A cerclagem de um colo com dilatação de mais de 3 cm e com colo apagado é muito difícil mesmo para o mais experiente cirurgião. Todos os esforços devem ser feitos para detectar e tratar de outras causas da instabilidade uterina. O sangramento placentário persistente pode ser a causa da dilatação e nessa situação a sutura do colo do útero não aborda a causa primária e provavelmente não terá sucesso. A presença de sangramento, contrações e infecção são todos contraindicações à cerclagem. Dependendo da dilatação inicial do colo do útero, a chance da gravidez prosseguir além de 26 semanas pode ser menor que 50%.

Indução ou correção

Em alguns casos, pode ser considerado apropriado acelerar o parto, devido aos riscos maternos ou fetais aumentados com a continuidade da gravidez. Após 24 semanas, se não houver evidência de comprometimento agudo materno ou fetal, a indução com prostaglandinas mais brandas, como Cervidil ou ocitocina em dose convencional podem ser consideradas uma alternativa a uma cesariana eletiva.

Deve-se ter cuidado se houver evidência clínica de corioamnionite. Nestes casos, o atraso na interrupção da gravidez pode agravar o quadro de infecção e a morbidade materna e fetal. A correção do trabalho de parto pode ser mais apropriada. Após a RUPREME extremamente ou muito pré-termo, o manejo conservador inicial é comumente adotado. A observação intensiva de evidências de corioamnionite clínica, como febre materna, sensibilidade uterina e taquicardia fetal, é necessária. Não há evidência de que os leucogramas seriados e dosagem de proteína-C reativa acrescentam informações ao exame clínico. Existem evidências atuais que recomendam o manejo ativo após 33 semanas completas, em particular após o uso de corticoides ter sido concluído.

Analgesia

Para a analgesia intraparto, a anestesia epidural é frequentemente recomendada. Os benefícios incluem a prevenção dos esforços de expulsão antes da dilatação completa ou de um parto precipitado, o relaxamento adequado do assoalho pélvico e do períneo e a possibilidade de passar rapidamente para a cesariana.

Modo de parto

Muitos clínicos acreditam que a morbidade e a mortalidade fetal elevadas; a dificuldade em diagnosticar hipoxia ou acidose intraparto; e o risco materno de complicações intraoperatórias e nas gestações subsequentes, não justifica a cesariana por indicação fetal antes de 25 semanas. À medida que a gestação avança, os desfechos neonatais e a possibilidade de diagnosticar o comprometimento fetal melhoram e a intervenção por razões fetais se torna adequada. As membranas devem permanecer íntegras, mesmo a ocitocina for requerida. Há pouco risco de distocia e um saco gestacional intacto protege a cabeça fetal e o cordão umbilical. A segurança do parto vaginal pélvico pré-termo é muitas vezes questionada e a cesariana comumente executada, embora as evidências para sustentar esta conduta sejam fracas.

Tipo de cesariana

Nas gestações mais precoces e na presença de oligo-hidrâmnio, o segmento inferior está muitas vezes mal formado. As incisões uterinas verticais podem ser necessárias. Esta incisão uterina "clássica" carrega um risco de até 5% de ruptura uterina nas gestações subsequentes, algumas das quais ocorrerão antes do início do trabalho de parto.

LEITURA SELECIONADA

Royal College of Obstetricians and Gynaecologists: Antenatal Corticosteroids to Reduce Neonatal Morbidity and Mortality. Green-top Clinical Guideline No.7. 2010, *http://www.rcog.org.uk/guidelines*

Royal College of Obstetricians and Gynaecologists: Preterm Pre-labour Rupture of the Membranes. Green-top Clinical Guideline No.44. 2010, *http://www.rcog.org.uk/guidelines*

Royal College of Obstetricians and Gynaecologists: Tocolysis for Women in Preterm Labour. Green-top Clinical Guideline No. 1b. 2011, *http://www.rcog.org.uk/guidelines*

Society of Obstetricians and Gynaecologists of Canada: Clinical Guidelines – Magnesium Sulphate for Fetal Neuroprotection. J Obstet Gynaecol Can 33:516, 2011

CAPÍTULO 31

Hemorragia Anteparto

Griffith D. Jones

A hemorragia na segunda metade da gravidez pode representar uma séria ameaça à saúde da mãe e do feto. Na maioria dos casos, a causa exata permanece desconhecida antes do parto.

CAUSAS

1. Placenta prévia.
2. Descolamento prematuro da placenta.
3. Vasa prévia.
4. Trabalho de parto prematuro.
5. Lesões locais (p.ex., ectrópio do colo do útero ou pólipo).
6. Desconhecidas ou idiopáticas: sem causa detectável.

PLACENTA PRÉVIA

Nessa condição, a placenta está implantada no segmento uterino inferior e situa-se sobre o óstio interno do colo do útero. Está situada abaixo da apresentação. A incidência é de 1:350 gestações. É responsável por cerca de 10% das hemorragias anteparto. A formação do segmento uterino inferior após 28 semanas é responsável pelo fenômeno da migração placentária, com o deslocamento aparente da placenta prévia se afastando do óstio interno com a progressão da gestação para o termo.

Etiologia

A etiologia é desconhecida. As associações epidemiológicas incluem gravidez prévia com placenta prévia, cesarianas prévias e idade materna avançada. Os fatores de risco menores incluem multiparidade, lesões endometriais devido a curetagem e tabagismo.

Classificação

Atualmente, a classificação clínica da placenta prévia é baseada nos achados de ultrassonografia (Figura 31.1). Devido à possibilidade de migração placentária, as decisões finais sobre o modo de parto em pacientes assintomáticas deve ser baseada na imagem ultrassonográfica após 35 semanas de gestação. Antes disso, a identificação de placenta prévia deve apenas orientar a tomada de decisão se a paciente entrar em trabalho de parto no pré-termo, embora uma placenta que sobreponha o óstio interno do útero por mais de 20 mm está associada com uma chance baixa de migração.

1. Borda mais baixa da placenta está mais de 20 mm distante do óstio interno do útero. O risco de sangramento intraparto significativo necessitando de parto por cesariana é baixo, e o parto vaginal pode ser tentado.
2. A borda mais baixa da placenta está a 20 mm do óstio interno do útero, mas não o sobrepõe: Estudos têm mostrado que algumas mulheres podem ter partos vaginais bem-sucedidos nesta situação, mas a incidência de cesariana de

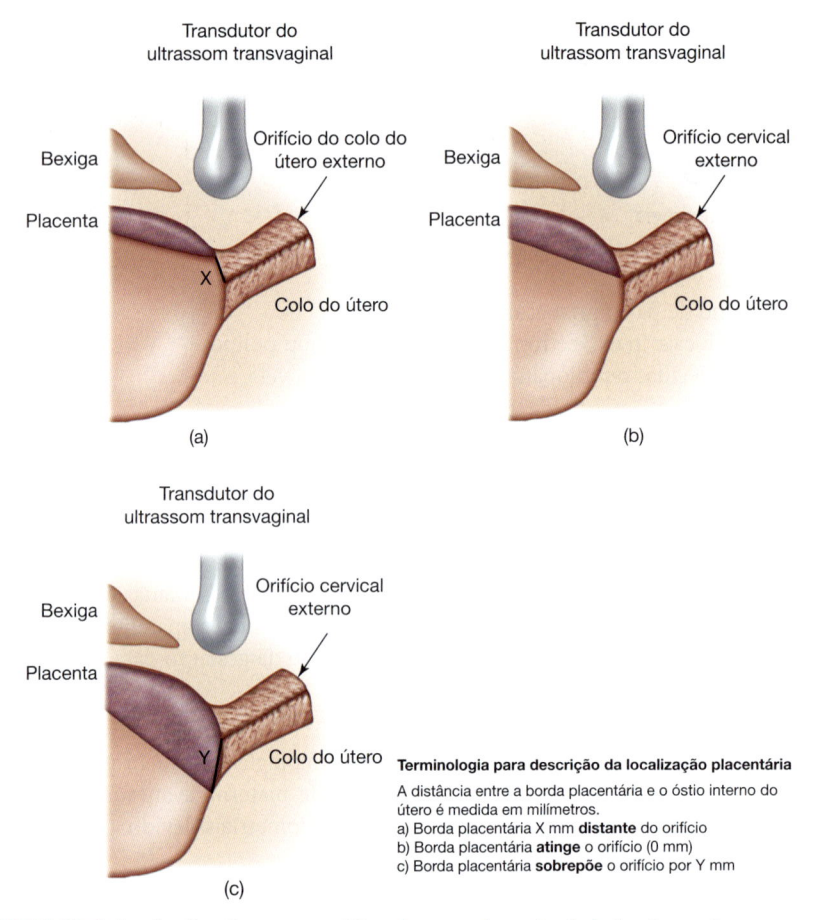

FIGURA 31-1 Avaliação ultrassonográfica de uma placenta de baixa inserção.

Terminologia para descrição da localização placentária
A distância entre a borda placentária e o óstio interno do útero é medida em milímetros.
a) Borda placentária X mm **distante** do orifício
b) Borda placentária **atinge** o orifício (0 mm)
c) Borda placentária **sobrepõe** o orifício por Y mm

emergência é alta (40 a 90%). O manejo intraparto deve ser orientado pelas circunstâncias clínicas individuais e recursos locais.

3. A borda mais baixa da placenta sobrepõe o óstio interno do útero em qualquer grau (Fig. 31.2): O parto deve ser cesariana.

Manifestações clínicas

O sintoma clássico é o sangramento vaginal indolor. Uma característica da placenta prévia é que o grau de anemia ou choque é equivalente à quantidade de sangue perdido. Na maioria dos casos, o sangramento não é provocado, mas pode ser precedido por trauma ou por relação sexual. Algumas pacientes não apresentam sintomas e permanece apenas o diagnóstico ultrassonográfico. Outras pacientes apresentam

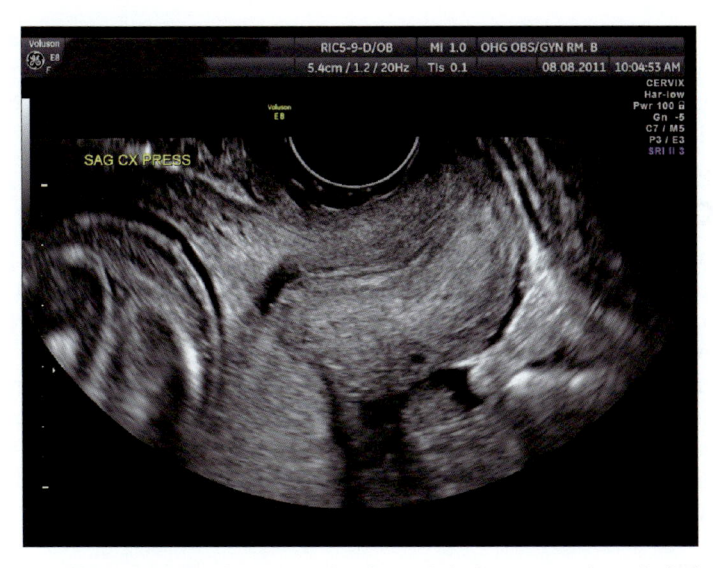

FIGURA 31-2 Placenta posterior com a borda mais baixa cruzando o óstio interno do útero na ultrassonografia transvaginal.

um sangramento discreto, sem recorrência. Algumas pacientes apresentam episódios recorrentes de sangramento (chamados sangramentos de aviso) e têm um risco mais alto de apresentar hemorragia grave.

Achados associados

1. Falha da insinuação da apresentação.
2. Apresentações anormais, como apresentação pélvica e córmica, são mais comuns.
3. O útero é macio e não é doloroso.
4. A frequência cardíaca fetal (FCF) é muitas vezes tranquilizadora, porque o grau de descolamento placentário é mínimo e há pouco comprometimento fetal.
5. Placenta acreta: A incidência é mais alta do que na placenta normalmente implantada no segmento superior do útero. Isso ocorre, especialmente, se a placenta for anterior e a paciente já tiver tido uma cesariana. O risco aumenta linearmente com o número de cesarianas prévias. O diagnóstico e o manejo da placenta acreta é melhor detalhado no capítulo 19, "Parto da placenta, placenta retida e placenta acreta".

Diagnóstico

O exame de ultrassonografia é o método mais seguro, mais preciso, e é o procedimento de escolha. É universalmente aceito que o rastreamento transvaginal é o método ideal de avaliação. Quando os transdutores transvaginais não estão disponíveis, o rastreamento transperineal ou translabial (usando o transdutor transabdominal) é uma alternativa razoável. A imagem transabdominal de uma placenta posterior ou em pacientes com sobrepeso pode ser desafiadora e está associada com uma incidência mais elevada de falso-positivos.

DESCOLAMENTO DA PLACENTA

Essa condição, conhecida também como descolamento prematuro de placenta, envolve o descolamento da placenta da parede do útero. O descolamento da placenta é iniciado pela hemorragia, levando a um grau variado de separação da placenta com formação de um hematoma retroplacentário.

Na maioria dos casos, o sangramento avança para a borda da placenta. Pode atravessar as membranas e penetrar na cavidade amniótica ou, com mais frequência, o sangue flui entre o córion e a parede uterina até sair pelo canal do colo do útero. Ocasionalmente, há extravasamento extenso de sangue no miométrio, uma condição descrita como útero de Couvelaire. A incidência de descolamento da placenta é de 1%.

Etiologia

A causa do descolamento placentário não é conhecida. A condição está associada com os seguintes fatores:

1. História de uma gravidez prévia complicada por descolamento.
2. Outras manifestações da disfunção placentária na gravidez atual, como distúrbios de hipertensão, restrição de crescimento intrauterino e marcadores de rastreamento sérico anormal, especialmente um resultado baixo de proteína plasmática A associada à gravidez (PAPP-A).
3. RUPREME: Há uma forte inter-relação entre estas duas entidades clínicas, talvez associada a infecção de corioamnionite subclínica na RUPREME. Uma coleção subcoriônica de sangue é um meio de cultura ideal para bactérias levando à corioamnionite secundária e lesões da membrana. De maneira alternativa, quando a corioamnionite subclínica é o evento primário levando à ruptura da membrana, a vasculite associada pode desencadear um descolamento.
4. A distensão excessiva do útero (i.e., gestação múltipla ou poli-hidrâmnio), em especial se houver um redução de volume agudo.
5. Trauma: Mais comumente acidentes de veículos motores.
6. Abuso de substância: Mais comumente cigarros, mas riscos mais elevados estão associados com o uso de cocaína.

Classificação

1. Manifesta ou *externa* (Fig. 31.3A). O sangue pode ter uma coloração vermelho claro ou escuro e coagulado. A dor é branda à moderada, a não ser que a paciente esteja em trabalho de parto. O grau de anemia e choque é equivalente à perda de sangue aparente.

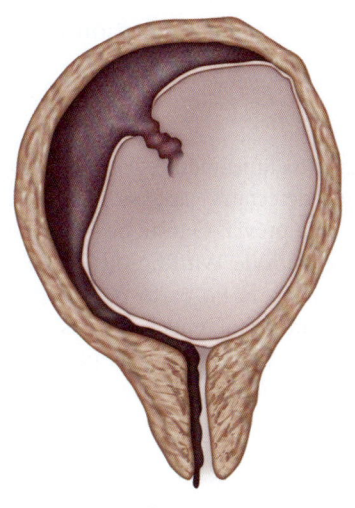

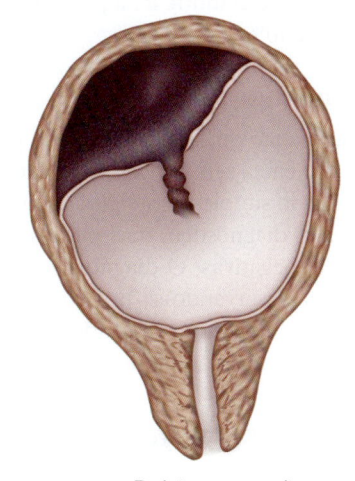

A. Externo ou aparente.   B. Interno ou oculto.

FIGURA 31-3 Descolamento placentário manifesto e oculto.

2. Oculta ou *interna* (Fig. 31.3B): Há pouco sangramento vaginal. O sangue está retido no útero. Se for um descolamento maior, a dor é intensa e o útero apresenta-se hipertônico e sensível. O grau de choque é maior do que o esperado para a quantidade de sangramento visível. A FCF pode sugerir comprometimento significativo ou pode estar ausente.
3. *Mista ou combinada*: Uma mistura variada dos grupos acima é observada.

Manifestações clínicas

As manifestações clínicas dependem da localização do sangue (aparente ou oculta) e da quantidade de sangue perdido. A perda sanguínea pode ser relativamente pequena ou grande o suficiente para levar ao choque hipovolêmico e mesmo à morte materna. O quadro clínico inclui sangramento vaginal, dor excessiva e sensibilidade uterina. A dor lombar atípica pode ser relatada em uma placenta posterior. O útero pode apresentar uma rigidez similar à madeira e pode estar aumentado devido ao acúmulo de sangue na cavidade. Com frequência a paciente está em trabalho de parto.

Achados associados

1. Trabalho de parto, especialmente o trabalho de parto pré-termo, pode ser desencadeado um descolamento. Isto presumivelmente é causado por estímulo provocado pelo sangue e produtos da coagulação levando à contratilidade miometrial.
2. O sofrimento fetal é comum e um traçado de FCF não tranquilizador é muitas vezes observado. Com um descolamento maior envolvendo mais de 50% da

placenta, a morte fetal pode ocorrer. O índice de mortalidade perinatal varia de 25 a 50%.

Diagnóstico

O diagnóstico do descolamento da placenta é feito clinicamente. A ultrassonografia tem uma baixa sensibilidade para descolamento, detectando apenas 15% dos casos. Ela é usada simplesmente para eliminar a placenta prévia. O teste de Kleihauer não tem valor diagnóstico, mas pode ser feita a dosagem de WinRho ou RhoGAM nas mães Rh-negativas. O diagnóstico pode ser confirmado no parto pela inspeção da placenta, observando-se um coágulo retroplacentário aderente com descolamento do tecido subjacente. Contudo, o exame patológico subsequente da placenta pode ser normal, em especial no cenário da hemorragia aguda.

VASA PRÉVIA

A vasa prévia é uma condição na qual os vasos umbilicais, não sustentados pelo cordão umbilical ou por tecido placentário, atravessam as membranas fetais do segmento uterino inferior e se situam sobre o óstio interno do colo do útero na frente da apresentação fetal (Fig. 31.4). Os vasos ramificados correm entre o âmnio e o córion e não são protegidos pela geleia de Wharton, ficando vulneráveis à compressão ou ruptura. Em ambos os casos, a morte fetal pode ocorrer. Na grande maioria dos casos, a placenta é de baixa inserção e existe uma de duas situações clínicas: (a) Há uma inserção velamentosa do cordão ou (b) há um lobo placentário acessório separado. As evidências mostram uma incidência aumentada em gestações por fertilização *in vitro* e nas gestações múltiplas.

A incidência global de vasa prévia é estimada em aproximadamente 1 em 3.000. Contudo, quando existe inserção velamentosa do cordão, a incidência de vasa prévia sobe para 1 em 50.

Quadro clínico

O diagnóstico antenatal é possível usando ultrassonografia transvaginal. O rastreamento pode ser realizado em mulheres com fatores de risco maiores relatados acima. O manejo convencional de mulheres com diagnóstico no pré-natal de vasa prévia inclui a admissão hospitalar entre 28 e 32 semanas e uma cesariana eletiva entre 35 e 36 semanas. Se o trabalho de parto ou a ruptura das membranas ocorrerem espontaneamente antes disso, a cesariana de emergência deve ser realizada.

Diagnóstico intraparto

Na ausência de diagnóstico pré-natal, são incluídos:

1. *FCF*: pode-se suspeitar de vasa prévia quando um episódio relativamente menor de sangramento vaginal indolor for seguido por um traçado da FCF não tranquilizador.

Capítulo 31 Hemorragia Anteparto

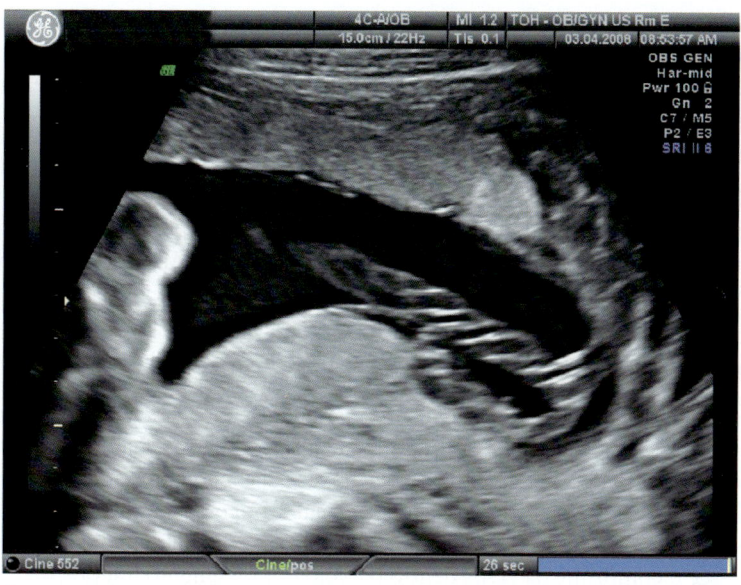

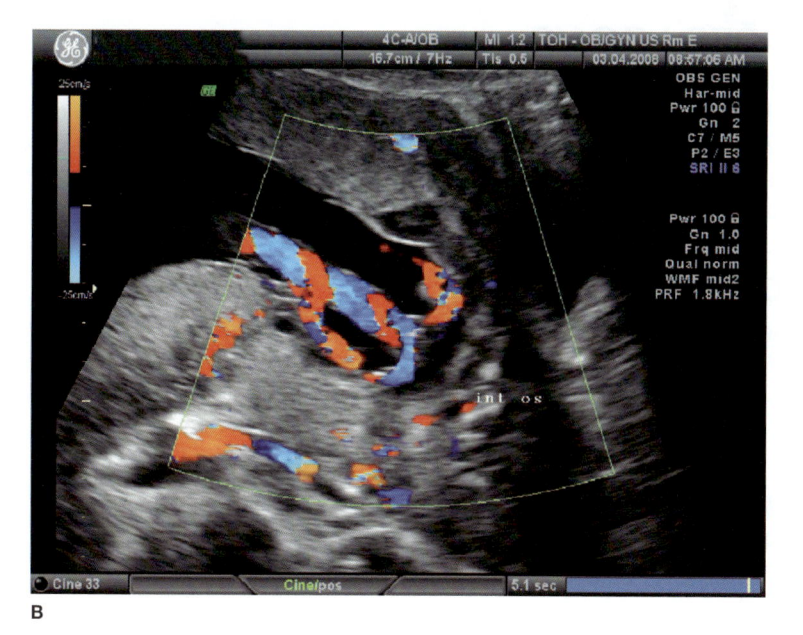

FIGURA 31-4 Imagens de ultrassonografia transabdominal demonstrando uma vasa prévia.

2. *Exame vaginal:* os vasos podem ser palpados pelo toque digital. A condição pode ser confundida com prolapso do cordão umbilical.
3. *Amnioscopia:* Os vasos sanguíneos podem ser observados dentro das membranas.
4. *Teste de Apt:* esse procedimento de eluição ácida demonstra a presença de hemácias fetais e estabelece que o sangramento é de origem fetal.

Na maioria dos casos não diagnosticados a cesariana será indicada devido a suspeita de comprometimento fetal e o diagnóstico é feito após o parto. Os recursos e habilidades para executar amnioscopia ou um teste de Apt em geral não estão disponíveis.

TRABALHO DE PARTO PREMATURO

Algumas pacientes podem apresentar um sagramento com muco que é indistinguível de hemorragia anteparto. Contudo, a maioria destas pacientes não apresenta os aspectos associados com complicações graves. Elas não apresentam dor entre as contrações e o traçado da FCF permanece normal. Com o passar do tempo, o colo do útero se apaga e dilata. Muitas vezes o sangramento se reduz à medida que a apresentação desce e comprime os vasos dentro do colo e do segmento inferior.

LESÕES LOCAIS

Os pólipos do colo do útero ou a ectopia do colo, em geral estão associados com episódios de sangramento discretos que podem ser detectados no exame especular. A cervicite por clamídia pode ser diagnosticada por PCR. Raros casos de câncer do útero são também diagnosticados nestas circunstâncias. O sangramento só deve ser atribuído a uma lesão local após afastar todas as outras causas obstétricas.

IDIOPÁTICA

Frequentemente nenhuma causa ou razão para o sangramento é encontrada. O sangramento é, em geral, pequeno e não afeta a saúde materna ou fetal, nem apresenta efeitos sobre a gravidez. O tratamento envolve a eliminação de condições graves e o manejo expectante. A maioria das pacientes evolui até o termo.

CONDUTA GERAL NO SANGRAMENTO DE TERCEIRO TRIMESTRE

Avaliação preliminar

1. Avaliar a condição hemodinâmica materna.
    a. Verificar os sinais vitais maternos e executar um exame clínico.
    b. Estimar a perda sanguínea prévia a partir da história e da inspeção visual.

c. Determinar a perda sanguínea atual, realizar um exame especular para avaliar a presença de lesões locais e dilatação.
2. Avaliar o bem-estar fetal (inicialmente pelo monitorização da frequência cardíaca fetal).
3. Confirmar a idade gestacional exata.
4. Localização placentária: Determinar a localização em ultrassonografia prévia ou por rastreamento no leito.

O manejo sempre deve ser orientado pelo risco materno e fetal. A idade gestacional deve ser levada em consideração para definir melhor a conduta.

Manejo preliminar

Em todos os episódios menores de sangramento, os seguintes passos devem ser considerados:

1. Uma infusão intravenosa com um cateter de calibre grande deve ser estabelecida.
2. Realizar exames de hemograma, creatinina, tipagem sanguínea e rastreamentos. A prova cruzada deve ser considerada com sangramento mais significativos, em especial na presença de placentação anormal. Se a paciente for Rh-negativa, um teste de Kleihauer deve ser feito para garantir a dose correta de WinRho que deve ser administrada.
3. A paciente deve ser admitida à sala de trabalho de parto e parto para observação. Nas gestações pré-termo, os esteroides maternos devem ser considerados para maturidade pulmonar fetal.

Suspeita de comprometimento materno ou fetal

As primeira medidas devem ser direcionados para alcançar a estabilização ou ressuscitação materna. Todas as unidades obstétricas devem dispor de um protocolo multidisciplinar no local para reconhecimento e manejo da hemorragia obstétrica maior. O descolamento da placenta pode ser oculto. O sangramento pode ficar oculto total ou parcialmente e a mulher se apresentar normotensa, mesmo em um quadro de hipovolemia profunda, se a pré-eclâmpsia for o fator etiológico do descolamento. Nesta circunstância, a sondagem vesical pode confirmar a proteinúria significativa e documentar a oliguria.

Imediatamente após ou simultaneamente às medidas de ressuscitação materna, deve ser realizado o esvaziamento uterino. Na presença de um descolamento maior, já o colo pode estar significativamente dilatado e a ruptura artificial das membranas (RAM) seguida pelo parto vaginal pode ser a melhor opção. As condições fetais devem orientar a decisão. Se o padrão da FCF for pré-terminal ou se tiver ocorrido uma bradicardia grave prolongada, a chance de sobrevida fetal é pequena e os riscos para a mãe provenientes da cirurgia podem ser muito altos. Uma suspeita de comprometimento fetal menos grave indica a cesariana de emergência. Com o diagnóstico de placenta prévia ou vasa prévia, o parto deve ser por cesariana de emergência.

Sem suspeita de comprometimento

Na ausência de placenta ou vasa prévia, se o exame especular mostrar dilatação cervical, e a gestação estiver próxima ao termo, a correção do trabalho de parto pode ser adequada. Em outras circunstâncias, a conduta deve ser o manejo expectante. O tempo de observação do manejo expectante depende de vários fatores, incluindo o local de implantação da placenta, a gravidade da perda sanguínea, a recorrência do sangramento e a idade gestacional. Os recursos locais devem também ser levados em consideração, particularmente se serviços especializados, como a radiologia de intervenção, possam ser necessários no parto. Geralmente, o limiar para o parto está inversamente relacionado com a gravidade e/ou com a frequência de sangramento e com a idade gestacional.

Avaliação em duas etapas

Este procedimento é realizado quando o diagnóstico é incerto e a ultrassonografia não está disponível. Nos países desenvolvidos não é necessário, mas ainda pode ser necessário em áreas com poucos recursos. A paciente é levada para a sala cirúrgica e toda a preparação para a cesariana imediata é feita. São realizados os exames abdominais e vaginais sob anestesia para determinar a apresentação fetal, a condição do colo do útero e a localização da placenta. O exame vaginal começa pelo fundo de saco, avaliando se existe alguma tumoração amolecida entre a apresentação e os dedos que realizam o exame. Após a exclusão de uma placenta ou vasa prévia, a avaliação do colo deve ser realizada, palpando com delicadeza a borda placentária. O tratamento é baseado nestes achados. Contudo, o exame vaginal pode provocar o sangramento vaginal grave e é reservado para pacientes cuja placenta prévia é apenas uma suspeita ou cujo sangramento vaginal é de etiologia incerta.

LEITURA SELECIONADA

Royal College of Obstetricians and Gynaecologists: Antepartum Haemorrhage. Green-top Clinical Guideline No. 63. 2011, http://www.rcog.org.uk/guidelines

Royal College of Obstetricians and Gynaecologists: Maternal Collapse in Pregnancy and the Puerperium. Green-top Clinical Guideline No. 56. 2011, http://www.rcog.org.uk/guidelines

Royal College of Obstetricians and Gynaecologists: Placenta praevia, placenta praevia accrete and vasa praevia: diagnosis and management. Green-top Clinical Guideline No. 27. 2011, http://www.rcog.org.uk/guidelines

Society of Obstetricians and Gynaecologists of Canada: Clinical Guideline No. 115: Hemorrhagic Shock. J Obstet Gynaecol Can 24:504, 2002

Society of Obstetricians and Gynaecologists of Canada: Clinical Guideline No. 189: Diagnosis and Management of Placenta Previa. J Obstet Gynaecol Can 29:261, 2007

Society of Obstetricians and Gynaecologists of Canada: Clinical Guideline No. 231: Guidelines for the Management of Vasa Previa. J Obstet Gynaecol Can 31:748, 2009

Complicações Maternas no Parto

CAPÍTULO 32

Dan Boucher
Samantha Halman
Alan Karovitch
Erin Keely

DIABETES PRÉ-GESTACIONAL

O diabetes é a principal condição endócrina que complica a gravidez, e sua a incidência está aumentando com o crescimento da obesidade epidêmica e com o avanço da idade materna. Estima-se que 5% das gestações sejam complicadas pelo diabetes, com a maioria correspondendo ao diabetes melito gestacional (DMG) e o restante sendo diabetes melito (DM) dos tipos 1 ou 2.

Mudanças fisiológicas na gravidez

A gravidez está associada ao metabolismo acelerado, com aumento da cetogênese e com níveis de glicemia em jejum mais baixos, em especial no primeiro trimestre. O aumento na cetogênese predispõe a episódios de cetoacidose diabética. No início da gestação, em especial durante as semanas 7 a 12, antes do aumento dos hormônios placentários resistentes à insulina, pode haver uma queda de 10 a 20% na necessidade de insulina. Esse período está associado ao aumento do risco de episódios de hipoglicemia agudos. A não valorização da hipoglicemia materna é um importante fator de risco para o desenvolvimento da hipoglicemia grave.

A partir da metade da gravidez até o seu fim, o aumento nos níveis de lactogênio placentário humano (hPL), de hormônio de crescimento placentário humano (hPGH), de cortisol e de prolactina, leva a um estado de resistência à insulina. A resistência à insulina materna ocorre no músculo esquelético e no tecido adiposo, para satisfazer as demandas metabólicas fetais que derivam da glicose em 80%. É importante observar que a redução da necessidade de insulina no fim da gestação pode ser um sinal de insuficiência placentária. As alterações nas necessidades terapêuticas devem ser antecipadas durante este momento pelos profissionais da saúde.

Comorbidades importantes

O diabetes durante a gravidez está associado ao aumento no risco de pré-eclâmpsia (15 a 30%), poli-hidrâmnio (15 a 20%) e cesariana ou parto instrumentado (25 a 40%).

Os pacientes com diabetes têm importantes comorbidades que podem necessitar de abordagem durante a gravidez, como hipertensão e obesidade. Há evidências de aumento no risco de progressão da retinopatia e da nefropatia.

Sinais de gravidade

- Hipoglicemia materna e não reconhecimento.
- Acidose materna.
- Hiperglicemia materna sem controle.
- Macrossomia fetal grave.
- Poli-hidrâmnio e restrição do crescimento intrauterino.

Cetoacidose diabética

As mulheres com diabetes do tipo 1 apresentam risco aumentado de cetoacidose diabética (CAD) durante a gravidez devido ao aumento na cetogênese, alcalose respiratória compensada crônica e redução na capacidade de tamponamento, risco de infecção e uso de corticosteroides para a maturação pulmonar fetal. A CAD ocorre mais comumente no segundo ou terceiro trimestres. Embora a apresentação seja similar à das pacientes não grávidas, os níveis de glicose podem ser bem mais baixos, e a acidose, mais pronunciada. As cetonas atravessam facilmente a barreira placentária, e a CAD está associada à alta mortalidade fetal. O tratamento é similar ao realizado em pacientes não gestantes e requer o reconhecimento imediato, reidratação intravenosa (IV), reposição de eletrólitos e terapia com insulina IV. A identificação da condição causadora é essencial. Protocolos com orientações precisas sobre o tratamento da CAD na gravidez estão disponíveis.

Manejo intraparto do diabetes
Momento e modo de parto

O diabetes não é uma indicação para cesariana, e o modo de parto em mulheres com diabetes bem-controlado deve ser baseado nos mesmo critérios que se aplicam às pacientes não diabéticas. O momento do parto varia, mas em geral é feito entre a 38ª e a 40ª semana de gestação. As diretrizes da American College of Obstetricians and Gynecologists não defendem o parto eletivo antes de 40 semanas, mas a American Diabetes Association afirma que o prolongamento da gestação além de 38 semanas aumenta o risco de macrossomia fetal, sem redução dos índices de cesariana, e recomenda o parto eletivo na 38ª semana, a menos que haja contraindicação obstétrica.

Controle glicêmico durante o trabalho de parto e o parto

Devido à redução da produção de adrenalina e noradrenalina na gravidez, as pacientes apresentam risco aumentado de hipoglicemia sem manifestações evidentes. É importante evitar a hipoglicemia para a segurança materna.

No início do trabalho de parto, enquanto a paciente ainda está se alimentando, o uso de insulina subcutânea deve ser mantido e as doses devem ser ajustadas de acordo com a ingestão oral. Quando a paciente está em trabalho de parto ativo e a via oral está suspensa, o uso de dextrose e insulina deve ser feito por via intravenosa. Os valores glicêmicos devem ficar entre 4 e 7 mmol/L (72 a 126 mg/dL).

Em geral, as mulheres com DM do tipo 1 requerem 1 a 1,5 UI/h, e as mulheres com DM do tipo 2 ou DMG, que não apresentam um grau maior de resistência à insulina, podem necessitar de uma dose mais alta. As pacientes que estão usando bomba de infusão de insulina podem manter a infusão durante o trabalho de parto, mas a dose precisa ser reduzida. Após o parto e com a via oral liberada, o uso IV de insulina deve ser interrompido 2 horas após o reinício da insulina subcutânea. As pacientes previamente bem controladas com dieta e/ou com agentes orais podem muitas vezes retomar a terapia oral, mas seu controle precisa ser monitorado com precisão.

Muitos serviços têm protocolos padronizados que podem ser utilizados (Fig. 32-1).

The Ottawa Hospital | L'Hôpital d'Ottawa

☐ Civ
☐ Gen

PHYSICIAN'S ORDERS
ORDONNANCES MÉDICALES
Birthing/Mother Baby Units
Unités des naissances/Maman-bébé

Medication Allergies/Reactions	**Substances or Food Allergies/Reactions**
☐ None known-aucune connue	☐ None known-aucune connue

DIABETES MANAGEMENT - POSTPARTUM - GESTION DU DIABÈTE

☐ **Type 1 DM** ☐ **Type 2 DM**

DIET: Regular maternity no added sugar.
BLOOD GLUCOSE MONITORING:
- Test blood glucose TID before meals, qhs using hospital meter.
- If on insulin postpartum, also test at 03:00 or when up to feed baby at night.

DIABETES MEDICATIONS:
- ☐ Discontinue all insulin and oral diabetes medications.
- ☐ Discontinue all insulin and start oral diabetes medications:__________.
- ☐ Discontinue IV insulin infusion and start SC insulin when usual next does due (see order below). Transfer to Mother Baby Unit when obstetrically stable.
- ☐ Start SC insulin when usual next does due (see order below), continue intrapartum IV insulin protocol until 2 hours after first postpartum SC insulin injection or insulin pump restarted and patient tolerating food or fluids containing carbohydrates (at least 2 of these items: 175 mL of juice, 250 mL of milk, 1 slice of bread, ¾ cup of cereal, 6 crackers). Transfer to Mother Baby Unit when IV insulin is discontinued.

SUBCUTANEOUS INSULIN ORDERS:

☐ **PATIENT MANAGED**
- May self administer and adjust own insulin dose
- Nurse to monitor blood glucose using hospital meter and document.

☐ **PATIENT/FAMILY TO MANAGE with insulin pump**
- Nurse to monitor blood glucose using hospital meter and document.
- Recommended basal rate:__________
- Recommended bolus:__________
- **If patient unable to self-manage follow NURSE MANAGED ORDERS**

OR ☐ **NURSE MANAGED**

Basal Insulin (longer acting): ☐ Novolin NPH ☐ Humulin N ☐ Other:______
- ☐ 08:00 ______ units
- ☐ HS ______ units
- ☐ Other: ______ units

Mealtime Insulin (shorter acting): ☐ Novorapid ☐ Humalog ☐ Other:______
- ☐ With breakfast ______ units
- ☐ With lunch ______ units
- ☐ With supper ______ units • Hold meal time insulin if NPO

Supplemental scale: TID with meals only (once IV discontinued)

Blood glucose (mmol/L)	**Shorter acting insulin as above.**
<4	Give 175 mL juice po if unable to eat/NPO, give 25 mL D50W IV direct. Retest in 15 min and treat again if <4 mmol/L.
4.1–8	Give usual mealtime dose.
8.1–12	Add units to mealtime dose.
12.1–16	Add units to mealtime dose.
16.1–20	Add units to mealtime dose.
≥20.1	Add units to mealtime dose and call MD.

☐ **Inform Dr** __________ **of patient's transfer to MBU during office hours at tel.:** __________

☐ **Social work consult**

☐ **Dietitian consult** ☐ **Diabetes Nurse Specialist consult**

☐ **Other:**

☐ **Follow-up outpatient appointment** with Dr in weeks

Date (yyaa/mm/dj):	Time-Heure:	Physician-Médecin (printed-imprimé):	Signature:
Date (noted-notée):	Time-Heure:	Processed by-Traitée par:	Signature: (Nurse-Infirmière):

FIGURA 32-1 Exemplos de necessidade de insulina periparto.

Capítulo 32 Complicações Maternas no Parto

FIGURA 32-1 *(Continuação)*

Considerações neonatais

Os neonatos devem ter um monitoramento de glicose capilar frequente. Se o nível de glicose estiver abaixo de 2 mmol/L (36 mg/dL), a alimentação oral ou o uso de dextrose IV precisam ser iniciados. As instituições devem ter protocolos para hipoglicemia neonatal. A amamentação precoce reduz a incidência da hipoglicemia neonatal.

Pós-parto

Imediatamente após o parto, as necessidades de insulina diminuem. Nas mulheres com DM do tipo 1, pode haver um período de "lua de mel" de 24 a 48 horas após o parto, durante o qual elas não requerem terapia com insulina para manter os valores glicêmicos entre 6 e 10 mmol/L (108 a 180 mg/dL). Recomenda-se usar a metade ou dois terços das doses de insulina pré-gestacionais para reiniciar a terapia no período pós-parto.

Insulina, sulfonilureias orais de segunda geração e metformina são consideradas seguras para amamentação. Não existem dados seguros para outros agentes orais. Os inibidores da enzima conversora de angiotensina (ECA) podem ser reintroduzidos e são seguros durante a amamentação.

HIPERTENSÃO

A hipertensão é a condição médica crônica mais comum na gravidez, e sua incidência provavelmente aumenta com o aumento dos índices de obesidade e com a idade materna avançada. Estima-se que até 8% de todas as gestações sejam complicadas por um distúrbio da hipertensão. Em geral, a pressão arterial (PA) diminui em 10 a 15 mmHg durante a gravidez, com redução maior na pressão arterial diastólica (PAd). Essa redução é observada no primeiro trimestre e atinge um nadir no fim do segundo trimestre, com retorno à pressão de base durante o terceiro trimestre. A manifestação de hipertensão após 20 semanas deve ser investigada para o diagnóstico de pré-eclâmpsia. Ver Tabela 32-1 para o diagnóstico diferencial da hipertensão na gravidez.

Pré-eclâmpsia

A pré-eclâmpsia afeta até 6% de todas as gestações e é a causa mais comum de mortalidade associada à gravidez no mundo todo. Os fatores de predisposição incluem os extremos de idade (menos de 20 ou mais de 40 anos), índice de massa corporal elevado, hipertensão crônica subjacente, história de resistência à insulina e pré-eclâmpsia prévia. Os critérios diagnósticos geralmente aceitos incluem o aparecimento de hipertensão após 20 semanas de gestação em uma mulher com PA previamente normal e presença de proteinúria, definida pela excreção urinária de 0,3 g de proteína ou mais alta em uma coleta de 24 horas.

A fisiopatologia da pré-eclâmpsia é secundária a uma resposta vascular anormal à placentação, especificamente à segunda onda de invasão trofoblástica. Isso leva ao aumento da resistência vascular sistêmica, à disfunção celular endotelial, à ativação da cascata de coagulação e ao aumento na agregação plaquetária. Está associada a várias complicações maternas e fetais. Embora existam vários fatores de risco para o desenvolvimento da pré-eclâmpsia, os mais frequentes são hipertensão crônica, obesidade e nuliparidade. Os sintomas incluem cefaleia, distúrbios visuais, dor epigástrica ou no quadrante superior direito e edema grave. Os sinais no exame clínico

TABELA 32-1   Diagnóstico diferencial da hipertensão na gravidez

Condição	Definições	Condições associadas
Hipertensão crônica	PA ≥ 140/90 mmHg com atenção particular para PAd ≥ 90 mmHg antes de 20 semanas de gestação ou 12 semanas após o parto ou em paciente usando medicação anti-hipertensiva no início da gravidez	Risco de 20% de pré-eclâmpsia; sem pré-eclâmpsia, risco de RCIU ou descolamento da placenta < 1%
Hipertensão transitória da gravidez	PA isolada > 140/90 mmHg próxima ao termo	A hipertensão resolve-se rapidamente após o parto; sem registro prévio de hipertensão; pode ser fator preditivo de hipertensão crônica
Hipertensão grave na gravidez	PAs ≥ 160 ou PAd ≥ 110 mmHg	PAs ≥ 160 mmHg está associada a um aumento no risco de AVC
Pré-eclâmpsia	Hipertensão materna e proteinúria presentes após 20 semanas de gestação	Complicações neurológicas, renais, hepáticas e hematológicas (ver seção a seguir)
Eclâmpsia	Desenvolvimento de convulsões na gravidez	Pode pré-datar outras manifestações de pré-eclâmpsia

AVC, acidente vascular cerebral; PA, pressão arterial; PAd, pressão arterial diastólica; PAs, pressão arterial sistólica; RCIU, restrição de crescimento intrauterino.

incluem hipertensão, aumento da sensibilidade abdominal, clônus e hiper-reflexia. As manifestações graves estão listadas na Tabela 32-2.

Investigação laboratorial

Quando existe suspeita de pré-eclâmpsia, a monitoração fetal e as seguintes investigações laboratoriais devem ser empregadas para avaliação das possíveis complicações:

- Hemograma completo: hemólise ou anemia, trombocitopenia.
- Esfregaço de sangue: fragmentos de hemácias.
- Rastreamento de hemólise: lactato desidrogenase (LDH) elevado e bilirrubinas, haptoglobina baixa.
- Provas de coagulação: índice de normalização internacional (INR), tempo de tromboplastina parcial (TTP), D-dímeros, fibrinogênio e produtos de degradação da fibrina (PDFs).
- Exame de urina para rastrear proteinúria.
    - Avaliação formal de proteinúria: razão de proteína/creatinina ou coleta de urina em 24 horas.

TABELA 32-2 Manifestações graves de pré-eclâmpsia

Maternas	Fetais
Convulsões (eclâmpsia)	Descolamento da placenta
AVC	Parto pré-termo
Insuficiência cardíaca congestiva	Restrição de crescimento fetal
Dano renal agudo	Hipoxia fetal
Síndrome HELLP	Morte perinatal
CIVD	
Infarto, hemorragia, ruptura hepática	
Diabetes insípido	

AVC, acidente vascular cerebral; CIVD, coagulação intravascular disseminada; HELLP, hemólise, enzimas hepáticas elevadas e plaquetas baixas.

- A proteinúria significativa pode ser diagnosticada quando a excreção de proteína for maior do que 0,3 g/24 horas ou 30 mg/mmol de creatinina urinária.
- São necessários mais estudos para determinar a utilidade da razão da albumina/creatinina urinária.
- Creatinina e ureia: avaliar a função renal.
- Ácido úrico: é o teste mais sensível para pré-eclâmpsia, está elevado em 80% dos casos.
- Enzimas hepáticas: a elevação de aspartato aminotransferase (AST) e alanina aminotransferase (ALT) acima de 2 a 3 vezes do normal é um fator de risco para dano hepático significativo. A fosfatase alcalina (ALP) é produzida pela placenta e pode estar discretamente elevada na gravidez.

Manejo da hipertensão intraparto
Momento e modo de parto
Se houver evidências de pré-eclâmpsia após 37 semanas de gestação, o parto deve ser indicado. Em gestação prematura, a evidência de comprometimento fetal grave ou de risco materno deve levar à consideração do parto. As manifestações graves que podem indicar o parto antes de 37 semanas incluem convulsões, início agudo de insuficiência renal (Cr > 88 μmol ou oligúria < 500 mL/24 h), hipertensão grave, trombocitopenia com contagem de plaquetas abaixo de 100.000/μL, evidência de hemólise, enzimas hepáticas elevadas em mais de 2 a 3 vezes que o normal, sintomas sugestivos de dano a órgão-alvo, hemorragia de retina ou edema de papila, edema pulmonar ou evidência de comprometimento fetal significativo. Essas manifestações

devem ser ponderadas com os riscos neonatais associados ao parto e são dependentes da idade gestacional. Abaixo de 34 semanas de gestação, a mãe deve receber corticosteroides para promover a maturação pulmonar fetal. A menos que haja indicação obstétrica para cesariana, o parto vaginal deve ser considerado em mulheres com qualquer distúrbio hipertensivo da gravidez.

Profilaxia da convulsão

Todas as mulheres com diagnóstico de pré-eclâmpsia e indicação de interrupção da gravidez devem realizar a terapia com sulfato de magnésio para prevenir a progressão para eclâmpsia. Uma dose de ataque IV de 4 a 6 g, seguida por uma infusão IV de 1 a 4 g/h é recomendada, com cuidado especial em mulheres com insuficiência renal. Sinais de toxicidade, como hipotensão, fraqueza muscular e sofrimento respiratório, podem ser revertidos com administração de cálcio IV. O manejo da eclâmpsia é descrito em outra seção.

Tratamento da hipertensão

Não existe um objetivo de níveis de PA no cenário da pré-eclâmpsia. A PA acima de 180/110 mmHg deve ser tratada com urgência e recomenda-se que a PA seja reduzida para níveis de pressão arterial sistólica (PAs) abaixo de 160 mmHg e PAd abaixo de 100 mmHg. Quando a redução urgente é necessária, recomenda-se o uso de labetolol como agente de primeira linha. Outros agentes como hidralazina ou nifedipina também podem ser usados.

- Labetolol: 10 a 20 mg IV seguidos por infusão de 0,5 a 2 mg/min ou 100 a 600 mg via oral (VO) 2 a 3 vezes por dia (dose oral máxima: 2.400 mg/dia).
- Nifedipina: cápsulas de ação rápida (sublingual ou VO) ou comprimidos de liberação intermediária (LI) podem ser administrados, 10 mg VO a cada 30 minutos com dose máxima de ataque de 50 mg, e doses de manutenção de 10 a 20 mg VO 3 vezes ao dia com comprimidos de LI ou 30 a 120 mg, uma vez ao dia, com comprimidos de liberação lenta.
- Hidralazina: 2,5 a 10 mg IV em doses de ataque a cada 30 minutos, e doses de manutenção de 10 a 50 mg VO, 4 vezes ao dia.

Na hipertensão moderada ou leve, com ou sem pré-eclâmpsia, em mulheres sem comorbidade associada, recomenda-se que os fármacos anti-hipertensivos sejam usados para manter a PAs entre 130 e 155 mmHg e a PAd entre 80 e 105 mmHg. Nas mulheres com condições de pré-morbidade, a PAs-alvo é de 130 a 139 mmHg e a PAd é de 80 a 89 mmHg. Os fármacos mais comumente usados são a metildopa (pode ser usada na dose de 250 a 500 mg VO, 2 a 4 vezes ao dia), o labetolol (dose de 100 a 400 mg, 2 a 3 vezes ao dia) e a nifedipina XL (dose de 20 a 60 mg VO, uma vez ao dia com dose máxima de 120 mg/dia). Os inibidores da ECA e os bloqueadores dos receptores da angiotensina (BRAs) não devem ser usados. Atenolol e prazosina não são recomendados.

Manejo e prevenção das complicações

A administração cuidadosa de líquidos é recomendada para evitar o edema pulmonar. O tratamento agudo do edema pulmonar inclui administração de oxigênio, uso de diuréticos e, se necessário, a morfina. No cenário de oliguria e creatinina crescentes, pequenos bolos IV (250 mL) de solução salina podem ser usados com cuidado para melhorar o débito urinário.

Considerações após o parto

É importante lembrar que a pré-eclâmpsia e a eclâmpsia podem se apresentar após o parto. A PA da pré-eclâmpsia pode permanecer elevada por 6 a 12 semanas após o parto mesmo sem a hipertensão crônica subjacente. Plaquetas, testes de função hepática e função renal devem ser monitorados até que os resultados sejam normalizados. Agentes anti-hipertensivos que podem ser usados com a amamentação incluem nifedipina XL, labetalol, metildopa, captopril e enalapril.

DISPNEIA AGUDA EM PACIENTES NO PERIPARTO

O grau e a gravidade da dispneia nas gestantes podem variar de um leve desconforto associado às mudanças fisiológicas normais da gravidez até o sofrimento respiratório grave, com insuficiência respiratória e morte. O reconhecimento inicial de sinais e sintomas de gravidade é essencial no manejo bem-sucedido de pacientes criticamente comprometidas. Este capítulo tem como objetivo a identificação, o diagnóstico e o manejo de pacientes gravemente doentes no período periparto. Os sinais de gravidade estão listados na Tabela 32-3.

Mudanças respiratórias normais na gravidez

É importante que os médicos tenham uma compreensão das alterações fisiológicas normais da função respiratória materna durante a gravidez. A ventilação-minuto aumenta durante a gravidez, o que reduz a pressão parcial de gás carbônico (pCO_2) alveolar e arterial. Portanto, uma pCO_2 arterial normal nas gestantes é mais baixa (28 a 30 mmHg) do que em pacientes não grávidas (35 a 40 mmHg). A compensação ocorre pela perda renal de íons de bicarbonato. Portanto, a gravidez está normalmente associada a uma alcalose respiratória compensada. É importante considerar essas alterações na avaliação dos valores de gasometria arterial.

Função pulmonar na gravidez

A gravidez está associada ao aumento do volume tidal (VT) e à redução do volume residual (VR) e da capacidade funcional residual (CRF). A capacidade vital forçada (CVF), o volume expiratório forçado em 1 segundo (VEF_1) e a capacidade pulmonar total (CPT) permanecem inalterados.

TABELA 32-3   Sinais de risco em pacientes com dispneia aguda

Asteríxis (tremor grosseiro das mãos)	Pode ser observada com hipercapnia grave
Mioclonia e convulsões	Pode ocorrer com hipoxemia grave
Uso dos músculos acessórios	Indica fadiga diafragmática
Cianose	Indicativa de hipoxemia grave ou de desvio intracardíaco
Taquipneia	(FR > 30 a 40 respirações/minuto)
Dificuldade para falar	(i.e., dispneia para falar três ou quatro palavras)
Sonolência ou alteração do estado mental	Pode ocorrer devido a hipoxemia ou hipercapnia graves
Crepitações na ausculta pulmonar	Pode sugerir edema pulmonar
Hipoxia grave refratária à terapia com oxigênio	($PaO_2/FiO_2 < 200$)
Hipercapnia ou acidose respiratória	$PaO_2 > 35$ mmHg; pH < 7,35

FiO_2, fração de oxigênio inspirado; FR, frequência respiratória; PaO_2, pressão parcial de oxigênio no sangue arterial.

Manejo geral

Independentemente da etiologia da dispneia, o manejo inicial da paciente com sofrimento respiratório é similar. A transferência da paciente para um ambiente de cuidados intensivos, incluindo a monitoração cardíaca contínua e a oximetria de pulso, associado à monitoração fetal, deve ser imediatamente realizada. Alterações hemodinâmicas e respiratórias indicam a necessidade de uma intervenção mais urgente.

O cuidado de suporte com oxigênio suplementar e acesso endovenoso é também essencial nesse cenário. O nível de oxigênio depende em grande parte da hipoxemia e recomenda-se que os níveis de oxi-hemoglobina maternos sejam mantidos acima de 95%, correspondendo a uma pressão parcial de oxigênio (PaO_2) no sangue arterial de aproximadamente 70 mmHg. Se esse nível de oxigenação não puder ser mantido, a ventilação com pressão positiva não invasiva ou invasiva deve ser considerada.

Avaliação geral

As investigações iniciais devem incluir história direcionada e exame físico para fazer o diagnóstico diferencial e para orientar os exames específicos que devem ser feitos. Análise da gasometria arterial, radiografia torácica e eletrocardiograma também devem ser incluídos na avaliação inicial. Investigações posteriores serão específicas do caso e serão abordadas de maneira detalhada na discussão de cada diagnóstico individual.

EDEMA PULMONAR

O edema pulmonar ocorre quando há deslocamento de líquido da circulação pulmonar para o espaço alveolar e o interstício pulmonar. Esse processo pode ocorrer em resposta a várias condições subjacentes. Contudo, neste capítulo, o edema pulmonar pode simplesmente ser classificado em causas cardiogênicas e não cardiogênicas. Na gravidez, uma série de mudanças fisiológicas normais predispõe as pacientes ao desenvolvimento de edema pulmonar. Essas mudanças incluem aumento no volume de circulação efetivo (VCE), pressão oncótica relativamente baixa e diminuição na CRF, levando à atelectasia e ao colapso alveolar. Durante o trabalho de parto e o parto, os fatores hemodinâmicos adicionais devem ser considerados, incluindo aumento súbito no débito cardíaco e na PA secundária à dor das contrações uterinas e ao aumento abrupto no VCE resultante da autotransfusão.

Diagnóstico

O diagnóstico pode ser feito por meio da utilização do exame clínico e da investigação radiográfica. A presença de estertor bilateral na ausculta pulmonar deve sugerir o edema pulmonar. A radiografia de tórax que demonstra espaço de ar bilateral e infiltrados intersticiais sustenta o diagnóstico. A pressão venosa jugular elevada e o aumento na área cardíaca podem indicar uma causa cardíaca. Um ecocardiograma transtorácico, se disponível, pode auxiliar na identificação de uma etiologia cardiogênica.

Edema pulmonar cardiogênico

O edema pulmonar cardiogênico pode ocorrer quando as pressões de enchimento cardíacas do lado esquerdo sobem o suficiente para causar uma alta pressão capilar pulmonar, resultando em extravasamento de líquido da circulação pulmonar. Vários mecanismos podem ser responsáveis pelas pressões de enchimento do lado esquerdo; os mais comuns são apresentados a seguir.

Arritmia

Embora raramente sejam causa de edema pulmonar, as arritmias supraventriculares agudas podem comprometer o enchimento ventricular esquerdo em um paciente com disfunção cardíaca subjacente. As arritmias ventriculares de maior risco podem levar à instabilidade hemodinâmica e até à morte.

Valvular

A estenose aórtica grave, a insuficiência aórtica sintomática e as lesões da valva mitral sintomáticas (estenose ou regurgitação) representam situações de maior risco na gestação.

Miocardiopatia periparto

A miocardiopatia periparto (MCPP) é uma condição que causa dilatação subaguda do tecido do miocárdio, resultando em disfunção ventricular esquerda e insuficiência cardíaca clínica. O prognóstico para pacientes com miocardiopatia periparto é variável, com índices de mortalidade que variam entre 10 e 40% em alguns estudos. Para estabelecer o diagnóstico de MCPP, devem estar presentes três dos critérios a seguir:

1. Fração de ejeção menor do que 45% na ecocardiografia ou na ventriculografia radioisotópica.
2. Sintomas clínicos de insuficiência cardíaca.
3. Desenvolvimento de insuficiência cardíaca no ultimo mês de gestação ou 5 meses após o parto.
4. Ausência de causa identificável de insuficiência cardíaca.
5. Ausência de doença cardíaca reconhecível antes do último mês de gravidez.

Isquemia e infarto

O infarto agudo do miocárdio é uma complicação relativamente incomum na gravidez. Contudo, à medida que a idade materna avança, o risco de pacientes com doenças cardíacas preexistentes aumenta. Os biomarcadores eletrocardiográficos e cardíacos (creatina cinase, troponina I) podem auxiliar no diagnóstico.

Edema pulmonar não cardiogênico

Diferentemente do edema pulmonar cardiogênico, o edema pulmonar não cardiogênico ocorre com pressão capilar pulmonar normal. Nessa situação, o deslocamento de líquido para dentro do espaço alveolar e intersticial pode ser decorrente do aumento da permeabilidade dos capilares pulmonares ou da pressão oncótica baixa.

Síndrome do desconforto respiratório agudo

A síndrome do desconforto respiratório agudo (SDRA) é a causa mais comum de edema pulmonar não cardiogênico e pode ser observada em condições como pneumonia, sepse, coagulação intravascular disseminada (CIVD) e lesão por aspiração. Existem causas associadas à gravidez de SDRA, como tocólise, pré-eclâmpsia ou eclâmpsia e embolia por líquido amniótico. As etiologias mais comuns associadas à gravidez são discutidas a seguir.

Tocólise

O uso de agonistas dos receptores β-adrenérgicos tocolíticos (p. ex., ritodrina e terbutalina) para suprimir o trabalho de parto pré-termo está associado ao desenvolvimento da SDRA. Embora a etiologia permaneça incerta, postula-se que a exposição prolongada a β-agonistas possa causar disfunção do miocárdio. Esses fármacos também são conhecidos como promotores da retenção de sódio e água.

Pré-eclâmpsia

A pré-eclâmpsia também está associada ao risco de SDRA. Estima-se que aproximadamente 3% das pacientes com pré-eclâmpsia grave desenvolverão edema pulmonar, com altas taxas de mortalidade materna registradas (11%). O uso cuidadoso de líquidos intravenosos é necessário em pacientes com pré-eclâmpsia.

Embolia de líquido amniótico

Embora a embolia de líquido amniótico (ELA) seja uma condição relativamente rara, o diagnóstico deve ser considerado em qualquer paciente que se apresente no periparto com dispneia aguda. Os fatores de predisposição incluem trabalho de parto prolongado, multiparidade, idade materna avançada e cesariana ou parto instrumentado. Embora a ELA seja uma causa conhecida de SDRA, a apresentação é em geral fulminante e não é limitada aos sintomas respiratórios. As pacientes podem apresentar-se com hipotensão profunda e colapso circulatório, insuficiência respiratória e, por fim, CIVD. O tratamento é em grande parte de suporte e melhor conduzido em uma unidade de cuidados intensivos. A cesariana de urgência pode ser indicada se o estado da paciente for crítico.

Manejo clínico

O manejo do edema pulmonar em pacientes no período periparto não difere significativamente do manejo das pacientes não grávidas. A identificação e o tratamento da causa subjacente são importantes e orientam o manejo e a prevenção das recorrências. Contudo, o tratamento dos sintomas e da hipoxia é similar na maioria dos casos. Além do manejo discutido na introdução, as medidas descritas a seguir são recomendadas para a assistência no edema agudo de pulmão.

Diuréticos

O tratamento com diuréticos é indicado em pacientes com edema pulmonar. Diuréticos de alça são em geral preferidos sobre os diuréticos tiazídicos, mas ambos podem ser utilizados. Os diuréticos de alça, como a furosemida, reduzem a pressão venosa jugular e a congestão pulmonar e melhoram a função cardíaca. O monitoramento de eletrólitos deve ser considerado, porque as anormalidades são comuns. As gestantes geralmente têm taxa de filtração glomerular (TFG) mais alta que o normal e, muitas vezes, doses baixas de diuréticos são necessárias para tratar o edema pulmonar e induzir a diurese.

Nitratos

Os nitratos são potentes venodilatadores e são comumente usados na insuficiência cardíaca descompensada aguda. Eles diminuem rapidamente a pré-carga cardíaca e têm efeito sobre o tônus arterial periférico. Os nitratos podem ser usados com segurança na gravidez e podem ser administrados por via sublingual ou por via intravenosa.

Considerações especiais
Embora os inibidores da ECA, os BRAs e a espironolactona sejam terapias-padrão na insuficiência cardíaca, eles devem ser evitados nas gestantes.

EMBOLIA PULMONAR AGUDA

A gravidez está associada ao aumento na incidência de embolia pulmonar (EP). Estima-se que o risco de tromboembolismo venoso (TEV) nas gestantes seja aproximadamente 5 a 10 vezes mais alto do que nas pacientes não grávidas. Isso deve-se a uma série de fatores hematológicos e hemodinâmicos que levam a um estado relativamente de hipercoagulação.

Apesar dos avanços no diagnóstico e no tratamento dos eventos tromboembólicos agudos, a EP não tratada permanece sendo a causa mais comum de mortalidade materna no mundo desenvolvido (até 30%). O reconhecimento precoce e o tratamento adequado podem reduzir a mortalidade associada à EP para menos de 10%. É, portanto, muito importante realizar rapidamente o diagnóstico e instituir o tratamento adequado sem atrasos.

Diagnóstico

O diagnóstico da EP nas gestantes é de particular importância devido à alta mortalidade nas pacientes não tratadas. É igualmente importante afastar o diagnóstico de EP, porque um erro diagnóstico pode retardar o tratamento de outras condições importantes e pode igualmente expor a paciente a um tratamento desnecessário com uso de fármacos anticoagulantes potencialmente nocivos.

Existem estratégias e algoritmos múltiplos para orientar o manejo das pacientes com suspeita de EP. A história e o exame físico são utilizados com um pré-teste da probabilidade de TEV. Vários exames de imagem estão disponíveis para subsequentemente estabelecer o diagnóstico.

História e exame físico

Além da dispneia, os aspectos clínicos que podem sugerir EP incluem sinais e sintomas de trombose venosa profunda periférica (i.e., sensibilidade na extremidade inferior, edema e/ou eritema), dor torácica pleural, taquicardia ou hemoptise. A história pessoal ou familiar de TEV ou história de doença maligna atual também pode aumentar a probabilidade do pré-teste.

Imagem

Existem várias modalidades de imagem para diagnosticar a EP, cada uma com suas características de erro e acerto. As abordagens mais comuns são a cintilografia de ventilação/perfusão e a tomografia computadorizada (TC) helicoidal com contraste.

A cintilografia de ventilação/perfusão é a primeira opção no diagnóstico de suspeita de EP em pacientes com radiografia de tórax normal. Um resultado de probabilidade baixa praticamente elimina o diagnóstico e um resultado de alto risco o confirma. Contudo, um resultado com probabilidade indeterminada ou moderada pode indicar a necessidade de realizar exames adicionais, expondo a mãe e o feto a uma radiação ionizante adicional.

A TC helicoidal com contraste (angiografia pulmonar por TC) é outra modalidade de imagem comumente utilizada para diagnosticar a EP. Embora essa modalidade seja muitas vezes melhor em não grávidas, a sua utilização na gravidez é uma opção razoável. Com respeito à exposição à radiação, a angiografia pulmonar por TC expõe o feto a uma quantidade de radiação ionizante similar à da cintilografia de ventilação/perfusão. Os dois testes apresentam níveis aceitáveis de exposição fetal à radiação ionizante e são considerados seguros na gravidez. Contudo, a quantidade de radiação liberada para as mamas de uma mulher pela angiografia por TC é mais alta do que a da cintilografia de ventilação/perfusão. Os potenciais riscos de qualquer teste de imagem devem ser ponderados contra os benefícios e podem ser específicos em cada paciente e em cada centro.

Tratamento

Após a coleta de hemograma basal, TTP e INR, pode-se iniciar imediatamente o tratamento com heparina não fracionada (HNF) IV ou com heparina de baixo peso molecular (HBPM). A decisão de tratar com HNF ou com HBPM dependerá, em grande parte, do contexto clínico e da época em que será realizado o parto.

Os estudos apresentam dados limitados para sustentar o uso de um agente ou de outro e as diretrizes são baseadas em evidências observacionais. A HBPM é, muitas vezes, selecionada como o tratamento de escolha devido à sua facilidade de administração e à incidência menor de trombocitopenia induzida por heparina (TIH).

Um dos maiores desafios do tratamento de gestantes com EP aguda é o momento do trabalho de parto e do parto. Quando o TEV ocorre longe do termo, o uso de HBPM é mantido até a data de indução do trabalho de parto ou da cesariana. No pós-parto, uma dose menor de HBPM é usada, iniciando no dia 1 do pós-parto após a hemostasia estar estabelecida. Então, a dose normal de HBPM é reiniciada.

Se o TEV ocorrer no período de 4 semanas antes do parto, pode ser considerado o uso da HNF IV durante o trabalho de parto e o parto. Dessa forma, a ação é mais curta e permite a interrupção da anticoagulação se for preciso.

A colocação de um filtro na veia cava inferior (VCI) deve ser considerada se o diagnóstico de EP for feito no termo ou próximo a ele, com idade gestacional maior do que 38 semanas. Novamente, a HNF IV poderia ser usada se estivesse próximo do termo.

A terapia trombolítica está associada ao sangramento grave e deve ser reservada para pacientes com instabilidade hemodinâmica grave no contexto da EP confirmada. Se a trombólise for indicada, o ativador do plasminogênio tecidual (tPA) em dose de 200 mg administrada durante 2 horas é o tratamento recomendado.

PNEUMONIA

A pneumonia contraída na comunidade (PCC) é uma causa comum do desconforto respiratório nas gestantes e não gestantes. Contudo, a PCC parece ser mais comum em gestantes e pode ter uma evolução mais grave. Isso pode ser devido à alta predominância de refluxo gastresofágico e às alterações na imunidade de mediação celular.

Diagnóstico

As características que auxiliam a diferenciação entre dispneia de causa infecciosa e dispneia de outras causas incluem febre com mal-estar, calafrios ou rigidez, tosse produtiva e, com menos frequência, dor torácica pleural.

A radiografia de tórax é um exame de imagem seguro na gravidez, especialmente se feito com proteção adequada, e pode ajudar no diagnóstico se houver evidência de áreas de opacidade ou de consolidação. A leucocitose concomitante pode sustentar uma causa infecciosa. Os exames de cultura podem selecionar o tratamento com antibióticos mais específicos.

Tratamento

O tratamento com antibióticos é indicado em qualquer paciente com suspeita de pneumonia. Em geral, o tratamento empírico de amplo espectro é iniciado, incluindo a cobertura para as infecções bacterianas típicas e atípicas. O tratamento inicial pode incluir a monoterapia por macrolídeo (p. ex., azitromicina, claritromicina) em pacientes com outras patologias e que não apresentam sinais de gravidade. Nas pacientes em estado mais grave, deve-se considerar o uso de cefalosporina de segunda ou terceira geração em combinação com um macrolídeo.

Os patógenos virais devem ser considerados, em particular o influenzavírus. Os dados da pandemia de H1N1 de 2009 mostraram que as gestantes apresentam maior probabilidade de evolução grave da doença com um risco mais alto de internação em unidade de cuidado intensivo e de morte. O reconhecimento e o tratamento rápido com uso de medicação antiviral adequada, como inibidores da neuraminidase (i.e., oseltamivir e zanamivir), devem ser considerados. O tratamento inicial com oseltamivir pode diminuir a gravidade da doença e diminuir a mortalidade nas gestantes com *influenza*.

EXACERBAÇÃO AGUDA DA ASMA

A asma é uma doença crônica comum nas mulheres e deve ser considerada na avaliação da paciente no periparto com dispneia. As exacerbações agudas entre gestantes com asma são mais altas do que na população de não grávidas e podem estar associadas a desfechos adversos para a mãe e o feto.

Tratamento

O tratamento das exacerbações de asma na gravidez é similar ao manejo na paciente não grávida. Além do suporte normal, a base do tratamento na crise aguda é a terapia com broncodilatadores. O tratamento concomitante com agonistas β-adrenérgicos de curta ação (BACAs) e medicação anticolinérgica por inalação está autorizado. Os dois agentes podem ser liberados por inaladores de dose calibrada (IDCs) com câmeras aéreas ou por nebulização e máscara facial.

Os protocolos de orientação recomendam o uso de três doses administradas a cada 20 a 30 minutos para a terapia inicial. A frequência do tratamento adicional irá variar dependendo da resposta, com melhora na obstrução do fluxo aéreo e dos sintomas associados. Nas pacientes que não responderem a esse regime inicial ou que apresentarem uma severa limitação do fluxo aéreo, com redução abaixo de 40% do valor previsto para VEF_1 ou pico do fluxo expiratório, pode ser mais efetiva a administração contínua dos β-agonistas inalados.

Além disso, o uso de corticosteroides sistêmicos está autorizado para reduzir o processo de inflamação das vias aéreas em casos graves. Os esteroides são geralmente recomendados em todas as pacientes com obstrução moderada a grave do fluxo aéreo e nas pacientes que não responderem inicialmente à terapia com broncodilatadores. A dose dos corticosteroides sistêmicos na gravidez é a mesma recomendada para as pacientes não grávidas.

As medidas seriadas do pico do fluxo podem ajudar a monitorar a resposta à terapia e alertar o médico para a piora dos sintomas. Se sinais de insuficiência respiratória iminente estiverem presentes (ver Tab. 32-3), o pronto reconhecimento e a consulta com intensivistas são recomendados. A entubação e a ventilação mecânica inicial são importantes quando ocorre insuficiência respiratória que pode rapidamente avançar e ser de difícil reversão.

PARADA CARDÍACA

Como as gestantes representam uma população mais jovem com menos comorbidades, a parada cardíaca é rara na gravidez, com incidência estimada de 1:30.000. As causas mais comuns estão listadas na Tabela 32-4.

Existem poucas mudanças nos protocolos estabelecidos para ressuscitação cardiopulmonar (RCP) e suporte avançado de vida em cardiologia (SAVC). Os seguintes aspectos devem ser levados em consideração:

- Colocar uma cunha ou coxim sob a região lateral da paciente para aliviar a compressão da veia cava e melhorar o retorno venoso. Isso pode aumentar o débito cardíaco em 25 a 30%.
- Fazer a entubação assim que possível para evitar a aspiração.
- Remover os dispositivos de monitoração fetal quando procedimentos de cardioversão e desfibrilação forem feitos para evitar o arco cardíaco.

TABELA 32-4 Causas mais frequentes de parada cardíaca na gravidez

TEV	Embolia de líquido amniótico
Distúrbios hipertensivos da gravidez	Hemorragia obstétrica
Sepse	Trauma
Doença cardíaca preexistente	Iatrogênicas (alergias ao fármaco, complicações da anestesia)

TEV, tromboembolismo venoso.

- Nenhum fármaco deve ser suspenso devido à gravidez se ele for essencial à vida quando comparado a opções alternativas.
- Evitar o uso de vasopressina como alternativa à adrenalina nos casos de taquicardia ventricular sem pulso ou fibrilação ventricular, pois a placenta produz vasopressinase, que pode degradar o fármaco.

Na parada cardíaca materna é essencial a realização rápida da cesariana. Está demonstrado que a realização da cesariana no prazo de 4 a 5 minutos após a parada cardíaca em uma paciente com gestação viável (acima de 24 semanas) não apenas melhora os desfechos fetais, mas também acelera a recuperação materna. Na verdade, 70% dos bebês que sobrevivem a uma cesariana *perimortem* nasceram em 5 minutos e 95%, em 15 minutos. É importante que os procedimentos de RCP sejam mantidos durante todo o processo de parto.

Existem registros de manutenção de suporte de vida materno até o parto, quando ocorre a morte cerebral materna. A mais longa duração registrada desse suporte é de 107 dias. Essa situação representa um desafio clínico e ético e justifica uma discussão aprofundada com a família da paciente, a equipe de cuidado com a saúde e, possivelmente, com os comitês de ética.

TROMBOCITOPENIA NA GRAVIDEZ

A trombocitopenia ocorre em 6 a 10% de todas as gestações e, em termos de distúrbios hematológicos comuns na gravidez, está atrás apenas da anemia. A gestação normal está associada a uma queda fisiológica na contagem de plaquetas. A contagem de plaquetas geralmente permanece dentro da variação normal, mas uma queda de 10% é considerada aceitável. O diagnóstico diferencial de trombocitopenia na gravidez inclui as condições específicas à gravidez e as que podem ser vistas na população geral (Tab. 32-5).

Sinais de gravidade

- Petéquias difusas, equimose ou púrpura.
- Sangramento espontâneo.

TABELA 32-5 **Diagnóstico diferencial da trombocitopenia na gravidez**

Trombocitopenia gestacional
IHAG
Síndrome HELLP
	Pré-eclâmpsia ou eclâmpsia
	Produção diminuída
	  Mielodisplasia
	  Infiltração da medula óssea
	  Doença maligna hematológica
	  Alcoolismo crônico
	  Anemia megaloblástica (p. ex., deficiência de vitamina B_{12}, folato)
	  Anemia aplástica
	  Álcool
	  Quimioterapia

	Destruição aumentada:
	  Imunomediada primária
	    TPI
	  Imunomediada secundária
	    Infecciosa (viral: HIV, EBV, CMV, HCV)
	    Induzida por fármaco (p. ex., heparina)
	    Distúrbios autoimunes (p. ex., LES)
	    Anticorpos antifosfolipídeos
	    Púrpura pós-transfusão
	  Microangiopatias trombóticas
	    PTT
	    SHU
	    CIVD
	    Sepse
	    Insuficiência hepática
	    Fármacos (p. ex., antimicrobianos, AINEs, anti-convulsivantes)
	  Trombocitopenias herdadas

	Sequestro esplênico ou hiperesplenismo

AINEs, anti-inflamatórios não esteroides; CIVD, coagulação intravascular disseminada; CMV, citomegalovírus; EBV, vírus Epstein-Barr; HCV, vírus da hepatite C; HELLP, hemólise, enzimas hepáticas elevadas e plaquetas baixas; HIV, vírus da imunodeficiência humana; IHAG, insuficiência hepática aguda da gravidez; LES, lúpus eritematoso sistêmico; PTT, púrpura trombocitopênica trombótica; SHU, síndrome hemolítico-urêmica; TPI, trombocitopenia imune.

- Contagem de plaquetas abaixo de 20.000/μL.
- Hemorragia pós-parto.
- Coagulopatia.
- Associação com hipertensão, disfunção renal ou disfunção hepática.

Investigação

O diagnóstico é feito com base na contagem de plaquetas de um hemograma. Quando as plaquetas estiverem baixas, outras investigações deverão incluir hemograma, esfregaço de sangue periférico, estudos de coagulação incluindo tempo de protrombina/índice de normalização internacional (TP/INR), TTP, fibrinogênio, testes da função hepática, eletrólitos, creatinina e análise de proteína na urina (Tab. 32-6).

Protocolo geral para o manejo da trombocitopenia no trabalho de parto e no parto

O sangramento materno é incomum a menos que a contagem de plaquetas esteja abaixo de 20.000/μL. A hemorragia materna ocorre mais comumente no momento do parto. Em geral, o tratamento é recomendado em pacientes assintomáticas com contagem de plaquetas abaixo de 20.000/μL. As recomendações feitas pelos grupos de especialistas incluem a antecipação do parto e o tratamento quando a contagem de plaquetas no terceiro trimestre estiver abaixo de 40.000 a 50.000/μL. As pacientes que apresentam sangramentos frequentes sempre devem ser tratadas e uma consulta com um hematologista é necessária. Embora as transfusões de plaquetas sejam o tratamento primário, certas doenças requerem um tratamento específico. Tais patologias serão abordadas a seguir. As orientações relativas à anestesia epidural recomendam uma contagem de plaquetas acima de 75.000/μL para a colocação segura de um cateter epidural.

Etiologias específicas de trombocitopenia na gravidez

Gestacional

A trombocitopenia gestacional responde por 75% das causas de trombocitopenia na gravidez. É um diagnóstico de exclusão, quando não há um diagnóstico prévio e ocorre resolução espontânea após o parto, está associado à trombocitopenia leve no terceiro trimestre, geralmente com contagem acima de 70.000/μL, e não está associado à trombocitopenia fetal ou a desfechos adversos. Nenhum tratamento é necessário.

Pré-eclâmpsia

A pré-eclâmpsia é a principal causa de mortalidade associada à gravidez no mundo todo. É definida pela hipertensão diagnosticada após 20 semanas de gestação, com evidência de proteinúria.

Os detalhes sobre diagnóstico, apresentação e manejo da pré-eclâmpsia são descritos na seção sobre hipertensão. A trombocitopenia ocorre em até 50% das mulheres com pré-eclâmpsia e pode preceder outras manifestações do distúrbio. O tratamento definitivo da pré-eclâmpsia é o parto.

Síndrome HELLP

A síndrome HELLP é a síndrome de hemólise, enzimas hepáticas elevadas e plaquetas baixas. Ela afeta 0,5 a 0,9% de todas as gestações, é mais comum nas mulheres multíparas e desenvolve-se em 10% das pacientes com pré-eclâmpsia. Até 70% dos casos ocorrem antes do termo e os casos restantes geralmente ocorrem 48 horas após

TABELA 32-6 Investigação laboratorial das causas de trombocitopenia

Condição	Hb	Esfregaço da sangue periférico	Plaquetas	TP/INR	TTP	Fibrinogênio	D-dímero/PDFs	Fígado
Gestacional	N	N	↓	N	N	N ou ↑	N	N
TPI	N	Plaquetas gigantes	↓	N	N	N ou ↑	N	N
PTT ou SHU	↓	Fragmentos	↓	N	N	N ou ↑	N ou ↑	N
Pré-eclâmpsia	↓ ou N	N ou fragmentos	↓	N	N	N ou ↑	N ou ↑	N
Síndrome HELLP	↓	Fragmentos	↓	N	N	N ou ↑	↑	↑
CIVD	↓	Fragmentos	↓	↑	↑	N ou ↓	↑	N

CIVD, coagulação intravascular disseminada; Hb, hemoglobina; HELLP, hemólise, enzimas hepáticas elevadas e plaquetas baixas; N, normal; PDFs, produtos de degradação da fibrina; PTT, púrpura trombocitopênica trombótica; SHU, síndrome hemolítico-urêmica; TP/INR, tempo de protrombina/índice de normalização internacional; TPI, trombocitopenia imune; TTP, tempo de tromboplastina parcial.

o parto, embora a trombocitopenia e o LDH elevado possam persistir várias semanas após o parto.

O diagnóstico está baseado na evidência de anemia hemolítica microangiopática, LDH aumentado, AST aumentado (geralmente não mais do que 400 UI/L) e trombocitopenia. Existem muitas características associadas com pré-eclâmpsia e sobreposição. Até 75% das pacientes têm proteinúria e 50 a 60% têm hipertensão. Os sintomas incluem mal-estar, dor no quadrante superior direito (obstrução do fluxo nos sinusoides hepáticos), náusea e vômitos. A hipotensão ou a queda rápida da hemoglobina sugerem a formação de um hematoma da cápsula hepática ou a ruptura hepática, em especial quando as transaminases apresentam valores acima de 500 UI/L.

Existe um consenso sobre a indicação do parto quando a gestação atinge 34 semanas ou menos se houver evidência de disfunção de múltiplos órgãos, CIVD, infarto ou hemorragia hepática, insuficiência renal, suspeita de descolamento prematuro de placenta ou condição fetal não tranquilizadora. A administração de corticosteroides pode acelerar a recuperação. Existem evidências que sugerem que a administração de dexametasona na dose de 10 mg IV a cada 12 horas em 2 doses, seguida pela administração de 5 mg a cada 12 horas em 2 doses, possa melhorar o nível das enzimas hepáticas e da contagem de plaquetas com redução da PA. As pacientes com suspeita de ruptura hepática devem submeter-se a uma TC ou a uma ressonância magnética (RM). O manejo da ruptura hepática requer intervenção cirúrgica, embora a embolização da artéria hepática possa ser mais efetiva.

Púrpura trombocitopênica imune

A incidência de púrpura trombocitopênica imune (PTI) é entre 1:1.000 e 1:10.000 gestantes. Diferentemente de outras causas de trombocitopenia, ela pode preceder a gravidez ou manifestar-se em qualquer fase durante a gravidez. Os aspectos clínicos incluem história de equimoses espontâneas, sangramento de mucosas e petéquias. Apenas 30% dos casos necessitam de alguma terapia durante a gravidez.

A terapia de primeira linha é o uso de imunoglobulina IV (IGIV) e/ou corticosteroides. A ação da IGIV é rápida (2 a 3 dias) e dura de 2 a 3 semanas. Não há consenso sobre a dose ideal, mas a maioria dos centros recomenda 1 g/kg/dia durante 2 dias. Os efeitos colaterais incluem febre, cefaleias, calafrios e dor torácica. Os corticosteroides são igualmente eficientes nas gestantes. A dose normal recomendada é de 1 mg/kg de prednisona ou esteroides de pulso de dose alta, como metilprednisona na dose de 1 g/dia por 2 dias. O efeito máximo é atingido após 2 a 4 semanas. O uso de corticosteroides pode estar associado à ruptura prematura das membranas, ao descolamento prematuro de placenta e ao aumento do risco de diabetes gestacional e hipertensão, quando usados por tempo mais prolongado. Recomenda-se usá-los moderadamente e na mais baixa dose eficaz. As mulheres tratadas com corticosteroides por longo prazo podem ter supressão suprarrenal, e o uso de corticoides deve ser considerado no momento do parto.

Os tratamentos alternativos para pacientes com sangramento agudo incluem o uso de ácido traxenâmico e de fator VIIa recombinante. Raramente a esplenectomia pode ser feita durante a cesariana.

Os anticorpos antiplaquetários cruzam a placenta e podem causar trombocitopenia fetal, mas sem correlação com a trombocitopenia materna. Cerca de 15% da prole de mães com PTI apresentará contagem de plaquetas abaixo de 100.000/μL, 10% abaixo de 50.000/μL e apenas 4% terá trombocitopenia grave com contagens abaixo de 20.000/μL. Estudos têm mostrado que não há risco aumentado de hemorragia intracraniana associado ao parto vaginal, mesmo quando a trombocitopenia fetal é documentada pela cordocentese.

A contagem de plaquetas neonatal deve ser feita no cordão umbilical imediatamente após o parto e nos próximos 5 dias, pois pode levar vários dias para atingir o nadir da contagem de plaquetas neonatal. Alguns centros recomendam a ultrassonografia transcraniana de rotina, mesmo em neonatos assintomáticos, quando a contagem de plaquetas estiver abaixo de 50.000/μL.

Púrpura trombocitopênica trombótica e síndrome hemolítico-urêmica

Essas duas condições são referidas como microangiopatias trombóticas. Embora elas não sejam específicas da gravidez, há uma incidência discretamente aumentada de púrpura trombocitopênica trombótica (PTT) na gravidez. A PTT é causada por uma deficiência na ADAMTS-13, uma metaloprotease que parte o fator de von Willebrand (FvW). Essa deficiência leva a multímeros de FvW ultralargos que promovem a aglutinação de plaquetas e eventos microtrombóticos. Pode ser difícil fazer o diagnóstico diferencial com outros distúrbios como pré-eclâmpsia, síndrome HELLP e insuficiência hepática aguda da gravidez, que são comumente associados à anemia hemolítica microangiopática (AHMA) e à trombocitopenia. A PTT é classicamente associada com AHMA, trombocitopenia, febre, disfunção renal e dano neurológico (confusão, cefaleia, convulsões, coma). Entre as manifestações não hematológicas da PTT, as anormalidades neurológicas são as mais frequentes. A síndrome hemolítico-urêmica (SHU) é observada predominantemente em crianças e o dano renal é a característica mais importante.

O manejo é o mesmo da população não gestante, e a plasmaférese apresenta 80% de resposta. Embora não haja ensaios clínicos randomizados para sustentar o uso de corticosteroides na PTT, alguns autores recomendam seu uso devido à natureza imune do distúrbio. Diferentemente da pré-eclâmpsia e da síndrome HELLP, o término da gravidez não induz à remissão da PTT.

Coagulação intravascular disseminada

A coagulação intravascular disseminada (CIVD) é a trajetória comum final que resulta na ativação excessiva de coagulação e/ou do sistema fibrinolítico que leva à produção sem oposição de trombina, resultando em obstrução trombótica microvascular e sangramento devido à coagulopatia de consumo. As causas obstétricas incluem descolamento prematuro da placenta, embolia de líquido amniótico, retenção de produtos fetais, hemorragia obstétrica maciça, pré-eclâmpsia ou eclâmpsia e ruptura uterina. As causas não relacionadas à gravidez incluem traumatismo, reações hemolíticas, dano tecidual, câncer, leucemia e sepse. O diagnóstico laboratorial baseia-se na evidência de anemia e na presença de fragmentos de hemácias (esquistócitos), trombocitopenia, TP ou TTP aumentados e aumento dos produtos de degradação da fibrina ou de D-dímeros. O nível de fibrinogênio está normalmente elevado na gravidez e pode permanecer normal ou diminuído nos casos graves.

O tratamento primário é a reversão da causa. A evacuação imediata do útero seguida por suporte hemodinâmico e hemostático geralmente leva à reversão completa da coagulopatia. O parto vaginal é possível na maioria dos casos, mas as medidas locais para reduzir o sangramento são essenciais. Com reposição hídrica adequada, uso de fármacos uterotônicos e hemostasia adequada, a maioria das pacientes tem resolução espontânea do sangramento. As transfusões são indicadas para o sangramento continuado. A American Society of Anesthesiologists sugere os seguintes parâmetros para transfusão:

- Transfusão de plaquetas para manter as contagens acima de 50.000/μL.
- Fibrinogênio (10 unidades de crioprecipitado) deve ser usado em pacientes com níveis menores do que 1 g/L. Se não houver crioprecipitado disponível, o plasma fresco congelado (PFC) pode ser utilizado, embora não seja tão rico em fibrinogênio.
- PFC se o INR for maior do que 1,5.

Nos raros casos em que o sangramento intenso persistir, as opções farmacológicas potenciais incluem antitrombina, inibidor da via do fator tecidual (TFPI, do inglês *tissue factor pathway inhibitors*) e proteína-C ativada, embora ensaios clínicos recentes não tenham comprovado benefícios. O fator VIIa recombinante pode ser potencialmente útil. O ácido aminocaproico, um inibidor da fibrinólise utilizado no sangramento pós-operatório, não deve ser usado porque pode predispor a eventos de trombose. As intervenções cirúrgicas incluem a embolização arterial pélvica seletiva.

ESTEATOSE HEPÁTICA AGUDA DA GRAVIDEZ

A esteatose hepática aguda da gravidez (EHAG) ocorre no terceiro trimestre e é considerada uma doença relacionada à insuficiência hepática com infiltração gordurosa. Ela é caracterizada pelo acúmulo de gordura microvascular dentro do parênquima hepático. O diagnóstico diferencial inclui síndrome HELLP, hemorragia e ruptura hepática, que podem ser observados associados à pré-eclâmpsia e à coléstase intra-hepática da gravidez (Tab. 32-7).

Apresentação clínica

Há um amplo espectro de apresentação da EHAG. As pacientes podem estar assintomáticas, podem apresentar mal-estar não específico, incluindo náusea, vômito e

TABELA 32-7 Diagnóstico diferencial da patologia hepática na gravidez

Variável	Coléstase intra-hepática	Síndrome HELLP	Ruptura	Infarto	EHAG
Momento	Fim do segundo ou terceiro trimestre	≥ 20 semanas	≥ 20 semanas	≥ 20 semanas	Terceiro trimestre
Sinais clínicos	Prurido	Dor abdominal, pré-eclâmpsia	Inchaço ou sensibilidade abdominal, choque	Febre, dor abdominal	Náusea assintomática, vômito, icterícia, pré-eclâmpsia
Valores laboratoriais	Sais biliares elevados +/– transaminases	Hemólise, trombocitopenia, AST elevado	Anemia, sangramento de segundo grau	Anemia, AST muito elevado (> 1.000 UI/L)	Transaminases elevadas, mas < 1.000 UI/L, TTP aumentado, fibrinogênio diminuído, hipoglicemia, INR aumentado
Manejo	Ácido ursodesoxicólico, rápida resolução após o parto	Parto, tratamento da pré-eclâmpsia, potencialmente esteroides	Cirúrgico, embolização da artéria hepática	Cirúrgico, embolização da artéria hepática; pode requerer transplante	De suporte, parto imediato; pode requerer transplante

AST, aspartato aminotransferase; EHAG, esteatose hepática aguda da gravidez; HELLP, hemólise, enzimas hepáticas elevadas e plaquetas baixas; INR, índice de normalização internacional; TTP, tempo de tromboplastina parcial.

letargia. Isso pode ser seguido por icterícia e insuficiência hepática. O reconhecimento precoce é importante, pois a evolução pode levar ao coma e à morte materna ou fetal. O diagnóstico baseia-se na história clínica e nas investigações laboratoriais, as quais devem incluir avaliação da coagulação, nível de amônia, hemograma e esfregaço de sangue periférico, avaliação da função hepática e renal e níveis de glicose. A toxicidade do paracetamol deve ser afastada.

Sinais de gravidade
- Encefalopatia.
- Hiperamoniemia.
- Hipoglicemia.
- Coagulopatia (as características são TTP aumentado e fibrinogênio diminuído).
- Sepse.

Manejo intraparto
O tratamento da EHAG é o parto e medidas de suporte. O monitoramento fetal contínuo deve ser realizado. Recomenda-se o uso de antibióticos de amplo espectro devido ao alto risco de sepse. Os inibidores da bomba de próton ou antagonistas de H2 são comumente usados para proteção da mucosa gástrica. O uso de solução de glicose IV deve ser considerado. Dependendo da apresentação, lactulose ou neomicina podem ser necessárias para o tratamento de encefalopatia. Se a paciente não estiver em trabalho de parto, a indução deve ser planejada assim que possível. A EHAG não é uma contraindicação absoluta para o parto vaginal, mas a o estado de coagulação deve ser melhorado. Os mesmos princípios gerais para tratamento de CIVD aplicam-se a essa situação. O uso de plasma congelado está indicado se o INR for maior do que 1,5. O crioprecipitado deve ser administrado se o nível de fibrinogênio cair abaixo de 1 g/L.

Considerações após o parto
Nos casos leves, a resolução é imediata após o parto e se reflete na melhora do TP. Nos casos graves, as pacientes requerem cuidados de suporte contínuos, porque várias complicações podem surgir; estas incluem hemorragia gastrintestinal, SDRA, pancreatite aguda e diabetes insípido nefrogênico. A paciente deve ser monitorada até os sinais vitais da função hepática e da coagulação terem retornado ao normal.

CONVULSÕES NA GRAVIDEZ
Epilepsia
A causa mais comum de convulsões é a epilepsia preexistente. A predominância de epilepsia entre mulheres em idade reprodutiva é mais alta do que na população

geral, pois a epilepsia é mais comum nas pessoas jovens. A expansão de volume plasmático, a indução de enzimas microssômicas hepáticas, o aumento da depuração renal e a diminuição do volume de proteínas plasmáticas reduzem os níveis terapêuticos de todos os anticonvulsivantes durante a gravidez. Além disso, o estrogênio reduz o limiar para convulsões devido a interações com os receptores GABA (ácido γ-aminobutírico). Os anticonvulsivantes têm risco potencial para o feto, incluindo teratogenicidade, cujos detalhes estão além do alcance desta seção. A Tabela 32-8 detalha um diagnóstico diferencial das convulsões na gravidez.

A monitoração fetal durante as convulsões no trabalho de parto e no parto demonstrou desacelerações tardias e variabilidade reduzida. Tem sido relatada a manifestação de convulsões tônico-clônicas generalizadas associadas à depressão da frequência cardíaca fetal durando mais de 20 minutos.

Eclâmpsia

A eclâmpsia é a causa mais frequente de convulsão na gravidez. A presença de convulsões define a eclâmpsia. É importante observar, contudo, que os clássicos sinais de pré-eclâmpsia podem estar ausentes em uma boa proporção de pacientes logo antes das convulsões. A pré-eclâmpsia é detalhada em uma seção prévia. Muitos sintomas neurológicos podem ser percebidos na pré-eclâmpsia e incluem cefaleia, visão turva, diplopia, hiper-reflexia, agitação ou coma. Em uma proporção de mais de 15% das pacientes, a convulsão eclâmptica ocorre no período pós-parto, com relatos de convulsões ocorrendo somente 26 dias após o parto. Embora a incidência de eclâmpsia tenha diminuído com o reconhecimento e tratamento da pré-eclâmpsia, quando ela ocorre, está associada a uma taxa de 5% de mortalidade materna e a taxas de mortalidade perinatal de até 30%.

A fisiologia por trás das convulsões eclâmpticas é dependente de uma série de fatores. A hipertensão aguda ou profunda pode exceder os domínios da autorregulação cerebral e resultar em vasospasmo cerebral e/ou isquemia, em particular nas

TABELA 32-8 Causas de convulsões na gestação

Epilepsia preexistente	Trombose arterial ou venosa cerebral
Eclâmpsia	Anomalias metabólicas
Encefalite ou meningite	Hipoglicemia
Lesão intracraniana	Porfiria
Hidrocefalia	Deficiência de vitamina B_6
Hemorragia hipofisária pós-parto	Anestesia epidural
Angioma cavernoso	Êmbolo sanguíneo pós-epidural

áreas divisoras. Isto é importante nas áreas posteriores, causando alterações da visão. Edema cerebral, encefalopatia metabólica e micro-hemorragias cerebrais também estão associados.

Diagnóstico e avaliação

Quando o diagnóstico tiver sido feito e o manejo tiver sido iniciado, a etiologia da convulsão deve ser investigada, pela história e pelo exame físico. Os testes iniciais devem incluir uma avaliação bioquímica básica para investigar alterações metabólicas (eletrólitos, magnésio, cálcio, enzimas hepáticas, hormônio estimulante da tireoide), hemograma para eliminar infecção, níveis de anticonvulsivantes em pacientes em terapia crônica, estudos de coagulação na suspeita de eclâmpsia e avaliação toxicológica para investigar o uso de drogas ilícitas. Quando for necessário um diagnóstico por imagem, a RM é melhor do que a TC. Um eletrencefalograma pode ser necessário para determinar o tipo de convulsão ou para eliminar uma crise de epilepsia não convulsiva em pacientes com nível alterado de consciência por tempo prolongado. A punção lombar pode ser necessária para eliminar uma infecção no sistema nervoso central.

Manejo das convulsões agudas

Os primeiros passos envolvem as medidas básicas de ressuscitação. O "ABC" (*airway* [vias aéreas], *breathing* [respiração], *circulation* [circulação]) deve ser constantemente monitorado. É importante aliviar a compressão da veia cava inferior colocando a paciente em decúbito lateral esquerdo e suplementar oxigênio. A terapia de primeira linha para eliminar uma convulsão é o uso de benzodiazepinas IV. Lorazepam (dose de ataque de 1 a 2 mg IV) e diazepam (dose de ataque de 5 a 10 mg IV) são mais comumente usados.

O fármaco para o manejo definitivo das convulsões eclâmpticas é o sulfato de magnésio ($MgSO_4$). Foi demonstrado em ensaio clínico de referência que o $MgSO_4$ é melhor do que a fenitoína ou as benzodiazepinas para prevenção das convulsões eclâmpticas e que diminui acentuadamente o risco de recorrência. A dose inicial recomendada é de 4 a 6 g IV em 20 minutos, seguida por uma infusão de 2 g/h. Pode ser repetida uma dose de 2 a 4 g IV por 5 a 10 minutos para a recorrência da convulsão. A terapia deve ser mantida por 24 horas após o parto. As pacientes que usam $MgSO_4$ precisam ser monitoradas para investigação dos sinais de toxicidade, os quais incluem perda de reflexos tendinosos profundos, redução da função renal urinária, hipotensão e depressão respiratória. O monitoramento de rotina dos níveis de magnésio não é recomendado.

Até 10% das pacientes com eclâmpsia são resistentes ao $MgSO_4$ e requerem fenitoína. Fenobarbital, ácido valproico e fenitoína podem ser administrados por via IV. É importante observar que outros componentes da pré-eclâmpsia e eclâmpsia, como hipertensão, também precisam ser abordados para prevenir a recorrência.

Via de administração

O parto vaginal não é contraindicado quando as convulsões forem resolvidas durante o trabalho de parto. A cesariana deve ser realizada quando a mãe apresentar convulsões tônico-clônicas generalizadas não controladas, frequentes durante o trabalho de parto ou se ela estiver incapacitada para cooperar com o trabalho de parto devido ao nível alterado de consciência ou devido a convulsões parciais complexas.

Considerações após o parto

O leite materno apresenta níveis baixos de anticonvulsivantes, e as orientações da American Academy of Neurology sugerem que a amamentação é segura para pacientes em uso de anticonvulsivantes. Os barbitúricos, o clonazepam e a etossuximida podem causar sonolência excessiva em recém-nascidos e devem ser reservados apenas para casos refratários.

LEITURA SELECIONADA

American College of Obstetricians and Gynecologists: ACOG Practice Bulletin: Diagnosis and management of preeclampsia in pregnancy. Obstet Gynecol 99:159, 2002

American College of Obstetricians and Gynecologists: ACOG Practice Bulletin: Gestational Diabetes: Clinical management guidelines for obstetrician-gynecologists. Obstet Gynecol 98:525, 2001

American Diabetes Association: Gestational diabetes mellitus. Diabetes Care 27(Suppl):S88, 2004

Bandi VD, Munnur U, Matthay MA: Acute lung injury and acute respiratory distress syndrome in pregnancy. Crit Care Clin 20:577, 2004

Bonow R, Carabello B, Chatterjee K, et al: ACC/AHA 2006 Guidelines for the Management of Patients With Valvular Heart Disease. Circulation 114:e84, 2006

Bourjeily G, Paidas M, Khalil H, Rosene-Montella K, Rodger M: Pulmonary embolism in pregnancy. Lancet 375:500, 2010

Camargo C, Rachelefsky G, Schatz M: Managing asthma exacerbations in the emergency department. Summary of the National Asthma Education and Prevention Program Expert Panel Report 3 Guidelines for the Management of Asthma Exacerbations. Proc Am Thorac Soc 6:357, 2009

Elkayam U: Pregnancy and cardiovascular disease. In: Zipes DP, Libby P, Bonow RO, Braunwald E, editors. Braunwald's Heart Disease: A Textbook of Cardiovascular Medicine, 7th ed. Philadelphia: Elsevier, 2005

Magee LA, Helewa M, Moutquin J-M, et al: Diagnosis, evaluation, and management of the hypertensive disorders of pregnancy. J Obstet Gynaecol Canada 30:S1, 2008

Mallampalli A, Powner DJ, Gardner MO: Cardiopulmonary resuscitation and somatic support of the pregnant patient. Crit Care Clin 20:747, 2004

Marik PE, Plante LA: Venous thromboembolic disease and pregnancy. N Engl J Med 6;359:2025, 2008

McCrae KR: Thrombocytopenia in pregnancy. Hematol Am Soc Hematol Educ Program 397-402, 2010

Murphy VE, Gibson P, Talbot PI, Clifton VL: Severe asthma exacerbations during pregnancy. Obstet Gynecol 106:1046, 2005

National Heart, Lung and Blood Institute: Clinical practice guidelines: Managing exacerbations of asthma. http://www.nhlbi.nih.gov/guidelines/asthma/11_sec5_exacerb.pdf

National Heart, Lung and Blood Institute: Guidelines for the diagnosis and management of asthma. http://www.nhlbi.nih.gov/guidelines/asthma/asthgdln.htm

National Institute for Health and Clinical Excellence: NICE guidelines: Diabetes in pregnancy management of diabetes and its complications from preconception to the postnatal period. [CG 63], London: National Institute for Health and Clinical Excellence, 2008. http://www.nice.org.uk/nicemedia/pdf/CG063Guidance.pdf

Parker JA, Conway DL: Diabetic ketoacidosis in pregnancy. Obstet Gynecol Clin North Am 34:533, 2007

Provan D, Stasi R, Newland AC, et al: International consensus report on the investigation and management of primary immune thrombocytopenia. Blood 115:168, 2010

Sheffield JS, Cunningham FG: Community-acquired pneumonia in pregnancy. Obstet Gynecol 114:915, 2009

Sliwa K, Fett J, Elkayam U: Peripartum cardiomyopathy. Lancet 368:687, 2006

564 Parte VI Outros Assuntos

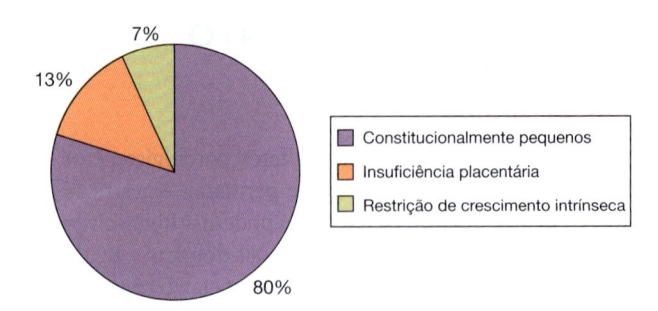

FIGURA 33-1 Causas da restrição de crescimento fetal.

- Constitucionalmente pequenos: 80%
- Insuficiência placentária: 13%
- Restrição de crescimento intrínseca: 7%

A RCIU pode ser detectada fortuitamente após uma ultrassonografia feita para outra indicação ou deliberadamente após avaliações seriadas de uma paciente de alto risco. Alguns estudos recomendam o uso da ultrassonografia no terceiro trimestre para avaliar o crescimento em todas as mulheres. Os benefícios desse manejo não foram embasados em resultados científicos e são impossíveis em cenários com limitação de recursos. A palpação clínica do abdome e a medida da altura uterina podem levantar a suspeita de restrição de crescimento, mas não são suficientemente sensíveis ou específicas; ambas as técnicas podem identificar até 30% dos fetos com RCIU. O diagnóstico deve ser feito com base nas medidas biométricas de ultrassonografia básica. Quando disponível, estudos com Doppler podem refinar a avaliação do comprometimento e da reserva fetal aguda.

Quando o diagnóstico de RCIU for considerado, a datação da idade gestacional deve ser revista com precisão. A idade gestacional com base nas medidas ultrassonográficas do primeiro trimestre é a mais precisa e é o padrão recomendado no Reino Unido. Embora a data da última menstruação seja notoriamente de pouca confiança, ela permanece sendo o método primário em muitos países. Quando os dados da ultrassonografia estiverem disponíveis, a nova data da idade gestacional deve ser calculada se houver uma diferença significativa entre a data da última menstruação e a ultrassonografia ($\geq$ 5 dias antes de 12 semanas, $\geq$ 10 dias entre 16 e 21 semanas). Se nenhuma ultrassonografia for feita antes do terceiro trimestre e a idade gestacional for duvidosa, uma ultrassonografia de acompanhamento é indicada em 2 semanas para garantir o intervalo de crescimento adequado.

Para fetos com RCIU real causada por insuficiência placentária, o trabalho de parto apresenta um desafio. Os fetos que têm dificuldade de compensação quando o útero está em repouso e nos quais o fluxo sanguíneo da artéria umbilical está relativamente estável são, com frequência, incapazes de tolerar o aumento nas demandas do trabalho de parto. Isso é especialmente relevante nos fetos com RCIU e com oligo-hidrâmnio concomitante. A decisão sobre a via e o momento do parto deve ser tomada individualmente para cada paciente e com base em idade gestacional, apresentação, peso fetal estimado e avaliação do bem-estar fetal.

Trabalho de parto com restrição de crescimento intrauterino diagnosticada no pré-natal
Restrição de crescimento intrauterino pré-termo

Os fetos com RCIU pré-termo representam um desafio para os obstetras e para todos que prestam cuidados intraparto. Os importantes benefícios de permanecer no útero para ganhar idade gestacional devem ser cuidadosamente ponderados com o risco da morte intrauterina iminente. Muitos estudos têm consistentemente mostrado que a idade gestacional, e não o peso ao nascer, é o principal fator preditivo dos desfechos neonatais. Por isso, quando a idade gestacional for muito precoce, o parto deve ser postergado até que a sobrevivência seja possível.

Quando os limites da viabilidade forem atingidos, os fetos com RCIU devem ser cuidadosamente acompanhados com avaliações seriadas do bem-estar e do crescimento e estudos com Doppler se o orçamento permitir. A administração materna de corticosteroides para acelerar a maturidade pulmonar fetal deve ser considerada. Muitos médicos optam pela cesariana eletiva em fetos RCIU pré-termo que requerem a interrupção da gravidez. A reserva fetal pode ser inadequada para tolerar a redução no fluxo sanguíneo uterino associada às contrações uterinas, e as apresentações não cefálicas são muito comuns. Nas gestações mais precoces, o segmento inferior pode estar mal formado e uma incisão uterina clássica ou vertical torna-se necessária.

A possibilidade de uma prova de trabalho de parto pode ser considerada se o monitoramento fetal contínuo estiver disponível e se houver uma apresentação cefálica, em particular se circunstâncias favoráveis (p. ex., multiparidade) estiverem presentes. A paciente deve estar informada sobre os riscos fetais, podendo resultar na necessidade de cesariana. A analgesia epidural deve ser considerada, porque seu uso pode diminuir o "tempo para o parto" se a cesariana for necessária.

Para a indução, é necessário fazer o preparo do colo do útero para minimizar a necessidade de pressão intracraniana. Os métodos mecânicos, como o cateter de Foley intracervical ou o uso de laminária, provocam menos atividade uterina do que as prostaglandinas. O uso de ocitocina deve ser feito cuidadosamente. Um protocolo mínimo iniciando com uma dose baixa (1 miliunidade/min) com aumento gradativo e lento de 1 miliunidade/min a cada 30 minutos pode ser adequado para o estímulo e controle da frequência e da intensidade das contrações uterinas. Se ocorrer anormalidade da frequência cardíaca fetal (FCF), a ocitocina deve ser interrompida e o parto deve ser operatório. Com o colo do útero totalmente dilatado e o início da expulsão, o segundo período em geral é realizado com rapidez devido ao tamanho reduzido do passageiro.

A RCIU real proveniente da insuficiência placentária às vezes se manifesta como restrição de crescimento grave no fim do segundo trimestre. Na ausência de complicações maternas, o parto deve ser postergado até que dois critérios sejam satisfeitos – a idade gestacional deve ser maior que 24 semanas e o peso fetal estimado deve ser maior que 500 g. As pacientes com RCIU grave, em especial com resultados de estudo por Doppler anormais, que forem identificadas antes desses limiares devem ser informadas e aconselhadas sobre o risco de morte intrauterina pré-trabalho de parto. Se complicações maternas significativas se desenvolverem (p. ex., pré-eclâmpsia) e o feto for considerado pré-viável, a indução do trabalho de parto e o parto vaginal são preferidos quando possível. A morte intraparto ou neonatal é esperada e a monitoração fetal durante o trabalho de parto não é realizada.

Restrição de crescimento intrauterino a termo

Muitos fetos com RCIU que atingem o termo com um resultado de Doppler da artéria umbilical normal representam um feto pequeno constitucional ou um feto com restrição de crescimento intrínseco (aneuploidia, infecção crônica ou anomalia congênita). Esses fetos devem ser monitorados constantemente e o parto deve ser feito se houver risco de comprometimento agudo.

Há maior probabilidade de fetos com restrição de crescimento e Doppler anormal devido à insuficiência placentária. As alterações da Dopplerfluxometria devem ser consideradas para definir a interrupção da gravidez.

Alguns estudos sugerem que uma prova de trabalho de parto pode ser oferecida às pacientes com RCIU, em especial se o volume de líquido amniótico for normal. O momento ideal para o parto permanece questionável, sendo aceita a indução do trabalho de parto com 37 semanas ou a conduta expectante. A monitoração fetal intraparto contínua é recomendada em todas as gestações com suspeita de RCIU. Em uma prova de trabalho de parto a termo, muitas das precauções recomendadas para fetos com RCIU pré-termo são também aconselhadas. Diferentemente dos fetos pré-termo, o parto vaginal operatório pode ser considerado se ocorrer anormalidade da FCF ou falha da descida no segundo período.

Trabalho de parto com restrição de crescimento intrauterino não diagnosticada

Muitos casos de RCIU não são diagnosticados no pré-natal, pois a avaliação clínica por palpação abdominal e a mensuração da altura uterina não detecta 70% dos casos de fetos com RCIU e muitos médicos trabalham em cenários com recursos limitados. Neste cenário, a suspeita de RCIU é levantada durante o trabalho de parto devido às anormalidades da monitoração cardíaca fetal.

Investigações pós-natais

Os recém-nascidos nascidos com RCIU muitas vezes requerem acompanhamento médico após o parto. Todos os recém-nascidos devem ter seu crescimento acompanhado em uma curva de crescimento padronizada. A maioria dos centros de cuidados de recém-nascidos tem protocolos clínicos para acompanhamento de recém-nascido com peso ao nascer abaixo do 10º percentil. Recém-nascidos com RCIU, especialmente os casos mais graves, devem ser avaliados com exame físico detalhado para afastar doenças congênitas, incluindo anomalias, infecção, aneuploidia e outras condições genéticas. Se os recursos permitirem, a placenta pode ser encaminhada para exame patológico.

ANOMALIAS CONGÊNITAS

Fundamentação teórica

Uma anomalia congênita pode ser definida como uma variação incomum ou anormalidade na forma, estrutura e/ou função de um tecido, órgão ou parte corporal que esteja presente no nascimento. As anomalias congênitas podem ser classificadas de várias maneiras: interna ou externa, simples (isolada) ou múltipla, e maior ou menor. A patogênese das anomalias congênitas ocorre por quatro vias principais (Tab. 33-1).

Um registro de anomalias congênitas feito com base na população europeia, envolvendo 1,5 milhão de nascimento anuais, encontrou prevalência total de anomalias congênitas de mais de 23,9:1.000 entre 2003 e 2009. Entre os fetos com anomalias congênitas, 80% eram nascidos vivos e 2,5% eram natimortos (após 20 semanas de gestação); um adicional de 17,6% dos fetos com anomalias congênitas sofreu interrupção da gravidez após o diagnóstico pré-natal. Destes abortos terapêuticos, quase metade teve aneuploidia associada.

As anomalias congênitas mais comuns entre fetos cromossomicamente normais foram doença cardíaca congênita (6,5:1.000 nascimentos), defeitos nos membros (3,8:1.000 nascimentos), anomalias do sistema urinário (3,1:1.000 nascimentos) e defeitos do sistema nervoso central (2,3:1.000 nascimentos).

Trabalho de parto com anomalias congênitas diagnosticadas no pré-natal

Vários aspectos devem ser considerados quando se planeja uma prova de trabalho de parto em uma gestação com feto com anomalia congênita diagnosticada no pré-natal.

TABELA 33-1 Patogênese das anomalias congênitas

	Mecanismo	Exemplo
Malformação	Defeito intrínseco do processo de desenvolvimento dos tecidos	Anencefalia
Deformação	Causada por força mecânica sobre o embrião ou feto	Sequência de Potter secundária ao oligo-hidrâmnio precoce, prolongado
Ruptura	Fator extrínseco que provoca a destruição ou a alteração de estruturas formadas e normais	Amputação do membro por bandas amnióticas
Displasia	Organização anormal das células em um tecido em particular	Formação de cartilagem anormal na acondroplasia

De modo ideal, a discussão com os pais deve ocorrer antes do início do trabalho de parto, possibilitando que todas as opções possam ser completamente exploradas. O conteúdo dessa discussão deve ser individualizado para refletir os melhores interesses do feto e da mãe. Em algumas circunstâncias, com o consentimento informado da família, a intervenção em nome do feto pode ser desejada, indicada e necessária. Em outras, medidas de apoio e cuidado paliativo podem ser apropriadas. Em ambos os casos, o parto deve ocorrer em uma instituição que possa atender o recém-nascido e permitir um envolvimento familiar íntimo. Isso pode requerer o parto em um centro com unidade de cuidado intensivo neonatal avançada, com especialistas clínicos (p. ex., cirurgiões-pediatras, otorrinolaringologistas, cirurgiões-cardíacos) e suporte paramédico (p. ex., consultores de lactação ou prostéticos). O parto deve ser realizado o mais próximo do termo e com maior segurança possível, pois a prematuridade aumenta a morbidade e a mortalidade dos recém-nascidos com anomalias congênitas, principalmente se uma correção cirúrgica precoce for necessária.

Cesariana eletiva

A cesariana antes do início do trabalho de parto pode ser indicada por várias razões, incluindo:

1. *Má-apresentação*: a apresentação não cefálica é mais comum nos fetos com anomalias congênitas, em particular nos com poli-hidrâmnio. Se o objetivo da família for um recém-nascido nascido vivo, a cesariana pode ser indicada para apresentações córmica ou pélvica.
2. *Proteção da mãe*: ocasionalmente, as anomalias congênitas fetais (p. ex., macrocefalia, gêmeos siameses) colocam em risco a saúde da mãe devido a complicações durante o trabalho de parto com impossibilidade do parto vaginal, principalmente com a evolução da gestação. Neste cenário, a cesariana pode ser indicada.
3. *Proteção do órgão com anomalia*: algumas anomalias congênitas externas, como a onfalocele envolvendo o fígado e o teratoma sacrococcígeo vascular, podem ter risco de lesão devido ao processo de trabalho de parto e parto. Se o objetivo for um recém-nascido vivo com possibilidade de correção cirúrgica da anomalia no pós-natal, a cesariana pode ser benéfica. Mas deve-se ter cuidado para evitar laceração inadvertida do feto e manipulação indevida da área afetada durante a cesariana. Se o feto tiver uma anomalia congênita que possa obstruir uma via aérea superior, um procedimento de tratamento intraparto *ex utero* pode ser considerado, e a cesariana deve ser realizada com esse objetivo.
4. *Minimização do sofrimento fetal*: algumas anomalias congênitas, como a osteogênese imperfeita e as fraturas relacionadas, podem estar associadas a um sofrimento desnecessário e nocivo para o feto. A cesariana deve ser considerada quando o parto vaginal puder causar dor significativa ao feto e o objetivo for um nascido vivo. Isso deve ser ponderado pelo reconhecimento de que a cesariana não é inteiramente atraumática.

Monitoração fetal no trabalho de parto

Os desejos da família são importantes ao planejar a monitoração fetal. No caso de anomalias maiores ou de aneuploidia, quando a intervenção por indicações fetais não estiver sendo considerada, é adequado evitar a monitoração fetal para minimizar a ansiedade dos pais e dos profissionais. É importante que a paciente aceite o risco de morte intraparto. Para anomalias menos graves, ou se a família tiver um forte desejo de fazer a monitoração apesar das anomalias ou aneuploidia maior, a monitoração intraparto pode ser considerada.

O impacto da anomalia congênita sobre a monitoração fetal deve ser levado em consideração. A monitoração fetal externa é a preferida. Se esse método não for satisfatório, a monitoração fetal interna com uso de eletrodo no escalpo fetal pode ser útil, desde que a anomalia congênita não impeça a colocação. As expectativas sobre o traçado devem ser adequadas à anomalia. Por exemplo, as anomalias cardíacas podem ser acompanhadas por arritmias intermitentes ou sustentadas apesar da oxigenação fetal adequada. De modo similar, os fetos com anomalias do sistema nervoso central podem não apresentar a variabilidade e as acelerações comuns características de um traçado normal. Quando a monitoração for usada, os parâmetros para intervenção devem ser bem definidos.

Impacto da anomalia congênita sobre o progresso do trabalho de parto

Algumas anomalias congênitas interferem na evolução do trabalho de parto. O exemplo clássico é o dos fetos com anencefalia. A história natural da gestação de um feto com anencefalia é a evolução para uma gravidez de pós-termo, embora seja incomum encontrar atualmente uma gravidez pós-termo complicada por anencefalia. Nessas situações, a indução do trabalho de parto pode ser necessária. Além disso, a fase ativa do trabalho de parto pode não avançar da maneira esperada devido à irregularidade da apresentação.

Impacto da anomalia congênita sobre o parto vaginal

Considerações especiais podem surgir durante o parto vaginal planejado dos fetos com anomalias congênitas conhecidas. Em algumas situações, uma intervenção pode ser necessária para facilitar o parto vaginal. Por exemplo, um feto com megabexiga pode precisar de vesicocentese para permitir que o abdome seja liberado pela pelve materna. Algumas informações adicionais sobre procedimentos destrutivos podem ser encontradas no fim deste capítulo. Tais informações foram retiradas diretamente da 5ª edição deste livro e foram conservadas como referência para os que trabalham em países em desenvolvimento.

Equipe neonatal

O papel da equipe neonatal depende do objetivo final do tratamento. Se a família deseja medidas de ressuscitação plena ou limitada, é necessária a disponibilização de uma equipe neonatal adequada durante o parto para assumir os cuidados com o recém-nascido logo após o parto. Se o plano for um procedimento paliativo com medidas de apoio e conforto, devem ser adotadas medidas de cuidados como cobrir e enrolar o recém-nascido, fornecendo calor. Independentemente do plano de cuidado neonatal, a equipe obstétrica deve estar envolvida e fornecer informação e conforto aos pais de maneira oportuna e sensível.

Fetos com anomalias congênitas não diagnosticadas

Como a ultrassonografia no pré-natal se tornou de uso rotineiro em muitos países, é relativamente incomum o parto de um feto com anomalia congênita maior não diagnosticada. A detecção por ultrassonografia das anomalias como defeitos do tubo neural e gastrósquise se aproxima de 100%. No entanto, os índices de detecção são consideravelmente mais baixos para algumas condições, como a fenda palatina. Poucas pacientes não se submetem ao exame de ultrassonografia, talvez por opção ou por não acessarem a assistência pré-natal. É importante lembrar que pode não haver evidências de anormalidade antes do parto. Portanto, todos os profissionais obstétricos devem estar preparados para a possibilidade de uma anomalia congênita não diagnosticada. Ao identificar uma anormalidade, o responsável pela equipe deve informar os pais sobre o achado. Pode ser o obstetra ou o pediatra, dependendo do cenário. Informações completas e esclarecimentos devem ser dados no momento apropriado, mas sem muito atraso. O impacto da anormalidade sobre a saúde do recém-nascido deve ser claramente explicado e tratamento e investigação adicionais devem ser oferecidos quando necessário (incluindo cariótipo, imagem diagnóstica e exame geral). Várias anomalias congênitas são potencialmente letais; é essencial que condições de emergência sejam excluídas (como genitália ambígua secundária à hiperplasia suprarrenal congênita e anormalidades de eletrólitos). Mais tarde, após a confirmação do diagnóstico, a família deve receber informações mais detalhadas e específicas sobre o risco de recorrência.

TRABALHO DE PARTO NEGLIGENCIADO E ANOMALIAS FETAIS: OPERAÇÕES DESTRUTIVAS SOBRE O FETO

Os seguintes parágrafos foram extraídos da 5ª edição deste livro. Embora haja pouco espaço para estes procedimentos nos países desenvolvidos, eles ocasionalmente podem ser necessários nos países em desenvolvimento.

Indicações

O propósito das operações destrutivas em um nascituro é reduzir seu tamanho (cabeça, cintura escapular ou corpo) para permitir o parto vaginal de um bebê que é muito grande para passar intacto pelo canal de parto. Esse procedimento é tolerável apenas em um feto que esteja morto ou tão deformado a ponto de a sobrevivência ser impossível. A redução do risco materno de parto abdominal não justifica uma embriotomia em uma criança normal viva. Na verdade, a operação é tão desagradável e os riscos maternos são tão elevados que os procedimentos destrutivos raramente são feitos nos dias de hoje. Após o parto, o canal de parto deve ser minuciosamente examinado para certificar-se de que nenhuma lesão foi causada pelos instrumentos ou pelas bordas afiadas dos ossos do crânio.

Contraindicações
1. Feto normal vivo.
2. Pelve acentuadamente contraída.
3. Colo do útero com dilatação inferior a três quartos (dilatação total preferível).
4. Neoplasias obstruindo a pelve.

Riscos
1. Lacerações da vagina, colo do útero e útero, bem como fístulas na bexiga ou reto.
2. Ruptura uterina, em especial do segmento inferior fino, quando ocorre obstrução do trabalho de parto.
3. Hemorragia devida a lacerações e atonia uterina.
4. Infecção.
5. Riscos da anestesia prolongada.

Tipos de operação destrutiva
Encefalocentese
O propósito da encefalocentese é reduzir o volume da cabeça. A única indicação aceitável hoje é a hidrocefalia. O líquido cerebrospinal excessivo pode ser removido, mesmo em um bebê vivo, inserindo uma agulha de calibre grande (calibre 16 a 18) pelo escalpo. O tamanho da cabeça é reduzido e seu parto torna-se viável.

A abordagem mais direta para a encefalocentese é vaginal. A agulha é inserida pelo orifício cervical e na cavidade craniana pela fontanela ou sutura. O seio sagital deve ser evitado. Se necessário, a agulha pode ser inserida por um dos ossos cranianos. Quando a apresentação for pélvica, a drenagem do líquido cerebrospinal pode ser conseguida com espondilectomia ou, se a cabeça for atingível, pela entrada direta nos ventrículos por baixo da placa occipital ou por trás da orelha.

Quando a cabeça não puder ser atingida por via vaginal, uma via alternativa é a transabdominal. A agulha é passada pela parede abdominal e uterina e pelos ossos cranianos fetais para o interior do crânio.

Decapitação
A separação da cabeça do corpo pode ser feita na situação transversa negligenciada, quando a criança está morta e a versão e extração ou cesariana são contraindicadas. Isso também pode ser feito quando os gêmeos tenham ficado engatados mento com

mento. Um gancho obtuso é colocado sobre o pescoço para firmar o feto e a decapitação é realizada com tesouras. Os dedos da outra mão são utilizados para proteger os tecidos moles da mãe. Após a decapitação, o corpo é extraído puxando um braço ou membro inferior. A cabeça é liberada via fórceps ou com a inserção de um dedo na boca e exercendo tração sobre a mandíbula. Isso deve ser realizado lentamente.

Cleidotomia
A cleidotomia é indicada quando há distocia do ombro e feto morto. Uma ou ambas as clavículas são cortadas com tesouras. A cintura escapular entra em colapso e o parto é realizado.

LEITURA SELECIONADA

Dolk H, Loane M, Garne E: The presence of congenital anomalies in Europe. Adv Expl Med Biol 686:349, 2010

Royal College of Obstetricians and Gynaecologists: The investigation and management of the small-for-gestational-age fetus. Green-top Clinical Guideline No. 31, 2002. *http://www.rcog.org.uk/guidelines*

Smale LE: Destructive operations on the fetus. Am J Obstet Gynecol 119:369, 1974

Thornton JG, The GRIT Study Group: A randomized trial of timed delivery for the compromised preterm fetus: short term outcomes and Bayesian interpretation. BJOG 110:27, 2003

CAPÍTULO 34

Infecções Intraparto

Andrée Gruslin

As infecções são cada vez mais reconhecidas como importantes contribuintes das complicações maternas, fetais e neonatais. Embora a exata incidência das infecções que complicam o trabalho de parto seja de difícil determinação, os dados disponíveis sugerem que elas variam de 1 a 4% de todos os partos e até 60% dos partos pré-termo. De maneira geral, as infecções podem ser divididas em duas categorias principais – infecções do trato genital ascendente e infecções de disseminação hematogênica. Os sintomas associados a infecções durante o trabalho de parto podem variar de modo significativo e, muitas vezes, as infecções podem ser subclínicas. Um nível alto de suspeita e o conhecimento adequado das abordagens preventivas ou terapêuticas são importantes no manejo das infecções. As ferramentas diagnósticas incluem testes sorológicos, hemocultura, cultura de líquido amniótico, placenta e membranas, exame patológico da placenta e exames de cordão umbilical e de biologia molecular.

INFECÇÕES ASCENDENTES

As infecções do trato genital ascendentes são geralmente bacterianas e quase sempre polimicrobianas. Estas podem ocorrer com as membranas intactas ou rotas e podem ser subclínicas ou clínicas como corioamnionite plena com sintomas maternos e fetais.

Corioamnionite

A corioamnionite é uma infecção do cório e do âmnio, que pode se disseminar envolvendo o cordão umbilical, a placenta e o próprio feto. Ela é caracterizada pela infiltração destas membranas por polimorfos neutrófilos, na interface entre a decídua e o cório no nível do orifício cervical. Os microrganismos mais comuns envolvidos incluem espécies de *Ureaplasma*, espécies de *Mycoplasma*, enterococos, estreptococos, coliformes e estafilococos.

Os fatores de risco intraparto para o desenvolvimento de corioamnionite incluem exames múltiplos durante o trabalho de parto, trabalho de parto prolongado, nuliparidade, vaginose bacteriana ou colonização por estreptococo do grupo B (EGB), monitoração interna e anestesia epidural. O uso de álcool e o tabagismo são fatores de predisposição.

Frequentemente associada à ruptura das membranas pré-termo antes do trabalho de parto (RUPREME) e ao trabalho de parto pré-termo (TPPT), a corioamnionite também pode desempenhar papel causador dessas patologias. A ascensão de microrganismos via trato genital às membranas resulta na produção e liberação de citocinas pró-inflamatórias e quimiocinas, que por sua vez podem enfraquecer as membranas e levar à RUPREME. Além disso, a liberação de prostaglandinas associada ao processo de inflamação pode levar a mudanças cervicais e resultar em parto pré-termo. A incidência de invasão microbiana na cavidade amniótica (IMCA) é alta (30%) em mulheres com RUPREME. Até 34% das mulheres com RUPREME a termo e 13% das mulheres com episódio de TPPT apresentam IMCA. O papel da inflamação na cascata de infecção intra-amniótica é extremamente importante. Um estudo recente envolvendo 224 mulheres com RUPREME submetidas à amniocentese demonstrou a presença de infecção intra-amniótica em 23% delas e uma resposta de inflamação intra-amniótica em 42%. Os agentes infecciosos mais comumente isolados incluem *Ureaplasma urealyticum* (38 amostras), espécies de *Candida* (5 amostras) e *Eschericia coli* (2 amostras). Esses dados demonstraram que a inflamação da cavidade amniótica, independentemente da presença de culturas positivas, está associada a um risco mais alto de parto pré-termo, corioamnionite, escores de APGAR baixos, internação na unidade de cuidado intensivo neonatal e baixo peso ao nascer.

Além disso, a exposição do feto a um ambiente pró-inflamatório no contexto de uma invasão polimicrobiana pode levar ao desenvolvimento de uma intensa reação inflamatória no próprio compartimento fetal. Isso é referido como síndrome da resposta inflamatória fetal (SRIF), a qual é caracterizada por elevados níveis de interleucina-6 (IL-6) no sangue fetal e pela possibilidade de dano a órgãos múltiplos, incluindo efeitos sobre o sistema hematopoiético, pulmões, encéfalo, coração, rins e glândulas suprarrenais. As sequelas em longo prazo para esses recém-nascidos incluem displasia broncopulmonar e paralisia cerebral. Uma recente metanálise que examinou a associação entre corioamnionite e paralisia cerebral registrou aumento de 140% no risco de fetos expostos à corioamnionite clínica e aumento de 80% no risco de corioamnionite histológica, porém, assintomática.

Apresentação clínica

A corioamnionite pode apresentar-se com sinais maternos e fetais ou ser subclínica. A febre materna é, muitas vezes, associada ao mal-estar geral e pode apresentar-se com contrações uterinas. Além disso, a presença de um útero sensível e uma secreção de odor fétido ajuda a fortalecer o diagnóstico. Associado a isso está a taquicardia materna e fetal (> 100 e > 160 batimentos/min, respectivamente) e um traçado não tranquilizador. Embora esses sinais e sintomas possam fazer surgir a possibilidade de corioamnionite, eles não são nem sensíveis nem específicos e, como tal, a avaliação global dos fatores de risco presentes e a apresentação clínica são igualmente importantes.

Critérios diagnósticos

As investigações laboratoriais em casos de suspeita de corioamnionite são baseadas na presença de uma resposta materna e na presença de inflamação e de um microrganismo invasor. O achado de leucocitose materna ou de desvio à esquerda pode auxiliar no diagnóstico, mas não é específico, em particular no contexto do trabalho de parto, o qual pode estar associado ao aumento dos leucócitos maternos devido à desidratação ou à administração de esteroides.

A proteína C-reativa (CRP), um reagente de fase aguda, foi avaliada em múltiplos estudos. Uma metanálise recente examinou os resultados de quatro estudos com o objetivo de avaliar o valor preditivo da CRP para corioamnionite em mulheres com RUPREME. Foram incluídas no estudo 330 mulheres, mas a heterogeneidade dos resultados impediu a avaliação. Os autores concluíram que a CRP previu apenas moderadamente a corioamnionite histológica, mas a literatura atual não apoia o uso da CRP neste contexto. Na presença de febre materna e taquicardia, a hemocultura materna, embora não seja útil no diagnóstico da própria corioamnionite, pode ser útil em certos casos complexos para a seleção dos antibióticos.

A avaliação do líquido amniótico tem sido objetivo de muita pesquisa para identificar um método de diagnóstico específico e sensível. Várias metodologias foram avaliadas, incluindo coloração de Gram, níveis de glicose, IL-6, metaloproteinase da matriz 8 (MMP-8) e concentrações de MMP-9, e culturas e métodos de biologia molecular como a reação em cadeia da polimerase (PCR), para identificar organismos específicos.

Embora os níveis de citocinas (especialmente IL-6) e MMPs (especialmente MMP-8) sejam consistentemente mais altos no líquido amniótico de mulheres com corioamnionite e a sensibilidade e a especificidade tenham sido aceitáveis, a necessidade de realizar a amniocentese limita o seu uso clínico. De maneira similar, embora as colorações de Gram tenham sido consideradas específicas (98%) e os níveis de glicose, relativamente específicos (73,5%), aplicam-se as mesmas limitações sobre a necessidade de teste invasivo.

As culturas são reconhecidas como o "padrão-ouro", mas também requerem a obtenção de líquido amniótico. O tempo necessário para a realização dos testes é, muitas vezes, muito longo em um cenário clínico, no qual devem ser feitas rápidas decisões sobre o parto. Os dados recentes estão mostrando a presença de microrganismos inesperados, que não seriam necessariamente identificados na cultura. Tecnologias inovadoras, como proteômicos, podem ajudar no futuro.

A pesquisa de organismos suspeitos com PCR mostrou sensibilidade e especificidade adequadas. Contudo, isso aplica-se a cenários clínicos nos quais há suspeita de um microrganismo específico e particular e, portanto, não pode ser usada na avaliação global de corioamnionite clínica, a qual é polimicrobiana.

Manejo

Cuidado de suporte. No diagnóstico de corioamnionite, as medidas de suporte materno e fetal devem ser realizadas e deve ser definido um plano para o parto. Devido ao possível risco materno de sepse, é necessário cuidado com a infusão de líquidos intravenosos (IV). Um cateter de Foley pode ser útil para avaliar o equilíbrio hídrico. O monitoramento dos sinais vitais é essencial, com atenção à hipotensão e à taquicardia. A saturação de oxigênio deve ser regularmente avaliada e mantida em 95% ou mais. Antipiréticos devem ser administrados para normalizar a temperatura materna devido à associação entre febre materna e desfechos neonatais adversos, incluindo encefalopatia. A monitoração fetal eletrônica deve ser implementada.

O modo de parto nesses casos deve ser definido por indicação obstétrica, pois a cesariana não melhora os desfechos para a mãe ou para o feto após o início do uso adequado de antibióticos.

Antibióticos

Antibióticos parenterais devem ser administrados de imediato e sua escolha deve ser baseada nos microrganismos mais comumente encontrados. Neste contexto, o tratamento pode ser feito pela combinação de ampicilina 2 g IV a cada 6 horas (ou vancomicina 1 g IV a cada 12 horas para pacientes com alergia a penicilinas) e gentamicina 1,5 mg/kg a cada 8 horas. Embora essa administração particular de gentamicina seja amplamente usada, uma abordagem de 1 vez ao dia (1 dose de 5 mg/kg) foi considerada eficiente no tratamento da infecção.

Se for necessário ampliar a cobertura anaeróbia (p. ex., se se planeja uma cesariana), a adição de clindamicina (900 mg IV a cada 8 horas) ou de metronidazol (500 mg IV a cada 8 horas) pode ser adequada.

Em geral, a duração do tratamento é limitada. No caso de um parto vaginal, os antibióticos podem ser interrompidos no parto ou após uma dose pós-parto ter sido administrada. Contudo, no contexto de uma cesariana, a maioria dos médicos prossegue com os antibióticos até a paciente permanecer afebril por um período de 24 horas.

Estreptococo do grupo B

O estreptococo do grupo B (EGB) é um organismo gram-positivo responsável por infecções principalmente em recém-nascidos e gestantes. A colonização materna do trato gastrintestinal (GI) inferior e urinário com EGB ocorre em 15 a 30% das mulheres. Esse organismo é considerado parte da flora "normal" da vagina. Contudo, o EGB também representa uma das mais importantes causas de mortalidade e morbidade neonatal, com uma taxa de fatalidade que pode ser alta (50%). Dois tipos de infecção neonatal podem ocorrer: de início precoce e de início tardio. A doença de início precoce manifesta-se nos primeiros 7 dias de vida e é resultado da transmissão da mãe para o feto. A incidência dessa doença é de 0,3:1.000 recém-nascidos.

Fatores de risco para a doença de início precoce

1. Colonização materna: o mais importante fator de risco é a colonização materna. Uma gestante com cultura vaginal ou retal positiva para EGB, próximo ao termo, tem aumento de 25 vezes no risco de ter um bebê com doença de início precoce. O trato GI serve como reservatório para o EGB e a colonização durante a gravidez pode ser transitória ou persistente. Além disso, a extensão da colonização também desempenha papel na transmissão da doença, com a colonização de maior densidade representando um risco maior para o feto. A presença de EGB na urina em qualquer momento durante a gravidez, com colonização, tem risco mais elevado de doença de início precoce.
2. Idade gestacional menor do que 37 semanas completas.
3. Duração prolongada da ruptura das membranas (12 a 18 horas).
4. Temperatura intraparto maior do que 37,5°C.
5. Infecção intra-amniótica.

6. Parto prévio de um feto com doença de EGB invasiva.
7. Idade materna mais jovem, etnia afrodescendente e níveis maternos baixos de anticorpos anticapsulares específicos para EGB.

Prevenção

Desde a década de 1970, várias abordagens para prevenção da doença de início precoce têm sido avaliadas, incluindo o tratamento de mulheres com fatores de risco e o rastreamento universal para EGB com tratamento intraparto indicado para as que apresentam cultura positiva. Um estudo multicêntrico conduzido pela American Centre for Disease Control envolvendo 626.912 recém-nascidos mostrou que o rastreamento universal de todas as gestantes com tratamento adequado no trabalho de parto foi superior a uma abordagem baseada nos fatores de risco. Essa é a base para as recomendações da Society of Obstetricians and Gynaecologists of Canada (SOGC) e da American College of Obstetricians and Gynecologists (ACOG), e todas as gestantes devem fazer o rastreamento por coleta retovaginal na idade gestacional entre 35 e 36 semanas de. O valor preditivo negativo da cultura para EGB realizado 5 semanas ou menos antes do parto é de 95 a 98%. Contudo, o valor preditivo negativo é menor quando a cultura pré-natal é realizada mais de 5 semanas antes do parto e a utilidade clínica diminui.

O tratamento de todas as mulheres com cultura positiva para EGB entre 35 e 37 semanas ou das mulheres não rastreadas e com os fatores de risco descritos na Tabela 34-1 deve ser feito no início do trabalho de parto ou na ruptura das membranas.

Os antibióticos recomendados estão listados na Tabela 34-1. A ampicilina e a penicilina são eficazes contra o EGB, mas a penicilina tem um espectro menor. A penicilina tem menor probabilidade de causar resistência, por isso tem sido a opção de escolha. No caso da alergia à penicilina, mas sem anafilaxia, as cefazolinas são consideradas adequadas. A clindamicina ou a eritromicina são recomendas para as pacientes com anafilaxia a penicilinas.

TABELA 34-1 Dosagens dos antibióticos para a prevenção da doença de início precoce devida ao estreptococo do grupo B

Penicilina G 5.000.000 UI, seguida de 2.500.000 UI a cada 4 horas
Alergia à penicilina, sem risco de anafilaxia: cefazolina 2 g IV, seguida de 1 g a cada 8 horas
Alergia à penicilina e em risco de anafilaxia: clindamicina 900 mg IV a cada 8 horas, ou eritromicina 500 mg IV a cada 6 horas
Em raros casos, a resistência ao EGB pode ocorrer; então, a vancomicina é o antibiótico de escolha

EGB, estreptococo do grupo B; IV, intravenoso.

Como outros fatores de risco também mostraram associação a um risco significativo de doença de início precoce associada ao EGB, as recomendações para o tratamento no trabalho de parto aplicam-se a todas as mulheres nas categorias listadas na Tabela 34-2.

Vírus da imunodeficiência humana

A Organização Mundial da Saúde estima que 1,4 milhão de gestantes estejam infectadas pelo vírus da imunodeficiência humana (HIV). A transmissão de mãe para filho (TMF) pode ocorrer no período antenatal, intraparto ou pós-parto pela amamentação. Mais comumente, o bebê adquire a infecção no período intraparto. Sem rastreamento materno e terapia antirretroviral (ARV), o risco de transmissão para o feto ou recém-nascido é de 25%, mas o risco pode ser reduzido para menos de 2% com o manejo adequado, que inclui a terapia ARV e o modo de parto.

Rastreamento na gravidez

O fator de risco mais frequente para adquirir a infecção pelo HIV nas mulheres em idade reprodutiva é o contato heterossexual, por isso o rastreamento universal deve ser oferecido a todas as gestantes. A gestante HIV-positiva deve ser acompanhada por uma equipe com experiência em doença infecciosa e obstetrícia. A necessidade de

TABELA 34-2 Prevenção da doença de início precoce devida ao estreptococo do grupo B: fatores de risco com indicação para tratamento com antibiótico no início do trabalho de parto ou com ruptura das membranas

Mulheres com cultura retovaginal positiva entre 35 e 37 semanas[a]
Mulheres com feto previamente afetado
Mulheres com bacteriúria por EGB em qualquer momento durante a gravidez (independentemente da quantidade de unidades formadoras de colônia presentes)
Mulheres com idade gestacional abaixo de 37 semanas, a menos que haja cultura negativa 5 semanas antes
Mulheres com febre intraparto (> 38°C)
Mulheres com cultura para EGB desconhecida e com ruptura das membranas a termo há mais de 18 horas
Mulheres com EGB (retovaginal ou urina) e ruptura precoce das membranas em gestação a termo (também devem iniciar a indução do trabalho de parto)

[a]Uma recente publicação feita pelo Centers for Control and Prevention e endossada pela American College of Obstetricians and Gynecologists também acrescentou a esta lista o "teste de amplificação de ácido nucleico intraparto", uma forma de teste rápido disponível nos Estados Unidos. EGB, estreptococo do grupo B.

supressão viral máxima para minimizar o risco de transmissão ao bebê é essencial. Isso pode ser conseguido com o uso de terapia ARV, que deve ser administrada à mãe no período gestacional, no pré-natal e durante o trabalho de parto e ao recém-nascido após o nascimento. Em uma mulher que está recebendo um inibidor da CYP3A4, como o inibidor da protease ou o inibidor da transcriptase reversa não nucleosídeo, o uso de metilergometrina (derivado do ergot) deve ser evitado, pois esses fármacos dependem da enzima CYP3A para seu metabolismo, e seu uso concomitante pode levar ao aumento nos níveis plasmáticos e pode causar efeitos colaterais letais. Outros fármacos nessa categoria incluem amiodarona, cisaprida, flecainida, midazolam, propafenona, quinidina, rifampicina, pimozida e triazolam.

Além da terapia ARV, o trabalho de parto deve ser conduzido para minimizar a exposição potencial do feto ao sangue materno. A seleção cuidadosa do modo de parto também contribui para a redução do risco de transmissão. Os fatores de risco significativos para transmissão materno-fetal estão listados na Tabela 34-3.

Cuidado intraparto
Terapia antirretroviral
- A zidovudina IV intraparto é recomendada para todas as gestantes infectadas por HIV, independentemente do esquema pré-natal, a fim de reduzir a transmissão perinatal do HIV.

TABELA 34-3 Fatores de risco para transmissão do HIV de mãe para filho

Alta carga viral materna (a quantidade de RNA do HIV no plasma)
Amamentação
Infecções sexualmente transmissíveis
Corioamnionite
Ruptura prolongada das membranas
Idade materna jovem
História de natimortalidade
Modo vaginal de parto (no contexto de alta carga viral)
Contagem de CD4 baixa
Doença materna avançada por HIV
Sangramento durante o trabalho de parto (episiotomia, laceração perineal e hemorragia intraparto)

- As mulheres que estão recebendo um esquema de ARV combinado no pré-natal devem manter esse esquema durante o trabalho de parto e antes da cesariana planejada.
- As mulheres que estejam recebendo esquemas combinados que incluem zidovudina devem receber zidovudina IV durante o trabalho de parto, enquanto outros componentes são mantidos por via oral.

Cesariana
- Para mulheres com carga viral desconhecida ou significativa (i.e., RNA do HIV > 50 cópias/mL entre 34 e 36 semanas) no fim da gravidez, o parto pela cesariana programada é recomendado no Canadá, independentemente do uso de ARV no pré-natal.
- Não está esclarecido se a cesariana após a ruptura das membranas ou início do trabalho de parto apresenta benefício para prevenção da transmissão perinatal. O manejo de mulheres com indicação para cesariana eletiva, que apresentam ruptura das membranas ou trabalho de parto antes da data programada, deve ser individualizado com base em tempo de ruptura, progresso do trabalho de parto, carga viral plasmática, esquema de ARV atual e outros fatores clínicos.

Prova de trabalho de parto. As mulheres com carga viral suprimida (< 50 cópias/mL) podem ter parto vaginal. Contudo, é essencial minimizar o contato com sangue materno ou líquidos e secreções corporais durante este período. Para isso, recomenda-se o seguinte:

- Evitar o uso rotineiro de eletrodos no escalpo fetal para monitoração.
- Evitar a ruptura artificial das membranas a menos que exista indicação obstétrica inequívoca.
- O parto operatório com fórceps ou com extrator a vácuo e/ou episiotomia deve ser feito apenas se houver indicação obstétrica inequívoca.

Pós-parto
- O recém-nascido deve ser cuidadosamente banhado antes de realizar qualquer procedimento injetável.
- A amamentação é contraindicada.
- O aconselhamento contraceptivo é recomendado.

Herpes-vírus simples

No Canadá, a incidência da soropositividade para o herpes-vírus simples tipo 2 (HSV-2) nas gestantes varia entre 7,1 e 28,1% e a incidência de HSV neonatal é de 1:17.000 nascimentos. O HSV neonatal é adquirido no período intraparto devido à exposição a lesões do trato genital, diferentemente do HSV congênito, que é adquirido no período gestacional. O diagnóstico é feito com base na apresentação clínica e nas culturas do recém-nascido 48 horas após o nascimento. O recém-nascido pode desenvolver várias complicações, que foram categorizadas de acordo com sua morbidade e mortalidade potenciais. Tais complicações são apresentadas na Tabela 34-4.

É importante reconhecer e tratar as infecções maternas por HSV para a prevenção adequada da doença neonatal. O HSV materno pode ser categorizado em primário (sem anticorpos para HSV-1 ou 2) ou infecções recorrentes (possui anticorpos para HSV-1 ou 2). O maior risco de infecção neonatal ocorre no cenário da infecção primária no terceiro trimestre, pois a passagem transplacentária de anticorpos maternos para o recém-nascido não ocorre.

Infecção primária

Como a infecção primária no terceiro trimestre apresenta um risco neonatal de HSV de 30 a 50%, a maioria dos grupos de especialistas, incluindo a SOGC, recomenda a cesariana eletiva. Devem ser feitas culturas neonatais e a vigilância do recém-nascido deve ser mantida.

Doença recorrente

Nestas circunstâncias, os anticorpos maternos estão presentes e o risco de doença neonatal é muito reduzido, pois ocorre a proteção fetal pela passagem transplacentária desses anticorpos. Neste contexto, as mulheres em trabalho de parto com lesão genital apresentam risco de 2 a 5% de doença neonatal. A ausência das lesões no parto está associada a um pequeno risco de 1%, com risco calculado de doença neonatal de 0,02 a 0,05%. Infelizmente, a cultura não é preditiva de doença neonatal nestas circunstâncias.

As mulheres com infecção recorrente no parto devem ser cuidadosamente examinadas para verificar se existem lesões por HSV. Se as lesões forem observadas na área genital ou sobre as coxas ou nádegas ou se houver sintomas prodrômicos, a cesariana é recomendada. A Tabela 34-5 resume essas recomendações sobre o modo de parto. Como essa infecção é ascendente, a cesariana deve ser feita até 4 horas após a ruptura das membranas. A amostra de escalpo e os eletrodos de escalpo devem ser evitados nas mulheres com história de recorrência de HSV.

TABELA 34-4 Classificação das complicações neonatais pelo herpes-vírus simples

1. Infecção de pele, olhos e boca (raramente fatal; contudo, 38% podem desenvolver doença neurológica)

2. Doença do sistema nervoso central (encefalite com ou sem infecção de pele, olhos e boca)

3. Doença disseminada (a forma mais grave de infecção, com taxa de mortalidade de 90% quando não tratada)

TABELA 34-5 Resumo das recomendações para modo de parto com o herpes-vírus simples

1. Infecção primária a qualquer momento no terceiro trimestre
↓
Cesariana
2. Infecção recorrente sem lesões ou pródromos
↓
Prevenção com aciclovir durante a gravidez, pode-se considerar o parto vaginal
3. Infecção recorrente com lesão ou pródromos
↓
Cesariana

INFECÇÕES HEMATOGÊNICAS

O risco de infecção fetal disseminada de modo hematogênico a partir da infecção materna é muito menos comum durante o trabalho de parto. Isso está parcialmente relacionado com as barreiras fisiológicas, mecânicas e imunológicas relacionadas à placenta. Contudo, raramente, organismos como estafilococos, estreptococos ou pneumococos podem infectar a gestante, resultando em grau significativo de bacteriemia materna. Isso pode atingir a placenta e ocasionalmente cruzar para o feto. Essas pacientes podem apresentar-se com sintomas clássicos de febre materna, taquicardia, mal-estar e sensibilidade uterina. O feto pode apresentar taquicardia. O tratamento imediato com antibióticos deve ser iniciado e o parto deve ser planejado de acordo, como sugerido em casos de corioamnionite precoce.

Um grupo mais comum de organismos envolvidos nas infecções hematogênicas é o grupo dos vírus, os quais incluem citomegalovírus (CMV), rubéola, enterovírus e parvovírus. Contudo, essas infecções geralmente se apresentam no pré-natal e não são contribuintes muito significativos das infecções intraparto.

Listeriose

Talvez a infecção hematogênica mais relevante que pode afetar as mulheres seja a listeriose. Embora rara (12:100.000 na gravidez), este bacilo gram-positivo tem graves consequências para o feto e o recém-nascido. A listeriose materna está associada ao aumento no risco de morte fetal, parto pré-termo, sepse neonatal, meningite, pneumonia e morte. A taxa de mortalidade perinatal varia entre 27 e 33%.

Listeria monocytogenes tem predileção particular por gestantes, com probabilidade 20 vezes maior de infecção em comparação à população geral. O organismo é adquirido pela mãe pelo consumo de água e alimentos contaminados, como leite, queijo, frango, salada de repolho cru, carne malpassada, frutas e vegetais. Pode ocorrer a disseminação por via transplacentária para o feto. As mães infectadas com *Listeria* são, muitas vezes, assintomáticas ou apresentam sintomas não específicos. Um alto grau de suspeita é necessário para fazer o diagnóstico.

A predileção por gestantes é bem ilustrada por um surto canadense de 1981, que afetou 100 indivíduos, dos quais 34 eram gestantes. Neste grupo, houve 9 natimortos, 23 infecções neonatais e apenas 2 nascidos vivos saudáveis.

Diagnóstico

A confirmação do diagnóstico pode ser feita com segurança por culturas de líquido amniótico, mecônio, membranas, placenta, sangue ou líquido espinal. O exame histopatológico da placenta pode revelar a presença de vilosite e de microabscessos múltiplos.

Como *Listeria* é um organismo intracelular e pode se assemelhar a difteroides, pneumococos ou hemófilos, as colorações de Gram são clinicamente úteis em apenas um terço dos casos. As culturas da vagina ou fezes não são recomendadas porque as mulheres podem ser portadoras normais sem estar infectadas. O teste sorológico da listeriose também não é recomendado. Portanto, se uma gestante se apresentar com um cenário clínico sugestivo de listeriose, as hemoculturas são recomendadas.

Tratamento

Os antibióticos recomendados para o tratamento da listeriose devem ser administrados em dose alta para cruzar a placenta e penetrar intracelularmente. Os antibióticos incluem ampicilina como primeira linha e eritromicina como segunda. Nas mulheres alérgicas a penicilinas, trimetoprima-sulfametoxazol tem sido efetivo. A terapia deve ser mantida por 7 a 14 dias (Tab. 34-6).

TABELA 34-6 Conduta recomendada no tratamento da listeriose materna

Primeira linha: • Ampicilina 2 g a cada 6 a 8 horas
Segunda linha: • Eritromicina 4 g/dia   • Mulheres alérgicas à penicilina: trimetoprima-sulfametoxazol 1 a 2 comprimidos a cada 6 horas

PREVENÇÃO DAS INFECÇÕES MATERNAS

As infecções estão entre as cinco causas mais importantes de mortalidade e morbidade materna. Neste contexto, o fator de risco mais importante é parto por cesariana. As mulheres que deram à luz por cesariana têm probabilidade 20 vezes maior de apresentar infecção pós-parto comparadas às que deram à luz por parto vaginal. Essas infecções incluem endomiometrite, infecção da ferida operatória e infecção do trato urinário, abscesso pélvico, tromboflebite pélvica séptica, pneumonia e sepse.

Para reduzir esse risco, muitos estudos investigaram o uso de antibióticos profiláticos antes da cesariana. Uma recente revisão de Cochrane registrou 81 ensaios clínicos controlados e randomizados e encontrou uma redução significativa do risco de endometrite e infecções da ferida operatória quando os antibióticos profiláticos foram administrados a mulheres submetidas à cesariana de emergência ou eletiva. Esses resultados e o resultado de outros estudos embasaram as recomendações feitas pela SOGC e pela ACOG, com indicação de antibióticos profiláticos para todas as mulheres que realizam cesariana (Tab. 34-7). A administração de antibióticos não reduz o risco de infecções subsequentes em partos vaginais operatórios e os dados não são suficientes para recomendar ou não a profilaxia com antibióticos em casos de remoção manual da placenta e dilatação e curetagem pós-parto. Contudo, um ensaio clínico controlado e randomizado envolvendo 107 mulheres com laceração perineal de 3º ou 4º graus encontrou uma redução significativa das complicações da ferida perineal no grupo de tratamento.

Escolha dos antibióticos

A maioria dos estudos examinou o uso de cefalosporinas no contexto da profilaxia na cesariana. Com a cobertura adequada de organismos gram-positivos e a cobertura discreta de gram-negativos, essa classe apresenta um espectro limitado o suficiente para minimizar o risco de desenvolver resistência. Em mulheres com alergia à penicilina, a clindamicina ou a eritromicina foram sugeridas.

Cefotetana ou cefoxitina são recomendadas para mulheres com ruptura perineal de 3º ou 4º graus. A Tabela 34-8 resume as recomendações da SOGC sobre a profilaxia com antibióticos e procedimentos obstétricos.

TABELA 34-7 Resumo das recomendações para antibioticoprofilaxia

- Mulheres submetidas à cesariana eletiva ou de emergência devem receber profilaxia com antibióticos
- Mulheres com laceração de 3º ou 4º graus podem beneficiar-se da profilaxia com antibióticos
- Não há benefício da profilaxia com antibióticos em casos de remoção manual da placenta e dilatação e curetagem ou parto vaginal operatório

INTRODUÇÃO

Definição

Pós-termo refere-se a uma gravidez que já atingiu ou excedeu 42 semanas de gestação ou 294 dias do primeiro dia da data da última menstruação (DUM). Pode haver confusão quando as pacientes são classificadas como "pós-termo" com 41 semanas de gestação. Possivelmente, essa confusão ocorre devido às atuais recomendações para observação da gestação pós-termo a partir de 41 semanas de gestação. Os obstetras devem ter certeza sobre a idade gestacional ao usar a palavra "pós-termo", que neste capítulo se refere à gestações com 42 semanas ou mais, a menos que seja especificado de outro modo.

Prevalência

Em geral, a gravidez pós-termo ocorre em cerca de 7% das gestações, com até 1,4% das gestações atingindo pelo menos 301 dias (43 semanas). Quando a ultrassonografia de 1º ou 2º trimestre é usada para determinar a idade gestacional, os índices de gravidez pós-termo diminuem. Em um estudo, a incidência caiu de 12,1% usando a DUM para 3,4% usando uma estimativa por ultrassonografia. Com o passar do tempo, houve uma redução no número de partos com 42 semanas (de 7,1% em 1980 para 2,9% em 1995).[3] Esse padrão reflete a decisão de muitas mulheres de darem à luz com 41 semanas de gestação, com base nas recomendações das organizações nacionais.

Fatores de risco

Há vários fatores de risco reconhecidos para gravidez pós-termo, incluindo primiparidade e história prévia de gravidez pós-termo. A predisposição genética também parece contribuir, bem como o excesso de peso materno e o sexo fetal masculino. As associações mais raras incluem anencefalia fetal e deficiência de sulfatase placentária. Na ausência da ultrassonografia para definir a idade gestacional, a gravidez pós-termo correlaciona-se com lembrança imprecisa da DUM, mães jovens, peso pré-gestacional não ideal e tabagismo.

Complicações da gravidez pós-termo

O potencial para complicações na gravidez pós-termo é bem reconhecido. Tem-se colocado muito esforço na identificação e quantificação desses riscos. A Tabela 35-1 realça os riscos materno, fetal e neonatal associados à gravidez pós-termo.

A revisão Cochrane e a metanálise da indução para melhorar os desfechos de nascimento considerou que a interpretação dos dados sobre a cesariana foi prejudicada devido à heterogeneidade da metodologia dos ensaios clínicos. A revisão identificou fatores significativos de confusão nos estudos, incluindo maturação do colo do útero no momento da indução. Contudo, a conclusão recente foi de que a

TABELA 35-1 Riscos associados à gravidez pós-termo

Riscos maternos	Riscos fetais e neonatais
Aumento da indução do trabalho de parto	Morte perinatal
Trabalho de parto disfuncional	Síndrome da aspiração de mecônio
Traumatismo no parto relacionado à macrossomia	Macrossomia e traumatismo relacionado ao parto
Hemorragia pós-parto	

conduta de indução do trabalho de parto está associada a uma redução significativa de cesarianas.

Em contrapartida, os dados sobre gestações pós-termo entre 2000 e 2003 da British Columbia Perinatal Database Registry mostraram índices consistentemente mais altos de cesariana entre nulíparas que realizaram indução em comparação com as mulheres que entraram em trabalho de parto espontaneamente entre 41, 42 e mais de 42 semanas completas de gestação. Esses dados incluem todos os partos e sugerem que os resultados de ensaios clínicos podem ser diferentes das estatísticas de nível populacional, porque o cenário do ensaio clínico é, muitas vezes, mais rigoroso.

Outros riscos maternos estão relacionados com o crescimento fetal excessivo que frequentemente acompanha a gravidez pós-termo; por exemplo, trabalho de parto disfuncional, distocia de ombro, trauma perineal e hemorragia pós-parto são mais frequentes nas gestações prolongadas.

Para o neonato, pode haver aumento gradual da morbidade e mortalidade perinatal no período pós-termo, embora estudos epidemiológicos registrem achados inconsistentes. Um estudo britânico classificou o risco de morte perinatal em função do prosseguimento das gestações (avaliando todos os nascimentos) e encontrou aumento do risco de 0,7:1.000 com 37 semanas para 5,8:1.000 com 43 semanas (Fig. 35-1).

A revisão de Cochrane sobre indução do trabalho de parto para melhorar os desfechos de nascimento identificou menos mortes perinatais em mulheres que tiveram trabalho de parto induzido do que nas que eram acompanhadas de modo expectante. Quando as mulheres entre 41 e 42 semanas completas foram incluídas, o risco relativo de morte perinatal foi 0,30 (intervalo de confiança [IC] de 95%, 0,09 a 0,99) para o grupo de indução. Se as mortes causadas por anomalias congênitas forem excluídas, não há mortes no grupo de indução de trabalho de parto e há 9 mortes no grupo de manejo expectante.

A presença de mecônio no líquido amniótico é, muitas vezes, um achado fisiológico normal na gravidez pós-termo. Na ausência de hipoxia intrauterina, os riscos fetais relacionados ao mecônio são mínimos. A síndrome de aspiração de mecônio

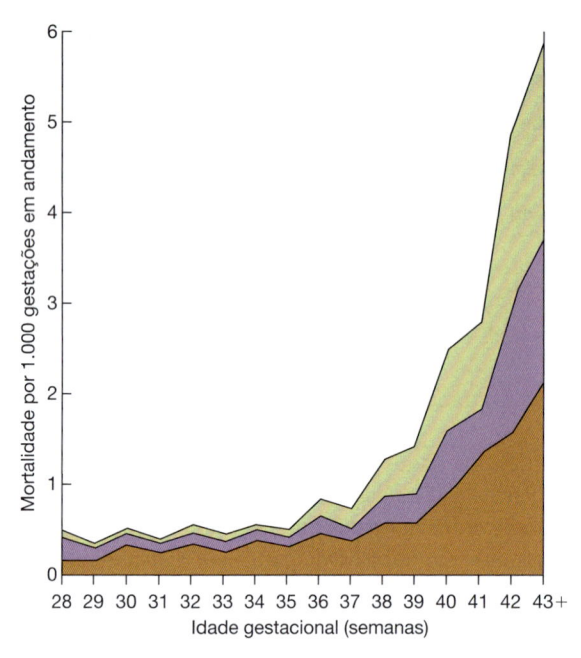

FIGURA 35-1 Mortalidade perinatal por 1.000 gestações em andamento. (Hilder L, Costeloe K, Thilaganathan B. Prolonged pregnancy: evaluating gestation-specific risks of fetal and infant mortality. B J Obstet Gynecol 105:169, 1998.)

(SAM) é considerada resultante da respiração ofegante fetal com aspiração de líquido amniótico tinto de mecônio secundário à hipoxia, resultando em pneumonite química. O banco de dados da Cochrane registra diminuição significativa no risco da SAM entre fetos no grupo de indução comparado com o grupo de manejo expectante (0,29; IC de 95%, 0,12 a 0,68). A indução do trabalho de parto foi também associada a uma redução na prevalência de macrossomia fetal (peso ao nascer maior que 4.000 g) em três de quatro ensaios clínicos que registraram esse desfecho. Outros pesquisadores têm registrado índices aumentados de traumatismo no parto relacionado à macrossomia entre mulheres pós-termo que são conduzidas de modo expectante, incluindo fratura da clavícula e paralisia de Erb.

PREVENÇÃO
Data gestacional precisa
Definir a idade gestacional com precisão é o fator mais importante na redução da incidência de gravidez pós-termo. Tradicionalmente, as gestações são datadas usando a história menstrual e a regra de Naegele. Com base na premissa de um ciclo

menstrual de 28 dias e ovulação no 14º dia, a data estimada da concepção (DEC) é determinada pela seguinte fórmula: DEC = DUM + 1 ano − 3 meses + 7 dias. Esse cálculo é feito usando "réguas" ou "discos" de idade gestacional ou programas de computador. Em cenários de recursos limitados, essa pode ser a única opção. Contudo, os profissionais de obstetrícia devem estar cientes das limitações da DUM para determinar a idade gestacional. Quando questionadas, muitas mulheres não têm certeza sobre o primeiro dia da DUM, especialmente em 50% das gestações não planejadas. Mesmo quando uma mulher está certa de sua data menstrual, há uma variação acentuada na fase folicular do ciclo menstrual, tornando o momento exato da ovulação difícil de determinar. Além disso, demonstrou-se que há um padrão de "preferência de dígito" no registro da DUM.

A pesquisa sugere que a ultrassonografia, realizada o mais cedo possível, representa uma maneira segura e aceitável de reduzir a prevalência de gravidez pós-termo em até dois terços. No Reino Unido, o National Institute for Clinical Excellence publicou orientações para a atenção pré-natal em 2010 recomendando que todas as gestações tenham sua idade gestacional definida com base no exame de ultrassonografia, idealmente usando o comprimento craniocaudal entre 10 e 14 semanas ou a circunferência da cabeça em gestações mais avançadas. A história menstrual é usada apenas para marcar o exame.

Descolamento das membranas

O descolamento das membranas é um procedimento no qual após o toque cervical digital, o dedo do examinador avança entre as membranas e o segmento uterino inferior o mais longe possível e faz um giro de 360°, separando as membranas do segmento uterino inferior. Considera-se que dessa forma ocorre um estímulo à liberação endógena de prostaglandinas, que subsequentemente promove o amadurecimento do colo e potencialmente aumenta a atividade uterina. Alguns médicos também defendem o alongamento do colo do útero ao mesmo tempo.

Uma revisão de Cochrane avaliou a efetividade do descolamento das membranas após 38 semanas para a prevenção da gravidez pós-termo e concluiu que ela diminuiu significativamente a frequência do parto pós-termo com 41 semanas ou mais tarde (risco relativo [RR], 0,59; IC de 95%, 0,46 a 0,74) e com 42 semanas ou mais tarde (RR, 0,28; IC de 95%, 0,15 a 0,50). A evidência sugere que os benefícios do descolamento das membranas são mais acentuados na população de nulíparas com colo do útero desfavorável.

CONDUTA

Identificação das gestações a termo complicadas

Em cada estágio da gestação, os obstetras devem tomar decisões sobre se é mais seguro manter ou interromper a gravidez. Antes do termo, o bem-estar do feto prematuro geralmente impede o parto a menos que haja risco significativo materno ou fetal. Quando o termo é atingido, o limiar para parto na presença de qualquer complicação materna ou fetal cai significativamente, porque os riscos de manter a gravidez geralmente superam os riscos associados ao parto.

Entre as gestações pós-termo, a opção da conduta expectante na gravidez pode ser escolhida quando as complicações tiverem sido excluídas. Nessa situação, a ultrassonografia para avaliação do crescimento e bem-estar fetal associado à avaliação do volume de líquido amniótico é um manejo recomendado quando a gravidez atinge 41 semanas. Se os achados de ultrassonografia forem tranquilizadores e a mãe apresentar boa saúde e tiver preferência por aguardar sem intervenção, o manejo expectante pode ser oferecido com uma ampla abordagem de seus riscos e benefícios.

Indução do trabalho de parto ou manejo expectante

Apesar das investigações e debates sobre o manejo ideal das gestações pós-termo não complicadas, ainda existem controvérsias. Após a exclusão das contraindicações ao trabalho de parto, a American College of Obstetricians and Gynecologists recomenda a discussão dos riscos, benefícios e apresentação das alternativas à indução do trabalho de parto e de manejo expectante com vigilância. Idade gestacional, resultados da avaliação pré-natal, condições do colo do útero e preferência materna devem ser levados em consideração e um plano deve ser elaborado (Fig. 35-2).

Vigilância durante o manejo expectante

Se após as informações a paciente não desejar realizar a indução, o manejo expectante deve ser feito com avaliação adequada do bem-estar fetal. Não há consenso sobre o período em que se deve iniciar a observação pós-termo, nem há concordância sobre a frequência da monitoração. É sensato orientar a mãe sobre a contagem diária dos movimentos fetais. As mulheres devem perceber 6 movimentos fetais em um intervalo de 2 horas. A falha em satisfazer esses critérios deve instigar as mulheres a contatarem o obstetra ou o hospital para realizar um teste adicional. Após 41 semanas de gestação, a observação formal deve ser oferecida, como as avaliações de ultrassonografia com avaliação do volume do líquido amniótico e testes de não estresse (TNEs), realizados 2 vezes por semana até o parto. Durante todo este período, a mulher e seu obstetra devem estar em permanente contato com um limiar baixo para indução. Todavia, o manejo expectante com observação adequada é um plano de cuidado adequado para gestações pós-termo não complicadas. O pequeno acréscimo no risco absoluto de mortalidade perinatal e de complicações maternas e para o recém-nascido com o prosseguimento da gravidez deve ser considerado, levando em conta a preferência da paciente pela não intervenção.

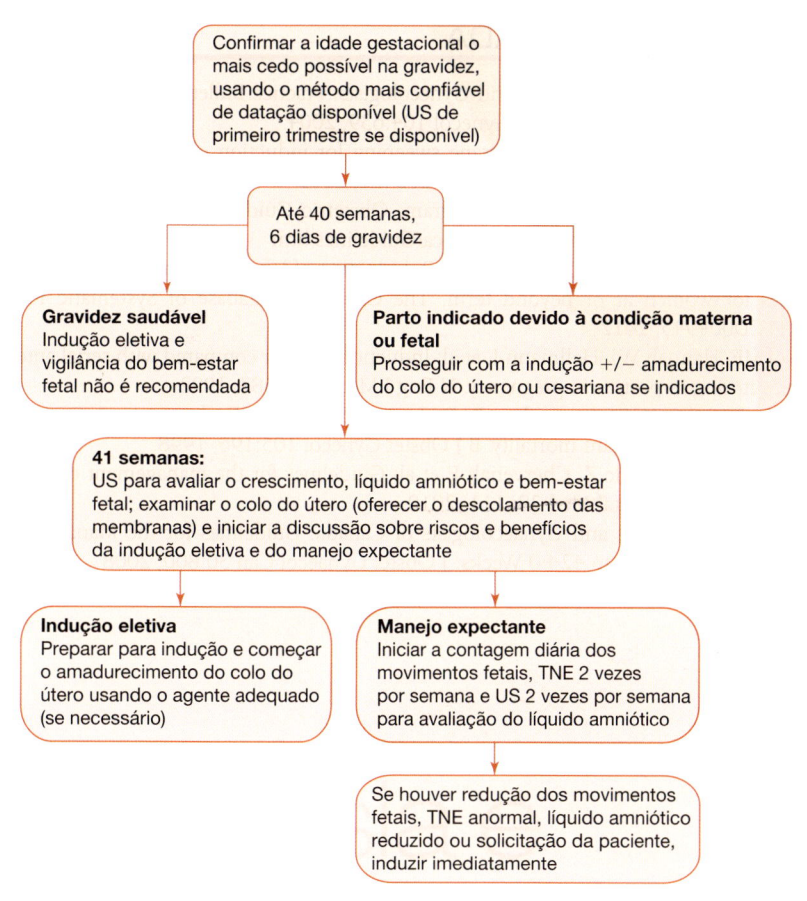

FIGURA 35-2 Algoritmo para manejo da gravidez pós-termo. TNE, teste de não estresse; US, ultrassonografia.

CONCLUSÕES

A gravidez pós-termo ocorre em 2 a 10% das gestações, dependendo da definição e determinação de gravidez pós-termo. Se as complicações maternas e fetais de gravidez foram excluídas, a paciente deve ser informada sobre os riscos e benefícios da indução do trabalho de parto e do manejo expectante com vigilância fetal. Se a indução for a opção, o amadurecimento do colo do útero é essencial para maximizar as chances de parto vaginal. As complicações do parto devem ser antecipadas e manejadas adequadamente.

A prática da anestesia obstétrica começou em 1847 quando Sir James Young Simpson introduziu o éter ou "sono do crepúsculo" na prática obstétrica para os períodos finais de trabalho de parto e do parto. Atualmente, a anestesia obstétrica é uma subespecialidade complexa. Embora a maioria dos partos não apresente complicações, as parturientes estão apresentando-se com comorbidades cada vez mais complexas, como fibrose cística e doença cardíaca congênita corrigida, devido aos avanços médicos e cirúrgicos no tratamento das condições subjacentes. As modernas técnicas anestésicas regionais têm contribuído para a segurança materna e neonatal.

Este capítulo fornece uma visão geral das mudanças fisiológicas que ocorrem na gravidez, descreve métodos de analgesia comumente utilizados no trabalho de parto e apresenta, de maneira geral, os anestésicos administrados durante a gravidez para cesariana e cirurgia não obstétrica.

PREPARAÇÃO PARA A DOR DURANTE O TRABALHO DE PARTO

A maioria das parturientes sente dor de moderada a forte durante o trabalho de parto e o parto, que elas descrevem como mais intensa do que qualquer outra experiência prévia de dor. As mulheres que dão à luz pela primeira vez descrevem a dor como mais forte do que a sentida em trabalhos de parto subsequentes. Existem registros de que a dor só é menos intensa do que a dor causada pela amputação traumática ou pela causalgia.

A American Society of Anesthesiologists (ASA) afirma:

> Não há outra circunstância na qual se considera aceitável que um indivíduo sinta dor forte, sem realizar tratamento, em que a intervenção é segura sob os cuidados de um médico. Na ausência de contraindicação clínica, a solicitação materna é uma indicação médica suficiente para alívio da dor durante o trabalho de parto.

A falta de preparação psicológica adequada pode contribuir para a dor sentida durante o trabalho de parto e o parto. As orientações durante o pré-natal podem dissipar o medo sobre o processo de nascimento e detalhar o que se deve esperar. Existem evidências consideráveis que mostram que a preparação para o parto pode modificar significativamente a percepção da intensidade de dor.

A psicoprofilaxia, em que o método de Lamaze é o mais conhecido, postula que a dor que surge com contrações uterinas e distensão perineal pode ser substituída por reflexos "positivos" condicionados. Essa técnica promove um parto natural e evita as intervenções clínicas de rotina. Um parceiro que trabalhe como "treinador" pode ajudar a parturiente a se concentrar nas técnicas de respiração e a liberar a tensão muscular. A educação sobre o trabalho de parto e o parto pode dar à parturiente uma sensação de controle sobre o processo de nascimento. Isso pode reduzir os pedidos por analgesia e anestesia. Contudo, dois terços das mães que seguem essa técnica ainda requerem algum tipo de analgesia. A aplicação dessa técnica não garante um trabalho de parto indolor e pode contribuir para uma sensação de falha e baixa autoestima nas mulheres que solicitam analgesia.

A dor excessiva pode resultar em mais prejuízo ao feto do que o uso criterioso de analgésicos e anestésicos. A dor e o estresse do trabalho de parto contribuem para aumentar os níveis de catecolaminas circulantes, especialmente a adrenalina. A adrenalina tem efeitos tocolíticos β-adrenérgicos sobre o miométrio. A analgesia adequada do trabalho de parto reduz os níveis de adrenalina no plasma e pode mudar um padrão de trabalho de parto disfuncional para um padrão normal.

Os níveis elevados de catecolaminas no plasma durante o trabalho de parto podem aumentar o débito cardíaco materno e a resistência vascular periférica e reduzir a perfusão uteroplacentária.

A hiperventilação que acompanha a dor no trabalho de parto pode causar hipocapnia, que pode inibir o esforço ventilatório entre as contrações e resultar em hipoxemia materna. A alcalose materna desloca a curva de oxigênio-hemoglobina para a esquerda, reduzindo o aporte de oxigênio para o feto. A alcalose materna pode causar vasoconstrição uteroplacentária e prejudicar a transferência de oxigênio para o feto. A analgesia epidural reduz os níveis plasmáticos de adrenalina materna, β-endorfina e cortisol, provavelmente pela redução da dor e ansiedade.

CAUSAS DA DOR DURANTE O TRABALHO DE PARTO

No primeiro período do trabalho de parto, a dor é causada pelas contrações uterinas e pela dilatação do colo do útero. Ela é visceral ou de natureza similar à cãibra. Os impulsos da dor são levados pelas fibras viscerais aferentes do tipo C (simpáticas) entrando na medula espinal a partir de T10 a L1. A dor pode ser referida na parede abdominal, na região lombar e nas coxas.

No segundo período, a dor é causada pela distensão da cúpula vaginal e pelo alongamento perineal, sendo conduzida pelos nervos sacrais S2 a S4. A dor é mais forte. A parturiente sente pressão retal e a urgência de empurrar para baixo à medida que a apresentação desce pelo estreito inferior pélvico.

Vários fatores podem influenciar o grau e a intensidade da dor que é sentida com o trabalho de parto e o parto. Alguns desses fatores estão listados na Tabela 36-1.

FISIOLOGIA MATERNA

Profundas mudanças fisiológicas que afetam a maioria dos sistemas e órgãos ocorrem durante a gravidez, as quais podem afetar o manejo anestésico. Um resumo dessas mudanças é apresentado na Tabela 36-2.

TABELA 36-1 Fatores que podem influenciar a dor do trabalho de parto e do parto

Estado psicológico da parturiente

Preparação mental

Suporte familiar

Presença de pessoal de suporte treinado, como uma doula

Suporte clínico

Base cultural

Paridade

Experiências prévias com partos

Tamanho e apresentação do feto

Tamanho e anatomia da pelve

Uso de medicações para aumentar as contrações do trabalho de parto

Duração do trabalho de parto

TABELA 36-2 Mudanças fisiológicas da gravidez

Sistema nervoso

Variável	Mudança	Causa	Importância
Anestesia geral	Necessidade de CAM diminui em 25-40%	Efeito da progesterona e/ou β-endorfina sobre o SNC	As necessidades de fármacos para anestesia geral são menores
Anestesia regional	Necessidade da dose de AL diminui em ~40%	Diminuição do espaço epidural causada pela dilatação dos vasos epidurais e/ou por mudanças hormonais	O aumento da distribuição da AL epidural pode ocorrer, em especial se a compressão aortocava não for prevenida

(continua)

TABELA 36-2 Mudanças fisiológicas da gravidez *(Continuação)*

Sistema cardiovascular

Variável	Mudança	Causa	Importância
Volume sanguíneo (VS)	VS total ↑ 35% VS plasmático ↑ 45% VS das hemácias ↑ 20%	Efeito hormonal	Um ↑ de ~1.000 mL compensa os 400-600 mL de perda de sangue com o parto
Débito cardíaco (DC)	↑ 40% com 10 semanas de gestação Trabalho de parto ↑ DC 45% acima dos valores de pré-trabalho de parto Após o parto ↑ DC 60% acima dos valores de pré-trabalho de parto	Aumento no DC em resposta ao aumento das demandas metabólicas (volume sistólico aumenta mais do que a frequência cardíaca)	As pacientes com doença cardíaca preexistente podem descompensar (p. ex., edema pulmonar pode ocorrer durante o trabalho de parto ou após o parto na paciente com estenose mitral significativa)
Circulação periférica	PA normal ou ↓ RVS ↓ 15% Redução do retorno venoso nos membros inferiores	RVS diminui para compensar ↑ do DC com PA normal ou ↓	Síndrome supina hipotensiva (ver texto)
Fluxo sanguíneo regional	Aumento do fluxo sanguíneo uterino em 500 mL/min	Fluxo sanguíneo placentário depende da PA	O fluxo sangue placentário não pode ↑, mas pode ↓ com a ↓ da PA materna devido a perda sanguínea, compressão aortocava ou catecolaminas

Sistema respiratório

Variável	Mudança	Causa	Importância
Via aérea superior	O edema das mucosas torna a parturiente propensa ao sangramento	Alargamento capilar	O trauma pode ocorrer pela aspiração e entubação de vias aéreas nasais ou orais; escolher um TET menor
Ventilação	Ventilação-minuto ↑ 50% Volume tidal ↑ 40% Taxa respiratória ↑ 10%	Aumento no consumo de O_2 desde o primeiro trimestre O trabalho de parto pode ↑ o consumo de O_2 em mais de 100%	PCO_2 materna em repouso normal ↓ para ~30 mmHg no primeiro trimestre; a dor do trabalho de parto e do parto resulta em hiperventilação adicional

(continua)

TABELA 36-2 Mudanças fisiológicas da gravidez *(Continuação)*

Sistema respiratório

Variável	Mudança	Causa	Importância
Volumes pulmonares	CFR ↓ 20% Sem mudança na CV	No quinto mês, o útero sobe e empurra o diafragma para cima	A captação ou inalação de anestesia ocorre mais rapidamente devido ao aumento na ventilação-minuto com uma CFR mais baixa
Oxigenação arterial PaO_2	Aumentada em 10 mmHg	Causada por hiperventilação	A CFR diminuída com ↑ no consumo de O_2 resulta em reduções rápidas na PaO_2 durante a apneia (p. ex., indução de anestesia geral); a oximetria de pulso é importante

Sistema gastrintestinal

Variável	Mudança	Causa	Importância
Volume de líquido gástrico	Aumentado	O útero aumentado desloca o piloro Esvaziamento gástrico retardado	Todas as parturientes são consideradas como de "estômago cheio"; dor, ansiedade e fármacos (especialmente narcóticos) promovem o esvaziamento gástrico lento; a metoclopramida pode ser útil para reduzir o volume gástrico
Acidez do suco gástrico	Aumentada	Gastrina secretada pela placenta Estimula a secreção de H^+	O uso de antagonistas do receptor H2 (ranitidina) e/ou antiácido não particulado (citrato de sódio) é recomendado para aumentar o pH gástrico
Junção gastresofágica	Competência diminuída	O útero aumentado distorce o ângulo da junção	A aspiração pulmonar dos conteúdos gástricos é o principal risco da anestesia geral; a colocação de um TET é obrigatória em todas as parturientes que fazem anestesia geral

AL, anestesia local; CAM, concentração alveolar mínima; CFR, capacidade funcional residual; CV, capacidade vital; PA, pressão arterial; RVS, resistência vascular sistêmica; SNC, sistema nervoso central; TET, tubo endotraqueal.

SÍNDROME SUPINA HIPOTENSIVA

Em até 15% das parturientes, o útero grávido pode comprimir a veia cava inferior (VCI) quando a parturiente se deita na posição supina. Isso pode ocorrer desde as 20 semanas de gestação e aumenta no terceiro trimestre. Há aumento do risco nas parturientes com poli-hidrâmnio e na gravidez múltipla devido ao aumento no volume do útero.

Com a compressão da VCI, ocorre redução do retorno venoso ao coração. Isso pode levar a sinais de choque com hipotensão materna, diaforese, náusea, vômitos e alterações do sensório. A pressão venosa nos membros inferiores e no útero aumenta. O fluxo sanguíneo uterino não é autorregulado, mas depende da diferença entre as pressões arterial e venosa. Pode haver redução no fluxo sanguíneo uterino, resultando em sofrimento fetal ou hipoxia. É importante reconhecer que a ausência de sintomas maternos não exclui a perfusão placentária diminuída.

O deslocamento do útero para a esquerda durante o trabalho de parto com a colocação de uma cunha na região lateral direita previne a ocorrência desse fenômeno. Uma inclinação mínima lateral esquerda de 15° deve ser utilizada. Nas mulheres que permanecem sintomáticas, o aumento da inclinação pode ser benéfico porque a suscetibilidade individual a essa síndrome varia.

OPÇÕES DE MANEJO DURANTE O TRABALHO DE PARTO E O PARTO

As várias opções disponíveis para alívio da dor durante o trabalho de parto estão resumidas na Tabela 36-3.

Analgesia por opioide

A analgesia com opioides inclui técnicas intravenosas (IV) e intramusculares (IM). As vantagens incluem a facilidade de aplicação e a aceitação da paciente. É útil para as que preferem técnicas menos invasivas e quando os anestésicos regionais são contraindicados ou indisponíveis.

Embora os sedativos e tranquilizantes tenham sido usados no passado, seu uso tem sido substituído pela crescente disponibilidade de anestesia regional. Os opioides ainda são utilizados em muitos casos como agente único para analgesia no trabalho de parto ou no trabalho de parto precoce como medida temporária até que a anestesia regional possa estar disponível. Há risco de depressão materna e neonatal com seu uso. Todos os opioides parenterais cruzam rapidamente a barreira placentária e causam depressão do sistema nervoso central (SNC). A escolha do fármaco, o momento da administração e o método de administração devem ser cuidadosamente considerados.

Os efeitos colaterais comuns a todos os opioides incluem depressão respiratória, hipotensão ortostática, esvaziamento gástrico retardado, náusea e vômito.

TABELA 36-3 Opções de manejo da dor

Nenhum procedimento
Apoio psicológico (treinador para o parto, parceiro, outro membro da família)
Modificação comportamental (método de Lamaze)
Hipnoterapia (exercícios de relaxamento praticados antes da apresentação à unidade de parto)
Educação (curso de pré-natal)
Massagem, caminhada, várias posições para o parto
Óxido nitroso (Entonox®)
Analgésicos opioides
Analgesia epidural
Anestesia espinal
Anestesias espinal e epidural combinadas
Infiltração local
Bloqueio pudendo
Bloqueio paracervical

1. *Morfina:* a dose usada é de aproximadamente 0,1 mg/kg de peso corporal materno a cada 3 ou 4 horas. O pico do efeito é observado em 1 a 2 horas após a injeção IM e 20 minutos após a injeção IV, com duração de ação de 4 a 6 horas. O efeito sobre o feto depende do tempo entre a administração e o parto. Se o parto ocorrer no período de 3 horas da aplicação, o risco de narcose fetal é alto.
2. *Meperidina:* a dose é 1 mg/kg a cada 3 ou 4 horas. O pico do efeito ocorre entre 40 e 50 minutos após a injeção IM e entre 5 e 10 minutos após a injeção IV. A duração da ação é de 3 a 4 horas. O efeito materno é similar à morfina. Ela é rapidamente transferida sobre a placenta, mas os níveis máximos são atingidos no feto 2 a 3 horas após a administração. Os fetos nascidos 2 a 3 horas após a administração são mais suscetíveis à depressão respiratória induzida por opioide. A eliminação pode levar de 2 a 3 dias e manifesta-se pelos escores de APGAR mais baixos e escores neurocomportamentais prejudicados nos primeiros 3 dias de vida. A normeperidina, um metabólito ativo, pode ser responsável por essas alterações.
3. *Nalbufina:* é um antagonista agonista misto, fornece bom alívio à dor sem depressão respiratória e pode ser uma boa opção. As doses de 10 a 20 mg IM a cada 4 a 6 horas geralmente fornecem a analgesia adequada.

4. *Fentanila:* é um opioide sintético. Tem sido utilizada para alívio da dor no trabalho de parto, mas devido à sua curta duração de ação, deve ser administrada IV, em geral por bomba de analgesia controlada pela paciente (PCA). A remifentanila tem meia-vida de 2 minutos e é rapidamente metabolizada pelos fetos, ocorrendo, assim, depressão neonatal mínima. O uso de remifentanila de PCA requer atenção devido ao risco de hipoventilação materna. Os efeitos narcóticos no recém-nascido são mais bem controlados com naloxona, 5 a 10 μg/kg.

Óxido nitroso

O óxido nitroso é um analgésico e amnésico fraco; é relativamente insolúvel no sangue, assim a indução e recuperação são rápidas. Para a analgesia do trabalho de parto, é oferecida uma mistura de 50:50 em oxigênio para diminuir as chances de hipoxemia materna. As vantagens são facilidade de uso, perfil de segurança para mãe e filho, rapidez de início do efeito (50 segundos) e disponibilidade. O seu uso é relativamente simples porque pode ser autoadministrado pela paciente, usando uma máscara facial manual. Para ser efetivo, deve haver concentrações analgésicas adequadas de óxido nitroso presente no sangue e no encéfalo no pico das contrações uterinas. Isso requer cooperação materna. Algumas pacientes podem ficar sonolentas. Contudo, esse efeito é curto após a interrupção do agente.

O acúmulo é insignificante e a depressão neonatal é rara.

Como desvantagem, há o fato de que se ele não for corretamente administrado, o pico do efeito analgésico pode ser atrasado para depois da contração. A paciente deve começar usando o oxigênio no início de cada contração e prosseguir até o fim. Os estudos sobre sua efetividade têm mostrado resultados mistos. Ele pode ser ineficaz em até 50% das parturientes. É necessário equipamento especializado para sua administração. A limpeza eficiente das impurezas é difícil, resultando em poluição ambiental. Não se sabe quais são os efeitos da exposição em longo prazo às concentrações subanestésicas do óxido nitroso.

Analgesia epidural

É o padrão-ouro da analgesia do trabalho de parto. A analgesia epidural é a forma mais efetiva de bloquear a dor do trabalho de parto. Envolve a aplicação de um anestésico local injetável diluído, geralmente associado a um analgésico opioide, no espaço epidural lombar. Os fármacos espalham-se sobre a dura máter no espaço subaracnóideo, onde agem sobre as raízes nervosas espinais promovendo analgesia. Várias combinações de fármacos têm sido utilizadas por meio de aplicações de doses intermitentes controladas por enfermeiro ou, mais frequentemente, por infusão contínua.

A colocação de um cateter epidural permite que a analgesia seja mantida após o parto. Se uma cesariana for necessária, a conversão para anestesia epidural pode ser feita com rapidez, evitando, na maioria dos casos, a necessidade de anestesia geral.

A analgesia epidural produz bloqueio nervoso segmentar e sensorial com o alívio da dor. A pressão arterial pode normalizar devido à vasodilatação e pode ocorrer hipotensão em algumas ocasiões. Isso pode ser benéfico nas pacientes com doença hipertensiva induzida pela gravidez (DHIG). Pode haver melhora significativa no fluxo sanguíneo uteroplacentário e na DHIG. Isso ocorre pela redução na resistência vascular, enquanto a pressão arterial é mantida.

Recentemente, a analgesia epidural controlada pela paciente (PCEA) tem se tornado popular. Uma infusão basal inicial é administrada e a paciente pode complementar com infusão de doses da combinação de fármacos. Outra forma é feita sem a infusão inicial de base e a autoadmnistração é feita pela paciente conforme a necessidade. Esse método está associado a um alto nível de satisfação e, em geral, é administrado menos fármaco do que pela técnica de infusão convencional.

Contraindicações para a analgesia epidural

As contraindicações absolutas incluem recusa da paciente ou incapacidade de cooperar, coagulopatia não corrigida, sepse ou infecção no local da punção, hipovolemia não tratada e pressão intracraniana elevada. Qualquer doença neurológica preexistente deve ser cuidadosamente documentada antes do início da analgesia epidural.

Técnica da analgesia epidural

Antes do início da analgesia epidural, várias etapas devem ser realizadas. O anestesista deve rever a história obstétrica da paciente, rever sua história clínica e anestésica e realizar um exame físico dirigido, incluindo sinais vitais, vias aéreas, coração, pulmões e tórax. Os equipamentos de ressuscitação de emergência devem estar prontamente disponíveis. Um cateter IV deve ser colocado. A maioria dos anestesistas administra uma infusão inicial de 500 mL de cristaloide, embora a ASA Task Force on Obstetric Anesthesia tenha afirmado que um volume fixo de líquido IV não é necessário antes da colocação de um cateter epidural no trabalho de parto. Com o uso de anestésicos locais mais diluídos para analgesia epidural, a hipotensão grave raramente é observada. Contudo, um estudo mostrou deterioração no padrão da frequência cardíaca fetal (FCF), quando o líquido pré-carga não foi utilizado.

Após o consentimento informado, a paciente pode permanecer sentada ou ser colocada na posição de decúbito lateral. A área lombar é preparada com solução antisséptica. Na instituição dos autores, utiliza-se clorexidina 2% diluída em álcool isopropílico 70%. Um lençol esterilizado é colocado sobre a área preparada. No segundo ou terceiro espaço lombar, a pele é infiltrada com lidocaína 1 ou 2%. Pode-se usar a abordagem paramediana ou a de linha média para inserção com uma agulha Tuohy de calibre 16 ou 17, usando a técnica de perda de resistência com solução salina ou ar. O espaço epidural é identificado e um cateter de poliuretano de calibre 20 é colocado 3 a 5 cm no espaço epidural por uma agulha Tuohy, que é, então, retirada. O cateter é fixado no dorso da mãe com fita ou curativo adesivo.

Estudos recentes têm mostrado melhores resultados com o uso de solução salina para identificar o espaço epidural usando a técnica da perda de resistência. A analgesia incompleta é mais provável com a técnica da perda de resistência ao ar. Os estudos comparando ar com solução salina têm mostrado aumento estatisticamente significativo na incidência de cefaleia pós-punção dural (CPPD) com o ar. Muitos relatos de casos de cefaleia de início imediato causada por pneumocefalia após a perda de resistência ao ar têm sido publicados. Um estudo de 1998 envolvendo quase 4 mil pacientes não encontrou diferenças entre a punção dural com ar e com solução salina. Contudo, quando a punção dural foi documentada, 66,7% das pacientes no grupo de perda da resistência ao ar desenvolveram cefaleia *versus* 9,8% no grupo de perda da resistência à solução salina.

No passado, uma dose de 3 mL de lidocaína 1,5% com adrenalina 1:200.000 era injetada neste ponto para descartar a colocação do cateter na região intratecal ou intravascular. Se a dose for injetada de modo intravascular, a paciente pode perceber zumbido, gosto metálico e tontura. A taquicardia pode ser observada devido ao efeito β-adrenérgico da adrenalina. Contudo, devido à grande variação que ocorre na frequência cardíaca associada às contrações, esse efeito pode ser mascarado. Recomenda-se que a dose-teste seja feita imediatamente após uma contração a fim de maximizar a sensibilidade.

O uso de uma dose-teste é controverso. A adrenalina pode reduzir o fluxo sanguíneo placentário devido à vasoconstrição arterial. É relativamente contraindicada em diabetes melito ou pré-eclâmpsia, em que o fluxo sanguíneo uteroplacentário pode estar diminuído. Um efeito colateral indesejado da dose-teste é o bloqueio motor. Pode haver hipotensão materna causada por bloqueio dos nervos simpáticos.

Hoje o anestesista pode optar pela realização do teste com uma solução mais diluída, que será utilizada para infusão. Para analgesia, são administradas doses de 3 a 5 mL da solução epidural. Os exemplos são 0,0625 a 0,1% de bupivacaína com fentanila 2 µg/mL ou 0,08 a 0,125% de ropivacaína com fentanila 2 µg/mL. Um total de 15 a 20 mL dessas soluções pode ser utilizado de forma intermitente enquanto os sinais vitais são monitorados.

Efeitos sobre o trabalho de parto e o parto

Muitos estudos têm tentado identificar os fatores associados à cesariana. Estudos observacionais têm sugerido que a analgesia epidural, em particular quando administrada no início do trabalho de parto, está associada ao aumento no risco de cesariana. A execução desses estudos é complicada, pois não é ético designar mulheres para um grupo de placebo sem analgesia. A maioria dos estudos compara analgesia epidural com opioides sistêmicos, em sua maioria meperidina IM ou IV. Uma metanálise que avaliou esses estudos concluiu que a analgesia epidural não aumenta o risco de cesariana. Os estudos que comparam os índices de cesariana em uma instituição antes e após a introdução de um serviço de analgesia epidural mostraram resultados similares.

A anestesia epidural pode aumentar os índices de parto vaginal instrumentado. Pode haver um efeito relacionado à dose e os índices são maiores com o uso de anestésicos tradicionais ou de dose mais alta para analgesia no trabalho de parto (bupivacaína 0,25%). Os resultados dos estudos foram inconsistentes nesta área. As altas concentrações de anestésico local epidural podem causar bloqueio motor materno com relaxamento do diafragma pélvico. Isso pode interferir no processo de rotação do feto durante a descida e pode reduzir a efetividade dos esforços de expulsão maternos.

Vários estudos observacionais encontraram associação entre o início precoce da analgesia epidural, com dilatação do colo do útero entre 3 e 5 cm, e um risco mais alto de cesariana. Ensaios clínicos controlados e randomizados não confirmaram essa associação. Em 2006, a American College of Obstetricians and Gynecologists (ACOG) publicou uma orientação sobre a analgesia epidural: "havia uma recomendação prévia para retardar o início da analgesia epidural nas nulíparas até a dilatação do colo do útero atingir 4 a 5 cm. Contudo, estudos mais recentes têm mostrado que a analgesia epidural não aumenta o risco de cesariana. O medo da cesariana desnecessária não deve influenciar a escolha do método de alívio da dor durante o trabalho de parto".

Alguns estudos têm avaliado se existe efeito da analgesia neuraxial na duração do primeiro e segundo períodos do trabalho de parto. Os estudos mostram resultados conflitantes sobre o efeito no primeiro período do trabalho de parto. Se houver efeito de prolongamento, deve ser pequeno. As evidências mais fortes mostram que a analgesia neuraxial prolonga o segundo período do trabalho de parto. Contudo, os desfechos neonatais não parecem ser afetados.

Riscos da analgesia epidural

A paciente deve ser informada sobre os riscos da analgesia e da anestesia epidural. Os estudos têm mostrado que as pacientes desejam ser informadas sobre os riscos significativos mesmo quando a incidência destes for baixa.

No passado, a hipotensão e o bloqueio motor ocorriam com mais frequência com o uso de soluções anestésicas locais mais concentradas. Acreditava-se que esses agentes contribuíam para o relaxamento muscular da parede pélvica e reduziam os esforços expulsivos, o que pode ter contribuído para aumento nos partos instrumentados. Por isso, foram feitas algumas mudanças na prática e foram introduzidos agentes menos concentrados juntamente com esquemas de PCEA.

Os efeitos colaterais comuns incluem prurido e náuseas. Há risco de falha de até 12% da analgesia epidural no trabalho de parto. O risco de CPPD é de 1%, mas essa incidência é maior com os novos residentes e reduzida com a experiência. É comum ocorrer dor no local da inserção cutânea, em especial se houver várias tentativas de passagem com a agulha Tuohy. A dor pode persistir por várias semanas.

A literatura mostra que a infecção no local da inserção é rara, bem como a meningite. Deve-se observar os cuidados para utilizar uma técnica estéril e cuidadosa durante a inserção e durante as infusões da epidural.

A lesão de um vaso no espaço epidural, levando a hematomas epidurais, é rara. Se a paciente apresentar dor lombar ou exame neurológico alterado, um exame de imagem deve ser feito com urgência. A descompressão cirúrgica deve ser feita com urgência ou o resultado pode ser a paralisia.

A toxicidade sistêmica está relacionada com altos níveis plasmáticos de anestésicos locais e é extremamente rara. Ela é mais comumente causada por injeção IV acidental. Os sinais e sintomas iniciais incluem zumbido e desorientação, evoluindo para convulsões e colapso cardiovascular. O risco dessa complicação é maior após a epidural do que após a espinal, porque as doses são mais altas na epidural, especialmente na cesariana. O risco de toxicidade pode ser reduzido com o uso de doses fracionadas com incrementos gradativos e pela aspiração do cateter antes da injeção.

Se ocorrerem sinais de toxicidade do SNC, a injeção deve ser interrompida. As convulsões devem ser tratadas com benzodiazepínicos (midazolam 2-5 mg) ou barbitúricos (tiopental, 50-100 mg). O acesso às vias aéreas deve ser mantido e oxigênio deve ser fornecido.

Se ocorrer toxicidade cardiovascular, os protocolos de suporte avançado de vida em cardiologia devem ser seguidos. O acesso à via aérea deve mantido. Ao realizar as compressões torácicas, o útero deve ser deslocado para a esquerda, após 20 semanas de idade gestacional, para impedir a compressão dos vasos maiores pelo útero aumentado. Se a circulação espontânea não ocorrer, a recomendação atual é fazer o parto 5 minutos após a parada cardíaca.

Para a toxicidade do anestésico local, recomenda-se a administração inicial de emulsão de lipídeo (emulsão lipídica 20%). Após a via aérea ter sido liberada, uma dose de 1,5 mL/kg é administrada IV em 1 minuto, seguida por uma infusão de 0,25 mL/kg/min por pelo menos 10 minutos após o retorno da circulação espontânea. A dose pode ser repetida. A dose total não deve exceder 10 mg/kg durante 30 minutos.

Bloqueios malsucedidos

O índice de falha da analgesia epidural no trabalho de parto é de até 12%. O bloqueio malsucedido é definido como a analgesia ou anestesia inadequada após uma epidural. Os bloqueios malsucedidos podem ser causados por dose inadequada de fármacos, fatores intrínsecos da paciente ou aspectos técnicos relacionados à colocação do cateter epidural. Se quantidades inadequadas de fármacos forem injetadas, não ocorrerá o bloqueio dos segmentos espinais específicos e a analgesia não será atingida. Lesão cicatricial ou outros aspectos anatômicos raramente podem causar falha na epidural. Outro fator de falha que deve ser considerado é a colocação inadequada fora do espaço epidural da agulha Tuohy ou do cateter. O cateter pode migrar pelo forame intervertebral após ter sido posicionado. Com os cateteres de múltiplos orifícios, um ou mais orifícios podem não estar no espaço epidural. O cateter pode ficar lateralizado, causando bloqueio unilateral. O cateter deve ser inserido 3 a 5 cm no espaço epidural para evitar migração.

Anestesia espinal e anestesia espinal epidural combinada

A anestesia espinal não é utilizada isoladamente para analgesia do trabalho de parto, devido à curta duração de ação dos agentes utilizados. Contudo, ela pode ser combinada com analgesia epidural para proporcionar o rápido início do alívio da dor. Isso pode ser feito com a técnica de agulha ou usando um *kit* epidural espinal combinado (EEC) especificamente projetado.

Pequenas doses de anestésico local combinado com opioides, como a bupivacaína 2 mg e fentanila 10 a 15 µg, podem ser associadas à anestesia epidural para proporcionar rápido início da analgesia. A duração da analgesia é de aproximadamente 90 minutos. Se o parto não ocorrer neste período, o cateter epidural pode ser usado. O autor inicia a infusão epidural imediatamente após, sem esperar pela solicitação da paciente para garantir que haja analgesia ininterrupta. Nesta situação, a dose-teste epidural não é feita.

A técnica EEC apresenta incidência maior de bradicardia fetal se comparada com as técnicas epidurais. O mecanismo é atribuído a um desequilíbrio transitório nos níveis de adrenalina em relação à noradrenalina. Isso resulta no aumento relativo do tônus uterino e pode levar a uma contração tetânica. Esse efeito é de curta duração e não aumenta a incidência de cesariana.

Com o uso de agulhas de feixe ou atraumáticas para essa técnica, o risco de CPPD não aumenta significativamente.

Cefaleia pós-punção dural

A cefaleia é um dos sintomas mais comuns no período pós-parto. A perfuração da dura máter com agulha Tuohy de calibre 16 provoca cefaleia postural em até 88% das parturientes. A cefaleia é causada por um extravasamento de líquido cerebrospinal por uma fenda na dura máter, causando hipotensão intracraniana. Na posição ortostática, ocorre tração das estruturas sensíveis à dor. A vasodilatação cerebral também está associada ao quadro. Essa cefaleia tem um forte componente postural com o alívio dos sintomas na posição supina. A International Headache Society definiu CPPD como uma cefaleia bilateral que se desenvolve em 7 dias após a punção lombar e desaparece 14 dias após a mesma. A cefaleia agrava-se 15 minutos após assumir a posição ereta e desaparece ou melhora em 30 minutos após a retomada da posição deitada.

A cefaleia geralmente ocorre nas áreas frontal e/ou occipital, mas também pode envolver o pescoço e a parte superior dos ombros. O início comum dos sintomas é em 48 horas após a punção da dura máter, mas em 25% dos casos, apresenta-se após 3 dias. Náusea, vômito, rigidez de nuca, perda auditiva e diplopia podem ser observados.

Essa cefaleia pode ser debilitadora e prejudicar significativamente a capacidade materna de cuidar de si e do bebê. A história natural é a resolução dos sintomas no período de 10 dias, mas existem relatos de casos de cefaleia persistente por semanas a meses. A duração da cefaleia está geralmente relacionada com o calibre da agulha que perfurou a dura máter.

O manejo do segundo período pode afetar a incidência da cefaleia após a punção acidental da dura máter. Um estudo de 33 pacientes com punção acidental da dura máter mostrou que a incidência de cefaleia foi 10% (1:10) nas que fizeram a cesariana comparada com 74% (17:23) nas que não fizeram.

O tratamento definitivo para a cefaleia intensa é a colocação de tampão sanguíneo epidural. Contudo, o tratamento inicial da CPPD geralmente é feito com medidas conservadoras como repouso e analgésicos. Essa conduta melhora os resultados da colocação do tampão sanguíneo, que tem um índice de falha de até 71% se realizado nas primeiras 24 horas após a punção da dura máter. O volume ideal do sangue autólogo a ser injetado é de 20 mL. Os índices de sucesso variam de 75 a 93%.

Bloqueio paracervical

Atualmente, esse método é raramente utilizado nos Estados Unidos para analgesia do trabalho de parto, devido à alta incidência de complicações com seu uso, especificamente asfixia fetal e desfecho neonatal insatisfatório, em especial com o uso de bupivacaína. Contudo, é um método de fácil execução para alívio da dor durante o primeiro período do trabalho de parto, mas é ineficaz para o segundo período. A principal vantagem é que o bloqueio pode ser feito pelo obstetra, não sendo necessário um anestesista. É utilizado principalmente para analgesia para outros procedimentos ginecológicos.

A injeção é feita pela via transvaginal no fundo de saco posterolateral, bloqueando, assim, as trajetórias sensoriais na junção dos ligamentos retouterinos com o colo do útero. O procedimento pode ser realizado no leito ou na mesa de parto. O bloqueio é instituído durante a fase ativa do trabalho de parto com dilatação de pelo menos 3 a 4 cm.

O equipamento consiste em uma agulha de calibre 20 com 13 a 18 cm de comprimento, com uma bainha ou guia da agulha com comprimento 1,5 cm menor do que a agulha, permitindo que a ponta da agulha fique exteriorizada quando inserida. A bainha da agulha é guiada pelos dedos na vagina e colocada no fórnice lateral ao colo do útero, passando de forma tangencial pela apresentação fetal. A agulha (com a seringa inserida) é introduzida pela guia até que a ponta se situe contra a mucosa. Com uma rápida e leve pressão, a agulha é pressionada na mucosa a uma profundidade de 6 a 12 mm. Deve ser aspirada para confirmar que não houve punção de vaso. Se nenhum sangue retornar, a quantidade desejada de agente anestésico é utilizada. É aconselhável esperar alguns minutos antes de fazer a outra aplicação. A ausculta cardíaca fetal deve ser realizada e, se estiver normal, pode ser feita a aplicação do outro lado. Se ocorrer a bradicardia fetal, o procedimento deve ser interrompido. Mepivacaína, lidocaína e procaína em concentrações de 1% são efetivas. A bupivacaína não é recomendada devido à alta incidência de bradicardia fetal.

Os locais de injeção variam. Alguns profissionais injetam na posição de 3 e 9 horas do relógio, mas outros fazem várias injeções nas posições de 3, 4, 8 e 9 horas. Em qualquer um dos casos, 10 mL são administrados em cada lado em doses simples ou múltiplas.

A maioria das parturientes sente alívio completo ou parcial quase imediatamente, com duração de cerca de uma hora. Se o colo do útero não estiver completamente dilatado, um segundo bloqueio pode ser necessário. Para o parto, é necessário fazer outro tipo de anestesia.

A dormência transitória e parestesia de uma ou ambas as extremidades ocorre comumente como resultado da difusão do anestésico local até o nervo isquiático ou parte do plexo lombossacral.

A rápida absorção ou a injeção intravascular podem causar sintomas de toxicidade anestésica local, incluindo tontura, ansiedade, tremor ou convulsões ocasionais e perda de consciência. Ocasionalmente, a hipotensão transitória pode ocorrer. Há risco de formação de hematoma no local da injeção. Há registros de casos de parametrite.

A principal complicação do bloqueio paracervical consiste em efeitos adversos sobre o feto. As mudanças na FCF podem ser observadas em até 30% dos casos e em geral ocorre bradicardia fetal. Em até 20% dos casos nos quais a bradicardia é observada, ela é grave e pode prejudicar a perfusão tecidual, com acidose e depressão como resultados finais.

A etiologia da bradicardia é complexa e provavelmente ocorre por vários mecanismos:

1. Vasoconstrição da artéria uterina devido à proximidade da injeção, levando à hipoperfusão placentária e à asfixia fetal.
2. Injeção direta na artéria uterina.
3. Injeção intramiométrica direta.
4. Difusão do anestésico local pelas artérias uterinas e deposição no espaço interviloso com absorção fetal subsequente e cardiotoxicidade fetal direta.
5. Injeção fetal direta.

As alterações na FCF são observadas com mais frequência nas primigestas, com padrões de FCF não tranquilizadores prévios e em fetos com peso muito baixo ao nascer (menos de 2.500 g). O início geralmente ocorre 2 a 10 minutos após o bloqueio e pode persistir durante 3 a 30 minutos. Com a bradicardia prolongada, a acidose fetal e a depressão neonatal podem ser observadas, em especial se o parto ocorrer 30 minutos após o bloqueio.

Devido ao alto risco de complicações, essa técnica deve ser evitada se o feto apresentar algum comprometimento, como nos casos de insuficiência placentária, sofrimento fetal prévio e prematuridade. Utilizar apenas pequenas doses de anestésico local diluído. Evitar vasoconstritores como a adrenalina. Não realizar esse bloqueio se o parto for esperado em 30 minutos. Se a dilatação do colo do útero estiver ocorrendo rapidamente, a chance de difusão e desvio do anestésico aumenta e o bloqueio não deve ser feito. A FCF deve ser monitorada de maneira contínua durante e após o bloqueio.

Não usar esse bloqueio se houver sensibilidade reconhecida a anestésicos locais ou se houver sangramento vaginal ou infecção.

Anestesia por infiltração local

O principal propósito da infiltração perineal é permitir a incisão e o reparo da episiotomia, bem como suturar as lacerações.

1. A xilocaína 1% fornece rápido início de ação e anestesia profunda. O volume total de 30 a 50 mL é suficiente para a maioria dos casos.
2. A agulha deve ser inserida na fúrcula posterior e as injeções são dadas no sentido lateral *ou* a agulha deve ser inserida na região entre o ânus e o túber isquiático e as injeções são dadas em direção à linha média.
3. Usando uma agulha de calibre 25 a 27, uma pequena quantidade de solução anestésica deve ser injetada na pele onde a agulha vai ser inserida.
4. Então, a agulha deve ser trocada por uma de calibre 22 ou 20. Várias infiltrações devem ser feitas no tecido subcutâneo, músculos e fáscia, e sempre se deve fazer a aspiração para garantir que a agulha não esteja no espaço intravascular.
5. A analgesia adequada é obtida em 5 minutos.

A técnica é de fácil execução, sem necessidade de nenhum conhecimento anatômico especial. A taxa de sucesso é de quase 100%. Contudo, a anestesia perineal completa não é atingida porque apenas as áreas infiltradas são anestesiadas.

Bloqueio do nervo pudendo

O nervo pudendo origina-se de S2, S3 e S4. Ele sai da pelve pela parte inferior do forame isquiático maior, contorna a espinha isquiática, cruza o ligamento sacroespinal próximo à inserção com a espinha isquiática e, então, entra novamente na pelve junto à artéria pudenda interna no forame isquiático menor. Neste ponto, o nervo pudendo divide-se em nervo hemorroidal inferior (retal), nervo perineal e nervo dorsal do clitóris. Esses nervos podem ser bloqueados no túber isquiático. A inervação adicional é recebida do ramo pudendo do nervo cutâneo femoral posterior, que supre a porção labial posterior do períneo. Uma inervação secundária é fornecida pelos nervos ilioinguinal e genitofemoral. Esses nervos devem ser bloqueados por infiltração suplementar para anestesia completa das porções anteriores dos lábios maiores e monte do púbis.

O momento da administração desse bloqueio é importante para seu sucesso. Nas primigestas, deve ser feito quando o colo do útero estiver com dilatação completa e a apresentação estiver na altura +2. Nas multíparas, o bloqueio é administrado com dilatação entre 7 e 8 cm. A anestesia pudenda é suficiente para o parto espontâneo ou extrações a fórceps baixo, parto pélvico e sutura da episiotomia e lacerações. Ela pode ser combinada com infiltração local. Antes da disponibilidade generalizada da analgesia epidural, era a técnica analgésica preferida para o parto. Pode ser usada quando existirem contraindicações à anestesia neuraxial ou quando o uso de fórceps baixo for necessário.

Ambas as abordagens, transvaginal e transperineal, podem ser utilizadas. A abordagem transvaginal é a mais comumente usada.

Abordagem transperineal

O anestésico local é injetado ao redor do nervo pudendo com uma agulha de calibre 20, de 12,7 cm. Um agente comumente escolhido é a lidocaína 1%. A analgesia efetiva é obtida em 15 minutos. Após formar uma pequena pápula intradérmica, a agulha é inserida entre o ânus e o túber isquiático. À medida que a agulha avança, pequenas quantidades de anestésico local são injetadas. O dedo indicador da mão esquerda é inserido na vagina ou reto para palpar a tuberosidade do ísquio. A agulha deve ser direcionada para a espinha isquiática. Uma série de infiltrações deve ser realizada:

1. De 5 a 10 mL são injetados na face anterolateral da espinha e sob a tuberosidade para bloquear o ramo pudendo inferior do nervo cutâneo posterior. Neste ponto, a seringa pode ser destacada da agulha e deve ser colocada nova quantidade de anestésico.
2. A agulha é dirigida para a face medial da espinha isquiática e 5 a 10 mL devem ser injetados para bloquear os ramos do nervo pudendo. Como a artéria e veia pudenda correm paralelamente ao nervo, deve ser realizada a aspiração intermitente para garantir que a agulha não esteja no espaço intravascular.
3. Outros 5 a 10 mL de solução são injetados à medida que a agulha avança 2,5 cm do túber isquiático para a fossa isquiática. Isso bloqueia o nervo pudendo no canal Alcock.
4. A agulha deve ser deslocada posteriormente para a espinha isquiática. O dedo pode palpar o ligamento sacroespinal e deve guiar a agulha nesta direção até que uma sensação de "estalido" indique que a agulha tenha perfurado o ligamento. A agulha deve ser introduzida 0,5 cm e 5 a 10 mL de solução devem ser injetados neste ponto para bloquear o nervo pudendo antes da sua divisão. A agulha é retirada e o bloqueio do outro lado deve ser feito.
5. A etapa final é a infiltração da área situada 1,5 cm lateral e paralelamente aos lábios maiores entre os lábios e o monte do púbis. Isso permite o bloqueio efetivo da inervação secundária dos nervos ilio-hipogástrico ilioinguinal e genitofemoral. Isso deve ser feito de modo bilateral.

Abordagem transvaginal

Uma seringa de 10 ou 20 mL deve ser inserida a uma agulha de calibre 20, de 12,7 cm. O nervo pudendo esquerdo deve ser bloqueado primeiramente. Os dedos indicador e médio da mão esquerda devem ser inseridos na vagina e a espinha isquiática e o ligamento sacroespinal podem ser palpados.

Segurando a seringa na mão direita, a agulha é colocada em uma bainha de agulha pudenda especializada, como um dispositivo Iowa com a ponta afiada retraída dentro da bainha. Utilizando o sulco formado pela aposição dos dedos indicador e médio, a agulha é inserida na parede da vagina em direção à espinha isquiática. A agulha deve ser introduzida 1,5 cm no ligamento sacroespinal e 5 a 10 mL de solução anestésica local devem ser injetados. A agulha avança até que um estalido seja percebido no ligamento sacroespinal e 5 a 10 mL de anestésico local devem ser injetados com aspiração intermitente para garantir que a agulha não esteja no espaço intravascular. A infiltração suplementar da área lateral dos lábios maiores é realizada como descrito na seção sobre técnica transperineal. Então, o procedimento é repetido no outro lado.

CESARIANA

A cesariana responde agora por aproximadamente um terço de todos os partos na América do Norte. O Practice Guidelines for Obstetric Anesthesia da ASA Task Force on Obstetric Anesthesia atualizado observa que as técnicas neuraxiais (espinal, epidural e EEC) estão associadas a melhores desfechos maternos e fetais quando comparados com a anestesia geral, em especial na presença de um índice de massa corporal elevado e de complicações das vias aéreas. Contudo, a escolha da anestesia deve ser feita em cada caso após uma avaliação cuidadosa da paciente e dos aspectos médicos, anestésicos e obstétricos.

As complicações relacionadas com a anestesia são a sexta causa principal de mortalidade materna periparto nos Estados Unidos. Mais comumente, essas mortes resultam de falhas na oxigenação e na ventilação e podem ser observadas na extubação bem como na indução da anestesia.

Na instituição dos autores, a maioria das cesarianas é realizada sob anestesia regional. Para as cesarianas eletivas sem contraindicação à anestesia regional, a anestesia espinal é preferida. Após estabelecer o acesso IV com uma agulha de calibre 16 ou 18 IV e com monitores-padrão no local, a região lombar é preparada com clorexidina 2% em solução de álcool isopropílico 70%. Com o uso da técnica de esterilização, o espaço intratecal é identificado com uma agulha espinal de calibre 25 a 27 atraumática. Bupivacaína 9 a 12 mg com 15 μg de fentanila e 100 μg de morfina livre de preservativo são, então, injetadas.

A paciente é colocada em supino com deslocamento uterino para o lado esquerdo. Se hipotensão e náusea ocorrerem, pequenas doses de fenilefrina 50 a 100 μg são administradas, ou alternativamente uma infusão de fenilefrina é iniciada a 50 μg/min e titulada para ter efeito.

Se a epidural estiver no local e funcionando bem, deve ser injetada no cateter uma combinação de lidocaína 2%, fentanila e bicarbonato 8,4%. Um mL de bicarbonato é adicionado para cada 10 mL de lidocaína 2%. Vinte mL dessa combinação, com 50 a 100 μg de fentanila, são administrados em incrementos de 3 a 5 mL pelo cateter epidural. A morfina livre de preservativo pode ser administrada em doses de 2,5 a 3,75 mg e fornece analgesia por cerca de 18 horas.

Quando a cirurgia for prolongada, utiliza-se uma técnica EEC. A anestesia geral é reservada para as emergências, quando não há tempo para estabelecer um bloqueio regional.

Após o parto do recém-nascido, uma infusão de ocitocina deve ser iniciada com 10 unidades adicionadas a 1 L de cristaloide. Se houver atonia uterina, uma dose adicional de ocitocina pode ser acrescentada à infusão. De maneira alternativa, 100 μg de carbetocina podem ser injetados IV durante 1 minuto. Se a atonia persistir, prostaglandina F2 (PGF2) α ou hemabate 250 μg devem ser administrados de modo IM ou intramiométrico. A ergonovina é reservada para a atonia uterina resistente.

As rotinas de analgesia pós-operatória incluem 500 mg de paracetamol e 400 mg de ibuprofeno a cada 4 horas. Isso fornece uma excelente analgesia na maioria das pacientes. Tramadol e hidromorfona podem ser adicionados, se necessário.

Atualmente, o autor administra antibióticos profiláticos antes da incisão cutânea em todas as cesarianas. A cefazolina é o agente de escolha, com clindamicina ou vancomicina em caso de alergia.

CIRURGIA NÃO OBSTÉTRICA DURANTE A GRAVIDEZ

A cirurgia não obstétrica eletiva deve ser evitada durante a gravidez devido ao risco aumentado para a mãe e o feto. Contudo, às vezes a cirurgia é necessária. As considerações anestésicas nessas pacientes devem incluir condições clínicas subjacentes, a razão para a cirurgia, os efeitos fisiológicos da gravidez e quaisquer efeitos potenciais sobre o feto.

O diagnóstico cirúrgico de abdome agudo é mais difícil de ser feito devido à presença do útero grávido. A contagem de leucócitos está normalmente elevada durante a gravidez. A técnica cirúrgica e o posicionamento da paciente devem levar em consideração o útero grávido.

Como a cirurgia é normalmente evitada durante a gravidez, em geral, as pacientes apresentam quadros mais graves. A cirurgia é geralmente retardada até o segundo trimestre, se for possível, devido aos riscos de teratogenicidade.

O manejo anestésico deve incluir avaliação cuidadosa das vias aéreas. A posição supina deve ser evitada, em especial após 18 a 20 semanas de gestação. A escolha da anestesia geral ou regional deve ser cuidadosamente ponderada para cada caso. Contudo, a maioria das mulheres requer uma laparotomia de urgência para cirurgia exploratória e requer anestesia geral.

A anestesia geral consiste em indução de sequência rápida com agentes-padrão, entubação traqueal e manutenção com agente volátil. A concentração alveolar mínima (CAM) está reduzida em até 40%. Deve-se utilizar os fármacos com registro de segurança estabelecida na gravidez em vez de fármacos mais novos.

Os níveis maternos de CO_2 arterial devem ser mantidos dentro da variação de gestação normal durante a ventilação (32-34 mmHg); a acidose fetal pode resultar em depressão do miocárdio. A alcalose materna pode levar à redução do fluxo sanguíneo uterino. A hipotensão materna deve ser tratada de modo agressivo com líquidos e vasopressores. Os dados sugerem que a fenilefrina é o vasopressor de escolha.

Como a gravidez é um estado de hipercoagulação, há aumento no risco de eventos tromboembólicos no pós-operatório. A necessidade de anticoagulantes deve ser determinada individualmente em cada caso.

LEITURA SELECIONADA

American College of Obstetricians and Gynecologists: Analgesia and Cesarean Delivery Rates. ACOG Committee Opinion Number 339, June 2006. Obstet Gynecol 107:1487, 2006, reaffirmed 2010

Chestnut DH, Polley LS, Tsen LC, Wong CA: Chestnut's Obstetric Anesthesia: Principles and Practice, 4th ed. Philadelphia: Mosby Elsevier, 2009

Eisenach JC, Pan PH, Smiley R, et al: Severity of acute pain after childbirth, but not type of delivery, predicts persistent pain and postpartum depression. Pain 140:87, 2008.

Shenouda PE, Cunningham BJ: Assessing the superiority of saline versus air for use in the epidural loss of resistance technique: A literature review. Reg Anesth Pain Med 28:48, 2003

CAPÍTULO 37

Imagem Intraparto

Griffith D. Jones

ULTRASSONOGRAFIA

A ultrassonografia é muito utilizada e representa uma ferramenta valiosa no diagnóstico de condições obstétricas e fetais. Tradicionalmente, as unidades de trabalho de parto e de parto têm usado equipamentos "de segunda mão", retirados do departamento principal de ultrassonografia dos hospitais. Mais recentemente, surgiram vários aparelhos de ultrassonografia portáteis e com mais recursos e que foram projetados para fazer exames de imagem no leito em situação aguda. Isso permitiu que os avanços da ultrassonografia pré-natal fossem transferidos para o cenário intraparto, permitindo novas abordagens para avaliações antigas. As mudanças demográficas, incluindo a obesidade materna, também devem levar a outras adaptações.

Este capítulo concentra-se nas técnicas de imagem diretamente aplicáveis ao processo de trabalho de parto e parto, o objetivo do livro. As unidades de trabalho de parto muitas vezes funcionam como ambulatório de atendimento 24 horas ou como sala de emergência, que fazem triagem de várias queixas obstétricas, como movimento fetal reduzido ou dor não específica. A imagem obtida nessas situações está relacionada ao uso de rotina ambulatorial da unidade de ultrassonografia obstétrica e não será abordada. O emprego da ultrassonografia para diagnóstico e avaliação de trabalho de parto pré-termo e hemorragia anteparto será abordado em outros capítulos.

Segurança da ultrassonografia

As observações de segurança do American Institute of Ultrasound in Medicine Bioeffects Committee foram expressas no Statement on Mammalian In Vivo Ultrasonic Biological Effects de 2008, que diz que "a informação decorrente das experimentações realizadas em mamíferos de laboratório contribuiu significativamente para a compreensão sobre os efeitos biológicos da ultrassonografia e sobre os mecanismos envolvidos com esses efeitos. A afirmação descrita a seguir resume as observações relativas aos parâmetros diagnósticos e aos índices específicos da ultrassonografia.

Não há evidência independentemente confirmada de efeito biológico adverso nos modelos animais *in vivo* com o uso de amplitudes de baixa frequência de mega-hertz, como segue:

1. Mecanismos térmicos

    a. Nenhum efeito foi observado para um feixe não focalizado com intensidade de pico espacial em média temporal (SPTA) em campo livre abaixo de 100 mW/cm^2, ou para um feixe focalizado com intensidade abaixo de 1 W/cm^2, ou valores térmicos de referência menores do que 2.
    b. Para exposições fetais, nenhum efeito foi observado com aumento da temperatura acima da temperatura fisiológica normal, ΔT, quando $\Delta T < 4,5 - (\log_{10}t/0,6)$, em que t é o tempo de exposição que varia de 1 a 250 minutos, incluindo o tempo em que não ocorre exposição pulsada."

Ultrassonografia intraparto de rotina

Os obstetras devem estar capacitados para realizar avaliações ultrassonográficas no atendimento da gestante na sala de trabalho de parto e parto. Um aspecto importante é a orientação correta do transdutor, assegurando a descrição correta na tela das posições "esquerda" e "craniana". A mobilização do dedo sobre o transdutor permite confirmar isso antes de iniciar a varredura ultrassonográfica.

A transmissão do ultrassom pelo ar é insatisfatória, por isso é necessário usar um meio líquido, como um gel, para que as ondas sonoras possam penetrar na superfície cutânea. Os transdutores vaginais utilizam frequências mais altas, com melhor resolução e detalhamento das estruturas. Contudo, os feixes de frequência mais alta só podem penetrar em uma distância curta e a profundidade do campo é limitada. Os transdutores de frequência mais baixa são utilizados para avaliação transabdominal, permitindo maior profundidade e penetração.

Viabilidade fetal

Os movimentos cardíacos fetais podem ser observados pela ultrassonografia em tempo real. Com o uso de Power Doppler ou do Doppler colorido, o fluxo sanguíneo dentro das câmaras cardíacas e nos vasos maiores também pode ser visualizado. A frequência cardíaca aproximada pode ser estimada visualmente. A frequência cardíaca pode ser definida mais precisamente usando Doppler de onda pulsada e contando manualmente ou usando o *software* integrado do aparelho.

Apresentação fetal

A ultrassonografia nas salas de parto tem sido utilizada frequentemente para avaliar a apresentação fetal. A posição da cabeça e a orientação do eixo longitudinal da coluna podem ser utilizadas (Figs. 37-1A e B).

Volume de líquido amniótico

A redução significativa no volume de líquido amniótico está associada ao aumento da incidência de alteração nos padrões de frequência cardíaca fetal (FCF) e cesariana de emergência. Existem evidências que demonstram associação entre a identificação do volume de líquido amniótico reduzido e a tomada de decisão obstétrica, levando ao aumento no índice de cesarianas. Mas não está demonstrado se isso resulta na redução significativa da morbidade neonatal.

A amnioinfusão continua sendo utilizada para aliviar as desacelerações variáveis na presença de oligo-hidrâmnio. Nessa situação, as avaliações de volume de líquido amniótico podem orientar a terapia.

A avaliação ultrassonográfica pode ser, eventualmente, necessária em uma paciente sem exames prévios. Isso pode ocorrer pelo fato de a paciente não ter feito nenhuma consulta de pré-natal ou por não saber que estava grávida. Embora incomum em países desenvolvidos com medicina socializada, isso continua sendo uma situação comum em áreas de privação socioeconômica. Em outros casos, a paciente

Capítulo 37 Imagem Intraparto **619**

A

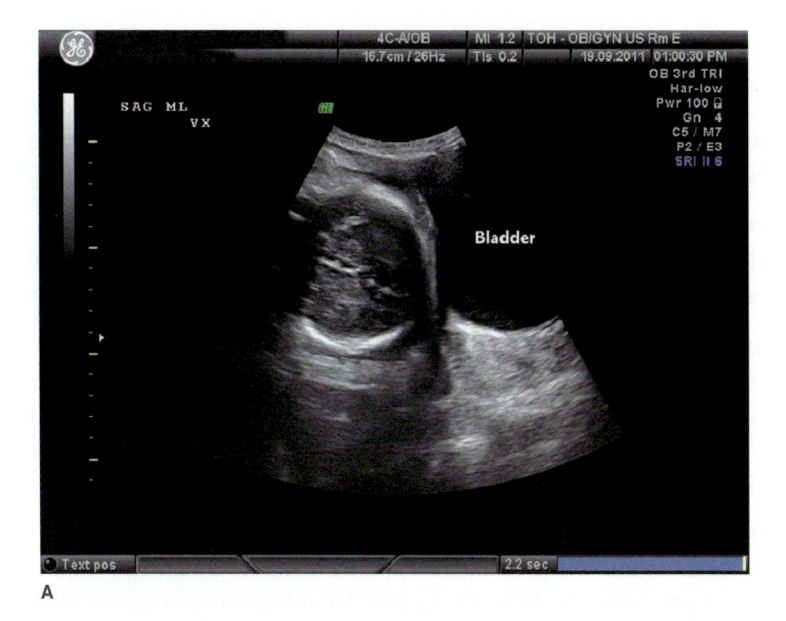

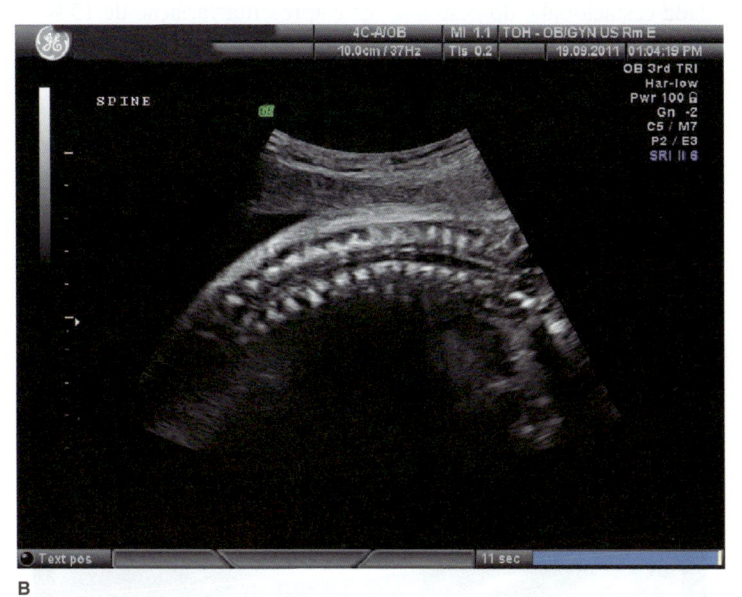

B

FIGURA 37-1 A, Apresentação cefálica. **B**, Avaliação da posição fetal usando uma imagem longitudinal da coluna.

pode ter se mudado, viajando para longe de casa, ou pode ser que seu médico não tenha transferido as informações para o hospital. Em muitos países da Europa, as pacientes carregam suas anotações obstétricas, o que reduz essa dificuldade. Contudo, muitos centros norte-americanos relutam em adotar esse padrão e o problema é frequente. Então, indicações adicionais para exame de varredura incluiriam:

Número fetal

Antes da introdução do uso da ultrassonografia na rotina do pré-natal, até 50% das gestações gemelares eram diagnosticadas apenas após o parto do gêmeo principal.

Localização placentária

Em geral, a ultrassonografia transabdominal pode excluir a placenta prévia, mas uma abordagem transvaginal ou transperineal é necessária para fazer esse diagnóstico (ver Cap. 31). A ultrassonografia tem baixa sensibilidade para o diagnóstico de descolamento prematuro de placenta.

Biometria

As medidas de rotina (diâmetro biparietal, circunferência da cabeça, circunferência abdominal e comprimento do fêmur) podem dar uma estimativa razoavelmente acurada da idade gestacional e do peso fetal; este apresenta variação de 15%. Quando a mensuração não puder ser feita com segurança, o formato único do cerebelo pode ser prontamente identificado e seu comprimento é facilmente mensurado (Fig. 37-2).

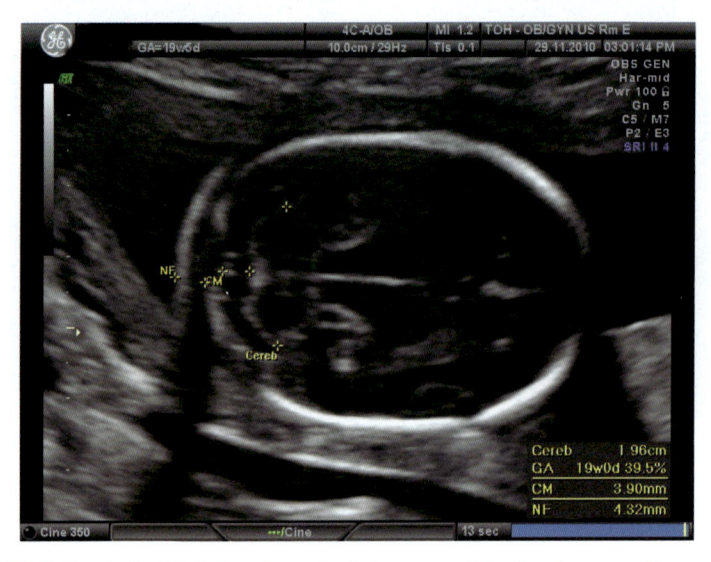

FIGURA 37-2 Cerebelo fetal. Seu formato único e medida simples permitem avaliação aproximada da idade gestacional pré-termo.

Isso pode fornecer uma estimativa aproximada da idade gestacional quando as outras opções forem limitadas.

Ultrassonografia intraparto avançada
Posição da cabeça

As posições occipitoposteriores (OP) continuam sendo uma causa importante de distocia no trabalho de parto e de parto cirúrgico. A ultrassonografia transabdominal pode definir a posição da cabeça por meio da utilização da posição dos olhos fetais e da coluna em uma secção transversa do tórax (Figs. 37-3A e B). Mostrou-se que as posições OP transitórias são vistas em até um terço dos fetos em trabalho de parto, mas se observou que a maioria roda para a posição occipitanterior (OA) mesmo depois da dilatação completa. O uso da anestesia epidural está associado à redução da rotação e à persistência mais alta das posições posteriores. A ultrassonografia tem mostrado a imprecisão do toque vaginal para o diagnóstico da posição da cabeça e alguns estudos relatam frequência de erro de até 75%. A acurácia da avaliação digital foi menor nas posições não OA e quando a apresentação estava no plano de descida abaixo das espinhas isquiáticas. Essas são as situações clínicas que podem estar associadas a partos instrumentados difíceis. A colocação correta do vácuo extrator ou das colheres do fórceps depende da avaliação acurada da posição da cabeça fetal.

Tipo de apresentação pélvica

Tem havido um interesse renovado pelo parto pélvico vaginal. Muitas diretrizes recomendam identificar o tipo de apresentação pélvica, pois a apresentação pélvica podálica apresenta risco aumentado de complicações do cordão. A hiperextensão da coluna cervical ("olhando para as estrelas") deve ser afastada pela verificação da orientação longitudinal da coluna cervical, pois está associada a um risco aumentado de complicações neurológicas. A tentativa de parto vaginal depende da estimativa de peso ao nascimento. Se a posição pélvica não tiver sido diagnosticada previamente, será necessária alguma tentativa de avaliação usando biometria.

Manejo do parto gemelar

Após o parto do primeiro gêmeo, a FCF e a posição do gêmeo remanescente precisam ser avaliadas. Isso pode ser realizado de forma rápida e eficiente por exame de varredura em tempo real. A identificação da localização do coração fetal facilita a colocação imediata e acurada dos monitores externos. A frequência cardíaca pode ser monitorada por ultrassonografia e, com a descida relativamente rápida da apresentação, podem ser necessários reajustes frequentes do Doppler. A ultrassonografia pode identificar a posição dos pés nos casos de extração pélvica ou de versão podálica interna. A manipulação intrauterina pode ser orientada pela ultrassonografia em tempo real.

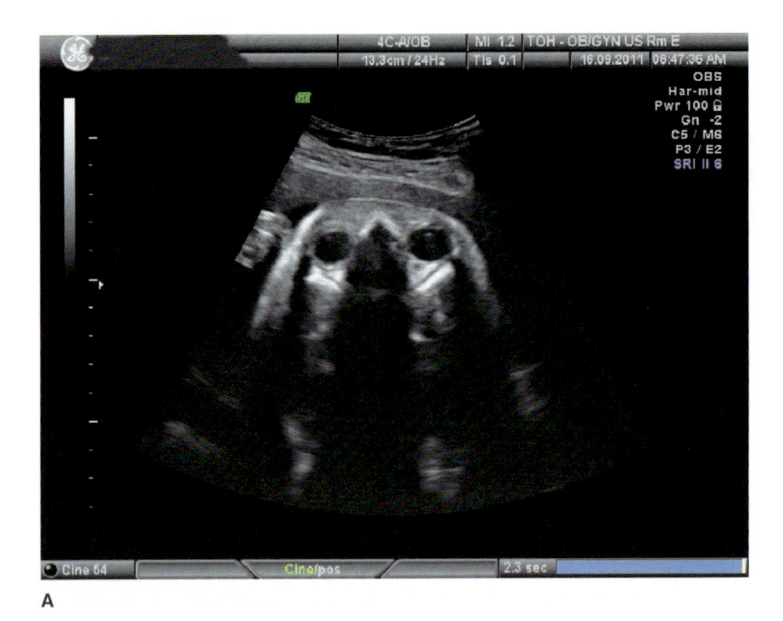

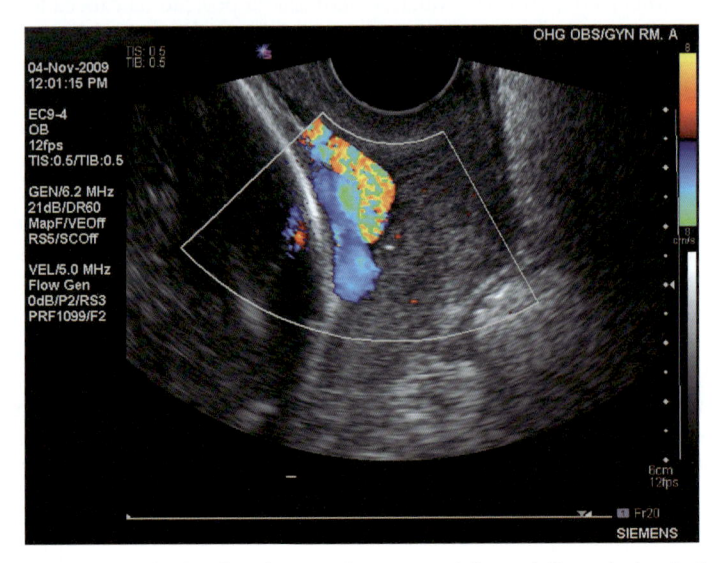

FIGURA 37-3 A, Olhos fetais olhando para cima em posição occipitoposterior direta. **B**, Secção transversa do tórax do feto mostra a coluna vertebral virada para o lado posterior esquerdo.

Prolapso de cordão

A suspeita de prolapso de cordão pode ocorrer durante um exame vaginal ou pela presença de desacelerações acentuadas associadas às contrações. A ultrassonografia transperineal ou transvaginal, complementada por Doppler a cores, pode ajudar no diagnóstico (Fig. 37-4). O parto abdominal é a única opção nos casos de frequência cardíaca anormal. Se não houver suspeita de comprometimento fetal, o manejo expectante pode ser realizado, desde que seja possível realizar rapidamente uma cesariana de emergência, pois existe risco sempre presente de prolapso agudo do cordão. Existem relatos de casos com resolução espontânea intraparto do prolapso de cordão com a evolução do trabalho de parto. É importante distinguir o prolapso de cordão de vasa prévia. Esta pode estar associada a um lobo placentário acessório e geralmente só apresenta dois vasos. Pode haver inserção velamentosa de cordão na margem lateral de uma placenta baixa.

Mapeamento pré-operatório

Quando a indicação da cesariana é placenta prévia com localização anterior, vasa prévia ou miomas obstrutivos ou localizados no segmento inferior, o mapeamento pode ser realizado imediatamente antes da cirurgia para identificar o local mais favorável da incisão uterina.

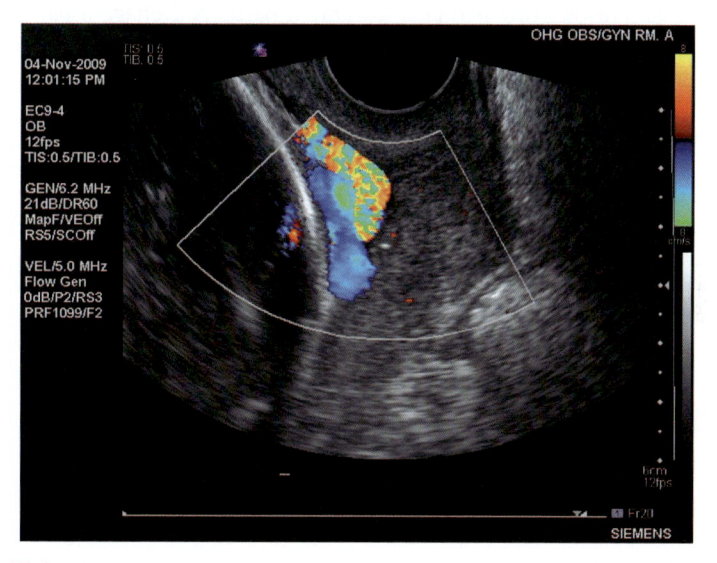

FIGURA 37-4 Exame de Doppler colorido mostrando prolapso de cordão logo acima do óstio interno do útero.

Complicações do terceiro período

Os vasos do leito placentário sofrem vasoconstrição após o parto e isso precede a expulsão da placenta. A aderência placentária anormal pode ser identificada se ocorrer persistência do fluxo. Se houver suspeita de produtos ovulares retidos, a ultrassonografia pode orientar a remoção manual ou a curetagem de tecidos retidos. Em uma ocasião, o autor realizou uma ultrassonografia durante a ocorrência de inversão uterina aguda após o parto vaginal e fez a orientação durante a reposição manual, confirmando o reposicionamento correto.

Procedimentos invasivos

Amniorredução

Na presença de poli-hidrâmnio acentuado, uma redução gradual no volume de líquido amniótico pode ser importante para realizar uma indução e minimizar o risco de descolamento prematuro de placenta agudo, que pode ocorrer com redução repentina no volume uterino.

Drenagem de coleções de líquido fetal anormais

Coleções excessivas de líquido fetal intracraniano ou abdominal podem levar à distocia. A drenagem orientada pela ultrassonografia pode ser realizada com aconselhamento sobre os riscos. Efusões pleurais bilaterais podem comprometer gravemente a função respiratória neonatal durante o parto. A drenagem parcial intrauterina pode diminuir significativamente as pressões de ventilação necessárias após entubação.

Imagens ultrassonográficas não obstétricas

Volume residual vesical

A disfunção vesical com retenção é comum no período pós-natal imediato. Ela pode estar relacionada a uma apraxia transitória da inervação pélvica ou ser devida a um efeito da epidural. A retenção de grandes volumes pode levar a dificuldades de esvaziamento vesical em longo prazo. O volume da bexiga pode ser mensurado de forma não invasiva usando ultrassonografia. Existem aparelhos portáteis cujo único objetivo é avaliar o volume da bexiga usando o *software* do aparelho.

Inserção de cateter

A ultrassonografia pode ser utilizada para orientar a colocação de cateteres de linha central ou de epidural, usando transdutores que permitam obter imagens das estruturas superficiais. Isso melhora a precisão da colocação de agulha e reduz o risco de complicações.

Técnicas de imagem de uso limitado no trabalho de parto e no parto

Cordão cervical
O valor preditivo positivo para identificar um cordão cervical na ultrassonografia antes do parto é de apenas 30%. Além disso, a ultrassonografia não pode diferenciar entre cordões apertados e frouxos no parto.

Perfil biofísico
Embora um escore de perfil biofísico (PBF) baixo tenha sido associado a um risco mais alto de parto por cesariana, seu valor é pequeno na rotina da assistência no trabalho de parto e no parto. A monitoração cardíaca fetal continua sendo o principal método de avaliação, suplementado pela análise ST, saturação de oxigênio ou por amostra de sangue do escalpo, conforme necessário.

Dilatação avançada do colo do útero e descida da cabeça
A monitoração da dilatação avançada do colo do útero por ultrassonografia é problemática. Embora métodos tenham sido projetados para avaliar a descida da cabeça, eles são baseados em pontos de referência criados artificialmente e ainda não são facilmente aplicáveis nas unidades de trabalho de parto e parto.

Dopplerfluxometria fetal
Esse teste não tem aplicação no trabalho de parto e no parto.

Maturidade placentária
A maturidade da placenta descrita pela categoria de grau III de Grannum foi originalmente considerada para identificar a maturidade pulmonar fetal. Atualmente, isso não é considerado verdadeiro. O papel dessa avaliação permanece controverso. Existe uma variabilidade considerável interobservador na avaliação do grau, com tendência significativa para sobrediagnosticar os graus mais avançados.

RADIOGRAFIA
Como auxílio diagnóstico, a radiografia tem uso limitado na obstetrícia moderna. O uso de ultrassonografia diagnóstica praticamente eliminou a necessidade de radiografias para avaliar o desenvolvimento fetal.

Gravidez múltipla
O diagnóstico de gestação gemelar em uma gravidez a termo, particularmente na presença de abdome pendular, pode ser muito difícil em pacientes que estão consultando pela primeira vez. O diagnóstico de múltiplos de ordem mais alta pode ser mais difícil quando não há exame de imagem antes do terceiro trimestre. Nesses casos, uma radiografia abdominal simples pode ser diagnóstica.

Pelvimetria

Em geral, a pelvimetria radiológica não é recomendada como teste de rotina para predizer a probabilidade ou a segurança do parto vaginal. A pelvimetria clínica, juntamente com uma avaliação seriada do progresso do trabalho de parto, é adequada. Em algumas circunstâncias clínicas específicas, como anomalia pélvica congênita ou história de fratura pélvica instável ou deslocada, essa avaliação pode ser solicitada. Nessas situações, em geral, o exame é realizado durante o pré-natal.

A pelvimetria radiológica pode ser realizada por radiografia convencional, tomografia computadorizada (TC) ou ressonância magnética nuclear (RMN), mas no cenário de trabalho de parto, em geral a pelvimetria com radiografia simples e visão lateral em pé é o exame disponível. Os detalhes dessa avaliação, retirados da quinta edição deste livro, são incluídos a seguir para referência.

Visão lateral em pé

Uma visão lateral da pelve é obtida com a paciente ereta. Uma régua de metal com entalhes ou perfurações de 1 cm de distância é colocada nas pregas glúteas entre as nádegas. A régua tem o mesmo grau de distorção da pelve e os diâmetros desejados podem ser mensurados.

Informações obtidas

1. Inclinação, curva e comprimento do sacro.
2. Profundidade da pelve.
3. Relação do promontório do sacro até a abertura superior da pelve.
4. Incisura sacrociática – se é ampla ou estreita.
5. Diâmetros anteroposteriores da abertura superior da pelve, o conjugado obstétrico; estreito médio da pelve, o plano de menores dimensões; e abertura inferior da pelve.
6. Diâmetro sagital posterior do estreito médio da pelve e abertura inferior da pelve.
7. Tamanho e formato das espinhas isquiáticas. São pequenas ou grandes? São proeminentes e posteriores? Encurtam o diâmetro sagital posterior e estreitam a incisura sacrociática?
8. Comprimento e inclinação da sínfise.
9. Altura da apresentação.
10. Nas apresentações cefálicas, a presença de sinclitismo ou assinclitismo.
11. Atitude do feto: flexão ou extensão.
12. Insinuação ou encaixe da cabeça na pelve.

Em 1986, o autor deste capítulo sabiamente concluiu que:

"A pelvimetria por radiografia raramente é necessária nos tempos modernos porque:

1. Em muitos casos, a decisão pode ser tomada com base no exame clínico e na prova de trabalho de parto.
2. Muitas vezes, a razão para falha no progresso não é identificada pela radiografia.
3. A causa mais frequente de desproporção é um feto grande e não uma pelve contraída.
4. O trabalho de parto ineficiente é um fator frequente de parada da progressão e isso pode ser observado na radiografia.
5. A maioria das cesarianas é realizada em mulheres com pelves normais."

LEITURA SELECIONADA

Maharaj D: Assessing cephalopelvic disproportion: back to the basics. Obstet Gynecol Surv 65:387, 2010
Molina FS, Nicolaides KH: Ultrasound in labor and delivery. Fetal Diagn Ther 27:261, 2010
Sherer DM: Intrapartum ultrasound. Ultrasound Obstet Gynecol 30:123, 2007
Society of Obstetricians and Gynaecologists of Canada: Guidelines for ultrasound in labor and delivery. J Soc Obstet Gynaecol Can 23:431, 2001
Vintzileos AM, Chavez MR, Kinzler WL: Use of ultrasound in labor and delivery. J Maternal--Fetal Neo Med 23:469, 2010

CAPÍTULO 38

Puerpério

Felipe Moretti

MUDANÇAS NORMAIS

O puerpério é o período que começa após a dequitação da placenta e persiste até que os órgãos reprodutores tenham retornado à sua condição pré-gestacional. Em geral, a duração do puerpério é de 6 semanas.

Mudanças anatômicas e fisiológicas

Calafrios

Calafrios no pós-parto podem ser observados em 25 a 50% das mulheres após o parto normal. A patogênese dos calafrios pós-parto não é conhecida. Não é necessário realizar tratamento, apenas os cuidados de suporte são suficientes. Quando os calafrios estiverem associados à anestesia, o tratamento pode ser farmacológico.

Involução uterina

Após a dequitação da placenta e das membranas amnióticas, as contrações reduzem o volume uterino e ele pode ser palpado como uma massa globular rígida situada abaixo da cicatriz umbilical. A contração dos feixes musculares entrelaçados do miométrio provoca a constrição dos vasos intramiométricos, impedindo o fluxo sanguíneo e prevenindo a hemorragia pós-parto. Um mecanismo hemostático secundário para a prevenção da perda sanguínea neste local é a trombose dos grandes vasos no sítio placentário.

O útero pesa de 1 a 1,2 Kg imediatamente após o parto. O peso cai rapidamente para 500 g após 7 dias e o útero torna-se intrapélvico em 2 semanas, retornando ao seu peso fora da gravidez de 50 a 70 g em 6 semanas. Essa redução ocorre principalmente pela diminuição no tamanho das células miométricas e não pela redução de seu número.

A involução do sítio placentário começa em 6 semanas. Imediatamente após o parto, o sítio placentário apresenta-se elevado, irregular e quebradiço e é composto por sinusoides vasculares com trombose. Estes sofrem a hialinização gradual. A descamação da decídua basal ocorre durante algumas semanas e é reposta pela regeneração do endométrio. A falha da involução normal do sítio placentário pode levar à hemorragia pós-parto tardia.

Lóquios

A porção basal da decídua permanece após a dequitação. A decídua divide-se em duas camadas: a camada superficial e a camada profunda. A camada profunda, que contém glândulas endometriais, regenera o novo endométrio. A restauração da cavidade endometrial é rápida e completa e ocorre entre 16 e 21 dias. A camada superficial da decídua circundando o sítio placentário torna-se necrótica e descama durante os primeiros 5 a 6 dias. A secreção vaginal pós-parto, composta por sangue e decídua necrótica, é chamada de "lóquio". Os lóquios são de cor vermelha por 2 a 3 dias (lóquios rubros), com a redução do sangramento, eles tornam-se pálidos (lóquios serosos) e por volta de 7 dias apresentam coloração branco-amarelada (lóquios brancos). O volume total de secreção de lóquios pós-parto é 200 a 500 mL e sua eliminação dura de 3 a 6 semanas.

Regeneração do endométrio

A parte mais profunda da decídua que contém glândulas endometriais permanece intacta e é a fonte do novo revestimento da cavidade do útero. A restauração do endométrio é rápida; por volta do sétimo dia, apresenta-se como no período pré-gestacional e a regeneração é completa em torno de 16 a 21 dias.

Colo do útero

Imediatamente após o parto, o colo do útero apresenta-se flácido e friável com pequenas rupturas e pontos de sangramento não significativos. O orifício cervical fecha-se gradualmente. Nos primeiros 4 a 7 dias é permeável a 2 ou 3 dedos e, ao fim de 10 a 14 dias, está pouco dilatado.

A hipertrofia glandular e a hiperplasia da gravidez regridem gradualmente e esse processo é concluído em cerca de 6 semanas. O epitélio escamoso que foi lacerado durante o parto cicatriza e sofre uma rápida reepitelização, mas muitas vezes seu aspecto pré-gestacional não é recuperado. A persistência do epitélio glandular sobre a exocérvice é descrita como ectrópio cervical.

Vagina

Após o parto, a vagina é uma cavidade espaçosa, com paredes lisas e tônus fraco. Gradualmente, a vascularização e o edema diminuem e, por volta de 4 semanas, o enrugamento retorna, embora seja menos acentuado do que nas nulíparas. O epitélio vaginal permanece atrófico por algum tempo (mais prolongado nas lactantes), mas retorna ao normal dentro de 6 a 10 semanas.

A cicatrização das lacerações vaginais ocorre. Os cuidados com o períneo envolvem principalmente medidas de higiene. O uso de banhos com água e sabão é suficiente para a maioria das pacientes. Banhos de assento quentes reduzem a sensibilidade perineal e promovem a cicatrização da episiotomia e das lacerações. As compressas de gelo e os banhos frios provocam vasoconstrição, reduzem o edema, a inflamação e o sangramento e têm sido usados com mais frequência. Podem também reduzir a excitabilidade das terminações nervosas, aliviando a sensibilidade dolorosa e o espasmo muscular. Isso pode aliviar a dor com mais efetividade e por um período de tempo mais longo do que os banhos quentes. A dificuldade para realizar esse tratamento é a necessidade de resistir à sensação de frio, ardência e dor até que a dormência e a analgesia sobrevenham.

Tubas uterinas

O tamanho e a quantidade das células diminuem. Duas semanas após o parto, o epitélio tubário é similar ao visto na menopausa, com atrofia e perda ciliar. Após 6 a 8 semanas, a estrutura normal é readquirida.

Ovários e ovulação

O puerpério é um período de infertilidade relativa, em especial para mulheres que estão em lactação. Nas mães que não são lactantes, a primeira ovulação pós-parto pode ocorrer em 6 semanas. Nas mulheres que amamentam exclusivamente sem suplementação, a ovulação só ocorre após o sexto mês após o parto. O risco de gravidez nessa situação é de apenas 2%, mas a contracepção adicional deve ser considerada, dependendo das circunstâncias individuais.

A ocorrência da primeira menstruação é variável, mas a maioria das mulheres não lactantes menstrua no prazo de 12 semanas após o parto. O retorno da menstruação é geralmente retardado nas lactantes. A menstruação que ocorre nas primeiras 6 semanas raramente está associada a ciclos ovulatórios.

Mamas

No início do puerpério, as mamas sofrem acentuadas mudanças. Entre o segundo e o quarto dia, as mamas ficam ingurgitadas com o aumento da vascularização e da pigmentação areolar. Há aumento dos lóbulos e aumento do número e do tamanho dos alvéolos. Vários hormônios controlam o início da lactação. A produção de leite ocorre espontaneamente, mas é estimulada pela sucção. Após o estabelecimento da lactação, o estímulo mais importante para o prosseguimento da produção de leite é a sucção. Uma mensagem é enviada ao hipotálamo, provocando aumento na produção e na liberação de ocitocina. A ocitocina estimula a contração das células mioepiteliais dos alvéolos, transportando o leite até os mamilos. Esse é o reflexo de "ejeção do leite".

Algumas mães são incapazes de amamentar seus bebês por várias razões, incluindo leite insuficiente, mamilos invertidos, doenças da mama ou necessidade de tomar fármacos que possam ser excretados no leite e afetar o recém-nascido. Outras mães simplesmente optam por não amamentar.

Em 60 a 70% das mulheres que não desejam amamentar, a lactação pode ser suprimida pelo uso de um sutiã apertado e deve-se evitar o estímulo dos mamilos. A supressão farmacológica não tem sido aconselhada devido à alta incidência do fenômeno rebote.

Sistema circulatório

O débito cardíaco aumenta durante o primeiro e o segundo períodos do trabalho de parto. O aumento é ainda maior logo após o parto, devido à redução no volume uterino com liberação de quantidade adicional de fluidos na circulação. Após um pequeno intervalo, o débito cardíaco diminui para valores 40% acima dos níveis pré-trabalho de parto e após 2 a 3 semanas retorna ao normal. A diminuição na frequência cardíaca é parcialmente responsável pela redução do débito cardíaco. As mudanças no volume sanguíneo resultam da perda de sangue no parto e da mobilização e excreção do líquido extravascular.

Trato urinário

A dilatação do sistema coletor do trato urinário que ocorre durante a gravidez só retorna ao normal após 6 semanas. A perda do tônus, o trauma vesical durante o parto e a anestesia (em especial a anestesia de condução) podem levar à retenção urinária, com necessidade de cateterização.

Trato gastrintestinal

A redução do trânsito intestinal que ocorre durante a gravidez retorna ao normal gradualmente. O uso de analgesia excessiva pode retardar esse processo. Um enema ou laxantes necessários.

AMAMENTAÇÃO

Vantagens

A amamentação é conveniente, econômica e emocionalmente compensadora para a maioria das mulheres. Ela contribui para a contração uterina e reduz a perda sanguínea materna.

O leite materno é de fácil digestão, possui a temperatura e a composição nutricional ideais e não tem contaminação bacteriana. O colostro e o leite contêm componentes imunológicos como imunoglobulina A (IgA), complemento, macrófagos, linfócitos, lactoferrina, lactoperoxidase e lisozimas.

A incidência de diarreia, infecções respiratórias, otite média, infecções do trato urinário (ITUs), enterocolite necrosante, infecção bacteriana invasiva e morte súbita é menor nos recém-nascidos que são amamentados. Observa-se melhora no desenvolvimento cognitivo e no nível intelectual das crianças amamentadas.

A amamentação sempre deve ser estimulada pelos cuidadores. O início precoce da amamentação, nas primeiras 1 ou 2 horas após o parto, está associado à lactação mais bem sucedida em comparação com o início retardado da interação inicial entre mãe e bebê.

Contraindicações

A amamentação é contraindicada nas mulheres que abusam de drogas ou álcool, que têm o vírus da imunodeficiência humana (HIV) ou tuberculose não tratada, que estejam se submetendo a tratamento para câncer de mama, que tomam determinados fármacos (Tab. 38-1) ou que têm bebês com galactosemia.

Febre das mamas

A febre no puerpério proveniente do ingurgitamento mamário é comum e pode ocorrer em 13% das mulheres no pós-parto. A febre pode variar entre 37,8 e 39°C. O tratamento do ingurgitamento consiste na contenção e suporte das mamas, analgésicos e aplicação de compressa de gelo. Recomenda-se a sucção com máquina de bombeamento ou expressão manual das mamas.

TABELA 38-1 Fármacos associados a efeitos significativos em crianças amamentadas

Fármaco	Efeito registrado[a]
Acebutolol	Hipotensão, bradicardia, taquipneia
Ácido 5-aminosalicílico	Diarreia (um caso)
Atenolol	Cianose, bradicardia
Bromocriptina	Supressão da lactação; risco materno
Ácido acetilsalicílico (salicilatos)	Acidose metabólica (um caso)
Clemastina	Tontura, irritabilidade, recusa a alimentar-se, choro agudo, rigidez de nuca (um caso)
Ergotamina	Vômito, diarreia, convulsões; doses utilizadas em fármacos para enxaqueca
Lítio	Concentração sanguínea nos recém-nascidos igual a um terço até metade da terapêutica
Fenindiona	Anticoagulante: aumento do TP e do TTP em uma criança; não utilizada nos Estados Unidos
Fenobarbital	Sedação; espasmos infantis após o desmame do leite contendo fenobarbital; metemoglobinemia (um caso)
Primidona	Sedação, problemas alimentares
Sulfassalazina	Diarreia sanguinolenta (um caso)

TP, tempo de protrombina; TTP, tempo de tromboplastina parcial.
[a] A concentração no sangue do recém-nascido pode ter importância clínica.
De American Academy of Pediatrics, American College of Obstetricians and Gynecologists. Guidelines for Perinatal Care, 6th ed. Elk Grove Village, IL: Author, 2007.

Mastite

A infecção das glândulas mamárias, em geral, é causada pelo *Staphylococcus aureus* coagulase-positivo. A mastite ocorre frequentemente, durante a segunda ou terceira semanas do puerpério, e os sinais e sintomas são um lóbulo eritematoso doloroso em um quadrante da mama.

A infecção pode ser limitada à região subareolar, mas com frequência envolve um ducto lactífero obstruído e o parênquima mamário circundante. Se a celulite não for adequadamente tratada, um abscesso mamário pode desenvolver-se. Se a sucção não for possível, devido à sensibilidade dolorosa, recomenda-se retirar delicadamente o leite com máquina de sucção até que a amamentação possa ser retomada.

Os antibióticos de escolha são as penicilinas ou cefalosporinas. A eritromicina pode ser usada nos casos de sensibilidade à penicilina. O tratamento deve ser mantido por 10 a 14 dias.

Abscessos mamários

A suspeita clínica ocorre quando uma massa é palpável ou a febre não cede após 48 a 72 horas. O edema depressível sobre a área inflamada e algum grau de flutuação são indicativos de formação de abscesso. Se um abscesso ocorrer, geralmente é necessário realizar a drenagem. A punção aspirativa por agulha fina guiada por ultrassonografia associada ao tratamento com antibióticos tem taxa de sucesso de 80 a 90%.

ENDOMETRITE

A endometrite pós-parto é essencialmente uma infecção da decídua. Ela pode estender-se para o miométrio (chamada de endomiometrite) ou envolver o paramétrio (chamada de parametrite). A via de parto é o fator de risco mais importante para a infecção do puerpério. O French Confidential Enquiry on Maternal Deaths citou um aumento de quase 25 vezes no índice de mortalidade relacionada à infecção com cesariana em comparação ao parto vaginal. A incidência de cesariana tem aumentado rapidamente na Europa e no restante do mundo, com alguns lugares na América Latina registrando índices de 50%.

A profilaxia com antibióticos é amplamente utilizada para reduzir a incidência de infecção no puerpério após a cesariana, resultando em dois terços de redução na endometrite e diminuição da infecção da ferida. Em contrapartida, a endometrite é relativamente incomum após o parto vaginal.

Fatores de risco para endometrite

1. Anteparto
    a. Condição socioeconômica baixa.
    b. Falta de assistência pré-natal.
    c. Anemia.
    d. Diabetes melito materno.
    e. Obesidade.
    f. Colonização bacteriana do trato genital inferior (p. ex., estreptococo do grupo B).
    g. Infecção por HIV.

2. Intraparto
    a. Ruptura prematura das membranas prolongada.
    b. Trabalho de parto prolongado.
    c. Exames múltiplos do colo do útero.

d. Corioamnionite intraparto.
   e. Monitoração fetal intrauterina.
3. Durante o parto
   a. Cesariana.
   b. Remoção manual da placenta.
   c. Parto vaginal operatório.
   d. Hemorragia.
   e. Desvitalização do tecido proveniente de episiotomia e lacerações.

Patogênese da endometrite

A flora cervicovaginal pode atingir a cavidade do útero durante o trabalho de parto e o parto. Isso pode ser facilitado pelos fatores de risco mencionados anteriormente. A colonização da decídua pode levar à infecção invasiva do miométrio e do paramétrio. O potencial para infecção invasiva é maior na cesariana devido à presença de corpos estranhos, como material de sutura, à necrose do miométrio na linha de sutura e à formação de hematomas ou seromas. Várias bactérias podem estar envolvidas, incluindo aeróbias e anaeróbias. O tratamento com antibióticos com cobertura de amplo espectro é necessário.

Manifestações clínicas

O sintoma mais comum é pirexia. Considera-se febre pós-parto quando a temperatura for de 38°C ou mais. Após as primeiras 24 horas do parto, a ocorrência de dois episódios de febre em 10 dias é sugestiva de infecção. Outros sintomas incluem sensibilidade uterina, lóquios fétidos, tremores e dor na região abdominal inferior. O útero pode ficar amolecido e subinvoluído, o que pode levar ao sangramento uterino excessivo.

Outras causas comuns de febre são:

- Infecção no local cirúrgico (incisão da cesariana, incisão da episiotomia, laceração perineal).
- Mastite ou abscesso mamário.
- ITU.
- Pneumonia por aspiração.
- Trombose venosa profunda (TVP) e embolia pulmonar (EP).

Estudos laboratoriais

A leucocitose é um achado normal durante o trabalho de parto e puerpério inicial. Contudo, altas contagens de leucócitos (cerca de 20.000/mL) podem ser esperadas em uma infecção. As análises de urina devem ser rotineiramente realizadas para eliminar a ITU. As culturas de lóquios devem ser obtidas usando espéculo para permitir a visualização direta do colo do útero. As culturas precisas devem ser coletadas do colo do útero, evitando a contaminação vaginal.

Imagem

Os exames de imagem pós-parto são utilizados para eliminar outras causas de febre, como pneumonia, TVP ou EP, quando ocorre febre persistente no pós-parto. As pacientes que não respondem à terapia antimicrobiana adequada após 48 a 72 horas do início do tratamento devem fazer exames de imagem, para investigar a presença de abscessos, restos ovulares retidos, hematomas e tromboflebite pélvica séptica. Os exames de imagem podem ser usados para guiar a terapia, como a drenagem do abscesso.

Tratamento

O tratamento da metrite branda após o parto vaginal com antibióticos orais em base ambulatorial geralmente é suficiente. Para infecções moderadas a graves, recomenda-se a terapia com antibióticos de amplo espectro por via intravenosa (IV). A resposta à terapia deve ser clinicamente monitorada e, quando necessário, deve-se fazer exames laboratoriais. Pode ser observada melhora em 48 a 72 horas em aproximadamente 90% das mulheres tratadas com um dos vários esquemas-padrão. A deterioração ou falha no tratamento requer uma nova avaliação completa.

Esquemas antimicrobianos

Na endometrite branda, o tratamento ambulatorial com ampicilina (1 g a cada 6 horas) mostrou-se efetivo e deve ser administrado por até 2 a 3 dias após a remissão da febre e da melhora clínica.

Nos casos moderados ou graves ou após a cesariana, a terapia IV com um esquema de agente antimicrobiano de amplo espectro, como clindamicina 900 mg + gentamicina 1,5 mg/kg a cada 8 horas, deve ser administrada. Se houver suspeita de sepse ou de infecção enterocócica, a ampicilina (1 g IV a cada 6 horas) deve ser acrescentada ao esquema.

Esquemas alternativos

- Clindamicina + aztreonam (substituto da gentamicina com insuficiência renal).
- Cefoxitina + clindamicina ou metronidazol.
- Ceftriaxona.
- Imipeném + cilastina.

INFECÇÃO DA FERIDA OPERATÓRIA

Incisão na cesariana

Quando os antibióticos profiláticos são administrados, a incidência da infecção na ferida operatória é geralmente mais baixa que 2%. A febre que persiste até o quarto ou quinto dia pós-operatório sugere infecção de ferida operatória. A infecção é caracterizada por eritema local e sensibilidade. A drenagem espontânea pode ocorrer e é, muitas vezes, acompanhada pela redução dos sinais e sintomas.

Tratamento

A incisão deve ser aberta para drenagem do material infectado. A limpeza mecânica da ferida é a base da terapia. A ferida pode ser tamponada com uma gaze embebida em solução salina 2 a 3 vezes por dia para remover os tecidos necrosados. A ferida pode ser deixada aberta para cicatrização ou pode ser fechada secundariamente quando o tecido de granulação começar a se formar.

Infecção na episiotomia

A incidência é de 0,5 a 3% e os achados clínicos são caracterizados por dor local. A drenagem espontânea é frequente e a inspeção do local da episiotomia mostra deiscência da sutura. Uma membrana necrótica pode cobrir a ferida e deve ser desbridada se possível.

Tratamento

A limpeza e o desbridamento da episiotomia promove a formação de tecido de granulação. Banhos de assento mornos podem ajudar no processo de desbridamento.

INFECÇÃO DO TRATO URINÁRIO

A incidência de ITU pós-parto é de cerca de 2 a 4%. A proximidade anatômica entre o trato gastrintestinal inferior e o trato genital expõe o trato urinário a bactérias presentes na região. A bacteriúria assintomática é encontrada em 2 a 7% das mulheres durante a gravidez e até 13% no pós-parto. A cateterização aumenta significativamente a incidência de bacteriúria. Parto operatório, anestesia epidural e exames pélvicos frequentes também estão associados ao aumento no risco de ITU. Após o parto, a bexiga e o trato urinário inferior permanecem hipotônicos, favorecendo o resíduo vesical e o refluxo e criando, consequentemente, um excelente ambiente para a infecção.

Cistite

A maioria dos casos de ITU está limitada à bexiga. Os sintomas presentes são frequência e disúria. Raramente há febre ou mal-estar.

Escherichia coli é o organismo mais comum isolado da urina infectada pós-parto. Nas mulheres com infecções persistentes ou repetidas, bactérias como *Proteus*, *Pseudomonas*, *Enterobacter* e espécies de *Klebsiella* são isoladas com frequência na cultura. O tratamento consiste em uso de antibióticos com atividade específica contra o organismo causador. Esses fármacos incluem sulfonamidas, nitrofurantoína, trimetoprima-sulfametoxazol, cefalosporinas orais e ampicilina.

Pielonefrite

As pacientes que desenvolvem pielonefrite apresentam um estado geral regular. Apresentam febre, tremores com picos febris, dor no dorso e na região lateral e sensibilidade no ângulo costovertebral. Diferentemente da cistite, a pielonefrite requer terapia inicial com altas doses de antibióticos IV, como ampicilina 8 a 12 g/dia ou uma cefalosporina de primeira geração como a cefazolina 3 a 8 g/dia. Quando a paciente apresentar sinais clínicos de sepse ou um organismo resistente, aminoglicosídeo pode ser acrescido. A resposta à terapia pode ser rápida e, após a resolução da febre, os antibióticos devem ser mantidos por via IV ou oral durante 10 dias. As culturas de urina devem ser obtidas para orientar qualquer modificação necessária nos fármacos.

TROMBOSE VENOSA PROFUNDA E EMBOLIA PULMONAR

O tromboembolismo venoso (TEV) complica entre 1:500 e 1:2.000 gestações e é mais comum no pós-parto do que no anteparto. A EP é a principal causa direta de morte materna no Reino Unido (1,56:100.000 gestantes) e é a segunda maior causa de morte materna global (11% das mortes maternas).

A incidência mais alta de TEV, EP em particular, ocorre durante o período pós-parto. A cesariana é um fator de risco significativo, mas as mulheres com partos vaginais também correm risco, e 55% das mortes maternas no pós-parto provenientes do TEV no Reino Unido entre 1997 e 2005 ocorreram em mulheres que tiveram parto vaginal. A TVP é mais comum na perna esquerda do que na direita. O risco de TEV é 2 vezes maior após a cesariana do que após o parto vaginal.

Patogênese

A gravidez aumenta o risco de TEV em todas as mulheres e há aumento de 4 a 10 vezes comparado ao risco da população de não gestantes pareado por idade. As alterações como estase venosa, lesão endotelial e estado de hipercoagulação (tríade de Virchow) são acentuadas na gravidez e no período pós-parto, aumentando o risco de eventos tromboembólicos. Os principais fatores de risco adicionais são TEV prévio e/ou trombofilia confirmada. Uma história de trombose aumenta o risco de TEV relacionado à gravidez em até 12%.

Manifestações clínicas

O diagnóstico clínico de TVP e EP não é seguro e a acurácia é ainda menor na gravidez. As manifestações clínicas de TVP incluem desconforto na perna afetada, inchaço e edema depressível, descoloração e calor local. O diagnóstico de EP é o mais difícil de ser feito. O sintoma mais comum de EP é a dispneia, que ocorre em mais de 70% das gestantes normais, muitas vezes se estabilizando próximo ao termo. Em geral, a EP é considerada no diagnóstico diferencial de algumas manifestações clínicas como dor no peito, dispneia, hemoptise ou taquicardia sem causa aparente.

Tromboprofilaxia

A tromboprofilaxia após o parto deve ser feita com base na avaliação dos fatores de risco pré-gestacionais e gestacionais, ajustada para os eventos intraparto como o modo de parto e outras complicações obstétricas (Tab. 38-2).

Tromboprofilaxia pós-parto

A tromboprofilaxia envolve o emprego de medidas não farmacológicas e farmacológicas. A mobilização precoce após o parto e a hidratação devem ser estimuladas. Meias de compressão e botas de compressão pneumáticas podem também ser utilizadas para melhorar o fluxo sanguíneo e reduzir a estase nos vasos femorais e poplíteos. As mulheres com trombofilia confirmada devem fazer a profilaxia com heparina durante, no mínimo, 7 dias após o parto, mesmo que não tenham recebido tromboprofilaxia durante a gestação. A tromboprofilaxia pode ser estendida por até 6 semanas se houver história familiar ou outros fatores de risco presentes. As pacientes que se submetem a uma cesariana de emergência devem fazer tromboprofilaxia com heparina por 7 dias após o parto. As pacientes que fazem cesariana eletiva e têm um ou mais fatores de risco, como índice de massa corporal acima de 30, devem receber tromboprofilaxia por 7 dias após o parto. A heparina de baixo peso molecular (HBPM) é adequada para a tromboprofilaxia pós-parto, quando os recursos permitirem (Tab. 38-3). Nas mulheres que estiverem recebendo anticoagulação em longo prazo com varfarina, a reintrodução do fármaco pode ser feita quando o risco de hemorragia for baixo, geralmente 5 a 7 dias após o parto. A heparina e a varfarina são seguras durante a lactação.

Contraindicações à anticoagulação

- Sangramento antenatal ou pós-parto ativo.
- Aumento no risco de hemorragia maior como a placenta prévia.
- Diátese hemorrágica, como doença de von Willebrand, hemofilia ou coagulopatia adquirida.
- Trombocitopenia.
- AVC agudo nas últimas 4 semanas (isquêmico ou hemorrágico).
- Doença renal grave.
- Doença hepática grave.
- Hipertensão sem controle (pressão arterial sistólica acima de 200 mmHg e pressão arterial diastólica acima de 120 mmHg).

TROMBOFLEBITE PÉLVICA SÉPTICA

A incidência de tromboflebite pélvica séptica (TPS) é de aproximadamente 1:3.000 partos (1:9.000 partos vaginais e 1:800 cesarianas). Existem dois tipos de TPS, a tromboflebite da veia ovárica (TVO) e a tromboflebite séptica profunda (TSP). A patogênese é similar à do TEV.

TABELA 38-2 Fatores de risco para tromboembolismo venoso na gravidez

Preexistentes		
Tromboembolismo venoso prévio		
Trombofilia	Hereditária	Deficiência antitrombina
		Deficiência de proteína C
		Deficiência de proteína S
		Fator V de Leiden
		Gene de protrombina G20210A
	Adquirida (síndrome antifosfolipídeo)	Lúpus anticoagulante persistente
		Anticorpos anticardiolipina com titulação moderada ou alta persistente
		Anticorpos de glicoproteína-1 β2 de titulação moderada ou alta persistente
Comorbidades clínicas	(p. ex., doenças inflamatórias, síndrome nefrótica, doença falciforme,[a] usuário de drogas injetáveis)	
Idade > 35 anos ou paridade ≥ 3		
Obesidade (IMC > 30 kg/m^2)		
Tabagismo		
Veias varicosas extensas	Sintomáticas ou acima do joelho ou com flebite associada, edema ou alterações cutâneas	
Obstétricos		
Gravidez múltipla		
Terapia reprodutiva assistida		
Pré-eclâmpsia		
Trabalho de parto prolongado, parto instrumentado com rotação no estreito médio		
Cesariana		
HPP (> 1 L) com necessidade de transfusão		

(continua)

TABELA 38-2 Fatores de risco para tromboembolismo venoso na gravidez *(Continuação)*

Condições novas ou transitórias
Procedimento cirúrgico na gravidez ou puerpério
Hiperêmese, desidratação
Síndrome da hiperestimulação ovariana
Internação ou imobilidade (≥ 3 dias de imobilização no leito)
Infecção sistêmica (com necessidade de tratamento com antibióticos ou de internação no hospital)
Viagens de longa distância (> 4 horas)

[a]Villers MS, Jamison MG, De Castro LM, James AH. Morbidity associated with sickle cell disease in pregnancy. *American Journal of Obstetrics and Gynecology*. 199:125 e1-125, 2008.

HPP, hemorragia pós-parto; IMC, índice de massa corporal.

De Royal College of Obstetricians and Gynaecologists. Reducing the risk of thrombosis and embolism during pregnancy and the puerperium. Green-top Guideline No. 37a. November 2009, com permissão.

TABELA 38-3 Dose de heparina de baixo peso molecular para tromboprofilaxia na gestação e após o parto

Peso (kg)	Enoxparina	Dalteparina	Tinzaparina (75 UI/kg/dia)
< 50	20 mg/dia	2.500 UI/dia	3.500 UI/dia
50-90	40 mg/dia	5.000 UI/dia	4.500 UI/dia
91-130	60 mg/dia[a]	7.500 UI/dia[a]	7.000 UI/dia[a]
131-170	80 mg/dia[a]	10.000 UI/dia[a]	9.000 UI/dia[a]
> 170	0,6 mg/kg/dia[a]	75 UI/kg/dia[a]	75 UI/kg/dia[a]
Dose profilática alta	40 mg a cada 12 horas	5.000 UI a cada 12 horas	4.500 UI a cada 12 horas para mulheres com peso entre 50 e 90 kg

[a]Pode-se administrar em duas doses divididas.

De Royal College of Obstetricians and Gynaecologists. Reducing the risk of thrombosis and embolism during pregnancy and the puerperium. Green-top Guideline No. 37a. November 2009, com permissão.

Manifestação clínica

A TVO ocorre, em geral, 1 semana após o parto. As pacientes apresentam estado geral comprometido com febre e dor abdominal localizada na região lateral, no dorso ou no mesmo lado da veia afetada. Pode haver sensibilidade pélvica dolorosa.

As pacientes com TSP geralmente se apresentam com febre no período pós-parto ou no pós-operatório inicial. O estado geral é bom. Febre ou tremores podem ser os únicos sintomas e as pacientes estão com estado clínico aparentemente saudável entre os picos de temperatura. A TSP é frequentemente um diagnóstico de exclusão e deve haver suspeita dessa condição nos casos de febre pós-parto persistente, apesar da terapia com antibióticos.

Diagnóstico

A TPS é, com frequência, um diagnóstico de exclusão. Deve-se suspeitar dessa condição no cenário de febre sem causa aparente, na primeira semana após o parto, ou de febre pós-parto persistente apesar da terapia com antibióticos para endometrite. Os exames de imagem devem ser realizados para investigar TPS. A TC ou a RMN podem ser úteis no diagnóstico da TVO, mas não auxiliam no diagnóstico de TSP.

Tratamento

A terapia com antibióticos associada à anticoagulação é o tratamento mais comum para essa condição. Muitas pacientes têm recebido antibióticos parenterais para endometrite. As opções para os esquemas apropriados com antibióticos são mostradas na Tabela 38-4.

TABELA 38-4 Terapia empírica com antibióticos para tromboflebite pélvica séptica

Opções para a cobertura empírica de germes anaeróbios e gram-negativos incluem:
Monoterapia com um inibidor β-lactâmico/β-lactamase, como uma das seguintes:
Ampicilina – sulbactam (3 g a cada 6 horas)
Piperacilina – tazobactam (4,5 g a cada 8 horas)
Ticarcilina – clavulanato (3,1 g a cada 4 horas)
Uma cefalosporina de terceira geração como a ceftriaxona (1 g IV a cada 24 horas) mais metronidazol (500 mg IV a cada 8 horas)
Para pacientes com intolerância a β-lactâmico, os esquemas empíricos alternativos incluem:
Uma flouroquinolona (p. ex., ciprofloxacina 400 mg IV a cada 12 horas ou levofloxacina 500 mg/dia IV diariamente) mais metronidazol (500 mg IV a cada 8 horas)
Monoterapia com carbapeném, como:
Imipeném (500 mg a cada 6 horas)
Meropeném (1 g a cada 8 horas)
Ertapeném (1 g/dia)

Recomenda-se a anticoagulação e a heparina não fracionada em dose inicial de 5 mil unidades seguida pela infusão contínua de 16 a 18 UI/kg pode ser utilizada. As doses terapêuticas de HBPM também são utilizadas por vários médicos.

LEITURA SELECIONADA

Benson MD, Haney E, Dinsmoor M, Beaumont JL: Shaking rigors in parturients. J Reprod Med 53:685, 2008

Confidential Enquiry into Maternal and Child Health: Saving Mothers' Lives: Reviewing Maternal Deaths to Make Motherhood Safer, 2003-2005. The Seventh Report of the Confidential Enquiries into Maternal Deaths in the United Kingdom. London: CEMACH; 2007

Deneux-Tharaux C, Carmona E, Bouvier-Colle MN, Bréart G: Postpartum maternal mortality and cesarean delivery. Obstet Gynecol 108:541, 2006

Liu S, Liston RM, Joseph KS, et al: Maternal mortality and severe morbidity associated with low-risk planned Caesarean delivery versus planned vaginal delivery at term. CMAJ 176:455, 2007

Marik PE, Plante LA: Venous thromboembolic disease and pregnancy. N Engl J Med 359:2025, 2008

Negishi H, Kishida T, Yamada H, Hirayama E, Mikuni M, Fujimoto S: Changes in uterine size after vaginal delivery and cesarean section determined by vaginal sonography in the puerperium. Arch Gynecol Obstet 263:13, 1999

Royal College of Obstetricians and Gynaecologists: Reducing the risk of thrombosis and embolism during pregnancy and the puerperium. Green-top Guideline No. 37a, 2009. http://www.rcog.org.uk/guidelines

Smaill FM, Gyte GM: Antibiotic prophylaxis versus no prophylaxis for preventing infection after cesarean section. Cochrane Pregnancy and Childbirth Group Cochrane Database Syst Rev (1):CD007482 2010

Villar J, Valladares E, Wojdyla D, et al: Caesarean delivery rates and pregnancy outcomes: the 2005 WHO global survey on maternal and perinatal health in Latin America. Lancet 367:1819, 2006

Witlin AG, Mercer BM, Sibai BM: Septic pelvic thrombophlebitis or refractory postpartum fever of undetermined etiology. J Matern Fetal Med 5:355, 1996

CAPÍTULO 39

Bebê Recém-Nascido

Nadya Ben Fadel
Samira Samiee

ADAPTAÇÃO À VIDA EXTRAUTERINA

Após o parto, a criança recém-nascida sofre importantes mudanças fisiológicas para se adaptar ao novo ambiente e ao modo de viver. Essas mudanças incluem:

1. Estabelecimento da respiração regular e troca de gases.
2. Alterações circulatórias.

Respiração

Na fase intrauterina, os pulmões fetais secretam fluido que passa pela árvore traqueobrônquica até atingir a parte oral da faringe. Parte desse fluido é deglutida e parte mistura-se ao líquido amniótico. Nos animais, as catecolaminas secretadas pelos fetos durante o trabalho de parto diminuem a produção de líquido pulmonar. Durante o parto vaginal, o tórax é comprimido à medida que atravessa o canal de parto. Isso elimina líquido das vias aéreas superiores. A maior parte do líquido que permanece é absorvida pelos capilares pulmonares e linfáticos.

A expansão mecânica dos pulmões na primeira respiração e a elevação na PO_2 alveolar causam a rápida diminuição da resistência vascular pulmonar e o aumento do fluxo sanguíneo pulmonar. Vários fatores estão envolvidos no estímulo inicial à respiração. Talvez o mais importante seja a queda da PO_2 e o aumento da PCO_2 que ocorre após a interrupção da circulação umbilical. Sensações táteis, térmicas e proprioceptivas também desempenham papéis significativos.

Circulação

As mudanças na circulação incluem:

1. Mudanças de pressão absoluta e relativa.
2. Fechamento dos canais fetais.

Mudanças na pressão

A circulação fetal é caracterizada por pressão relativamente alta nas artérias ventricular e pulmonar. A pressão é mantida pela resistência arteriolar pulmonar elevada e pela presença de um ducto arterioso grande. O ducto equaliza a pressão entre a artéria pulmonar e a aorta e impulsiona a maior parte do fluxo do ventrículo direito para a circulação sistêmica. A pressão sistêmica está reduzida devido à circulação umbilical, que age como uma derivação de baixa pressão.

No primeiro esforço respiratório ocorre queda na resistência vascular pulmonar e, consequentemente, na pressão ventricular direita. O clampeamento do cordão umbilical leva ao aumento súbito na resistência vascular sistêmica. A pressão do ventrículo esquerdo eleva-se, ficando mais alta que a pressão do ventrículo direito.

Fechamento dos canais vasculares fetais

1. *Forame oval:* o aumento no retorno venoso pulmonar causa o aumento da pressão arterial esquerda. Isso comprime a valva do forame oval e produz fechamento funcional do septo interatrial. O fechamento anatômico ocorre durante um período de meses ou anos.
2. *Ducto arterioso:* o ducto arterioso fecha funcionalmente durante as primeiras 24 a 72 horas de vida. Esse processo está relacionado ao aumento na saturação de oxigênio arterial e é mediado pelas prostaglandinas.

CUIDADOS IMEDIATOS COM O RECÉM-NASCIDO NA SALA DE PARTO

Uma proporção de aproximadamente 10% dos recém-nascidos poderá necessitar de assistência para iniciar e estabelecer a respiração e cerca de 1% precisará de cuidados de ressuscitação. Antes do parto, é importante identificar fetos que poderão precisar de suporte para a transição inicial para a vida extrauterina. Essa etapa ajuda a minimizar qualquer atraso nas medidas de ressuscitação, melhorando, desse modo, o prognóstico e o desfecho.

Alguns exemplos de grupos de fetos que podem necessitar da presença de uma equipe de ressuscitação neonatal no momento do seu nascimento incluem:

1. Recém-nascidos com restrição de crescimento intrauterino (RCIU).
2. Recém-nascidos pré-termo.
3. Monitoramento fetal intraparto não tranquilizador.
4. Partos assistidos (fórceps ou a vácuo).
5. Presença de mecônio.
6. Distocia do ombro.
7. Recém-nascidos com anormalidades congênitas significativas.

Para identificar, de maneira rápida e eficiente, recém-nascidos que precisam de suporte durante a transição neonatal inicial, os médicos devem considerar as orientações da American Academy of Pediatrics (AAP), cuja versão mais recente foi publicada em 2010.

No nascimento de qualquer recém-nascido, devem ser feitas as quatro questões seguintes:

1. É um recém-nascido a termo?
2. O recém-nascido está chorando?
3. O recém-nascido tem bom tônus muscular?
4. Há presença de mecônio?

Se as respostas às quatro questões forem tranquilizadoras, o recém-nascido deve ser secado, colocado imediatamente em contato direto com a mãe e coberto por um cobertor seco para evitar a perda de calor. Esses recém-nascidos simplesmente precisam ser monitorados quanto ao padrão respiratório e à cor.

Se forem identificadas alterações, o recém-nascido precisará de suporte adicional e deve ser transferido para um leito equipado com aquecedor, fonte de oxigênio, máscara e balão de tamanhos apropriados e sucção. Durante os primeiros 30 segundos, as medidas de ressuscitação têm como objetivo secar e estimular o recém-nascido e facilitar a desobstrução das vias aéreas. A aspiração da boca é seguida pela aspiração do nariz, se necessário. A avaliação primária do padrão respiratório e da frequência cardíaca pela ausculta torácica deve ser feita imediatamente após os primeiros passos de apoio terem sido dados. Se o recém-nascido não responder a essas medidas estabelecendo um forte choro e uma frequência cardíaca acima de 100 batimentos/min, o pediatra deve ser notificado e as seguintes etapas sequenciais na ressuscitação devem ser empregadas:

1. Um feto com uma frequência cardíaca abaixo de 100 batimentos/min *ou* apneico *ou* com respiração profunda precisa ser ventilado com pressão positiva com ar ambiente de imediato e a circulação pré-ductal precisa ser avaliada usando um monitor de saturação de oxigênio preso à mão direita. Se nenhum monitor de saturação de oxigênio estiver disponível, a avaliação da cor deve ser feita a cada 30 segundos. A indicação mais sensível de ressuscitação bem-sucedida é um aumento na frequência cardíaca.
2. Se o aumento imediato da frequência cardíaca não ocorrer, a adequação da ventilação de pressão positiva precisa ser avaliada. A posição correta do balão e o selo apropriado da máscara, o movimento da parede torácica resultante e a adequação da pressão da inflação devem ser confirmados. Também se deve iniciar 100% de oxigênio suplementar. A ventilação assistida deve ser liberada a uma frequência de 40 a 60 respirações/min para atingir prontamente e manter uma frequência cardíaca acima de 100 batimentos/min. A entubação endotraqueal deve ser considerada se a ventilação adequada não ocorrer pela ventilação com balão e máscara. Em qualquer momento durante a ressuscitação, se o recém-nascido iniciar fortes tentativas de respiração e mantiver uma frequência cardíaca acima de 100 batimentos/min, a ventilação de pressão positiva deve ser interrompida.
3. As compressões torácicas estão indicadas se não houver resposta após 30 segundos de ventilação adequada com oxigênio suplementar. As compressões devem ser feitas no terço inferior do esterno usando uma profundidade de aproximadamente um terço do diâmetro anteroposterior do tórax. As compressões e a ventilação devem ser coordenadas com uma proporção de 3:1 de compressões à ventilação. As compressões torácicas coordenadas e as ventilações devem prosseguir até que a frequência cardíaca espontânea seja de 60 batimentos/min ou mais.

4. Se a frequência cardíaca permanecer abaixo de 60 batimentos/min apesar da ventilação adequada com 100% de oxigênio e compressões torácicas, é indicada a administração de adrenalina, a expansão de volume, ou ambas, e a adrenalina deve ser administrada na dose de 0,01 a 0,03 mg/kg de modo intravenoso. Se o acesso intravenoso ainda não foi estabelecido, uma dose mais alta de adrenalina pode ser administrada via tubo endotraqueal (0,05 a 0,1 mg/kg/dose).
5. Os recém-nascidos que necessitam de ressuscitação apresentam risco aumentado de deterioração após seus sinais vitais terem retornado ao normal. Esses recém-nascidos devem ser transferidos a um ambiente onde o monitoramento intensivo possa ser oferecido.
6. Em qualquer recém-nascido com frequência cardíaca indetectável após 10 minutos de ressuscitação efetiva, deve-se considerar a interrupção da ressuscitação.

Para informações detalhadas sobre este tópico consultar o American Heart Association Guidelines for Cardiopulmonary Resuscitation and Emergency Cardiovascular Care de 2010.

ASFIXIA PERINATAL

A asfixia resulta da deficiência do suprimento sanguíneo fetal e/ou deficiência das trocas gasosas fetais antes ou durante o parto. Na asfixia branda, a apneia é a principal manifestação clínica. Nos casos graves, o neonato está flácido e pálido com hipotensão e bradicardia.

Quando o suprimento sanguíneo fetal e a oxigenação são adequados, as necessidades de energia durante o trabalho de parto e parto são satisfeitos pela glicólise aeróbia. As contrações uterinas reduzem o fluxo sanguíneo placentário e podem comprimir o cordão umbilical. Há diminuição transitória no suprimento de oxigênio e acúmulo de dióxido de carbono, que os fetos normais podem compensar.

Se, contudo, o suprimento de sangue ou oxigênio cair abaixo de um nível crítico, a produção de energia muda para glicólise anaeróbia menos eficiente. Durante esse processo, os ácidos láctico e pirúvico acumulam-se com o desenvolvimento da acidose metabólica cada vez mais grave, levando à falha de vários órgãos.

Epidemiologia

De acordo com a Organização Mundial da Saúde, a asfixia perinatal é uma das 20 principais causas de ameaça de doença em todas as faixas etárias (em termos de anos de vida ajustados por incapacidade) e é a quinta maior causa de morte de crianças com menos de 5 anos. Nos Estados Unidos e na maioria dos países tecnologicamente avançados, a incidência de encefalopatia isquêmica hipóxica (EIH) varia entre 1 e 8 casos a cada 1.000 nascimentos. A incidência é notadamente mais elevada em países com recursos limitados.

A incidência de complicações em longo prazo depende da gravidade da EIH. Até 80% dos fetos que sobrevivem à EIH grave desenvolve sérias complicações, 10 a 20% desenvolvem incapacidades moderadas e até 10% são saudáveis. Entre os fetos que sobrevivem à EIH grave, 30 a 50% podem ter sérias complicações em longo prazo e 10 a 20% têm morbidades neurológicas menores. Os fetos com EIH branda tendem a ficar livres de complicações graves do sistema nervoso central (SNC).

Critérios diagnósticos para asfixia perinatal

As orientações da AAP e da American College of Obstetricians and Gynecologists (ACOG) para EIH recomendam incluir todos os seguintes aspectos para definir asfixia perinatal grave o suficiente para resultar em lesão neurológica aguda:

1. Evento obstétrico "sentinela" (p. ex., ruptura uterina, descolamento da placenta) ocorrendo imediatamente antes ou durante o trabalho de parto.
2. Padrão de frequência cardíaca fetal (FCF) previamente normal que se torna muito alterado após o evento-sentinela.
3. Necessidade de ressuscitação significativa após o parto (escores de APGAR entre 0 e 3 após 5 minutos).
4. Acidose metabólica profunda (pH < 7, excesso de base [EB] ≥ 12) em uma amostra de sangue da artéria umbilical.
5. Encefalopatia neonatal (p. ex., convulsões, coma, hipotonia).
6. Evidência de disfunção de vários órgãos (p. ex., rim, pulmões, fígado, coração, intestinos).
7. Exclusão de outras causas de encefalopatia neonatal (p. ex., anomalias congênitas do SNC).

Os fetos podem ter experimentado asfixia ou hipoxia cerebral distante do momento do parto e, portanto, podem não satisfazer todos os critérios estabelecidos pela AAP e pela ACOG para causalidade intraparto.

Fatores de risco para asfixia perinatal

Uma ampla gama de fatores de risco contribui para a encefalopatia neonatal secundária à asfixia perinatal.

1. Causas maternas (p. ex., pré-eclâmpsia).
2. Causas placentárias (p. ex., descolamento prematuro da placenta).
3. Causas do cordão umbilical (p. ex., prolapso do cordão).
4. Causas fetais (p. ex., RCIU).

Escore de APGAR

O escore de APGAR é um método de classificação dos recém-nascidos; 0, 1 ou 2 pontos são designados para cada um de cinco sinais, dependendo de sua presença ou ausência (Tab. 39-1). A classificação é realizada 1 minuto após o nascimento e

TABELA 39-1 Escore de APGAR dos recém-nascidos

Sinal	0 ponto	1 ponto	2 pontos
Frequência cardíaca	Ausente	Abaixo de 100	Acima de 100
Esforço respiratório	Ausente	Lento, irregular	Bom, chorando
Tônus muscular	Claudicante	Flexão das extremidades	Movimento ativo
Irritabilidade reflexa: resposta ao cateter na narina	Sem resposta	Faz caretas	Tosse ou espirra
Cor	Azul-pálido	Corpo cor-de-rosa; extremidades azuladas	Completamente cor-de-rosa

pode ser repetida aos 5 minutos. A maioria das crianças é normal e situa-se na faixa de 7 a 10 pontos. Um escore de 3 a 6 indica depressão branda a moderada. Quando um escore de APGAR é de 2 ou menos, o bebê está gravemente deprimido.

O sistema do escore de APGAR tornou-se estabelecido como o método de avaliação da condição dos recém-nascidos imediatamente após o parto. Recentes investigações têm mostrado que o escore de APGAR por si próprio não é um índice totalmente preciso da saúde do neonato e que o valor preditivo do sistema é limitado. Análises do sangue do cordão umbilical de crianças de mães em alto risco revelaram que muitos bebês acidóticos nasceram em uma condição vigorosa com altos escores de APGAR e que muitos recém-nascidos com escores de APGAR baixos não apresentavam acidose no nascimento. A conclusão é de que embora a classificação da condição do recém-nascido pelos critérios de APGAR seja importante, outros testes e exames são necessários para a avaliação completa.

Manejo da asfixia perinatal

Manejo preventivo

A etapa inicial do manejo é estabelecer um plano de monitoração fetal intraparto com base na avaliação do risco pré-natal para identificar os fetos em alto risco para asfixia perinatal. O plano deve ser modificado com base nos novos fatores de risco identificados durante o curso do trabalho de parto, como a presença significativa de mecônio no líquido amniótico. Se houver suspeita de asfixia perinatal com base nos exames de rastreamento (p. ex., o padrão da FCF), ela deve ser tratada pela ressuscitação intrauterina ou reavaliada com um exame diagnóstico. Se a condição suspeitada não puder ser tratada ou afastada, o parto deve ser acelerado para minimizar a exposição fetal.

Manejo de suporte

O manejo de recém-nascidos deprimidos inclui em sua maioria os cuidados intensivos de suporte. As estratégias de intervenção com o objetivo de evitar qualquer lesão cerebral adicional a esses recém-nascidos incluem:

1. Ressuscitação imediata de qualquer bebê com apneia, seguindo as orientações padronizadas do Programa de Reanimação Neonatal (PRN).
2. Manter a ventilação adequada; evitar hipercarbia (que aumenta a acidose cerebral e impede a autorregulação cerebrovascular) e hipocarbia (que aumenta o risco de leucomalácia periventricular no pré-termo e perda auditiva sensório-neural em recém-nascidos a termo).
3. Manter a oxigenação adequada evitando hiperoxemia, que pode levar à lesão cerebral adicional. Considerar que a maioria dos recém-nascidos asfixiados a termo, se adequadamente ventilados, mesmo com ar ambiente, irá se recuperar.
4. Manter a perfusão adequada e a pressão arterial normal usando expansores de volume e suporte inotrópico, evitando hipotensão ou hipertensão.
5. Evitar hipoglicemia e hiperglicemia.
6. Tratar as convulsões.
7. A restrição de líquido é recomendada para esses recém-nascidos até que a função renal e o débito urinário possam ser avaliados. Isso é feito devido ao risco de necrose tubular aguda (NTA) e síndrome da secreção inadequada de hormônio antidiurético (SIHAD).

Neuroproteção

Extensos dados experimentais sugerem que a hipotermia branda (3 a 4°C abaixo da temperatura de linha de base) iniciada nas primeiras 6 horas após o nascimento é neuroprotetora. Os mecanismos neuroprotetores não estão completamente compreendidos.

Consequências da asfixia perinatal

A asfixia perinatal grave tem profundos efeitos sobre quase todos os órgãos. Alguns dos mais importantes são:

1. *SNC*: a EIH resulta em dano ou destruição neural extensa. O período neonatal pode ser complicado pela alteração do estado de consciência, convulsões, distúrbios do tônus e da atividade motora e sinais de dano ao tronco encefálico (p. ex., apneia, instabilidade de temperatura). A mortalidade é significativa e a morbidade ocorre na forma de retardo mental, surdez, cegueira cortical e paralisia cerebral (PC). Contudo, apenas 10% dos casos de PC são associados a origem intraparto.
2. *Sistema respiratório:* a asfixia aumenta a incidência de síndrome do desconforto respiratório agudo (SDRA), provavelmente devido ao dano às células alveolares do tipo II produtoras de surfactante e à hipertensão pulmonar persistente. A hemorragia pulmonar também pode complicar a asfixia.

3. *Sistema cardiovascular:* a hipoxia profunda pode causar insuficiência aguda do miocárdio e hipotensão grave. Em tais casos, o eletrocardiograma mostrará mudanças consistentes com isquemia do miocárdio.
4. *Sistema urinário:* a função renal é comumente prejudicada após a asfixia perinatal grave. A NTA pode causar anuria e oliguria. A necrose cortical também pode ocorrer. Na maioria dos casos, as mudanças são reversíveis, mas, ocasionalmente, a insuficiência renal crônica pode ocorrer.

TOCOTRAUMATISMO

As lesões no parto ocorrem durante o processo de nascimento e incluem unicamente lesões durante o trabalho de parto e o parto. Alguns fatores fetais, maternos ou relacionados com o parto estão associados ao aumento do risco de lesões no nascimento. Com as mudanças na prática obstétrica, a incidência de lesões no nascimento diminuiu significativamente. Contudo, ainda constituem uma causa importante de morbidade neonatal.

Fratura do crânio

As fraturas neonatais, embora incomuns, podem ocorrer em decorrência de parto vaginal forçado ou de parto assistido a fórceps. Os dois tipos comuns de fraturas do crânio nos neonatos são fraturas lineares e com afundamento. As fraturas do crânio lineares podem ser completamente assintomáticas, exceto quando associadas a sangramento interno ou lesão. As fraturas do crânio lineares da base do crânio podem ser particularmente perigosas, se associadas à hemorragia grave proveniente do sistema venoso subjacente. Esse tipo de fratura linear é mais comum nas apresentações pélvicas. As fraturas lineares não complicadas não precisam de intervenção. Contudo, no caso de hemorragia ou extravasamento de líquido cerebrospinal nas fraturas da base do crânio, as medidas de suporte, incluindo transfusões e terapia antibiótica, devem ser feitas.

As fraturas com afundamento do crânio são geralmente secundárias ao uso de fórceps no parto. As fraturas com afundamento menor do que 2 cm podem ser observadas sem intervenção cirúrgica.

Hemorragia intracraniana

A hemorragia intracraniana pode ser dividida em quatro principais categorias: hemorragia subaracnóidea, hemorragia subdural, hemorragia intraventricular e hemorragia intracerebelar.

Hemorragia subaracnóidea

O sangramento ocorre no espaço subaracnóideo, entre a membrana aracnóidea e a pia-máter. Pequenas hemorragias subaracnóideas podem ocorrer em recém-nascidos prematuros sem apresentar sintomas. Os recém-nascidos com hemorragia subaracnóidea de maior volume podem desenvolver sinais e sintomas neurológicos não específicos como irritabilidade ou convulsões, geralmente após o segundo dia de vida. Pode ocorrer deterioração grave após o sangramento intracraniano maciço. A ressonância magnética nuclear (RMN) é a modalidade diagnóstica de escolha, pois a ultrassonografia não tem boa sensibilidade.

Hemorragia subdural
Pequenas hemorragias subdurais são achados comuns ocasionais na RMN de encéfalo dos recém-nascidos e sua ocorrência não está necessariamente associada ao traumatismo no nascimento. A presença de hemorragia subdural significativa em geral está associada ao traumatismo de nascimento. Os recém-nascidos podem estar assintomáticos ou apresentar sinais de hipertensão craniana, e nessas condições é necessária uma consulta neurocirúrgica de emergência. A hemorragia subdural, da mesma forma que a hemorragia subaracnóidea, pode não ser detectada na ultrassonografia, e a RMN é o exame de escolha para fazer o diagnóstico.

Hemorragia intracerebelar
A hemorragia intracerebelar ocorre principalmente em recém-nascidos prematuros. Tem sido relatada a incidência de até 2,5% em recém-nascidos prematuros e índices até mesmo mais altos em resultados de autópsias. O prognóstico é reservado.

Hemorragia intraventricular
A hemorragia intraventricular (IVH) é a mais grave de todas as hemorragias intracranianas. A incidência estimada de IVH é de 10 a 20%, e tem sido observado um declínio durante as últimas décadas. Esse tipo de hemorragia é causado pela matriz germinativa altamente vascularizada em prematuros, com redução da vascularização a termo. Portanto, a maioria dos casos de IVH ocorre em recém-nascidos com idade gestacional entre 24 e 32 semanas. É necessário fazer uma ultrassonografia de rastreamento para identificar a IVH em recém-nascidos com menos de 32 semanas de idade gestacional. Existem quatro tipos de IVH, classificadas em quatro graus:

I. Hemorragia restrita à matriz germinativa, subependimal.
II. IVH sem dilatação ventricular.
III. IVH com dilatação ventricular.
IV. IVH associada à hemorragia intraparenquimatosa.

Os recém-nascidos com IVH e dilatação ventricular (grau III) ou sangramento intraparenquimatoso (grau IV) têm risco maior de hidrocefalia e de comprometimento do desenvolvimento neurológico, apresentando resultados insatisfatórios em longo prazo. O neonato com sangramento intraventricular agudo pode apresentar sinais e sintomas de anemia com ou sem aumento da pressão intracraniana, e medidas de ressuscitação de emergência podem ser necessárias.

Manejo

1. *Prevenção:* minimizar o trauma no parto ou em partos pré-termo.
2. *Detecção inicial:* os recém-nascidos com sinais ou sintomas suspeitos de hemorragia intracraniana devem ser transferidos para um centro equipado com unidade de tratamento intensivo neonatal (UTIN) assim que possível, após a estabilização inicial.
3. *Medidas de suporte:* os recém-nascidos com hemorragia intracraniana devem fazer monitoração intensiva até serem transferidos para uma UTIN. As medidas iniciais incluem suporte ventilatório com oxigênio, transfusão sanguínea e controle das convulsões.

Hemorragia extracraniana

Bossa serossanguínea

A bossa serossanguínea é um edema do escalpo comumente observado em recém-nascidos de parto vaginal. No exame, pode ser observado o edema amolecido com ou sem trauma à pele subjacente. É predominantemente um edema tecidual, mas pode haver um componente serossanguíneo. O sinal de diferenciação da bossa serossanguínea é que o edema superficial pode ultrapassar a linha da sutura e as fontanelas. Com exceção de casos raros e muito graves, o recém-nascido é geralmente assintomático e nenhuma intervenção é necessária.

Hemorragia subgaleal

A hemorragia subgaleal pode ser considerada o tipo mais importante de sangramento extracraniano. Uma grande quantidade de sangue pode acumular-se no tecido conectivo do espaço subgaleal e causar choque hemorrágico e morte. Os partos vaginais operatórios, em especial os a vácuo ou com fórceps mais difíceis, são fatores de risco conhecidos. Fatores de risco fetais, como coagulopatia, prematuridade ou macrossomia, também podem contribuir. No exame inicial, observa-se um edema flutuante cruzando as linhas de sutura e as fontanelas, que se espalha sobre o pescoço e para trás das orelhas à medida que o sangramento progride. Os recém-nascidos apresentam palidez, irritabilidade e, por fim, choque. O exame físico do recém-nascido deve ser feito sempre que forem realizadas tentativas de parto a vácuo. Esses recém-nascidos devem ser observados para identificar sinais de sangramento extracraniano, como aumento na circunferência da cabeça, irritabilidade, palidez, taquicardia e choque. Se houver suspeita de sangramento, a estabilização inicial do recém-nascido deve ser feita e um especialista deve ser prontamente chamado.

Céfalo-hematoma

É um tipo incomum de sangramento extracraniano, que ocorre abaixo do periósteo. A região parietal é a mais comumente afetada. Partos vaginais prolongados e o emprego de fórceps são fatores de risco. Durante o exame, o edema geralmente é bem demarcado, tem margens agudas e não cruza as linhas de sutura. Até 5% dos recém-nascidos afetados podem ter fratura subjacente do crânio.

Esse tipo de sangramento em geral não é complicado e não precisa de qualquer intervenção. Os recém-nascidos podem apresentar hiperbilirrubinemia após a reabsorção do hematoma. Em raras ocasiões, pode ocorrer sangramento excessivo.

Lesão da medula espinal

As lesões da medula espinal nos neonatos em geral são secundárias aos partos difíceis, em especial partos pélvicos ou os associados com tração prolongada e intensa durante o trabalho de parto. As lesões cervicais superiores são o tipo mais comum.

As principais causas da vulnerabilidade dos neonatos de lesão da medula espinal sem fraturas vertebrais são a frouxidão dos ligamentos e a falta de suporte muscular. Contudo, a presença de fraturas vertebrais deve ser afastada em qualquer neonato com suspeita de lesão da medula espinal. A cintilografia óssea ou a RMN são os exames de escolha.

Desfecho clínico

O desfecho clínico pode ser dividido em quatro grupos:
1. Natimortalidade ou morte neonatal precoce devido à lesão no tronco encefálico inferior.
2. Insuficiência respiratória, levando à morte ou à dependência permanente de ventilação.
3. Sobrevida em longo prazo com paralisia ou fraqueza dos membros.
4. Sobrevida com dano neurológico mínimo. A maioria dessas crianças desenvolve espasticidade tardia e pode ser erroneamente diagnosticada com PC.

Manejo

O manejo é essencialmente de suporte. É importante eliminar outra possível condição que possa levar a um quadro similar (p. ex., uma lesão disráfica ou um distúrbio neuromuscular). Existem poucas evidências que demonstrem validade para a intervenção neurocirúrgica na lesão na medula espinal. Medidas de suporte, incluindo ventilação mecânica e fisioterapia, podem minimizar a incapacidade em recém-nascidos menos afetados.

Lesão dos nervos periféricos
Plexo braquial

A paralisia do braço devida à lesão durante o parto foi descrita por Smellie em 1764. Foi Wilhelm Erb que, em 1872, localizou a lesão mais comum na quinta e sexta raízes cervicais que suprem o tronco superior do plexo braquial. Em 1885, Klumpke descreveu a lesão das raízes nervosas C8 a T1. A incidência relatada dessa lesão é de 0,42 a 5,1 recém-nascidos a cada 1.000 nascidos vivos.

O feixe nervoso é frágil e pode ser danificado pelo estiramento, que pode ocorrer quando a cabeça e o pescoço são afastados do ombro; essa lesão pode ocorrer durante o parto pélvico quando há dificuldade com os braços e nas apresentações cefálicas com distocia do ombro.

Tipos de lesão ao plexo braquial

1. *Paralisia de Erb.* Envolve C5 e C6. O braço pende frouxamente para o lado e gira internamente. O cotovelo fica estendido, mas a flexão do punho e dos dedos é preservada, fazendo surgir a chamada posição da "mão de garçom". A possibilidade de lesão do nervo frênico (C3, C4 e C5) deve ser considerada e a paralisia diafragmática deve ser afastada.
2. *Paralisia de Klumpke.* Envolve C8 e T1. Há fraqueza dos flexores do punho e dedos e dos músculos pequenos da mão. Uma paralisia de Klumpke real isolada é extremamente rara. O termo é geralmente aplicado quando há paralisia total do plexo braquial. Esse padrão de lesão é muito menos comum que a paralisia de Erb. O prognóstico é também pior do que o da paralisia de Erb.
3. *Lesão do plexo total.* Envolve todos os nervos braquiais de C5 a T1. O recém-nascido terá um braço flácido com reflexos ausentes.

Manejo. Fisioterapia diária é o principal método de tratamento. Quando a probabilidade de melhora da lesão é considerada improvável, várias técnicas cirúrgicas podem ser usadas para ajudar na recuperação. A cirurgia neurológica é mais efetiva quando feita entre 5 e 12 meses de idade.

Prognóstico. Algumas lesões do plexo braquial são menores e têm recuperação plena em várias semanas. Outras lesões são graves, resultando em alguma incapacidade permanente que envolve o braço.

As lesões braquiais superiores (p. ex., paralisia de Erb [C5, C6]) têm um prognóstico melhor. A recuperação que inicia entre 2 e 4 semanas é um sinal favorável. As lesões do plexo inferior e plexo total (muitas vezes significando paralisia flácida de todo um braço, ou lesão diafragmática ou síndrome de Horner) têm prognósticos piores. Evidências recentes têm sugerido que 20 a 30% dessas crianças apresentarão defeito residual.

Em geral, se o exame físico mostrar recuperação incompleta após 3 a 4 semanas, a recuperação plena é improvável. Se não houver sinais de melhora em 3 a 6 meses, a recuperação espontânea é improvável e o tratamento cirúrgico (transplante de nervos) pode ser considerado. Se isso não for feito, o dano terá maior probabilidade de ser permanente.

Nervo facial

A lesão do sétimo nervo craniano (facial) geralmente ocorre distalmente ao seu surgimento a partir do forame estilomastóideo do crânio. O resultado é flacidez muscular no lado afetado da face. Os sinais característicos são falha de mobilização lateral da boca e de fechamento da pálpebra. A aplicação oblíqua do fórceps obstétrico pode comprimir o nervo. Contudo, isso pode ocorrer após o parto vaginal espontâneo. Sugeriu-se que a lesão possa resultar da pressão sobre a face proveniente do promontório do sacro. A apresentação clínica depende do lado da lesão. Na paralisia central, a função do músculo da fronte permanece intacta. Na paralisia periférica, a totalidade de um lado da face será afetada e o recém-nascido terá dificuldade em fechar o olho no lado afetado.

Manejo. O tratamento é limitado à proteção do olho quando ele está envolvido. Gotas lubrificantes de metilcelulose são aplicadas e o olho deve ser protegido para evitar lesão da córnea.

O prognóstico para o recém-nascido afetado é bom. Na maioria dos casos, há retorno da função em 2 a 3 semanas e recuperação completa em 2 a 3 meses.

Lesões ósseas

1. *Fratura da clavícula:* é a lesão óssea mais comum e geralmente ocorre em associação com a distocia do ombro. A maioria das fraturas é em "galho verde", mas fraturas completas também podem ocorrer. Pode-se suspeitar do diagnóstico pela observação de ausência ou diminuição de movimentos do braço no lado afetado. Sensibilidade, deformidade e crepitação podem ser percebidas no lado da lesão. Geralmente nenhum tratamento é requerido a não ser os cuidados para manusear o recém-nascido. No caso de fratura completa, a imobilização é necessária e o uso de dispositivos ortopédicos deve ser considerado. A fratura umeral ou do plexo braquial pode estar associada à fratura clavicular, cujo diagnóstico deve ser afastado.
2. *Fraturas de úmero ou fêmur:* ocorrem raramente e resultam do parto traumático. Os recém-nascidos com esse tipo de fratura precisam de avaliação e acompanhamento com uma equipe de cirurgia ortopédica pediátrica.

Músculo esternocleidomastóideo

Um edema firme e indolor pode ser palpado na porção média do músculo esternocleidomastóideo no nascimento ou dentro das primeiras 1 a 2 semanas. Postulou-se que isso era fibrose relacionada a uma hemorragia no músculo após o traumatismo de nascimento. O exame patológico dessa tumoração pode mostrar tecido fibroso maduro, sugerindo que a lesão se originou mais cedo, durante a vida intrauterina.

Na ausência do tratamento, o encurtamento do músculo pode ocorrer com torcicolo e eventual deformação do crânio. Um programa regular de alongamento passivo do músculo envolvido pode evitar esse resultado e prevenir a necessidade de intervenção cirúrgica.

Lesão abdominal

O traumatismo abdominal é incomum, mas pode apresentar graves consequências e o diagnóstico inicial pode prevenir morbidade e mortalidade maiores. Nos recém-nascidos que se apresentam com choque, palidez e distensão abdominal, o sangramento intraperitoneal deve ser considerado. Pode haver descoloração azulada da pele.

1. *Ruptura hepática:* o fígado é o órgão lesionado ou lacerado com mais frequência. Um hematoma subcapsular pode desenvolver-se, aumentando de tamanho até romper-se na cavidade peritoneal. Os recém-nascidos têm risco aumentado se:
    a. Apresentarem hepatomegalia (p. ex., bebês de mães diabéticas).
    b. Apresentarem distúrbio de coagulação.
    c. Apresentarem asfixia no nascimento.
    d. Forem pré-termo ou pós-termo.
    e. Nascerem com apresentação pélvica.

2. *Ruptura esplênica:* é menos comum que a lesão hepática. A esplenomegalia aumenta o risco de sua ocorrência, mas, na maioria dos casos, o órgão não está aumentado.

Os recém-nascidos com qualquer uma das lesões supradescritas precisam de atendimento urgente para manobras de ressuscitação e transferência para um centro de cuidado terciário para manejo adicional.

SÍNDROME DO DESCONFORTO RESPIRATÓRIO AGUDO

A SDRA (uma doença da membrana hialina) ou síndrome da deficiência de surfactante é causada pela produção insuficiente ou pela inativação precoce do surfactante. As moléculas de surfactante formam uma camada sobre o interior dos alvéolos, reduzindo efetivamente a tensão de superfície durante a expiração, prevenindo o colapso. Essa síndrome afeta principalmente os recém-nascidos prematuros, mas pode ocorrer nos recém-nascidos a termo, especialmente após uma cesariana eletiva fora do trabalho de parto.

A primeira respiração do bebê requer pressão negativa muito maior do que a necessária para as inspirações subsequentes. A primeira expiração é acompanhada por pressão intratorácica positiva, mas alguma quantidade de ar permanece nos alvéolos, assim a capacidade funcional residual é formada nas primeiras respirações.

No pulmão imaturo, onde há deficiência de surfactante, o colapso alveolar progressivo tende a ocorrer a cada respiração. É quase como se a primeira inspiração fosse repetida a cada respiração. A piora da resposta pulmonar aumenta o trabalho respiratório. As áreas de alvéolos atelectásicos causam derivação intrapulmonar. O resultado dessas mudanças é o agravamento de insuficiência respiratória e hipoxia.

Se o tratamento não for instituído, a recuperação pode ocorrer à medida que a produção de surfactante aumenta ou pode evoluir para a morte do recém-nascido por exaustão ou hipoxia. Na autópsia, os pulmões estão colapsados e sem ar. Histologicamente, os bronquíolos e alvéolos estão alinhados com membranas de hialina compostas por fibrina e fragmentos celulares.

Achados clínicos e laboratoriais

A síndrome clínica clássica caracteriza-se pela evidência de dificuldade respiratória logo após ou nas primeiras horas de vida. Ocorre retração do esterno e das costelas inferiores na inspiração, batimentos de asa de nariz e gemido. O recém-nascido pode estar cianótico em ar ambiente, mas sua cor melhora com a administração de oxigênio.

A condição pode estabilizar-se. Mas, em geral, ocorre deterioração nas primeiras 24 a 48 horas. As necessidades de oxigênio do recém-nascido aumentam. À medida que ocorre exaustão, ele torna-se cada vez mais hipercárbico e apresenta crises de apneia. A hipoxia e a acidose podem causar a reversão para o padrão circulatório fetal, com vasoconstrição pulmonar, hipertensão pulmonar e derivação da direita para a esquerda pelo ducto arterioso ainda patente.

Os sinais de desconforto respiratório não são específicos, e a radiografia do tórax é um método diagnóstico importante. A radiografia mostra pulmões pequenos, mal-aerados com aparência granular, devido às áreas de microatelectasia. Observa-se opacidade dos campos pulmonares, com broncogramas aéreos difusos.

Tratamento

1. Ventilação com pressão positiva: o uso de ventilação com pressão positiva para manter a capacidade funcional residual e expandir as áreas de microatelectasia é a base do tratamento. Podem ser usados dispositivos de pressão positiva contínua de vias áreas (CPAP) sem necessidade de entubação do recém-nascido ou pode ser usada a ventilação mecânica invasiva.
2. Terapia com surfactante: foi introduzida em 1990 e teve um impacto significativo na sobrevida dos recém-nascidos com SDRA. Os protocolos utilizados para orientar o momento de entubar e administrar o surfactante variam entre os diferentes centros. Contudo, na maioria dos centros, os recém-nascidos que precisam de suporte ventilatório com CPAP e ainda necessitam de consideráveis quantidades de oxigênio são entubados para receber o surfactante.

A terapia é essencialmente de suporte. O oxigênio é administrado quando necessário. Um ambiente térmico neutro é fornecido para minimizar o consumo de oxigênio. A hipotensão ou hipovolemia são tratadas por expansão do volume sanguíneo com infusão de plasma ou albumina. A anemia é corrigida pela transfusão com concentrado de hemácias. Gasometria arterial, níveis de glicose, cálcio e eletrólitos devem ser cuidadosamente monitorados.

Prevenção

A administração de betametasona às gestantes em risco de parto pré-termo com menos de 34 semanas de idade gestacional tem sido a principal medida preventiva.

A decisão obstétrica pode ser decisiva nos casos de parto pré-termo tardios (entre 34 e 36 semanas) ou nas cesarianas eletivas sem trabalho de parto antes de 39 semanas. Esses cenários são agora reconhecidos como situações de risco aumentado para SDRA. O momento do parto planejado pode ser alterado ou esteroides maternos podem ser considerados.

SÍNDROME DA ASPIRAÇÃO DE MECÔNIO

Diferentemente da SDRA, que é uma complicação dos recém-nascidos prematuros, essa condição geralmente ocorre em recém-nascidos a termo ou pós-termo. O estresse intrauterino pode causar a eliminação de mecônio no líquido amniótico. O líquido amniótico com mecônio é considerado, em geral, um achado fisiológico e não indica, isoladamente, a presença de asfixia. A maioria dos recém-nascidos com líquido amniótico meconial não apresenta complicações respiratórias e está bem após o parto.

Se ocorrer um episódio de asfixia antes do parto, o feto pode ser estimulado a fazer movimentos respiratórios profundos com aspiração de mecônio para as vias aéreas superiores. Após o parto, movimentos inspiratórios profundos podem conduzir o material aspirado mais profundamente no trato respiratório.

A síndrome da aspiração de mecônio (SAM) é definida como o desconforto respiratório que ocorre em um recém-nascido devido à aspiração líquido amniótico com mecônio, sem que haja outra explicação para esses sintomas. As características da SAM incluem o início precoce do desconforto respiratório em um recém-nascido com líquido amniótico meconial, hipoxia e imagens pulmonares radiológicas características causadas por irritação química e obstrução física parcial ou completa das pequenas vias áreas.

Achados clínicos e laboratoriais

O recém-nascido mostra sinais de desconforto respiratório, com gemidos, retração costal e cianose em ar ambiente. A hipoxia refratária grave pode ser causada pela hipertensão pulmonar persistente. A radiografia mostra áreas de colapso pulmonar e áreas de hiperinflação. O pneumotórax ou pneumomediastino é uma complicação comum. O quadro é frequentemente complicado por outros sinais de asfixia perinatal, como convulsões e anuria.

Manejo
Prevenção

O mais importante no manejo dessa condição é a prevenção. A abordagem começa com o reconhecimento de gestações de alto risco e fatores maternos que possam causar insuficiência uteroplacentária e subsequente hipoxia fetal durante o parto.

Na presença de líquido meconial, o feto deve ser cuidadosamente monitorado para identificar sinais de sofrimento fetal. Na presença de sofrimento fetal confirmado, o parto deve ser realizado imediatamente por cesariana, se necessário.

Não há evidências de que a aspiração eletiva das vias aéreas dos recém-nascidos no nascimento, a pressão cricoide para prevenir a aspiração ou a compressão do tórax para prevenir a respiração espontânea tenham efeito benéfico. Na verdade, essas manobras podem ser potencialmente nocivas, causando trauma e estimulação vagal ou podem induzir à inspiração profunda.

Após o nascimento, o manejo adequado dos recém-nascidos com líquido amniótico meconial depende da vitalidade do recém-nascido, se ele está vigoroso com respiração regular espontânea ou se não está vigoroso e está apneico. Para recém-nascidos vigorosos, os cuidados de rotina são suficientes, independentemente da consistência do mecônio. Os recém-nascidos que estão deprimidos no nascimento devem ser imediatamente entubados e a traqueia deve ser aspirada.

Tratamento

Os bebês com mecônio abaixo das cordas vocais correm risco de hipertensão pulmonar, extravasamento de ar e pneumonite química e devem ser observados atentamente para sinais de desconforto respiratório.

O tratamento da SAM é baseado, principalmente, em medidas de suporte e segue os princípios gerais descritos anteriormente para a SDRA.

Se a ventilação mecânica for necessária, uma estratégia usando pressões mínimas deve ser empregada para reduzir o risco de pneumotórax. Os recém-nascidos com hipertensão pulmonar persistente devem ser tratados com ventilação de alta frequência e devem inalar óxido nítrico.

O papel dos antibióticos na aspiração de mecônio ainda é controverso. Há evidências de que a presença de mecônio facilite o crescimento bacteriano. Como é difícil diferenciar radiograficamente a aspiração de mecônio da pneumonia, os recém-nascidos com infiltrado nas radiografias de tórax devem receber antibióticos de amplo espectro após as culturas adequadas terem sido coletadas.

MORTALIDADE PERINATAL

O registro acurado e atualizado dos nascidos vivos e da morte infantil e fetal compõe a base de dados da mortalidade perinatal. Como a redução da mortalidade fetal e infantil está entre os objetivos de saúde de qualquer país, as definições precisas desses eventos são essenciais para compreender as causas e pesquisar potenciais soluções.

A mortalidade perinatal é definida como a soma de mortes intrauterinas mais mortes nos primeiros 7 dias de vida dos recém-nascidos, expressa por 1.000 nascidos vivos. Os dados mais recentes de Ontário, no Canadá, mostraram uma proporção de mortalidade perinatal de 7:1.000 nascimentos em 2007. Essa proporção está igualmente dividida entre natimortalidade (mortes fetais) e mortalidade neonatal.

Etiologia
Natimortalidade
As mortes antes ou durante o parto (natimortalidade) são mais comumente causadas pela anoxia, e podem estar associadas com:

1. Insuficiência placentária, na qual a placenta é pequena ou sua função é prejudicada por infartos ou doenças. Em geral, há evidência de diminuição do crescimento fetal e algumas mortes podem ser evitáveis pelo monitoramento cuidadoso e pelo parto precoce, quando indicado.
2. Hemorragia anteparto, especialmente descolamento prematuro da placenta. Esse acidente pode ocorrer como uma emergência inesperada, 1 a 2 meses antes do termo, e pode resultar em morte fetal imediata causada por descolamento placentário extenso.
3. Problemas no cordão umbilical: o prolapso do cordão tem risco elevado de morte fetal. A presença de nós ou alças de cordão é considerada causa de morte fetal apenas quando os nós ou as alças são muito tensos e nenhuma outra causa pode ser encontrada.
4. Doença materna, especialmente diabetes. O risco de morte fetal inesperada súbita foi muito reduzido pela melhora dos cuidados médicos da gestante com diabetes.
5. Anormalidades do trabalho de parto e do parto como apresentação pélvica e trabalho de parto prolongado, em particular em cenários com poucos recursos.

Morte neonatal
As mortes neonatais precoces estão mais comumente relacionadas a:

1. *Parto pré-termo* com suas complicações associadas, especialmente SDRA e IVH. Alguns bebês nascidos com 25 semanas de gestação ou menos apresentam desenvolvimento pulmonar insuficiente para permitir a troca gasosa.
2. *Malformações congênitas:* anormalidades causando morte precoce incluem lesões extensas do SNC e formas graves de doença cardíaca congênita, especialmente a síndrome da hipoplasia do coração esquerdo. A hipoplasia pulmonar, incompatível com a vida, acompanha a síndrome de Potter e muitos casos de hérnia diafragmática.
3. *Infecção:* infecções bacterianas permanecem sendo um grave problema no período neonatal. O organismo mais frequentemente associado à infecção fulminante no recém-nascido a termo é o estreptococo β-hemolítico do grupo B, enquanto nos recém-nascidos prematuros, *E. coli* foi recentemente considerado a causa mais comum de sepse. Pode ocorrer pneumonia ou sepse generalizada e, especialmente nos recém-nascidos prematuros, o risco de mortalidade é extremamente alto.
4. *Asfixia ou trauma intraparto:* as mortes decorrentes dessas causas foram reduzidas devido à melhora nas técnicas de monitoração fetal e devido à indicação mais criteriosa da cesariana. Contudo, complicações inesperadas continuam a causar mortes neonatais ocasionais.

LEITURA SELECIONADA

American Academy of Pediatrics Committee on Fetus and Newborn: Standard terminology for fetal, infant, and perinatal deaths. Pediatrics 128:177, 2011

Badawi N, Kurinczuk JJ, Keogh JM, et al: Antepartum risk factors for newborn encephalopathy: the Western Australian case-control study. BMJ 317:1549, 1998

Canadian Pediatric Society Fetus and Newborn Committee: Perinatal brachial plexus palsy. Paediatr Child Health 11:111, 2006

Kattwinkle J, Perlman J, Aziz K, et al: Neonatal Resuscitation: 2010 American Heart Association Guidelines for Cardiopulmonary Resuscitation and Emergency Cardiovascular Care, Pediatrics 126: e1400, 2010

Kliegman RM, Bonita MD, St. Geme J, et al. Nelson Textbook of Pediatrics. St. Louis: Elsevier, 2011

Martin R, Fanaroff A, Walsh M: Fanaroff & Martin's Neonatal-Perinatal Medicine. Diseases of the fetus and infants. St. Louis: Saunders Elsevier; 2011

Perlman JM: Brain injury in the term infant. Semin Perinatol 28:415, 2004

Observação: os números das páginas seguidos por ƒ e t referem-se a figuras e tabelas, respectivamente.

A

Abdome
Abertura inferior da pelve, 32, 38-39, 38ƒ
Abertura superior da pelve, 32, 34-38
Abóbada craniana, 47-49
Abrandamento, 65-66
ALARMER, manejo de risco, 308-309
Amadurecimento do colo do útero, 112-114, 154-155
    avaliação, 155-157
    pré-indução, 155-160
Amadurecimento do colo do útero pré-indução, 155-160
Amamentação, 631-634
    contraindicações, 632-633
    vantagens, 631-633
Âmnio nodoso, 313-314
Amniocentese
    mortalidade fetal, 402
    ruptura das membranas pré-termo antes do trabalho de parto, 513-515
Amnioscopia, 526-528
Amniotomia, 118-119, 180-182
    condições, 119
    desvantagens, 121-122
    indicações, 119
    no manejo do trabalho de parto, 120-122
    vantagens, 121-122
Analgesia e anestesia, 596-615
    bloqueio do nervo pudendo, 611-613
        abordagem transperineal, 612
        abordagem transvaginal, 612-613
    bloqueio epidural, 603-607
        contraindicações, 604-605
        efeitos, 605-606
        falha, 606-608
        riscos, 605-607
        técnica, 604-605
    bloqueio espinal, 607-609
    bloqueio paracervical, 608-611
    cesariana, 412-413, 613-614
        em pacientes obesas, 412-413
            em emergência, 413-414
            em não emergência, 413-414
            função respiratória, 413-414
    cirurgia não obstétrica, 613-615
    dor do trabalho de parto, 596-597, 597-601t
        manejo, 601-613
    fentanila, 601-603
    infiltração direta, 610-612
    meperidina, 601-603

morfina, 601-603
mudanças fisiológicas, 597-601, 598-600t
na apresentação pélvica, 439-440
nalbufina, 601-603
opioides, 601-603
óxido nitroso, 603-604
síndrome supina hipotensiva, 597-602
trabalho de parto
    primeiro período, 119-122, 596-597
    segundo período, 236, 596-597
Analgesia epidural, 603-607
    contraindicações, 604-605
    efeitos, 605-606
    espinal, 607-609
    falha, 606-608
    no parto de gêmeos, 495
    no segundo período do trabalho de parto, 236
    posicionamento durante o parto, 241-243
    riscos, 605-607
    rotação fetal e, 620-621
    técnica, 604-605
Analgesia epidural controlada pela paciente, 604-605
Analgesia por opioide, 601-603
Análise bioquímica, sangue fetal, 147-150
Análise gráfica do trabalho de parto, 173-175, 173-174f
Aneurisma, vaso umbilical, 469-471
Anomalia uterina congênita, 391-392
Anomalias congênitas
    classificação, 567
    definição, 567
    incidência, 567
    papel da cesariana pré-trabalho de parto, 567-569
    parto vaginal, impacto de, 569-570
    patogênese, 567t
    progresso do trabalho de parto, impacto do, 568-570
    sofrimento fetal e, 568-569
    trabalho de parto com diagnóstico pré-natal, 567-570
Anomalias müllerianas, 24-25
Antibióticos
    estreptococo do grupo B, 578-579t
    para corioamnionite, 576-577
    prevenção de infecção intraparto, 585-586, 585-586t
    profilaxia, 412-413
Aplicação imaginária, 276-277, 277f
Apresentação, 58

Apresentação cefálica, 59-60, 60f
    anormal
        apresentação cefálica mediana, 211-214
        apresentação de face, 214-231
        apresentação de fronte, 205-212
        má apresentação, 186-189
    passagem de mecônio, 119
    prolapso, 465
Apresentação composta
    classificação, 465
    definição, 465
    diagnóstico, 465-467
    etiologia, 465-467
    incidência, 465
    manejo, 466-467
        caso em progressão, 466-467
        parada de progresso, 466-467
            cesariana, 467
            reposição, 466-467
            versão podálica interna e extração, 467
    mecanismo de trabalho de parto, 466-467
    prognóstico, 466-467
    prolapso
        cordão, 467
        mão e braço, 465-467, 465-466f
        perna e pé, 465-467
Apresentação de face, 214-231
    anterior, 214-224
        diagnóstico, 215-216
        manejo, 220-224
        mecanismo de trabalho de parto, 216-220
        prognóstico, 220-221
    definição, 214-215
    etiologia, 214-215
    fórceps para, 285-286
    incidência, 214-215
    mecanismo de trabalho de parto
        descida, 219, 224-230
        extensão, 216, 224-230
        flexão, 220, 224-226, 228-230
        modelagem, 220
        restituição, 220, 224-226, 228-230
        rotação externa, 220, 224-226, 228-230
        rotação interna, 219-220, 224-230
    parada, 221-224
    persistente, 228-231
    posterior, 224-231
        diagnóstico, 224-228
        manejo, 228-231
        manobra de Thorn, 228-230, 231f
        mecanismo de trabalho de parto, 226-228
        prognóstico, 228-230

rotação de arco curto, 228-230, 228-230f
rotação de arco longo, 226-230, 229f
transversa, 221-226
  diagnóstico, 221-224
  manejo, 224-226
  mecanismo de trabalho de parto, 221-226, 223f-225f
Apresentação de fronte, 60, 205-212
  definição, 205
  diagnóstico, 206
  etiologia, 205-206
  incidência, 205
  manejo, 209-212
  mecanismo de trabalho de parto, 206-210, 207-211f
    descida, 207-208
    extensão, 207-209
    flexão, 207-208
    modelagem, 208-209
    restituição, 208-209
    rotação
      externa, 208-209
      interna, 207-208
  persistente, 211-212
  prognóstico, 209-211
Apresentação de vértice mediana, 59, 211-214, 212-213f
  definição, 211-212
  diagnóstico, 211-213
  manejo, 212-214
  mecanismo de trabalho de parto, 212-214
  prognóstico, 212-214
Apresentação fetal, 58, 84-86, 154-155
  apresentação de vértice mediana, 211-214
  cefálica. *Ver* Apresentação cefálica
  composta, 465-467
  de face, 214-231
  de fronte, 60, 205-212
  gêmeos, 492, 493f
  má apresentação, 186-189
  pélvica, 60-61, 61f, 418-455
Apresentação fúnica, 471-472
Apresentação pélvica, 60-61, 61f, 418-455
  anestesia, 439-440
  anterior, 421-422
  cesariana, 436-437
  classificação
    completa, 420-421
    de joelhos, 421-422
    franca, 420-421
    podálica, 420-421
  definição, 418

diagnóstico, 421-424
etiologia, 418-419
exame abdominal, 421-422
exame da frequência cardíaca fetal, 421-422
exame vaginal, 421-422
extração
  cabeça, 445-449
    embriotomia, 447-449
    rotação mento para púbis, 446-449
    vias aéreas, 445-446
  pré-requisitos, 453
  procedimento, 453
falha de descida, 449-452, 452f
  decomposição, 449-452
  desproporção, 449-452
  etiologia, 449-452
fórceps, 445-446
incidência, 418
investigação a termo, 433
manejo
  no fim da gravidez, 433-435
  no parto, 435-443
    braços, 440-443, 441-443f
    cabeça, 441-443, 442f, 443
    cesariana, 436-437
    classificação, 435-438
      cesariana, 436
      cesariana eletiva, 436-437
      tentativa de trabalho de parto, 436-438
      vaginal, 435-436
    cordão umbilical, 440-443, 440-443f
    corpo, 439-443
    ombros, 440-443, 441-443f
  no trabalho de parto, 437-443
    primeiro período, 437-438
    segundo período, 438-440
    tentativa, 436-438
manobra de Kristellar, 443
morbidade fetal, 431-433
mortalidade fetal, 431-433
orientação, 445-446
parada de progresso
  braços, 447-452
  cabeça, 443-445, 444f
    fórceps de Piper, 444f, 445
    manobra de Mauriceau-Smellie-Veit, 444f, 445
    manobra de Wigand-Martin, 443, 444f, 445
  extração simples, 447-450
  fratura, 449-452
  ombros, 447-452

pescoço, 447-449
profilaxia, 447-449
rotação do corpo, 449-450
posições, 418f
prognóstico, 429-433
  fetal, 429-433
  materno, 429-431
prolapso, 465
rotação do corpo, 449-450
sacroanterior, 421-424, 423f, 425-429
trabalho de parto, mecanismo de, 422-431, 424-425f
  braços, 425-429
  cabeça, 425-429, 428-429f
  joelhos, 429-431
  membros inferiores, 422-426
  ombros, 425-429, 427f
  podálico, 429-431
  quadris, 422-426, 425-426f
  sacroanterior, 425-429
  sacroposterior, 429-431
ultrassonografia, 422-424, 433, 620-621
versão cefálica, 433-435
versão externa, 433-435
Apresentação pélvica completa, 60, 420-421, 420-421f
Apresentação pélvica de joelhos, 61, 420-421f, 421-422, 429-431
Apresentação pélvica franca, 60, 420-421, 420-421f, 449-452
Apresentação pélvica podálica, 61, 420-421, 420-421f, 429-431
Artéria umbilical, 469-470
Articulações, 4-7, 4-5f
  sacrococcígea, 5-6
  sacroilíaca, 4-5
  sínfise púbica, 5-7
Asfixia do nascimento, 300-302
Asfixia perinatal, 647-652
  consequências, 651-652
  critérios diagnósticos, 648-650
  epidemiologia, 648-649
  escore de APGAR, 649-651, 649-650t
  fatores de risco para, 649-650
  manejo, 650-652
    de apoio, 650-652
    neuroproteção, 651-652
    preventivo, 650-651
Asma, exacerbação aguda, 547-548
Assinclitismo, 71-75
  anterior, 73-75, 74-75f
  posterior, 71-74, 73-74f

Atitude militar, 58, 59, 60f, 211-214, 212-213f.
Ver também Apresentação de vértice mediana
Atividade do útero, registro, 131-132
Atonia do útero, 326-327, 330-340
Ausculta do coração fetal, 81-84, 130-131
Ausculta intermitente do coração fetal, 130-131
Avaliação do bem-estar fetal anteparto, 126-131
Avaliação fetal
  indicações, 125-127
    durante a gravidez, 125
    durante o trabalho de parto, 125-127

B

Biometria, 620-621, 620-621f
Bloqueio do nervo pudendo
  abordagem transperineal, 612
  abordagem transvaginal, 612-613
Bloqueio paracervical, 608-611
Bossa serossanguínea 52-55, 52-54f
Bradicardia no estágio final, 236-237

C

Cabeça fetal, 47-56
  coroamento, 243-245
  descida, 243-245
  extração
    embriotomia, 447-449
    rotação mento para púbis, 446-449
    vias aéreas, 445-446
  nascimento controlado, 243-247
    episiotomia, 246-247
    força de expulsão, 243-245
    manobra de Ritgen, 243-246
    pressão manual, 243-245
    nascimento espontâneo, 243-245
  pós-parto, 247
  relação com a pelve, 81-82
Candida, espécies de, 575
Caput secundum, 654-655
Carbetocina, na hemorragia pós-parto, 330-331
Cateter de pressão uterina interna, 132
Cateter-balão de tamponamento uterino SOS Bakri, 335-336, 335f
Cateteres de balão intracervical, indução de trabalho de parto, 157-159
Cateterização, bexiga
  no manejo do trabalho de parto, 121-123
Cavidade pélvica, 32, 32-33f
Cefaleia pós-punção dural, 607-609
Céfalo-hematoma, 52-54f, 52-56, 654-655

Índice **669**

Cesariana, 385-403, 467
  analgesia e anestesia, 613-614
  em mulheres obesas, 412-416
    anestesia, 412-413
    antibióticos profiláticos, 412-413
    cuidado da pele, 412-413
    incisões na parede abdominal, 413-416
    tromboprofilaxia, 412-413
  frequência, 385
  gêmeos unidos, 485-486
  histerectomia, 402-403
    complicações, 403
    indicações, 403
  HIV e, 581
  indicações, 385-392
    cirurgia uterina prévia, 387-389
      cerclagem cervical, 388-389
      cesariana, 387-388
      histerotomia, 387-388
      miomectomia, 388-389
    contração pélvica, 386-388
    desproporção fetopélvica, 386-387
    disfunção uterina, 386-387
    distocia, 386-388
    falha no progresso, 387-388
    fetal, 389-391
      dano prévio, 389-390
      frequência cardíaca anormal, 389-390
      incompatibilidade de Rh, 389-390
      infecção por herpes-vírus do trato genital, 390-391
      infecção por HIV, 390-391
      insuficiência placentária, 389-390
      morte prévia, 389-390
      pós-morte, 390-391
      prolapso de cordão umbilical, 389-390
    hemorragia, 388-389
      descolamento prematuro de placenta, 388-389
      placenta prévia, 388-389
    má apresentação, 386-387
    má posição, 386-387
    neoplasia bloqueando a passagem, 387-388
    toxemia da gravidez, 388-389
    variadas, 391-392
  infecção da incisão, 636-637
  morbidade materna, 398-401
    antibióticos, 401
    complicações, 398-401
    prevenção, 400-401
  mortalidade
    fetal, 401-402

    materna, 397-399
      causas de morte, 397-399
      declínio na taxa, 398-399
      fatores, risco para, 397-398
  na apresentação pélvica, 436-437
  na gravidez múltipla, 494, 496-497
  na gravidez pós-termo, 589
  na solicitação materna, 391-392
  papel nas anomalias congênitas, 567-569
  ruptura do útero, 371
  tentativa de trabalho de parto, cesariana prévia, 406-409
    considerações, 408-409
    contraindicações, 406-407
    diretrizes para manejo, 407-408
    pré-requisitos, 406
    segurança e resultados, 407-409
    sinais de ruptura do útero, 407-408
  tipos, 392-393-397-398
    incisões na pele, 392-393
      transversas, 392-393
      verticais, 392-393
    incisões uterinas, 393-398, 393-394f
      clássicas, segmento superior, 394f, 396-398
      desvantagens de, 396-398
      incisão em J, 394f
      incisão em T, 394f
      indicações para, 396-397
      transversas, 393-396
      vantagens de, 395-396
      verticais, 394f, 396-397
    posição da paciente na mesa de cirurgia, 392-393
Cesariana de emergência, 413-414
Cesariana eletiva, 413-414
Cesariana pós-morte, 390-391
Choque na obstetrícia, 341-342
  condições diretas, 341-342
  condições não obstétricas, 342
  condições relacionadas, 342
Circunferência
  crânio fetal, 50-52
  ombros fetais, 50-52
Cistite, 637
Cisto umbilical, 469-470
Clampeamento, cordão umbilical, 249
Classificação da pelve de Caldwell-Moloy, 39-40, 39-41f, 42t-45t
Cleidotomia, 571-572
Coagulação intravascular disseminada, 327-328, 554-557

Cóccix, 3-4
Colo do útero, 18-19, 18-19f, 21-23, 179-180
　amadurecimento, 112-114
　dilatação, 109-110, 114f
　incisões de Dührssen, 366-368
　　indicação, 366-368
　　técnica, 366-368, 367-368f
　incompetente, 508-509
　lacerações, 362f, 365-368
　　diagnóstico, 365-366
　　etiologia, 365-366
　　profundas, 365-366
　　reparo, 365-368
　maturidade, 154-155
　　avaliação, 155-157
　　pré-indução, 155-160
　palpação, 83-86
　pós-parto, 630
　separação anular, 367-370
　　etiologia, 368-369
　　mecanismo, 368-369
　　prevenção, 369-370
　　prognóstico, 369-370
　　quadro clínico, 368-369
　　tratamento, 368-370
Compressão aórtica
　na hemorragia pós-parto, 336-337
　na ruptura do útero, 372-373
Contração da abertura inferior da pelve, 171-172
Contração da abertura superior da pelve, 170-171
Contração da mesopelve, 170-172
Contração do ligamento redondo, 109-110
Contrações de Braxton Hicks, 110-111
Contrações do útero, 179-181
　atividade, 106-107
　coordenação, 107-110
　definição, 105-106
　força, 112-113t
　frequência, 106-107
　gradiente de descida triplo, 109-110
　intensidade, 106-107
　marca-passo, 109-110
　na gravidez, 109-111
　propagação, 109-110
　trabalho de parto normal, 105-111
　unidades Montevidéu, 106-107
Convulsões, na gravidez, 557-560
　causas, 558t
　considerações pós-parto, 560
　diagnóstico e investigações, 559
　eclâmpsia, 558-559
　epilepsia, 557-558

manejo de, 559-560
　benzodiazepinas IV, 559
　diazepam, 559
　lorazepam, 559
　sulfato de magnésio, 559
　via de administração, 560
Cordão umbilical, 469-470
　aneurisma de vaso, 469-471
　anormalidades, 469-471
　apresentação, 471-472
　　ultrassonografia em, 621-624
　artéria única, 469-470
　cisto, 469-470
　clampeamento, 249
　comprimento, 469
　cordão com clampeamento retardado, 315-316
　Doppler, 472-474
　estrangulamento, 470-471
　inserção velamentosa, 469-470
　normal, 469
　nós
　　falsos, 471-472
　　verdadeiros, 470-472
　prolapso, 389-390, 471-474, 473f
　　classificação, 471-472
　　fatores de risco, 471-474
　　manejo, 472-474
　　oculto, 471-472
　　sinais, 472-474
　vasa prévia, 469-471
Corioamnionite, 153, 574-577
　apresentação clínica, 575
　critérios diagnósticos, 575-577
　fatores de risco, 574-575
　manejo, 576-577
Coroamento do feto, 243-245
Corpo anococcígeo, 15-16
Corpo do períneo, 15-16-16
Corpo do útero, 18-19
Cotilédone fetal, 313
Crânio fetal, 47-49, 47-48f
　bregma, 49-50
　cabeça sucedânea, 52-55, 52-54f
　céfalo-hematoma, 52-54f, 52-56
　diâmetro, 50-52, 50-51f
　　biparietal, 50-51
　　bitemporal, 50-51
　　occipitofrontal, 49-52
　　submentobregmático, 50-52
　　suboccipitobregmático, 50-52
　　verticomentoniano, 50-52

fontículo, 48-50
    anterior, 49-50
    posterior, 49-50
fratura, 652-653
glabela, 49-50
modelagem, 48-53, 52-53f
násio, 49-50
occipúcio, 49-50
sincipúcio, 49-50
suturas, 48-49
túberes parietais, 49-50
vértice, 49-50
CRP (proteína C-reativa), 575-576
Curva de Friedman, 174-175
    primeiro período do trabalho de parto, 115-116f

D

Data da última menstruação (DUM), 588, 590-591
Data do parto, 564
Data provável do parto, 104
Datação da idade gestacional, 590-591
Decapitação, 571-572
Deformação, como anomalia congênita, 567
Denominador, 58, 62-64
Descida, 188-189
    apresentação de face, 219, 224-226, 226-230
    apresentação de fronte, 207-208
    apresentação pélvica, 422-424
    da parte apresentada, 176-177
    falha, 179-180, 449-452, 452f
        decomposição, 449-452
        desproporção, 449-452
        etiologia, 449-452
    fetal, 243-245
    OAE, 91-92, 92-93f, 98f
Descida da cabeça, ultrassonografia de, 624-625
Descolamento das membranas, 160-161
Descolamento de placenta, 523-526
    achados associados, 525-526
    classificação, 524-525
    diagnóstico de, 525-526
    etiologia, 523-525
    manifestações clínicas, 525-526
descolamento prematuro de placenta, 523-526
    achados associados, 525-526
        classificação, 524-525
        diagnóstico, 525-526
        etiologia, 523-525
        manifestações clínicas, 525-526
    causas, 521
    idiopática, 528-529

lesões locais, 528-529
manejo, 528-530
    exame em duas etapas, 530
    preliminar, 528-529
    sofrimento fetal, 529-530
    sofrimento materno, 529-530
no início do trabalho de parto, 526-529
placenta prévia, 521-524
    achados associados, 522-524
    classificação, 521-522
    diagnóstico, 523-524
    etiologia, 521
    manifestações clínicas, 522-523
vasa prévia, 525-528
    diagnóstico intraparto, 526-528
    quadro clínico, 526-528
Descoloração, 313-314
Desfecho neonatal, 412
Desproporção
    apresentação de face, 220-221, 228-230
    cefalopélvica, 170-171
Desproporção cefalopélvica, 170-171. Ver também Desproporção
Desproporção fetopélvica, 386-387. Ver também Desproporção
Dexametasona, na síndrome HELLP, 551-553
Diabetes melito
    fetal, 153
    gestacional, 550-553
    materno, 299-390
    pré-gestacional, 532-536
Diabetes pré-gestacional, 532-536
    cetoacidose diabética durante, 532-533
    comorbidades importantes para, 532
    considerações neonatais, 533-536
    manejo intraparto do diabetes, 532-536
        controle glicêmico durante o trabalho de parto e o parto, 532-536, 534f-535f
        momento certo e modo de parto, 532-533
    mudanças fisiológicas na gravidez, 532
    pós-parto, 533-536
    sinais de gravidade, 532-533
Diafragma urogenital, 14-15
    espaço superficial do períneo, 14
    músculo bulbocavernoso, 14-15
    músculos isquiocavernosos, 14-15
    músculos transversos superficiais do períneo, 14-15
Diâmetro
    da pelve, 33-35
    do crânio fetal, 50-52, 50-51f
        biparietal, 50-51

bitemporal, 50-51
occipitofrontal, 50-52
submentobregmático, 50-52
suboccipitobregmático, 50-52
verticomentoniano, 50-52
Diazepam, 559
Dilatação do colo do útero, 109-110, 114f
Dilatadores higroscópicos, 157-158
 complicações, 157-158
 técnica, 157-158
Discrasias sanguíneas, 327-328
Disfunção uterina, 386-387
Displasia, como anomalia congênita, 567
Dispneia aguda
 em pacientes no periparto, 540-542, 541t
  função pulmonar na gravidez, 540-541
  investigações, 541-542
  manejo, 541
  mudanças respiratórias normais na gravidez, 540
Distensão excessiva do útero, 326
Distocia
 definição, 104
 do colo do útero, 182
 trabalho de parto, 170-183
  análise gráfica, 173-175, 173-174f
  classificação de trabalho de parto prolongado, 174-179
   descida da apresentação, 176-177
   fase ativa, 175-177, 175-176t
   fase latente, 174-176, 175-176t
   segundo período, 177-179
  complicações, 172-174
   maternas, 172-173
   neonatais, 172-174
  definição, 170
  etiologia e fatores de risco, 170-173
  manejo, 178-183
   contrações do útero, 179-181
   distocia do colo do útero, 182
   estratégias de prevenção, 178-179
   exame vaginal, 179-180
   parada de trabalho de parto no segundo período, 182
   parto cirúrgico, 183
   primeiro período, 180-182
    amniotomia, 180-182
    monitoração da FCF, 182
    ocitocina, 181-182
    repouso terapêutico, 180-181
    taquissistolia, 181-182
   segundo período, 238-240

mecânico, 386-388
ombro, 297-310, 298f
 apresentação clínica, 297-299
 definição, 297
 diagnóstico, 302
 diagnóstico diferencial, 298-299
 fatores de risco, 298-301
  diabetes melito materno, 299-300
  história de, 299-300
  macrossomia fetal, 299-300
  obesidade materna, 299-300
 incidência, 297
 manejo, 302-309
  expulsão do braço e do ombro posterior, 304, 306f
  fratura da clavícula fetal, 306-308
  manobra de McRoberts, 303-304
  manobra de Woods (saca-rolha), 304, 306-307, 307f-308f
  manobra de Zavanelli, 308-309
  pressão suprapúbica, 303-304
  risco, 308-309
  rolagem para a posição "de quatro", 306-309
  sinfisiotomia, 308-309
 mecanismo, 297
 sequelas de, 300-302
  asfixia do nascimento, 300-302
  contusões, 301-302
  fraturas, 301-302
  lesão do plexo braquial, 300-302
  morbidade materna, 301-302
 tecidos moles, 386-387
Distocia do colo do útero, 182
Distocia do ombro, 297-301, 298f
 apresentação clínica, 297-299
 definição, 297
 diagnóstico, 302
 diagnóstico diferencial, 298-299
 fatores de risco, 298-301
  diabetes melito materno, 299-300
  história, 299-300
  macrossomia fetal, 299-300
  obesidade materna, 299-300
 incidência, 297
 manejo, 302-309
  fratura da clavícula fetal, 306-308
  manobra de McRoberts, 303-304
  manobra de Woods (saca-rolha), 304, 306-307, 307f-308f
  manobra de Zavanelli, 308-309
  parto do braço e ombro posterior, 304, 306f

pressão suprapúbica, 303-304
risco, 308-309
rolagem para posição "de quatro", 306-309
sinfisiotomia, 308-309
mecanismo, 297
sequelas, 300-302
asfixia no nascimento, 300-302
fraturas, 301-302
lesão do plexo braquial, 300-302
machucados, 301-302
morbidade materna, 301-302
Doença da membrana hialina. *Ver* Síndrome do desconforto respiratório agudo
Doppler, cordão umbilical, 472-474
Dor do trabalho de parto, 110-112
causas, 110-112
dor abdominal inferior, 110-111
dor nas costas, 110-111
falsas dores do trabalho de parto, 111-113
manejo da, 601-613
útero não coordenado, 110-112
Ducto arterioso, 646
DUM (data da última menstruação), 588

E

EAU (embolização de artéria uterina), 321-323
Ecocardiografia fetal
gêmeos unidos, 485
Ecocardiografia fetal, 485
Edema pulmonar, 541-545
cardiogênico, 541-543
arritmia, 542-543
isquemia e infarto, 542-543
miocardiopatia periparto, 542-543
valvular, 542-543
diagnóstico, 541-542
manejo clínico, 544-545
não cardiogênico, 542-544
embolia de líquido amniótico, 543-544
pré-eclâmpsia, 543-544
síndrome do desconforto respiratório agudo, 543-544
tocólise, 543-544
Eixo do canal de parto, 32-33, 32-33*f*
Embolia de líquido amniótico, 543-544
Embolia pulmonar, 544-547, 637-642
diagnóstico, 545-547
história e exame físico, 545-546
imagem, 545-547
fatores de risco, 640*t*-641*t*
manifestações clínicas, 638-639

patogênese, 637-638
tratamento, 546-547
heparina, 546-547
terapia trombolítica, 546-547
tromboprofilaxia, 638-642, 641*t*
Embolização angiográfica de artéria uterina (EAU), 321-323
Embolização de artérias pélvicas, hemorragia pós-parto, 336-339
Embriotomia, 447-449
Encefalocentese, 571-572
Endométrio, regeneração, 630
Endometrite, 632-637
estudos laboratoriais, 635-636
fatores de risco, 634-635
imagem, 635-636
manifestações clínicas, 635-636
patogênese, 634-636
tratamento, 636-637
Endomiometrite, 632-634
Episiotomia, 246-247
benefícios fetais, 345
benefícios maternos, 345
indicações, 345-346
infecção da ferida em, 637
linha média
assistência posterior, 348-350
desvantagem, 346-348
reparo, 346-350, 349*f*
técnica, 345-346, 347*f*
vantagem, 345-348
mediolateral, 348-351
reparo, 350-351, 352*f*
técnica, 350-351
momento certo, 345-346
ruptura, 350-354
curso clínico, 351-353
etiologia, 350-353
fatores predisponentes, 350-353
manejo
de apoio, 351-354
reparo secundário, 353-354
terceiro período do trabalho de parto, 345-354
tipos, 345-351
Episiotomia em linha média
assistência posterior, 348-350
desvantagem, 346-348
reparo, 346-350, 349*f*
técnica, 345-346, 347*f*
vantagem, 345-348
Episiotomia mediolateral, 348-351
reparo, 326, 352*f*
técnica, 350-351

Ergotamina, na hemorragia pós-parto, 330-332
Escherichia coli, 575
Escore de Bishop, indução do trabalho de parto, 155-157, 155-156f
Escore de Lange, indução do trabalho de parto, 156-157f
Esforços expulsivos maternos
  manejo, 243-245
  primeiro período, 119-120
  segundo período, 240-241
Espaço do períneo
  profundo, 14-15
  superficial, 14
Espaço profundo do períneo, 14-15
Espaço superficial do períneo, 14
Estreptococo do grupo B, 577-579
  antibióticos, 578-579t
  fatores de risco, 577-578, 579-580t
  prevenção, 577-579
Estrogênio, no início do trabalho de parto, 105
Estudo de Zhang, 174-175
Exame, 187-189, 193, 206, 211-212, 217, 221-228
  inspeção, 79-82
  lesão, 657-658
Exame da paciente
  abdome, 79-82
  manobra de Leopold, 79-82
  retal, 86-88
  vaginal, 83-88
    apresentação do feto, 84-86
    membranas, 84-86
    palpação do colo do útero, 83-86
    posição do feto, 84-86
Extensão, 60, 189-191
  apresentação de face, 216, 224-230
  apresentação de fronte, 207-209
  OAE, 94, 95f, 99f
Extração, cabeça, 273-276, 273-275f
Extrator a vácuo, 288-294, 292f
  aplicação, 291-293
  complicações, 293
  contraindicações, 289-290
  indicações, 289-290
  morbidade e mortalidade, 290-291
  pré-requisitos, 290-293

F

Falso trabalho de parto, 111-113
Fase ativa do trabalho de parto, 175-177
  parada secundária de dilatação, 176-177
  primeiro período, 115-117, 116-117t
  primigestas, 175-176t
  prolongada, multípara, 175-176, 175-176t
  segundo período, 236-238
  trabalho de parto disfuncional primário, 176-177
Fase latente do trabalho de parto, 174-176, 175-176t
  primeiro período, 115-116, 116-117t
Fase passiva do trabalho de parto, segundo período, 236
Fases do trabalho de parto
  ativa, 175-177, 175-176t
  latente, 174-176, 175-176t
FCF. *Ver* Frequência cardíaca fetal
Fechamento de Smead-Jones, 414-415, 414-415f
Fentanila, 601-603
Feto, 47-56
  anomalias congênitas
    classificação, 567
    definição, 567
    diagnosticadas no pré-natal, 567-570
    incidência, 567
    patogênese, 567t
  apresentação, 84-86
  cabeça, 47-56
    hiperextensão, 453-455, 454f
      diagnóstico, 454
      etiologia, 453-454
      prognóstico, 455
      risco, 454-455
  contusões, 301-302
  crânio, 47-48, 47-48f
    bossa serossanguínea, 52-55, 52-54f
    bregma, 49-50
    céfalo-hematoma, 52-54f, 52-56
    diâmetro, 50-52, 50-51f
      biparietal, 50-51
      bitemporal, 50-51
      occipitofrontal, 49-52
      submentobregmático, 50-52
      suboccipitobregmático, 50-52
      verticomentoniano, 50-52
    fontículo, 48-50
      anterior, 49-50
      posterior, 49-50
    fratura, 652-653
    glabela, 49-50
    modelagem, 48-53, 52-53f
    násio, 49-50
    occipúcio, 49-50
    sincipúcio, 49-50

sutura, 48-49
    coronal, 48-49
    frontal, 48-49
    lambdóidea, 48-49
    sagital, 48-49
    túberes parietais, 49-50
    vértice, 49-50
crescimento, 412
dano prévio, 389-390
determinação de saúde
    ausculta do coração fetal, 81-84
    oligo-hidrâmnio, 153-154
fratura da clavícula, 306-308
fraturas, 301-302
indicações para avaliação, 125-127
investigação de saúde, no trabalho de parto, 124-150
    anteparto, 126-131
    ausculta do coração fetal, 130-131
    intraparto, 130-146
    método de contagem, 126-128
    monitoração eletrônica, 132-146
    movimento, 126-128
    registro de atividade uterina, 131-132
    resposta negativa, 147
    resposta positiva, 147
    resposta psicológica, 146-147
    sangue, análise bioquímica, 147-150
    teste de não estresse, 127-131, 129-130f
má apresentação, 186-189
    posição transversa, 457-563
macrossomia, 153, 299-300
membranas, 84-86
meningocele, 56
mortalidade, 373-375
    na cesariana, 401-402
morte
    intrauterina, 152
    prévia, 389-390
operações destrutivas
    contraindicações, 570-571
    indicações, 570-571
    riscos, 570-572
    tipos, 571-572
        cleidotomia, 571-572
        decapitação, 571-572
        encefalocentese, 571-572
ovoides fetais, 47
parto, 243-249
peso fetal estimado, 563
posição, 58, 59t, 61-64, 84-86, 85f
prolapso de cordão umbilical, 389-390

restrição de crescimento intrauterino, 153, 563-567
    imprevista, 566
    pré-termo, 565-566
    termo, 566
sangue, análise bioquímica, 147-150
    correlação entre padrões de FCF, 148-150
    indicações, 148
    manejo durante o trabalho de parto, 150
    técnica, 148
sofrimento, 204, 568-569
sons cardíacos
    apresentação de face, 216, 221-224, 226-228
    apresentação de fronte, 206, 211-212
    apresentação pélvica, 421-422
    má apresentação, 187-189, 193, 195
    ultrassonografia, apresentação fetal, 618, 619f
Feto flutuando, 69, 70f
Feto recém-nascido, 645-663
    adaptação à vida extrauterina, 645-646
    circulação, 645-646
        fechamento dos canais vasculares fetais, 240-241
        mudanças na pressão, 645-646
        respiração, 645
    cuidado imediato na sala de parto, 646-648
Fibronectina fetal, 510-511
Fístula
    retovaginal, 363
    vesicovaginal, 360-363
        manejo, 362-363
        ocorrência, 360, 362
Fístula retovaginal, 363
Flexão, 59, 189-191
    apresentação de face, 220, 224-226, 228-230
    apresentação de fronte, 207-208
    apresentação pélvica, 422-429
    OAE, 91-93, 92-93f, 98f
Fontículo, 48-50
Forame oval, 646
Fórceps
    aplicação, 263
        cefálica, 263, 268f
        pélvica, 263, 268f
        perfeita, 263
    apresentação de face, 285-286, 286f
    apresentação pélvica, 444f, 445-446
    cabeça derradeira, 279, 282-283, 285f
    cabos, 252-253
    causas de dano grave, 286, 288-289
    cefálico, 264f

classificação, 259-260, 260-261f
colheres, 253-254, 265-268f
contraindicações, 257-259
curva, 253-254
de Barnes-Neville, 256-257
de Kielland, 252-253, 255f, 256-257, 276-277
De Lee, 254-256
de Luikart, 255f, 254-256
de Piper, 254-256f, 256-257, 285f
   nádegas, 444f, 445
de Simpson, 252f, 252-253, 255f, 254-256
de Tarnier, 252-253, 256-257
de Tucker-McLane, 253-254, 254-256f, 256-257
De Wees, 252-253, 256-257
de Wrigley, 253-256
diâmetro, 253-254
direito, 253-254
esquerdo, 253-254
falho, 275-276, 288-289
função
   rotação, 276-286
   tração, 266-269
haste, 253-254
indicações, 256-258
   fetais, 257-258
   maternas, 257-258
   segundo período ativo prolongado, 257-258
mento anterior, 285-286, 286f, 287f
Milne-Murray, 256-257
morbidade e mortalidade associadas com, 258-260
   riscos fetais, 258-260
   riscos maternos, 258-259
obstétrico, 251-257, 252f-253f
   aplicação, 272f, 269-274f
   partes, 252-254
   tipos, 253-257
   usos, 256-263, 265-269
pélvico, 264f
perfeito, 264f
pré-requisitos, 259-263
remoção de, 271f
rotacional, 276-286
tentativa, 288-289
tração do eixo, 256-257
trava, 252-253, 268f
   deslizante, 252f, 252-253
   francesa, 252f, 252-253
   inglesa, 252-253
Fórceps com eixo de tração, 256-257

Fórceps de Barnes-Neville, 256-257
Fórceps de Kielland, 252-253, 255f, 256-257, 276-277
Fórceps De Lee, 254-256
Fórceps de Luikart, 255f, 254-256
Fórceps de Milne-Murray, 256-257
Fórceps de Piper, 254-256f, 256-257, 285f, 444f, 445
Fórceps de Simpson, 252-253, 255f, 254-256
Fórceps de Tarnier, 252-253, 256-257
Fórceps de Tucker-McLane, 253-254, 254-256f, 256-257
Fórceps De Wees, 252-253, 256-257
Fórceps de Wrigley, 253-256
Fórceps obstétrico, 251-257
Fratura, apresentação pélvica, 449-452
Fratura da clavícula, feto, 306-308
Frequência cardíaca fetal (FCF), 236-237
   anormal, 389-390
   ausculta, 81-84, 130-131
   bradicardia, 236-237
   exame durante diagnóstico intraparto, 526-528
   localização de, 82-83f
   monitoração, 132-146
      eletrônica, 182
      no trabalho de parto, 568-569
      segundo período, 236-237
Fundo do útero, 18-19

G

Gêmeo acardíaco, 482-483
Gêmeo diamniótico dicoriônico, 480-481
Gêmeo dizigótico, 477-480
Gêmeo monoamniótico, 480-481, 486-488
Gêmeo monocoriônico
   complicação
      diamniótico, 480-481
      monoamniótico, 480-481
      TRAP, 482-483
      síndrome da transfusão fetofetal, 481-483
Gêmeo monozigótico, 477-481
   placentação em, 480-482
      dicoriônicos diamnióticos, 480-481
      gêmeos unidos – monocoriônicos monoamnióticos, 481-482
      monocoriônicos diamnióticos, 480-481
      monocoriônicos monoamnióticos, 480-481
Gêmeos
   apresentação, 492, 493f
   dizigóticos, 477-480

fenômeno do gêmeo desaparecido, 477
fisiologia, 477-481
incidência, 476-477
monozigóticos, 477--481
    dicoriônicos diamnióticos, 480-481
    gêmeos unidos – monocoriônicos monoamnióticos, 481-482
    monocoriônicos
        diamnióticos, 480-481
        monoamnióticos, 480-481
    placentação em, 480-482
riscos, 499-500t
ultrassonografia, parto de, 621-623
unidos
    anomalia estrutural ou cromossômica, 488-490
    classificação, 483-484
    diagnóstico, 484-486
        ecocardiografia fetal, 485
        radiografia, 485-486
        RM, 485
        ultrassonografia, 484-485
    etiologia, 483
    incidência, 483
    manejo, 485-486
    método de parto, 485-487
    monoamnióticos, 486-488
    morte de cogêmeo *in utero*, 487-489
    redução multifetal, 487-488
    restrição de crescimento intrauterino seletiva, 486-487
zigosidade, 481-482
Gêmeos unidos
    anomalia estrutural ou cromossômica, 488-490
    classificação, 483-484
    diagnóstico, 484-486
        ecocardiografia fetal, 485
        radiografia, 485-486
        RM, 485
        ultrassonografia, 484-485
    etiologia, 483
    incidência, 483
    manejo, 485-486
    método de parto, 485-487
    monoamnióticos, 486-488
    morte de cogêmeo *in utero*, 487-489
    redução multifetal, 487-488
    restrição de crescimento intrauterino seletiva, 486-487
Gestação múltipla, 476-501. *Ver também* Gêmeos
    correção do trabalho de parto, 495-497
    diagnóstico, 489-490

efeito sobre o trabalho de parto, 491-492
efeitos fetais, 490-491
efeitos maternos, 489-491
incidência, 476-477
intervalo de parto prolongado, 496-499
manejo, 492
    intraparto, 495
modo de parto, 492-494
momento certo do parto, 494-495
radiografia na, 625-626
TRA, 477
trigêmeos, 498-501
    manejo, 500-501
    modo de parto, 500-501
Gotejamento de Murphy, 164-166
Gravidez
    após o reparo da ruptura do útero, 374-375
    contrações do útero, 109-111
    múltipla. *Ver* Gêmeos
    pós-termo. *Ver* Gravidez pós-termo
    rastreamento para HIV, 579-581
Gravidez pós-termo
    cesariana, 589
    complicações, 588-590
        riscos fetais e neonatais, 589t
        riscos maternos, 589, 589t
        SAM, 589-590
    definição, 588
    fatores de risco, 588
    indicações fetais, 153, 588-594
    manejo
        algoritmo, 591-592f
        identificando complicações a termo, 591-592
        indução do trabalho de parto *versus* manejo expectante, 591-592
        avaliação, 591-594
    prevalência, 588
    prevenção
        descolamento das membranas, 590-592
        determinação precisa da idade gestacional, 590-591

H

Hematomas
    céfalo-hematoma, 52-54f, 52-56
    do pudendo feminino e vaginal, 363-365
        diagnóstico, 363-365
        tratamento, 364-365
    escondidos, 363-364
    ligamento largo do útero
        diagnóstico, 364-365
        tratamento, 364-365

subgaleais, 654
supravaginais/subperitoneais, 363-364
vulvovaginais, 363-364
Hematomas do ligamento largo do útero, 364-365
Hemorragia
   fetal
      extracraniana, 654-655
         bossa serossanguínea, 654-655
      intracraniana, 652-654
         intracerebelar, 653-654
         intraventricular, 653-654
         manejo de, 653-654
         subaracnóidea, 652-653
         subdural, 652-654
   materna
      anteparto, 152
      após a cesariana, 398-399
      pós-parto, 325-342. *Ver também* Hemorragia pós-parto
Hemorragia anteparto, 152, 521-530
Hemorragia extracraniana, 654-655
Hemorragia intracerebelar, 653-654
Hemorragia intracraniana, 652-654
Hemorragia intraventricular, 653-654
Hemorragia pós-parto (HPP), 325-342
   estudos de mortes maternas, 325-326
   etiologia, 326-328
      atonia do útero, 326-327
      choque na obstetrícia, 341-342
         condições diretas, 341-342
         condições não obstétricas, 342
         condições relacionadas, 342
      discrasias sanguíneas, 327-328
      placenta retida, 326-328
      trauma e lacerações, 326-327
   insuficiência hipofisária, 339-341
   investigação, 327-328
   parto pós-vaginal, 321
   quadro clínico, 325
   riscos, 325
   tardia, 340-342
      sangramento não uterino, 340-342
      sangramento uterino, 340-342
         etiologia, 340-341
         mecanismo, 340-342
         quadro clínico, 341-342
         tratamento, 341-342
   tratamento, 327-340
      atonia do útero, 330-340
      carbetocina, 330-331
      compressão aórtica, 336-337
      compressão uterina, 330-331, 330-331*f*
         suturas, 335-337, 335-337*f*
      embolização das artérias pélvicas, 336-339
      ergotamina, 330-332
      exploração uterina, 330-331
      histerectomia, 338-340
      lacerações, 330-331, 339-340
      ligadura da artéria ilíaca interna, 337-339, 338-339*f*
      ligadura da artéria uterina, 337-339
      massagem uterina, 330-331
      ocitocina, 330-331
      profilaxia, 327-329
      prostaglandina, intramiométrica, 332-334, 333*f*
      sangramento placentário, 329-330
      tamponamento uterino, 334-336, 334*f*
      transfusão sanguínea, 329-330
Hemorragia subaracnóidea, 652-653
Hemorragia subdural, 652-654
Herpes genital, 390-391
Herpes-vírus simples, 581-583
   complicações neonatais, 582*t*
   infecção primária, 582
   recomendações sobre modo de parto, 583*t*
   recorrente, 582
Hiperextensão, cabeça fetal, 453-455, 454*f*
   diagnóstico, 454
   etiologia, 453-454
   prognóstico, 455
   risco, 454-455
Hipertensão
   complicações maternas no trabalho de parto, 533-540
   diagnóstico diferencial, na gravidez, 536-537*t*
   manejo e prevenção, 539-540
   manejo intraparto, 538-540
      momento certo e modo de parto, 538-539
      profilaxia de convulsões, 538-540
   pós-parto, 540
   pré-eclâmpsia, 536-539
   tratamento de, 539-540
      hidralazina, 539-540
      labetolol, 539-540
      nifedipina, 539-540
Hipotensão supina postural, 241-243
Hipotensão supina postural, segundo período do trabalho de parto, 241-243
Hipoxia, 126-127
Histerectomia
   cesariana, 402-403
   hemorragia pós-parto, 338-340
   para placenta acreta, 321-322

Histerectomia total, na ruptura do útero, 372-373
HPP. *Ver* Hemorragia pós-parto

I

Idade gestacional, 154-155
Incisão, fechamento de
    Smead-Jones, 414-415, 414-415*f*
    tecido subcutâneo, 415-416
    transversa, 414-415
    vertical na linha média, 414-415, 414-415*f*
Incisão de Pfannenstiel (transversa), 413-414
Incisão vertical, cesariana, 414-415
Incisões cervicais de Dührssen, 366-368
    indicação, 366-368
    técnica, 366-368, 367-368*f*
Incisões na parede abdominal, 413-416
    complicações pós-operatórias, 415-416
    de Pfannenstiel (transversa), 413-414
    fechamento, 414-416
    verticais, 414-415
Inclinação da pelve, 32-33, 32-33*f*
Incompatibilidade de Rh, 389-390
Índice de massa corporal (IMC), 411, 411*t*
Indometacina, tocólise, 515-516
Indução do trabalho de parto, 152-167
    cateteres de balão intracervical, 157-159
    contraindicações, 153-154
    dilatadores higroscópicos, 157-158
    escore de Bishop, 155-157, 155-156*f*
    escore de Lange, 156-157*f*
    indicações
        fetais, 153-154
        maternas, 152-153
    métodos, 160-167
        desgaste das membranas, 160-161
        ocitocina, 161-167
        ruptura artificial das membranas, 160-162
    preparação do colo do útero
        farmacológica, 158-160
            ocitocina, 159-160
            prostaglandina, 158-160
        mecânica, 156-159
            cateteres de balão intracervical, 157-159
            dilatadores higroscópicos, 157-158
    pré-requisitos, 154-155
    riscos associados com, 153-155
Indução eletiva, 153
Infartos placentários, 313-314
Infecção da ferida, pós-parto, 636-637
    episiotomia, 637
    incisão da cesariana, 636-637

Infecção por vírus da imunodeficiência humana (HIV), 578-581
    cesariana, 390-391
    cuidado intraparto
        cesariana, 581
        tentativa de trabalho de parto, 581
        terapia antirretroviral, 580-581
    fatores de risco, 580-581*t*
    pós-parto, 581
    rastreamento na gravidez, 579-581
Infecções
    intraparto, 574-586
        ascendentes, 574-583
            corioamnionite, 574-577
            estreptococo do grupo B, 577-579
            herpes-vírus simples, 581-583
            HIV, 578-581
        hematógenas
            listeriose, 583-585
                diagnóstico, 584-585
                tratamento, 584-585, 584-585*t*
        prevenção, 584-586
            antibióticos, 585-586, 585-586*t*
    pós-cesariana, 398-399
    pós-parto
        episiotomia, 637
        incisão da cesariana, 636-637
        trato urinário, 637-638
            cistite, 637
            pielonefrite, 637-638
Início do trabalho de parto, 526-529
Inserção velamentosa do cordão, 469-470
Insinuação, 69, 70*f*
    no sinclitismo, 71-72, 72-73*f*
    pélvica, 425-429
    processo, 70*f*
Insuficiência hepática aguda da gravidez, 555-557
    apresentação clínica, 555-557
    considerações pós-parto, 557
    diagnóstico diferencial, 556*t*
    manejo intraparto, 557
    sinais de gravidade, 555-557
Insuficiência hipofisária, 339-341
Insuficiência placentária, 389-390
    RCIU e, 564-565
Insuficiência uteroplacentária, 125
Intoxicação por água, ocitocina, 166-167
Intraparto
    imagem, 617-627
        de maturidade placentária, 624-626
        perfil biofísico, 624-625

radiografia, 625-627
  na gravidez múltipla, 625-626
  pelvimetria e, 625-626
  visão lateral, em pé, 625-627
infecções, 574-586
  ascendentes, 574-583
    corioamnionite, 574-577
    estreptococo do grupo B, 577-579
    herpes-vírus simples, 581-583
    HIV, 578-581
  listeriose, 583-585
    diagnóstico, 584-585
    tratamento, 584-585, 584-585*t*
  prevenção, 584-586
    antibióticos, 585-586, 585-586*t*
investigação da saúde fetal, 130-146
ultrassonografia, 617-626
  apresentação fetal, 618, 619*f*
  dilatação do colo do útero e descida da cabeça, 624-625
  identificação de cordão cervical, 624-625
  imagem avançada, 620-624
  imagem básica, 618-621
  imagem não obstétrica
    inserção de cateter, 624-625
    volume residual da bexiga, 623-625
  localização placentária, 620-621
  número fetal, 620-621
  procedimentos invasivos
    amniorredução, 623-624
    drenagem de líquido fetal anormal, 623-624
  segurança, 617
  viabilidade fetal, 618
  volume de líquido amniótico, 618, 620-621
Inversão de útero, 321-322, 374-380
  aguda, 375-378
  causas, 375-376
  classificação, 375-376
  crônica, 376, 378-379
  diagnóstico, 377
  etiologia, 374-376
  fatores predisponentes, 375-376
  patologia, 376
  profilaxia, 377
  prognóstico, 378-380
  quadro clínico, 376-377
  subaguda, 376, 378
  tratamento
    agudo, 377-378, 379*f*

    crônico, 378-380
      procedimento de Haultain, 378-380
      procedimento de Huntington, 378-380
      procedimento de Spinelli, 378
    subagudo, 378
Isoimunização, 153
Ísquio, 3
Istmo do útero, 18-19, 20*f*, 19-23

L

Lacerações
  colo do útero, 362*f*, 365-368
    diagnóstico, 365-366
    etiologia, 365-366
    reparo, 365-368
    superficial, 365-366
  hemorragia pós-parto, 326-327, 330-331, 339-340
  parauretrais anteriores, 358, 359*f*
  períneo, 353-357
    causas maternas, 353-354
    classificação, 354-
    fatores fetais, 353-356
    reparo, 354-356
    ruptura de primeiro grau, 354-356
    ruptura de segundo grau, 354-356
    ruptura de terceiro grau, 354-356
  pudendo feminino anterior, 358
    localização, 358
    pequeno superficial, 358
    profundo, 358
    reparo, 358
  vagina
    parede anterior inferior, 358
    pequena superficial, 358
    profunda, 358
    superior, 359-360
      fatores predisponentes, 359
      técnica de reparo, 360, 361*f*
Laparotomia, na ruptura do útero, 372-373
Lesão do nervo facial, 656-657
Lesão do plexo braquial, 300-302, 655-656
Lesão no nascimento, 651-658
  fratura
    clavícula, 656-657
    crânio, 652-653
    fêmur, 656-657
    úmero, 656-657
  hemorragia extracraniana, 654-655
  hemorragia intracraniana, 652-654
  lesão abdominal, 657-658

lesão óssea, 656-657
medula espinal, 655
    desfecho clínico, 655
    manejo de, 655
mortalidade perinatal, 661-663
músculo esternocleidomastóideo, 656-658
nervos periféricos, 655-657
    faciais, 656-657
    plexo braquial, 655-656
        manejo, 656
        paralisia de Erb, 656
        paralisia de Klumpke, 656
        plexo total, 656
        prognóstico, 656
    síndrome da aspiração de mecônio, 659-662
    síndrome do desconforto respiratório agudo, 657-660
Ligação, hemorragia pós-parto
    artéria ilíaca interna, 337-339, 338-339f
    artéria uterina, 337-339
Ligamentos da pelve, 5-6
Listeria monocytogenes, 584-585
Listeriose, 583-585
    diagnóstico, 584-585
    tratamento, 584-585, 584-585t
Lobo succenturiado, 313
Lóquios, 629-630
Lorazepam, 559

M

Má apresentação, 170, 186-189, 386-387
    curso inicial, 189-193
    efeitos, 186-189
    fatores de predisposição, 186
        fetais, 186
        maternos e uterinos, 186
        placenta e membranas, 186
    mecanismo de trabalho de parto, 188-191, 190f, 192f
        descida, 188-189
        extensão, 189-191
        flexão, 189-191
        occipitanterior direita, 195-203
        parada de progresso, 189-193, 195-196, 204
        restituição, 189-191
        rotação externa, 189-191
        rotação interna, 189-191
    occipitoposterior, 191-204
        definição, 191-193
        diagnóstico da posição, 193-195
        etiologia, 193
        incidência, 193
        indicações para intervenção, 204
        manejo, 201-204
        mecanismo de trabalho de parto, 195-203
        modelagem, 198-201, 198-201f
        rotação do arco curto, 196-197, 199f-200f, 198-201, 203f
        rotação do arco longo, 196, 196-197f, 202f
    occipitotransversa, 187-193, 188-189f, 192f
        diagnóstico da posição, 187-189
    situação transversa, 457-563
Má apresentação da occipitotransversa direita, 191-193
Má posição, 386-387
Má posição do feto, 170
Macrossomia fetal, 153, 299-300, 589-590
Macrossomia fetal, 589-590
Malformação, como anomalia congênita, 567
Mamas
    abscesso, 632-634
    febre, 632-634
    pós-parto, 630-632
Manobra
    de dois fórceps, 284f
    de Leopold, 79-82
    de McRoberts, 303-304
    de Ritgen, 243-246
    de Scanzoni, OPD, 277, 278f-283f
    de Valsava, 236-237
    de Woods (saca-rolha), 304, 306-307, 307f-308f
    de Zavanelli, 308-309
    primeira, 79-81, 80f
    quarta, 80f, 81-82
    segunda, 80f, 81
    terceira, 80f, 81
Manobra de dois fórceps, 284f
Manobra de Kristellar, 443
Manobra de Mauriceau-Smellie-Veit, 444f, 445
Manobra de McRoberts, 303-304
Manobra de Pinard, 449-452
Manobra de Ritgen, 243-246
Manobra de Scanzoni, 277, 278f-283f
Manobra de Thorn, 228-230, 231f
Manobra de Valsava, 236-237
Manobra de Wigand-Martin, pélvica, 443, 444f, 445
Manobra de Woods (saca-rolha), 304, 306-307, 307f-308f
Manobras de Leopold, 79-82
Marca-passo, útero, 107-109

Mastite, 632-634
Mecanismo de trabalho de parto
  apresentação composta, 466-467
  apresentação de face
    anterior, 216-220, 217f-219f, 221-224f
    posterior, 226-228
    transversa, 221-226, 223f-225f
  apresentação de fronte, 206-210, 207-211f
  apresentação de vértice mediana, 212-214
  descida, 91-92, 92-93f, 98f
  extensão, 94, 95f, 99f
  extremidades, 96-100
  flexão, 91-93, 92-93f, 98f
  má apresentação, 188-191, 190f, 192f
  modelagem, 96-100, 97-101f
  OAD, 101
  OAE. *Ver* Occipitanterior esquerda
  occipitanterior direita, 195-203
  occipitoposterior, 195-203
  ombros, 95-98, 96-100f
  pélvico
    braços, 425-429
    cabeça, 425-429, 428-429f
    de joelhos, 429-431
    membros inferiores, 422-426
    ombros, 425-429, 427f
    podálico, 429-431
    quadris, 422-426, 425-426f
    sacroanterior, 422-429, 424-427f
    sacroposterior, 429-431
  placenta, 97-101, 102f
  restituição, 95, 96f, 99f
  rotação externa, 95-96, 95-97f, 99f
  rotação interna, 92-94, 93f, 98f
  situação transversa, 560-562
    complicações, 560-561f, 561-562
    negligenciada, 560-562
    versão espontânea, 560-561
  tronco, 96-100
Mecônio, passagem nas apresentações cefálicas, 119
Medida da altura uterina, 564
Medula espinal, lesão, 655
Membranas amnióticas, 116-119, 117f
  parto, 315-317
Meningocele, 56
Mentoniano, 214-215. *Ver também* Apresentação de face
Meperidina, 601-603
Método de Duncan, expulsão da placenta, 97-101
Método de Lamaze, 596-597
Método de Schultze, expulsão placentária, 99-101
Método de Wandering, 276-277

Métodos de contagem, na avaliação do movimento, 126-128
Metotrexato, na placenta acreta, 321-322
Microanálise, sangue fetal, 148
Miomas do útero, 326-327
Miométrio, crescimento, 18-21
Mobilidade da pelve, 6-7
Modelagem, 48-53, 52-53f, 198-201f
  apresentação de face, 220, 220f
  apresentação de fronte, 208-209
  má apresentação, 198-201
Modelagem, 96-100, 97-101f
Monitoração eletrônica do coração fetal, 132-146
Morbidade materna, 301-302
Morfina, 601-603
Mortalidade perinatal, 589-590f, 661-663
  morte neonatal, 662-663
  natimortalidade, 661-663
Morte fetal
  neonatal, 662-663
    asfixia intraparto, 662-663
    infecção, 662-663
    malformações congênitas, 662-663
    parto pré-termo, 662-663
    trauma, 662-663
  prévia, 389-390
Morte fetal intrauterina, 152
Multigravidez, 65-66
Multípara, 66-67
Multiparidade excessiva, 326
Múltiplos de ordem mais alta *versus* nascimento de apenas um bebê, 499-500t
Músculo
  bulbocavernoso, 14-15
  iliococcígeo, 10-11
  isquiocavernoso, 14-15
  isquiococcígeo, 10-11
  levantador do ânus, 10-11
  pubococcígeo, 10-11
  pubococcígeo próprio, 10-11
  puborretal, 10-11
  pubovaginal, 10-11
  transverso profundo do períneo, 14-15
  transverso superficial do períneo, 14-15
Músculo bulbocavernoso, 14-15
Músculo esfíncter
  ânus, 15-16
  uretra membranosa, 14-15
Músculo esternocleidomastóideo, lesão, 656-658
Músculo iliococcígeo, 10-11
Músculo isquiocavernoso, 14-15
Músculo isquiococcígeo, 10-11

Músculo levantador do ânus, 10-11
Músculo pubococcígeo, 10-11
Músculo pubococcígeo próprio, 10-11
Músculo puborretal, 10-11
Músculo pubovaginal, 10-11
Músculo transverso profundo do períneo, 14-15
Músculo transverso superficial do períneo, 14-15

N

Nalbufina, 601-603
Nascimento de apenas um bebê *versus* múltiplos de ordem mais alta, 499-500*t*
Nascimento espontâneo, cabeça, 243-245
Násio, 49-50
Nasoposterior esquerda (NAE), 206-210, 206-207*f*
Neoplasia bloqueando a passagem, 186, 387-388
Nervos periféricos, lesão, 655-657
Nifedipina, tocólise, 515-516
Nós umbilicais
　falsos, 471-472
　verdadeiros, 470-472
Nulípara, 66-67
Número de gestações, 65-66

O

OAE. *Ver* Occipitanterior esquerda
Obesidade
　cesariana na, 412-416
　　anestesia, 412-413
　　　função respiratória, 413-414
　　　na emergência, 413-414
　　　na não emergência, 413-414
　　antibióticos profiláticos, 412-413
　　cuidado da pele, 412-413
　　incisões na parede abdominal, 413-416
　　　complicações pós-operatórias, 415-416
　　　de Pfannenstiel (transversa), 413-414
　　　fechamento, 414-416
　　　verticais, 414-415
　　tromboprofilaxia, 412-413
　materna, 299-300
　na gravidez, 411-416
　　anormalidades do trabalho de parto, 411-412
　　crescimento fetal e desfecho neonatal, 412
　　definição, 411
　　ganho de peso, 411, 411*t*
Occipitanterior, 93*f*, 96*f*, 98*f*-99*f*, 262*f*
　direita, 101
　esquerda. *Ver* Occipitanterior esquerda
　fórceps direto, parto, 265-269, 272*f*

Occipitanterior direita (OAD), 101
Occipitanterior esquerda (OAE), 90-101, 90*f*, 99-101
　curso clínico, 99-101
　diagnóstico
　　coração fetal, 90-91
　　exame abdominal, 90-91
　　exame vaginal, 90-91
　mecanismo de trabalho de parto, 90-97, 91-92*f*, 98*f*-99*f*
　　descida, 91-92, 92-93*f*, 98*f*
　　extensão, 94, 95*f*, 99*f*
　　extremidades, 96-100
　　flexão, 91-93, 92-93*f*, 98*f*
　　modelagem, 96-100, 97-101*f*
　　ombros, 95-98, 96-100*f*
　　restituição, 95, 95*f*, 99*f*
　　rotação externa, 95-96, 95-97*f*, 99*f*
　　rotação interna, 92-94, 93*f*, 98*f*
　　tronco, 96-100
Occipitoposterior, 262*f*
　direita, 193-203
　direto, parto, 269-276, 269-274*f*
　extração da cabeça, 273-275*f*
　indicações para intervenção, 204
　má apresentação, 191-204
　persistente, manejo, 201-204
Occipitotransversa, 187-193, 262*f*
　direita, 191-193
　esquerda, 95-97*f*, 99*f*, 187-193, 188-189*f*, 192*f*. *Ver também* Occipitotransversa esquerda
Occipitotransversa esquerda (OTE), 95-97*f*, 99*f*
　má apresentação, 187-193, 188-189*f*, 192*f*
Ocitocina, 181-182
　administração, 163-166
　　técnica, 164-166
　　via intravenosa, 163-164
　contraindicações, 165-166
　efeitos, 162-164
　　mama, 163-164
　　rins, 163-164
　　sistema cardiovascular, 162-164
　　útero, 162-163
　hemorragia pós-parto, 330-331
　indução do trabalho de parto, 159-167
　intoxicação por água, 166-167
　manejo pós-parto, 313-315
　no início do trabalho de parto, 105
　no segundo período do trabalho de parto, 239-240

no trabalho de parto com restrição de crescimento intrauterino, 565
preparação do colo do útero, 159-160
pré-requisitos para o uso de, 165-166
risco, 166-167
    fetal, 167
    intoxicação por água, 166-167
    materno, 166-167
Oligo-hidrâmnio, 153-154
Ombros, mecanismo de trabalho de parto, 95-98, 96-100f
Operação destrutiva, feto
    cleidotomia, 571-572
        decapitação, 571-572
        encefalocentese, 571-572
    contraindicações, 570-571
    indicações, 570-571
    riscos, 570-572
    tipos de, 571-572
Osso inominado, 3-4
Ossos pélvicos, 3-4, 4-5f
    cóccix, 3-4
    ílio, 3
    inominados, 3-4
    ísquio, 3
    púbis, 3-4
    sacro, 3-4
OTE. *Ver* Occipitotransversa esquerda
Ovário, no puerpério, 630-631
Ovoides fetais, 47
Óxido nitroso, 603-604

P

Palpação, 79-82, 80f
    colo do útero, 83-86
Parada cardíaca, gravidez, 548-549
Paralisia de Erb, 656
Paralisia de Klumpke, 656
Parametrite, 632-634
Paridade, 66-67, 154-155
Parto
    bloqueio epidural, 605-606
    braço e ombro posteriores, 304, 306f
    cesariana, 436-437
    cirúrgico, 183, 326-327
    feto, 243-249
    intervalo prolongado em gêmeos, 496-499
    manejo da dor, 601-613
    membranas amnióticas, 315-317, 316-317f
    na gravidez múltipla, 492-499
    nas apresentações pélvicas, 435-443

placenta
    dequitação, 314-315
    exame, 316-317
    expulsão, 314-315
    manejo ativo, 313-314
    remoção manual, 317-318, 318-319f
    retenção de placenta, 316-318
posições, 240-243
    costas elevadas: semissentada, 240-241, 242f
    dorsal, 240-241, 242f
    litotomia, 240-241, 242f
    no bloqueio epidural, 241-243
vaginal, 251-294
    gêmeos unidos, 486-487
    impacto de anomalia congênita, 569-570
    instrumental assistido falho, 391-392
    pélvico, 435-443
Parto, data provável, 104
Parto do ombro anterior, 305f
Parto fletido, 449-452
Parto operatório, 183, 326-327
vaginal, 251-294
    documentação, 294
    fórceps obstétrico, 251-263, 252f-253f
        partes, 252-254
        tipos, 253-257
        usos, 256-263, 265-269
    incidência, 251
Parto pélvico assistido, 438-440
Parto vaginal após cesariana (PVAC), 406
Partograma, 173-175
Parturição, 105
Parturiente, 66-67
Passageiro, 47-56, 170
Pelve
    abertura inferior da, 32, 38-39, 38f
        diâmetro, 39
        região cervical anterior, 39
        região cervical lateral, 39
    abertura superior da, 32, 34-38
    adolescência, 6-7
    articulação, 4-7, 4-5f
        sacrococcígea, 5-6
        sacroilíaca, 4-5
        sínfise púbica, 5-7
    avaliação, 86-88, 87f
    cavidade, 32, 32-33f
    classificação de Caldwell-Moloy, 39-40, 39-41f, 42t-45t
    contração, 386-388
    diafragma da, 9-11, 9f

durante a parturição, 11
funções, 9
músculos, 10-11
diâmetros, 33-35
durante a parturição, 11
eixo, 32-33, 32-33f
inclinação, 32-33, 32-33f
ligamentos, 5-6
maior, 32, 32-33f
medidas, 39-40
menor, 32, 32-33f
mobilidade, 6-7
músculo, 10-11
   iliococcígeo, 10-11
   isquiococcígeo, 10-11
   levantador do ânus, 10-11
   pubococcígeo, 10-11
   pubococcígeo próprio, 10-11
   puborretal, 10-11
   pubovaginal, 10-11
ossos, 3-4, 4-5f
   cóccix, 3-4
   ílio, 3
   inominados, 3-4
   ísquio, 3
   púbis, 3-4
   sacro, 3-4
planos, 32-34, 33-34f
   dimensões maiores, 35-38
   dimensões menores, 35-38, 37-38f
relação fetal, 58-67
tromboflebite
   diagnóstico, 639-642
   manifestações clínicas, 639-642
   tratamento, 639-643, 642-643t
Pelve androide, 39-40, 39-41f, 42t-45t
Pelve antropoide, 39-40, 39-41f, 42t-45t
Pelve contraída, 186
   abertura inferior da pelve, 171-172
   abertura superior da pelve, 170-171
   estreito médio da pelve, 170-172
Pelve ginecoide, 39-40, 39-41f, 42t-45t
Pelve maior, 32, 32-33f
Pelve masculina e feminina, 6-7
Pelve menor, 32, 32-33f
Pelve platipeloide, 39-40, 39-41f, 42t-45t
Pêndulo no abdome materno, 186
Pequeno para a idade gestacional (PIG), 563
Períneo, 13-16, 13f
   corpo do períneo no, 15-16
   lacerações, 353-357
      causas maternas, 353-354
      classificação, 354-357

fatores de risco, 353-356
ruptura de primeiro grau, 354-356
ruptura de segundo grau, 354-356, 355f
ruptura de terceiro grau, 354-356, 357f
região anal no, 15-16
região urogenital no, 13-15
reparo, 354-356
   ruptura completa, 356
   ruptura parcial, 356
Perineotomia, 345-354
Períodos do trabalho de parto
   primeiro, 79-88, 112-123, 116-117t, 175-176t
      amniotomia, 118-119
      apresentação cefálica anormal, 186-231
      avaliação da saúde fetal, 124-150
      causas de dor, 596-597
      colo do útero
         apagamento, 112-114
         dilatação, 112-114
      curva de Friedman, 115-116f
      fase
         ativa, 115-117, 116-117t, 175-177, 175-176t
         descida fetal, 116-117
         latente, 115-116, 116-117t, 174-176, 175-176t
      manejo, 119-123
      passagem de mecônio, 119
      pélvico, 437-438
   quarto, 112-113, 116-117t, 122-123
   segundo, 112-113, 116-117t, 122-123, 177-179, 235-249
      causas da dor, 596-597
      com analgesia epidural, 236
      de nádegas, 438-440
      definição, 235
      distocia, 238-240
      duração, 235t
      etiologia, 177-179
      fases
         ativa, 236-238
         passiva, 236
      manejo, 236-243
         distocia, 238-240
         hipotensão supina postural, 241-243
         posicionamento, 240-243
         protocolo do Ottawa Hospital, 237-238, 238-239t
         puxos, 239-241
      mau posicionamento fetal, 239-240
      monitoramento fetal, 236-237
      princípios do cuidado, 237-238

sem analgesia epidural, 235-236
transição, 235
terceiro, 112-113, 116-117t, 122-123, 345-354
Peso fetal estimado (PFE), 563
Pielonefrite, 637-638
PIG (pequeno para a idade gestacional), 563
Pitocina, 162-163
Pitressina, 162-163
Pituitrina, 162-163
Placenta
    acreta. *Ver* Placenta acreta
    anormalidades, 186, 313-314
        âmnio nodoso, 313-314
        circunvalada, 313
        gêmea, 313-314
        infartos, 313-314
        lobo succenturiado, 313
        peso, 313-314
        placenta acreta, 318-323
    descolamento, 523-526
        manifesto, 524-525, 524-525*f*
        misto, 524-525
        oculto, 524-525, 524-525*f*
    exame de ajuste duplo, 530
    increta, 320, 320*f*
    localização, 313
    nascimento da, 97-101, 102*f*
        controle da hemorragia, 99-101
        dequitação, 97-101, 102*f*, 314-315
        expulsão, 97-101, 314-315
            método de Duncan, 97-101
            método de Schultze, 99-101
    no gêmeo monozigótico, 480-482
        dicoriônicos diamnióticos, 478*f*, 480-481
        gêmeos unidos – monocoriônicos monoamnióticos, 481-482
        monocoriônicos diamnióticos, 479*f*, 480-481
        monocoriônicos monoamnióticos, 479*f*, 480-481
    normal, 313, 319-320*f*
    organização, 313
    parto, 313-318
        dequitação retardada, 316-318
        exame, 316-317
        manejo ativo, 313-314
        manejo fisiológico, 314-316
        ocitocina, 313-315
        remoção manual, 317-318, 318-319*f*
    percreta, 320, 320*f*
    prévia, 521-524
        achados associados, 522-524

        classificação, 521-522
        diagnóstico, 523-524
        etiologia, 521
        manifestações clínicas, 522-523
        ultrassonografia, 521-522, 522*f*-523*f*
    retenção intrauterina, 317-318, 321
    retida, hemorragia pós-parto, 326-328
    sangramento, 329-330
    tamanho e formato, 313
Placenta acreta
    definição, 318-319
    diagnóstico
        pré-natal, 322-323
        RM, 322-323
        ultrassonografia, 322-323
    etiologia, 321
    incidência, 320
    manejo
        abordagem conservadora, 321-323
        histerectomia, 321-322
    patologia, 318-320
Placenta circunvalada, 313
Placenta prévia acreta, 321-322
Placenta retida, 326-328
Planos da pelve, 32-34, 33-34*f*
    dimensões maiores, 35-38
    dimensões menores, 35-38, 37-38*f*
Pneumonia, 546-547
Poli-hidrâmnio, 152
    em TRAP, 482-483
Posição do feto, 58, 59*t*, 61-64, 84-86
    diagnóstico, 85*f*
    má apresentação
        direita, 193-203
        persistente, manejo, 201-204
    occipitanterior, 93*f*, 96*f*, 98*f*-99*f*, 262*f*
        direita, 101. *Ver também* Occipitanterior direita
        esquerda, 90-101, 90*f*, 99-101. *Ver também* Occipitanterior esquerda
        fórceps, parto, 266-269, 272*f*
        fórceps direto, parto, 265-269
    occipitoposterior, 262*f*
        direto, parto, 269-276, 269-274*f*
        orientação e aplicação, 269-273
        extração da cabeça, 273-275*f*
        indicações para intervenção, 204
        má apresentação, 191-204
    occipitotransversa, 187-193, 262*f*
        direita, 191-193
        esquerda. *Ver* Occipitotransversa esquerda
Posição do feto, 58-62
    longitudinal, 58-61

situação oblíqua, 61-62
situação transversa, 61-62
Pré-eclâmpsia, 152, 551-553
  como complicação materna durante o trabalho de parto, 536-539
    fisiopatologia, 536-538
    investigação laboratorial, 536-539
    edema pulmonar não cardiogênico, 543-544
    manifestações, 536-538t
Prematuridade iatrogênica, 401
Pressão suprapúbica, 303-304
Pré-trabalho de parto, 109-111
  ruptura espontânea das membranas, 152
Primeira manobra, 79-81, 80f
Primigesta, 65-66
Primigesta em idade mais avançada, 391-392
Primípara, 66-67
Procedimento de Haultain, 378-380
Procedimento de Huntington, 378-380
Procedimento de Spinelli, 378
Proeminência cefálica, 64-65-66, 65f
Proeminência cefálica, 64-66, 65f
Profilaxia, hemorragia pós-parto, 327-329
Progesterona, no início do trabalho de parto, 105
Prolapso
  cordão, 467
  cordão umbilical, 471-474, 473f
    classificação, 471-472
    fatores de risco, 471-474
    manejo, 472-474
    oculto, 471-472
    sinais, 472-474
  mão e braço, 465-467
  perna e pé, 465-467
  reposição, 466-467
  útero, 23-24
Propagação de onda de contração, 107-109
Prostaglandina
  indução do trabalho de parto, 158-160
  intramiométrica, hemorragia pós-parto, 332-334, 333f
  no início do trabalho de parto, 105
  preparação do colo do útero, 158-160
Prostokos, 159-160
Proteína C-reativa (CRP), 575-576
Protocolo do Ottawa Hospital, segundo período do trabalho de parto, 237-238, 238-239t
Psicoprofilaxia, 596-597
Psique, 171-172
PTT (púrpura trombocitopênica trombótica), 553-555

Púbis, 3-4
Pudendo feminino
  hematomas, 363-365
    diagnóstico, 363-365
    tratamento, 364-365
  lacerações, 358
    localização, 358
    pequenas superficiais, 358
    profundas, 358
    reparo, 358
Puerpério, 629-643
  amamentação, 631-634
  endometrite, 632-637
    estudos laboratoriais, 635-636
    fatores de risco, 634-635
    imagem, 635-636
    manifestações clínicas, 635-636
    patogênese, 634-636
    tratamento, 636-637
  infecção da ferida, 636-637
    episiotomia, 637
    incisão da cesariana, 636-637
  mudanças normais, 629-632
    colo do útero, 630
    endométrio, regeneração, 630
    involução uterina, 629
    lóquios, 629-630
    mamas, 630-632
    ovários, 630-631
    sistema cardiovascular, 631-632
    trato gastrintestinal, 631-632
    trato urinário, 631-632
    tremores, 629
    tubas uterinas, 630-631
    vagina, 630
  trato urinário
    cistite, 637
    pielonefrite, 637-638
  tromboflebite
    diagnóstico, 639-642
    manifestações clínicas, 639-642
    tratamento, 639-643, 642-643t
  trombose venosa profunda e embolia pulmonar, 637-642
    fatores de risco, 640t-641t
    manifestações clínicas, 638-639
    patogênese, 637-638
    tromboprofilaxia, 638-642, 641t, 639-642
Púrpura trombocitopênica trombótica (PTT), 553-555
PVAC (parto vaginal após cesariana), 406

Q

Quarta manobra, 80f, 81-82

R

Radiografia, 625-627
   incidência lateral, em pé, 625-627
   na gestação múltipla, 625-626
   pelvimetria e, 625-626
RCIU. *Ver* Restrição de crescimento intrauterino
Redução de gravidez multifetal (RGMF), 487-488
Região
   abertura inferior da pelve
      região cervical anterior, 39
      região cervical lateral, 39
Região anal, 15-16
   corpo anococcígeo no, 15-16
   músculo esfíncter externo do ânus no, 15-16
Região urogenital, 13-15
   diafragma, 14-15
   esfíncter da uretra membranosa, 14-15
   espaço profundo do períneo, 14-15
   músculos transversos profundos do períneo, 14-15
Resposta psicológica, 146-147
Ressonância magnética (RM), 322-323, 485
Restituição, 189-191
   apresentação de face, 220, 224-226, 228-230
   apresentação de fronte, 208-209
   OAE, 95, 96f, 99f
Restrição de crescimento intrauterino (RCIU), 563-567
   causas, 564t
   diagnóstico, 564
   fetal, 153
   imprevista, 566
   insuficiência placentária e, 564-565
   investigação pós-natal, 566-567
   pré-termo, 565-566
   seletiva, nos gêmeos unidos, 486-487
   termo, 566
   trabalho de parto com diagnóstico pré-natal, 565-566
   trabalho de parto com imprevisto, 566
   ultrassonografia, 564
Reto, exame durante o trabalho de parto, 86-88
Retração, miométrio
   constrição do anel, 106-107
   retração do anel
      fisiológica, 105-106, 108f
      patológica, 105-106, 108f

RGMF (redução de gravidez multifetal), 487-488
Ritodrina, tocólise, 515-516
RM. *Ver* Ressonância magnética
Rotação
   do feto, falha no parto assistido occipitoposterior, 275-276
   do útero
      arco longo, 196
      externa, 95-96, 95-97f, 99f
         apresentação de face, 220, 224-226, 228-230
         apresentação de fronte, 208-209
      interna, 92-94, 93f, 98f, 189-191
         apresentação de face, 219-220, 224-230
         apresentação de fronte, 207-208
      pélvica, 424-429
Rotação de arco longo
   apresentação de face, 226-230, 229f
   má apresentação, 196, 196-197f, 202f
Rotação do arco curto
   apresentação de face, 228-230, 228-230f
   má apresentação, 196-197, 199f-200f, 198-201, 203f
Rotação externa, OAE, 95-96, 95-97f, 99f
Rotação interna, OAE, 92-94, 93f, 98f
Ruptura, como anomalia congênita, 567
Ruptura artificial das membranas. *Ver também* Amniotomia
   indução do trabalho de parto, 160-162
      contraindicações para, 161-162
      técnica de, 160-162
   no manejo do trabalho de parto, 120-122
Ruptura do útero, 321-322, 369-375, 407-408
   classificação
      deiscência da cicatriz de cesariana, 371-372
      ruptura espontânea, 370
      ruptura pós-cesariana, 371
      traumática, 370-371
   com diagnóstico atrasado, 372-373
   diagnóstico, 372-373
   incidência, 369-370
   local e tempo, 370
   manejo, 374-375
   mortalidade fetal, 373-375
   mortalidade materna, 373-374
   quadro clínico, 372-373
   reparo pós-gravidez, 374-375
   ruptura aguda, 372-373
   silente ou deprimido, 372
   tipos, 369-370
   tratamento, 372-374
   variedade normal, 372

Ruptura esplênica, 657-658
Ruptura hepática, 657-658

S

Sacroanterior, pélvico
  diagnóstico, 421-424
  trabalho de parto, mecanismo de, 423f, 422-429, 424-427f
Sacroposterior, pélvico
  trabalho de parto, mecanismo de, 429-431
SAM. Ver Síndrome da aspiração de mecônio
Sangramento não uterino, 340-341
SDRA. Ver Síndrome do desconforto respiratório agudo
Secundigrávida, 65-66
Segmento inferior do útero, 19-23
Segmento uterino inferior, 19-23
Segunda manobra, 80f, 81
Sequência da perfusão arterial reversa gemelar (TRAP), 482-483
Sincipúcio, 5-6
Sinclitismo, 71-75
  insinuação no, 71-72, 72-73f
  na pelve, 75f
Síndrome da aspiração de mecônio (SAM), 589-590, 659-662
  achados clínicos e laboratoriais, 660-661
  manejo, 660-662
    prevenção, 660-661
    tratamento, 661-662
Síndrome da resposta inflamatória fetal (SRIF), 575
Síndrome da transfusão fetofetal, 481-483
Síndrome do desconforto respiratório agudo (SDRA), 657-660
  achados clínicos e laboratoriais, 658-659
  prevenção, 659-660
  tratamento da, 658-660
    terapia por surfactante, 659-660
    ventilação de pressão positiva, 658-660
Síndrome HELLP, 551-553
Síndrome hemolítico-urêmica, 553-555
Síndrome supina hipotensiva, 597-602
Sínfise púbica, 5-7
  separação, 378-381
    diagnóstico, 380-381
    incidência e etiologia, 378-381
    patologia, 380-381
    quadro clínico, 380-381
Sinfisiotomia, 308-309
Sistema cardiovascular, no puerpério, 631-632
Sistema GTPAL, 66-67

Situação, 69, 71-72, 71f, 154-155
Situação longitudinal, 58-61
Situação oblíqua, 61-62
Situação transversa, 61-62, 457-563, 458f
  considerações gerais, 458
  definição, 458
  diagnóstico, 459-560
    coração fetal, 560
    exame abdominal, 459-560
    exame vaginal, 560
    ultrassonografia, 560
  etiologia, 459
  incidência, 459
  manejo, 561-563
    antes do trabalho de parto, 561-562
    no bom trabalho de parto, 562-563
    no início do trabalho de parto, 562-563
    situação transversa negligenciada, 562-563
  negligenciada, 562-563
  prognóstico, 561-562
SRIF (síndrome da resposta inflamatória fetal), 575
Sulfato de magnésio
  para convulsões, 559
  tocólise, 515-516
Sutura coronal, 48-49
Sutura frontal, 48-49
Sutura lambdóidea, 48-49
Sutura sagital, 48-49

T

Tamponamento do útero, 334-336, 334f, 335f
Taquissistolia, 181-182
Técnica de B-Lynch, 335-336, 335-336f
Técnica de Cho, 335-337, 336-337f
Tentativa de trabalho de parto
  cesariana prévia, 406-409
    considerações, 408-409
    contraindicações, 406-407
    orientações de manejo, 407-408
    pré-requisitos, 406
    segurança e resultados, 407-409
    sinais de ruptura do útero, 407-408
  face, 228-230
  fronte, 209-211
  manejo do HIV, 581
  pélvica, 436-438
Terapia antirretroviral, no cuidado intraparto, 580-581
Terceira manobra, 80f, 81
Teste de Apt, diagnóstico intraparto, 526-528
Teste de cristalização, 118

Teste de muco cervical, ruptura das membranas, 513-514
Teste de não estresse, avaliação da saúde fetal, 127-131, 129-130f
  anormal, 129-131
  atípico, 128-131
  normal, 128-131
Teste de nitrazina, membranas rompidas, 513-514
Teste de *swab*, membranas rotas, 513-514
Tocodinamômetro, externo, 106-107
Tocólise
  edema pulmonar não cardiogênico, 543-544
  indometacina, 515-516
  nifedipina, 515-516
  ritodrina, 515-516
  sulfato de magnésio, 515-516
Tônus do útero, 106-107
Torsão do útero grávido, 28-30
TPI (trombocitopenia imune), 553-554
Trabalho de parto, 505-519
  analgesia e anestesia, 596-597, 597-601t
  análise gráfica, 173-175, 173-174f
  anomalias congênitas
    diagnosticadas no pré-natal, 567-570
    impacto de, 568-570
    papel da cesariana pré-trabalho de parto, 567-569
    papel da monitoração fetal, 568-569
  apresentação de face, 214-231
  apresentação de fronte, 205-212
  apresentação de vértice mediana, 211-214
  bloqueio epidural, 605-606
  causas, 104-105
  complicação
    fetal, 563-
    gravidez múltipla, 476-501
    materna, 532-560
    situação oblíqua, 459f
    situação transversa, 457-563, 458f
      considerações gerais, 458
      definição, 458
      diagnóstico, 459-560
      etiologia, 459
      incidência, 459
      manejo, 561-563
      prognóstico, 561-562
  complicações fetais, 563-572
  complicações maternas, 532-560
    convulsões, 557-560
    diabetes pré-gestacional, 532-536
    dispneia aguda, 540-542
    edema pulmonar, 541-545
    embolia pulmonar, 544-547
    exacerbação aguda de asma, 547-548
    hipertensão, 533-540
    insuficiência hepática aguda da gravidez, 555-557
    parada cardíaca, 548-549
    pneumonia, 546-547
    pré-eclâmpsia, 536-539
    trombocitopenia, 549-557
  contrações
    abertura inferior da pelve, 171-172
    abertura superior da pelve, 170-171
    estreito médio da pelve, 170-172
  coroamento, 243-245
  curso clínico, 99-101
  curso clínico normal, 104-123
  definição, 104
  descida, 176-177, 243-245
  distocia. *Ver* Distocia, trabalho de parto
  dor
    causas, 110-112, 596-597, 597-601t
    dor abdominal inferior, 110-111
    dor nas costas, 110-111
    falsas dores de trabalho de parto, 111-113
    manejo, 601-613
    preparação para, 596-597
    útero não coordenado, 110-112
  exame abdominal, 560
  exames vaginais, 560
  fenômenos preliminares, 105-106
  indução, 152-167
    contraindicações, 153-154
    dilatadores higroscópicos, 157-158
    riscos associados com, 153-155
    versus manejo expectante, 591-592
  infecções, 574-586
  início, 91-92, 98f, 104-106, 526-529
  investigação da saúde fetal, 124-150
  má apresentação, 186-189. *Ver também* Má apresentação
  manejo
    ambulação, 119-120
    amniotomia, 120-122
    cateterização da bexiga, 121-123
    cuidado de suporte, 119-120
    esforços de expulsão maternos, 119-120
    exame físico, 120-121
    higiene, 121-122
    infusão de cristaloide, 120-121
    nutrição, 119-120
    técnica de respiração e de relaxamento, 119-120

mecanismo. *Ver* Mecanismo de trabalho de parto
monitoração cardíaca fetal, 560
obesidade e, 411-412
occipitoposterior, 191-204, 194*f*, 196-201*f*, 203*f*
ocitocina, 161-167
parada de progresso
   apresentação composta, 466-467
   manejo de, 191-193
   occipitanterior direita, 195-196, 204
   occipitotransversa esquerda, 189-193
pré-termo. *Ver* Trabalho de parto pré-termo
primeiro período, 79-88, 112-123, 116-117*t*, 175-176*t*
   amniotomia, 118-119
   apresentação cefálica anormal, 186-231
   causas de dor, 596-597
   colo do útero, 112-114
   curva de Friedman, 115-116*f*
   de nádegas, 437-438
   fase
      ativa, 115-117, 116-117*t*, 175-177, 175-176*t*
      descida fetal, 116-117
      latente, 115-116, 116-117*t*, 174-176, 175-176*t*
   investigação da saúde fetal, 124-150
   manejo, 119-123
   passagem de mecônio, 119
prolongado, 174-179. *Ver também* Trabalho de parto prolongado
quarto período, 112-113, 116-117*t*, 122-123
RCIU e
   diagnosticada no pré-natal, 565-566
   imprevista, 566
   pré-termo, 565-566
   termo, 566
ruptura prematura espontânea das membranas, 152
segundo período, 112-113, 116-117*t*, 122-123, 177-179, 235-249
   manejo
      causas de dor, 596-597
      com analgesia epidural, 236
      definição, 235
      distocia em, 238-240
      duração, 235*t*
      etiologia, 177-179
      fase ativa, 236-238
      má posição do feto, 239-240
      manejo, 236-243
         distocia, 238-240
         fase passiva, 236

      hipotensão, 241-243
      posicionamento em, 240-243
      princípios de cuidado, 237-238
      protocolo do Ottawa Hospital, 237-238, 238-239*t*
      puxos, 239-241
      sem analgesia epidural, 235-236
      supino postural
      transição, 235
   monitoração fetal, 236-237
   pélvico, 438-440
tentativa
   cesariana prévia, 406-409
      considerações, 408-409
      contraindicações, 406-407
      diretrizes de manejo, 407-408
      pré-requisitos, 406
      segurança e resultados, 407-409
      sinais de ruptura do útero, 407-408
   pélvico, 436-438
terceiro período, 112-113, 116-117*t*, 122-123, 345-354
ultrassonografia, 560
Trabalho de parto pré-termo, 505-519
   aspectos clínicos, 509-513
      diagnóstico diferencial, 510-511
      exame, 509-511
      história, 509-510
      investigações, 510-513
         comprimento do colo do útero, 510-511, 512*f*
         fibronectina no leito, 510-511
         repetição do exame vaginal, 511-513
   classificação, 507
   colo do útero incompetente, 508-509
   definição, 104
   etiologia, 507-509
      cavidade do útero anormal, 507-508
      distensão excessiva, 507-508
      idiopática, 508-509
      incompetência do colo do útero, 508-509
      infecção, 507
      procedimentos cirúrgicos e doença intercorrente, 507-508
      vascular, 507-508
   fatores de risco, 508-510
      modificáveis, 509-510
      não modificáveis, maiores, 508-509
      não modificáveis, menores, 508-510
   manejo, 514-519
      analgesia, 517-518
      antibióticos, 516

avaliação fetal, 516-517
cerclagem cervical de emergência, 517
com cesariana, 518-519
comunicação e apoio, 514-515
correção, 517-518
esteroides maternos, 514-516
indução, 517-518
modificação da atividade, 517
modo de parto, 517-518
na transferência intrauterina, 517
neuroproteção, 515-516
sulfato de magnésio, 515-516
tocolíticos, 515-516
no gêmeo monocoriônico, 482-483
prevalência, 505-507, 505f, 506f
ruptura prematura das membranas
aspectos clínicos, 511-515
amniocentese, 513-515
bem-estar fetal, 514-515
bem-estar materno, 514-515
cultura do trato genital, 513-514
diagnóstico diferencial, 511-513
exame, 511-513
exames altamente específicos, 513-514
história, 511-513
investigações, 513-515
monitoramento de acompanhamento, 514-515
teste de muco cervical, 513-514
teste de nitrazina, 513-514
ultrassonografia, 513-514
tocólise
antagonista de ocitocina, 515-516
anti-inflamatórios não esteroides, 515-516
β-agonista, 515-516
nifedipina, 515-516
prostaglandinas, 515-516
trinitroglicerina, 515-516
Trabalho de parto prolongado, 174-179
análise gráfica, 173-175, 173-174f
descida da parte apresentada, 176-177
exaustão, 326
fase ativa, 175-177, 175-176t
multípara, 175-176, 175-176t
parada secundária de dilatação, 176-177
primigestas, 175-176t
trabalho de parto disfuncional primário, 176-177
fase latente, 174-176, 175-176t
segundo período, 177-179
Trabalho de parto verdadeiro, 111-113
Tração a fórceps, 266-269, 269-270f

Transfusão de sangue, 329-330
Transição, no segundo período do trabalho de parto, 235
TRAP (sequência da perfusão arterial reversa gemelar), 482-483
Trato gastrintestinal, puerpério, 631-632
Trato urinário
dano na cesariana, 399-401
infecção, 637-638
cistite, 637
pielonefrite, 637-638
pós-parto
infecção, 637-638
normal, 631-632
Trauma, hemorragia pós-parto, 326-327
Tremores, puerpério, 629
Tríplice gradiente descendente, contração uterina, 107-110
Trombocitopenia, na gravidez, 549-557
diagnóstico diferencial, 550-551t
etiologias específicas, 550-557
coagulação intravascular disseminada, 554-557
gestacionais, 550-553
pré-eclâmpsia, 551-553
púrpura trombocitopênica trombótica, 553-555
síndrome HELLP, 551-553
síndrome hemolítico-urêmica, 553-555
trombocitopenia imune, 553-554
investigações, 549-551
investigações laboratoriais para diferenciar causas, 552t
manejo, orientações gerais, 549-551
sinais de gravidade, 549-551
Trombocitopenia imune (TPI), 553-554
Tromboflebite pélvica
diagnóstico, 639-642
manifestações clínicas, 639-642
tratamento, 639-643, 642-643t
Tromboflebite pélvica séptica, 639-643
diagnóstico, 639-642
manifestações clínicas, 639-642
tratamento, 639-643, 642-643t
Tromboprofilaxia, 412-413
pós-parto, 638-642
Trombose venosa, 637-642
fatores de risco, 640t-641t
manifestações clínicas, 638-639
patogênese, 637-638
tromboprofilaxia, 638-642, 641t
contraindicações, 638-642

Trombose venosa profunda (TVP), 544-547, 637-642
  diagnóstico, 545-547
    história e exame físico, 545-546
    imagem, 545-547
  fatores de risco, 640t-641t
  manifestações clínicas, 638-639
  patogênese, 637-638
  tratamento, 546-547
    heparina, 546-547
    terapia trombolítica, 546-547
  tromboprofilaxia, 638-642, 641t
Tronco fetal, mecanismo de trabalho de parto, 96-100
Tubas uterinas, no puerpério, 630-631
Túberes parietais, crânio fetal, 49-50
TVP. *Ver* Trombose venosa profunda

U

Ultrassonografia, 322-323
  de nádegas, 422-424, 433, 620-621
  descida da cabeça, feto, 624-625
  gêmeos unidos, 484-485
  mortalidade fetal, 402
  na imagem intraparto, 617-626
    apresentação fetal, 618, 619f
    dilatação do colo do útero e descida da cabeça, 624-625
    identificação de cordão cervical, 624-625
    imagem avançada, 620-624
      apresentações pélvicas, 620-621
      complicações no terceiro período, 623-624
      manejo de parto gemelar, 621-623
      mapeamento pré-operatório, 623-624
      posição da cabeça, 620-621, 622f
      procidência de cordão, 621-624, 621-623f
    imagem básica, 618-621
    imagem não obstétrica
      inserção de cateter, 624-625
      volume residual da bexiga, 623-625
    localização placentária, 620-621
    número fetal, 620-621
    procedimentos invasivos
      amniorredução, 623-624
      drenagem de líquido fetal anormal, 623-624
    segurança, 617
    viabilidade fetal, 618
    volume de líquido amniótico, 618, 620-621
  na posição fetal transversa, 560
  peso fetal estimado, 563

restrição de crescimento intrauterino, 564
ruptura prematura das membranas pré-termo, 513-514
Ultrassonografia transabdominal, 620-621
Unidade Montevidéu (UM), 106-107
Ureaplasma urealyticum, 575
Uretra
  compressor, 14-15
  esfíncter membranoso, 14-15
Útero, 18-19
  anatomia, 18
  anomalia, 24-30
    arqueado, 21-23f, 26
    bicorno, 27, 27-28f
    complicações, 25-26
    diagnóstico, 25-26
    didelfo, 27-29, 28-29f
    duplo, 27-29, 28-29f
    septado, 21-23f, 26
    torsão, 28-30
    trabalho de parto e parto, 25-26
    unicorno, 26-27, 27f
  anormalidades, 23-25
    bicorno, 186
    complicações, 23-25
    prolapso, 23-24
    tratamento, 24-25
  atonia, 326-327, 330-340
  colo do útero, 18-19, 18-19f
  complicações, 23-25
  compressão, 330-331, 330-331f
  suturas, 335-337, 335-337f
  contrações
    força, 112-113t
    normais, 105-111. *Ver também* Contrações do útero
  corpo, 18-19
  disfunção, 326
  distensão excessiva, 326
  divisões, 18-19, 18-20f
  exploração, 317-318, 330-331
  formato, 18
  fundo, 18-19
  inversão, 321-322, 374-380
    aguda, 375-378
    causas, 375-376
    classificação, 375-376
    crônica, 376, 378-379
    diagnóstico, 377
    etiologia, 374-376
    fatores de predisposição, 375-376
    patologia, 376

profilaxia, 377
prognóstico, 378-380
quadro clínico, 376-377
subaguda, 376, 378
tratamento
   agudo, 377-378, 379f
   crônico, 378-380
   subagudo, 378
involução, puerpério, 629
istmo, 18-19, 20f, 19-23
localização, 18
massagem, hemorragia pós-parto, 330-331
miomas, 326-327
multiparidade excessiva, 326
prolapso, 23-24
registro de atividade, 131-132
ruptura. Ver Ruptura do útero
sangramento, 340-342
   etiologia, 340-341
   mecanismo, 340-342
   quadro clínico, 341-342
   tratamento, 341-342
segmento inferior, 19-23
tamanho, 18
Útero arqueado, 21-23f, 26
Útero bicorno, 27, 27-28f, 186
Útero didelfo, 27-29, 28-29f
Útero duplo, 27-29, 28-29f
Útero septado, 21-23f, 26
Útero unicorno, 26-27, 27f

V

Vagina, 18-19f, 21-24
  dano na cesariana, 400-401
  exame
    apresentação cefálica anormal, 187-189, 195, 206, 212-213, 216, 221-224, 226-228, 421-422, 445
    diagnóstico intraparto, 526-528
    durante o trabalho de parto, 83-88, 179-180
    apresentação do feto, 84-86

complicado, 560
membranas, 84-86
palpação do colo do útero, 83-86
posição do feto, 84-86
hematomas, 363-365
  diagnóstico, 363-365
  tratamento, 364-365
laceração
  parede anterior inferior, 358
  pequena superficial, 358
  profunda, 358
  superior, 359-360
    fatores de predisposição, 359
    técnica de reparo, 360, 361f
puerpério, 630-631
reparo prévio, 391-392
Vaginismo, 10-11
Vasa prévia, 469-471, 525-528
  diagnóstico intraparto, 526-528
  quadro clínico, 526-528
  ultrassonografia, 527f
Versão
  cefálica externa, 433-435
    contraindicações, 434
    momento certo, 433-434
    pré-requisitos, 434
    procedimento, 434-435
    risco, 435
  podálica interna, 467
Versão cefálica
  na apresentação pélvica, 433-435
    contraindicações, 434
    momento certo, 433-434
    pré-requisitos, 434
    procedimento, 434-435
    risco, 435
Versão podálica, 467
Vértice, 49-50

X

Xilocaína, 610-611